© Copyright 1992 by Gower Medical Publishing, 34–42 Cleveland Street, London W1P 5FB, England.
The right of Owen Epstein, G David Perkin David P de Bono and John Cookson to be identified as authors of this work has been asserted by them in accordance with the Copyright, Designs and Patents Act 1988. The rights reserved. No part of this publication may be reproduced, stored in a retrieval system or transmitted in any form or by any means electronic, mechanical, photocopying, recording or otherwise, without prior written permission of the publisher.

Originated in Singapore by ChromaGraphics (Overseas) Pte Ltd
Setting & page make-up by Apple Macintosh
Output by Text Unit, London
Text set in Palatino; captions in Helvetica
Produced by Mandarin Offset
Printed and bound in Hong Kong

Die Deutsche Bibliothek – CIP-Einheitsaufnahme
Bild-Lehrbuch der klinischen Untersuchung / hrsg. von Owen Epstein ... Dt. Übers. von Heinz Jürgen Deuber. Mit einem Beitr. von Neil Solomons. Geleitw. von Andrew J. Zweifler. – Stuttgart ; New York ; Thieme, 1994
  Einheitssacht.: Clinical examination <dt.>
  NE: Epstein, Owen [Hrsg.]; Solomons, Neil; EST

Wichtiger Hinweis:
Wie jede Wissenschaft ist die Medizin ständigen Entwicklungen unterworfen. Forschung und klinische Erfahrung erweitern unsere Erkenntnisse, insbesondere was Behandlung und medikamentöse Therapie anbelangt. Soweit in diesem Werk eine Dosierung oder eine Applikation erwähnt wird, darf der Leser zwar darauf vertrauen, daß Autoren, Herausgeber und Verlag große Sorgfalt darauf verwandt haben, daß diese Angabe dem Wissensstand bei Fertigstellung des Werkes entspricht.

Für Angaben über Dosierungsanweisungen und Applikationsformen kann vom Verlag jedoch keine Gewähr übernommen werden. Jeder Benutzer ist angehalten, durch sorgfältige Prüfung der Beipackzettel der verwendeten Präparate und gegebenenfalls nach Konsultation eines Spezialisten festzustellen, ob die dort gegebene Empfehlung für Dosierungen oder die Beachtung von Kontraindikationen gegenüber der Angabe in diesem Buch abweicht. Eine solche Prüfung ist besonders wichtig bei selten verwendeten Präparaten oder solchen, die neu auf den Markt gebracht worden sind. Jede Dosierung oder Applikation erfolgt auf eigene Gefahr des Benutzers. Autoren und Verlag appellieren an jeden Benutzer, ihm etwa auffallende Ungenauigkeiten dem Verlag mitzuteilen.

Geschützte Warennamen (Warenzeichen) werden *nicht* besonders kenntlich gemacht. Aus dem Fehlen eines solchen Hinweises kann also nicht geschlossen werden, daß es sich um einen freien Warennamen handele.

Das Werk, einschließlich aller seiner Teile, ist urheberrechtlich geschützt. Jede Verwertung außerhalb der engen Grenzen des Urheberrechtsgesetzes ist ohne Zustimmung des Verlages unzulässig und strafbar. Das gilt insbesondere für Vervielfältigungen, Übersetzungen, Mikroverfilmungen und die Einspeicherung und Verarbeitung in elektronischen Systemen.

© 1994 Georg Thieme Verlag,
Rüdigerstraße 14, D-70469 Stuttgart
Printed in Germany
Satz: Mitterweger Werksatz GmbH, 68723 Plankstadt bei Heidelberg
Druck: Grammlich, 72124 Pliezhausen

ISBN 3-13-113701-0   1 2 3 4 5 6

Herausgeber und Autoren:

Owen Epstein MBBCh FRCP
Consultant Physician and Gastroenterologist,
Clinical Tutor and Director of the Endoscopy Unit,
Royal Free Hospital NHS Trust
London, UK

G. David Perkin BA MB FRCP
Consultant Neurologist,
Charing Cross Hospital and Hillingdon Hospital
London, UK

David P de Bono MA MD FRCP
British Heart Foundation, Professor of Cardiology (University of Leicester),
Glenfield General Hospital Leicester,
Honorary Consultant Cardiologist,
Groby Road General Hospital
Leicester, UK

John Cookson MD FRCP
Consultant Physician and clinical Tutor,
Department of Respiratory Medicine,
Glenfield General Hospital Leicester
Groby Road General Hospital
Leicester, UK

Übersetzer:

Dr. med. Heinz Jürgen Deuber
Arzt für Innere Medizin,
Medizinische Informatik, Flugmedizin, Sportmedizin, Taucherarzt
Hertzstr. 37, 96050 Bamberg

Mitarbeiter:

Neil Solomons MBChB FRCS
Senior Registrar in Otolaryngology,
Royal Surrey County Hospital
Guildford, UK

Geleitwort:

Andrew J. Zweifler MD
Professor of Internal Medicine,
Director, Cinical Skills Curriculum,
University of Michigan, Ann Arbor
USA

Für June, Daniel und Marc

Für Louise, Michael, Emma und Matthew sowie Megan Lloyd George

Für Anne, John und Joe

Für Anna, Alastair und Fiona

Vorwort der 1. deutschen Auflage

In Deutschland gliedert sich das Medizinstudium traditionsgemäß in 2 streng voneinander getrennte Abschnitte: Vorklinik und Klinik. Die Studenten erwerben sich in den ersten 4 Semestern eine profunde naturwissenschaftliche Basis, die ihnen selbständiges wissenschaftliches Arbeiten sowie ein tieferes Verständnis pathologischer Prozesse ermöglicht. Ein Nachteil dieser Zweiteilung besteht im fehlenden Klinikbezug des vorklinischen Studiums, so daß dies oft demotivierend wirkt. Viele Studenten versuchen daher, diese Fächer möglichst schnell „abzuhaken". Nach der Vorprüfung wird der vermeintliche „Ballast" abgeworfen und der Blick richtet sich ganz auf die Klinik.

In den „Klopfkursen" soll bis zum 1. Abschnitt der Ärztlichen Prüfung die Untersuchungstechnik vermittelt werden. Da das gesamte Gebiet der Krankheitslehre, der Pathologie und der Pathophysiologie zu diesem Zeitpunkt aber noch nicht besprochen wurde, die vorklinischen Grundlagen zum Teil schon wieder in Vergessenheit geraten sind, kann ein tieferes Verständnis nur schwer erworben werden. Für die Studenten kommt erschwerend hinzu, daß infolge der großen Teilnehmerzahl pro Kurs sowie häufig überlasteter Klinikassistenten eine praktische Anleitung mit Vermittlung und Wiederholung von Grundlagenwissen nur eingeschränkt erfolgen kann.

Hilfreich wäre in dieser Situation eine Darstellung, die Untersuchungstechniken und Anamneseerhebung mit der Krankheitslehre und den dazugehörigen anatomischen und physiologischen Grundlagen verknüpft. Also eine in kurzer Zeit bewältigbare, integrierbare Darstellung, die durch Weglassen allzu spezieller Dinge, durch die Beschränkung auf häufige und wesentliche Krankheitsbilder schon zu Beginn des klinischen Teils des Medizinstudiums einen Überblick erlaubt.

Nach meiner Meinung erfüllt das vorliegende Lehrbuch von Epstein und Mitarbeitern alle diese Bedingungen. Didaktisch wertvolles 4farbiges Bildmaterial veranschaulicht sowohl die Untersuchungstechniken als auch typische Symptome wichtiger Krankheitsbilder auf sehr einprägsame Weise. Ein Vorspann mit den klinisch relevanten anatomischen und physiologischen Grundlagen stellt den Bezug zur Vorklinik her. Durch diese konsequent eingehaltene Darstellungsweise wird dem Studenten gewissermaßen eine Brücke zwischen Vorklinik und Klinik gebaut, die er solange nutzen kann, bis er sich sicher fühlt.

In diesem Buch wird ein Dokumentationsverfahren beschrieben, das in Deutschland nicht üblich ist. Diese Methode kann aber gerade für den Anfänger nützlich sein. Der Zwang, differentialdiagnostische Überlegungen und Behandlungsstrategien schriftlich fixieren zu müssen, hilft dem Studenten ein zielorientiertes, strukturiertes diagnostisches und therapeutisches Denken zu entwickeln. Auch aus forensischen Gründen kann die Notwendigkeit einer guten Dokumentation aller Befunde nicht genug betont werden, solange sie nicht zum Selbstzweck und einer pragmatischen Patientenversorgung hinderlich wird.

Im Mittelpunkt jeglichen ärztlichen Handelns muß der Patient stehen, dessen Beschwerden nicht nur somatisch, sondern auch psychisch oder durch sein soziokulturelles Umfeld bedingt sein können. Diese Punkte werden in diesem Lehrbuch klar betont.

Die Autoren haben es in hervorragender Weise verstanden, alle diese Aspekte deutlich darzustellen. Durch die klare Gliederung entstand ein Lehrbuch, das im Bücherschrank jeder Kollegin und jedes Kollegen einen festen Platz verdient. Es bietet dem Leser vom ersten Kontakt mit einem Patienten über das PJ und die AIP-Zeit bis zur Weiterbildung in einem Fachgebiet eine wertvolle Hilfe, um Theorie und Praxis miteinander zu verbinden. Aufgrund des gelungenen didaktischen Aufbaus kann dieses Buch schon in den ersten Tagen des Studiums begleitend zu Vorlesungen der Anatomie und Physiologie, aber auch während des Krankenpflegepraktikums eine wertvolle Bereicherung darstellen. Darüber hinaus hoffe ich, daß dieses Buch nicht nur dem Lernenden, sondern auch dem Lehrenden wertvolle Anregungen bietet.

Bamberg, im Herbst 1993　　　　　　　　　　　Heinz Jürgen Deuber

Vorwort

Die Techniken und Fähigkeiten, die für eine kompetente körperliche Untersuchung erforderlich sind, können nur durch Übung am Krankenbett erlernt werden. Eine sorgfältige und sinnvolle körperliche Untersuchung hängt jedoch stark vom Verständnis der normalen und der pathologischen Anatomie und Physiologie sowie vom Erkennen des „Musters" einer Erkrankung ab. Dieses Buch wurde als Begleitlektüre für Medizinstudenten und Ärzte geschrieben, die klinische Techniken erwerben oder auffrischen wollen. Das Buch führt den Benutzer durch Anatomie und Physiologie jedes Körpersystems und beschreibt darauf aufbauend die Untersuchung des Gesunden und Kranken.

Die Untersuchung von Patienten beruht auf Sehen (Inspektion), Tasten (Palpation) und Hören (Perkussion und Auskultation). Der Text wird durch fast 1000 farbige Abbildungen, klinische Photos, Tabellen und Frageboxen ergänzt.

Das 1. Kapitel des Buchs illustriert die problemorientierte Aufzeichnung von Notizen und der Krankengeschichte und betont die Bedeutung einer guten Dokumentation für die Betreuung des Patienten. Es folgt eine allgemeine Anleitung zur Anameseerhebung, wobei weiterführende Elemente der Anamnese in die Kapitel, die einzelne Systeme abhandeln, integriert sind. Kapitel 3 beschreibt die allgemeine klinische Untersuchung, wobei der Schwerpunkt auf allgemeinen Hinweisen (Aussehen, Ernährungsstatus, Bewässerung, Körpertemperatur) und dem Erkennen von Syndromen liegt. Es befaßt sich mit den Körpersystemen, die nicht automatisch bei der an Körperregionen orientierten Untersuchung berücksichtigt werden (endokrines und lymphatisches System). Die klinischen Merkmale der meisten häufiger auftretenden Haut-, Haar- und Nagelerkrankungen sind im Kapitel 4 beschrieben. Sie stellen ein Gebiet dar, das von Studenten und Ärzten am mangelhaftesten untersucht wird. Die folgenden Kapitel behandeln die Untersuchungen von Körperregionen, wie Ohren, Nase und Rachen, Herz-Kreislauf-System, Thorax und Lungen, Abdomen, männlicher und weiblicher Genitalien, Muskulatur, Skelett und Nervensystem. Diese Kapitel werden durch eine Beschreibung der jeweiligen Anatomie und Physiologie, der Anamnese und der Normalbefunde bzw. pathologischen Befunde bei der Untersuchung eingeleitet. Aspekte der Anamnese werden in Frageblöcken hervorgehoben, die eine Serie von Fragen zusammenfassen, die entsprechend der Symptome des Patienten gestellt werden sollten. Wo möglich ergänzen Photographien oder Schemazeichnungen die Beschreibung der körperlichen Untersuchung, um die Untersuchungstechnik darzustellen.

Thema des Buches ist ausschließlich die klinische Untersuchung des Erwachsenen. Die Untersuchung des Neugeborenen und des Kindes erfordert spezielle Kenntnisse, da bei dieser die im Vergleich zum Erwachsenen deutlichen Unterschiede in der Anatomie, Physiologie und Pathologie des Kindes berücksichtigt werden müssen. Viele der Prinzipien, die in diesem Buch beschrieben werden, sind jedoch auf alle Altersgruppen anwendbar, so daß man dieses Buch begleitend neben spezialisierter Literatur verwenden kann.

Man sollte immer bedenken, daß sich die meisten medizinischen Probleme mit Hilfe einer sorgfältigen Anamneseerhebung und Untersuchung lösen lassen.

Dieses Buch stellt reichhaltiges „Multimedia"-Material zur Verfügung, mit dessen Hilfe die Technik der Anamneseerhebung und der körperlichen Untersuchung erlernt und gelehrt werden kann.

Inhaltsverzeichnis

Geleitwort	IV
Danksagung	V
Vorwort zur 1. deutschen Auflage	VI

1 Krankengeschichte

Krankengeschichte – eine Chronik des Patienten	1.1	Anamnese	1.2
Dokumentationsverantwortung und Datenschutz	1.1	Körperliche Untersuchung	1.3
Juristische Bedeutung	1.1	Beschwerdenliste und Symptomliste	1.3
		Planung der symptombezogenen Diagnostik und	
Problemorientierte, standardisierte		Therapie	1.6
Krankengeschichte	1.1	Verlaufsdokumentation	1.7
Bild des „gesamten Patienten"	1.1	Verlaufsbogen	1.8
Vorteile der problemorientierten Krankengeschichte	1.1	Vertraulichkeit	1.8

2 Erhebung der Anamnese

Überweisung bzw. Konsiliarschein	2.1	Urogenitaltrakt	2.8
		Nervensystem	2.9
Art der Fragen	2.2	Symptome der Hirnnerven	2.10
		Muskulatur und Skelett	2.10
Psychische und physische Komponenten eines		Haut	2.10
Leidens	2.2	Sonderfälle	2.10
		Depressiver oder dementer Patient	2.10
Verlauf und Umstände der Anamneseerhebung	2.3	Ablehnender Patient	2.11
Systematische Übersicht	2.7	Anamneseerhebung in Anwesenheit von Studenten	2.11
Allgemeine Symptome	2.7	Sexuelle Provokation	2.11
Organbezogene Symptome	2.7	Prominente	2.11
Herz und Kreislauf	2.7	Verwendung vager Begriffe	2.11
Atemwege	2.7	Verwendung spezifischer Diagnosen	2.11
Gastrointestinaltrakt	2.8	Darstellung der Anamnese	2.12

3 Untersuchung

Körpersprache	3.1	**Klinische Untersuchung der Schilddrüse**	3.10
Körperliche Untersuchung	3.1	**Klinische Untersuchung der**	
Organsysteme	3.1	**Schilddrüsenfunktion**	3.11
Allgemeines	3.1	**Nebenschilddrüsen**	3.14
Erste Eindrücke	3.1	Anatomie	3.14
Vorbereitung zur systematischen körperlichen		Parathormon (PTH)	3.14
Untersuchung	3.2	Hyperparathyreoidismus	3.14
Untersuchungsraum	3.2	Hypoparathyreoidismus	3.16
Ausrüstung	3.2	**Nebenniere**	3.17
Allgemeine Hinweise	3.3	Aufbau	3.17
Sichtbare Veränderungen bei Syndromen	3.4	Regulation der Hormonsynthese	3.17
Syndrome bei Endokrinopathien	3.4	Überfunktion der Nebenniere (Cushing-Syndrom)	3.19
Schilddrüse	3.8	Unterfunktion der Nebenniere (Morbus Addison)	3.19
Anatomie	3.8	**Hypophyse**	3.20
Thyroxinsynthese und Sekretion	3.8	Aufbau und Funktion	3.20

Akromegalie	3.21	Temperaturmessung	3.31
Hyperprolaktinämie	3.22	Normaltemperatur	3.31
Syndrome bei Hypophysenunterfunktion	3.22	Fieber	3.31
		Schüttelfrost und Rigor	3.31
Ernährung	3.22	Unterkühlung	3.31
Bestimmung des Ernährungszustandes	3.23		
		Lymphsystem	3.32
Vitaminzufuhr	3.25	Aufbau und Funktion des Lymphsystems	3.32
		Topographie der Lymphknoten	3.33
Wasserhaushalt und Elektrolythaushalt	3.25	Untersuchung des Lymphsystems	3.35
Hautfarbe	3.26	**Dokumentation der Befunde**	3.37
Blässe	3.26	Ödeme bei Hypalbuminämie	3.28
Plethora	3.26	Ödeme bei Pfortaderhochdruck	3.28
Zyanose	3.27	Ödeme bei Entzündungen	3.29
Ikterus	3.27	Lokalisation der Ödeme	3.29
Pigmentierung	3.27	Symptome der Ödeme	3.30
Ödeme	3.28	**Temperatur und Fieber**	3.31
Ödeme bei Herzinsuffizienz	3.28		

4 Haut, Nägel und Haare

Anatomie und Funktion	4.1	**Infektionen der Haut**	4.16
		Bakterielle Infektionen der Haut	4.16
Haut	4.1	Virale Infektionen der Haut	4.17
Hautanhangsgebilde	4.1	**Pilze**	4.19
Symptome von Hautkrankheiten	4.3	**Parasiten**	4.20
Symptome von Haarerkrankungen	4.4	**Blasenbildende Erkrankungen**	4.20
		Bullöses Pemphigoid	4.20
Symptome von Nagelerkrankungen	4.5	Pemphigus	4.21
Untersuchung von Haut, Nägeln und Haaren	4.5	Dermatitis herpetiformis	4.21
Allgemeines	4.5	Nävi	4.21
Inspektion und Palpation	4.5	Café-au-lait-Flecken	4.22
Hautfarbe	4.5	**Tumoren**	4.22
Abnorme Hautfarbe	4.5	Plattenepithelkarzinom	4.22
Umschriebene Hautläsionen	4.6	Basaliom	4.22
Häufige Hautveränderungen	4.8	Malignes Melanom	4.23
Acne vulgaris	4.8	Kaposi-Sarkom	4.24
Rosazea	4.8		
Medikamentenallergien	4.9	**Nagelerkrankungen**	4.24
Ekzeme	4.11	**Manifestationen von Systemerkrankungen**	4.26
Psoriasis	4.14		
Pityriasis rosea	4.15		
Lichen planus	4.15		

5 Hals, Nase und Ohren

Aufbau und Funktion	5.1	Heiserkeit	5.6
Mund und Rachen	5.1	Atemwegsobstruktion	5.7
Zunge	5.1	Schluckschwierigkeiten (Dysphagie)	5.7
Pharynx	5.2	Schmerzen beim Schlucken	5.7
Tonsillen	5.2	Halsverdickungen	5.8
Larynx	5.2	Mundgeruch	5.8
Nase und Nasennebenhöhlen	5.2		
Ohren	5.4	**Symptome bei Erkrankungen der Nase**	5.9
		Verstopfte Nase	5.9
Symptome von Mund- und Rachenerkrankungen	5.4	Laufende Nase (Rhinorrhö)	5.9
Wunder Mund und Rachen	5.4	Nasentraumata	5.9
Globusgefühl	5.6	Nasenbluten (Epistaxis)	5.9

Nasendeformitäten 5.9
Beeinträchtigung des Riechens 5.9

Symptome bei Erkrankungen des Ohrs . . . 5.9
Ohrenschmerzen (Otalgie) 5.9
Sekretion des Ohres (Otorrhö) 5.10
Hörverlust oder Taubheit 5.10
Ohrgeräusche (Tinnitus) 5.10
Deformiertes Ohr 5.11
Verletzungen des Ohres 5.11
Vertigo 5.11
Gesichtsschmerz 5.11
Fazialisparese 5.12

Untersuchung von Mund und Rachen 5.12
Untersuchung der Nase 5.14
Untersuchung der Ohren 5.18
Äußere Untersuchung 5.18
Otoskopie 5.18
Prüfung des Gehörs 5.19
Test nach Weber 5.20
Test nach Rinne 5.20
Audiometrie 5.21

Untersuchung von Hals und Temporomandibulargelenken 5.21

6 Atemwege

Aufbau und Funktion 6.1

Schutzmechanismen, zelluläre und humorale Abwehr 6.4

Atmung 6.5

Messung der Lungenfunktion 6.5

Symptome von Atemwegs- und Lungenerkrankungen 6.9
Dyspnoe 6.9

Husten 6.13

Sputum 6.13

Hämoptyse 6.13

Schmerz 6.14

Giemen und Stridor 6.14

Weitere wichtige Punkte der Anamnese . . . 6.15
Beziehung zu anderen Organen 6.15
Schlaf 6.15

Vorgeschichte 6.15

Sozialanamnese 6.15

Familienanamnese 6.17

Medikamentenanamnese 6.18

Allgemeine Untersuchung 6.18
Erste Eindrücke 6.19
Trommelschlegelfinger 6.19
Zyanose 6.20
Tremor und Retention von Kohlendioxid . . . 6.21

Puls und Blutdruck 6.21
Jugularvenenpuls und Cor pulmonale 6.21
Lymphadenopathie 6.21
Haut 6.23
Augen 6.23

Untersuchung des Brustkorbes 6.23
Inspektion der Brustwand 6.23

Palpation 6.25

Perkussion 6.27

Auskultation 6.28

Befundkonstellationen 6.30
Verdichtung 6.31
Pleuraerguß 6.32
Pneumothorax 6.32
Chronische Minderung des Luftflusses 6.32
Atelektasen 6.33
Lungenfibrose 6.34

7 Herz-Kreislauf-System

Aufbau und Funktion 7.1
Myokard 7.3
Herzklappen 7.4
Herztöne 7.5

Elektrische Aktivität des Herzens 7.6
Elektrokardiogramm 7.8

Rhythmusstörungen 7.9
Bradykardie 7.10
Tachykardie 7.10

Blutversorgung des Herzens 7.13
Intrakardiale Shunts 7.13

Arterielles System 7.17

Venöses System 7.19

Anamnese 7.19
Atemnot 7.20
Schmerzen im Brustkorb 7.20
Claudicatio intermittens 7.22
Berufsanamnese und Familienanamnese 7.22

Klinische Untersuchung des Herz-Kreislauf-Systems 7.23
Routineuntersuchung des Herz-Kreislauf-Systems . . 7.23
Messung des Blutdrucks 7.27

Untersuchung des Pulses der Vena jugularis . 7.29

Palpation des Präkordium 7.31

Auskultation des Herzens 7.32

Thoraxbefunde in Beziehung zum
Herz-Kreislauf-System 7.40

Abdomenbefunde in Beziehung zum
Herz-Kreislauf-System 7.40

Periphere Gefäße 7.40

Klinik typischer Herz-Kreislauf-Erkrankungen 7.42
Herzinsuffizienz 7.42
Koronare Herzkrankheit 7.44

Periphere Verschlußkrankheit 7.45

Endokarditis 7.47

Myokarditis 7.48

Kardiomyopathie 7.48

Akutes rheumatisches Fieber 7.49

Perikarderkrankungen 7.49

8 Abdomen

Aufbau und Funktion 8.1
Gastrointestinaltrakt 8.1
Leber 8.5
Gallenblase 8.6
Pankreas 8.6
Milz 8.7
Nieren 8.8

Symptome abdomineller Störungen . . . 8.9
Gastrointestinale Erkrankungen 8.9
Lebererkrankungen 8.16

Pankreaserkrankungen 8.17
Nieren- und Harnblasenerkrankungen . . . 8.18

Untersuchung des Abdomens 8.19

Inspektion 8.21
Palpation 8.23
Perkussion 8.33
Auskultation 8.34
Untersuchung der Leisten 8.35
Untersuchung von Anus, Rektum und Prostata . . 8.36

9 Weibliche Brust und Geschlechtsorgane

Normale Geschlechtsentwicklung 9.1
Pubertät 9.1
Klimakterium und Menopause 9.4

Aufbau und Funktion der Mammae . . . 9.4
Lymphabflußgebiete der Mammae 9.6
Funktionen der Mammae 9.6

Symptome bei Erkrankungen der Mammae . . 9.7
Schmerz 9.7
Ausfluß 9.7
Knoten in den Mammae 9.7

Untersuchung der Mammae 9.7
Inspektion 9.7
Palpation 9.8
Auffällige Palpationsbefunde 9.11

Anatomie des Genitaltraktes 9.11
Vulva 9.12
Vagina 9.13
Uterus 9.13
Adnexe 9.15

Sexualanamnese 9.16
Menarche 9.17
Menstruationszyklus 9.17
Sekundäre Amenorrhö 9.17
Auffällige Blutungsmuster 9.18
Ausfluß 9.19
Schmerz 9.19
Psychosexuelle Anamnese 9.20
Schwangerschaften 9.21

Gynäkologische Untersuchung 9.21
Allgemeine Untersuchung 9.21

Untersuchung des Abdomens 9.21

Untersuchung der äußeren Genitalien . . 9.22
Inspektion und Palpation der Vulva 9.23

Befunde bei Erkrankungen der Vulva . . 9.23
Untersuchung der inneren Genitalien 9.23

Untersuchung der Vagina 9.24

Untersuchung der Zervix 9.27

Befunde bei Erkrankungen der Zervix . . . 9.27

Innere Untersuchung des Uterus 9.28

10 Männliche Genitalien

Aufbau und Funktion 10.1
Normale Geschlechtsentwicklung 10.1
Penis 10.4
Skrotum und Inhalt des Skrotums 10.4
Prostata 10.4

Symptome und Befunde bei Genitalerkrankungen 10.4
Ausfluß aus der Urethra 10.5

Genitalulerza 10.5
Hodenschmerz 10.6
Impotenz 10.6
Unfruchtbarkeit 10.6

Untersuchung der männlichen Genitalien .. 10.6
Allgemeine Untersuchung 10.7
Untersuchung des Penis 10.7

Erkrankungen des Penis 10.8

Untersuchung des Skrotums 10.9

Erkrankungen des Skrotums 10.10

Untersuchung der Lymphgefäße 10.13
Vergrößerte Nodi lymphatici inguinales 10.13

11 Knochen, Gelenke und Muskulatur

Aufbau und Funktion 11.1
Knochen 11.1
Gelenke 11.2
Muskeln 11.2

Aufbau und Funktion in verschiedenen Körperregionen 11.3
Wirbelsäule 11.3
Schulter 11.3
Ellbogen 11.3
Handgelenk und Hand 11.4
Hüfte 11.4
Knie 11.6
Sprunggelenk und Fuß 11.7

Symptome von Knochen-, Gelenk- und Muskelerkrankungen 11.8
Knochen 11.8
Gelenke 11.8
Muskeln 11.10

Allgemeine Prinzipien der Untersuchung .. 11.11
Knochen 11.11
Gelenke 11.11
Muskeln 11.15

Untersuchung bestimmter Körperregionen .. 11.15
Temporomandibulargelenk 11.15
Wirbelsäule 11.16
Schulter 11.21
Ellbogen 11.24
Unterarm und Handgelenk 11.25
Hand 11.27
Hüfte 11.32
Knie 11.35
Sprunggelenk und Fuß 11.39

Verteilungsmuster der Muskelschwäche bei Muskelerkrankungen 11.42

12 Nervensystem

Kortex 12.1
Aufbau und Funktion 12.1
Symptome 12.4
Untersuchung 12.4
Primitive Reflexe 12.9
Klinische Relevanz 12.9

Psychiatrische Untersuchung 12.12
Symptome 12.12
Anamnese 12.13
Klinische Relevanz 12.14

Hirnnerven 12.15
Nervus olfactorius (I. Hirnnerv) 12.15
Nervus opticus (II. Hirnnerv) 12.15
Nervus oculomotorius, Nervus trochlearis und Nervus abducens (III., IV. und VI. Hirnnerv) 12.29
Nervus trigeminus (V. Hirnnerv) 12.43
Nervus facialis (VII. Hirnnerv) 12.47
Nervus acusticus (VIII. Hirnnerv) 12.51
Nervus glossopharyngeus (IX. Hirnnerv) ... 12.56
Nervus vagus (X. Hirnnerv) 12.57

Nervus accessorius (XI. Hirnnerv) 12.58
Nervus hypoglossus (XII. Hirnnerv) 12.59
Motorisches System 12.60
    Aufbau und Funktion 12.60
    Untersuchung 12.63
    Klinische Anwendung 12.72
Zerebellum 12.73
    Aufbau und Funktion 12.73
    Symptome 12.74
    Klinische Relevanz 12.77
Sensorisches System 12.77
    Aufbau und Funktion 12.77
    Symptome 12.81
    Untersuchung 12.81
    Klinische Relevanz 12.85
Der bewußtlose Patient 12.88
    Symptome 12.88
    Untersuchung 12.88
    Klinische Relevanz 12.92
Hirntod 12.94

Sachverzeichnis 13.1

Krankengeschichte 1

Aufbau und Zweck einer Krankengeschichte sollten bekannt sein, bevor man lernt eine Anamnese zu erheben oder eine körperliche Untersuchung durchzuführen.

Krankengeschichte – eine Chronik des Patienten

Die ersten Eintragungen in die Krankengeschichte bestehen aus der detaillierten Anamnese und den bei der körperlichen Untersuchung erhobenen Befunden. Daran schließen sich Aufstellungen der geplanten weiterführenden Untersuchungen und Behandlungsmaßnahmen an. Die eingehenden Befunde von apparativen oder Laboruntersuchungen werden laufend in die Krankengeschichte eingetragen und bei jeder Visite ein kurzer Befundstatus sowie eventuelle Änderungen der Therapie dokumentiert.

Dieses Vorgehen empfiehlt sich sowohl bei stationären als auch bei ambulanten Patienten, wenngleich Unterschiede im Umfang der jeweiligen Dokumentation bestehen können. Idealerweise sollte eine einmal angelegte Krankengeschichte fortlaufend alle medizinisch relevanten Daten – auch die weit zurückliegender Jahre – enthalten. In der Praxis ist dies selten möglich, da der Patient im Laufe seines Lebens oft verschiedene niedergelassene Ärzte aufsucht und in verschiedenen Krankenhäusern stationär oder ambulant behandelt wird.

Bei jeder Konsultation konzentrieren sich Diagnose und Behandlung auf die aktuellen Beschwerden. Untergeordneten Symptomen wird durch Patient und Arzt weniger Aufmerksamkeit geschenkt, sofern sie keinen offensichtlichen Bezug zu den vordergründigen Beschwerden haben. Um die einzelnen Krankheitsepisoden, die Einfluß auf die aktuellen Beschwerden haben oder die Diagnose erleichtern können, trotz dieser Schwierigkeiten synoptisch bewerten zu können, ist eine ausführliche Anamnese bei jedem (Erst-) Kontakt zwischen Arzt und Patient wichtig.

Es darf nicht vergessen werden, daß auch andere Medizinalberufe (Pflegepersonal, Krankengymnasten, Diätassistenten usw.) ihre spezifischen Dokumentationen vornehmen und damit einen wichtigen Beitrag zur Krankengeschichte leisten.

Dokumentationsverantwortung und Datenschutz

Da die Krankengeschichte als Grundlage für therapeutische Entscheidungen dient, müssen alle Eintragungen mit größter Sorgfalt und größtem Verantwortungsbewußtsein erfolgen. Jeder Eintrag muß unmißverständlich und für Angehörige der Medizinalberufe unter Wahrung des Datenschutzes leicht zugänglich sein.

Juristische Bedeutung

Die Krankengeschichte dient als Quelle, um ärztliches Handeln kontrollieren und auch noch nach Jahren über den Krankheitsverlauf und den Behandlungsablauf Auskunft geben zu können.

Manchmal muß vor Gericht mündlich, manchmal für Behörden nur schriftlich nach Aktenlage ein Gutachten über einen Patienten erstellt werden, was nur mit einer sorgfältig geführten Krankenakte möglich ist, da der Gutachter in vielen Fällen den Patienten nicht (z.B. Sozialversicherungsgutachten) kennt. Aber auch wenn der Arzt den Patienten selbst behandelt hat, ist es unwahrscheinlich, daß er sich noch Monate oder Jahre später an Einzelheiten der Beschwerden, bestehender Verletzungen oder an seine Therapie erinnert. Dies gilt sicher am stärksten für Ärzte, die den Patienten in der Notaufnahme oder auf der Intensivstation betreut haben.

Bei Kunstfehler- bzw. Arzthaftpflichtprozessen wird die fachliche Kompetenz des Arztes vor Gericht ausschließlich an der Dokumentation in der Krankengeschichte gemessen.

Problemorientierte, standardisierte Krankengeschichte

Mit zunehmender Spezialisierung, Komplexität und Notwendigkeit zur interdisziplinären Kooperation und dem zunehmenden Einsatz der EDV in der Medizin wird es notwendig, die Aufzeichnungen zu standardisieren.

Einen derartigen Ansatz stellt die in angelsächsischen Ländern verbreitete problemorientierte Krankengeschichte dar, mit der die Struktur von Krankengeschichten vereinheitlicht und deren Qualität verbessert werden soll.

Befürworter dieses Systems betonen, daß es ein logisches Vorgehen auf dem Weg zur Diagnose und zur Behandlung erzwingt. Es gibt aber auch Kritiker dieses erstmals 1969 von Lawrence Weed befürworteten Konzeptes, die andere standardisierte Vorgehensweisen empfehlen. In Deutschland konnte sich diese Art der Krankengeschichte (noch?) nicht durchsetzen.

Bild des „gesamten Patienten"

Jede Diagnose und jede Therapie kann nur so gut sein wie die Informationen auf denen sie beruht. Deshalb müssen die Angaben des Patienten so treffend und so vollständig wie möglich sein. Die problemorientierte Krankengeschichte betont die Notwendigkeit alle Informationen (demographische, persönliche, Symptome, Beschwerden, Spezialuntersuchungen) zu sammeln. Aus diesem Datenmaterial wird eine Problemliste erstellt, die eine Synopsis des „gesamten Patienten" und damit eine Planungshilfe für Diagnostik und Therapie bietet.

Vorteile der problemorientierten Krankengeschichte

Die problemorientierte Krankengeschichte erleichtert die Suche nach Zusammenhängen. Sie bietet eine Übersicht der gesamten Krankheitsgeschichte eines Patienten, wobei Beschwerden, die aktiver Maßnahmen bedürfen, von solchen, die nur von anamnestischer Bedeutung sind, getrennt werden. Dies erfolgt ohne Bewertung der Beschwerden. Diese Liste befindet sich stets im Fluß und entwickelt sich während einer Krankheit und Therapie.

Durch die problemorientierte Krankengeschichte werden Verlaufsnotizen standardisiert (Abb. 1.1). Änderungen der Symptome sowie

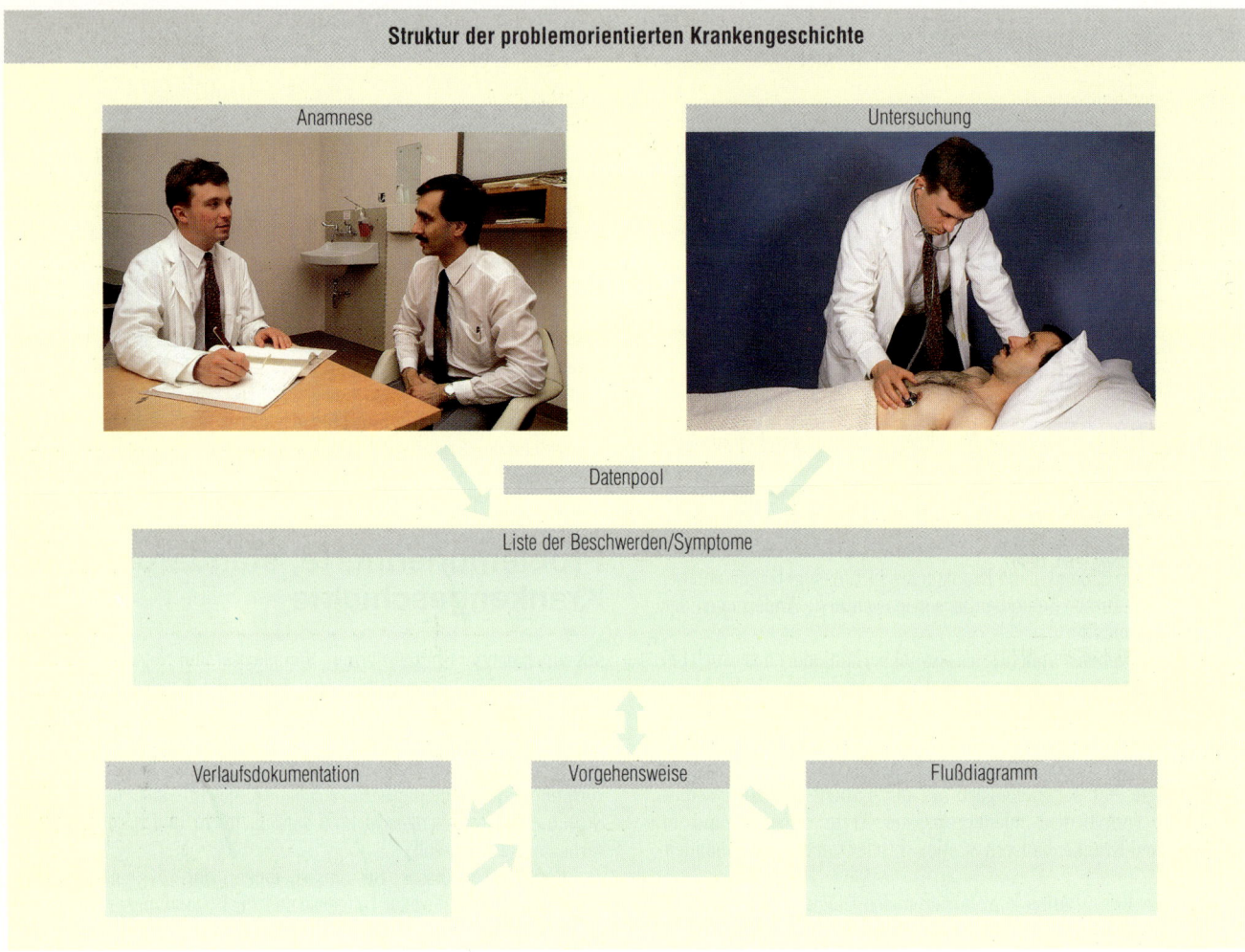

Abb. 1.1 Struktur der problemorientierten Krankengeschichte

des therapeutischen und diagnostischen Vorgehens aufgrund eines veränderten klinischen Bildes des Patienten werden betont.

Retrospektive wissenschaftliche Auswertungen sind äußerst schwierig und nur bedingt aussagekräftig. Die klare Struktur der problemorientierten Krankengeschichte erfordert große Disziplin bei den Aufzeichnungen, was der klinischen Forschung, die auf retrospektive Datenerhebungen angewiesen ist, hilft.

Anamnese

Die Dokumentation der Anamnese hat sich über viele Ärztegenerationen nur geringfügig geändert. Die mündliche Anamnese legt als Kernpunkt der „Arzt-Patient-Beziehung" den Grundstein für ein Vertrauensverhältnis, das für die Betreuung des Patienten erforderlich ist (vgl. Kap. 2).

Die Anamnese beruht auf verschiedenen Fragen, die ein Profil der individuellen Beschwerden aufzeigen sollen. Die Gliederung der Anamnese und ihrer Dokumentation sollte klar sein. Dabei können geeignete Überschriften helfen. Am Ende der Anamneseerhebung sollte ein guter Eindruck von der Persönlichkeit des Patienten, seinen sozialen Gewohnheiten und medizinischen Problemen vorliegen. Zusätzlich werden Differentialdiagnosen erwogen, die zur Erklärung der angegebenen Symptome dienen könnten.

Spektrum der Fragen bei der Anamneseerhebung

Durch die Fragen werden die aktuellen Beschwerden, die Sozialanamnese, die Schulbildung, die Berufsanamnese, die persönlichen Gewohnheiten, die Ziele von Urlaubs-/Geschäftsreisen, die häuslichen Verhältnisse und die Familienanamnese erfaßt. Daneben sollen sie einen Überblick über Funktionseinschränkungen der wesentlichen Organsysteme geben.

Das Konzept der problemorientierten Krankengeschichte unterstützt eine geordnete, logisch aufgebaute Anamneseerhebung, soll aber nicht dazu verführen, die Fragen nach dem Modell einer Checkliste ohne Reflexion über deren Sinn abzuhaken.

4 Schlüsselfragen

Alle Symptome sollten anhand von 4 Schlüsselfragen eingegrenzt werden:

- Woher kommt das Symptom?
- Welche wahrscheinliche Ursache findet sich dafür?
- Bestehen prädisponierende oder Risikofaktoren?
- Bestehen Komplikationen?

Diese zielgerichteten Fragen helfen dabei, die Anamnese ökonomisch zu erheben und erleichtern die Beschreibung der Beschwerden

\multicolumn{6}{c	}{Ursprüngliche Problemliste}
\multicolumn{3}{l}{Patientenname:}	\multicolumn{3}{l}{Patientencode:}
Nr.	Aktuelle Symptome	Datum	Frühere Beschwerden	Datum
1	Gelbsucht (01/91)	09.01.1991		
2	Anorexie (12/90)	09.01.1991		
3	Gewichtsverlust	09.01.1991		
4	Wiederholte Rektalblutung	09.01.1991		
5	Raucher (seit 1964)	09.01.1991		
6	Arbeitslosigkeit (11/90)	09.01.1991		
7	Stottern	09.01.1991		
8			Ulcus duodeni (1960)	09.01.1991

Abb. 1.2 Problemliste (Stand: 09.01.1991)

in der Krankengeschichte. Diese 4 Schlüsselfragen können für alle angegebenen Beschwerden verwendet werden.

Fortschreibung der Krankengeschichte

Während neue Beschwerden des Patienten jederzeit auftreten oder bestehende Beschwerden sich ändern oder verschwinden können und daher laufend eine Dokumentation erfordern, bleiben die frühere Krankengeschichte, die psychosoziale und die Familienanamnese sowie die Angaben zur Schulbildung oder zum Beruf lange Zeit gleich. Diese Angaben können aus den ersten Eintragungen in die Krankengeschichte übernommen werden, sofern diese sorgfältig geführt wurde.

Bedeutung der Eintragungen

Eine unleserliche Handschrift mindert die Aussagekraft der Eintragungen in die systematische Übersicht. Auch stellt sich die Frage nach dem Sinn von Routinefragen, wenn nur mit nein geantwortet werden kann. Bei allen Fragen und Eintragungen muß berücksichtigt werden, daß die Krankengeschichte eine bedeutende zukünftige Informationsquelle für einen selbst aber auch für Kollegen darstellen könnte. Eine routinemäßige erste Gesamtanamnese veranlaßt den Patienten auch, sich an Ereignisse und Krankheiten zu erinnern, die er ansonsten vergessen hätte.

So könnte z.B. ein Patient, der wegen starker Schmerzen, Bewußtseinstrübung oder schwerer Kurzatmigkeit ins Krankenhaus eingeliefert wird, nicht anamnesefähig sein. Eine detaillierte, systematisch dokumentierte frühere Anamnese könnte dann wesentliche Informationen bieten.

Körperliche Untersuchung

Wie die Anamnese hat sich auch die körperliche Untersuchung seit Generationen kaum verändert. Sie kann eine Verdachtsdiagnose bestätigen oder dazu beitragen, daß diese verworfen wird. Dies sollte entsprechend in der Krankengeschichte dokumentiert werden.

Analog zur Anamnese erfolgt die körperliche Untersuchung strukturiert. Sowohl positive als auch negative Befunde werden detailliert aufgezeichnet. Der Dokumentation negativer Befunde kann in der Zukunft entscheidende Bedeutung zukommen. Findet sich z.B. bei der Untersuchung des Abdomens eine vergrößerte Leber, ist es hilfreich zu wissen, daß vor 1 Jahr die Leber nicht tastbar war.

Beschwerdenliste und Symptomliste

Die Liste der Beschwerden und Symptome bildet den Kern der problemorientierten Krankengeschichte. Sie stellt eine Synopsis aller Krankheiten und Beschwerden des Patienten dar und befindet sich in der Krankengeschichte an oberster Stelle. Jeder Punkt wird mit dem Datum des Eintrages (Abb. 1.**2**), nicht mit dem Datum, an dem der Patient zum ersten Mal die Beschwerden bemerkte (dies kann in Klammern zusätzlich neben den Beschwerden angegeben werden), versehen. Die Daten der Problemliste bieten nicht nur eine Chronologie der Beschwerden des Patienten sondern auch ein „Inhaltsverzeichnis" der Krankengeschichte.

Trennung aktueller und anamnestischer Beschwerden

Nach Anamnese und körperlicher Untersuchung wird die Problemliste erstellt. Dazu werden aktuelle (mit Handlungsbedarf) von anamnestischen Beschwerden (frühere Beschwerden ohne Handlungsbedarf aber von potentieller Wichtigkeit für die Behandlung) getrennt. Die Angabe „Magengeschwür (1971)" in der Spalte früherer Beschwerden dient als Erinnerung, wenn 20 Jahre später eine Arthritis mit nichtsteroidalen Antiphlogistika behandelt werden soll.

Um die Problemliste aktuell zu halten, müssen Beschwerden zwischen den Spalten aktueller und früherer Beschwerden abhängig vom Stand der Diagnostik und Therapie verschoben (Abb. 1.**3**) und neu aufgetretene ergänzt werden. Deshalb ist die Problemliste so konzipiert, daß Änderungen leicht möglich sind und es nicht erforderlich ist, Eintragungen zu löschen, wenn neue Erkenntnisse vorliegen.

Die Eintragungen umfassen:

- Diagnosen (z.B. Colitis ulcerosa),
- Symptome (z.B. Dyspnoe),
- körperliche Zeichen (z.B. Systolikum),
- Laborwerte (z.B. Anämie),
- psychosoziale Anamnese (z.B. Depression, Arbeitslosigkeit, Eltern-/Eheprobleme),
- spezifische Risikofaktoren (z.B. Rauchen, Alkohol-/Drogenabusus).

			Aktualisierte Problemliste		
Patientenname:			Patientencode:		
Nr.	Aktuelle Symptome	Datum	Frühere Beschwerden	Datum
1	Gelbsucht (01/91)	09.01.1991		
	→ Hepatitis A	13.01.1991	→ gelöst	14.02.1991
2	Anorexie (12/90)	09.01.1991		
	→ *1			
3	Gewichtsverlust	09.01.1991		
	→ *1			
4	Wiederholte Rektalblutung	09.01.1991		
	→ Hämorrhoiden	13.01.1991	Therapie	01.02.1991
5	Raucher (seit 1964)	09.01.1991		
6	Arbeitslosigkeit (11/90)	09.01.1991		
7	Stottern	09.01.1991		
8			Ulcus duodeni (1960)	09.01.1991
9	Hypercholesterinämie	13.01.1991		

Abb. 1.**3** Aktualisierte Symptomliste vom 14.02.1991 mit der Diagnose Hepatitis A vom 13.01.1991 und Normalisierung der Leberwerte am 14.02.1991. Die Anorexie und der Gewichtsverlust werden zwanglos durch die Hepatitis erklärt, weshalb diese Symptome mit Pfeilen versehen sind, die deren Beziehung zur Krankheit 1 (Hepatitis) zeigen. Am 13.01.1991 werden Hämorrhoiden diagnostiziert, die nach Therapie am 01.02.1991 zu einem anamnestischen Befund wurden. Die Laborwerte vom 13.01.1991 erlaubten die Diagnose Hypercholesterinämie, die am selben Tag in die Liste aufgenommen wurde. Am 14.02.1991 bestanden noch 3 Probleme

Dynamik der Problemliste

Wird z.B. ein Patient mit Ikterus, Anorexie und Gewichtsverlust ins Krankenhaus eingewiesen wird diese Information in die Problemliste eingetragen (Abb. 1.2). Erfolgt einige Tage später durch die Serologie die Bestätigung, daß der Patient an einer Hepatitis A leidet, erscheint dies als neuer diagnostischer Stand in einer neuen Zeile als aktuelles Problem 1 (Abb. 1.3). Weitere Beschwerden, die durch die jetzt bestehende Diagnose erklärt werden (Anorexie und Gewichtsverlust), werden durch einen Pfeil mit Hinweis auf das gelöste Problem 1 markiert. Das Datum dieses Eintrages ermöglicht es rasch, die Seite der Krankengeschichte aufzuschlagen, auf der erstmals der Beweis für

Abb. 1.4 Beispiel einer symptomorientierten Planung:

Dg = Diagnostik
Üw = Überwachung
Th = Therapie
Sch = Schulung

	Symptomorientierte Planung		
	Symptom	Differentialdiagnose	Untersuchung
Dg	Gelbsucht	Akute Hepatitis	Leberwerte
			Prothrombinzeit
			Hepatitisserologie (A, B, C, E)
			Autoantikörper (SMA, ANA, AMA)
		Alkohol	MCV, γGT
		Medikamente	Hausarzt fragen
		Verschlußikterus	Lebersonographie
	Anorexie	Vgl. Gelbsucht	Harnstoff
	Gewichtsverlust	Vgl. Gelbsucht	Elektrolyte
	Wiederholte Rektalblutung	Hämorrhoiden	Ausgangsgewicht
			Blutbild
			Proktoskopie
		Polyp	Koloskopie
		Kolonkrebs	Kolonkontrasteinlauf
	Rauchen		Röntgenthorax

	Symptom	Überwachung
Üw	Gelbsucht	2mal/Woche Leberwerte
	Anorexie	Diät und Kalorienzufuhr (Diätassistentin fragen)
	Gewichtsverlust	2mal/Woche Körpergewicht
	Wiederholte Rektalblutung	Hb-Kontrolle wöchentlich

	Symptom	Behandlung
Th	Gelbsucht	Bettruhe
	Anorexie	Kalorienzufuhr (Lieblingsgerichte)
	Gewichtsverlust	Hochkalorische Zusätze
	Wiederholte Rektalblutung	Ursache behandeln (Hämorrhoiden/Tumor)
		Chirurgisches Konsil
	Rauchen	Erholung empfehlen, Streßmanagement
	Arbeitslosigkeit	Einschalten des Sozialarbeiters

	Symptom	Schulung
Sch	Gelbsucht	Differentialdiagnosen diskutieren
	Anorexie	Zusammenhang mit Gelbsucht erklären
	Rauchen	Gefahren diskutieren
		Vermeidungsstrategien
	Rektalblutung	Notwendigkeit der Kolonuntersuchung erklären

Krankengeschichte

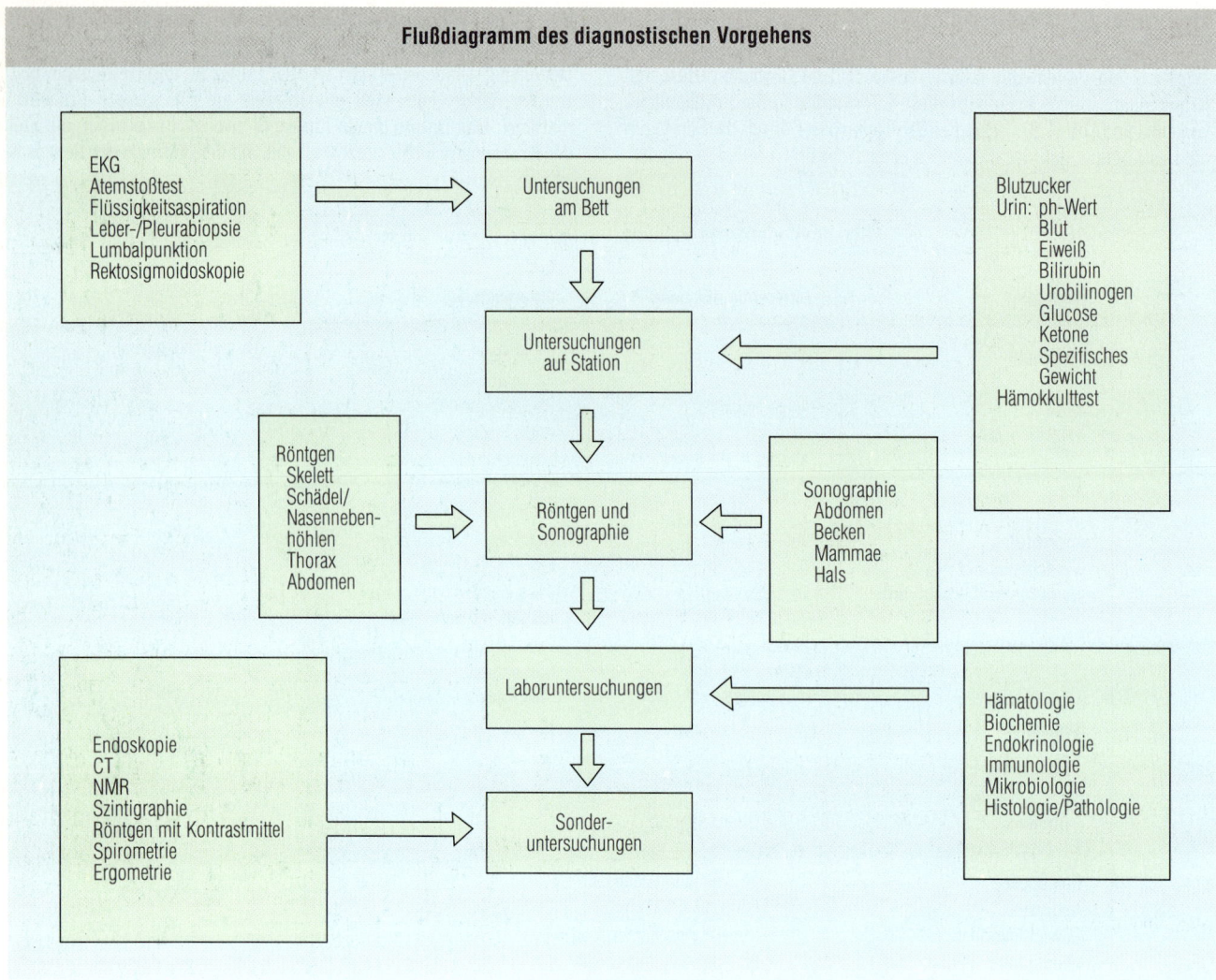

Abb. 1.5 Flußdiagramm zur Planung des diagnostischen Vorgehens

diese Diagnose dokumentiert ist. Nach Abheilung der Erkrankung weist ein Pfeil in die Spalte früherer Probleme auf den Zeitpunkt hin, ab dem die Laborwerte wieder normal waren (Abb. 1.3). Auch Zufallsbefunde (z.B. Hypercholesterinämie) werden in die Problemliste aufgenommen.

Verschiedene Krankheiten zeigen viele Symptome. Im allgemeinen ist es in solchen Fällen vernünftig, nur die Symptome anzugeben, die für die Diagnose und die Therapie wichtig sind.

Die Problemliste wird sofort nach der Untersuchung, nur in Ausnahmefällen 24 bis 48 Stunden später (z.B. Abwarten der Laborwerte bzw. Befunde des Aufnahmetages), erstellt. Sie sollte konsequent auf Aktualität und Korrektheit geprüft werden, was wöchentlich bei der Chef-/Oberarztvisite erfolgen kann.

Planung der symptombezogenen Diagnostik und Therapie

Das Konzept der problemorientierten Krankengeschichte ermöglicht eine strukturierte Annäherung an die Diagnostik und Therapie der Beschwerden des Patienten, da klar zwischen Beschwerden mit und ohne derzeitigem Handlungsbedarf (z.B. Untersuchung und Behandlung) unterschieden wird.

Auf jedes Symptom können alle oder nur einige der folgenden Punkte anwendbar sein (Abb. 1.4).

Diagnostik (Dg)

Die diagnostischen Maßnahmen orientieren sich an der Differentialdiagnose. Im Plan stehen diese neben den Symptomen. Daneben stehen die Untersuchungen, die für die Diagnosefindung hilfreich sein könnten. Es gibt viele spezielle Untersuchungen, die bei bestimmten Symptomen anwendbar sind. Es ist nützlich, ein Untersuchungsraster zu entwickeln, das jeweils den Symptomen angepaßt wird. Eine mögliche Stufendiagnostik ist als Flußdiagramm (Abb. 1.5) dargestellt. Sie besteht aus Untersuchungen am Bett, auf Station, einfachem Röntgen, Sonographie, Blutuntersuchungen und speziellen bildgebenden Untersuchungsverfahren.

Überwachung (Üw)

Falls zur Klärung des Krankheitsverlaufes oder wegen der Schwere der Erkrankung eine Überwachung erforderlich ist, müssen die dafür geeigneten Untersuchungsverfahren und die Häufigkeit ihrer Durch-

Verlaufsbericht	
Datum	
11.01.1991 S	– Schwindel, Müdigkeit
O	– Geringerer Ikterus Leber weniger druckempfindlich Ausreichende Kalorien- und Flüssigkeitszufuhr Sonographie Leber/Galle o.B.
W	– Scheint sich zu bessern Keine Obstruktion
P	– Leberwerte morgen kontrollieren Labor anrufen wegen Hepatitismarker
13.01.1991 S	– Patient fühlt sich deutlich besser Appetit besser
O	– Transaminasen und Bilirubin abnehmend Hepatitis A – IgM: positiv Sigmoidoskopie: blutende Hämorrhoiden Hypercholesterinämie
W	– Abheilende Hepatitis A Rektale Blutung bei jungem Patienten wahrscheinlich durch Hämorrhoiden verursacht
P	– Kontrolluntersuchung des Patienten Hepatitis A erklären Entlassung erwägen, falls Kontrolleberwerte weiterhin Besserung zeigen Chirurgisches Konsil wegen Therapie der Hämorrhoiden In 3 Monaten Cholesterinkontrolle

Abb. 1.6 Beispiel eines Verlaufsberichtes

Verlaufsbogen						
Datum / Tests	9.1.91	11.1.91	13.1.91	14.1.91	7.2.91	14.12.91
Bilirubin (<1 mg/dl)	13,7	11,2	7,6		1,6	0,7
GOT (<12 U/l)	342	249	150		16	6
GPT (<12 U/l)	427	173	131		16	9
Albumin (3,7–4,8 g/dl)	4,4	4,3	4,4	entlassen	4,5	4,6
Quick (%)	80	80	90		90	100
Hämoglobin (12–18 g/dl)	12,7	12,9	12,7		12,6	13,1
Harnstoff (10–42 mg/dl)	18	26	32		38	40
Blutzucker (90–110 mg/dl)	93	116	84		95	100
Hepatitis-serologie			IgM Hep A +			
Cholesterin (180–200 mg/dl)			238			247

Abb. 1.7 Beispiel eines Verlaufsbogens

führung festgelegt werden. Man hüte sich allerdings vor der routinemäßigen Angabe 3mal täglich oder stündlich, da leicht die Gefahr besteht Zahlenkolonnen ohne klinische Relevanz zu erhalten.

Therapie (Th)

Bei allen Beschwerden bzw. Symptomen ist zu überlegen, ob Therapiemaßnahmen erforderlich sind. Unter „Therapie" werden Medikamente, Strahlentherapie, Operationen, Physiotherapie, Beschäftigungstherapie und Psychotherapie zusammengefaßt. Ist eine medikamentöse Behandlung erforderlich, wird das Medikament und dessen Dosis dokumentiert und festgelegt, ob und wie sowohl die Wirksamkeit der Therapie als auch deren Nebenwirkungen überwacht werden können.

Aufklärung und Schulung (Sch)

Ein wichtiger Bestandteil der Behandlung ist das Gespräch mit dem Patienten über seine Krankheit. Patienten sind leichter in der Lage mit ihrer Krankheit zu leben, wenn sie die Krankheit selbst, deren wahrscheinlichen Verlauf und die Wirkungen sowie Nebenwirkungen der Therapie kennen und verstehen.

Verlaufsdokumentation

Die Verlaufsdokumentation ist oft mangelhaft. Deshalb bietet die problemorientierte Krankengeschichte eine geordnete und standardisierte Struktur der Verlaufsdokumentation, die kurz und bündig sein und das Hauptaugenmerk auf Veränderungen richten sollte. Die Dokumentation wird durch 4 Aspekte strukturiert (Abb. 1.6):

Subjektives Befinden (S)

Jede Änderung der Symptome ist zusammen mit Hinweisen auf die Compliance des Patienten (z.B. Aufhören zu rauchen) oder die Verträglichkeit der Behandlung zu dokumentieren.

Objektive Befunde (O)

Jede Änderung der Befunde und sämtliche neuen Untersuchungsergebnisse, die die Diagnose, Überwachung oder Therapie beeinflussen könnten, werden dokumentiert.

Erhebung der Anamnese

Art der Fragen

Die Anamnese erfolgt mittels offener (Wie geht es Ihnen? Wie fühlen Sie sich?) und geschlossener Fragen (Empfinden Sie Brustschmerzen bei Anstrengung?).

Geschlossene Fragen beschleunigen die Anamnese, lassen aber der individuellen Situation des Patienten keinen Raum, da dieser nur mit ja oder nein antworten kann.

Offene Fragen ermöglichen dem Patienten ein größeres Antwortspektrum. Bei einzelnen Patienten kann die Anamnese durch solche Fragen Stunden erfordern, da sie vielfach zu sehr abschweifen.

Die Erfahrung zeigt ein ausgewogenes Verhältnis beider Fragentypen, wobei am Anfang der Anamnese offene Fragen empfehlenswert sind, die zielgerichtet durch geschlossene Fragen ergänzt werden, wenn einzelne Aspekte bei der Anamnese unklar bleiben.

Psychische und physische Komponenten eines Leidens

Häufig wird eine psychische Beeinträchtigung bei somatischen Erkrankungen oder die Tatsache, daß physische Erkrankungen Ausdruck einer primär psychischen Störung sein können übersehen. Das Verhalten des Patienten während der Anamneseerhebung (unterwürfig oder aggressiv) kann viel über die zugrundeliegende Störung aussagen.

(Name des Neurologen)
(Adresse)

17. April 1992

Bezug: (Name des Patienten, Geburtsdatum: 1. September 1951, Adresse)

Sehr geehrter Herr Kollege,

ich wäre Ihnen für eine Untersuchung des oben genannten Herren mit Zwangsneurose und Epilepsie dankbar. Derzeit bestehen seine Hauptbeschwerden, ausgedrückt in seinen Worten, in zunehmenden Petit-mal-Attacken, die mit Inkontinenz verbunden sein können. Diese sind so häufig, daß er Probleme mit seiner Arbeit in der öffentlichen Verwaltung hat.

Bereits als mittels Forzeps entbundener Neugeborener habe er Krampfanfälle gehabt. 1953 wurde eine spastische rechtsseitige Hemiplegie diagnostiziert. 1963 hatte er einen Grand-mal-Anfall. Im EEG zeigte sich damals ein Fokus im linken Temporallappen und er wurde mit Phenobarbital und Phenytoin behandelt.

Seitdem hatte er viele Neurologen, einschließlich (Namen von 2 Neurologen), konsultiert. Zuletzt wurde er 1982 von (...) betreut, der die Diagnose einer Temporallappenepilepsie bestätigte. Seine regelmäßige Medikation bestand aus 4mal täglich 100 mg Phenytoin und zusätzlich 25 mg Phenytoin zur Nacht, 3 × 250 mg Phenobarbital und 4 × 500 mg Ethosuximid.

Im April lagen die Blutspiegel von Phenobarbital mit 19 mg/l, von Phenytoin mit 12,2 mg/l und von Ethosuximid mit 81 mg/l im therapeutischen Bereich. Da der Phenytoinspiegel etwas niedrig war, erhöhte ich die Phenytoindosis um zusätzliche 25 mg zur Nacht. Danach entwickelte er, ausgedrückt in seinen Worten, eine „Einengung des Leibes" oberhalb des Epigastriums. Er konsultierte einen Kollegen, der ihm deshalb Cimetidin verschrieb, wodurch sich der Zustand verschlechterte. Es schien sich um eine dystone Reaktion zu handeln, weshalb ich das Cimetidin absetzte und die Phenytoindosis wieder auf die früher gegebene reduzierte. Die abdominellen Symptome verschwanden, aber die Petit-mal-Anfälle blieben unverändert häufig. Deshalb versuchte ich erneut eine vorsichtige Dosissteigerung des Phenytoin. Aktuell nimmt er täglich 4 × 100 mg Phenytoin und eine zusätzliche Dosis von 50 mg zur Nacht ein.

Ich wäre Ihnen dankbar, wenn Sie ihn untersuchen könnten, und mir Therapievorschläge unterbreiten würden. Ich fürchte, daß er seinen Arbeitsplatz verliert, wenn keine Besserung erzielt werden kann. Er lebt zuhause bei seiner alten Mutter. Unglücklicherweise trinkt er Alkohol, obwohl ihm geraten wurde, damit aufzuhören.

Mit kollegialen Grüßen

(Name des Hausarztes)

Abb. 2.2 Ein zusammenfassender und vollständiger Überweisungsbrief. Die bestehenden Beschwerden und ihre Auswirkungen auf den Lebensstil des Patienten sind klar dargestellt. Im Zusammenhang mit diesen Beschwerden werden ziemlich vollständige Details der Anamnese, einschließlich früherer Untersuchungen genannt. Sowohl die frühere als auch die aktuelle Medikation ist angegeben. Zuletzt werden die Hauptgründe für die Überweisung genannt

Verlauf und äußere Umstände der Anamneseerhebung

Bereits vor der Anamnese kann einiges dazu beigetragen werden, daß diese unter optimalen Bedingungen erfolgt.

Äußere Umstände

Umgebung

Bei stationären Patienten können Lärm und Störungen durch das Personal auf der Station bei der Anamnese hinderlich sein, insbesonders wenn heikle Fragen besprochen werden. Deshalb sollte ein ruhiger Raum gewählt werden. In der Ambulanz sollte der Patient dem Arzt möglichst benachbart (Abb. 2.3) und nicht ihm gegenüber auf der anderen Seite des Tisches (Abb. 2.4) sitzen.

Zeitpunkt

Wichtig ist die Wahl eines geeigneten Zeitpunktes für den Kontakt mit dem Patienten. Ruhezeiten werden vom Pflegepersonal im allgemeinen als unantastbar betrachtet, obwohl diese die beste Gelegenheit bieten würden, um den Patienten aufzusuchen. Mit zunehmender Flexibilisierung und Verlängerung der Besuchszeiten wird es immer schwieriger einen ruhigen Zeitpunkt für die ungestörte Anamneseerhebung zu finden, sofern kein getrenntes Untersuchungszimmer verfügbar ist.

Kleidung des Untersuchers

Da sich der Patient über den Arzt auch anhand dessen Auftretens ein Urteil bildet, sollte dieser einen frisch gewaschenen, weißen Kittel und saubere Schuhe tragen (ausgenommen davon sind Kinder- und psychiatrische Stationen), saubere Hände und Fingernägel und eine

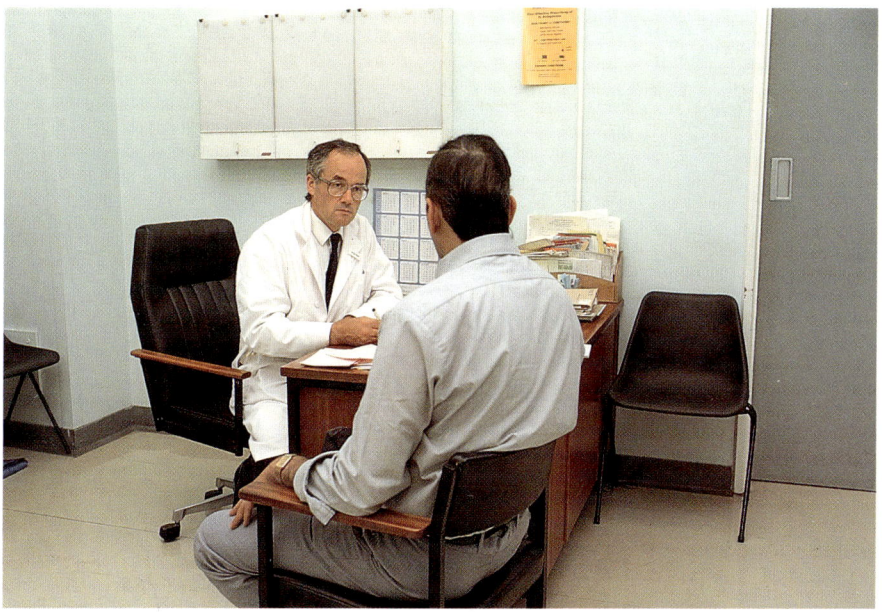

Abb. **2.3** Die ideale Anordnung der Stühle von Arzt und Patient zur Anamnese, die Nähe ohne störendes Hindernis vermittelt

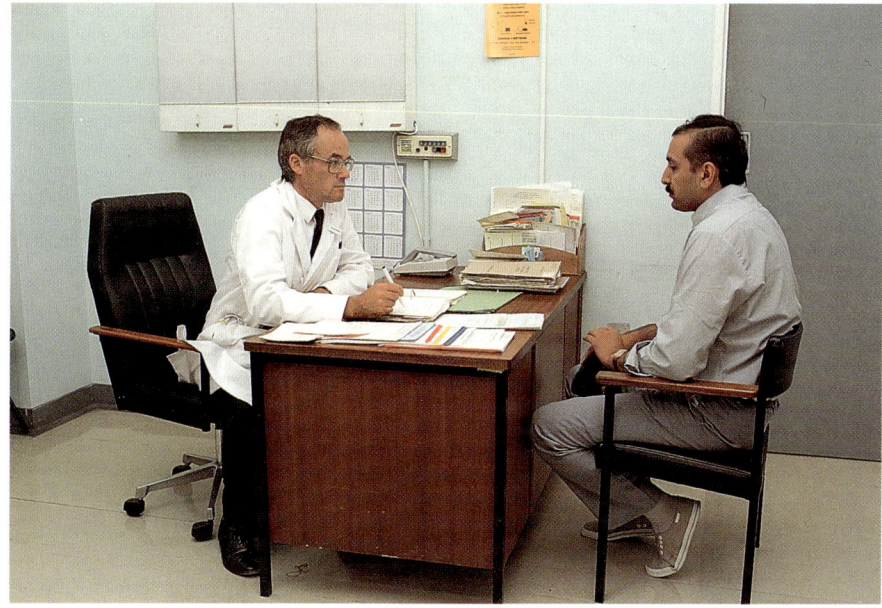

Abb. **2.4** Weniger günstig ist die Anordnung der Stühle beidseits eines Tisches. Ein empfindlicher oder nervöser Patient könnte den Tisch als Hindernis zwischen sich und dem Arzt empfinden, wodurch die Kommunikation behindert wird

Erhebung der Anamnese

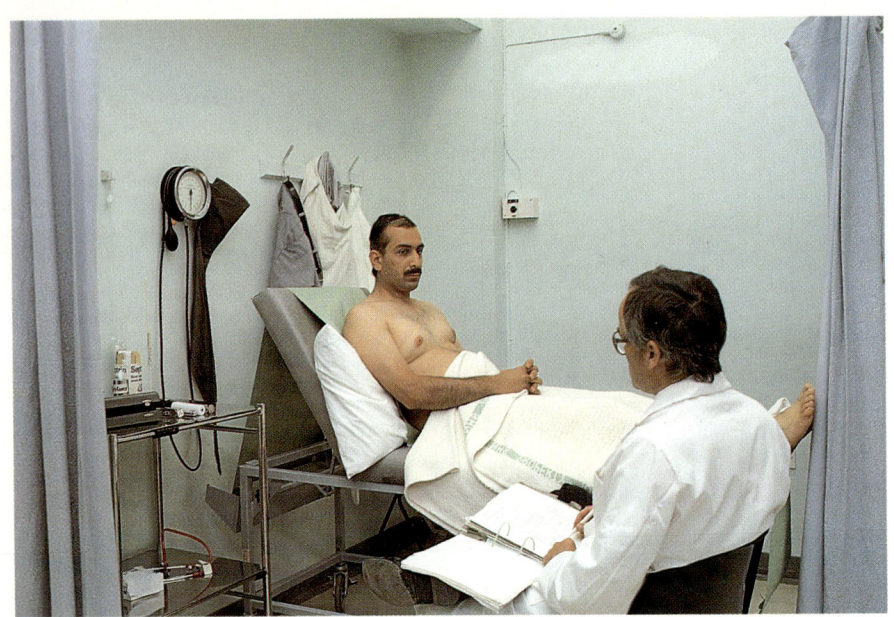

Abb. 2.5 Zur Anamneseerhebung nimmt man auf einem Stuhl neben dem Bett Platz und stellt sicher, daß der Patient entspannt sitzen und ohne Anstrengung Blickkontakt halten kann

---

H. M., 57 Jahre, Hausfrau

1. Seit 3 Monaten zunehmende Atemnot
2. Seit 3 Wochen Anfälle nächtlicher Kurzatmigkeit
3. In den letzten 6 Tagen trockener Husten

Abb. 2.6 Zusammenfassung der angegebenen Beschwerden

Symptome

1. Art des Beginns
2. Intensität gleichbleibend, abnehmend, zunehmend
3. Verschlimmernde oder lindernde Faktoren

Abb. 2.7 Alle 3 Punkte sind für jedes Symptom zu erfragen

Frisur haben, die gewährleistet, daß die Haare nicht während der Untersuchung auf den Patienten fallen. Ansonsten könnte sich der Patient fragen, ob der Arzt in der Lage ist, sich um sein Wohlergehen zu kümmern, wenn er selbst nicht auf Sauberkeit achtet.

Verlauf der Anamneseerhebung

Erster Kontakt

Ungeachtet der Tatsache, daß Krankenhausärzte häufig Namensschilder tragen, sollte man sich grundsätzlich dem Patienten vorstellen. Dazu gehört auch dem Patienten zu sagen, ob man Student, Arzt, Oberarzt oder Chefarzt ist.

Nur in Ausnahmefällen werden es Patienten ablehnen, sich von einem Studenten befragen und untersuchen zu lassen. Sollte es dennoch geschehen, darf man es nicht als persönliche Beleidigung auffassen. Die überwiegende Mehrzahl der Patienten ist endlos geduldig, erwartet und verdient aber eine höfliche Behandlung.

Zur Anamnese sollte man sich auf einen Stuhl neben das Bett des Patienten setzen (Abb. 2.5).

Dem Patienten sollte erklärt werden, was mit ihm geschehen soll und wie lange dies in etwa dauern wird. Idealerweise erfolgt die Anamneseerhebung und die körperliche Untersuchung unmittelbar nacheinander. Die Untersuchung kann aber auch später vervollständigt werden, wenn der Patient zunächst anderweitig beschäftigt ist (z.B. Essen, Aufnahmeformalitäten).

Einleitende Fragen

Es hat wenig Sinn eine ausführliche Anamnese bei Dementen erheben zu wollen. Auch eindeutige Antworten können unter diesen Umständen unzutreffend sein. Deshalb ist es ratsam, die Anamnese mit einigen Fragen zu beginnen, die zeigen ob der Patient in der Lage ist eine differenzierte Anamnese zu geben. Um dies entscheiden zu können, reicht es nicht aus, den Patienten nach Namen und Adresse zu fragen, da auch schwer demente Personen diese Details wissen können. Besser ist es, den Patienten zu fragen, wie lange er schon im Krankenhaus ist, wer sein Hausarzt ist oder was sich in den letzten 24 Stunden ereignet hat. Falls die Antworten plausibel erscheinen, kann eine ausführliche Anamnese folgen.

Zuerst sollte der Patient seine Beschwerden schildern. Dazu kann man entweder fragen: „Welche Beschwerden haben Sie?" oder „Warum kamen Sie ins Krankenhaus?"

Gibt der Patient diffuse Beschwerden an, sollte man diese chronologisch dokumentieren. Die Angaben werden notiert (Abb. 2.6), wobei das Schreiben nicht vom Patienten ablenken darf. Der Blickkontakt mit dem Patienten ist aufrechtzuerhalten.

Aktuelle Beschwerden

Als nächstes wird jedes einzelne genannte Symptom erforscht. Falls die Beschwerden als Diagnose genannt werden (z.B. „Ich habe Angina"), muß diese solange hinterfragt werden, bis feststeht, daß sie korrekt ist.

Schmerz

1. Art
2. Lokalisation
3. Ausbreitung
4. Periodizität oder Konstanz
5. Lindernde Faktoren
6. Verschlimmernde Faktoren
7. Begleitsymptome

Abb. 2.8 Beschreibung des Schmerzes

Beginn der Symptome

Als erstes ist festzulegen, wann die Symptome begannen. Einige Patienten haben den Zeitpunkt vergessen, andere schätzen ihn und nur wenige können ein konkretes Datum angeben. Die Fähigkeit derartige Details anzugeben wird von der Persönlichkeit des Patienten beeinflußt, und davon, ob die Beschwerden plötzlich oder allmählich begannen. Manche Patienten legen ein Tagebuch ihrer Beschwerden vor, das die Grundlage für eine ausführliche Anamnese oder bereits eine hilfreiche Zusammenfassung sein kann und zeigt, wie der Patient seine Krankheit sieht.

Kausalität

Für jedes Symptom sollten die in Abb. 2.7 genannten Punkte abgefragt werden. Patienten beziehen ihre Beschwerden oft auf ein kürzlich aufgetretenes körperliches oder emotionales Ereignis.

Eine Fazialisparese wird oft einem zugigen Fenster, bestehender Kopfschmerz einem kürzlich eingetretenen Trauerfall zugeschrieben.

Man hüte sich davor vorschnell körperliche Beschwerden als Ausdruck psychischer Probleme zu deuten, selbst wenn der Patient diese Interpretation nahelegt. Trotzdem ist es wichtig, die Interpretation des Patienten zu berücksichtigen. Ebenso wichtig ist es herauszufinden, ob der Patient eine bestimmte Krankheit fürchtet.

Schmerz

Schmerzen sollten anhand der in Abb. 2.8 aufgeführten Punkte beschrieben werden. Manchmal fällt es dem Patienten schwer die Schmerzqualität anzugeben. Oft hilft es, wenn Auswahlmöglichkeiten vorgegeben werden (dumpf, pochend, spannend, wie ein Messerstich usw.). Es ist besonders schwer die Intensität eines Schmerzes anzugeben. Fragen nach der Einnahme von Schmerzmitteln und der Beeinträchtigung der Berufsausübung oder sozialer Kontakte durch den Schmerz helfen dabei. Es zeigt sich jedoch nicht nur die Schmerzintensität sondern auch die Toleranzschwelle des Patienten gegenüber Schmerzen. Das Ausmaß aller angegebenen Beschwerden kann am besten abgeschätzt werden, indem deren Auswirkung auf das tägliche Leben bestimmt wird. Besteht z.B. eine Claudicatio intermittens, ist es wichtig festzulegen, wie weit der Patient schmerzfrei gehen kann.

Verlauf der Anamneseerhebung

Sozialanamnese

Die Sozialanamnese umfaßt die Schulbildung, den erlernten bzw. den ausgeübten Beruf, die Medikamentenanamnese und den Alkohol- bzw. Nikotinkonsum des Patienten.

Ausbildung

Fragen nach dem Alter des Patienten beim Schulabgang, nach der Art der besuchten Schule und seinen erworbenen Qualifikationen geben gewisse Hinweise auf die Intelligenz des Patienten vor der Krankheit. Dies erlaubt eine Abschätzung, ob die derzeitige Tätigkeit den Patienten intellektuell über- oder unterfordert.

Berufsanamnese

Die Berufsanamnese kann ausschlaggebend sein, wenn spezifische Noxen (z.B. Asbest) die Krankheit auslösen können. Patienten können vorschnell Erklärungen für ihre Erkrankung liefern (Kopfschmerz wegen der Arbeit am Bildschirm, chronische Müdigkeit und Unwohlsein wegen der Büroarchitektur). Viele derartiger Kausalverknüpfungen entsprechen eher Vorurteilen als der Realität. Trotzdem sollten diese nicht voreilig verworfen werden. Häufiger Wechsel des Arbeitsplatzes sowie Dauerarbeitslosigkeit können die Persönlichkeit oder Unausgeglichenheit des Patienten zeigen. Die Berufsangabe entspricht manchmal eher den Wunschvorstellungen als der Realität. Aus einer Büroangestellten wird eine Sekretärin und aus einem Maurer ein Gebäudefabrikant. Es erfordert Fingerspitzengefühl zu hinterfragen, ob am Arbeitsplatz des Patienten spezifische Streßfaktoren bestehen, besonders dann, wenn diese Tätigkeit in etwa gleichzeitig mit dem Auftreten der geklagten Beschwerden aufgenommen wurde. Der Ausdruck Streß wird überstrapaziert. Das Empfinden einer Situation als streßbelastet ist individuell und wird daher nicht notwendigerweise von anderen geteilt.

Medikamentenanamnese

Viele Patienten bringen ihre Medikamente mit. Bei stationären Patienten sind sie aus dem Krankenblatt ersichtlich. Werden nicht-verschreibungspflichtige Medikamente eingenommen, muß geklärt werden, ob der Patient diese von sich aus oder auf Empfehlung eines Arztes einnimmt. Es ist zu klären wie lange jedes einzelne Medikament bereits eingenommen wird und warum dieses seinerzeit verordnet wurde. Patienten haben überraschend häufig den Grund für die Medikamenteneinnahme vergessen.

Manchmal erklären Nebenwirkungen der eingenommenen Medikamente einige der aktuellen Beschwerden. Frauen im gebärfähigen Alter müssen danach gefragt werden, ob sie ein orales Kontrazeptivum einnehmen. Frauen in der Postmenopause sollten danach gefragt werden, ob sie eine Hormonsubstitution erhalten. Alle Medikamentenunverträglichkeiten müssen aufgeführt werden.

Drogen

Fragen nach Medikamenten-/Drogenabusus müssen vorsichtig formuliert werden. Sie hängen auch vom Alter des Patienten und seinem allgemeinen Umfeld ab. Nur wenige 80jährige Patienten rauchen Marihuana oder nehmen Mescalin! Zuerst sollte nach Marihuana, LSD und Amphetaminen gefragt werden. Lassen die Antworten entsprechenden Kontakt vermuten, sollte nach Einnahme harter Drogen (z.B. Kokain, Heroin) gefragt werden.

Rauchen

Normalerweise geben Patienten ziemlich genau an was, wieviel und seit wann sie rauchen, wenn sie danach gefragt werden. Inhalieren die Patienten beim Rauchen von Zigaretten? Falls sie früher rauchten, muß erfragt werden, wann sie damit aufhörten.

Alkoholabusus

Nichtssagend sind Angaben zum Alkoholgenuß wie „normal" oder „wie andere". Zuerst muß die Art der vom Patienten konsumierten alkoholischen Getränke festgestellt werden. Viele Patienten werden sich auf ein bevorzugtes Getränk festlegen, was eine exaktere Einschätzung der getrunkenen Alkoholmenge ermöglicht (Abb. 2.9). Sind die Angaben vage, muß gefragt werden, wie lange beispielsweise an einer Flasche Schnaps getrunken wird. Alkoholabhängige werden hinsichtlich ihres Alkoholverbrauchs nicht die Wahrheit sagen. Gewisse Fragen können trotzdem eine Abhängigkeit erkennen lassen. Dazu gehören Fragen nach morgendlichem Erbrechen und danach, ob auch alleine bzw. während des ganzen Tages getrunken wird, und ob es Tage gibt, an denen kein Alkohol getrunken wird.

Auslandsreisen

Zur Anamnese gehört auch die Frage nach bisherigen Auslandsaufenthalten, den jeweils besuchten Ländern und dem Grad der dort eingehaltenen Hygiene. Hielt sich der Patient in einem Gebiet auf, in dem Malaria endemisch ist, muß erfragt werden, ob und wie lange eine geeignete Prophylaxe erfolgte.

Häusliche Verhältnisse

Es ist wichtig festzustellen wie der Patient vor seiner Erkrankung in der Gemeinschaft zurecht kam. Besonders wichtig ist es bei älteren Patienten zu klären, ob sie alleine leben, Unterstützung von der Gemeinde oder der eigenen Familie erhalten. Besteht die Krankheit bereits einige Zeit, sollte erfragt werden, wie der Patient bisher damit zurechtgekommen ist. So ist es z.B. bei Patienten mit neuromuskulären Erkrankungen wichtig zu wissen, ob es ihnen noch möglich ist zu arbeiten oder Treppen zu steigen.

Um eine häusliche Versorgung des Patienten zu ermöglichen, muß berücksichtigt werden, ob der Patient selbständig in die Badewanne steigen und diese auch wieder verlassen kann und welche Unterstützung tagsüber oder während der Nacht verfügbar ist. Ferner sollte besprochen werden, welche Auswirkungen die Krankheit des Patienten auf die finanzielle Situation der Familie hat.

Frühere Erkrankungen

Abhängig davon, wie weit frühere Erkrankungen zurückliegen und wie schwer diese waren, ist die Erinnerung der Patienten an diese unterschiedlich detailliert und genau. Einige Patienten legen eine peinlich genau geführte Krankengeschichte vor, andere müssen selbst an schwerere Erkrankungen erinnert werden. Der Erinnerung kann nachgeholfen werden, indem nach früheren Aufenthalten im Krankenhaus, nach früheren Operationen und dabei eventuell aufgetretenen Komplikationen und (bei Frauen) nach Kaiserschnitten gefragt wird.

Nennt der Patient bestimmte Krankheiten oder Diagnosen, sollten diese detailliert hinterfragt, nicht einfach übernommen werden. Gibt eine Patientin z.B. an, vor 4 Jahren einen Herzanfall erlitten zu haben, könnte genaueres Nachfragen ergeben, daß wegen der damaligen Mißempfindungen im Brustkorb von einem Arzt im Nachtdienst der Verdacht auf einen kleinen Herzanfall geäußert wurde. Es könnte sich aber auch herausstellen, daß es sich um eine Episode mit schwerem Schmerz in der Brustmitte handelte, die zu einer 2wöchigen stationären Behandlung führte.

Ähnlich sollte bei der Angabe von Migräne diese Diagnose erst übernommen werden, wenn die Anfälle in typischer Weise beschrieben werden.

Vielfach werden bei der Anamnese früherer Erkrankungen solche abgefragt, die heute von untergeordneter Bedeutung sind. In den Industrieländern ist es z.B. unwahrscheinlich, daß Patienten unter 30 Jahren rheumatisches Fieber hatten. Ferner sollte sich die Frage nach länger zurückliegenden Krankheiten an den aktuell geklagten Beschwerden orientieren. Besteht z.B. eine Herzinsuffizienz, sollte nach einem früher erlittenen Herzinfarkt gefragt werden.

Wesentliche Erkrankungen werden chronologisch geordnet dokumentiert, auch wenn dies bedeutet, daß die Niederschrift der Anamnese nochmals geordnet werden muß.

Familienanamnese

Obwohl die Familienanamnese am ehesten Erbkrankheiten erkennen läßt, können Informationen über den engsten Familienkreis von entscheidender Bedeutung für die Beschwerden des Patienten sein. Hierzu gehört die Frage, ob der Patient verheiratet ist oder eine feste Bindung hat, und gegebenenfalls, ob der Partner gesund ist, kürzlich eine Erkrankung durchmachte oder an einer chronischen Krankheit leidet. Hat der Patient Kinder, sollte nach deren Alter und Gesundheitszustand gefragt werden. Ist ein Kind verstorben, sollte die Todesursache festgestellt werden. Ferner sollte erfragt werden, ob und woran Geschwister oder Eltern des Patienten in jungen Jahren verstarben. Vermutet man eine Erbkrankheit (z.B. Morbus Huntington), ist die Erstellung eines Familienstammbaumes hilfreich (Abb. 2.10). Das Lebensalter kann im Stammbaum oder auf einer gesonderten Liste erfaßt werden. Läßt der Stammbaum einen rezessiven Erbgang vermuten, sollte festgestellt werden, ob und wie eng die Eltern biologisch miteinander verwandt sind.

Alkoholmengen
1 Einheit entspricht
$\frac{1}{4}$ l Bier
1 Glas Sherry
1 Glas Wein
1 Glas Schnaps

Abb. 2.9 Alkoholäquivalente

Systematische Übersicht

Allgemeine Symptome

Bevor man sich auf einzelne Organsysteme konzentriert, sollte man einige allgemeine Fragen zur Gesundheit des Patienten stellen.

- Schläft der Patient gut?
  Ist dies nicht der Fall, muß geklärt werden, ob der Patient schlecht einschlafen kann oder dazu neigt, während der Nacht bzw. in den frühen Morgenstunden aufzuwachen, und ob er sich tagsüber müde fühlt? Dabei muß man sich bewußt sein, daß viele Menschen dies bejahen werden.
- Hat sich der Appetit verschlechtert und trat begleitend ein Gewichtsverlust auf?
- Fühlt sich der Patient trotz seiner aktuellen Beschwerden halbwegs gut oder fühlt er sich chronisch krank?

Organbezogene Symptome

Erst nach den allgemeinen Fragen wird nach Symptomen gefragt, die sich auf einzelne Organsysteme beziehen. Es ist empfehlenswert mit dem Organsystem zu beginnen, dem die Beschwerden des Patienten wahrscheinlich zugeordnet werden können und danach die noch fehlenden Organsysteme in der im folgenden dargestellten Reihenfolge zu erfassen. Durch eine solche Checkliste wird kein Organsystem vergessen.

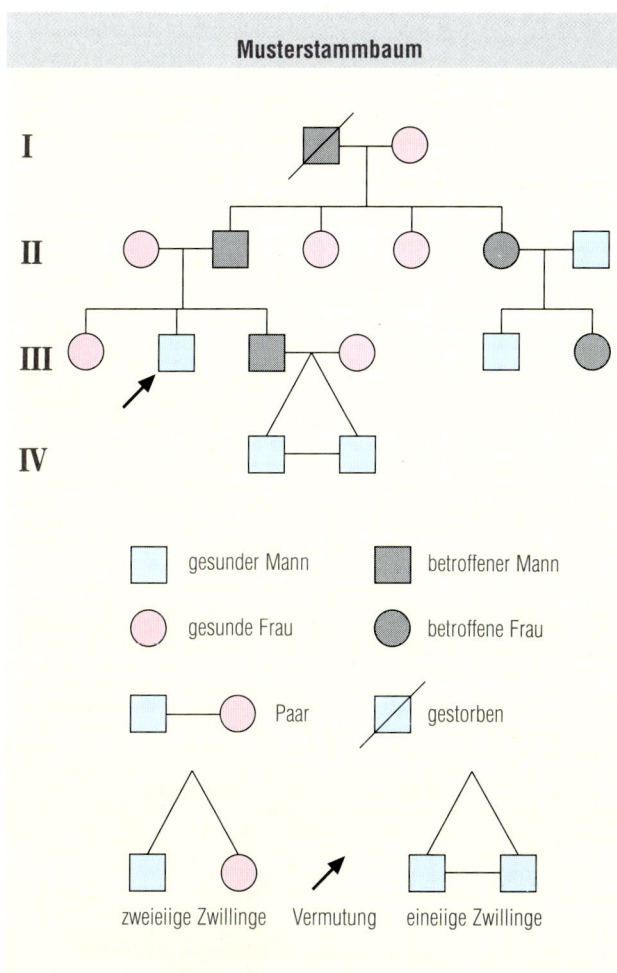

Abb. 2.10 Musterstammbaum

Herz und Kreislauf

Brustschmerz

- Wo ist der Brustschmerz lokalisiert?
- Welcher Art ist der Brustschmerz und wann tritt er auf?
- Gibt es spezifische auslösende Faktoren?
- Strahlt der Schmerz aus?
  Beschreibt der Patient einen durch Anstrengung auslösbaren Schmerz, muß berücksichtigt werden, daß die Schmerzen bei Angina pectoris in den Hals oder den Kiefer projiziert, nicht nur zentral im Thorax empfunden werden können.

Dyspnoe

- Besteht Kurzatmigkeit?
- Bei welcher Belastung tritt sie auf?
  (Nach Ersteigen eines Treppenabsatzes, nach 100 m Gehen in der Ebene usw.)
- Wird der Patient kurzatmig, wenn er flach liegt (Orthopnoe) oder wacht er in der Nacht atemlos auf (peroxysmale nächtliche Dyspnoe)?

Knöchelschwellung

- Fällt dem Patienten eine Schwellung der Knöchel auf?
- Ist diese einseitig oder beidseitig?
- Besteht diese dauernd oder ist sie nur gegen Abend bemerkbar?

Herzklopfen

Nur wenige Menschen nehmen den normalen Puls wahr. Die meisten Menschen werden aber eine abnorme, besonders eine tachykarde Herzaktion wahrnehmen. Es sollten folgende Fragen geklärt werden:

- Ist der abnorme Herzrhythmus regelmäßig oder unregelmäßig?
- Wie lange hält dieser Zustand an?
- Kann der Patient die Frequenz angeben, indem er den Rhythmus klopfend nachahmt?
- Begleiten irgendwelche anderen Symptome die abnorme Herzaktion?

Atemwege

Husten

Viele Patienten, insbesonders Raucher, sind der Ansicht, daß Husten zum normalen Leben gehört. Insbesondere bei trockenem Husten ist es schwer, die Stärke des Hustens zu quantifizieren.

- Besteht ein produktiver Husten?
  In diesem Fall sollte die Menge des Auswurfes (z.B. täglich ein Eierbecher voll) erfragt werden.
- Ist der Auswurf schleimig oder eitrig, d.h. ist der Auswurf weiß bzw. grau oder eher gelb bzw. grün?

Hämoptyse

- Wird Blut abgehustet?
- Erfolgt dies in Form feiner Blutfäden oder deutlich sichtbarer Mengen von Blut?
- Ist dies ein akutes Ereignis oder trat es immer wieder während mehrerer Jahre auf?
- Trat dies nach einem heftigen Hustensturm auf?

Kurzatmigkeit

- Tritt sie konstant, intermitierend oder nur in einer bestimmten Umgebung auf?
- Kann sie durch Anstrengung ausgelöst werden?
- Verwendet der Patient bronchodilatatorische Medikamente? Die Dosis und die Häufigkeit der Anwendung muß erfragt werden.

Gastrointestinaltrakt

Gewichtsveränderungen

- Traten Gewichtsverluste oder Gewichtszunahmen auf? Patienten, deren Gewichtszunahme durch übermäßiges Essen hervorgerufen wird, erkennen diese Ursache selten. Besteht Ungewißheit über Veränderungen des Gewichtes, können die Patienten gefragt werden, ob ihre Kleidung enger oder lockerer sitzt.

Bauchschmerzen

Patienten sollten nicht nach Verdauungsstörungen gefragt werden, da viele diesen Ausdruck gleichbedeutend mit Flatulenz verwenden, sondern konkret nach Bauchschmerzen.

- An welcher Stelle bestehen sie?
- Welche Schmerzqualität haben sie?
- Haben sie einen zeitlichen Bezug zum Essen? Treten sie kurz nach dem Essen oder 3 bis 4 Stunden später auf?
- Bessern sie sich nach der Einnahme von Säurebindern oder nach der Nahrungsaufnahme?
- Bessern sie sich bei bestimmten Körperhaltungen?
- Verschwindet der Schmerz für Wochen oder Monate oder besteht er dauernd?

Erbrechen

Es sollte sowohl nach Übelkeit als auch nach Erbrechen gefragt werden.

- Hat das Erbrechen Auswirkungen auf einen begleitenden Schmerz?
- Ist das Erbrechen heftig (im Schwall) oder ist es nur eine Regurgitation des Mageninhaltes?
- Ist das Erbrochene blutig oder sieht es wie Kaffeesatz aus, was den Verdacht auf angedautes Blut nahelegt?
- Sind noch Nahrungsbestandteile der letzten Mahlzeit erkennbar?

Flatulenz und Regurgitation

- Klagt der Patient über Flatulenz, die zu Aufstoßen oder zum Abgang von Winden führt?
- Besteht retrosternales Brennen, insbesonders bei bestimmten Körperhaltungen?
- Füllt sich der Mund plötzlich mit regurgitierter Flüssigkeit (saures Aufstoßen)?

Dysphagie

- Bestehen Schluckstörungen?
- Betreffen diese eher feste Nahrung oder eher Flüssigkeiten? Das Ausmaß des Gewichtsverlustes ist ein guter Maßstab für das Ausmaß der Schluckstörung.
- Kann der Patient eine Stelle angeben, wo er die Obstruktion empfindet? Diese korreliert kaum mit der tatsächlichen Lokalisation des pathologischen Prozesses.

Stuhlgang

Die Stuhlgewohnheiten sollten erfragt werden. Viele Patienten glauben, sie hätten Verstopfung nur weil sie nicht täglich Stuhlgang haben. Hat der Patient schon immer nur 3mal wöchentlich Stuhlgang gehabt und ist dieser normal geformt, besteht keine Verstopfung. Bedeutungsvoll ist aber jede Veränderung der Stuhlgewohnheiten sowohl hinsichtlich der Zahl als auch der Konsistenz der Stühle.

- Hat sich das Aussehen der Stühle verändert?
- Sind sie ungewöhnlich dunkel oder hell?
- Sind sie schwer wegzuspülen? Bestehen Änderungen der Stuhlgewohnheiten, sollte nach eingenommenen Medikamenten gefragt werden. Eine häufige Ursache für Verstopfung ist die Einnahme von Analgetika, die ein Codeinderivat enthalten.
- Hat der Patient beim Stuhlgang Blut oder den Abgang von Schleim bemerkt?
- Bestehen perianale Schmerzen oder Mißempfindungen beim Stuhlgang?

Urogenitaltrakt

Miktionshäufigkeit

- Wie häufig erfolgt die Miktion während des Tages und während der Nacht? Die Angaben können als Verhältniszahl zusammengefaßt werden (z.B. Tag/Nacht = 6–8/0–1).
- Nahm die Urinmenge zu (Polyurie)? Dies ist gewöhnlich mit gesteigertem Durst und vermehrter Flüssigkeitsaufnahme verbunden.

Miktionsschmerz

- Bestehen Schmerzen während oder sofort nach dem Wasserlassen?
- Hat der Patient Ausfluß aus der Harnröhre bemerkt?
- Riecht der Urin widerlich, ist er trüb oder blutig?

Veränderungen der Blasenkontrolle

- Besteht Harndrang mit oder ohne Inkontinenz?
- Ist der Patient völlig inkontinent?
- Wurde der Harnstrahl schwächer, vielleicht in Verbindung mit Schwierigkeiten zu Beginn oder am Ende der Miktion (Nachträufeln)?
- Besteht beim Patienten der Drang die Harnblase kurze Zeit nach einer Miktion erneut zu leeren?

Menstruation

Bei der Menstruationsanamnese kann eine Verhältniszahl gebildet werden, um die Dauer und die Anzahl der Tage zwischen den Menstruationen (z.B. 7/28) zusammenzufassen.

- Sind die Menstruationen stark (Menorrhagie)?
- Sind die Menstruationen schmerzhaft (Dysmenorrhö)?
- Haben sie sich in Quantität oder Qualität verändert?

Sexualleben

Auch Angaben zum Sexualleben des Patienten sind wichtig, obwohl viele Patienten sich weigern werden, dies detailliert darzulegen.

- Zu wie vielen verschiedenen Partnern bestanden bisher sexuelle Beziehungen?
- Bestehen homosexuelle Beziehungen?
- Werden beim Geschlechtsverkehr Kondome verwendet?
- Bestand jemals eine Geschlechtskrankheit?
- Ist der Geschlechtsverkehr schmerzhaft?
- Bestehen Sorgen über eine zu geringe sexuelle Aktivität, bedingt durch Libidoverlust oder Impotenz?

Nervensystem

Kopfschmerzen

Es muß auch im Rahmen der Anamneseerhebung nach Kopfschmerzen gefragt werden, obwohl einige Menschen derartige Beschwerden nicht kennen. Dabei sollte man dem Schema folgen, das auch für andere Schmerzarten verwendet wird (Abb. 2.8).

- Wird der Schmerz durch Kopfbewegungen, Husten oder Niesen beeinflußt?
  Gibt der Patient an Migräne zu haben, ist zu klären, was er darunter versteht.

Eine der wichtigsten Fragen im Zusammenhang mit Kopfschmerzen ist:

- Handelt es sich um neu aufgetretene Beschwerden oder bestehen diese bereits seit Monaten oder Jahren?

Bewußtlosigkeit

- Bestand eine Bewußtlosigkeit?
  Man sollte Ausdrücke wie „Blackout" vermeiden, selbst wenn der Patient diese verwendet.
- Treten irgendwelche Warnsymptome vor den Anfällen auf?
- Sind die Anfälle erinnerlich?
- Treten dabei Inkontinenz, Verletzungen oder Zungenbiß auf?
- Treten diese Ereignisse nur in bestimmter Umgebung auf oder können sie durch bestimmte Aktivitäten ausgelöst werden (z.B. abruptes Aufstehen)?
- Wie fühlt sich der Patient nach dem Anfall?
  Die meisten Patienten erholen sich nach einem Ohnmachtsanfall schnell, während nach einem epileptischen Anfall oft Kopfschmerzen und ein stundenlanger Nachschlaf auftreten. Nennt der Patient die Diagnose Epilepsie, bittet man ihn, die genaue Art der Anfälle anzugeben. Bestimmte Symptome können den Anfall begleiten, die eine Diagnose erleichtern.
- Tritt erst Blässe, dann Gesichtsrötung auf?
- Kommt es zu klaren Vorboten mit Schwäche, Schwitzen und Übelkeit?

Schwindel und Vertigo

Schwindel ist eine häufige Klage, die eine schlecht definierbare Empfindung einer Gleichgewichtsstörung, die gewöhnlich nicht objektivierbar ist, beschreibt. Einige Patienten geben ein dauerndes Schwindelgefühl an, aber die meisten klagen über Anfälle.

- Tritt das Symptom paroxysmal, in bestimmten Umgebungen oder bei bestimmten Tätigkeiten auf?
  Hyperventilationsanfälle, bei denen Schwindel oft im Vordergrund steht, treten z.B. meist an überfüllten Orten (z.B. Supermärkte) auf, während Patienten mit orthostatischer Hypotonie Schwindel nach abruptem Aufstehen bemerken.
  Den Ausdruck Vertigo sollte man verwenden, wenn der Patient das Gefühl einer Drehung, entweder des Körpers oder der Umgebung angibt. Auch hierbei müssen mögliche auslösende Momente erfragt werden. Bei einer besonderen Form (benigne lageabhängige Vertigo) wird das Symptom ausgelöst, wenn sich der Patient auf eine bestimmte Seite legt.

Sprache und damit zusammenhängende Funktionen

- Bestehen nur Schwierigkeiten bei der Artikulation oder verwendet der Patient falsche Begriffe mit oder ohne gleichzeitiger Abnahme der gesamten Sprachfertigkeit?
- Ist der Patient Rechts- oder Linkshänder?
- Welche Hand bevorzugt er für gelernte Tätigkeiten neben dem Schreiben?
- Hat der Patient Schwierigkeiten Gesprochenes zu verstehen?
- Traten Veränderungen der Lese- und Schreibfähigkeiten auf?
  Im letztgenannten Fall sollte nicht nur die Schriftqualität sondern auch der Inhalt des Geschriebenen geprüft werden.

Gedächtnis

- Bestehen Gedächtnisstörungen für aktuelle oder in der Jugend des Patienten liegende Ereignisse oder für beides?
- Besteht die Gedächtnisstörung dauernd oder hat der Patient „gute und schlechte Tage"?
  Viele Menschen beklagen Gedächtnisstörungen, wobei eine genauere Befragung ergibt, daß diese zum größten Teil durch die psychische Verfassung des Patienten bedingt sind.

Symptome der Hirnnerven

Sehen

- Bestehen Sehstörungen?
- Bestehen Sehausfälle (z.B. Sehverlust) oder Sehstörungen (z.B. Sehen von Blitzen oder Flimmern)?
  Die meisten Patienten setzen das Sehen nach rechts in Beziehung zum rechten Auge und das Sehen nach links in Beziehung zum linken Auge. Nur wenige Patienten decken die Augen während des Auftretens einer Sehstörung einzeln ab, um festzustellen, ob die Beschwerden nur ein Auge oder beide Augen betreffen. Erst durch einen derartigen Abdecktest kann die Angabe des Patienten über die Lokalisation der Symptome diagnostisch verwertet werden.
- Tritt die Sehstörung intermittierend oder dauernd auf?
- Treten begleitend oder anschließend Kopfschmerzen auf?

Doppelbilder

- Treten Doppelbilder auf?
- Sind die Doppelbilder horizontal oder schräg verschoben?
- Kann der Patient angeben in welche Blickrichtung das Doppeltsehen am stärksten ist?
- Wird das Doppeltsehen durch Abdecken eines Auges gelindert?

Taubheitsgefühl im Gesicht

- Kann der Patient die Ausbreitung der Empfindungsstörung im Gesicht angeben?
- Ist die Zunge, der Gaumen oder die Wangenschleimhaut beteiligt?

Hörverlust

- Ist sich der Patient einer Schwerhörigkeit bewußt?
- Besteht sie ein- oder beidseitig?
- Bestehen Hinweise auf eine chronische Lärmexposition oder eine entsprechende Familienanamnese?
- Ist das Hören bei starken Hintergrundgeräuschen besonders erschwert?
- Wird die Hörstörung von Tinnitus begleitet?

Schluckstörungen

- Bestehen Schluckstörungen?
- Betreffen diese vor allem das Schlucken von Flüssigkeiten oder von festen Speisen?
- Treten die Beschwerden hauptsächlich beim Übergang der Nahrung vom Mund in den Rachen oder später auf?

Motorik und Sensibilität der Extremitäten

- Sind die Beschwerden auf eine Extremität, auf die Extremitäten einer Körperseite bzw. nur auf die Beine beschränkt oder sind alle 4 Extremitäten betroffen?
- Bestehen Gefühllosigkeit oder Gefühlsstörungen (z.B. Engegefühl um die Extremität)?
- Klagt der Patient über Schwäche?
- Besteht die Schwäche intermittierend oder dauernd?
- Nimmt die Schwäche zu?
- Bezieht sich das Schwächegefühl hauptsächlich auf den proximalen oder den distalen Teil der Extremität?
- Hat der Patient einen Muskelschwund oder Muskelzuckungen bemerkt?

Verlust der Koordination

Die Symptome eines Kleinhirnsyndroms werden selten als Koordinationsverlust, manchmal als Unbeholfenheit und häufig als Schwäche beschrieben. Die Einschätzung der Koordination ist am besten anhand alltäglicher Verrichtungen möglich (z.B. Schreiben und Essen).

- Bestehen Gleichgewichtsstörungen?
- Neigt der Patient dazu, nach einer bestimmten Seite oder in eine bestimmte Richtung abzuweichen?
- Traten dadurch bereits Stürze auf?

Muskulatur und Skelett

- Bestehen Knochen- oder Gelenkschmerzen?
- Sind diese von Schwellungen, Druckempfindlichkeit oder Rötung begleitet?
- Beschränken sich die Beschwerden auf ein einzelnes Gelenk oder sind sie diffus?
- Besteht der Schmerz vor allem beim Aufwachen oder tritt er bei Belastung des jeweiligen Gelenkes auf (z.B. beim Gehen)?
- War das jetzt schmerzende Gelenk früher von einem Trauma betroffen oder besteht eine Familienanamnese bezüglich Gelenkschmerzen?

Haut

- Hatte der Patient Hautausschläge?
- Wie waren diese verteilt?
- Waren oder sind diese von Juckreiz begleitet?
- Gibt der Beruf des Patienten einen Hinweis auf die Ursache der Ausschläge?
- Mit welchen Chemikalien oder Kosmetika könnte die Haut in Berührung gekommen sein?
- Werden Metallarmreife, Büstenhalter mit Metallhaken oder z.B. Jeans (Bundknöpfe) getragen?
  Dies ist besonders dann wichtig, wenn der Hautausschlag eng begrenzt ist.

Sonderfälle

Depressiver oder dementer Patient

In beiden Fällen kann der Patient einen zurückgezogenen und verschlossenen Eindruck erwecken. Von depressiven Patienten können vegetative Symptome bei der Befragung in den Vordergrund gestellt werden (z.B. Schlaflosigkeit und Appetitmangel) und die Stimmungsschwankungen werden nur ungern erörtert. Ein heikler Bestandteil der Anamnese ist die Frage, ob suizidale Absichten bestehen.

Demente Patienten behalten anfangs noch etwas Krankheitseinsicht, daher befremden sie die Auswirkungen ihrer Krankheit. Wichtig sind zusätzliche Informationen von Freunden oder Verwandten, die aber taktvoll erfragt werden müssen, solange der Patient anwesend ist.

Sonderfälle

Ablehnender Patient

Lehnt ein Patient die Anamneseerhebung ab, sollte man zunächst diesen Wunsch respektieren und Diskussionen vermeiden. Bei einigen Patienten entsteht die ablehnende Haltung aus Frustration über Verzögerungen oder Unzulänglichkeiten im System. Patienten, deren Zustand sich der Diagnose entzieht, können verbittert sein. Meistens verbirgt sich hinter Ärger oder Ablehnung die Furcht des Patienten vor der Krankheit. Es ist verhängnisvoll, in solchen Situationen aggressiv zu reagieren. Besser sollte der Patient nach dem Grund seines Ärgers gefragt werden. Hat man das Vertrauen des Patienten errungen, kann die Anamnese erhoben werden. Besteht die ablehnende Haltung weiter, sollte die Anamnese abgebrochen werden. Manchmal hilft es einen Kollegen bzw. eine Kollegin die Anamnese erheben zu lassen.

Manchmal können ängstliche oder depressive Patienten reizbar oder ärgerlich erscheinen. Ähnlich können körperliche Krankheiten die Stimmung beeinflussen, insbesondere solche, bei denen Schmerz das hervorstechende Merkmal darstellt. Patienten mit Schädigungen des Frontalhirns neigen zum Verlust der Einsichtsfähigkeit und der Selbstkontrolle.

Verwendung vager Begriffe

Viele Angaben der Patienten täuschen Genauigkeit vor, die einer genauen Prüfung nicht standhält. Manchmal kann ein umfassender Begriff (z.B. Schlaganfall) wertvoll sein, wenn eine exakte Diagnose (z.B. Hirninfarkt) anhand der zur Verfügung stehenden Informationen nicht möglich ist. Patienten mit beschränktem Wortschatz können Schwierigkeiten bei der Umschreibung ihrer Beschwerden haben. Bei manchen Patienten sagt die Anamnese mehr über ihre Intelligenz als über ihre Krankheit aus. Viele vage Begriffe werden in der Medizin verwendet (z.B. Ischias, Schwindel, Taubheitsgefühl). Der Patient sollte stets definieren, was er mit bestimmten Beschwerden meint. Besser ist es in der Anamnese die Worte des Patienten zu verwenden als zu versuchen, eine vielleicht unzutreffende Interpretation anzugeben.

Anamneseerhebung in Anwesenheit von Studenten

Im allgemeinen wird die Anamnese des Patienten unter „4 Augen" erhoben. Patienten können die Anwesenheit von Studenten als störend empfinden und manchmal darum bitten, daß diese den Raum verlassen, bevor sie vertrauliche Einzelheiten offenbaren (Abb. 2.11).

Sexuelle Provokation

Ein Patient kann während der Anamnese oder der körperlichen Untersuchung sexuell provokativ sein. Da nur selten eine Schwester oder ein Pfleger bei der Untersuchung anwesend sein kann, sollte in solchen Fällen während der Untersuchung noch ein Kollege anwesend sein. Ist dies nicht möglich, sollte die Untersuchung aufgeschoben oder abgebrochen werden.

Prominente

Studenten oder Assistenzärzte werden nur selten „VIPs" untersuchen dürfen. Besondere Patientengruppen (Ärzte eingeschlossen) sind oft in der medizinischen Versorgung benachteiligt, da schmerzhafte oder unangenehme Untersuchungen möglichst vermieden werden.

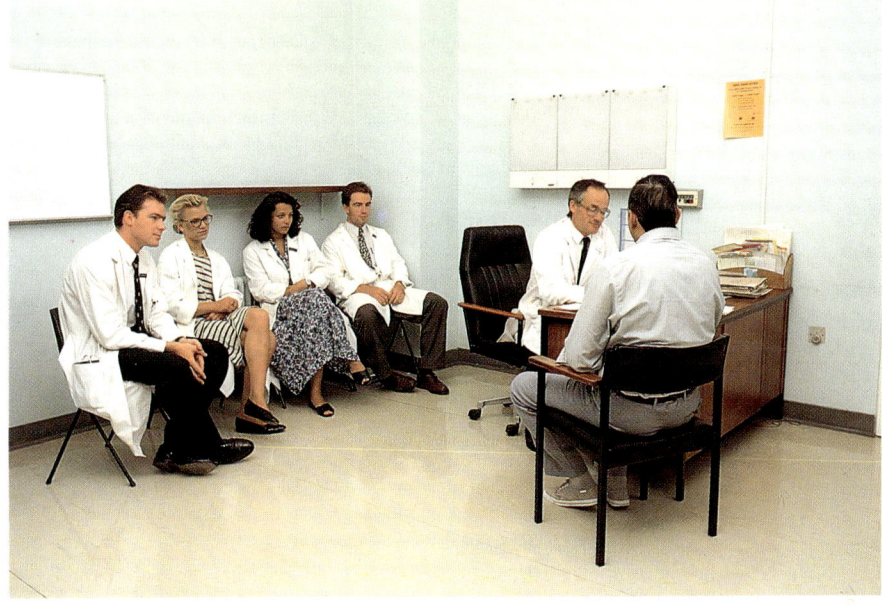

Abb. 2.11 Manche Patienten empfinden es als störend, wenn neben dem Arzt auch Studenten bei der Anamnese anwesend sind

Verwendung spezifischer Diagnosen

Im Rahmen der Anamneseerhebung wird notwendigerweise nach einzelnen Krankheiten gefragt, die der Patient durchmacht. Aufeinanderfolgende chirurgische Eingriffe können manchmal eher die Patientenpersönlichkeit als eine Krankheitsgeschichte aufzeigen. Nennt der Patient eine bestimmte Krankheit (z.B. Pneumonie), sollten die Symptome, die Dauer der Krankheit und deren Therapie erfragt werden. Eine langdauernde Anamnese körperlicher Gebrechen oder

Anamnese

G. W.
Geburtsdatum: 11.01.1921
Datum: 01.08.1991
Beschwerden:

70jährige Frau
berentete Verkäuferin

(1) Verstopfung
(2) Magenschmerzen

SYMPTOMBEZOGENE ANAMNESE:
(1) Verstopfung: Beginn am 07.06.1991. Normalerweise täglich Stuhlgang, jetzt seit 6 Tagen nicht mehr. Zwischenzeitlich alle 2 bis 4 Tage Stuhlgang.
(2) Magenschmerzen: Schmerzbeginn gleichzeitig mit (1). Lokalisation in der linken Fossa iliaca. Patientin gibt „Anstrengung" als Ursache an. Schmerzepisoden beginnen akut und werden als „abnehmende dumpfe Schmerzen" beschrieben. Sie dauern 1 Stunde und treten zwischen 1mal alle 3 Tage und 2 bis 3mal täglich auf. Es gibt keine erleichternden oder verschlimmernden Faktoren. Der Schmerz tritt ohne Beziehung zum Essen, zum Stuhlgang oder zu anderen vorausgehenden Ereignissen auf und bleibt gleich stark.
Die Patientin konsultierte den Hausarzt nach 6 Tagen Verstopfung. Bei der Palpation fühlte dieser eine Masse, die bei bimanueller Untersuchung ihren Ursprung im Ovar zu haben schien, weshalb die Patientin zum Gynäkologen überwiesen wurde.

SOZIALANAMNESE:
Mit 60 Jahren berentete Verkäuferin. Verheiratet. Der Ehemann ist ein berenteter Busfahrer und ist gesund. Sie leben gemeinsam im eigenen Reihenhaus und sind mit ihrer Situation zufrieden. Keine Haustiere.

RAUCHEN:
Exraucher, als Teenager 4 bis 5 Zigaretten täglich über einen Zeitraum von insgesamt 5 Jahren.

ALKOHOL:
Nur an Weihnachten und Geburtstagen.

GYNÄKOLOGISCHE ANAMNESE:
Menarche – 12   Menopause – 50   Schwangerschaft – 3   Geburten – 3
(1) Frau 41   zeitgerechte vaginale Spontanentbindung (3 kg)
(2) Frau 38   zeitgerechte vaginale Spontanentbindung (3,8 kg)
(3) Frau 35   vaginale Spontanentbindung in der 39. Woche (2,9 kg)

KRANKHEITEN:
Hypertonus seit 6 Jahren, vom Hausarzt mit Atenolol behandelt. Keine früheren Operationen.

MEDIKAMENTENANAMNESE: Atenolol seit 6 Jahren.

ALLERGIEN: Keine bekannt.

AUSLANDSREISEN: Keine.

FAMILIENANAMNESE:

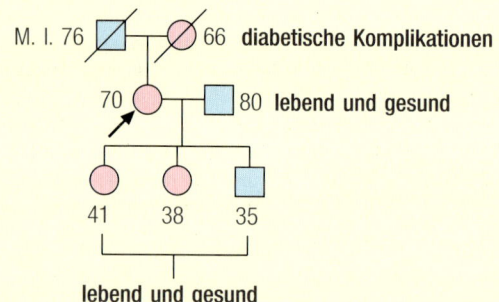

Keine Tuberkuloseanamnese in der Familie.

ÜBERSICHT

ALLGEMEIN:
Keine Gewichtsveränderungen, normaler Appetit, kein Fieber, Nachtschweiß, Müdigkeit oder Juckreiz.

HERZ-KREISLAUF-SYSTEM:
Kein Brustschmerz oder Herzklopfen, keine Belastungsdyspnoe, paroxysmale nächtliche Dyspnoe, Orthopnoe oder Knöchelödeme.

ATEMWEGE:
Kein Husten, Niesen, Auswurf und keine Hämoptyse.

GASTROINTESTINALTRAKT:
Keine Auftreibung des Abdomens, Übelkeit oder Erbrechen, Hämatemesis. Stuhlgang alle 2 bis 3 Tage. Stuhl normal geformt. Kein Blut oder Schleim. Keine Melaena.

UROGENITALSYSTEM:
Keine Dysurie, Hämaturie. Miktionshäufigkeit Tag/Nacht = 2–3/1. Kein vaginaler Ausfluß. Sexuell nicht mehr aktiv.

NERVENSYSTEM:
Keine Anfälle, Ohnmachten, Schwindelepisoden, Kopfschmerzen, Parästhesien, Schwäche oder Gleichgewichtsstörungen.

MUSKULATUR, KNOCHEN:
Keine Schmerzen oder Schwellungen der Gelenke. Geringe Morgensteifigkeit.

ZUSAMMENFASSUNG:
70jährige Frau zur gynäkologischen Untersuchung mit seit kurzem bestehender Obstipation und Magenschmerzen. Ansonsten leere Anamnese.

Abb. 2.12 Muster einer Anamnese mit einer kurzen Zusammenfassung am Ende, die eine nützliche Übung zur Hervorhebung der wichtigen Information darstellt

von Schmerzen hilft oft beim Verständnis aktueller Beschwerden. Informationen sollten ergänzend auch von anderen Krankenhäusern und vom Hausarzt eingeholt werden, insbesondere wenn Lücken in der Erinnerung an Ereignisse bestehen, die vor vielen Jahren geschahen.

Darstellung der Anamnese

Die meisten Krankenhäuser haben vorgefertigte Anamnesebögen, auf denen die Befunde festgehalten werden können (Abb. 2.12). Oft muß aber gerade eine ausführliche Anamnese auf einem gesonderten Blatt dokumentiert werden.

Untersuchung 3

Anamnese und Untersuchung stellen unterschiedliche Schwerpunkte des ersten Arzt-Patient-Kontaktes dar. Die Untersuchung beginnt beim ersten Kontakt mit dem Patienten. Während der Anamnese werden Intelligenz, Persönlichkeit, familiäre und genetische Gegebenheiten beleuchtet. Aktuelle Beschwerden und die Krankheitsgeschichte werden erfragt. Zusätzlich können Sprache, Orientierung zur Person, zum Ort und zur Zeit sowie die Stimmung beurteilt werden.

Körpersprache

Während der Anamnese und der körperlichen Untersuchung können der Körpersprache des Patienten weitere Informationen entnommen werden. Deren Deutung wird selten gelehrt, obwohl sie viele hilfreiche Hinweise geben kann. Der Gesichtsausdruck und der Klang der Stimme liefern vielfach mehr Informationen als die verbale Kommunikation. Hängende Schultern, eine langsame Gangart und fehlender Blickkontakt sprechen für einen schüchternen Patienten, der seine Ängste nicht artikulieren kann oder will. Gesichtsausdruck, Klang der Stimme und Körperhaltung können eine Depression auch dann signalisieren, wenn der Patient diese nicht zugibt.

Bedauerlicherweise wird die Anamnese häufig mitgeschrieben, ohne den Patienten anzuschauen oder auf ihn einzugehen. Während der Anamnese sollte man den Patienten ansehen, ihm zuhören und erst dann die Angaben niederschreiben, wodurch Beschwerden gehört und gesehen werden können.

Körperliche Untersuchung

Die körperliche Untersuchung folgt der Anamnese. Sie besteht aus

- Sehen: Inspektion.
- Fühlen: Palpation.
- Hören: Perkussion, Auskultation.

Mit dem Otoskop bzw. dem Ophthalmoskop wird der Blick in das Ohr bzw. das Auge ermöglicht. Das Stethoskop stellt ein handliches Verstärkungssystem zur Auskultation von Herz, Lunge und Darmgeräuschen dar. Moderne Techniken (Röntgen, Computertomographie, Ultraschall, Kernspin, Fiberoptiken usw.) erlauben tiefe Einblicke in den Körper und erweitern die Untersuchungsmöglichkeiten deutlich.

Organsysteme

Die körperliche Untersuchung erfaßt Haut, Kopf und Hals, Herz und Lungen, Abdominalorgane, Muskeln, Skelettsystem und Nervensystem (Abb. 3.1). Mit einiger Übung ist es möglich, die gesamte Untersuchung in 10 bis 15 Minuten durchzuführen. Wird ein auffälliger Befund entdeckt, ist mehr Zeit erforderlich, um die Befunde differenzierter zu erheben. Mit der Zeit eignet sich jeder Arzt einen Untersuchungsablauf an, der ökonomisch und flüssig ist und alle Organsysteme erfaßt.

Allgemeines

Zuerst sollte ein Überblick über den Allgemeinzustand des Patienten gewonnen werden. Alle Funktionssysteme, die nicht bestimmten Körperregionen zugeordnet werden können, sollten dabei berücksichtigt werden.

Erste Eindrücke

Die Untersuchung beginnt, sobald der Patient das Sprechzimmer betritt oder der Arzt sich neben das Bett setzt, um die Anamnese zu erheben. Bei diesem Erstkontakt kann bereits entschieden werden, in welchem Allgemein- und Ernährungszustand der Patient ist und ob er eine auffällige körperliche Abnormität hat. Desweiteren entsteht ein Eindruck der Kleidungsgewohnheiten und des Pflegezustandes des Patienten.

Gang und Körperhaltung

Wenn der Patient den Raum betritt, werden die Körperhaltung und die Art seines Ganges beobachtet. Erkrankungen von Nerven, Muskeln, Knochen und Gelenken sind mit auffälligen Arten des Gehens und der Haltung verbunden. Auffallend sind z.B. der langsame, schlürfende Gang und der Pillendrehertremor des Parkinson-Patienten oder der breitbeinige Gang des Ataktikers. Patienten mit proximaler Muskelschwäche haben Schwierigkeiten, vom Stuhl aufzustehen und gehen watschelnd. Patienten mit Osteoporose werden kleiner, da Deckplatteneinbrüche der Wirbelkörper auftreten. Besonders auffällig sind die typische Kyphose und die Rundschultern dieser Patienten. Man achte darauf, ob der Patient einen Stock oder sonstige Hilfsmittel benötigt. Ein weißer Stock deutet auf teilweise oder vollständige Blindheit hin. Die Art des Gehens ist auch eine Form der Körpersprache: sie reicht dabei von federnden Schritten, raschem Blickkontakt und sofortigem kräftigen Händedruck, bis zu hängenden Schultern, langsamen, aber ansonsten normalen Schritten und Vermeiden des Blickkontaktes.

Händedruck

Bei der Erstvorstellung dient ein herzlicher Händedruck vielen Zwecken (Abb. 3.2). Die Berührung der Hände kann den Patienten beruhigen und als sanfte und symbolische Einleitung für den engeren Körperkontakt bei der körperlichen Untersuchung dienen, die der Anamnese folgt. Vorher sollte kurz die Hand des Patienten betrachtet werden, damit nicht eine Prothese oder eine deformierte Hand ergriffen wird. Eine gut gefertigte Prothese kann verwirrend sein, da die Hand, die geschüttelt wird, hart und leblos ist. Auch andere Abnormalitäten, wie eine schmerzende rheumatische Hand oder fehlende Finger, sollten erkannt werden.

Die Art des Händedrucks liefert gewöhnlich hilfreiche Informationen. Ein weicher, lethargischer Händedruck kann distale Muskelschwäche, allgemeine Krankheit oder Depression zeigen. Der Händedruck ist ein hilfreiches Zeichen bei Patienten mit Myotonia

Untersuchung

dystrophica, einer seltenen autosomal dominant vererbten Muskelkrankheit. Ein Merkmal dieser Krankheit ist eine abnorm langsame Öffnung der Hand am Ende des Händedruckes. Weitere Merkmale des Syndroms sind frühzeitige Stirnglatzenbildung, testikuläre Atrophie und Katarakt.

Körperstatur

Eine ungewöhnlich geringe Körpergröße könnte auf konstitutionellem Minderwuchs (ein genetisch bedingtes Syndrom) oder einer intrauterinen, kindlichen oder späteren Wachstumsverzögerung beruhen (Abb. 3.3). Ungewöhnlich großes Längenwachstum ist meist konstitutionell.

Untersuchung	
Allgemeines	**Abdomen**
Erster Eindruck Klinische Syndrome (einschließlich Endokrinopathien) Ernährungsstatus Hydratation Hautverfärbungen Ödem Temperatur Lymphoretikuläres System	Hände („Flapping"-Tremor, Nägel, Handflächen) Ikterus und Zeichen der Leberinsuffizienz Speicheldrüsen Mund und Zunge Thorax (Gynäkomastie, Spider naevi, Leberobergrenze) Abdomen (Inspektion, Palpation, Perkussion, Auskultation) Darmgeräusche Rektale Untersuchung
Haut	**Männliches Genitale**
Inspektion Palpation Effloreszenzen Haare Nägel	Sexuelle Entwicklung Penis Skrotum Hoden und Samenstrang Inguinalregion
Ohren, Nase, Rachen	**Weibliche Brüste und Genitalien**
Inspektion des äußeren Ohres und des Trommelfelles – Hörtest beidseits, Inspektion der Nase mit Palpation/Perkussion der Sinus Inspektion von Lippen, Zähnen, Zunge, Mundhöhle und Pharynx Palpation der Speicheldrüsen Palpation der regionalen Lymphknoten	Sexuelle Entwicklung Brust (Inspektion, Palpation) Vulva (Inspektion, Palpation) Vagina (Spekulum) Uterus und Adnexe (Palpation)
Herz und Kreislauf	**Muskeln und Skelett**
Hände (splittrige Nägel, Trommelschlegelfinger) Puls Blutdruck Jugularvenendruck Herz (Inspektion, Palpation, Auskultation) Lunge (Rasselgeräusche, Erguß) Abdomen (Leberpulsation) Extremitäten (periphere Gefäße, Ödeme)	Proximale und distale Muskeln (Inspektion, Palpation) Große Gelenke Kleine Gelenke Wirbelsäule
	Nervensystem
Atemwege	Psychologisches Profil Geisteszustand Hirnnerven Bewegung und Sensorium (zentral und peripher) Kleinhirn Autonomes Nervensystem
Hände (Trommelschlegelfinger, Zyanose, Hyperkapnie) Blutdruck (Pulsus paradoxus) Hals (Jugularvenenpuls, Trachea) Lungen (Inspektion, Palpation, Perkussion, Auskultation) Herz (Cor pulmonale)	

Abb. 3.1 Checkliste für die allgemeine und anatomisch orientierte körperliche Untersuchung

Aber auch Tumoren im Hypothalamus können während des Wachstums durch exzessive Freisetzung von Wachstumshormon zu beschleunigtem Längenwachstum und damit Gigantismus führen. Erfolgt eine exzessive Freisetzung von Wachstumshormon, nachdem die Epiphysenfugen geschlossen sind, verändert sich dagegen die Körperform (Akromegalie).

Sowohl starke Mangelernährung als auch Adipositas werden beim Erstkontakt mit dem Patienten leicht erkannt.

Vorbereitungen zur systematischen körperlichen Untersuchung

Nach der Anamnese muß sich der Patient zur Vorbereitung auf die körperliche Untersuchung entkleiden, wobei die Scheu der meisten Patienten zu berücksichtigen ist, sich nackt auf der Untersuchungsliege oder im Bett liegend von einem praktisch Fremden betrachten, palpieren und auskultieren zu lassen. Durch die Anamnese sollte sich eine professionelle Vertrauensbasis zwischen Arzt und Patienten entwickelt haben, wobei die in unserer Kultur entwickelte allgemeine Vorstellung hilft, daß es völlig normal ist, daß der Arzt einen Patienten untersucht.

Diese Vorstellung wird normalerweise auf Medizinstudenten übertragen. Die meisten Patienten sind Studenten gegenüber aufgeschlossen und verstehen, daß diese die Technik der körperlichen Untersuchung erlernen müssen. Die Notwendigkeit einer Untersuchung des gesamten Körpers sollte gegebenenfalls damit erklärt werden, daß sie dem Arzt weitere Informationen liefern soll. Dem Patienten zeigt sie die Sorgfalt des Arztes.

Die Patienten müssen vor der Untersuchung alle Kleidungsstücke, auch die Unterwäsche und eventuell den Büstenhalter, ablegen.

Untersuchungsraum

Ein abgetrennter Untersuchungsraum oder ein Sichtschutz sollte vorhanden sein, um eine Privatsphäre aufrechtzuerhalten, während sich der Patient entkleidet und untersucht wird. Im Raum sollte es angenehm warm sein und ausreichend Helligkeit herrschen. Frische Leinen- oder Einmaltücher und eine saubere Decke müssen vorhanden sein. Die Untersuchungsliege sollte so plaziert sein, daß die Untersuchung von der rechten Seite des Patienten aus möglich ist.

Ausrüstung

Alle Hilfsmittel, die zur Untersuchung benötigt werden könnten, müssen vorhanden sein, damit diese ohne Unterbrechung durchgeführt werden kann:

- Lampe,
- Stethoskop,
- Blutdruckmanschette,
- Ophthalmoskop,
- Otoskop,
- Zungenspatel,
- Einmalhandschuhe (zur genitalen und rektalen Untersuchung),
- Reflexhammer,
- Stimmgabel,
- Wattetupfer und sterile Einmalnadeln (zur Sensibilitätsprüfung),
- Teströhrchen mit heißem und kaltem Wasser (zur Prüfung der Temperaturempfindung),
- Nadeln mit roten und weißen Köpfen (zur Gesichtsfeldprüfung).

Ein Becher Trinkwasser sollte ebenfalls verfügbar sein, um dem Patienten das Schlucken zu erleichtern, wenn eine Struma oder eine andere Halsschwellung abzuklären ist.

Allgemeine Hinweise

Um vor der Untersuchung erneut verbalen als auch Blickkontakt mit dem Patienten herzustellen, kann dieser z.B. gefragt werden, ob er bequem liegt.

Zu Beginn der Untersuchung sollte das Kopfende der Untersuchungsliege bzw. des Bettes so hoch gestellt werden, daß der Patient mit einem um 45 Grad erhöhten Oberkörper auf dem Rücken liegt (Abb. 3.4). Zur Auskultation der Mitralklappe dreht sich der Patient auf die linke Seite, wodurch die Herzspitze näher am Stethoskop liegt.

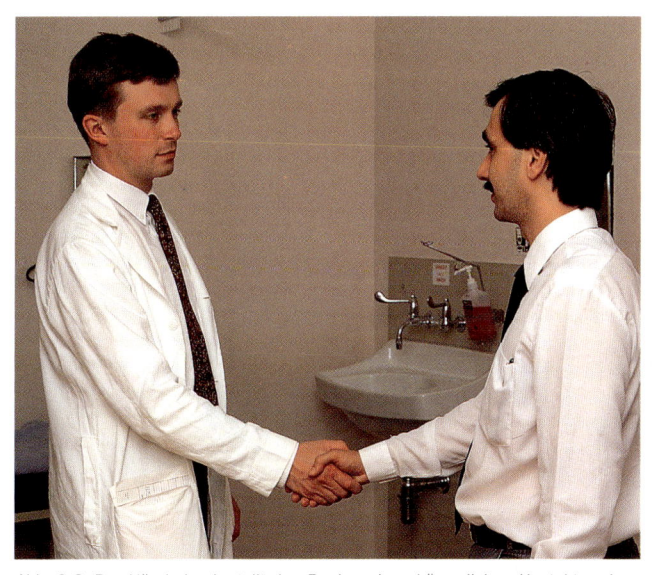

Abb. 3.2 Der Händedruck stellt den Beginn eines körperlichen Kontaktes dar, der durch die körperliche Untersuchung fortgesetzt wird

Ursachen von Wachstumsstörungen	
Ursache	Beispiel
Genetisch	Genetische Achondroplasie, Turner-Syndrom, Down-Syndrom
Konstitutionell	Kleinwüchsige Familienmitglieder
Endokrin	Hypophysenunterfunktion, Hypothyreose
Systemische Krankheiten	Morbus Crohn, Colitis ulcerosa, Niereninsuffizienz
Mangelernährung	Intrauterine Wachstumsverzögerung, Marasmus, Kwashiorkor, Hungern

Abb. 3.3 Ursachen von Wachstumsstörungen

Untersuchung

Zur Untersuchung von Hals, Rücken und Wirbelsäule sollte sich der Patient aufsetzen, zur Untersuchung des Abdomens flach liegen, um die Bauchmuskulatur zu entspannen. Die Untersuchung sollte so geplant werden, daß der Patient bzw. der Untersucher die Position möglichst wenig verändern muß.

Entsprechend der Anamnese sollte nach körperlichen Symptomen gesucht werden, die dabei helfen, die Verdachtsdiagnosen einzugrenzen. Dadurch erfolgt die körperliche Untersuchung zielgerichteter. Klagt ein Patient z.B. über Atemlosigkeit, sollte nach Zeichen einer Anämie oder einer Lungen- bzw. Herzkrankheit gesucht werden.

Auch bei der körperlichen Untersuchung steht die Information über den Gesamteindruck des Patienten am Anfang:

- Erscheint der Patient entspannt oder angespannt?
- Besteht ein erkennbares Syndrom oder eine äußerlich sichtbare Manifestation der Krankheit?
- Wie ist der Ernährungs- und Hydratationszustand des Patienten?

Sichtbare Veränderungen bei Syndromen

Bestimmte Krankheiten sind wegen ihrer typischen Kombination körperlicher Besonderheiten leicht erkennbar. Dazu zählen viele angeborene Syndrome, die wahrscheinlich bereits während der Kindheit diagnostiziert wurden und daher bei Jugendlichen oder Erwachsenen bereits bekannt sein sollten, sofern die betroffenen Kinder nicht bereits versterben, bevor sie das Erwachsenenalter erreichen. Dem nicht pädiatrisch tätigen Arzt begegnen einige erkennbare genetische oder chromosomale Syndrome:

- Down-Syndrom (Abb. 3.**5** u. 3.**6**),
- Turner-Syndrom (Abb. 3.**7** u. 3.**8**),
- Marfan-Syndrom (Abb. 3.**9** u. 3.**10**),
- tuberöse Sklerose (Abb. 3.**11** bis 3.**13**),
- Albinismus (Abb. 3.**14** u. 3.**15**),
- Syndrom des fragilen X-Chromosoms (eine häufige genetische Ursache von Intelligenzdefekten, wobei betroffene Männer ungewöhnlich große Hoden haben),

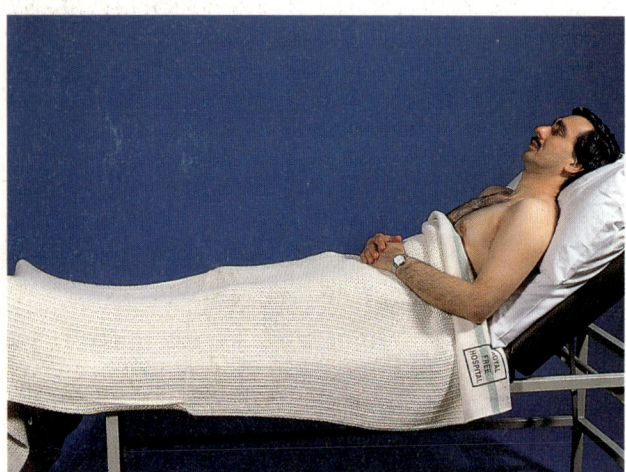

Abb. 3.**4** Lagerung des Patienten zu Beginn der Untersuchung

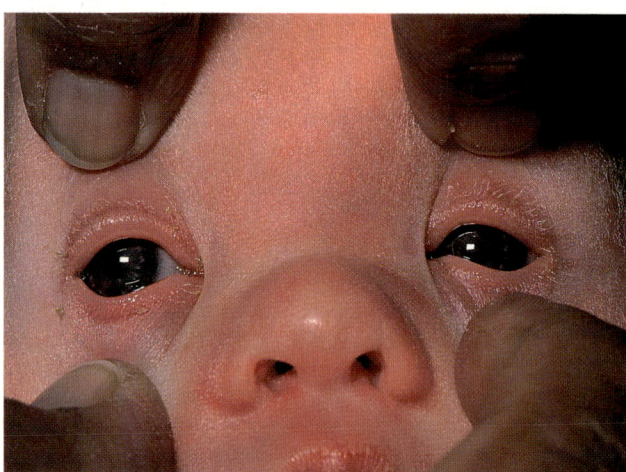

Abb. 3.**5** Down-Syndrom mit prominenten Epikanthusfalten, Brushfield-Flecken und Hypertelorismus

Down-Syndrom (Trisomie 21)

Gesicht: schräge Orbita, Epikanthusfalte, kleine Ohren, flacher Nasenrücken, vorstehende Zunge, Brushfield-Flecken der Iris

Kleinwuchs

Hände: Vierfingerfurche, gekrümmter Kleinfinger, kurze Hände

Herzerkrankung (Endokardkissendefekt)

Lücke zwischen erster und zweiter Zehe

Minderbegabung

Abb. 3.**6** Down-Syndrom

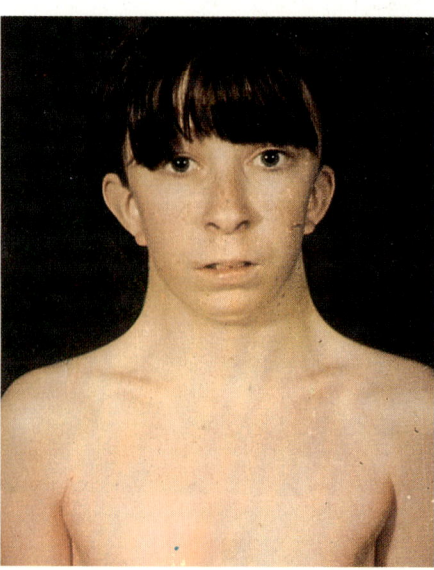

Abb. 3.**7** Turner-Syndrom. Typischer Gesichtsausdruck, Pterygium colli, weit auseinanderstehende Brustwarzen

Allgemeines

Turner-Syndrom (Monosomie X)

Fehlende sexuelle Entwicklung

Kleinwuchs

Gesicht: Mikrognatie, niedrig ansetzende Ohren, Fischmund, Epikanthusfalten

Kurzer, breiter Hals mit niedrigem Haaransatz, weit auseinanderstehende Brustwarzen (Schildthorax)

Herzerkrankung (Koarktation der Aorta)

Kurzes Metakarpale/Metatarsale 4

Abnorm großer Ellbogenwinkel

Abb. 3.8 Turner-Syndrom

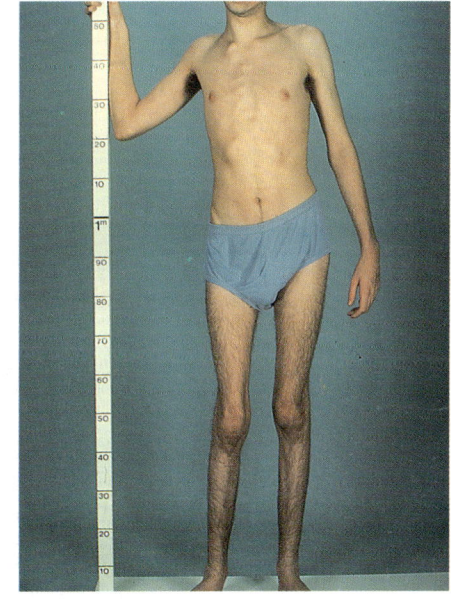

Abb. 3.9 Marfan-Syndrom

Marfan-Syndrom

Spannweite der Arme größer als die Körperlänge

Abnorme Körpergröße

Lange, schlanke Finger

Überstreckbare Gelenke

Kyphoskoliose und Deformität des Brustkorbes

„Gotischer" Gaumenbogen

Aorteninsuffizienz und Aneurysma dissecans der Aorta

Subluxation oder Dislokation der Linse

Abb. 3.10 Marfan-Syndrom

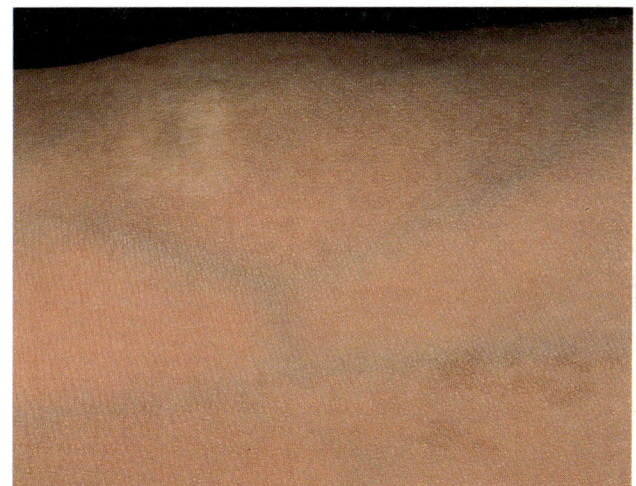

Abb. 3.11 Tuberöse Sklerose. Adenoma sebaceum

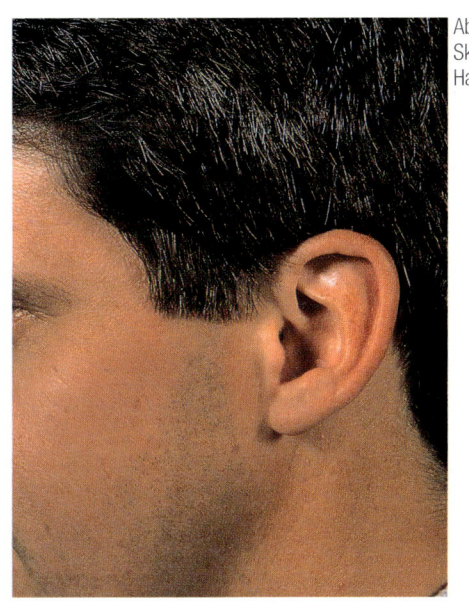

Abb. 3.12 Tuberöse Sklerose. Weiße Haarsträhnen

Tuberöse Sklerose (Morbus Bourneville-Pringle) (autosomal dominant, Chromosom 9)

Epilepsie

Intelligenzdefekt ($\frac{2}{3}$ der Fälle)

Hautläsionen (Adenoma sebaceum, Fibrome an Nagelfalz und Augenbrauen)

Weiße Haarsträhnen

Einblutungen in die Retina

Abb. 3.13 Tuberöse Sklerose

Untersuchung

- Peutz-Jegher-Syndrom (Abb. 3.16 – 3.19),
- Waardenburg-Syndrom (Abb. 3.20 u. 3.21),
- familiäre Hypercholesterinämie (Abb. 3.22 – 3.27),
- Neurofibromatose.

Weitere leicht erkennbare Syndrome betreffen Endokrinopathien und Erkrankungen von Leber, Herz, Lunge und Nieren.

Syndrome bei Endokrinopathien

Endokrine Drüsen befinden sich an vielen Stellen im Körper (Abb. 3.28) und können daher im Gegensatz zu anderen Organsystemen nicht durch eine an der Anatomie orientierten Untersuchung erfaßt werden. Es bietet sich an, diese in die allgemeine körperliche

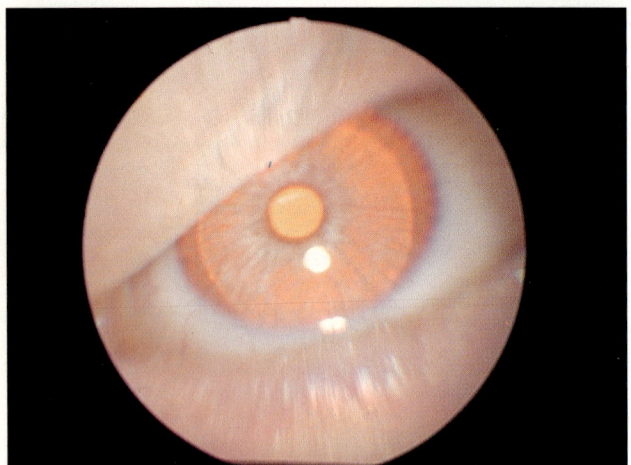

Abb. 3.14 Typische transparente Iris bei Albinismus

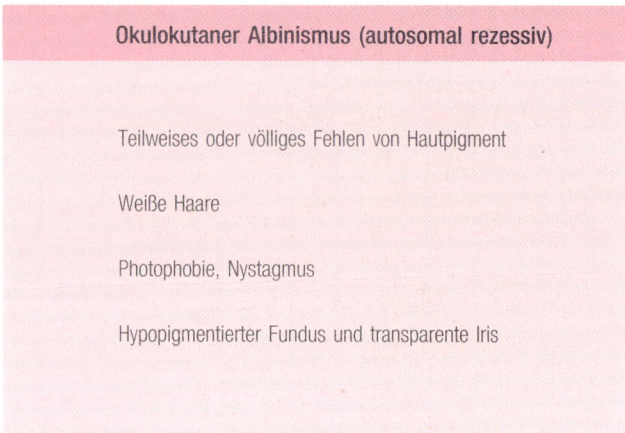

Okulokutaner Albinismus (autosomal rezessiv)

Teilweises oder völliges Fehlen von Hautpigment

Weiße Haare

Photophobie, Nystagmus

Hypopigmentierter Fundus und transparente Iris

Abb. 3.15 Okulokutaner Albinismus

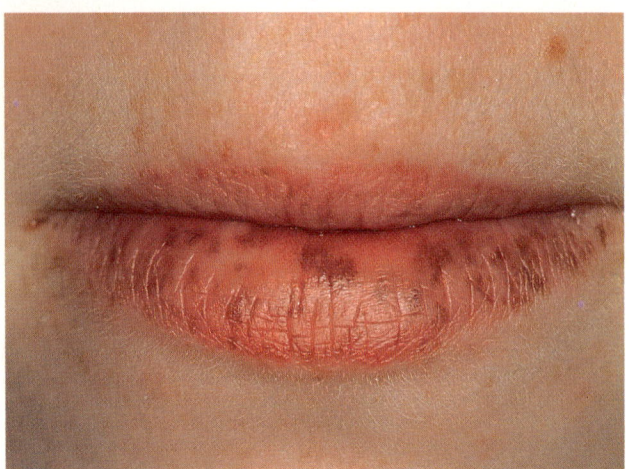

Abb. 3.16 Peutz-Jeghers-Syndrom. Pigmentflecken der Lippen

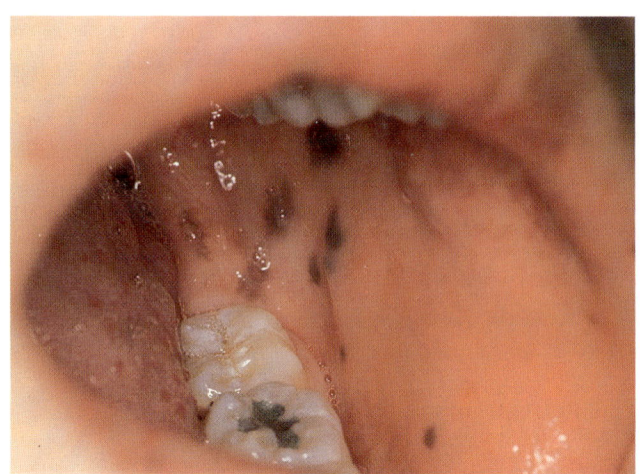

Abb. 3.17 Peutz-Jeghers-Syndrom. Pigmentierte Wangenschleimhaut

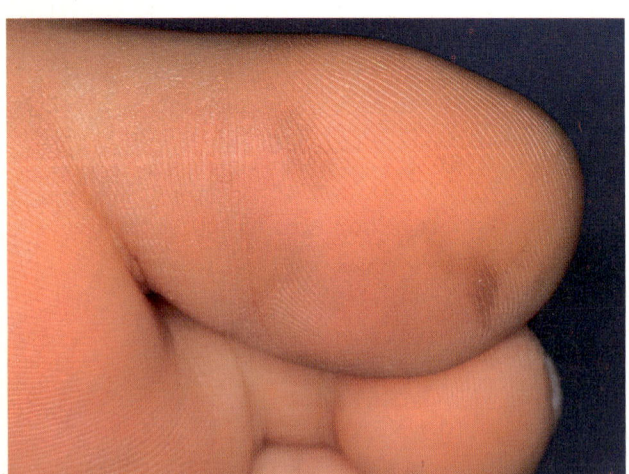

Abb. 3.18 Peutz-Jeghers-Syndrom. Pigmentation der Großzehe

Peutz-Jeghers-Syndrom (autosomal dominant)

Pigmentflecken (1–5 mm im Durchmesser) an Lippen, Wangenschleimhaut und Fingern

Magen-, Dünndarm- und Kolonpolypen (Hamartome)

Bauchschmerzen, gastrointestinale Blutung und Einklemmungen

Abb. 3.19 Peutz-Jeghers-Syndrom

Allgemeines

Untersuchung einzubeziehen. Sowohl Über- als auch Unterfunktionen der endokrinen Drüsen können am Gesicht, an der Statur und der Hautfärbung erkannt werden.

Typische klinische Syndrome bestehen bei Erkrankungen von Schilddrüse, Nebenschilddrüsen, Nebennieren und Hypophyse.

Die Kenntnis von Struktur und Funktion jeder dieser Drüsen hilft bei der klinischen Untersuchung und dabei, entsprechende Syndrome zu erkennen.

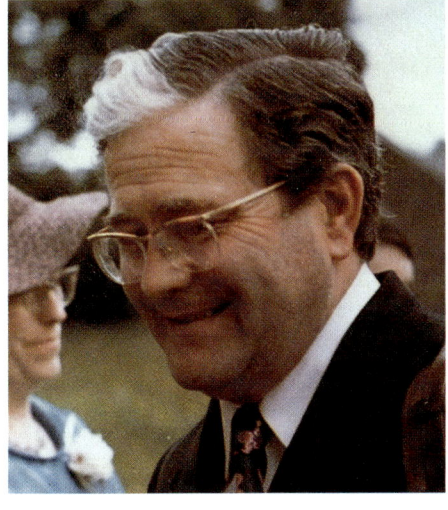

Abb. 3.20 Typische weiße Haarsträhne beim Waardenburg-Syndrom

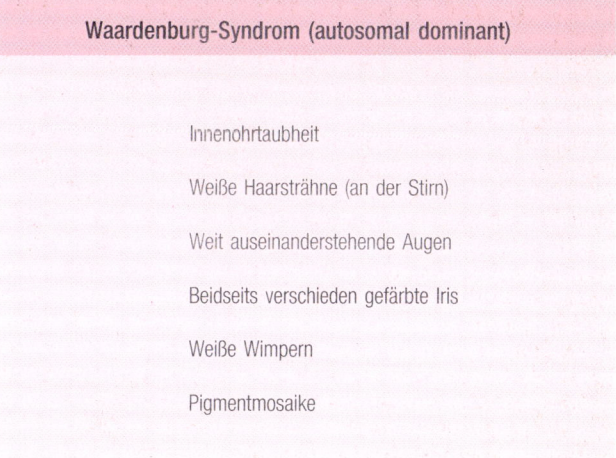

Waardenburg-Syndrom (autosomal dominant)

Innenohrtaubheit

Weiße Haarsträhne (an der Stirn)

Weit auseinanderstehende Augen

Beidseits verschieden gefärbte Iris

Weiße Wimpern

Pigmentmosaike

Abb. 3.21 Waardenburg-Syndrom

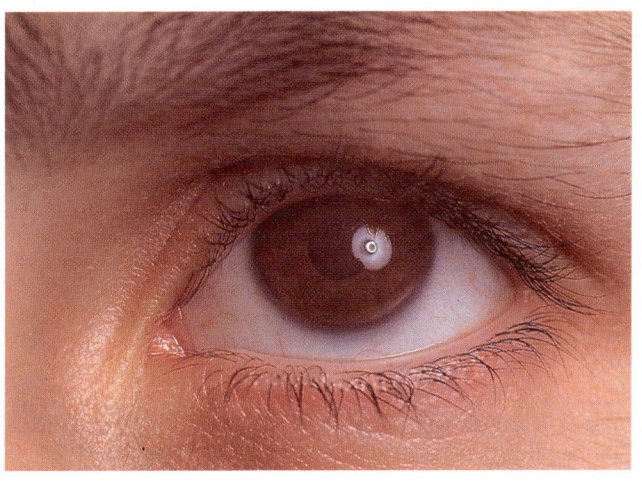

Abb. 3.22 Familiäre Hypercholesterinämie. Arcus senilis

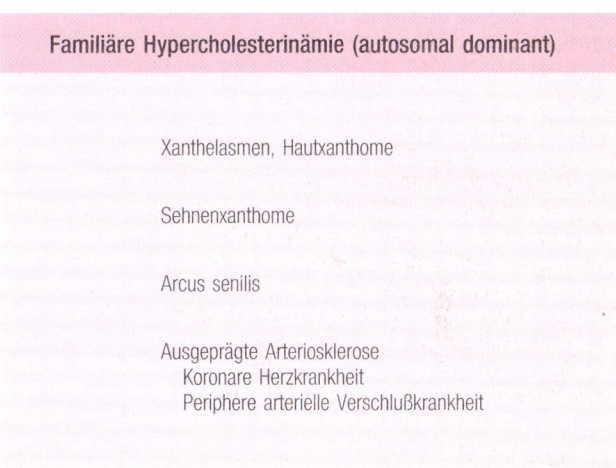

Familiäre Hypercholesterinämie (autosomal dominant)

Xanthelasmen, Hautxanthome

Sehnenxanthome

Arcus senilis

Ausgeprägte Arteriosklerose
Koronare Herzkrankheit
Periphere arterielle Verschlußkrankheit

Abb. 3.23 Familiäre Hypercholesterinämie

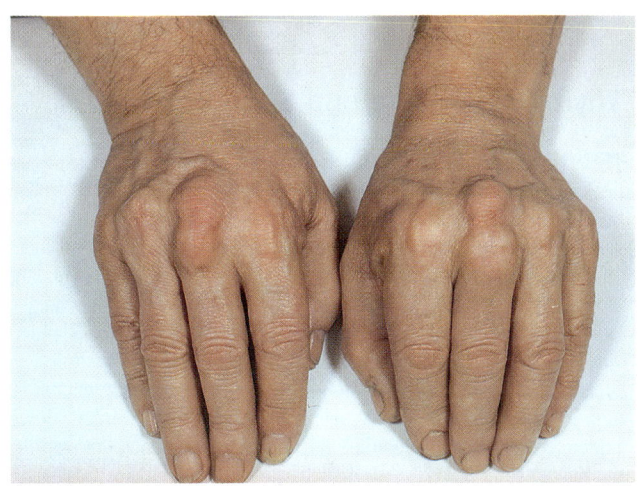

Abb. 3.24 Familiäre Hypercholesterinämie. Sehnenxanthome

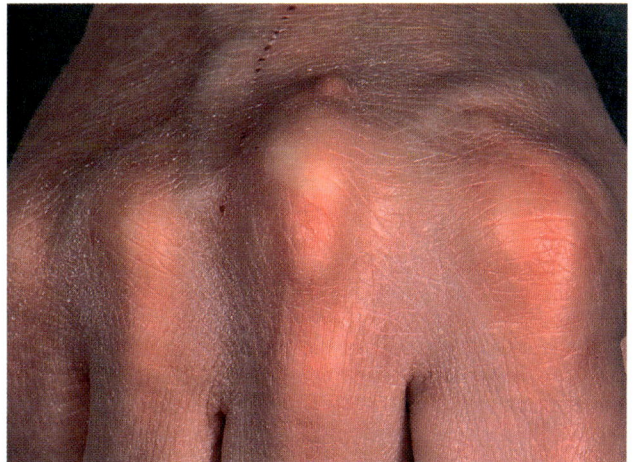

Abb. 3.25 Familiäre Hypercholesterinämie. Sehnenxanthome

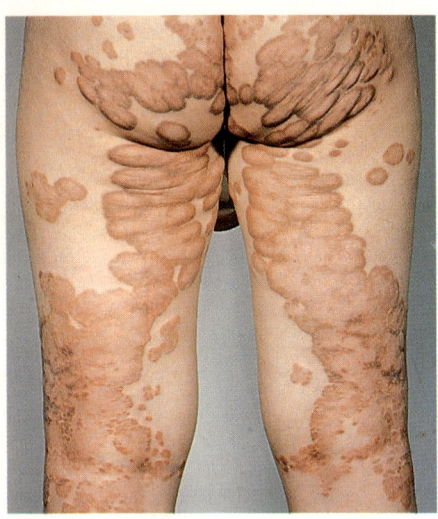

Abb. 3.**26** Familiäre Hypercholesterinämie. Hautxanthome

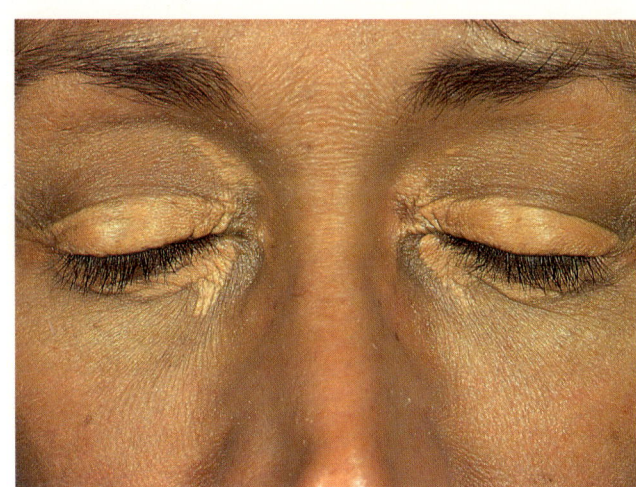

Abb. 3.**27** Familiäre Hypercholesterinämie. Xanthelasmen der Lider

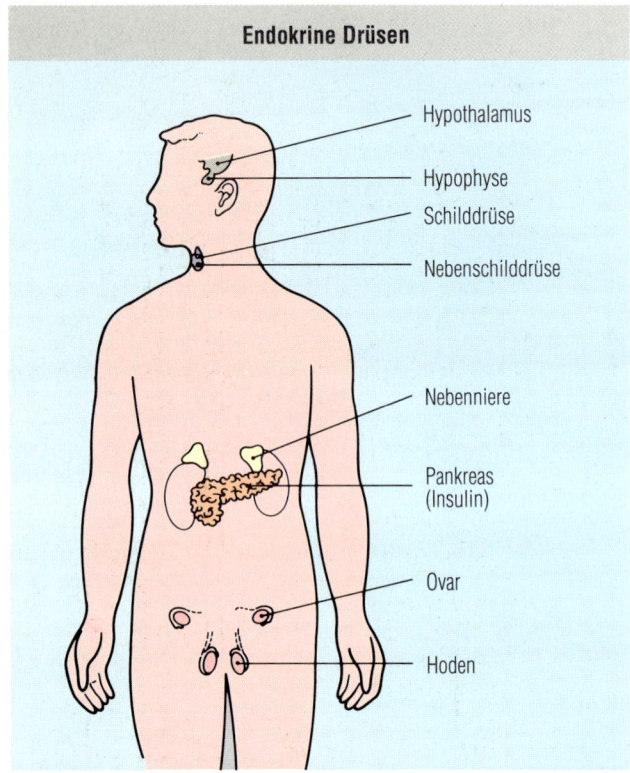

Abb. 3.**28** Lage der wichtigsten endokrinen Organe

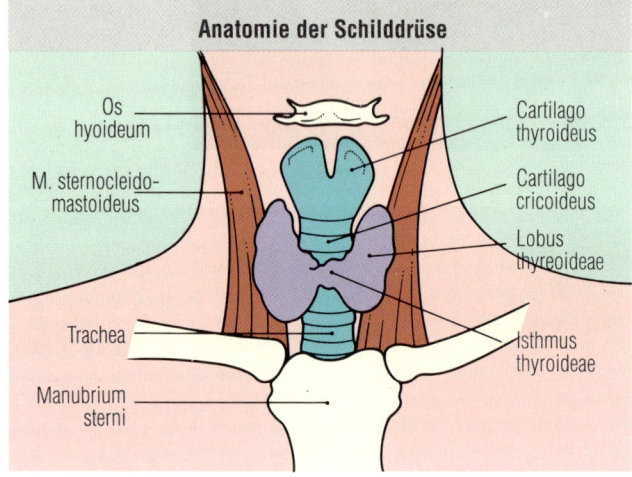

Abb. 3.**29** Anatomie der Schilddrüse und der ihr benachbarten Organe

ring. 2 Nerven befinden sich in enger Nachbarschaft der Schilddrüse: Der N. recurrens verläuft zwischen Trachea und Schilddrüse und der R. externus des N. laryngeus superior liegt unter den oberen Polen der Schilddrüse. Schilddrüsenkarzinome können in diese Nerven einwachsen. Die Nerven können bei Schilddrüsenoperationen geschädigt werden.

Thyroxinsynthese und Sekretion

TSH (thyreoideastimulierendes Hormon) des Hypophysenvorderlappens stimuliert die Tyrosinsynthese (Abb. 3.**30**). Der aus Epithelzellen bestehende Follikel stellt die Funktionseinheit der Schilddrüse dar. Die Epithelzellen umhüllen den zentralen Kolloidraum und reichern Jodid an, das zu Jod oxidiert und an Tyrosin gebunden wird. Dabei entsteht Monojodtyrosin und Dijodtyrosin. Durch Kombination der beiden jodierten Tyrosine im Kolloid entstehen entweder T3 (Trijodtyrosin) oder T4 (Tetrajodtyrosin). Die aktiven Hormone T3 und T4 werden im Kolloid an das spezifische Bindungsprotein Thyreoglobulin gebunden und gespeichert. Die proteingebundenen Hormone werden durch Endozytose vom Follikelepithel aufgenommen. In den Zellen werden die Kolloidtröpfchen durch proteolytische Enzyme aufgelöst, wobei T3 und T4 in den Blutkreislauf freigesetzt und dort zum größten Teil an TBG (thyroxinbindendes Globulin) gebunden wird. Das freie Thyroxin

Schilddrüse

Anatomie

Die Schilddrüse entwickelt sich aus einer ventralen Tasche des fetalen Pharynx, die kaudalwärts vor die Trachea wandert. Bei dieser Wanderung können Schilddrüseninseln entlang des Embryonaltraktes liegen bleiben. Dieser beginnt am Hinterrand der Zunge, wo ein Schilddrüsenrest bestehen bleiben kann. Eine mediale thyreoglossale Zyste kann entstehen, wenn der Gang nicht obliteriert.

Die Schilddrüse besteht aus 2 Lappen, die durch den Isthmus verbunden sind. Sie liegt vor dem Larynx und der Trachea. Der Isthmus liegt über dem 2. bis 4. Trachealring (Abb. 3.**29**). Die Seitenlappen reichen vom Cartilago thyreoideus bis zum 6. Tracheal-

Schilddrüse

Thyroxinbiosynthese

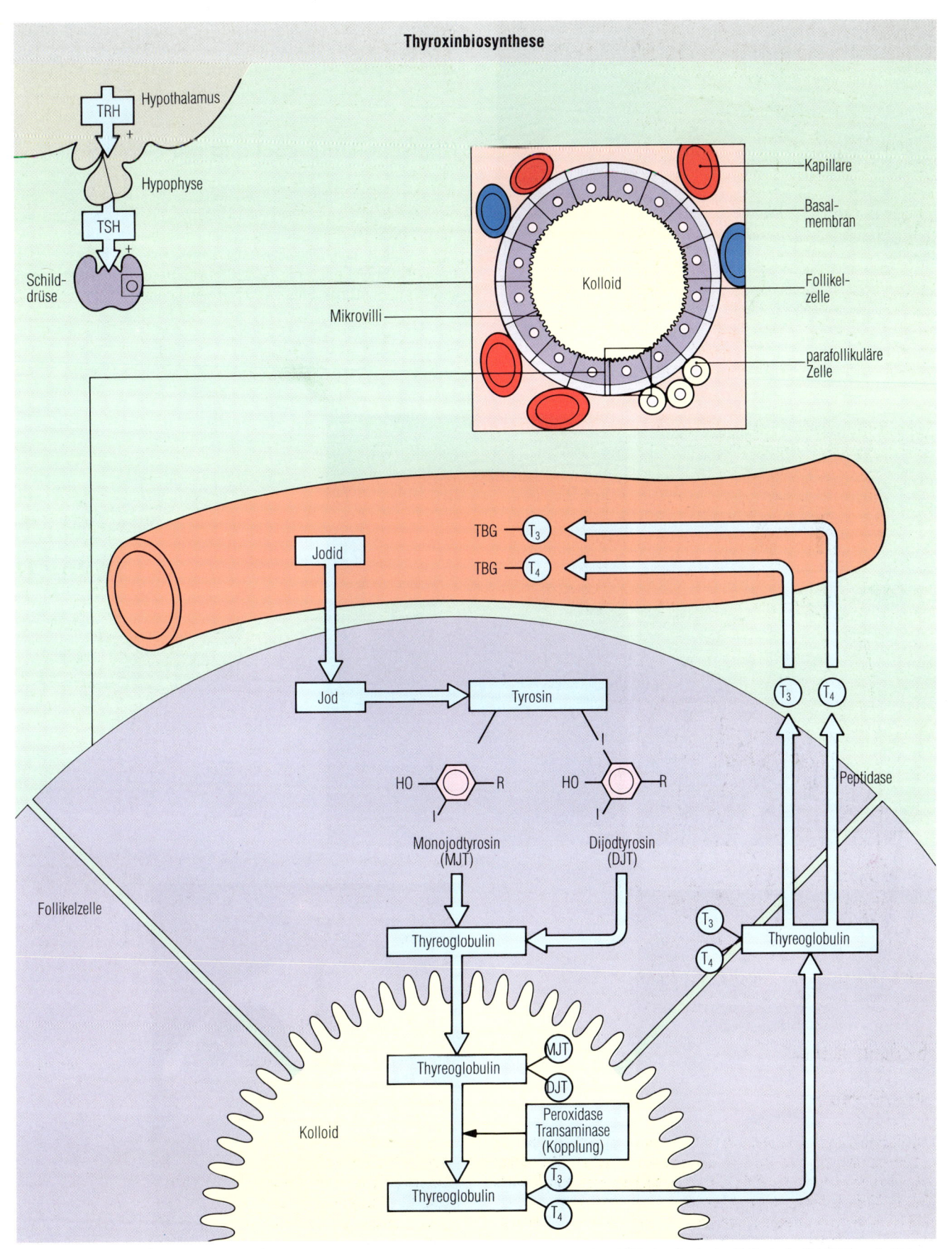

Abb. 3.30 Im Hypothalamus wird TRH gebildet, das die TSH-Bildung im Hypophysenvorderlappen stimuliert. TSH stimuliert in den Follikeln der Schilddrüse die Bildung von Thyroxin aus Jod und Tyrosin. Jod wird in den Follikelzellen durch Oxidation des aufgenommenen Jodids gebildet und an Tyrosin gebunden. Es entsteht MJT bzw. DJT, das an Thyreoglobulin gebunden in das Kolloid abgegeben und dort zu T3 und T4 umgewandelt wird. Dieses wird von den Follikelzellen aufgenommen, vom Thyreoglobulin abgespalten und in die Blutbahn abgegeben, wo eine Bindung an TBG erfolgt

Untersuchung

bestimmt die metabolischen Effekte. T4 wird ausschließlich in der Schilddrüse gebildet. T3 kann aus T4 auch in der Leber, der Niere und anderen Geweben gebildet werden. In der Leber entsteht aus T4 eine Mischung aus aktivem und inaktivem T3.

Klinische Untersuchung der Schilddrüse

Wie bei jedem anderen Organ beruht die Untersuchung der Schilddrüse auf der Inspektion, der Palpation, der Perkussion und der Auskultation. Die Untersuchung erfolgt am sitzenden Patienten. Der gesamte Hals und der obere Oberkörper müssen frei sein. Die Inspektion erfolgt von vorne. Normalerweise ist die Schilddrüse weder sichtbar noch tastbar. Eine vergrößerte Schilddrüse (Struma) fällt als

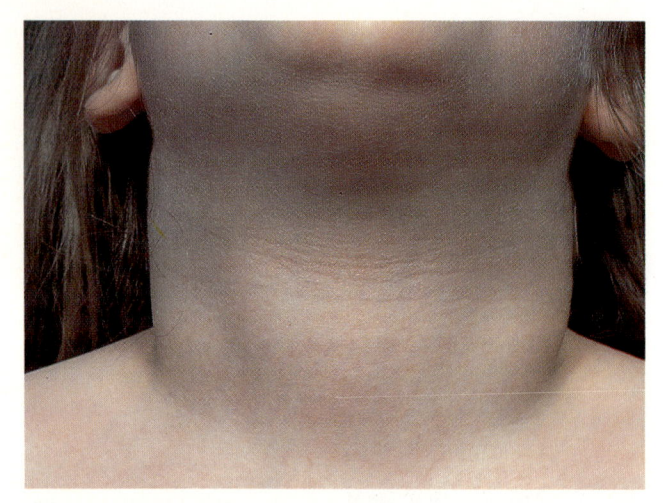

Abb. 3.31 Eine kleine Struma erscheint als voller Hals

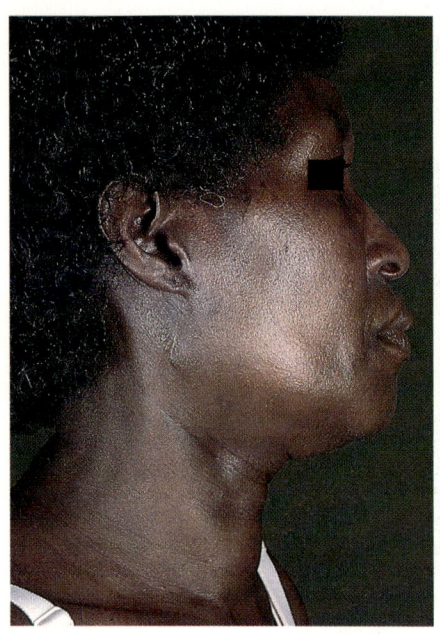

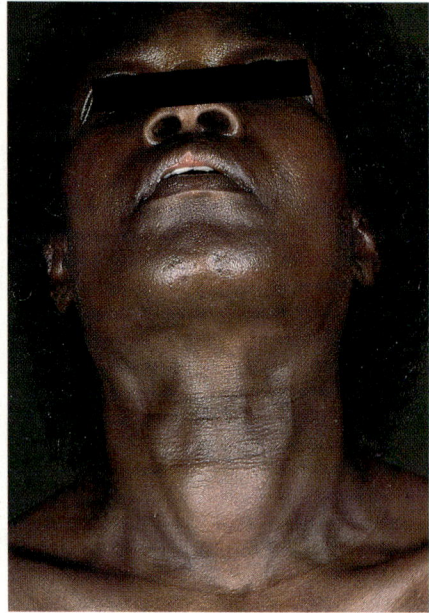

Abb. 3.32 Sichtbare Struma nodosa

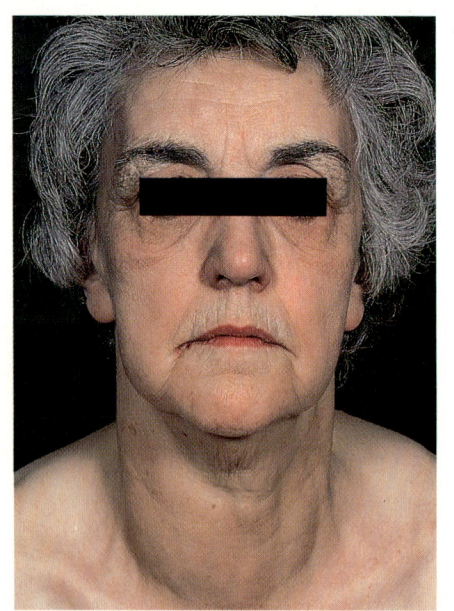

Abb. 3.33 Asymmetrische Struma nodosa

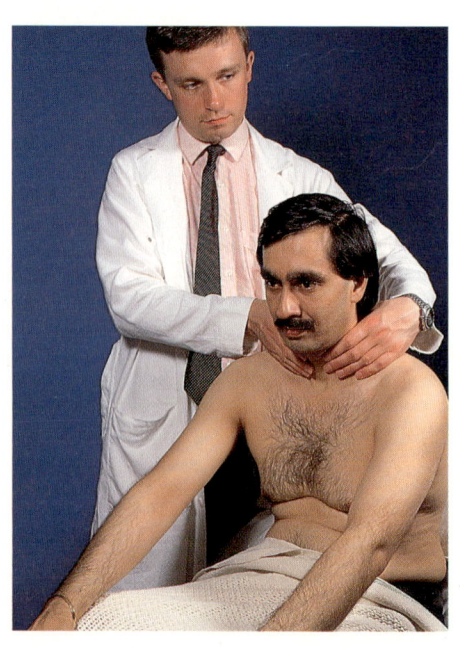

Abb. 3.34 Stellung zur Palpation der Schilddrüsenlappen und des Schilddrüsenisthmus

voller Hals beidseits der Trachea unter dem Krikoid oder als vergrößertes, knotiges Organ mit deutlich sichtbaren Lappen auf (Abb. 3.31 bis 3.33), die symmetrisch oder unregelmäßig sein können.

Beim Schlucken kommt es zu einer typischen Aufwärtsbewegung der Struma, da sich die Pharynxmuskulatur kontrahiert. Dadurch können Raumforderungen der Schilddrüse von anderen unterschieden werden (vergrößerte Lymphknoten bewegen sich z.B. beim Schlucken nicht). Auch thyreoglossale Zysten oder Schilddrüseninseln in der Medianlinie bewegen sich beim Schlucken.

Zur Palpation stellt man sich hinter den Patienten, umfaßt dessen Hals mit beiden Händen und tastet die Schilddrüse mit leichtem Druck der Fingerspitzen (Abb. 3.34). Dabei werden die Beschaffenheit (hart, weich, einzelner oder zahlreiche Knoten), die Symmetrie und die Größe der Struma bestimmt. Eine weiche, glatte Struma ist leichter zu sehen als zu fühlen. Abgesehen von einer akuten entzündlichen Thyreoiditis ist keine Struma druckempfindlich. Beim Schlucken kann die Bewegung der Struma unter den Fingern gefühlt werden. Anschließend sollten beide Aa. carotides, die von einem Schilddrüsenmalignom ummauert sein können, und die lokalen Lymphknoten, in die Schilddrüsenkarzinome metastasieren können, getastet werden.

Die Schilddrüsenvergrößerung kann hinter dem Manubrium sterni auch nach kaudal erfolgen. Retrosternale Strumen können tief in das obere Mediastinum reichen und durch die lokale Kompression Symptome auslösen (z.B. Atemnot und Schluckstörungen). Ihre Ausdehnung kann durch Perkussion über dem Manubrium sterni und dem oberen Sternum bestimmt werden (Abb. 3.35). Normalerweise besteht in diesem Gebiet bei der Perkussion Resonanz, bei retrosternaler Struma entsteht eine Dämpfung. Zur Auskultation von Strömungsgeräuschen wird das Stethoskop mit der Membranseite über jeden Schilddrüsenlappen gehalten (Abb. 3.36), während der Patient den Atem kurz anhält. Ein leichtes Strömungsgeräusch ist charakteristisch für die weiche, symmetrische Struma beim Morbus Basedow.

Klinische Untersuchung der Schilddrüsenfunktion

Da Thyroxin zahlreiche metabolische Effekte hat, treten sowohl bei Über- als auch bei Unterfunktion der Schilddrüse charakteristische klinische Symptome auf. Bestätigt wird eine Hyperthyreose durch erhöhte Serumkonzentrationen von T4 bzw. T3, die Hypothyreose durch erhöhte TSH-Konzentrationen im Serum.

Hyperthyreose

Eine Hyperthyreose tritt meist bei jungen Frauen mit weicher, diffuser Struma (Morbus Basedow) auf. Im Alter wird eine Hyperthyreose meist durch ein „toxisches", autonomes Adenom oder seltener ein Karzinom verursacht (Abb. 3.37). Auf eine Thyreotoxikose weisen hin:

- Gewichtsverlust,
- Unverträglichkeit von Wärme,
- Schwitzen,
- Herzklopfen,
- Erregbarkeit und Nervosität,
- häufiger Stuhlgang.

Hyperthyreote Patienten
- fühlen sich warm und verschwitzt an,
- haben eine Tachykardie,
- haben Glotzaugen (aufgrund der Lidretraktion),
- haben lebhafte Muskeleigenreflexe,
- haben einen peripheren feinschlägigen Tremor, der besser sichtbar gemacht werden kann, indem ein Blatt Papier auf den Handrücken der ausgestreckten Hand gelegt wird (Abb. 3.38).

Obwohl beim Jugendlichen und beim älteren Hyperthyreotiker ähnliche Symptome auftreten, ist der Morbus Basedow leichter durch die charakteristische Physiognomie und die begleitenden physischen Zeichen erkennbar (Abb. 3.39).

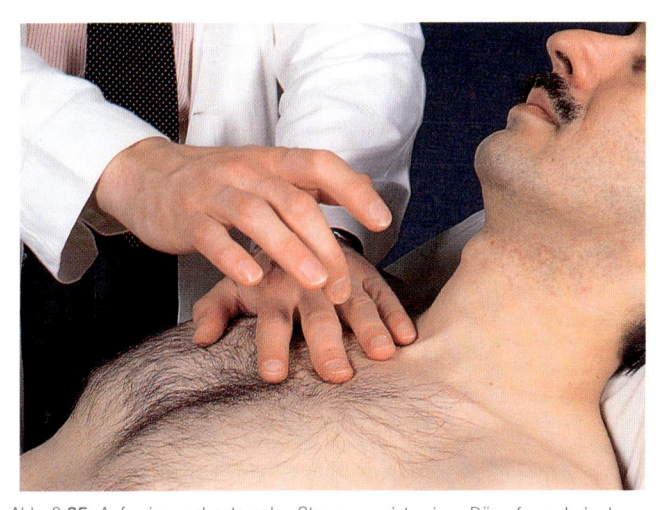

Abb. 3.35 Auf eine retrosternale Struma weist eine Dämpfung bei der Perkussion über dem Manubrium sterni hin

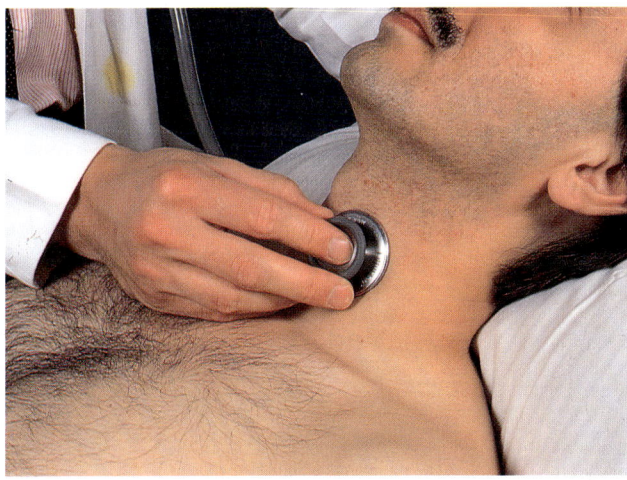

Abb. 3.36 Auskultation der Schilddrüse

Untersuchung

Hyperthyreose

Haben Sie in letzter Zeit abgenommen?

Hat Ihr Appetit zugenommen?

Haben Sie Durchfall oder häufigen Stuhlgang?

Vertragen Sie Wärme gut?

Schwitzen Sie stark?

Haben Sie Herzrasen oder verspüren Sie starkes Herzklopfen?

Hat sich Ihre Stimmung verändert?

Morbus Basedow

Starrender Blick (Glotzaugen)

Der starrende Blick (Glotzaugen) ist das dominierende Zeichen dieser Erkrankung (Abb. 3.40). Bei entspanntem Blick geradeaus bedeckt das Oberlid normalerweise das Auge bis zu einer Horizontalen, die knapp über dem Oberrand der Pupille liegt. Die gesteigerte autonome Aktivität beim Morbus Basedow bewirkt einen Spasmus des M. levator palpebrae superioris, wodurch das Oberlid retrahiert wird. Dadurch werden die Iris und die Sklera sichtbar, was zu dem typisch starrenden Blick führt (Abb. 3.41).

Graefe-Zeichen

Folgt der hyperthyreote Patient mit den Augen einem bewegten Gegenstand (z.B. Fingerspitze) von einem Punkt oberhalb der Augenebene zu einem senkrecht unterhalb dieser (Abb. 3.42), hinkt das Oberlid der Bewegung des Auges hinterher (Lidverzögerung, Abb. 3.43). Normalerweise folgt das Lid dem Oberrand der Pupille koordiniert, so daß die Iris immer bedeckt bleibt.

Exophthalmus

Beim fortgeschrittenen Morbus Basedow lagert sich pathologisches Bindegewebe in der Orbita und den äußeren Augenmuskeln ein,

Klinische Zeichen bei Hyperthyreose
Gewichtsverlust, Appetitsteigerung
Wärmeunverträglichkeit
Aufregung, Nervosität
Heiße, schwitzige Handflächen
Feinschlägiger peripherer Tremor
Schnellender Puls
Tachykardie, Vorhofflimmern
Lidretraktion, zurückbleibende Lider bei Augenbewegung
Struma mit bzw. ohne Strömungsgeräusch
Gesteigerte Muskeleigenreflexe

Abb. 3.37 Klinische Zeichen bei Hyperthyreose

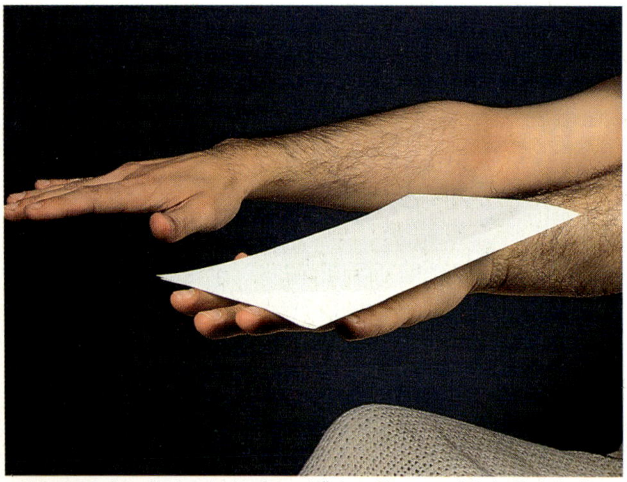

Abb. 3.38 Zum Nachweis des feinschlägigen Tremors wird ein Blatt Papier auf die ausgestreckten Finger des Patienten gelegt

Hyperthyreose beim Morbus Basedow und toxisch nodulären Struma		
	Morbus Basedow	**Toxische Struma**
Geschlecht	Frau >> Mann	Mann = Frau
Augen	Sehr häufig, Exophthalmus	Selten
Struma	Diffuse Strömungsgeräusche	Multinodulär
Herz	Tachykardie, Vorhofflimmern	Angina
Gewicht	Abnahme (gering)	Abnahme (stark)

Abb. 3.39 Hyperthyreose beim Morbus Basedow und toxischer Struma nodosa

wodurch die Augäpfel nach vorne gedrängt werden (ab 18 mm Protrusion als Exophthalmus bezeichnet). Dies ist am besten am sitzenden Patienten zu erkennen, wenn die Bulbi von oben über die Stirn oder von der Seite betrachtet werden (Abb. 3.44). Mit dem Exophthalmometer (nach Hertel) können das Ausmaß des Exophthalmus gemessen und damit Veränderungen überwacht werden.

Weitere Zeichen

Ein weiteres Zeichen des Morbus Basedow stellt die Ophthalmoplegie dar, die durch die Schwäche und Infiltration der äußeren Augenmuskeln entsteht. Die Patienten klagen über Doppelbilder (Diplopie). Bei der Untersuchung fehlt die Blicksymmetrie. Ein Konjunktivalödem (Chemosis) kann auftreten.

Alle Augensymptome können ein- oder beidseitig auftreten (Abb. 3.45), wobei Einseitigkeit immer an eine Raumforderung in der Orbita denken läßt. Als weitere Merkmale des Morbus Basedow können Trommelschlegelfinger, Onycholysen, prätibiale Myxödeme (Schwellung der Unterschenkel) und eine Periostitis bestehen.

Hypothyreose

Die Zeichen einer Hypothyreose sind heimtückisch, die Diagnose kann aber auch bei der allgemeinen Untersuchung offensichtlich sein. Verdachtsmomente sind:

- unklare Lethargie,
- Gewichtszunahme,
- Kälteempfindlichkeit,
- Obstipation,
- diffuser Haarausfall,
- Schmerzen in der Hand (Karpaltunnelsyndrom, Abb. 3.46),
- Gedächtnisschwäche,
- allgemeine intellektuelle Leistungsminderung,
- Heiserkeit.

Zeichen des Morbus Basedow (autoimmune Hyperthyreose)
Diffuse Struma mit hörbarem Strömungsgeräusch
Prätibiales Myxödem, Trommelschlegelfinger
Nagelveränderungen
Augen (Lidretraktion, zurückbleibendes Lid [Graefe-Zeichen] bei Blick nach unten)
Exophthalmus
Ophthalmoplegie
Konjunktivalödem (Chemosis)

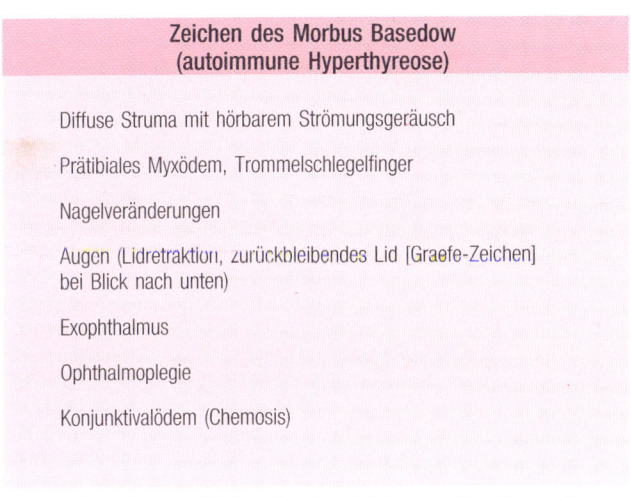

Abb. 3.40 Zeichen des Morbus Basedow (autoimmune Hyperthyreose)

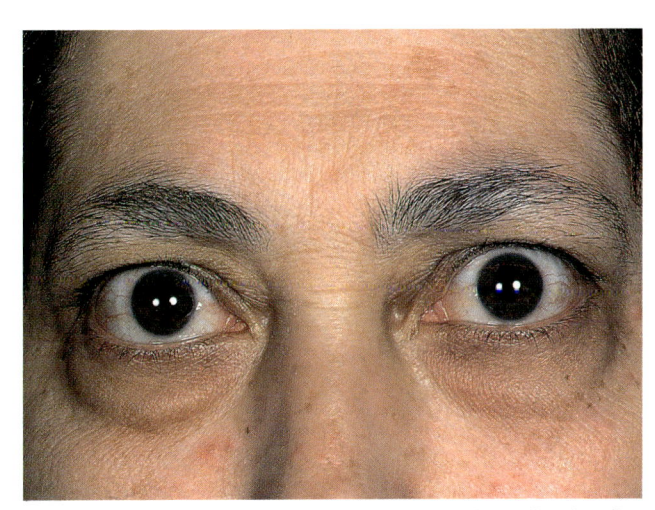

Abb. 3.41 Beidseitige Lidretraktion eines Patienten mit Morbus Basedow. Das Lid liegt oberhalb der Pupille, und die Augenspalte ist erweitert

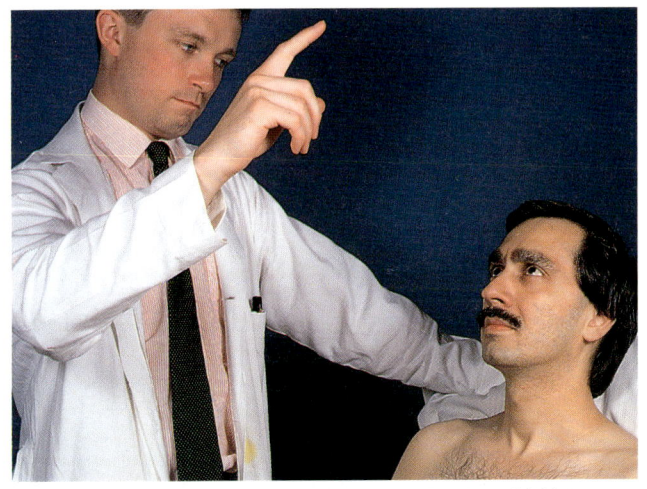

Abb. 3.42 Zurückbleibendes Lid (Graefe-Zeichen). Das Augenlid folgt normalerweise gut koordiniert der Abwärtsbewegung des Auges, das den Finger des Untersuchers verfolgt, der von einem ca. 45 Grad oberhalb der Horizontalen liegenden Punkt zu einem Punkt unterhalb dieser Ebene geführt wird

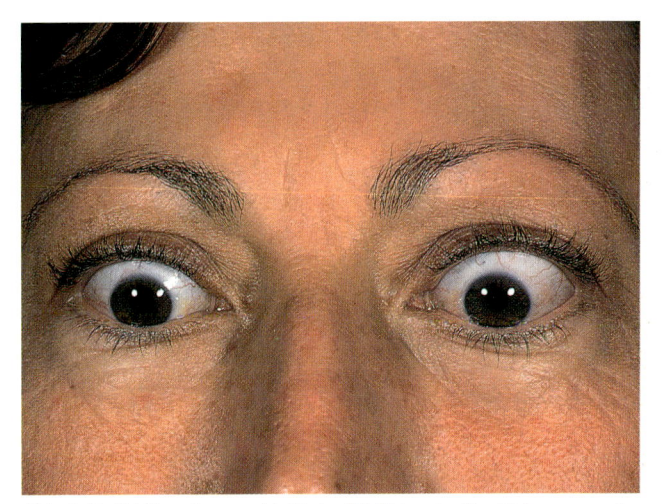

Abb. 3.43 Bei Hyperthyreose bleibt das Lid hinter der Abwärtsbewegung der Augen zurück, wenn der Blick dem Finger des Untersuchers (Abb. 3.42) folgt

Untersuchung

Die Krankheit kann in jedem Lebensalter auftreten, ist aber im höheren Alter am häufigsten. Es müssen einige Ursachen in Erwägung gezogen werden (Abb. 3.47). Auffällig sind:

- charakteristisch aufgedunsenes Gesicht,
- blasse, wächserne Haut,
- diffuser Haarausfall (Kopfhaare und Augenbrauen),
- Myxödem (Abb. 3.48),
- verzögerte Erschlaffung nach Auslösen des Achillessehnenreflexes (Abb. 3.49).

Hypothyreose

Hat sich Ihr Gewicht verändert?

Leiden Sie an Verstopfung?

Haben Sie Haarausfall?

Wie empfindlich sind Sie gegenüber Kälte?

Sind Sie heiser?

Haben Sie Schmerzen in den Händen (Karpaltunnelsyndrom)?

Nebenschilddrüsen

Anatomie

Es gibt 2 obere und 2 untere Epithelkörperchen. In 90% der Fälle liegen die bohnenförmigen Nebenschilddrüsen in direkter Nachbarschaft der Schilddrüse, eingebettet in dem Hinterrand ihrer oberen und unteren Pole oder oberflächlich auf dieser. In 10% der Fälle liegen die unteren Epithelkörperchen aberrant.

Parathormon (PTH)

Das Hormon wird als Vorläuferhormon (Prä-Pro-PTH) synthetisiert. Durch Spaltung entsteht Pro-PTH und danach PTH, das aus 84 Aminosäuren besteht (Abb. 3.50). Die PTH-Sekretion wird durch die Calciumkonzentration im Blut reguliert, wobei eine Hypokalzämie die Freisetzung von PTH stimuliert. Im Kreislauf wird PTH zu kleineren Fragmenten gespalten, von denen die meisten inaktiv sind. Nur Fragmente mit den 32 N-terminalen Aminosäuren des PTH sind aktiv. Als Primärwirkung des Hormons werden im renalen Tubulusapparat die Calciumresorption aus dem Primärharn und die Phosphatausscheidung in den Urin gesteigert. PTH stimuliert auch die Calciumresorption aus dem Knochen.

Hyperparathyreoidismus

Der Hyperparathyreoidismus wird gewöhnlich im Rahmen einer Laborroutinebestimmung durch eine pathologisch hohe Calciumkonzentration im Serum entdeckt oder bei Patienten mit Koliken,

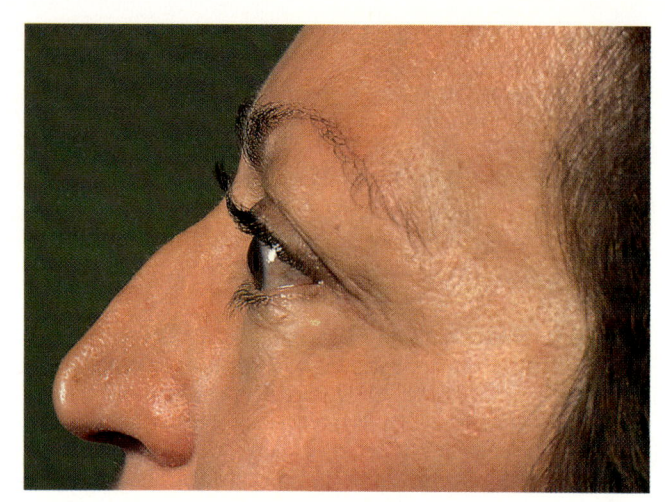

Abb. 3.44 Exophthalmus beim Morbus Basedow

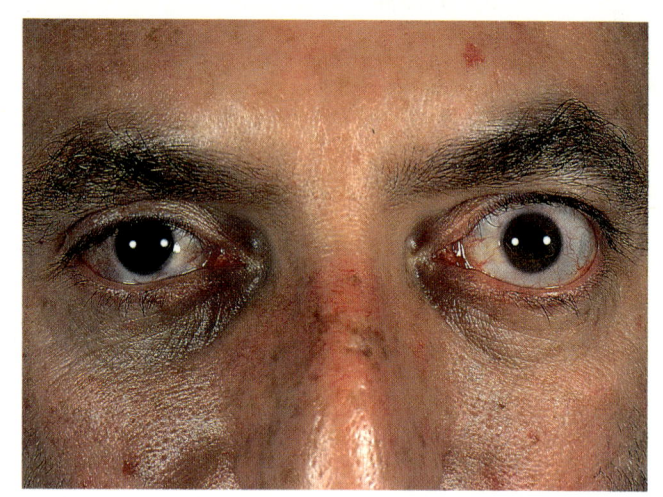

Abb. 3.45 Einseitige Ophthalmopathie beim Morbus Basedow

Klinische Zeichen der Hypothyreose
Verstopfung, Gewichtszunahme
Haarausfall
Angina pectoris
Heiserkeit
Trockene, schuppende Haut
Ausfall der Augenbrauen (Beginn lateral)
Bradykardie
Xanthelasmen (Hyperlipidämie)
Struma (besonders bei Jodmangel)
Ergüsse (Perikard, Pleura)
Verzögerte Erschlaffung der Muskeleigenreflexe
Karpaltunnelsyndrom

Abb. 3.46 Klinische Zeichen der Hypothyreose

Nebenschilddrüsen

ausgelöst durch Nierensteine. Der Hyperparathyreoidismus kann durch Hyperplasie oder durch Adenome (oft kombiniert mit endokrinen Neoplasiesyndromen) verursacht sein. Bei chronischer Niereninsuffizienz kann die langdauernde Stimulation der Nebenschilddrüse zum Verlust der Rückkopplung führen und durch eine autonome PTH-Sekretion eine Hyperkalziämie (tertiärer Hyperparathyreoidismus) entstehen. Das klinische Syndrom kann schwer erkennbar sein, da Symptome, nichtklinische Zeichen (Nierensteine, Knochen), dominieren. Die Patienten klagen über:

- Müdigkeit,
- Abgeschlagenheit,
- exzessiven Durst,
- gesteigerte Urinmenge (Nykturie, Miktionshäufigkeit),
- gastrointestinale Symptome (Übelkeit, Obstipation),
- akute einseitige Bauchschmerzen mit Ausstrahlung in die Leiste (Nierensteine).

Es können tiefgreifende Veränderungen der psychischen Verfassung und in schweren Fällen Apathie bis zum Koma auftreten.

Ursachen der Hypothyreose
Angeboren
Angeborenes Fehlen der Schilddrüse
Angeborene Störung des Thyroxinstoffwechsels
Erworben
Jodmangel (endemische Struma)
Autoimmune Thyreoiditis (Hashimoto)
Zustand nach Radiotherapie wegen Hyperthyreose
Zustand nach Thyreoidektomie
Thyreostatika (z.B. Carbimazol)
Hypophysentumoren und -granulome

Abb. 3.47 Ursachen der Hypothyreose

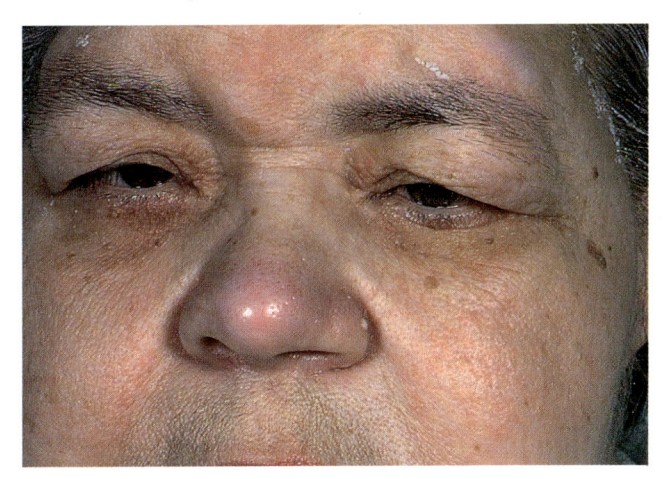

Abb. 3.48 Myxödem

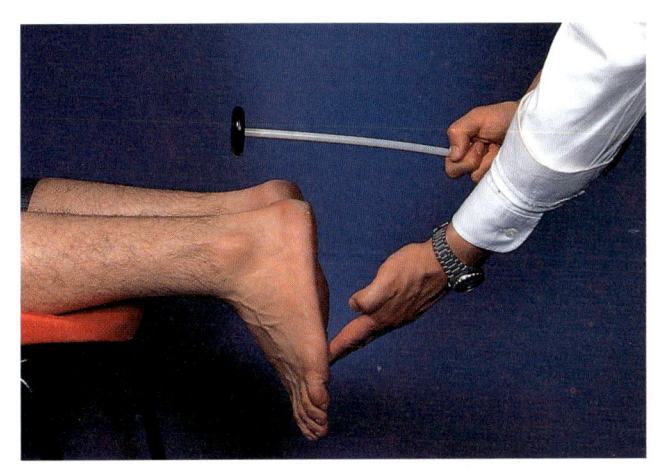

Abb. 3.49 Der Achillessehnenreflex bei Hypothyreose. Obwohl alle Reflexe eine deutliche Verlangsamung der Entspannungsphase zeigen, ist diese am besten beim Achillessehnenreflex zu sehen bzw. zu fühlen. Zur Untersuchung kniet der Patient auf einem Stuhl oder der Untersuchungsliege, wobei seine Füße über den Rand hängen. Mit einem Reflexhammer wird die Achillessehne beklopft, während eine Hand sanft gegen die Fußsohle drückt, wodurch die ungewöhnlich langsame Rückkehr des Fußes in die Ruheposition nach dem Reflex gesehen und gefühlt werden kann

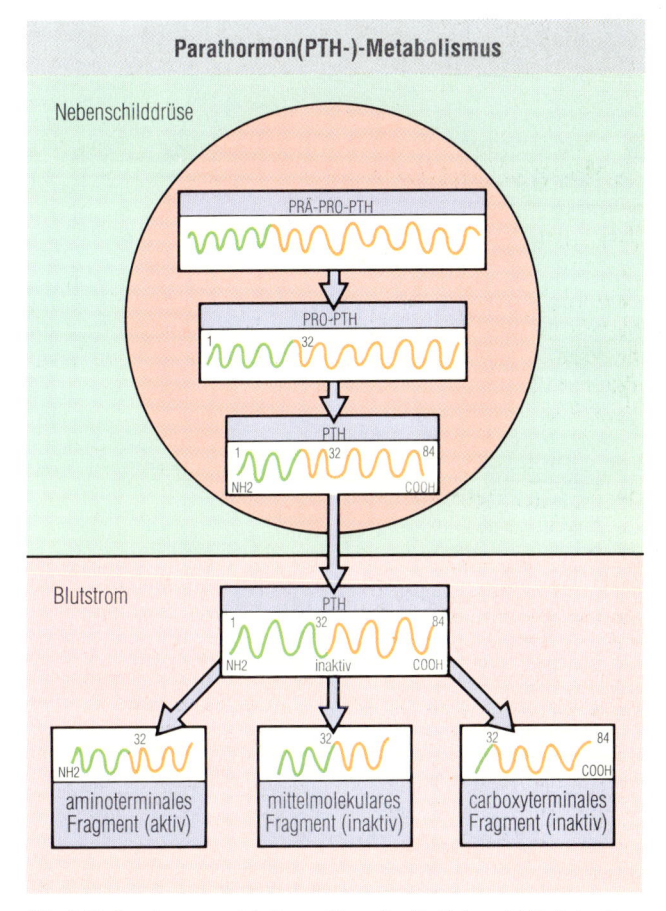

Abb. 3.50 Parathormonmetabolismus. Ein großes Vorläufermolekül wird zu dem aus 84 Aminosäuren bestehenden Parathormon abgebaut, das in den Blutstrom sezerniert wird. Das Molekül hat ein Amino- und ein Carboxylende. Es wird zu kleineren Fragmenten abgebaut. Nur Fragmente mit den ersten 32 aminoterminalen Aminosäuren sind wirksam

Bei der Untersuchung fallen auf:

- Schwäche der proximalen Muskulatur (aufgrund der Myopathie),
- dünner, transparenter Ring um den Limbus corneae,
- Knochenschmerzen,
- radiologische Zeichen eines Hyperparathyreoidismus (Abb. 3.51 u. 3.52).

Hypoparathyreoidismus

Schädigung oder Entfernung von 3 bis 4 der Epithelkörperchen bei einer Operation am Hals (meist Schilddrüse) ist die häufigste Ursache eines Hypoparathyreoidismus. Selten führt eine autoimmunologisch bedingte Zerstörung der Epithelkörperchen zu einem Hypoparathyreoidismus. Die Serumcalciumkonzentration ist niedrig (bei normalem Serumalbumin).

Die Hauptsymptome eines akuten Hypoparathyreoidismus sind:

- Parästhesien perioral,
- Finger- und Zehenparästhesien,
- pathologische Erregbarkeit der Nerven und Muskeln (Chvostek-Zeichen [Abb. 3.53], Trousseau-Zeichen [Abb. 3.54]).

Bei chronischem Hypoparathyreoidismus entwickeln sich die Symptome langsam und umfassen Müdigkeit, Abgeschlagenheit, Muskelkrämpfe und Epilepsie.

Juvenile Katarakte können als Hinweis auf einen bestehenden Hypoparathyreoidismus gewertet werden.

Abb. 3.51 Subperiostale Erosionen und Knochenzysten an den Phalangen im Röntgenbild bei Hyperparathyreoidismus

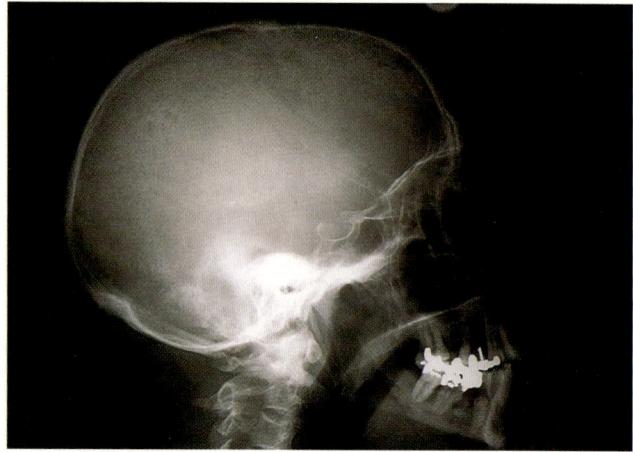

Abb. 3.52 Das Röntgenbild zeigt den dünnen Kortex und kleine osteolytische Gebiete am Schädel (Pfefferstreuer-Schädel)

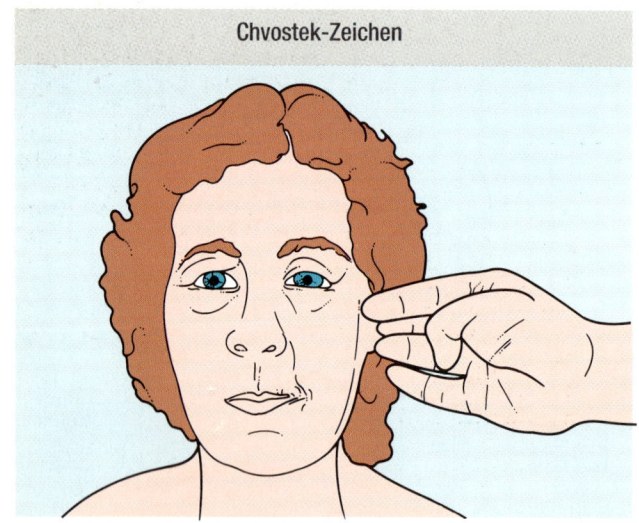

Abb. 3.53 Chvostek-Zeichen. Wird der N. facialis vor dem Ohr beklopft, tritt ein kurzes Zucken des gleichseitigen Mundwinkels auf

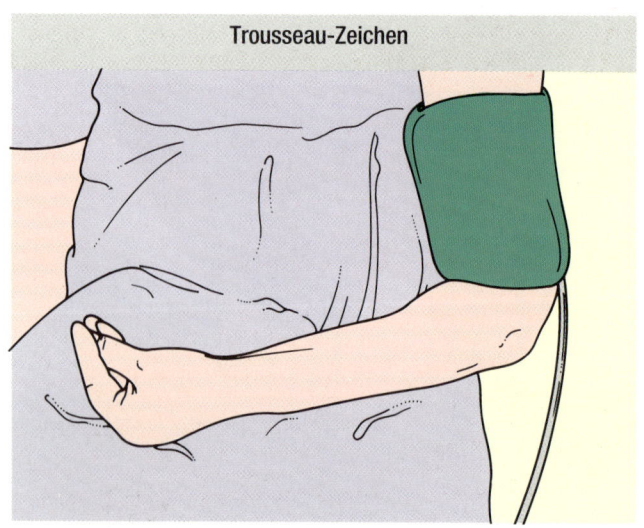

Abb. 3.54 Trousseau-Zeichen. Die Blutdruckmanschette wird über den systolischen Blutdruck aufgepumpt. Innerhalb von 4 Minuten kommt es zum charakteristischen Karpopedalspasmus der Hand. Der Daumen wird opponiert, die Interphalangealgelenke werden extendiert und die Metakarpophalangealgelenke flektiert (Pfötchenstellung). Sobald die Blutdruckmanschette entlastet wird, löst sich sofort diese Haltung

Nebenniere

Aufbau

Der hohe Fettgehalt der Nebennieren bedingt deren leicht gelbliche Farbe. Sie liegen an den oberen Polen der Nieren gegenüber dem Zwerchfell. Jede wiegt ca. 4 g und ist über Gefäße, die der Aorta, der A. renalis und der A. phrenica entspringen, stark durchblutet. Eine einzelne Vene leitet das Blut vom Hilus der rechten Nebenniere in die V. cava inferior bzw. vom Hilus der linken Nebenniere in die V. renalis. Die Nebennierenrinde leitet sich vom Mesoderm, das Nebennierenmark vom Neuroektoderm ab.

90% der Nebenniere stellt die Rinde dar, die aus 3 Schichten besteht: der subkapsulären Zona glomerulosa, der Zona fasciculata und der, dem Mark anliegenden Zona reticularis (Abb. 3.55).

Regulation der Hormonsynthese

In der Nebennierenrinde werden 3 Steroidhormone, die Mineralocorticoide, die Glucocorticoide und die Androgene gebildet.

Aldosteron – Zona glomerulosa

Aldosteron wird von Zellen der Zona glomerulosa gebildet. Seine Sekretion wird hauptsächlich durch das Renin-Angiotensin-System geregelt, das wiederum durch das intravasale Volumen beeinflußt wird (Abb. 3.56). Im Gegensatz zum Glucocorticoid wird das Mineralocorticoid nicht von ACTH (adrenocorticotropes Hormon) reguliert. Bei sekundärer Nebenniereninsuffizienz (bei Hypophyseninsuffizienz) bleibt die Mineralocorticoidfunktion erhalten, während die Glucocorticoidbildung schwer gestört sein kann.

Aldosteron begünstigt den Einstrom von Natrium in die Zellen und den Ausstrom von Kalium aus den Zellen. Als Gesamteffekt des Aldosterons ergibt sich eine Natriumretention und ein Kaliumverlust. Seine Wirkung auf die Tubuluszellen der Nieren spielt bei der Regulation der Natrium-, Kalium- und Wasserbilanz eine Rolle. Aldosteronbildende Tumoren der Nebennierenrinde führen zum Conn-Syndrom, das durch Hypertonie, Ödeme (Natrium- und Wasserretention) und Hypokaliämie gekennzeichnet ist.

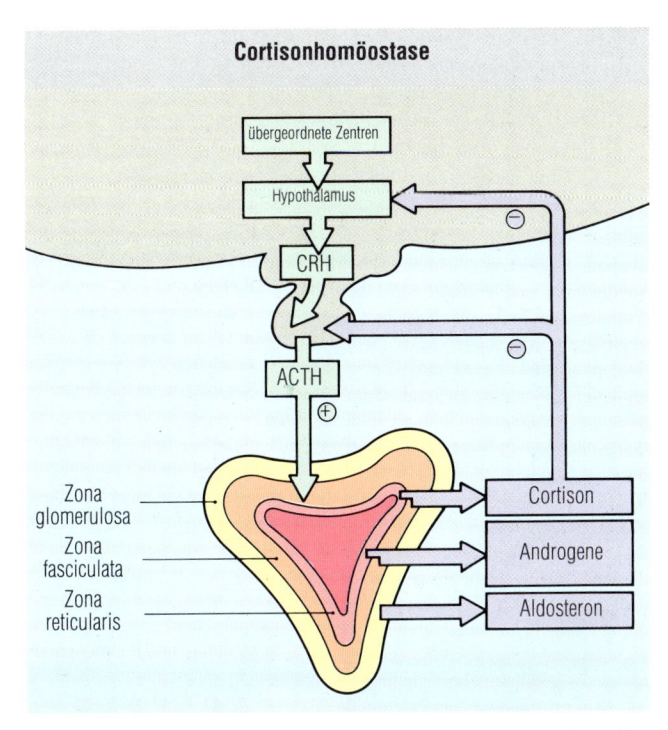

Abb. 3.55 Die Sekretion von Cortison wird durch ACTH stimuliert, das seinerseits durch Cortison gehemmt wird. Die Bildung von Aldosteron in der Zona glomerulosa wird durch Angiotensin II stimuliert

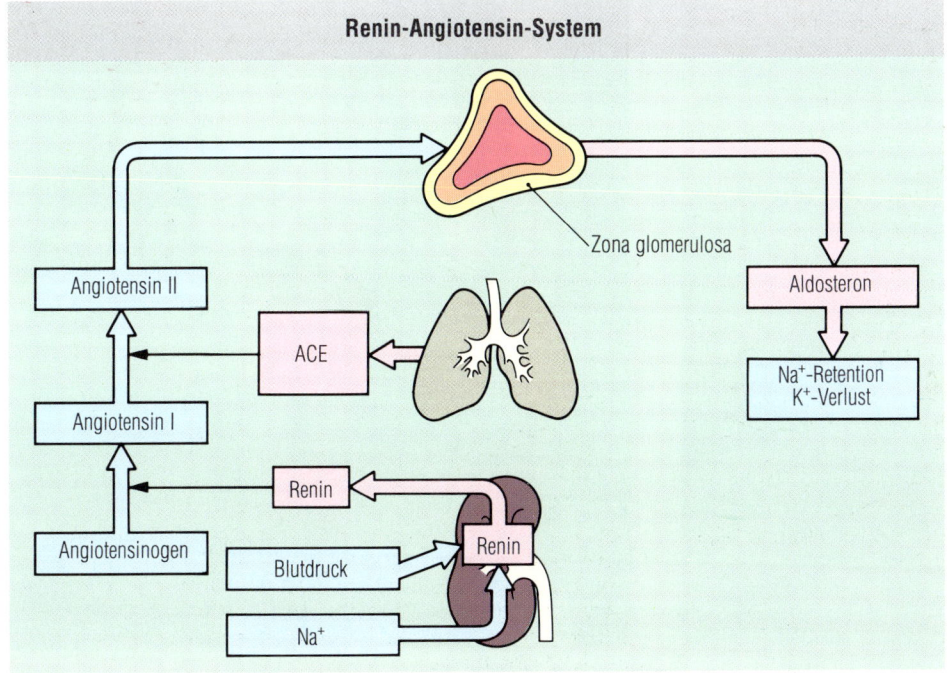

Abb. 3.56 Das Renin-Angiotensin-System. Bei erniedrigter Natriumkonzentration im Serum oder niedrigem interarenalen Blutdruck wird Renin vom juxtaglomerulären Apparat der Niere sezerniert. Renin wandelt Angiotensinogen zu Angiotensin I um, aus dem durch das Angiotensin converting enzyme (ACE) der Lunge Angiotensin II entsteht. Angiotensin II stimuliert die Aldosteronfreisetzung aus den Zellen der Zona glomerulosa

Glucocorticoide – Zona fasciculata und Zona reticularis

Die Zellen der Zona fasciculata und reticularis bilden Cortison und Androgene. Die Glucocorticoidsynthese und -sekretion wird vom ACTH geregelt, dessen Sekretion aus dem Hypophysenvorderlappen durch das hypothalamische Corticotropin releasing hormone (CRH) kontrolliert wird. Zwischen Hypothalamus und Hypophyse einerseits und Nebenniere andererseits besteht eine Rückkopplung. Während ACTH die Glucocorticoid- und Androgensynthese und -sekretion stimuliert, hemmt Cortison ebenso wie exogen zugeführte Corticosteroide die ACTH-Sekretion, indem es die CRH-Freisetzung und zusätzlich direkt die ACTH-Freisetzung hemmt.

Die Hormone der Nebennierenrinde unterliegen einem zirkadianen Rhythmus. Die Blutspiegel von Cortison und Aldosteron sind morgens am höchsten und um Mitternacht am niedrigsten. Glucocorticoide unterstützen die Glukoneogenese und hemmen den Glucosemetabolismus in der Peripherie. Die Corticosteroide erhöhen den Blutdruck und unterstützen die Nierenfunktion durch Steigerung der glomerulären Filtrationsrate. Die Funktionsdiagnostik erfolgt durch Messung der Konzentrationen von ACTH und Cortison im Blut, gegebenenfalls nach Stimulation mit ACTH.

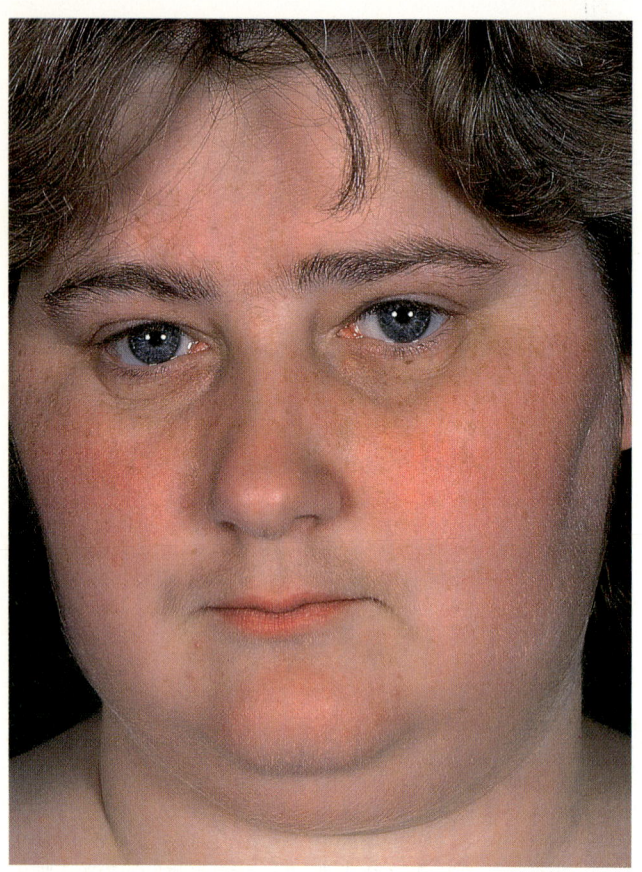

Abb. 3.57 Cushing-Syndrom. Gerötetes „Vollmondgesicht"

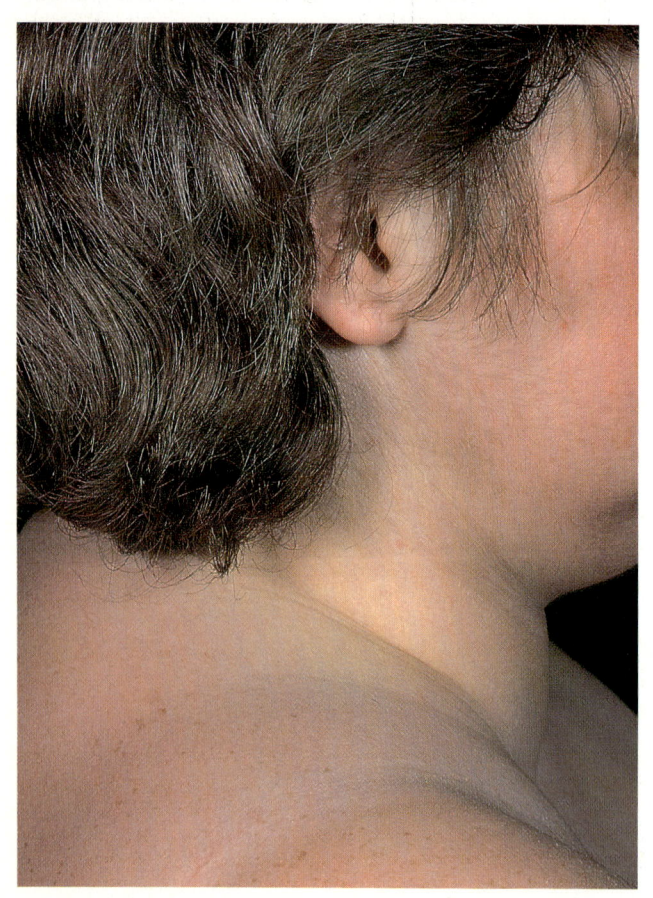

Abb. 3.58 Cushing-Syndrom. Typischer Stiernacken

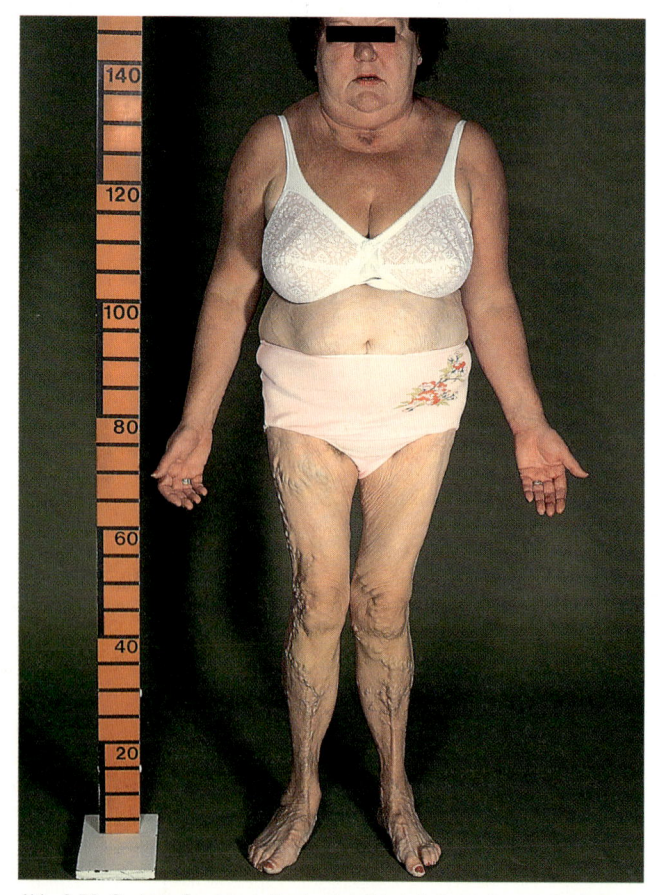

Abb. 3.59 Cushing-Syndrom. Proximaler Muskelschwund und Stammfettsucht

Überfunktion der Nebenniere (Cushing-Syndrom)

Glucocorticoidüberschuß (endogen oder exogen) führt zu auffälligen Veränderungen des Körperbaus, dem Cushing-Syndrom.

Ein Cushingoid wird meist durch eine Therapie mit Steroiden ausgelöst, ist aber ansonsten typisch für eine beidseitige Nebennierenhyperplasie, Adenome oder Karzinome der Nebenniere. Zusätzlich können bestimmte Tumoren (z.B. Bronchialkarzinom) ACTH-ähnliche Peptide sezernieren, wodurch die Nebenniere zu einer Hypersekretion angeregt wird. Charakteristische Merkmale sind:

- Vollmondgesicht (Abb. 3.57),
- Stammfettsucht (Abb. 3.58),
- dünne Extremitäten (Abb. 3.59),
- sonstige Merkmale (Abb. 3.60).

Ein typisches Cushingoid kann bei chronischem Alkoholismus auftreten und wird dann als Pseudo-Cushing-Syndrom bezeichnet. Diese Verdachtsdiagnose ist berechtigt, wenn die körperlichen Zeichen eines Cushing-Syndroms bei bekanntem exzessiven Alkoholabusus auftreten. Das Pseudo-Cushing-Syndrom kann sich bei Alkoholabstinenz zurückbilden.

Unterfunktion der Nebenniere (Morbus Addison)

Eine akute Nebenniereninsuffizienz kann im Rahmen einer Sepsis (besonders bei Meningokokkensepsis), bei abrupter Unterbrechung einer langdauernden Steroidtherapie und bei steroidabhängigen Patienten, deren Steroiddosis bei Streß nicht erhöht wird (z.B. perioperativ), auftreten. Bei akuter Nebenniereninsuffizienz können die klinischen Zeichen unspezifisch und irreführend sein. Die Patienten geben meist an:

- Schwäche,
- Übelkeit,
- Erbrechen,
- Bauchschmerzen,
- akute Veränderung der Stuhlgewohnheiten (Obstipation oder Diarrhö).

Zur Diagnosestellung ist ein deutlicher Abfall des Blutdruckes, wenn der liegende Patient schnell aufsteht (orthostatische Hypotonie), am hilfreichsten. Dieser kann zu Kollaps und Ohnmacht führen. Wegen des Mineralocorticoidmangels ist die Kaliumkonzentration im Serum erhöht.

Eine chronisch progrediente Nebenniereninsuffizienz kann durch Tuberkulose, Metastasen oder durch eine autoimmunologisch bedingte Zerstörung der Nebennieren (Morbus Addison) bedingt sein. Bei der Untersuchung finden sich meist Hinweise auf die Diagnose. Die Haut (insbesonders sonnenexponierte Stellen, Druckstellen, Brustwarzen und Hautfalten, Abb. 3.61) und die Schleimhaut (am besten an der Wangenschleimhaut sichtbar) werden stärker pigmentiert. Beim Morbus Addison können auch typische symmetrische Flecken durch pigmentlose Haut (Vitiligo) entstehen. Unklare Bauchschmerzen, veränderte Stuhlgewohnheiten, Gewichtsverlust und Schwäche können auftreten. Wie bei der akuten Form ist eine orthostatische Hypotonie ein hilfreiches klinisches Symptom, das im weiteren Verlauf der Krankheit beherrschend wird.

Klinische Merkmale des Cushing-Syndroms

Rundes, gerötetes „Vollmondgesicht"

Hirsutismus

Akne

Hypertonie

Stiernacken (Fettablagerung)

Stammfettsucht

Proximale Muskelschwäche und proximaler Muskelschwund

Rötliche Striae

Abb. 3.60 Klinische Merkmale des Cushing-Syndroms

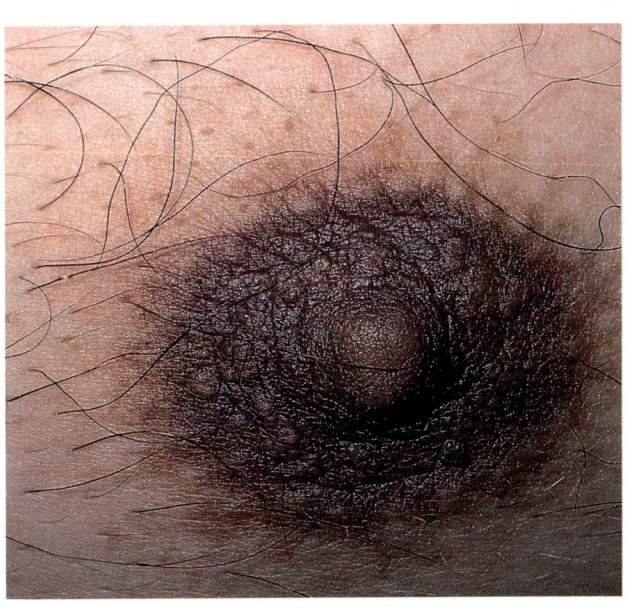

Abb. 3.61 Hyperpigmentation der Brustwarzen beim Morbus Addison

Untersuchung

Verbindung zwischen Hypothalamus und Hypophyse

- Hypothalamus
- Nucleus paraventricularis, Nucleus supraopticus, Bildung von ADH und Oxytocin
- venöse Verbindung zum Transport fördernder und hemmender Hormone zum Hypophysenvorderlappen
- axonaler Transport zum Hypophysenhinterlappen
- Hypophysenvorderlappen
- Hypophysenhinterlappen
- ADH, Oxytocin
- FSH, LH, GH, TSH, ACTH, Prolactin

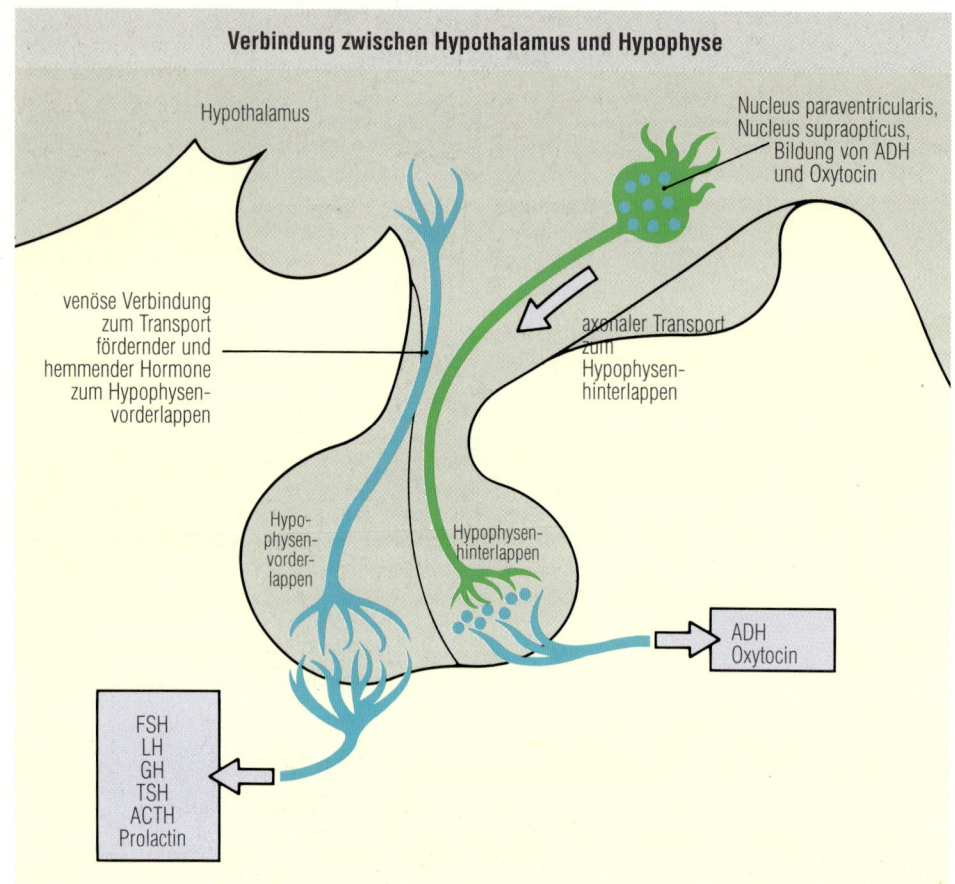

Abb. 3.62 Der Hypothalamus steht mit dem Hypophysenvorderlappen durch ein Pfortadersystem in Verbindung, das auf die Hormonfreisetzung des Hypophysenvorderlappens stimulierend und hemmend wirkende Hormone transportiert. Im Gegensatz dazu werden die Hormone des Hypophysenhinterlappens im Nucleus supraopticus und paraventricularis des Hypothalamus gebildet, entlang von Axonen zum Hypophysenhinterlappen transportiert und von dort in den Blutkreislauf abgegeben

Hypophyse

Aufbau und Funktion

Die Hypophyse hängt über das Infundibulum am Hypothalamus. Sie liegt in der Sella turcica der Schädelbasis (Abb. 3.62). Der Hypothalamus ist mit dem Hypophysenvorderlappen (Adenohypophyse) über ein Blutgefäßsystem, das chemische Stimuli vom Hypothalamus zum Hypophysenvorderlappen transportiert, verbunden. Im Gegensatz dazu stellen Axone die Verbindung zwischen Hypothalamus und Hypophysenhinterlappen (Neurohypophyse) dar. Die Nuclei supraopticus und paraventricularis des Hypothalamus bilden ADH (Vasopressin) und Oxytocin, die entlang der Axone in den Hypophysenhinterlappen transportiert werden. Von dort werden sie in den Blutkreislauf abgegeben, um wirken zu können. Vom Hypophysenvorderlappen werden das follikelstimulierende Hormon (FSH), das luteinisierende Hormon (LH), das Wachstumshormon (GH), Prolactin, das thyreoideastimulierende Hormon (TSH) und das adrenocorticotrope Hormon (ACTH) gebildet. Diese Hormone werden durch spezifische Faktoren reguliert, die im Hypothalamus gebildet und von dort über die lokale Blutverbindung zur Hypophyse transportiert werden (Abb. 3.63). Die Hormonbildung des Hypophysenvorderlappens erfolgt reaktiv auf stimulierende Faktoren (Releasinghormone) des Hypothalamus, die durch das jeweilige Hormon (Feedbackkontrolle) gehemmt werden. Es gibt auch hemmende hypothalamische Hormone (Somatostatin und Dopamin). Im Hypothalamus hemmt Dopamin die Freisetzung von Prolactin (Abb. 3.64).

Hypothalamische Osmorezeptoren und Volumenrezeptoren messen die Osmolarität des Blutes sowie das zirkulierende Blutvolumen und regeln davon abhängig die Sekretion von ADH aus dem Hypophysenhinterlappen. ADH vermindert die Clearance von freiem Wasser im distalen Tubulus des Nephrons, wodurch der Urin konzentriert und damit der Wasserverlust gedrosselt wird. Oxytocin bewirkt eine Kontraktion des Uterus während der Geburt und erleichtert die Milchabgabe während der Laktation, indem es die Kontraktion der glatten Muskeln der Milchdrüsengänge stimuliert.

Hypophysentumoren können zur Überfunktion oder zur Unterfunktion (bei Zerstörung) der Hypophyse führen. In beiden Fällen treten klinische Syndrome auf, die bei der Untersuchung erkennbar sind. Hypophysentumoren können mit anderen endokrinen Adenomen, insbesondere Adenomen der Nebenschilddrüse (Hyperkalziämie), verknüpft sein. Hypophysenerkrankungen werden diagnostiziert, indem stimulierende Releasinghormone des Hypothalamus appliziert werden oder indem durch Insulinzufuhr eine Hypoglykämie induziert wird.

Hypophyse

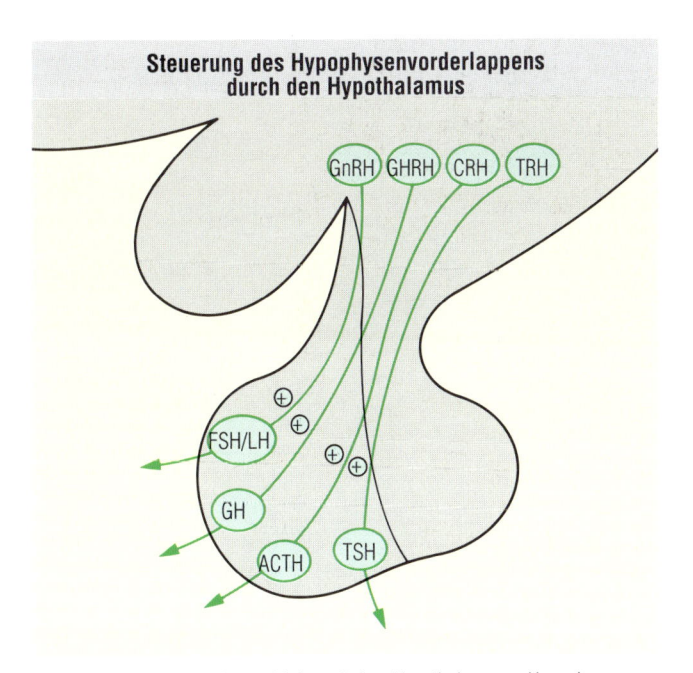

Abb. 3.63 Regulation der endokrinen Achse Hypothalamus – Hypophysenvorderlappen

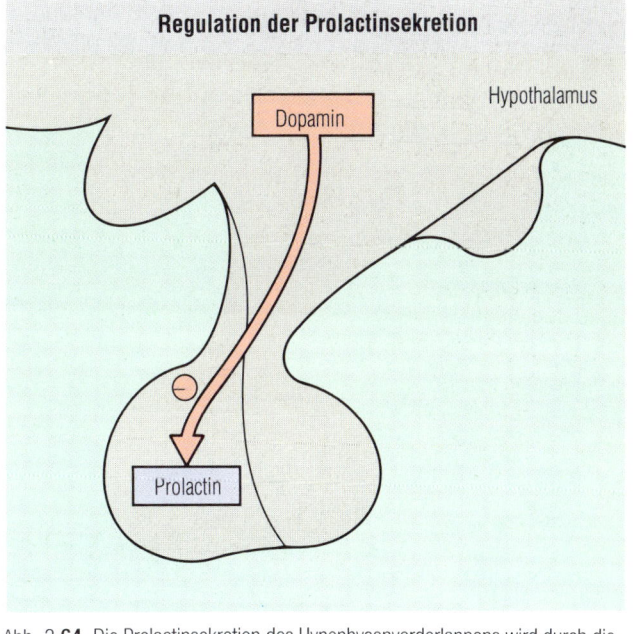

Abb. 3.64 Die Prolactinsekretion des Hypophysenvorderlappens wird durch die Dopaminsekretion des Hypothalamus gehemmt

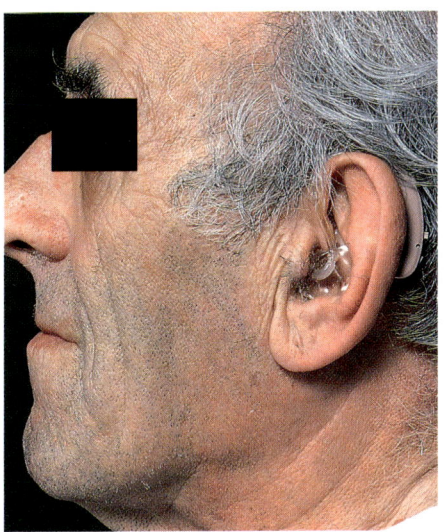

Abb. 3.65 Akromegalie Typischer Gesichtsausdruck

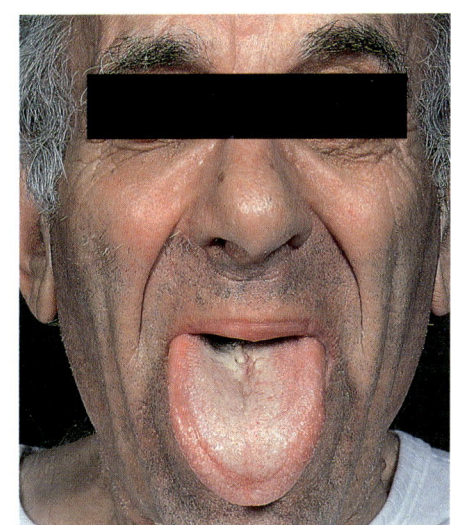

Abb. 3.66 Makroglossie bei Akromegalie

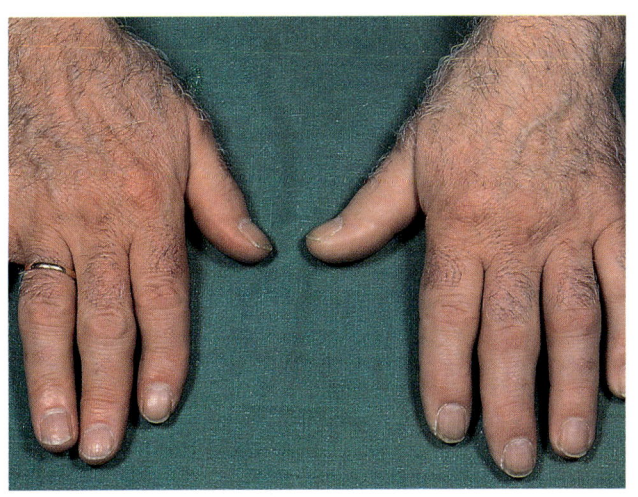

Abb. 3.67 Spatenförmige Hände bei Akromegalie

Akromegalie

Eosinophile (seltener chromophobe) Tumoren des Hypophysenvorderlappens können zu vermehrter Freisetzung von GH führen. Solange die Epiphysenfugen noch nicht geschlossen sind, kommt es zum Riesenwuchs, ansonsten zur Akromegalie. Patienten mit Akromegalie bemerken, daß Schuhe, Handschuhe oder Ringe nicht mehr passen, daß Veränderungen der Gesichtsform oder Gesichtsfeldausfälle auftreten. Um diese Veränderungen besser erkennen zu können, sollte das jetzige Aussehen des Patienten mit dem auf einem älteren Photo verglichen werden. Bei der körperlichen Untersuchung ist das typische Syndrom an einer unproportionalen Vergrößerung der Knochen und anderer Gewebe zu erkennen. Diese beruhen auf der vermehrten Sekretion von GH (Abb. 3.65 bis 3.68).

Klinische Zeichen der Akromegalie
Grobe Gesichtszüge
Prognathie
Prominente Nase und Stirn
Verdickte Lippen und große Zunge
Schaufelartige Hände
Exzessives Schwitzen, fettige Haut
Kyphose
Hypertonie
Entwicklung einer bitemporalen Hemianopsie
Karpaltunnelsyndrom
Gestörte Glucosetoleranz

Abb. 3.68 Klinische Zeichen der Akromegalie

Klinische Zeichen der Hyperprolaktinämie	
Frau	Mann
Früheres Auftreten	Späteres Auftreten
Galaktorrhö (30–80%)	Galaktorrhö (<30%)
Unfruchtbarkeit	Impotenz
Menstruationsstörungen	Zeichen des Hypophysentumors
	Gesichtsfeldausfälle
	Hypophysenvorderlappeninsuffizienz

Abb. 3.69 Klinische Zeichen der Hyperprolaktinämie bei Frau und Mann

Hyperprolaktinämie

Wird die Prolactinfreisetzung durch Dopamin nicht gehemmt, entsteht das Syndrom der Hyperprolaktinämie (Abb. 3.69). Die Symptome können von der Prolactinwirkung oder der mechanischen Wirkung des Hypophysentumors bestimmt werden. Bei beiden Geschlechtern kann eine Sekretion aus den Brustwarzen (Galaktorrhö) auftreten. Bei Frauen kommt es zu Veränderungen der Menstruation (meist Oligomenorrhö oder Amenorrhö), bei Männern zur Impotenz. Zeichen der Hypophysenvergrößerung bzw. -fehlfunktion (Kopfschmerz, Gesichtsfeldausfälle, Hypothyreose, Nebenniereninsuffizienz) können daneben ebenfalls bestehen.

Syndrome bei Hypophysenunterfunktion

Diese treten auf (Abb. 3.70), wenn die Hypophyse durch einen Tumor, eine granulomatöse Erkrankung (z.B. Sarkoidose, Tuberkulose, Histiozytosis X), ein Trauma oder durch eine postpartale Einblutung (Sheehan-Syndrom) zerstört wurde. Eine sekundäre Hypophyseninsuffizienz kann auch bei Erkrankungen des Hypothalamus vorkommen. Die klinischen Zeichen treten in einer charakteristischen Reihenfolge auf. Zuerst kommt es zu einem Mangel an GH und LH, danach an FSH und TSH und zum Schluß an ACTH (Abb. 3.71).

Die gestörte ADH-Sekretion bewirkt das typische Syndrom des zentralen Diabetes insipidus. Es besteht eine Polyurie mit verdünntem Urin, selbst nach längerdauerndem Flüssigkeitsentzug. Oft besteht kein ersichtlicher Grund für die isolierte Störung. Nach einer Kopfverletzung oder einem neurochirurgischen Eingriff kann durch eine Schädigung des Hypophysenhinterlappens ein Diabetes insipidus entstehen. Seltene Ursachen sind Hypophysentumore (z.B. destruktive Adenome, Kraniopharyngeome, Metastasen), Granulomatosen (z.B. Sarkoidose, eosinophiles Granulom), Infektionen (z.B. bakterielle Meningitis, Tuberkulose) oder genetische Defekte.

Die gesteigerte Flüssigkeitsaufnahme bei zentralem und renalem Diabetes insipidus kann vom neurotischen zwanghaften Trinken von Wasser dadurch unterschieden werden, daß bei letztgenanntem durch Wasserentzug ein konzentrierter Urin gebildet wird. Bei renalem Diabetes insipidus bleibt der Urin auch während eines Durstversuches trotz erhöhter ADH-Konzentrationen im Serum verdünnt.

Klinische Zeichen der Hypophyseninsuffizienz	
Gonadotropinmangel	
Mann	Frau
Libidoverlust	Amenorrhö, Unfruchtbarkeit
Impotenz, Unfruchtbarkeit	Atrophie der Vagina, Dyspareunie
Weiche, atrophische Hoden	Atrophische Mammae
Verlust sekundärer Geschlechtsmerkmale	Verlust der Axilla- und Schambehaarung

TSH-Mangel – Milde bis mäßige Hypophyseninsuffizienz

ACTH-Mangel – Schwäche
Orthostatische Hypotonie
Blässe
Hypoglykämie

Abb. 3.70 Klinische Zeichen der Hypophyseninsuffizienz

Ernährung

Der Ernährungszustand kann auf eine Krankheit, aber auch auf deren Verschlechterung oder Besserung hinweisen. Eine Mangelernährung ist leicht zu behandeln. Nahrungszufuhr kann die Genesung beschleunigen und vor Komplikationen schützen. Mangelernährung kann immunologische Prozesse und die Heilungsphase ernsthaft beeinträchtigen. Aber auch Adipositas führt zu einer Krankheitsanfälligkeit, weshalb dann eine Gewichtsreduktion vorteilhaft sein kann.

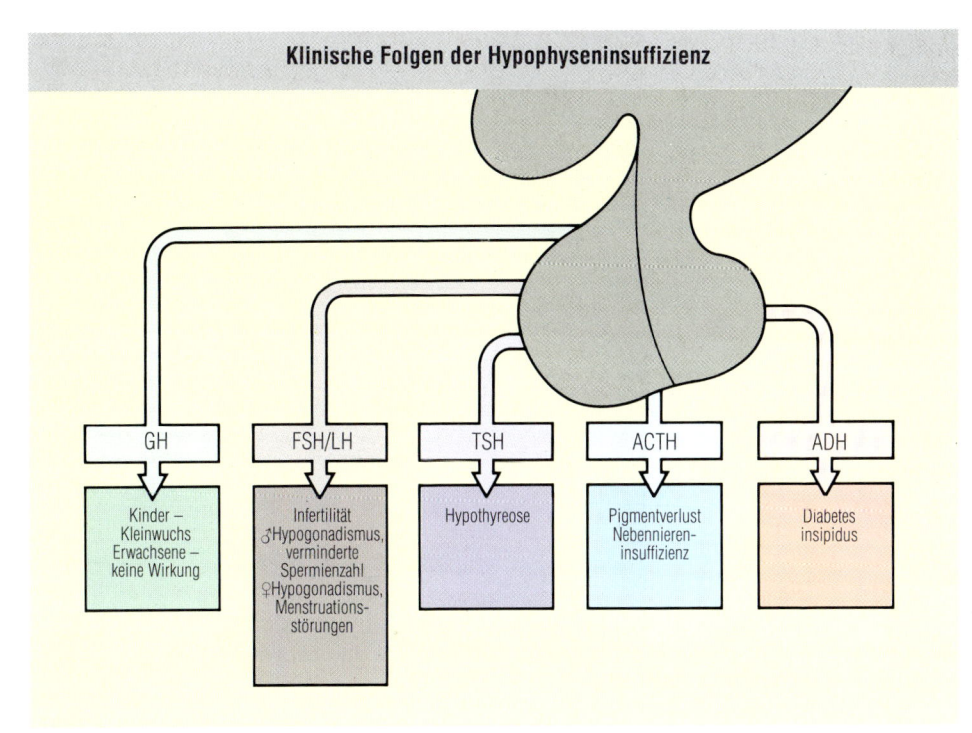

Abb. 3.**71** Klinische Folgen der Hypophyseninsuffizienz. Insuffizienz des Hypophysenhinterlappens mit Diabetes insipidus ist eine seltene Manifestation der Hypophyseninsuffizienz

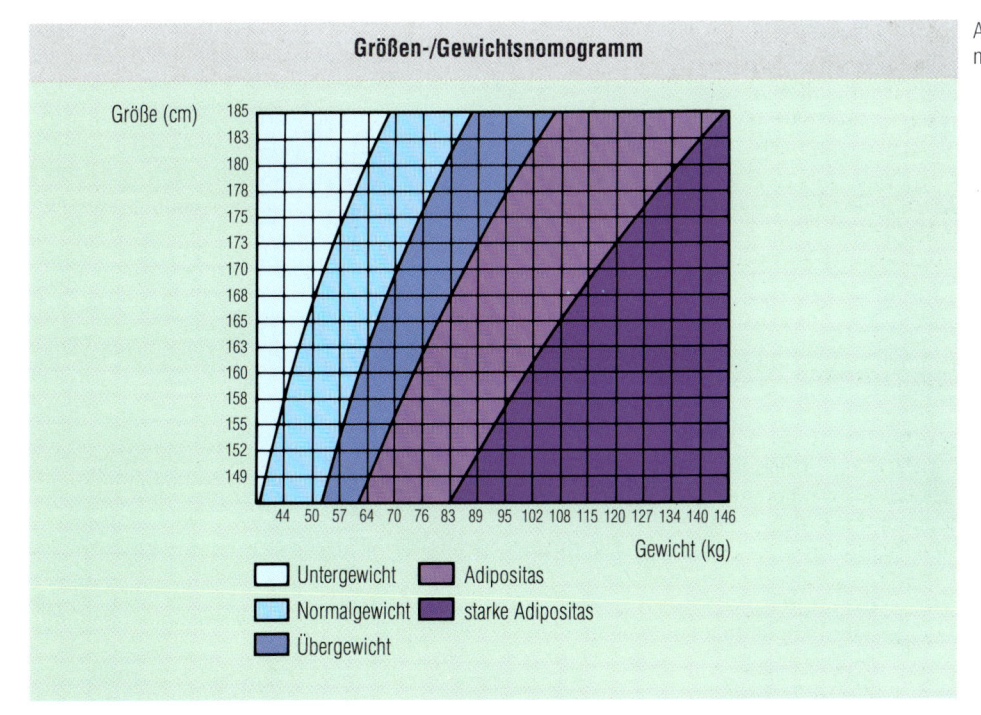

Abb. 3.**72** Größen- und Gewichtsnomogramm für Erwachsene

Bestimmung des Ernährungszustandes

Die klinische Abschätzung des Ernährungsstatus berücksichtigt die Gesamterscheinung, das Körpergewicht, die Körpergröße, die Muskel- und Fettmasse sowie den Vitamin-, Mineral- und Blutstatus.

Der Patient sollte gewogen und seine Körpergröße gemessen werden. Anhand von Nomogrammen kann geklärt werden, ob Körpergröße und Körpergewicht des Patienten im Normbereich liegen (Abb. 3.72). Der ambulante Patient sollte in Socken und Unterwäsche, der stationäre Patient nackt oder im Schlafanzug bzw. Nachthemd gewogen werden. Nomogramme gelten für Patienten, die nackt gewogen wurden.

Die Messung der Körpergröße erfolgt standardisiert mit einer vertikal über eine Skala verschiebbaren Latte. Der Patient steht dazu aufrecht, mit den Fersen auf dem Boden und den Rücken der Meßlatte zugewandt. Die Größe wird gemessen, indem die Meßlatte abgesenkt wird, bis sie den Scheitel berührt.

Die Sitzhöhe sollte beim Jugendlichen und beim Erwachsenen etwa 50% der Körpergröße betragen. Bei Osteoporose führen die Wirbelkörpereinbrüche zu einer Verminderung der Körpergröße, die sich in einer verminderten Sitzhöhe zeigt.

Die Spannweite der Arme wird gemessen, indem der Patient die Arme und Hände vollständig zur Seite ausstreckt. Gemessen wird der Abstand zwischen beiden Mittelfingerspitzen. Dieser sollte der

Untersuchung

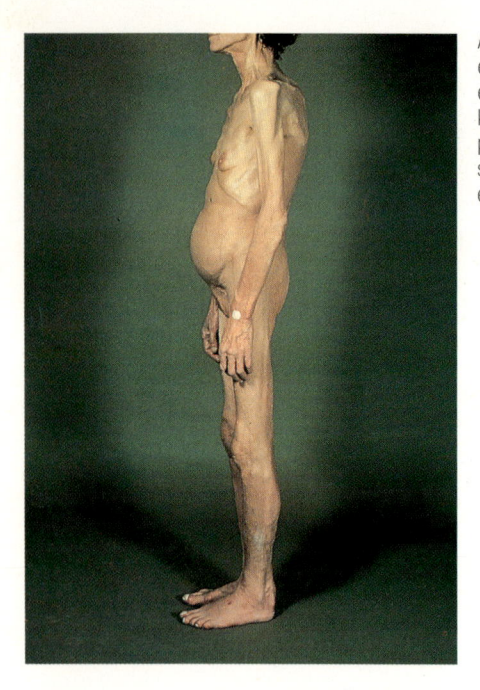

Abb. 3.73 Mangelernährung bei Lebererkrankung. Die Muskel- und die Fettatrophie ist an den vorstehenden Knochen erkennbar

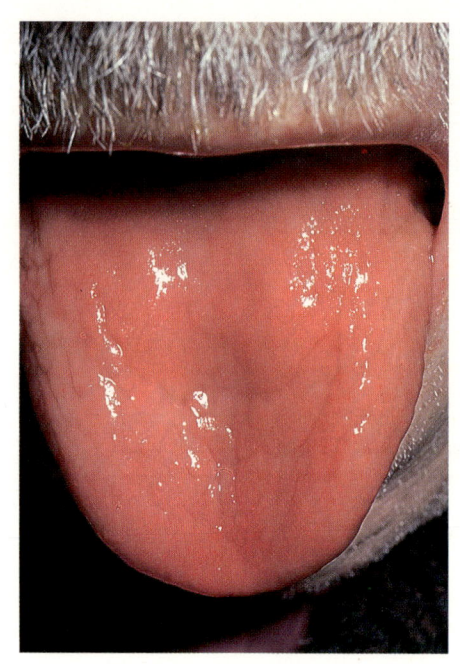

Abb. 3.74 Mangelernährung. Lackzunge bei atrophischer Glossitis

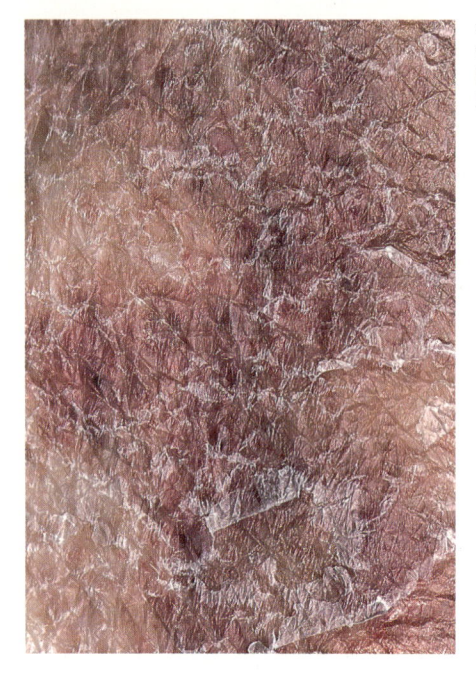

Abb. 3.75 Lichtempfindlichkeit und Effloreszenz bei Pellagra

Biochemische und immunologische Zeichen der Mangelernährung
Hämoglobin (Eisen-, Vitamin-B$_{12}$-, Folsäuremangel)
Hypalbuminämie
Erniedrigte Transferrinkonzentration im Serum
Erniedrigte Kreatininkonzentration im Serum (geringe Muskelmasse)
Erniedrigtes Verhältnis Kreatinin/Körpergröße
Leukozytopenie
Störung der zellulären Immunreaktionen (Hauttest)

Abb. 3.76 Biochemische und immunologische Zeichen der Mangelernährung

Körpergröße entsprechen. Beim Marfan-Syndrom übertrifft die Armspannweite die Körpergröße.

Am entkleideten Patienten wird bewertet, ob er von normaler Statur, ungewöhnlich dünn oder übergewichtig ist. Auf Gewichtsverlust und Hungern deuten eingefallene Wangen, ungewöhnlich prominente Jochbeine, Humerusköpfe, große Gelenke, Rippen und Beckenknochen hin (Abb. 3.73). Durch Muskelatrophie werden die Knochen betont, was besonders eindrucksvoll bei Atrophie des M. deltoideus sichtbar wird.

Hypalbuminämie kann zu weißen Nägeln (Leukonychie) und über eine Verminderung des onkotischen Druckes in den Kapillaren zu Ödemen führen.

Eisenmangel kann zu Löffelnägeln (Koilonychie) führen.

Weitere Merkmale einer Mangelernährung sind Entzündungen und Rhagaden der Mundwinkel. Durch Atrophie der Papillen wird die Zungenoberfläche glatt (atrophische Glossitis, Abb. 3.74). Effloreszenzen können auftreten (z.B. Pellagra, Abb. 3.75). Das Aussehen des Patienten ermöglicht es ziemlich gut, seinen Ernährungszustand abzuschätzen. Objektive klinische und biochemische (Abb. 3.76) Messungen sind erforderlich, wenn vor Beginn einer Ernährungstherapie ein Ausgangszustand festgehalten, oder wenn Veränderungen des Ernährungszustandes überwacht werden sollen.

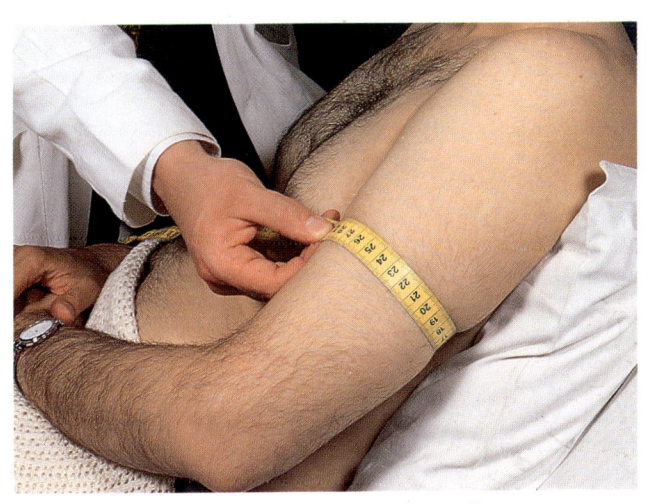

Abb. 3.77 Messung des Armumfanges in der Mitte des Oberarmes

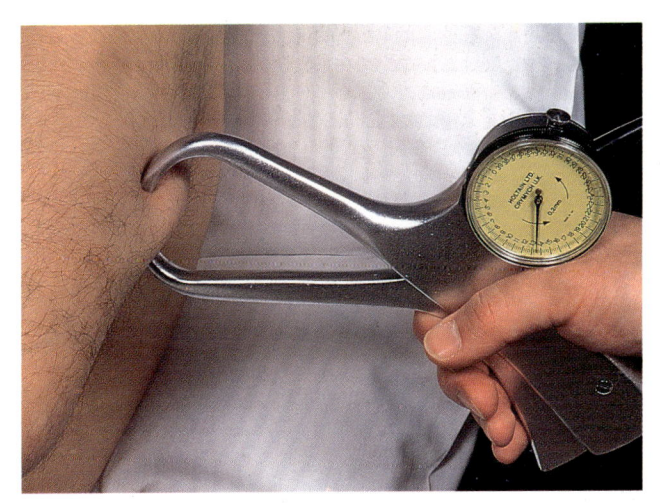

Abb. 3.78 Messung der Hautfaltendicke über dem Trizeps

Tabelle der Vitaminmangelsyndrome	
Fettlösliches Vitamin	Klinische Zeichen bei Mangel
A	Trockene Augen und Haut, Nachtblindheit, verdünnte Cornea (Keratomalazie)
D	Proximale Muskelschwäche, Knochenschmerzen, Osteomalazie
E	Anämie, Muskelatrophie, Fertilitätsstörungen
K	Blutungsneigung, Hämatombildung

Abb. 3.79 Tabelle der Syndrome bei Mangel fettlöslicher Vitamine

Armumfang

Die Messung des Armumfanges ermöglicht eine Schätzung der Muskel- und Fettmasse. Normalerweise wird dieser in der Mitte zwischen Olekranonspitze und Akromion gemessen. Der Arm des Patienten sollte entspannt und rechtwinklig gebeugt sein. Das Maßband wird (Abb. 3.77) weder zu fest noch zu locker um den Arm gelegt. Der Mittelwert aus 3 Messungen eignet sich gut für Verlaufsbeobachtungen. Zusätzlich kann eine Einzelmessung mit den Perzentilen der Standardtabellen für Alter und Geschlecht verglichen werden.

Hautfaltendicke

Bei Erwachsenen kann die Haut mit dem Unterhautgewebe vom M. triceps abgehoben werden. Diese Hautfale (Fettfalte) ermöglicht eine Abschätzung des Fettdepots. Die Dicke der Hautfalte wird ebenfalls in Oberarmmitte gemessen, indem die Schenkel des Meßgerätes von beiden Seiten an die zwischen Daumen und Zeigefinger gehaltene Hautfalte gelegt werden (Abb. 3.78). Der Mittelwert aus 3 Einzelmessungen wird mit Standardtabellen verglichen.

Vitaminzufuhr

Vitamine sind essentielle Kofaktoren, die mit der Nahrung aufgenommen werden. Bei verminderter Vitaminzufuhr können erkennbare Mangelsyndrome auftreten. Mangel an fettlöslichen Vitaminen (A, D, E, K) entsteht bei Steatorrhö, die bei Cholestase oder Malabsorptionssyndromen auftreten kann (Abb. 3.79). Mangel an wasserlöslichen Vitaminen kommt bei allen Formen einer Mangelernährung vor. Besonders häufig treten Vitaminmangelsyndrome bei Unterernährung (Hungersnot, Alkoholismus), bei Dialysepatienten und in Entwicklungsländern, in denen die Zubereitung der ballaststoffreichen Ernährung einen Teil der darin enthaltenen Vitamine zerstört (Abb. 3.80), auf.

Wasserhaushalt und Elektrolythaushalt

Die Zufuhr von Flüssigkeit und Elektrolyten beeinflußt deren Verlust durch Urin, Stuhl und Schweiß, weshalb nur geringe Schwankungen beider Größen auftreten. Dehydratation tritt auf, wenn weniger Flüssigkeit zugeführt als ausgeschieden wird. Kranke Patienten sind oft so geschwächt, daß sie zu wenig trinken, bei Nierenerkrankungen kann die Fähigkeit, den Urin zu konzentrieren, verlorengehen. Diarrhö, Erbrechen sowie Fieber (Pyrexie) können zu ausgeprägten Flüssigkeitsverlusten führen.

Da Verlust von Körperwasser rasch ein Durstgefühl oder das Gefühl eines trockenen Mundes provozieren, sollten die Patienten nach diesen Symptomen gefragt werden. Sichtbare Anzeichen einer Dehydratation sind erst bei fortgeschrittenem Wasserverlust zu erkennen. Bei der Untersuchung wird darauf geachtet, ob die Zunge bzw. die Wangenschleimhaut feucht und glänzend ist, wobei die Feuchtigkeit der Zunge besser gefühlt als gesehen werden kann. Bei Dehydratation geht der Glanz der Augen verloren, und sie erscheinen in die Orbita eingesunken. Durch den intravasalen Volumenmangel kann der Blutdruck abfallen und kompensatorisch die Herzfrequenz steigen. Zusätzlich kann eine orthostatische Hypotonie auftreten. Bei ausgeprägter Dehydratation geht der Hautturgor verloren, was leicht geprüft werden kann, indem eine Hautfalte am Hals oder auf der Brust leicht angehoben und kurz hochgehalten wird (Abb. 3.81). Euhydrierte Haut federt sofort zurück, bei Dehydratation verschwindet die Hautfalte nur langsam. Beim älteren Patienten ist dieser Test nicht zuverlässig, da im Alter die Elastizität der Haut verlorengeht.

Untersuchung

Volumenmangel führt außerdem zu einer geringeren Urinausscheidung und zu höher konzentriertem Urin. Schließlich können bei weiterem Wasserverlust ausgeprägte Hypotonien mit Anurie oder Nierenversagen durch eine Tubulusnekrose auftreten.

Hautfarbe

Bei der Untersuchung sollte auf Blässe, Rötung, zentrale bzw. periphere Zyanose, Ikterus und Pigmentationen geachtet werden.

Blässe

Die Blässe stellt das Hauptzeichen einer Anämie dar und ist neben der Belastungsdyspnoe dafür pathognomonisch. Die rote Farbe wird durch das arterielle Blut verursacht, weshalb sie am leichtesten dort sichtbar ist, wo die Hornschicht der Epidermis dünn ist. Konjunktiva, Nagelbett, Lippen und Zunge stellen solche Stellen dar. Zur Untersuchung der Konjunktiva wird das untere Augenlid sanft nach unten gezogen (Abb. 3.82). Bei Anämie ist diese blaß. Meist sind gleichzeitig die Nagelbette und die Haut der Handflächen blaß (nur zu verwerten, wenn die Hände warm sind). Blässe kann aber auch bei unterkühlten oder im Schock befindlichen Patienten auftreten, da eine periphere Vasokonstriktion auch ohne Blutverlust zur Blässe von Haut und Konjunktiven führt.

Plethora

Es handelt sich um eine rötlich oder bläulich (zyanotisch) verfärbte, texturgestörte Haut, die im Gesicht meist durch eine erhöhte Hämoglobinkonzentration bei chronisch zyanotischer Lungenerkrankung oder durch eine Polyzythämie verursacht wird. Bei einer chronischen, zyanotischen Lungenkrankheit stimuliert die auftretende Hypoxie die Erythropoetinfreisetzung aus der Macula densa der proximalen Nierentubuluszellen. Erythropoetin stimuliert die Bildung von Erythrozyten im Knochenmark, womit auch ein Anstieg der Hämoglobinkonzentration verbunden ist. Es entsteht der Eindruck eines blutunterlaufenen Gesichtes, das mit der begleitenden Zyanose das klinische Bild des „Blue bloaters" ausmacht.

Klinische Zeichen bei Mangel an wasserlöslichen Vitaminen	
B_1 (Thiamin)	Feuchte Beriberi 　Periphere Gefäßerweiterung 　Herzinsuffizienz (hyperkinetisch) 　Ödeme Trockene Beriberi 　Sensible und motorische 　periphere Neuropathie Wernicke-Enzephalopathie 　Ataxie, Nystagmus, Lähmung des 　M. rectus lateralis 　Psychosyndrom Korsakoff-Psychose 　Retrograde Amnesie, Lernstörung 　Konfabulation
B_2 (Riboflavin)	Entzündung der Mundschleimhaut Entzündung der Mundwinkel Glossitis, normozytäre Anämie
B_3 (Niacin)	Pellagra Dermatitis (lichtempfindlich) Diarrhö Demenz
B_6 (Pyridoxin)	Periphere Neuropathie Sideroblastische Anämie
B_{12}	Megaloblastäre, makrozytäre Anämie Glossitis Schädigung der Hinterstränge
Folsäure	Megaloblastäre, makrozytäre Anämie Glossitis
C	Skorbut 　Blutung um die Haarbälge 　Einblutungen in Gaumen und Haut 　Einblutungen in Muskeln und Gelenke Anämie Osteoporose

Abb. 3.80 Klinische Zeichen bei Mangel an wasserlöslichen Vitaminen

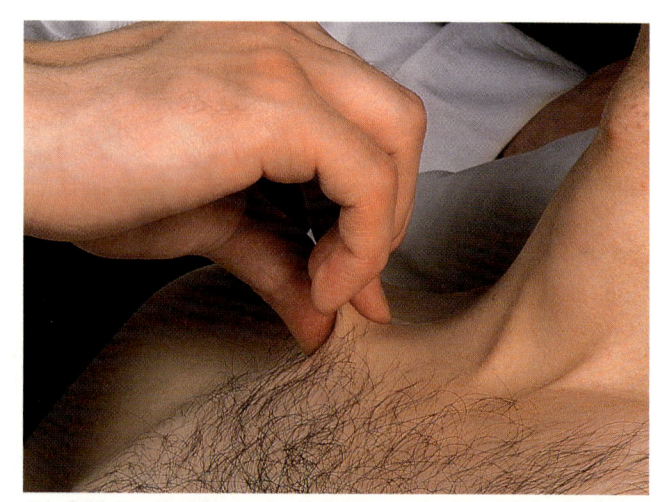

Abb. 3.81 Zur Abschätzung des Hydratationszustandes wird der Hautturgor bestimmt: man beobachtet, wie schnell eine angehobene Hautfalte in die Ausgangslage zurückkehrt

Polycythaemia rubra vera ist eine myeloproliferative Erkrankung, die zu hohen Hämoglobinkonzentrationen führt, so daß auch ohne hypoxische Zyanose eine Plethora auftritt. Die Konjunktiva hat die charakteristische pflaumenähnliche Färbung. Bei der Funduskopie fallen die verdickten, wurstartigen Venolen auf, die aufgrund der erhöhten Blutviskosität entstehen.

Zyanose

Als Zyanose wird eine bläuliche bis purpurfarbene Färbung der Haut oder Schleimhäute, die ab einer Konzentration von 5 g/dl reduzierten Hämoglobins im Blut sichtbar wird, bezeichnet.

Bei der peripheren Zyanose, die typischerweise bei verlangsamtem peripheren Kreislauf entsteht, sind die Extremitäten zyanotisch (Abb. 3.83), die Zunge bleibt rot. Bei Kälte tritt eine reflektorische periphere Vasokonstriktion auf, die zu einer verlangsamten Blutzirkulation führt, wodurch eine stärkere Sauerstoffextraktion möglich ist. Ein ähnlicher Mechanismus ist für die periphere Zyanose bei Herzinsuffizienz, bei peripher-arteriellen Gefäßerkrankungen, beim Morbus Raynaud und im Schock verantwortlich.

Eine verminderte arterielle Sauerstoffsättigung führt zur zentralen Zyanose, bei der typischerweise die Extremitäten und die Zunge sowie die Schleimhäute eine bläuliche oder purpurfarbene Färbung haben. Eine zentrale Zyanose kann bei allen Lungenerkrankungen auftreten, bei denen ein Mißverhältnis zwischen Ventilation und Perfusion besteht. Bei Rechts-links-Shunts, die durch angeborene Herzerkrankungen verursacht werden, ist die Zumischung venösen Blutes zum arteriellen Blut für die Zyanose verantwortlich.

Ikterus

Die Gelbfärbung ist am leichtesten bei hellhäutigen und am schwersten bei dunkelhäutigen Personen erkennbar. Bilirubin zeigt eine hohe Affinität zu elastischem Gewebe. Dieser Umstand macht neben ihrer weißen Farbe die Sklera zu dem Ort, an dem ein Ikterus erkennbar ist.

Ein leichter Ikterus ist am besten bei natürlichem Tageslicht zu erkennen, wenn das Unterlid leicht nach unten gezogen wird und der Patient gleichzeitig nach oben blickt. Erst im weiteren Verlauf der Erkrankung ist eine Gelbfärbung des Körpers sichtbar. Bei chronischem, schwerem Verschlußikterus verfärbt sich die Haut gelblichgrün. Werden große Menge von Karotten oder anderen karotinhaltigen Gemüsen bzw. Substanzen, die zu einer Karotinämie führen, verspeist, können ikterusähnliche Verfärbungen der Haut entstehen. Diese treten im Gegensatz zum cholestatischen Ikterus im Gesicht und an Handtellern und Fußsohlen, nicht dagegen an den Skleren auf.

Pigmentierung

Die häufigste Ursache einer Hautpigmentierung stellt ein Sonnenbrand dar. Bei einer Eisenüberladung (Hämochromatose) ist die Hautfarbe schiefergrau, bei einer Silberintoxikation (Argyrie) silbergrau. Auch chronische Cholestase (z.B. primär biliäre Zirrhose) führt zu einer Pigmentierung der Haut (Abb. 3.84). Nach beidseitiger Nebennierenentfernung tritt eine deutliche Zunahme der Pigmentation auf. Dieses Krankheitsbild (Nelson-Syndrom) wird durch eine ungehemmte Stimulierung der Hypophyse verursacht. Beim Morbus Addison kann ebenfalls eine verstärkte Pigmentation auftreten.

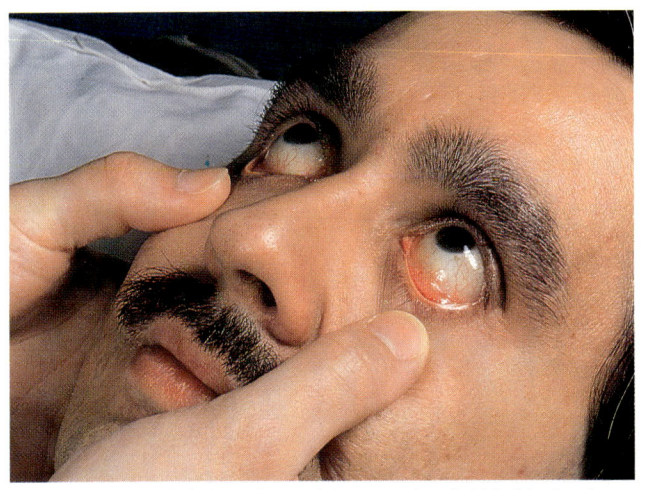

Abb. 3.82 Um eine Anämie zu diagnostizieren, werden die Unterlider herabgezogen und die Blutfülle der Konjunktiven betrachtet

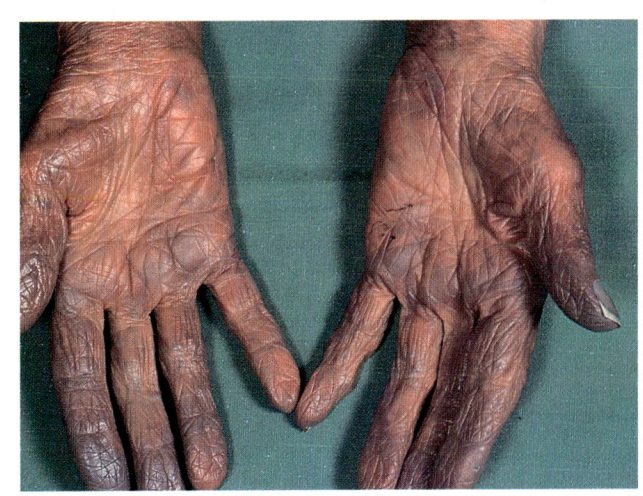

Abb. 3.83 Blauverfärbung der Finger bei peripherer Zyanose

Ödeme

Der Flüssigkeitsaustausch zwischen intravasalem und extravasalem Raum erfolgt über die Kapillarwand. Er wird durch den hydrostatischen Druck (Blutdruck), die Kapillarpermeabilität und den gegensinnig wirkenden osmotischen (onkotischen) Druck, den die Serumproteine (besonders Albumin) ausüben, bestimmt. Zusätzlich kann der onkotische Druck der interstitiellen Flüssigkeit auch einen Sog auf die intravasale Flüssigkeit ausüben. Die Rückresorption interstitieller Flüssigkeit wird durch den onkotischen Druck des Blutplasmas, den hydrostatischen Druck im Interstitium (Gewebsdruck) und den Abfall des hydrostatischen Druckes der Venolen des Kapillarbettes bestimmt. Diese Faktoren (Starling-Kräfte) bestimmen den Nettofluß von Flüssigkeit und Elektrolyten zwischen dem intravasalen und dem interstitiellen Kompartiment (Abb. 3.85). Jede Störung dieser Druckverhältnisse führt zu einer Ausdehnung des interstitiellen Raumes.

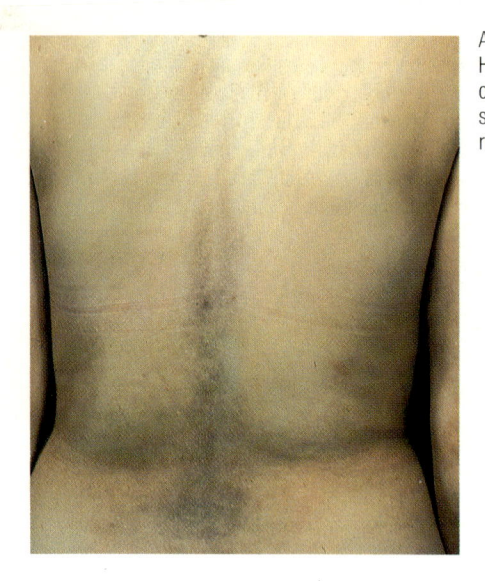

Abb. 3.84 Typische Hautpigmentation bei chronischer Cholestase (primär biliäre Zirrhose)

Ödeme bei Herzinsuffizienz

Durch den erhöhten zentralvenösen Druck bei Herzinsuffizienz entsteht ein erhöhter intrakapillärer Druck, der zu Ödemen führt, da unter diesen Bedingungen mehr Flüssigkeit in das Interstitium übertritt, als zurückresorbiert werden kann. Das Renin-Angiotensin-System wird durch eine verminderte Durchblutung der Niere stimuliert und führt zu einer Natrium- und Wasserretention, die die Ödeme verstärkt.

Ödeme bei Hypalbuminämie

Bei Hypalbuminämie nimmt der onkotische Druck des Plasmas ab, was den Austritt von Flüssigkeit aus dem Gefäßsystem in das Interstitium begünstigt. Die dadurch entstehende Verminderung des intravasalen Volumens führt ebenfalls zur Aktivierung des Renin-Angiotensin-Systems und damit zu einer Flüssigkeitsretention und Ödembildung. Eine Hypalbuminämie tritt beim nephrotischen Syndrom (Albuminurie, Hypalbuminämie, Hyperlipidämie, Ödem), bei Leberinsuffizienz, bei Malabsorptionssyndromen, bei Enteropathien mit Proteinverlust, bei schweren Verbrennungen und bei Unterernährung auf.

Ödeme bei Pfortaderhochdruck

Bei portaler Hypertension (Pfortaderhochdruck), die bei Lebererkrankungen entsteht, staut sich das Blut im Splanchnikusgebiet, und es entsteht dort ein höherer Kapillardruck. Die im großen Kreislauf auftretende Hypovolämie aktiviert das Renin-Angiotensin-System. Alle diese Faktoren führen zu einer Flüssigkeitsretention, die die portale Hypertension kompliziert. Aszites als Komplikation der portalen Hypertension tritt erst auf, wenn durch Hypalbuminämie der onkotische Druck vermindert ist (Abb. 3.86).

Starling-Kräfte in der Kapillare

venöses Ende — onkotischer Druck >> hydrostatischer Druck >> onkotischer Druck — arterielles Ende

Gewebsdruck

onkotischer Druck der interstitiellen Flüssigkeit

Nettoeinstrom von Flüssigkeit und Elektrolyten ← Nettoausstrom von Flüssigkeit und Elektrolyten

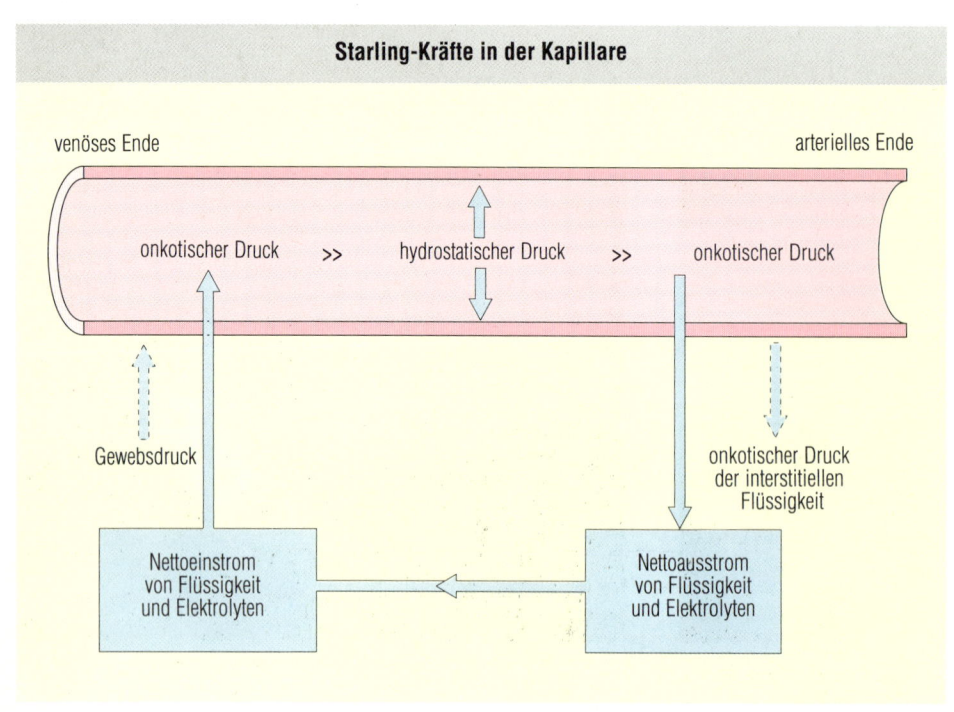

Abb. 3.85 Starling-Kräfte im Kapillargebiet. In der Arteriole sind hydrostatischer Druck sowie der onkotische Druck des Interstitiums höher als der onkotische Druck des Blutplasmas, was zu einem Austritt von Flüssigkeit und Elektrolyten in das Interstitium führt. In der Venole ist der onkotische Druck des Plasmas höher als der hydrostatische Druck, so daß Flüssigkeit und Elektrolyte in das Gefäß einströmen

Ödeme bei Entzündungen

Entzündungen erhöhen die Kapillarpermeabilität für Albumin, andere kolloidale Proteine und für Flüssigkeit. Ein erhöhter interstitieller onkotischer Druck unterstützt die Bewegung von Flüssigkeit und Elektrolyten aus dem Kapillarbett in das Interstitium. Durch diese Mechanismen entsteht die Schwellung des entzündeten Gewebes.

Lymphflüssigkeit enthält viel Protein. Bei Störungen des Lymphabflusses erhöht sich deshalb der onkotische Druck im Interstitium, und die interstitielle Flüssigkeitsmenge nimmt zu.

Lokalisation der Ödeme

Die Verteilung des vermehrten Flüssigkeitsvolumens hängt von der zugrundeliegenden Ursache, vom Einfluß der Schwerkraft und vom Fassungsvermögen des betroffenen Gewebes ab. Bei Herzinsuffizienz treten Ödeme über den Sprunggelenken (hypostatische Ödeme) auf, die während des Tages zu- und während der Nacht abnehmen. Beim Stehen erhöht sich der Kapillardruck in den unteren Extremitäten, was die Ansammlung von überschüssigem Wasser im lockeren Bindegewebe um die Sprunggelenke begünstigt. Während der Nacht tritt eine Umverteilung der transkapillären Kräfte im liegenden Patienten auf, und die Schwerkraft wirkt auf den Rumpf, so daß am frühen Morgen die Ödeme in der Sakralregion am deutlichsten sind.

Bei Linksherzinsuffizienz entsteht ein interstitielles Ödem der Lungen (Lungenödem), wobei zunächst die untersten (basalen) Abschnitte der Lunge betroffen sind. Durch den entstehenden Druck kollabieren die Alveolen während der Exspiration. Ihre Öffnung während der Inspiration ist als Rasselgeräusch hörbar.

Das Gewebe des Gesichtes und in der Umgebung der Orbita ist besonders nachgiebig. Bei Abflußbehinderung der V. cava superior und bei chronischer Niereninsuffizienz führt die Flüssigkeitsretention zu einem aufgedunsenen Gesicht, das besonders deutlich am Morgen erkennbar ist.

Mit Anasarka werden ausgeprägte generalisierte Ödeme bezeichnet, die bei ausgeprägten Hypoproteinämien auftreten.

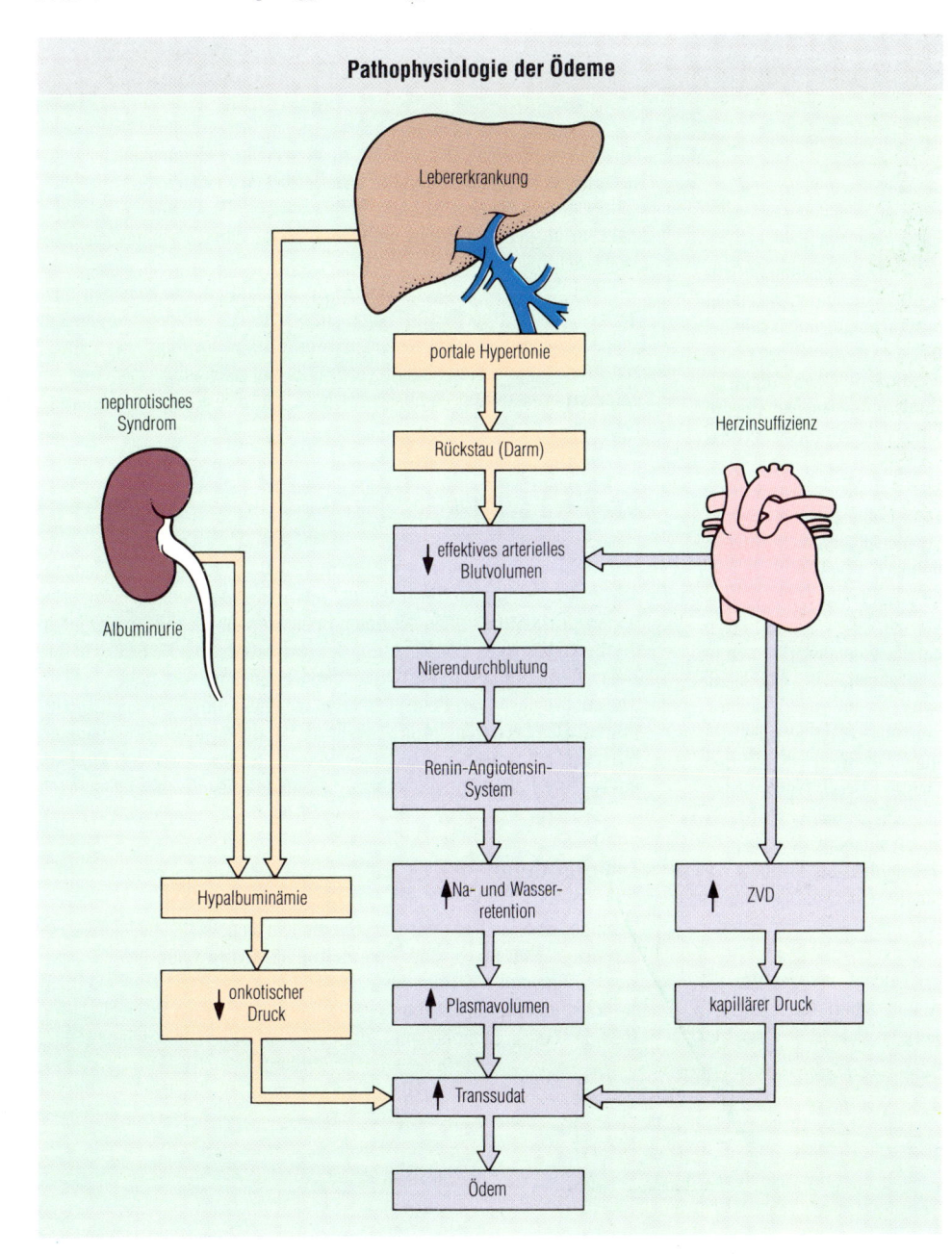

Abb. 3.86 Ödementstehung bei Lebererkrankung, Herzinsuffizienz und nephrotischem Syndrom

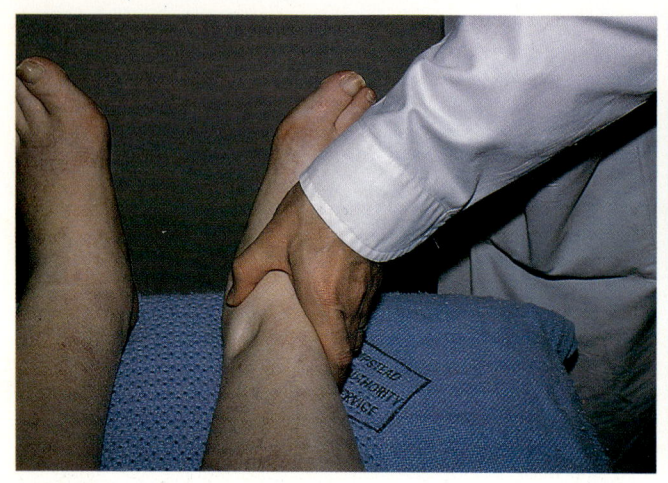

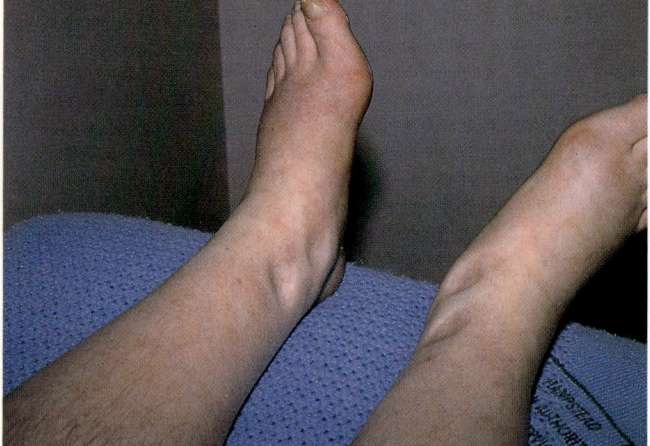

Abb. 3.87 Fingereindrücke um Knöchelödeme nachzuweisen

Symptome der Ödeme

Allgemeines

Bestehende Ödeme werden meist dadurch bemerkt, daß die Schuhe zu eng werden, die Beine schwellen oder eine Gewichtszunahme auftritt. Zusätzliche Symptome hängen von der zugrundeliegenden Krankheit (Herzinsuffizienz, Leber-, Nieren-, Darm- oder Ernährungskrankheiten) ab. Umschriebene Ödeme fallen bei venöser Thrombose, regionaler Lymphabflußstörung oder schmerzhafter, entzündlicher Schwellung auf. Eine Flüssigkeitsansammlung im Pleuraspalt (Hydrothorax, Pleuratranssudat, Pleuraerguß) kann eine Atemnot verursachen.

Aszites fällt durch die Zunahme des Bauchumfanges, die Gewichtszunahme oder durch einen hervorstehenden Nabel auf.

Bei ambulanten Patienten ist ein generalisiertes Ödem am leichtesten hinter dem Innenknöchel erkennbar. Die Haut zwischen diesem und der Achillessehne ist normalerweise konkav, wird durch Flüssigkeitseinlagerung aber flach oder konvex. Engsitzende Socken können sich in der Haut abdrücken. Bei langbestehenden Ödemen ist die Haut häufig glänzend, dünn und ulzeriert, da die lokale Durchblutung gestört ist.

Gering ausgeprägte Fußödeme können übersehen werden. Die Palpation läßt diese jedoch sicher erkennen. Dazu wird mit dem Daumen einige Sekunden lang ein leichter Druck hinter dem Innenknöchel ausgeübt. Die Haut fühlt sich teigig an, da der Druck des Fingers Ödemflüssigkeit verdrängt. Nach Beendigung des Druckes bleibt die entstandene Delle noch einige Zeit bestehen, bis sie durch das sich rückverteilende Ödem verschwindet. Um den Oberrand des Ödems zu finden, wird dieser Kompressionstest sukzessive proximaler durchgeführt (Abb. 3.87).

Beim liegenden Patienten bilden sich Ödeme weniger um die Sprunggelenke, sondern über dem Sakrum und dem unteren Rücken, was oft bei der Untersuchung von bettlägerigen Patienten vergessen wird. Deshalb sollte der Patient zu dieser Untersuchung nach vorne gebeugt im Bett sitzen, und der untere Rücken sowie die Sakralregion sollten unbedeckt sein. Mit dem Finger wird ein Druck auf das mittlere Sakrum ausgeübt. Besteht ein Ödem, bleibt danach einige Zeit eine Delle sichtbar.

Bei Anasarka bestehen Ödeme an den Hüften, am Skrotum und der vorderen Bauchwand. Anasarka tritt bei Hypoproteinämien (nephrotisches Syndrom, Unterernährung, Malabsorption), bei schwerer Herz- oder Niereninsuffizienz und bei allgemein gesteigerter Kapillarpermeabilität (septischer Schock, schwere allergische Reaktionen) auf.

Venöse Insuffizienz

Die Venen der unteren Extremitäten haben Klappen, die einem schwerkraftbedingten Blutrückfluß im Stehen vorbeugen. Zerstörte und insuffiziente Klappen der tiefen Beinvenen und der Vv. perforantes der Beine bewirken eine Zunahme des hydrostatischen Druckes auf die Beinvenen, wodurch Varikosis und Fußödeme entstehen. Eine Thrombose der tiefen Beinvenen kann zu einem umschriebenen Ödem führen. Das betroffene Bein schwillt an. Bestehen eine Thrombophlebitis und eine rasch auftretende Muskelschwellung, ist der Wadenmuskel bei Palpation schmerzhaft (Homannsches Zeichen).

Lymphödeme

Lymphödeme sind eiweißreich. Sie sind in den Gebieten lokalisiert, deren Lymphdrainage durch die betroffene Lymphbahn erfolgt, sind ausgeprägt, und die Haut über den Ödemen erscheint bei Palpation induriert und verdickt (muskelartig), was das wesentliche klinische Zeichen eines Lymphödems darstellt. Lymphödeme können bei

Filariasis (häufig in tropischen Ländern) auftreten. Nach Exstirpation axillärer Lymphknoten (Behandlung von Brustkrebs) entsteht häufig ein Lymphödem des Arms, das die Patientin belastet.

Aszites und Pleuraerguß

Bei Aszites fällt die Volumenzunahme des Abdomens, besonders der Flanken, und die Dämpfung bei Perkussion auf. In einem solchen Fall muß nach Hinweisen auf eine Abdominalerkrankung (Peritonitis, Peritonealkarzinose, Lebererkrankung mit portaler Hypertension [z.B. Splenomegalie, Leberzirrhose]) gesucht werden, wobei die Aspiration einer Aszitesprobe häufig der Diagnosefindung dienlich ist. Eine Blutbeimengung spricht für Malignität. Die Bestimmung von pH-Wert, Eiweißgehalt, Anfertigung von Gram- oder Direktfärbungen auf Tuberkulose sowie zytologische Untersuchungen können eine rasche Diagnose ermöglichen. Pleuratranssudate sind bei der körperlichen Untersuchung sowie im Röntgenbild leicht diagnostizierbar (vgl. Kap. 6). Auch hier kann die Aspiration einer Probe wertvolle diagnostische Informationen liefern.

Temperatur und Fieber

Alle Warmblüter regulieren die Körperkerntemperatur innerhalb enger Grenzen durch eine Kombination aus Konvektion, Konduktion und Verdunstung. Im wesentlichen erfolgt diese Regulation über die verzweigten Gefäßplexus des Subkutangewebes. Die Körpertemperatur wird hauptsächlich durch Stoffwechselaktivitäten aufrechterhalten. In geringem Umfang tragen auch Atmung und Zufuhr heißer oder kalter Substanzen zur Regulation der Körpertemperatur bei. Durch Erweiterung der Hautgefäße kann Wärme abgegeben werden. Durch das Schwitzen entsteht ein Wärmeverlust durch Verdunstung.

Die ekkrinen Schweißdrüsen werden cholinerg vom Sympathikus innerviert. Durch adrenerge Stimuli wird der Blutfluß im subkutanen Gefäßplexus vermindert, wodurch die Wärme im Körper gespeichert wird. Die übergeordnete Kontrolle der Temperaturregulation erfolgt im Hypothalamus.

Temperaturmessung

Zur Messung der Temperatur wird ein Thermometer unter die Zunge, in das Rektum oder unter die Axilla gelegt. Quecksilberthermometer müssen vorher geschüttelt werden, damit die Quecksilbersäule zu Beginn der Messung unter 37 °C liegt. Das Thermometer ist mindestens 90s am Ort zu belassen. Mit elektronischen Thermometern kann die Temperatur schneller gemessen werden.

Normaltemperatur

Die Normaltemperatur hängt vom Ort der Messung ab. Im Mund beträgt sie 37 °C. Rektal ist sie 0,5 °C höher und axillär ist sie 0,5 °C niedriger. Interindividuelle Abweichungen der Normaltemperatur treten auf, so daß als Normalbereich der Körpertemperatur 35,8 bis 37,1 °C gelten. Zusätzlich treten auch tageszeitliche Schwankungen auf. Die im Mund gemessene Temperatur beträgt normalerweise am Morgen 37 °C, steigt bis zum Abend auf den höchsten Wert, der zwischen 18 und 22 Uhr auftritt, um danach auf einen Tiefstpunkt zwischen 2 und 4 Uhr zu fallen. Während der Menstruation bzw. Ovulation ist die Körpertemperatur um 0,5 °C erhöht. Eine tägliche Temperaturmessung ermöglicht es, den Zeitpunkt der Ovulation zu bestimmen.

Fieber

Fieber stellt ein wichtiges Symptom dar. Es zeigt oftmals ein ausgeprägtes tageszeitliches Muster, mit höchsten Werten am Abend und niedrigsten Werten am frühen Morgen. Fieber kann mikrobiell, immunologisch, hormonell (z.B. Thyroxin, Progesteron), durch die Unfähigkeit einer Wärmeabgabe (z.B. Fehlen von Schweißdrüsen, Ichthyosis), durch Medikamente (z.B. Penicillin, Chinidin) und Tumoren (z.B. Morbus Hodgkin, Hypernephrom) bedingt sein.

Der Temperaturverlauf kann verschiedene Muster aufweisen (Abb. 3.88), die weder spezifische noch sensitive Zeichen einer bestimmten Erkrankung darstellen. Bei Typhus tritt Fieber schubweise auf und ist von einer relativen Bradykardie begleitet. Patienten mit Morbus Hodgkin entwickeln manchmal Fieber vom Pel-Ebstein-Typ, das über 4 bis 6 Tage unverändert bestehen bleibt, um danach ähnlich lange, auf um den Normalwert schwankende Temperaturen abzufallen. Bei Abszessen und sonstigen Eiteransammlungen treten häufig hohe Fieberspitzen auf.

Schüttelfrost und Rigor

Bei hohem Fieber kann ein Schüttelfrost mit Gänsehaut und Zähneklappern auftreten, bei abklingendem Fieber entsteht ein Hitzegefühl in Verbindung mit starkem Schwitzen.

Extremer Schüttelfrost führt zu Rigor. Zusammen mit Fieberspitzen ist dies charakteristisch für Gallensepsis (Abb. 3.89), Pyelonephritis, Abszeßbildung und Malaria.

Unterkühlung

Meist entsteht eine Unterkühlung bei langdauernder Kälteexposition. Prädisponierend sind neben hohem Lebensalter, Myxödem, Hypophysenunterfunktion, Morbus Addison, Drogenmißbrauch oder Alkoholabusus. Die Patienten sind blaß, die Haut fühlt sich kalt und wächsern an, die Muskeln sind steif und das Bewußtsein ist getrübt. Bei Abfall der Körpertemperatur unter 27 °C kommt es zur Bewußtlosigkeit. Um in solchen Fällen die Körpertemperatur zu messen, sind spezielle Thermometer erforderlich. Üblich ist in solchen Fällen eine kontinuierliche rektale Temperaturmessung (Thermosonde).

Untersuchung

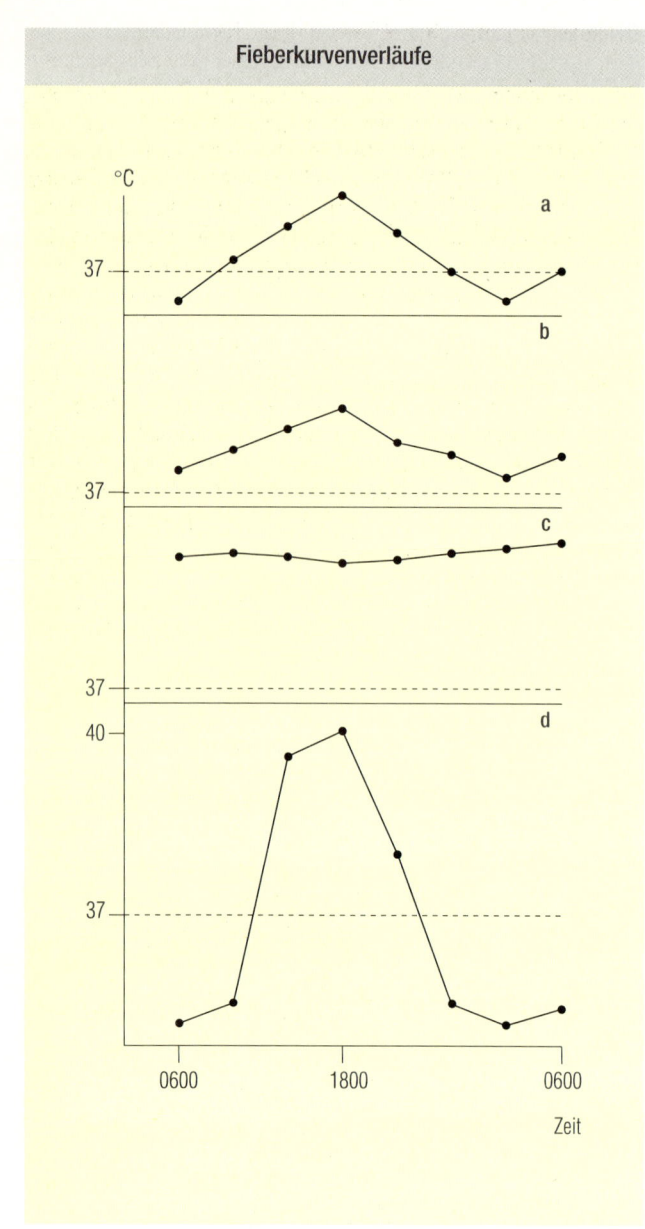

Fieberkurvenverläufe

Abb. 3.**88** Fieberverläufe können (**a**) intermittierend, (**b**) remittierend, (**c**) konstant oder (**d**) mit Zacken verlaufen

Charcotsche Trias

Ikterus

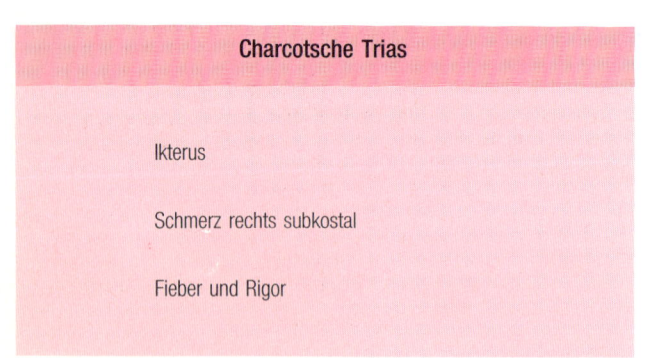

Schmerz rechts subkostal

Fieber und Rigor

Abb. 3.**89** Charcotsche Trias bei biliärer Sepsis

Lymphsystem

Wegen der großen Ausdehnung werden das Lymphsystem und die Lymphknoten am besten während der Allgemeinuntersuchung geprüft. Die meisten Kliniker untersuchen insbesondere die Lymphknoten jeweils zusammen mit Kopf, Hals, Brust und Abdomen.

Aufbau und Funktion des Lymphsystems

Das lymphatische System besteht aus den Lymphgefäßen, den Lymphknoten, der Milz, den Tonsillen, den Adenoiden und dem Thymus (Abb. 3.**90** u. 3.**91**). Lymphgewebe ist auch in den Peyerschen Plaques des terminalen Ileums vorhanden. Auch die Lunge enthält Inseln aus Lymphgewebe. Das retikuloendotheliale System der Leber ist ein Bestandteil des lymphoretikulären Systems.

Ein Netzwerk lymphatischer Gefäße begleitet die Blutgefäße und transportiert Lymphe vom interstitiellen Gewebe zu den Lymphknoten. Lymphe ist eine opalisierende, proteinreiche Flüssigkeit, die mit Lymphozyten angereichert den interstitiellen Raum durchtränkt. Die Lymphgefäße drainieren Gebiete des Körpers in diesen zugeordnete Gruppen regionaler Lymphknoten. Aus diesen entspringen Lymphgefäße, die sich zu größeren Gefäßen vereinigen, um schließlich als

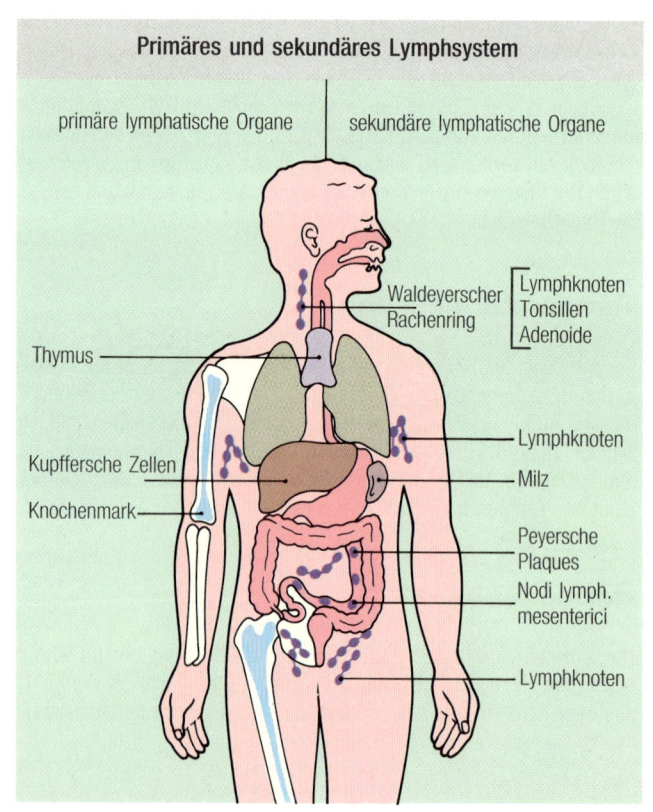

Primäres und sekundäres Lymphsystem

Abb. 3.**90** Zu den primären lymphatischen Organen gehören das Knochenmark (Produktion von B-Lymphozyten). Die sekundären lymphatischen Organe dienen der Reaktion zwischen Lymphozyten und Antigenen (Makrophagen, antigenpräsentierende Zellen, T- und B-Lymphozyten). Die Immunreaktion erfolgt in den sekundären Lymphgeweben

Hauptlymphgefäß entweder in die rechte V. subclavia (Drainage der rechten oberen Körperseite), oder als Ductus thoracicus in die linke V. subclavia (Drainage des restlichen Körpers) zu münden (Abb. 3.92).

Im Dünndarm resorbiertes Fett erscheint nicht im Pfortadersystem. Triglyceride werden im Enterozyten mit Protein umhüllt und bilden damit Chylomikronen. Diese werden vom mesenterialen Lymphsystem absorbiert und über den Ductus thoracicus in den systemischen Blutkreislauf gespeist.

Die Lymphknoten setzen sich aus lymphozytenreichen Lymphfollikeln und Sinus zusammen, die von retikuloendothelialen Zellen umgeben werden (Histiozyten und Makrophagen). Die Follikel in der Rinde des Lymphknotens haben ein Keimzentrum, das sich schnellteilende B-Lymphozyten und Makrophagen enthält und von einem Wall von T-Lymphozyten umgeben ist. Antigene peripherer Gebiete drainieren über die Lymphgefäße in die regionalen Lymphknoten, wo sie den Lymphozyten präsentiert werden. Dadurch proliferieren diese und bilden antikörperproduzierende aktivierte B-Lymphozyten oder antigenspezifische T-Lymphozyten (Abb. 3.93).

Eine Vergrößerung der Lymphknoten (Lymphadenopathie) kann durch Proliferation dieser Zellen als Antwort auf eine Antigenpräsentation, durch Besiedlung mit Metastasen oder durch maligne Entartung der Lymphoidzellen (Lymphome) entstehen. Bei den Lipidspeicherkrankheiten infiltrieren lipidbeladene Makrophagen die Lymphknoten, wodurch sich diese vergrößern.

Topographie der Lymphknoten

Zur Untersuchung des Lymphsystems muß die regionale Anordnung der Hauptgruppen oberflächlicher Lymphknoten bekannt sein (Abb. 3.92). Die Lymphknoten von Kopf und Hals sind zirkulär und vertikal angeordnet (Abb. 3.94). Die zirkulär angeordneten Lymphknoten drainieren die oberflächlichen Strukturen des Kopfes und Halses. Dieser Lymphknotenring besteht aus den Nodi lymph. submentales, submandibulares, praeauriculares, auriculares posteriores und occipitales. Die vertikal angeordneten Lymphknoten drainieren auch die tiefen Strukturen des Kopfes und des Halses. Die Kette der tiefen Halslymphknoten reicht entlang der V. jugularis interna von der Schädelbasis bis zum Halsansatz des M. sternocleidomastoideus. Ihre Lymphbahn mündet in den Ductus thoracicus bzw. in das rechte Hauptlymphgefäß. Eine Kette oberflächlicher Halslymphknoten liegt entlang der V. jugularis externa. Diese leiten die Lymphe von der Parotis und dem unteren Teil der Ohren in die tiefen Halslymphknoten. Die Lymphe der Zungenspitze fließt in die Nodi lymph. submentales, die der vorderen 2/3 der Zunge in die Nodi lymph. submentales und submandibulares. Von dort wird sie in die unteren tiefen Halslymphknoten geleitet. Die Lymphe des hinteren Teiles der Zunge wird zu den Lymphfollikeln der Tonsillen geleitet, die den Anfang der tiefen Lymphknotenkette des Halses darstellen.

Aufgaben des lymphatischen Systems

Drainage des interstitiellen Raumes

Präsentation der Antigene und Aktivierung der Lymphozyten

Antikörperbildung und Phagozytose

Absorption der aus den Enterozyten stammenden Chylomikronen

Abb. 3.91 Aufgaben des lymphatischen Systems

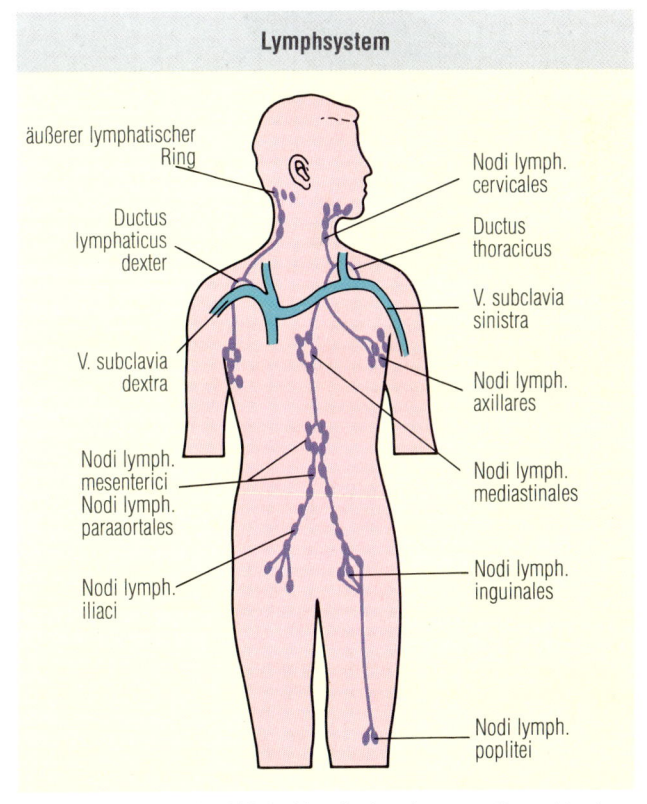

Abb. 3.92 Die regionalen Abflußgebiete des Lymphsystems. Der rechte obere Quadrant hat seinen Abfluß in die rechte V. subclavia, der Rest des lymphatischen Netzwerkes fließt über den Ductus thoracicus in die linke V. subclavia

Untersuchung

Aufbau eines Lymphknotens

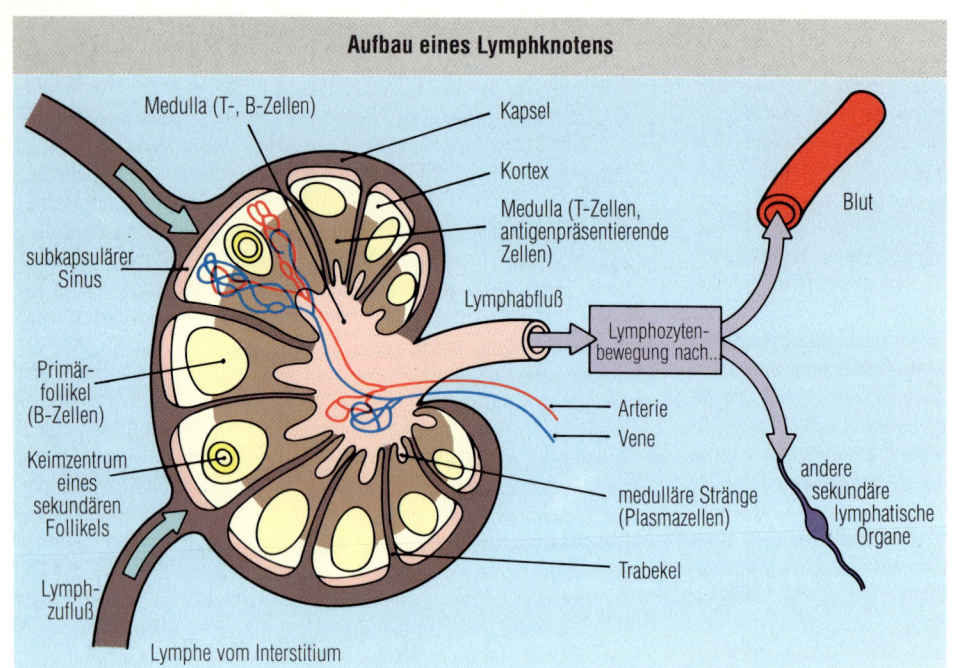

- Medulla (T-, B-Zellen)
- Kapsel
- Kortex
- Medulla (T-Zellen, antigenpräsentierende Zellen)
- subkapsulärer Sinus
- Lymphabfluß
- Lymphozytenbewegung nach..
- Blut
- Primärfollikel (B-Zellen)
- Arterie
- Vene
- Keimzentrum eines sekundären Follikels
- medulläre Stränge (Plasmazellen)
- andere sekundäre lymphatische Organe
- Lymphzufluß
- Trabekel
- Lymphe vom Interstitium

Abb. 3.**93** Aufbau eines Lymphknotens

Lymphknoten von Kopf und Hals

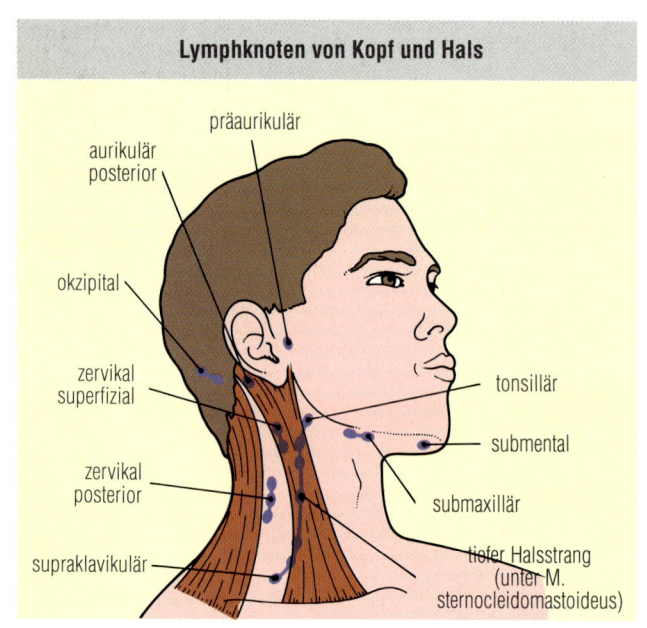

- präaurikulär
- aurikulär posterior
- okzipital
- zervikal superfizial
- zervikal posterior
- supraklavikulär
- tonsillär
- submental
- submaxillär
- tiefer Halsstrang (unter M. sternocleidomastoideus)

Abb. 3.**94** Der horizontale Ring der Kopflymphknoten und der vertikale Strang der Halslymphknoten

Lymphsystem des Armes

- infraklavikulär
- axillär
- kubital

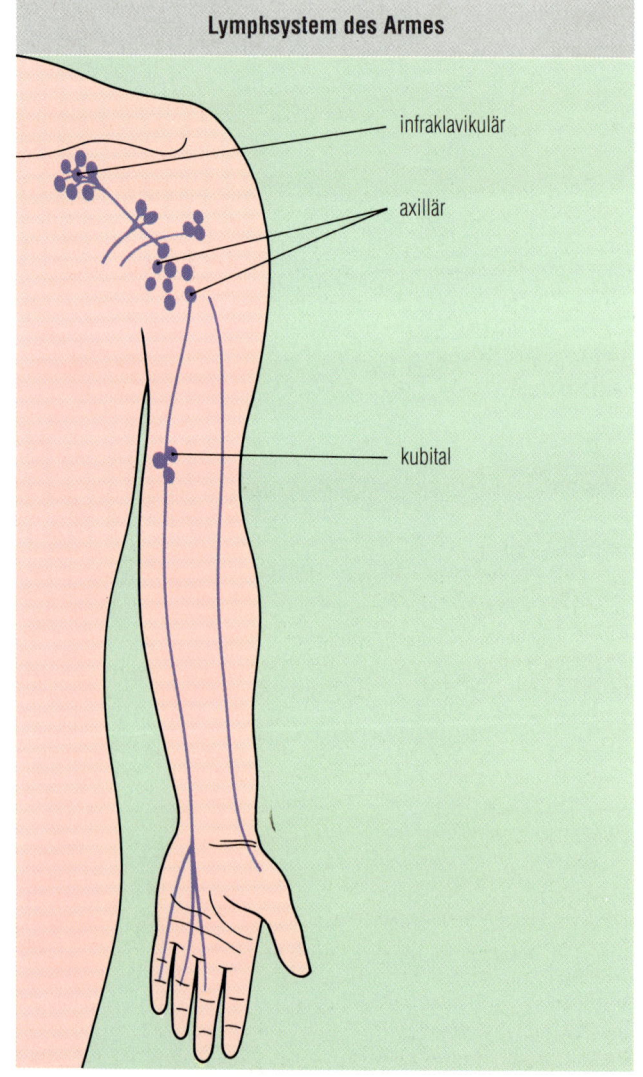

Abb. 3.**95** Lymphabfluß vom Arm

Die Lymphgefäße der Hand und des Armes münden in die axilläre und infraklavikuläre Lymphknotengruppe (Abb. 3.**95**). Der Nodus lymph. hypotrochlearis stellt den am weitesten distal gelegenen Lymphknoten des Armes dar.

Die Lymphe der Brust (einschließlich Mammae) fließt medial zur Kette der Nodi lymph. mammariae internae und lateral zu den Nodi lymph. axillares und zu den Lymphknoten der Arme, die des Lungenparenchyms und der Pleura visceralis zu den Hiluslymphknoten, während die der Pleura parietalis zu den Nodi lymph. axillares geleitet wird (deshalb wird die Axilla im Verlauf der Lungenuntersuchung palpiert). Die Lymphgefäße der unteren Extremität münden in die Nodi lymph. poplitei und danach in die vertikale Gruppe der Nodi

Lymphsystem

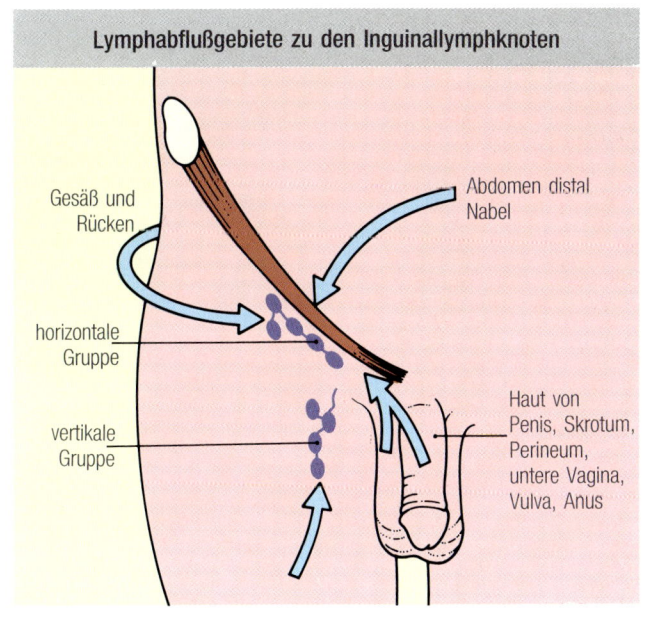

Abb. 3.96 In die Nodi lymph. inguinales fließt die Lymphe der Beine, des unteren Rumpfes, des Penis, des Skrotum, des Perineum, der unteren Vagina, der Vulva und des Anus

Lymphabflußgebiete zu den Inguinallymphknoten
- Gesäß und Rücken
- horizontale Gruppe
- vertikale Gruppe
- Abdomen distal Nabel
- Haut von Penis, Skrotum, Perineum, untere Vagina, Vulva, Anus

Ursachen einer generalisierten Lymphadenopathie

- Lymphome
- Akute und chronische lymphatische Leukämie
- Virale Infekte (HIV/AIDS, Mononucleosis infectiosa, CMV)
- Bakterielle Infektionen (Tuberkulose, Brucellose, Syphilis)
- Toxoplasmose
- Sarkoidose
- Pseudolymphome durch Phenytoin, Serumkrankheit
- Autoimmunerkrankungen (SLE, rheumatische Arthritis)
- Lipidspeicherkrankheiten (Morbus Gaucher und Morbus Niemann-Pick)

Abb. 3.97 Ursachen einer generalisierten Lymphadenopathie

lymph. inguinales superficiales, die nahe des oberen Anteils der V. saphena magna liegen (Abb. 3.96). Die Lymphe aus dem Perineum, der Skrotalhaut, des Penis, der unteren Vagina und Vulva, des unteren Stammes und des Rückens unterhalb des Nabels wird in die horizontal liegende Gruppe unter dem Lig. inguinale geleitet. Die Lymphe der Hoden fließt zu den paraaortalen Lymphknoten, während die Lymphe der weiblichen Genitalien in die Beckenlymphknoten, intraabdominellen und paraaortalen Lymphknoten fließt.

Ursachen lokalisierter Lymphadenopathien

- Lokale akute oder chronische Infektionen
- Karzinommetastasen (Mamma-, Bronchial-, Hals-, Kopfkarzinom, Hypernephrom)
- Morbus Hodgkin

Abb. 3.98 Ursachen lokalisierter Lymphadenopathien

Untersuchung des Lymphsystems

Die Untersuchung der Lymphknoten besteht aus Inspektion und Palpation. Große Lymphknoten können deutlich sichtbar sein. Entzündlich veränderte Lymphknoten sind vergrößert und druckempfindlich (Lymphadenitis). Die darüberliegende Haut ist rot und entzündet. Sind oberflächliche Lymphbahnen entzündet (Lymphangitis), können sie als dünne rote Streifen sichtbar sein, die vom distal gelegenen Ort der Entzündung zu den Lymphknoten führen.

Die Lymphknoten werden mit den Fingerspitzen unter leichtem Druck palpiert. Dabei werden die Finger bewegt, um die Lymphknoten zu fühlen, wenn sie unter den Fingern hindurchrutschen. Normalerweise sind Lymphknoten nicht tastbar.

Werden Lymphknoten getastet, sollte ihre Größe (Länge und Breite), ihre Beschaffenheit (weich, hart, gummiartig, fest, uneben), eine bestehende Druckschmerzhaftigkeit, ihre Beweglichkeit oder Fixierung an einen benachbarten Lymphknoten oder umgebendes Gewebe bestimmt werden.

Jeder vergrößerte Lymphknoten sollte die Aufmerksamkeit auf die Region richten, deren Abflußgebiet er darstellt, um die Ursache der Vergrößerung zu finden. Schmerzhafte, druckempfindliche Lymphknoten deuten gewöhnlich auf eine Infektion hin, die nicht sichtbar sein muß (z.B. infizierte Rhagaden zwischen den Zehen). Maligne Lymphknotenvergrößerungen (entweder primärer oder sekundärer Art) sind gewöhnlich nicht druckempfindlich.

Maligne Lymphknoten haben sehr variable Größen. Das Spektrum reicht von kleinen, kaum tastbaren Strukturen bis zu großen Drüsen mit 3 bis 4 cm Durchmesser. Maligne Lymphknoten sind meist außerordentlich fest (gummiartig) oder hart und haben eine unregelmäßige Oberfläche. Eine Verklebung mit umgebendem Gewebe ist höchst verdächtig auf Malignität. Bei tuberkulöser Lymphadenitis können die Lymphknoten wie miteinander verfilzt erscheinen. Bei der Routineuntersuchung werden oft ein oder mehrere kleine, bewegliche, nicht druckempfindliche, bohnengroße Lymphknoten getastet. Die Relevanz dieser disseminierten Knoten ist schwer einzuschätzen. Vor einer ausgedehnten Diagnostik, um die Ursache der Lymphadenopathie zu finden, ist es in solchen Fällen ratsam einige Wochen später erneut die betroffenen Lymphknoten zu untersuchen. Ist der Befund dann immer noch unverändert, können sie als Residuen einer abgeklungenen Krankheit angesehen werden.

Durch diese Untersuchung des Lymphsystems sollte klar werden, ob die Lymphadenopathie umschrieben oder generalisiert ist, was für die Differentialdiagnose (Abb. 3.97 u. 3.98) wichtig ist. Bei ausgedehnter Lymphadenopathie sollte an eine HIV-Infektion, an AIDS, an Lymphome und an Leukämie gedacht werden.

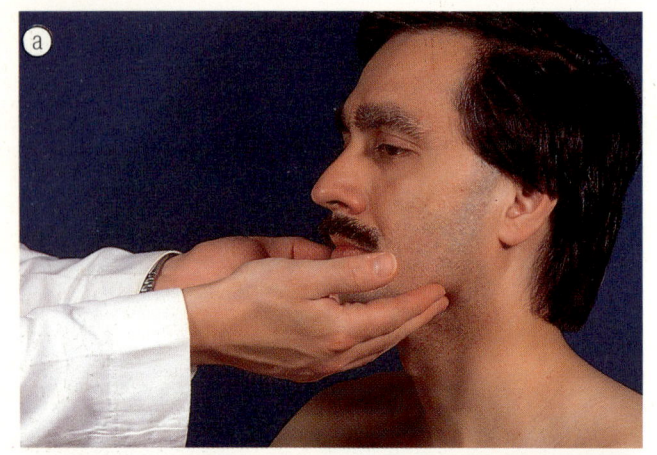

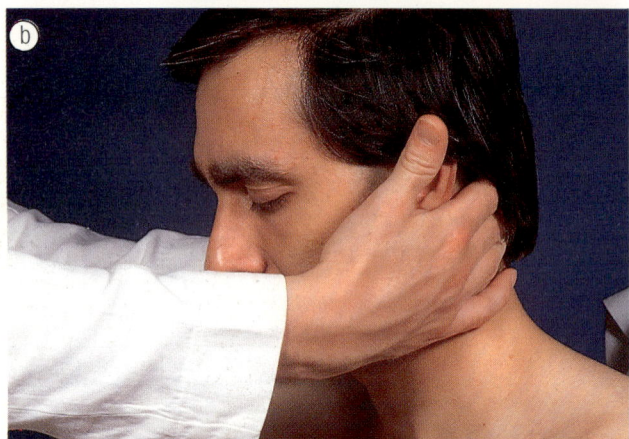

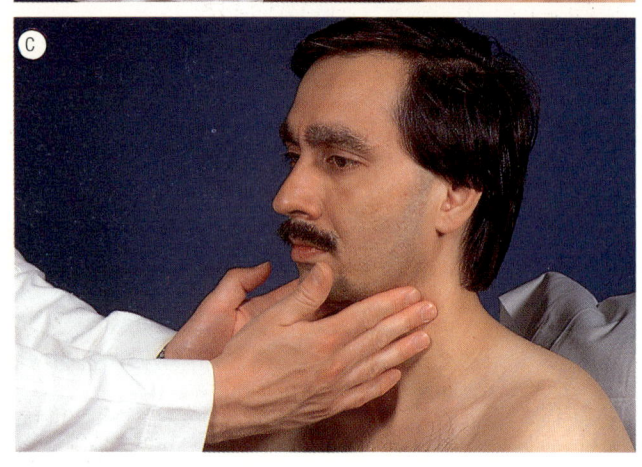

Abb. 3.**99** Untersuchung der Lymphknoten des Kopfes und Halses von vorne. (**a**) Nodi lymph. submandibulares, (**b**) Nodi lymph. occipitales, (**c**) Nodi lymph. cervicales profundi

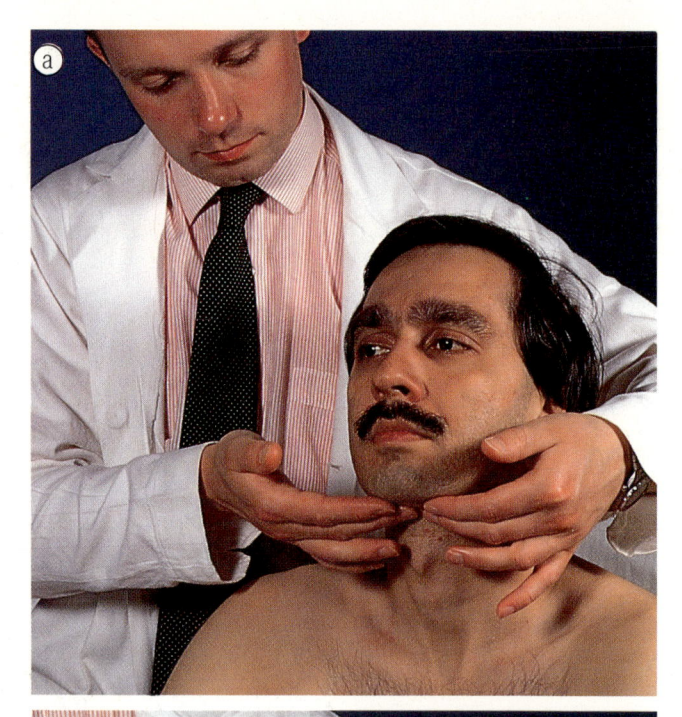

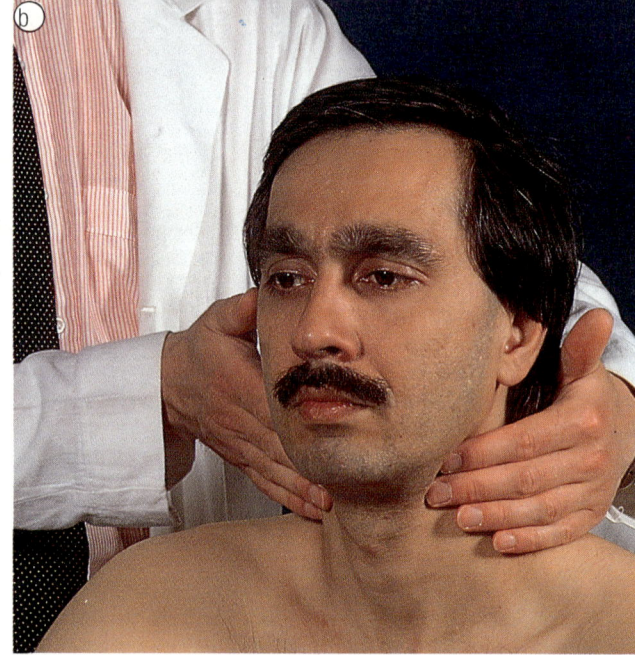

Abb. 3.**100** Untersuchung der Lymphknoten von hinten. (**a**) Nodi lymph. submandibulares, (**b**) Nodi lymph. cervicales

Lymphknoten von Kopf und Hals

Zuerst werden die Lymphknoten untersucht, die den Unterkiefer und den Hals umgeben. Der Patient sitzt vorwärts gebeugt. Diese Lymphknoten können von vorne (Abb. 3.99) oder hinten (Abb. 3.100) untersucht werden. Linke und rechte Seite können gleichzeitig untersucht werden, indem bimanuell untersucht wird. Die Lymphknoten sollten in einer festgelegten Reihenfolge untersucht werden. Begonnen wird die Untersuchung mit der submentalen Gruppe unter dem Kinn, danach folgen die submandibulären Lymphknoten entlang des Unterkieferrandes, die Tonsillen hinter dem Kieferwinkel, die Nodi lymph. praeauriculares direkt vor dem Ohr, die Nodi lymph. postauriculares über dem Processus mastoideus und zuletzt die Nodi lymph. occipitales der hinteren Schädelbasis. Danach wird die vertikale Gruppe der Halslymphknoten getastet. Es ist hilfreich, wenn der Patient seinen Hals leicht beugt, um die starken Muskeln zu entspannen. Die oberflächlichen Halslymphknoten werden entlang des M. sternocleidomastoideus getastet (Abb. 3.94). Die hinteren zervikalen Lymphknoten laufen entlang des Vorderrandes des M. trapezius. Die tiefen Lymphknoten sind schwer zu tasten, da sie tief unter dem M. sternocleidomastoideus liegen. Deshalb muß eine kräftigere Palpation durch den Muskel hindurch versucht werden. Abschließend werden die supraklavikulären Lymphknoten getastet, die im Gebiet zwischen Klavikula und M. sternocleidomastoideus liegen (Abb. 3.**101**). Ein

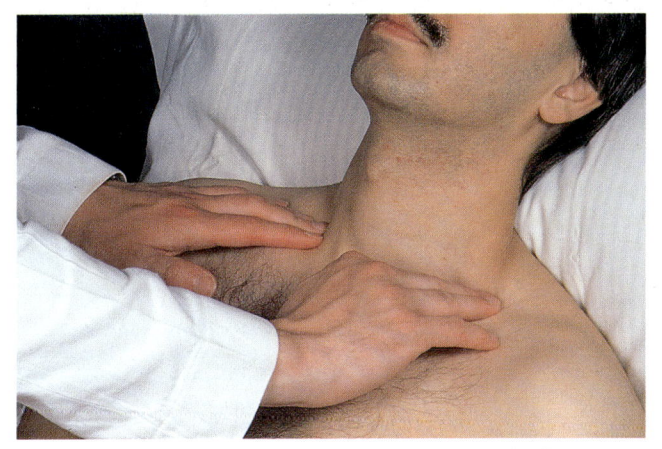

Abb. 3.**101** Palpation der Nodi lymph. supraclaviculares in der Fossa supraclavicularis

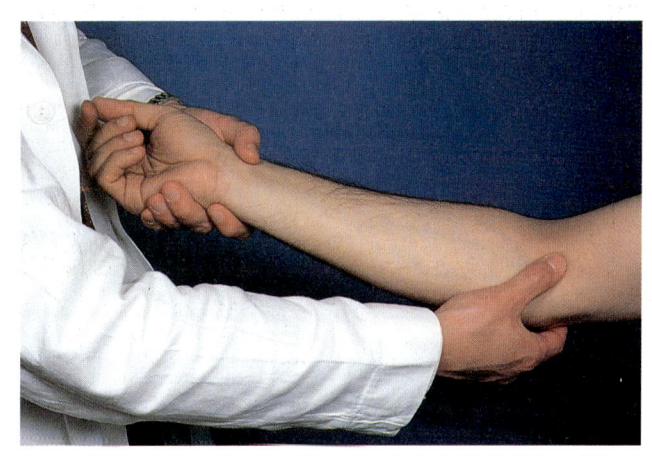

Abb. 3.**102** Die Nodi lymph. epitrochleares werden in der Mulde über und hinter dem Epicondylus medialis humeri palpiert

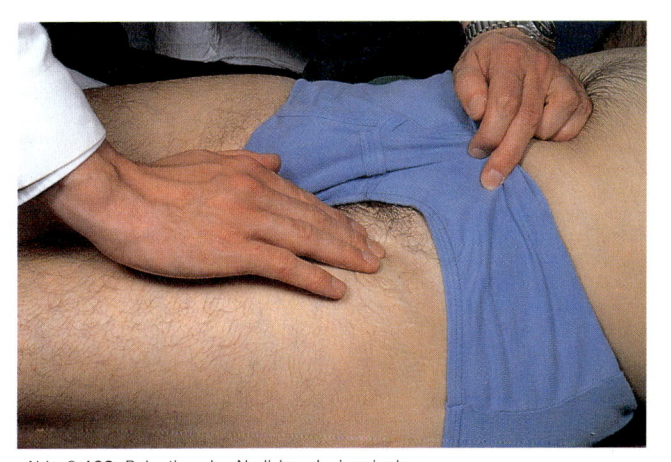

Abb. 3.**103** Palpation der Nodi lymph. inguinales

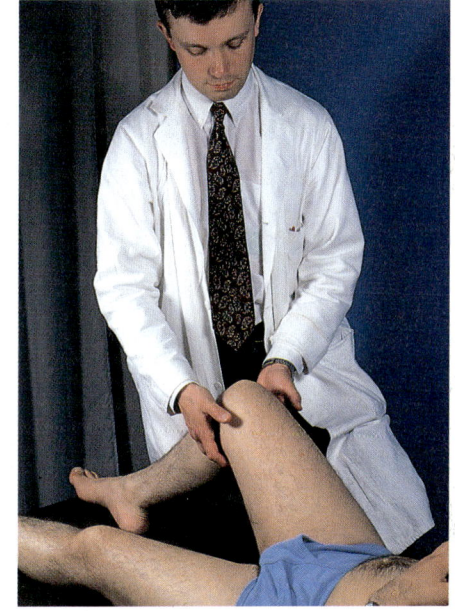

Abb. 3.**104** Palpation der Nodi lymph. poplitei

tastbarer, auf der linken Seite gelegener supraklavikulärer Lymphknoten (Virchowsche Drüse) sollte stets an ein Magenkarzinom denken lassen.

Epitrochleäre und axilläre Lymphknoten

Um die epitrochleären Lymphknoten zu tasten, ist der Ellbogen im rechten Winkel zu beugen. Diese Haltung des Armes wird mit einer Hand des Untersuchers unterstützt, während die Finger der anderen Hand nach den epitrochleären Lymphknoten tasten, die in einer Grube oberhalb und hinter dem Condylus medialis des Humerus liegen (Abb. 3.**102**). Die axilläre Lymphknotengruppe beinhaltet die vorderen, die hinteren, die zentralen, die lateralen und die Oberarmlymphknoten. Die axillären Lymphknoten werden von vorne untersucht. Die Technik der Untersuchung dieser Region ist in Kap. 9 beschrieben.

Lymphknoten der Inguinalregion und des Beines

Die Untersuchung dieser Region erfolgt am liegenden Patienten (Abb. 3.**103**). Die Nodi lymph. inguinales superficiales bilden 2 Ketten. Die horizontale Kette läuft genau unter dem Lig. inguinale und die vertikale Kette entlang der V. saphena. Zur Untersuchung wird die Fossa poplitea entspannt, indem das Knie passiv gebeugt wird und die Hände um das Knie gelegt werden, damit die Finger beider Hände die Fossa abtasten können (Abb. 3.**104**).

Es darf nicht vergessen werden, daß Leber und Milz wichtige Bestandteile des lymphoretikulären Systems darstellen und deshalb bei lymphoretikulären Erkrankungen vergrößert sein können. Die Untersuchung dieser Organe wird in Kap. 7 beschrieben.

Dokumentation der Befunde

Die allgemeine Untersuchung bildet die Voraussetzung für die spezielle, sich an der Anatomie orientierenden Untersuchung, die in den folgenden Kapiteln beschrieben wird.

Die Zusammenstellung einer allgemeinen Untersuchung ist als Beispiel dargestellt (Abb. 3.**105**). Nach Bearbeitung aller Kapitel der anatomie- und organbezogenen Untersuchungen kann dieses Beispiel als Muster eines Formulares für die Dokumentation eigener Untersuchungsbefunde nützlich sein.

Untersuchung

Befunddokumentation

Allgemeine Untersuchung

Erkennbare Syndrome	Cushing-Gesicht
	Leberdekompensation
	„Flapping"-Tremor
	Ikterus
	Hämatome (Unterarme)
	Spider naevi (Gesicht, Brustkorb)
Hydratation	Trockene Zunge, aber normaler Hautturgor
Ernährung	Proximaler Muskelschwund
	Mundwinkelrhagaden
Hautfarbe	Blässe, keine Zyanose, Ikterus
Temperatur	37,7 °C
Lymphsystem	Keine Lymphadenopathie
Ödeme	Deutliche Unterschenkel- und Fußödeme
Endokrinum	Klinisch euthyreot

Untersuchung von Kopf und Hals

Beidseits Vergrößerung der Parotis
Ohren – Trommelfelle unauffällig, Test nach Rinne und Weber unauffällig
Nase – knotige Talgdrüsen (Rhinophym)
Mund und Rachen – schwere Karies, eitriger Gaumen
Schilddrüse nicht vergrößert
Jugularvenendruck nicht erhöht, A. carotis beidseits gleich gut tastbar, keine Strömungsgeräusche
Trachea in der Mittellinie

Untersuchung des Thorax

Brustwand – deutlich sichtbare Rippen als Hinweis auf Gewichtsverlust
Herz – Puls 76/min, regelmäßig, unauffällig
Blutdruck 110/80 im Liegen, 100/60 im Stehen

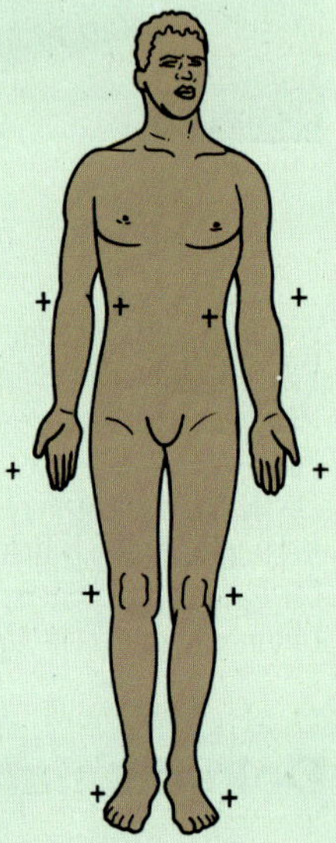

Herzspitzenstoß unauffällig
Kein Rippenbuckel, keine Pulsation
Unauffälliger 1. und 2. Herzton, kein 3. oder 4. Herzton

Lunge	Atemfrequenz 16/min
	normale Thoraxbewegungen
	unauffälliger Stimmfremitus
	Perkussion unauffällig
	Vesikuläratmen

Untersuchung des Abdomens

Ausladende Flanken
Erweiterte Venen um den Nabel
Keine Druckschmerzhaftigkeit
Glatter, fester Leberrand, 4 cm unter dem rechten Rippenbogen
Tastbare Milz (2 cm)
Niere nicht tastbar wegen Abdomenvergrößerung
Keine vergrößerte Blase
Dämpfung in den Flanken – Aszites
Unauffällige Darmgeräusche
Keine Strömungsgeräusche über Arterien oder Leber

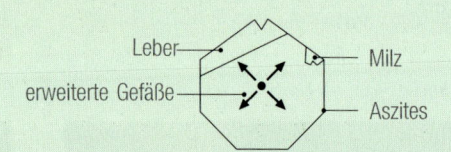

Geschlossene Bruchpforten

Rektale Untersuchung	feste, glatte Prostata
	prominenter Sulkus
	unauffälliger Stuhl am Untersuchungshandschuh

Neurostatus

Psyche	zur Person, zum Ort aber nicht zur Zeit orientiert
Hirnnerven	unauffällig (I–XII)
	Fundus – unauffällige Papillen, angedeutet Silberdrahtarterien
Motorik	Gang – leichte zerebelläre Ataxie
	Zerebellum – Finger-Nase- und Hacken-Schienbein-Versuch – leichte Ataxie
	Muskelkraft – unauffällig
	Muskeltonus – normal
	Reflexe:

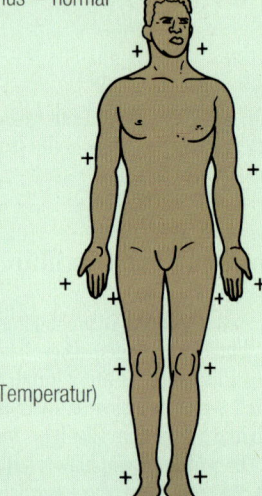

Sensibilität

Unauffällig (Berührung, Druck und Temperatur)
Unauffällige Lageempfindung
Unauffälliges Vibrationsempfinden

Zusammenfassung

Zeichen der Mangelernährung und der chronischen Lebererkrankung mit Pfortaderhochdruck, kompliziert durch Flüssigkeitsretention und hepatischer Enzephalopathie. Cushingartiges Aussehen, vergrößerte Parotides und Zeichen zerebellärer Schädigung im Einklang mit chronischem Alkoholismus.

Abb. 3.105 Beispiel eines Befundberichtes. Der Patient wurde mit einer Vorgeschichte langjährigen Alkoholabusus und plötzlich beginnender Schwellung des Bauches eingewiesen

Haut, Nägel und Haare

Obwohl Hautveränderungen häufig auftreten, fühlen sich viele Ärzte unsicher, diese zu diagnostizieren. In diesem Kapitel werden die allgemeinen klinischen Erscheinungsbilder und einige der häufigeren Hautkrankheiten beschrieben.

Der Mensch toleriert nur geringe Schwankungen der Temperatur und des Flüssigkeitshaushaltes. Die Haut umhüllt und isoliert den Körper und reguliert die Körpertemperatur. Zusätzlich stellt die Haut einen wichtigen Bestandteil des Immunsystems dar. Die Langerhans-Zellen der Dermis sind eng mit Monozyten und Makrophagen verwandt. Sie sind wahrscheinlich für Hypersensitivitätsreaktionen vom verzögerten Typ sowie für die Transplantatabstoßung von Bedeutung. Die Haut hat auch endokrine Funktionen. Sie ist für die Veränderung von Sexualhormonen, die in Gonaden und Nebennieren gebildet werden, und für die Vitamin-D-Synthese verantwortlich.

Anatomie und Funktion

Haut

Die Haut besteht aus 2 Schichten: der Epidermis, die sich vom embryonalen Ektoderm ableitet und der Dermis (Corium) sowie der Subkutis, die sich vom Mesoderm ableiten.

Epidermis

Reifung

Die Epidermis besteht aus Schichten squamöser Epithelzellen und entwickelt sich aus tiefergelegenen Säulen von Keratinozyten des Stratum basale, die während ihrer Wanderung zur Oberfläche über das Stratum spinosum (die Zellen werden polyedrisch) zum Stratum granulosum (Bildung von Keratohyalingranula in den kernhaltigen Zellen) und zuletzt zur oberflächlichen Keratinschicht (hornartige Schicht des Stratum corneum) werden. Dort verlieren die Zellen ihre Kerne und bilden eine engmaschige oberflächliche Barriere (Abb. 4.1).

Die Wanderung der Zellen vom Stratum basale zur Hornschicht dauert ungefähr 30 Tage. Die verhornten Zellen der Epidermis fallen nach ca. 14 Tagen ab.

Störungen dieses Reifungsprozesses führen zu verschiedenen Hautkrankheiten. Bei Psoriasis ist z.B. der Reifungsprozeß stark beschleunigt.

Verbindung zur Dermis

Die Zellen der Epidermis sind über Desmosomen verbunden. Die Epidermis liegt auf einer dünnen Basalmembran und ist mit der Dermis durch Hemidesmosomen und Ankerproteine (Lamelin, Proteoglykane, Typ-4-Collagen) verbunden. Diese sind neben anderen Proteinen für die Pathogenese von Erkrankungen, die sich an der Übergangsschicht zwischen Epidermis und Dermis abspielen (z.B. bullöses Pemphigoid, Epidermolysis bullosa), von Bedeutung.

Melanozyten

Melanozyten entwickeln sich in der Nachbarschaft der Basalzellen. Sie leiten sich vom Neuralrohr ab und bilden das Pigment Melanin, das über dendritische Fortsätze zu den Keratinozyten transportiert wird. Melanin ist für die Haut- und Haarfarbe verantwortlich. Das Pigment schützt die Haut vor den potentiell schädlichen Wirkungen der Ultraviolettstrahlung. Die Hautfarbe wird von der Gesamtzahl, der Größe und der Verteilung der Melaningranula bestimmt, nicht von der Anzahl der Melanozyten. Albinismus entsteht durch die angeborene Unfähigkeit Melanin zu bilden.

Dermis

Sie bildet das unterstützende Gerüst, auf dem die Epidermis ruht, und besteht aus fibröser Matrix, Collagen und Elastin, die in eine Grundsubstanz aus Glucosaminoglykan, Hyaluronsäure und Chondroitinsulfat eingebettet sind (Abb. 4.1). Die Hautanhangsgebilde sind in der Dermis verwurzelt, und Nerven, Blutgefäße, Fibroblasten sowie Entzündungszellen liegen in dieser Schicht.

Die Dermis wird in 2 Schichten unterteilt: Das Stratum papillare bildet die Verbindungsstelle zwischen Dermis und Epidermis. Das darunterliegende Stratum reticulare besteht aus stark verflochtenem Collagen, elastischen Fasern und Grundsubstanz. Fibroblasten der Dermis bilden Collagen Typ I und III sowie Elastin. Durch Schädigung des dermalen Elastins entstehen Falten und die „Cutis laxa".

Subkutis

Die Dermis liegt auf der Subkutis. Die subkutane Schicht besteht aus Fett und lockerem Bindegewebe und dient als Fettdepot und als Isolationsschicht.

Hautanhangsgebilde

Talgdrüsen

Zwischen Geburt und Pubertät sind die Talgdrüsen nicht aktiv. Sie sind zum Teil für die Bildung der Vernix caseosa, die während der letzten Phase der Schwangerschaft den Fetus als wasserabweisende Schicht bedeckt, verantwortlich. Während der Pubertät werden die Drüsen aktiviert. Ihre holokrine Sekretion (Degeneration der azinösen Zellen) wird durch Androgene stimuliert und durch Östrogene gehemmt. Handflächen und Fußsohlen sind frei von Talgdrüsen, im Gesicht, am Kopf, entlang der Wirbelsäule und des Perineums liegen sie besonders dicht. Durch den Gehalt an Triglyceriden und Wachsestern wirkt Talg wasserabweisend und bakterio- bzw. fungistatisch. Hauterkrankungen wie Acne vulgaris und Rosazea treten an Stellen hoher Talgdrüsendichte auf.

Haut, Nägel und Haare

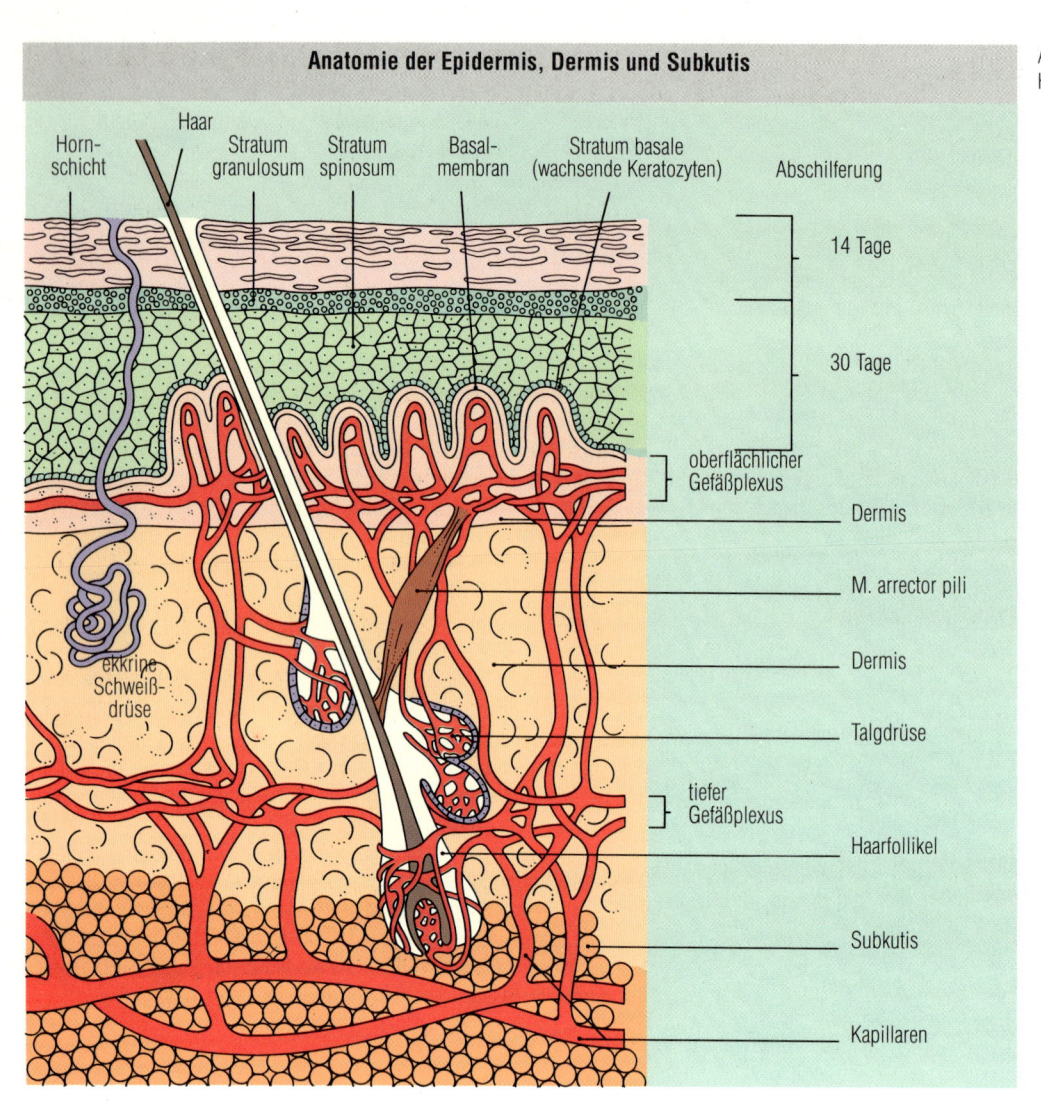

Anatomie der Epidermis, Dermis und Subkutis

Abb. 4.1 Querschnitt durch alle Hautschichten

Beschriftungen: Hornschicht – Haar – Stratum granulosum – Stratum spinosum – Basalmembran – Stratum basale (wachsende Keratozyten) – Abschilferung – 14 Tage – 30 Tage – oberflächlicher Gefäßplexus – Dermis – M. arrector pili – Dermis – Talgdrüse – tiefer Gefäßplexus – Haarfollikel – Subkutis – Kapillaren – ekkrine Schweißdrüse

Apokrine und ekkrine Drüsen

Die apokrinen Drüsen liegen in den Axillae, der Anogenitalregion, den Augenlidern, dem äußeren Ohr und den Brustwarzen bzw. Warzenhöfen. Diese Drüsen werden in der Pubertät aktiviert und bilden ein geruchloses Sekret, das durch die Hautflora verändert wird und den charakteristischen Körpergeruch entstehen läßt.

Die ekkrinen Schweißdrüsen sind großflächiger als die holokrinen Talgdrüsen verteilt. Sie sind sehr wichtig für die Temperaturregulation und Flüssigkeitsbalance des Körpers. Sie sezernieren eine isotone Flüssigkeit. Durch die Aktivität der Zellen des Schweißdrüsenganges wird die sezernierte Flüssigkeit hypoton. Beide Vorgänge stehen unter cholinerger und hormoneller Kontrolle. Die Schweißabsonderung zur Temperaturregulation steht unter hypothalamischer Kontrolle.

Haare

Bei den meisten Säugetieren sind die Haare für die Temperaturregulation wichtig. Beim Menschen kommen dem Haar jedoch hauptsächlich taktile Funktionen zu. Es hat auch sensorische Funktionen und spielt bei sexueller Anziehung und Stimulierung eine Rolle. Haare bedecken den gesamten Körper mit Ausnahme der Handflächen, der Fußsohlen, des Präputium und der Glans sowie der Innenseite der Labia minora. Während der Schwangerschaft ist der Fetus von einer dünnen Schicht aus Lanugohaaren bedeckt, die kurz vor der Geburt verlorengeht. Nur als Kopfhaar, als Augenbrauen und als Augenlider bleibt sie erhalten.

Das Haar kann villös sein (kurz, dünn, pigmentfrei) oder terminal (dicker, pigmentiert). Während der Pubertät entwickelt sich das charakteristische, drahtige, pigmentierte Haar des Mons pubis, der Axilla und des Gesichtes.

Die Haare werden von spezialisierten Zellen der Epidermis gebildet, die tief in die Dermis ragen. Die Haare entwickeln sich aus dem Haarfollikel, dessen Papille durch ein Kapillarnetzwerk die Ernährung und das Wachstum des Haares sicherstellt. Das Haarwachstum erfolgt zyklisch. Die aktive Wachstumsphase heißt anagen, die Involution katagen und das darauf folgende Ruhestadium telogen. Der Haarschaft besteht aus Kutikula, Kortex und Medulla. Die Mm. arrectores pilorum liegen im Stratum papillare der Dermis und setzen am perifollikulären Gewebe an (Abb. 4.1). Kontrahieren sich diese Muskeln, entsteht Gänsehaut. Die Dichte der Melanosomen innerhalb des Kortex des Haarschaftes bestimmt die Haarfarbe. Bei weißem Haar ist kein Pigment vorhanden, bei grauem Haar ist dieses vermindert. Rotes Haar entsteht durch chemisch und strukturell andere Melanosomen als schwarzes Haar.

Symptome von Hautkrankheiten

Durch die Anamnese sollten die Angaben des Patienten zur Erkrankung und hinsichtlich möglicher auslösender Faktoren erfaßt werden. Außerdem ist zu klären, ob eine eigenständige Hauterkrankung vorliegt oder ob diese Ausdruck einer Systemerkrankung ist.

Da die Haut leicht untersucht werden kann, wird ihr in der Anamnese häufig wenig Bedeutung zugemessen.

Ein Einblick in die Lebensbedingungen des Patienten ist wichtig, da beengte Wohnverhältnisse und enger Körperkontakt infektiöse Hautkrankheiten wie Krätze und Impetigo fördern.

Weitere Ursachen können sein:

- Kontakt mit Noxen im Beruf oder Haushalt,
- Kontakt mit Chemikalien,
- Tragen wasserdichter Handschuhe beim Abspülen bzw. beim Hausputz,
- Einnahme von Medikamenten (insbesonders Antibiotika führen häufig zu Effloreszenzen),
- Kosmetika (wichtige Ursache einer Hautsensibilisierung), Verwendung neuer Seifen, Deodorants und Toilettenartikel,
- Hobbys (z.B. Gartenarbeit, Modellbau, Dunkelkammerarbeit),
- Fernreisen oder Insektenstiche.

Es sollte geklärt werden, ob die Hautbeschwerden saisonal bedingt sind.

Anamnese zur Haut

Traten die Effloreszenzen plötzlich oder langsam auf?

Juckt die Haut oder ist sie schmerzhaft?

Besteht Sekretion aus den Effloreszenzen (Blut oder Eiter)?

Wo sind die Effloreszenzen?

Wurden Antibiotika oder andere Medikamente eingenommen?

Wurden topisch anzuwendende Medikamente verwendet?

Gab es vorausgehende Symptome (Fieber, Halsentzündung, Appetitlosigkeit, vaginalen Ausfluß)?

Wurde eine Auslandsreise unternommen?

Sind Insektenstiche erinnerlich?

Besteht Kontakt mit Industrie- oder Haushaltstoxinen?

Bestand möglicherweise Kontakt zu Personen mit Geschlechtskrankheiten?

Bestand möglicherweise Kontakt zu Personen mit AIDS?

Bestand enger Körperkontakt mit Menschen, die ebenfalls Hauterkrankungen hatten?

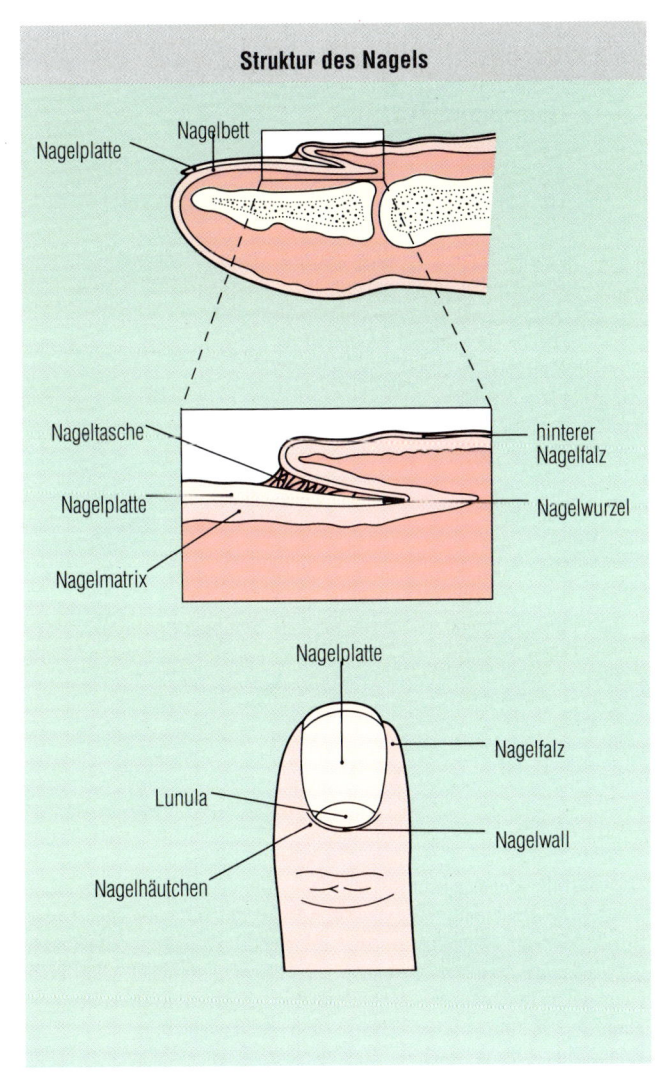

Abb. 4.2 Struktur des Nagels

Nägel

Nägel sind spezialisierte Hautanhangsgebilde und entstehen aus einer Epidermisfalte, die in die Dermis eindringt. Das stark keratinhaltige Epithel ist fest, aber biegsam. Als scharfe Oberfläche dienen sie für feine Tätigkeiten, Ritzen bzw. Kratzen.

Anatomisch besteht der Nagel aus Wurzel, Nagelplatte und freiem Ende (Abb. 4.2). Die proximalen und lateralen Nagelfalze überlappen die Enden des Nagels. Eine dünne Kutikulafalte (Eponychium) bedeckt die proximale Nagelplatte. Die Lunula ist ein halbmondförmiger Teil des proximalen Nagels, der vom distalen Ende der Nagelmatrix gebildet wird. Der freie Rand des distalen Nagels schließt kontinuierlich mit seinem Untergrund, dem Hyponychium, einem spezialisierten Gebiet verdickter Epidermis, ab. Die Nagelplatte liegt auf dem stark vaskularisierten Nagelbett, das dem Nagel sein rötliches Aussehen gibt. Das Paronychium umgibt als weiches, lockeres Gewebe den Nagelrand. Es ist anfällig für bakterielle oder Pilzinfektionen, die von einer Verletzung des Eponychiums ausgehen (Paronychie) und sich in das Paronychium ausbreiten. Die Fingernägel wachsen täglich ungefähr um 0,1 mm, im Sommer schneller als im Winter.

Systemkrankheiten können sich durch Symptome an der Haut äußern. Infektionskrankheiten verursachen häufig Effloreszenzen. Eine Streptokokkeninfektion kann von typischen Effloreszenzen (Scharlach), schmerzhaften, geröteten Lymphknoten auf der Seite der Extensoren (Erythema nodosum) oder Schuppenbildung begleitet sein, daher sollte nach einer zurückliegenden Rachenentzündung gefragt werden. Bei einer Candidainfektion der Haut klagt der Patient häufig über eine juckende Rötung, eine wunde Zunge oder, bei Frauen, vaginalen Ausfluß. Eine Infektion mit Candida albicans folgt oft einer Therapie mit einem Breitspektrumantibiotikum. Effloreszenzen an sonnenexponierten Stellen (ohne starken Sonnenbrand werden diese als photosensitive Rötung bezeichnet) sollten an systemischen Lupus erythematodes, Medikamente oder Porphyrie denken lassen. Bei Hautläsionen an den Genitalien sollte nach möglichem Kontakt mit Personen, die an einer Geschlechtskrankheit leiden, gefragt werden. AIDS kann sich durch knötchenartige Veränderungen der Haut (Kaposi-Sarkom) oder der Schleimhaut äußern. Deshalb ist es wichtig, mit der Anamnese Risikofaktoren zu erfassen (z.B. männliche Homosexuelle, heterosexuellen Kontakt zu Hochrisikogruppen, Bluttransfusionen, intravenös gegebene Drogen). Juckende Haut (Pruritus), ohne deutliche Rötung, sollte an eine zugrundeliegende Systemerkrankung denken lassen (Abb. 4.**3**).

Topisch anzuwendende Medikamente, insbesonders Steroide, werden bei Hautkrankheiten häufig verordnet. Deshalb sollte stets nach Lokaltherapeutika gefragt werden, da sie das Aussehen der Hautveränderungen beeinflussen und damit die Diagnose erschweren.

Haaranamnese

Trat der Haarverlust plötzlich oder allmählich auf?

Betrifft der Haarverlust nur das Kopfhaar oder auch die Körperbehaarung?

Ist der Haarausfall lokalisiert oder generalisiert, symmetrisch oder asymmetrisch?

Besteht eine Familienanamnese hinsichtlich Glatzenbildung (besonders Männer)?

Welche Medikamente wurden eingenommen?

Bestanden Krankheiten, Streß oder Trauma?

Bestehen weitere Symptome (z.B. Symptome einer Hypothyreose)?

Symptome von Haarerkrankungen

Schütteres Haar

Glatzenbildung (Alopezie) beunruhigt die Patienten und führt oft zum Arztbesuch. Androgene Glatzenbildung ist häufig. Der Patient bemerkt den langsam verlaufenden Haarverlust an der Stirn, der Schläfe oder am Scheitel. Eine Familienanamnese ist hilfreich, da die männliche Alopezie autosomal dominant vererbt wird und frühzeitig beginnen kann. Nach der Menopause wird das Haar vieler Frauen schütter (Abb. 4.**4**) und es wächst ein Bart.

Haarverlust kann auch durch Krankheiten verursacht sein, wobei die Art des Haarverlustes von Bedeutung ist. Bei lokalisiertem Haarausfall (Alopecia areata, Abb. 4.**5**) kann eine Autoimmunerkrankung (z.B. Hashimoto-Thyreoiditis mit Myxödem) vorliegen. Unter Streß oder an einer Angstneurose leidende Patienten reißen sich nervös Haare aus, was zu einem umschriebenen Gebiet schütteren Haares oder sogar zur Glatzenbildung führt. Schwere Krankheiten und Mangelernährung können ebenso wie ein psychischer Schock zu Haarverlust führen. Nach der Rekonvaleszenz wächst das Haar meist wieder nach.

Patienten, die eine Zytostasetherapie erhalten, sollten auf die Möglichkeit eines Haarausfalles hingewiesen werden.

Fehlende Entwicklung von Axillar- oder Schambehaarung während der Pubertät könnte auf eine Hypophysen- oder Gonadenunterfunktion hinweisen.

Systemkrankheiten, die Pruritus verursachen
Intrahepatische und extrahepatische Gallengangsobstruktion (Cholestase)
Diabetes mellitus
Polycythaemia rubra vera
Chronische Niereninsuffizienz
Lymphome (besonders Morbus Hodgkin)

Abb. 4.**3** Systemkrankheiten, die Pruritus verursachen

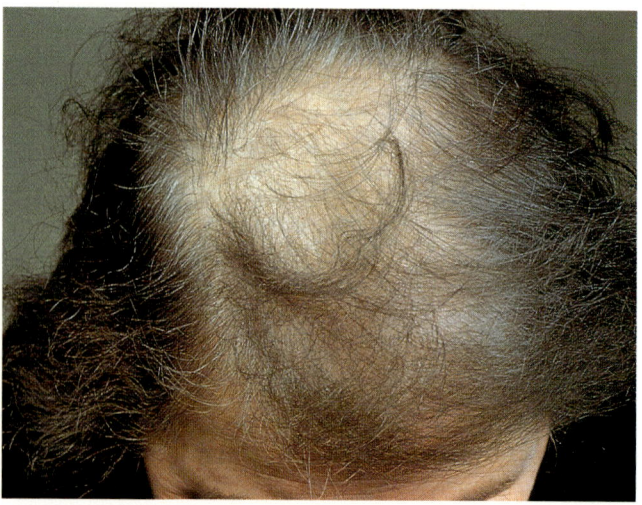

Abb. 4.**4** Alopezie

Hirsutismus

Besteht eine Familienanamnese hinsichtlich Hirsutismus?

Sind die Menstruationen normal, fehlend oder selten?

Besteht primäre oder sekundäre Unfruchtbarkeit?

Treten Sehstörungen oder Kopfschmerzen auf (Hypophysenerkrankung)?

Welche Medikamente nehmen Sie ein (z.B. Phenytoin, Anabolika, Progesteron)?

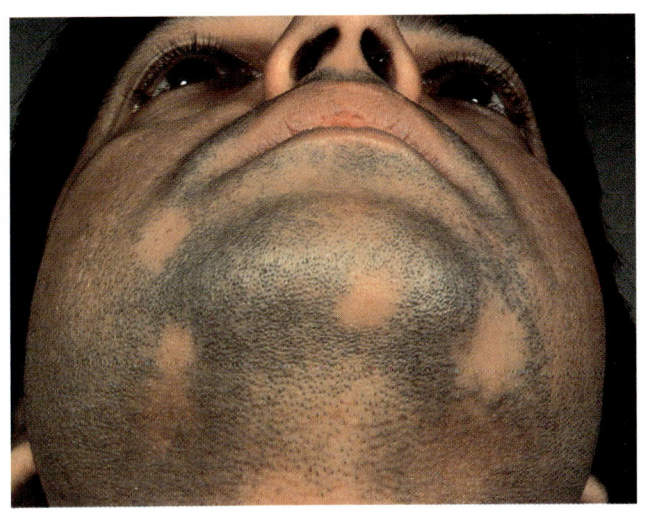

Abb. 4.5 Alopecia areata: charakterisiert durch umschriebene enthaarte Flächen

Abnormes Haarwachstum

Entwicklung eines Bartes bei Frauen (Hirsutismus) ist kosmetisch störend. Ein geringes Bartwachstum tritt allerdings natürlicherweise auch bei erwachsenen Frauen auf, wobei Unterschiede zwischen einzelnen Rassen bestehen: eine physiologische Bartbildung ist am geringsten bei Japanerinnen und Chinesinnen und am stärksten bei Frauen aus Mittelmeerländern, dem Mittleren Osten, Indien und einigen nigroiden Völkern ausgeprägt.

Hirsutismus sollte, besonders wenn auch andere Zeichen einer Virilisierung bestehen, an eine Hormonstörung (z.B. polyzystische Ovarien, Ovarialinsuffizienz, Nebennierentumor) denken lassen. Auch Medikamente (z.B. Phenytoin, Progesteron, Anabolika) können zu Hirsutismus führen.

Symptome von Nagelerkrankungen

Die Untersuchung der Nägel kann viele Informationen liefern, obwohl Nagelveränderungen meist unspezifisch sind. Bei bakterieller Infektion bestehen entlang des Nagelrandes starke Schmerzen, Schwellung und oft Ausfluß von Eiter. Spröde, splitternde oder gespaltene Nägel sind von geringem diagnostischen Wert. Nagelveränderungen treten bei Hauterkrankungen wie Psoriasis, schweren Ekzemen, Lichen planus oder bestehender Neigung zu Pilzinfektionen auf. Nach diesen sollte gefragt werden.

Untersuchung von Haut, Nägeln und Haaren

Allgemeines

Man sollte sich nicht auf die Stelle konzentrieren, an der Symptome bestehen, sondern die Haut als ein Organ betrachten, und damit ganz untersuchen. Dazu sollte der Patient unbekleidet sein. Die Untersuchung sollte bei guter Beleuchtung, vorzugsweise bei Tageslicht oder fluoreszierendem Licht, erfolgen.

Inspektion und Palpation

Am gesamten Körper, auch an primär nicht einsehbaren Stellen (Axilla, Innenseite der Oberschenkel, Gesäß), sollte nach Hautläsionen gesucht und deren Art, Lokalisation sowie Symmetrie beschrieben werden. Viele Hauterkrankungen können allein durch ihr Aussehen und ihre Lokalisation diagnostiziert werden. Im Unterschied zu anderen Organen beruht die Untersuchung der Haut fast gänzlich auf sorgfältiger Betrachtung und Beschreibung der Befunde.

Quantitative Angaben (Länge oder Breite der Effloreszenzen) ermöglichen es, Veränderungen zu überwachen, daher sollte ein Maßband bzw. Lineal verfügbar sein. Mit einem breiten Lichtstrahl oder elektrischem Licht wird die Ausdehnung der Effloreszenzen und mit gebündeltem Strahl die Transparenz der Effloreszenz untersucht. Eine flüssigkeitsgefüllte, nichtsolide Effloreszenz glüht rot, wenn ein gebündelter Lichtstrahl durchdringt. Mit der Woodschen Lampe lassen sich fluoreszierende Effloreszenzen unterscheiden. Bei Pilzinfektionen entsteht eine charakteristische blaugrüne Fluoreszenz.

Hautfarbe

Die Hautfarbe hängt von der Rasse und individuellen Faktoren ab, ist aber normalerweise am gesamten Körper identisch. Normale Variationen treten als Sommersprossen und an lichtexponierten Stellen auf. Während der Schwangerschaft kann die Haut über den Jochbeinen (Melasma) und den Brustwarzen (Chloasma) dunkler werden.

Abnorme Hautfarbe

Den ganzen Körper erfassende Veränderungen der Hautfarbe treten bei Ikterus, Eisenüberladung, Endokrinopathien und Albinismus auf.

Die Gelbfärbung bei Ikterus wird am besten bei gutem Tageslicht erkannt und tritt zuerst als Gelbfärbung der Skleren und danach als Gelbfärbung des Stammes, der Arme und der Beine auf. Der Ikterus ist bei Erhöhung nichtkonjugierten Bilirubins weniger stark ausgeprägt als bei Erhöhung konjugierten Bilirubins. Besteht ein Gallengangsverschluß längere Zeit, kann die Hautfarbe gelbgrün werden. Menschen, die Vitamin A (z.B. Karotten, Medikamente) in großen Mengen zu sich nehmen, können ebenfalls eine gelbliche Hautverfärbung entwickeln (Karotinämie), unterscheiden sich aber charakteristischerweise dadurch, daß die Skleren nicht gelb sind.

Eisenüberladung (Hämosiderose, Hämochromatose) verursacht eine Graufärbung der Haut.

Der Morbus Addison (autoimmunologische Zerstörung der Nebenniere) ist durch eine Dunkelfärbung der Haut gekennzeichnet, die in den Hautfalten (Handflächen, Fußsohlen usw.) und an Narben beginnt und die Schleimhaut des Mundes und des Gaumens einbezieht. Eine auffällige Pigmentation entwickelt sich auch nach beidseitiger Adrenalektomie wegen der dann entstehenden hypophysären Überstimulation (Nelson-Syndrom).

Bei Hypophyseninsuffizienz ist die Haut weich, blaß und verletzlich.

Albinismus ist eine autosomal rezessive Störung, bei der die Melanozyten kein Melanin bilden können. Die Haut und das Haar sind weiß. Die Augen sind rot, da die Pigmente der Iris fehlen (es kann auch Nystagmus bestehen).

Häufige umschriebene Störungen der Hautpigmentation sind:

- Vitiligo (Abb. 4.**6**),
- Café-au-lait-Flecken (Abb. 4.**7** u. 4.**8**),
- Pityriasis versicolor,
- Leucoderma psoriaticum.

Ein Erythem der Haut entsteht durch Erweiterung der Kapillaren, wobei die roten Effloreszenzen auf Druck abblassen. Bei der Untersuchung des Patienten kann ein erythematöser Flush um den Hals herum auftreten, der durch psychische Faktoren (z.B. Angst) ausgelöst wird.

Der Ausdruck Purpura wird für rote bis purpurfarbene Effloreszenzen der Haut verwendet. Diese entstehen durch Austritt von Blut aus den Gefäßen der Haut. Im Gegensatz zum Erythem blaßt die Purpura durch Druck nicht ab. Sind die Effloreszenzen kleiner als 5 mm, werden sie Petechien (Abb. 4.**9**), ansonsten Purpura genannt. Traumatische Hämatome werden Ekchymosen genannt. Teleangiektasien entstehen durch oberflächliche Erweiterung von Kapillaren und blassen durch Druck ab (Abb. 4.**10**).

Umschriebene Hautläsionen

Sorgfältige Beschreibung von Größe, Form, Farbe, Konsistenz und Lokalisation der Effloreszenzen hilft bei der Diagnose. Es sollte zwischen Primär- und Sekundäreffloreszenzen unterschieden werden. Flache bzw. knötchenartige oder flüssigkeitsgefüllte Effloreszenzen sind meist Primäreffloreszenzen.

Wenn flache, umschriebene Veränderungen der Hautfarbe kleiner als 1 cm sind, werden sie Fleck, ansonsten Mal genannt. Ist die Effloreszenz tastbar, kann es sich um eine Papel, einen Plaque, ein Knötchen, einen Tumor oder eine Keratose handeln. Ist eine umschriebene Effloreszenz verschiebbar und flüssigkeitsgefüllt, kann ein Bläschen, eine Blase oder eine Pustel (Abb. 4.**11**) vorliegen.

Soweit sinnvoll, sollte die Anordnung der Effloreszenzen (linear, anulär, disseminiert) beschrieben werden. Bei Herpes zoster treten die Effloreszenzen entlang eines oder mehrerer Dermatome auf.

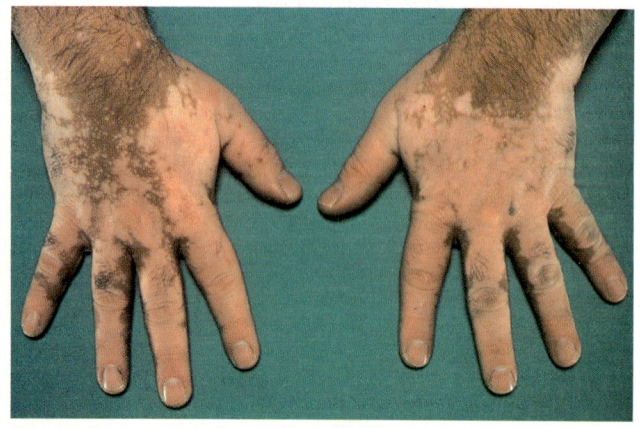

Abb. 4.**6** Entpigmentierte Haut (Vitiligo). Weißfärbung der braunen Hand

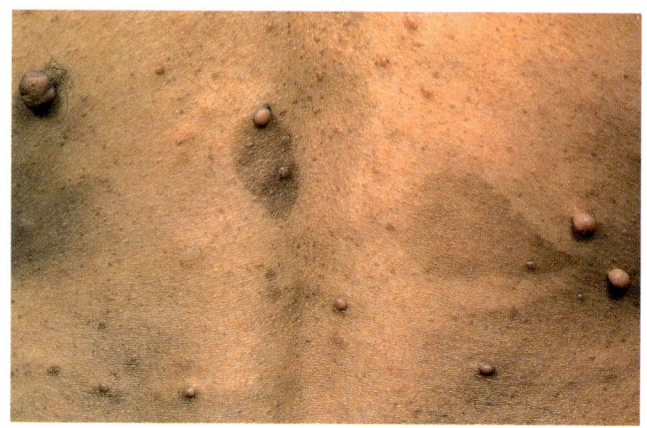

Abb. 4.**7** Café-au-lait-Flecken und Neurofibrome

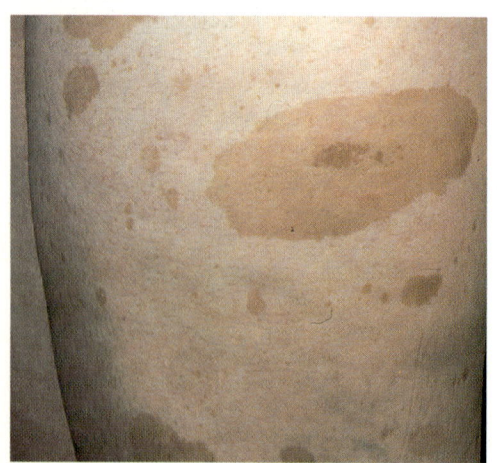

Abb. 4.**8** Café-au-lait-Flecken bei Neurofibromatose

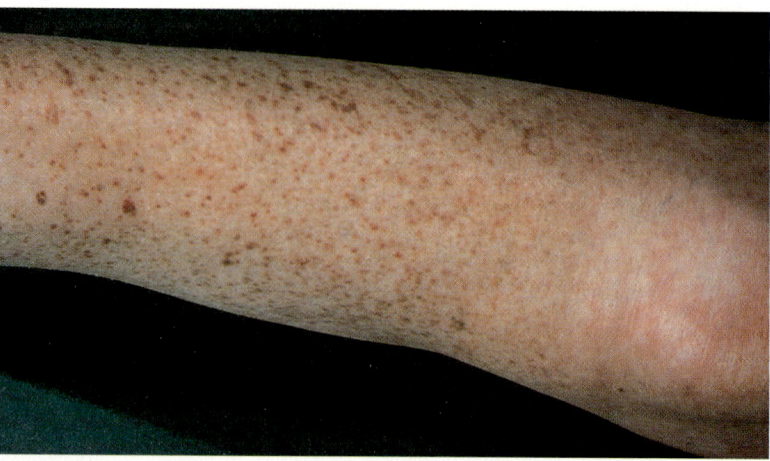

Abb. 4.**9** Typisches Aussehen von petechialen Hämorrhagien bei einem Patienten mit Thrombozytopenie

Alle Sekundäreffloreszenzen (Erosionen, Ulzerationen, Schorf- bzw. Schuppenbildung, Fissuren, Lichenifizierung, Atrophie, Exkoriation, Kratzspuren, Nekrose oder Keloidbildung) sollten beschrieben werden.

Mit der Palpation wird unterschieden, ob eine Effloreszenz flach, erhaben oder druckempfindlich ist. Die Ausübung definierten Druckes auf die Haut kann helfen, die richtige Diagnose zu stellen, z.B. arterioläre Dilatation (Spider naevi) bei Lebererkrankungen (Abb. 4.12). Mit dem Handrücken wird die Temperatur geschätzt. Entzündliche Effloreszenzen (z.B. Zellulitis) sind wärmer als ihre Umgebung, während die Haut über einem Lipom (subkutaner Fettumor) kühler als die Umgebung ist. Der Hautturgor stellt ein Maß für den Hydratationszustand dar und wird geprüft, indem eine kleine Hautfalte zwischen Zeigefinger und Daumen angehoben und nach 2 bis 3s wieder losgelassen wird. Gesunde, euhydrierte Haut federt sofort in ihre Ausgangsposition zurück. Bei Dehydratation und Verlust des elastischen Gewebes (z.B. im Alter) ist dieser Vorgang verzögert. Ödeme werden deutlich, wenn mit einem Finger (am besten mit dem Daumen) auf die entsprechende Hautstelle gedrückt wird und nach Beendigung des Druckes die entstandene Delle längere Zeit bestehenbleibt.

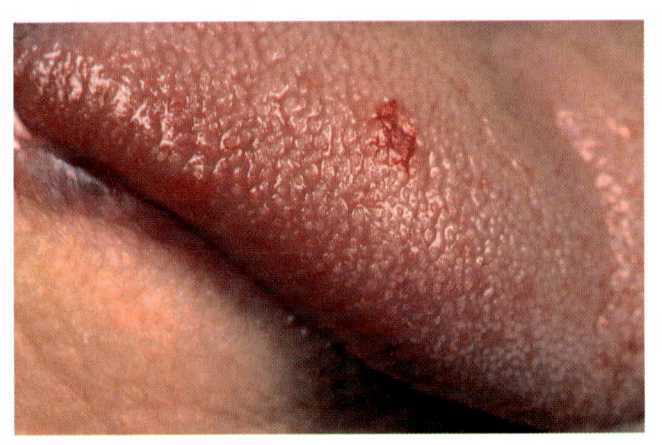

Abb. 4.10 Teleangiektasie der Zunge

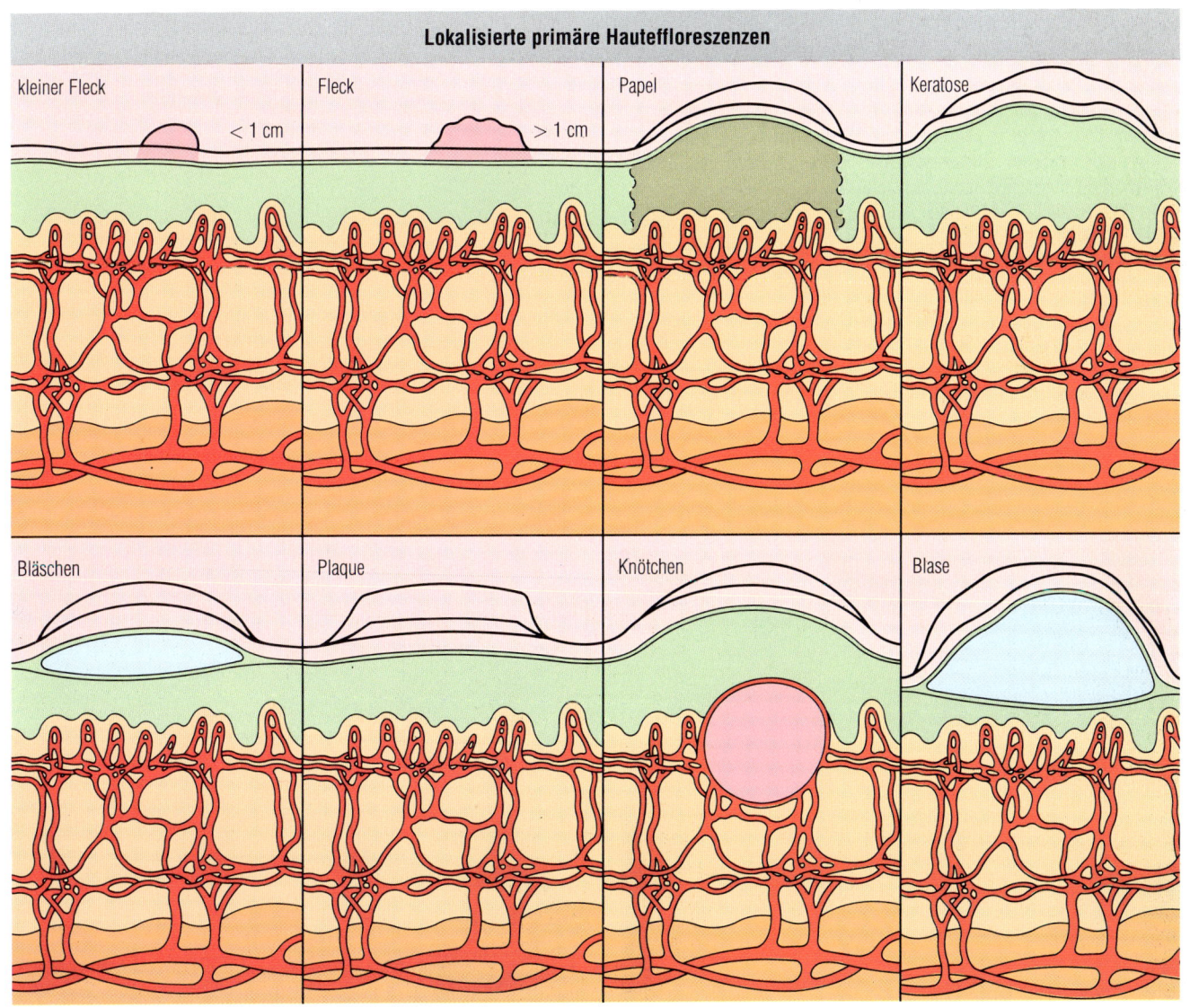

Abb. 4.11 Schematische Darstellung lokalisierter primärer Hauteffloreszenzen

Obwohl die meisten Erkrankungen der Haut anhand ihres Erscheinungsbildes diagnostiziert werden können, sind manchmal spezielle Techniken (Mikroskopie von Hautbiopsien oder Abstrichen, Immunfluoreszenzuntersuchungen, Kultur von Hautproben) erforderlich, um die Diagnose zu bestätigen.

Häufige Hautveränderungen

Wegen ihrer Häufigkeit sollten einige Effloreszenzen erkannt und voneinander getrennt werden können.

Acne vulgaris

Diese häufige Störung der Talgdrüsen tritt während der Pubertät auf. Ein verstopfter Ausführungsgang, vermehrte Talgproduktion, Bakterienwachstum und hormonelle Umstellungen prädisponieren dafür. Bei Akne treten fettige Haut, Komedonen, Papeln, Pusteln und Kratzeffloreszenzen (Abb. 4.13) wechselnden Schweregrades im Gesicht, am Rücken und der Brust auf. Normalerweise heilt die Akne im 3. Lebensjahrzehnt aus.

Rosazea

Sie tritt normalerweise bei Frauen in der 4. Lebensdekade oder nach deren Menopause auf. Auf der Stirn, den Wangen, dem Nasenrücken und dem Kinn treten Papeln und Pusteln auf. Durch den geröteten Untergrund wird der Ausschlag (Abb. 4.14 u. 4.15) deutlicher sichtbar. Im Unterschied zur Gesichtsakne entstehen bei der Rosazea keine Komedonen. Gelegentlich kann die Rötung nur die Nase betreffen. Bei Augenbeteiligung bestehen Fremdkörpergefühl, eine charakteristische Konjunktivitis, manchmal sogar Corneaulzerationen.

Zusätzlich scheint eine verstärkte Erregbarkeit der Vasomotoren zu bestehen. Die Patienten werden sofort rot, wenn sie heiße Getränke, Alkohol oder gewürzte Speisen zu sich nehmen. Wird diese Erkrankung mit starken topischen Corticosteroiden behandelt, kann es zu einer vorübergehenden Besserung kommen. Sobald die Therapie beendet wird, kann ein schwerer Rückschlag auftreten. Wie bei jeder Effloreszenz muß auch hier sorgfältig geklärt werden, ob Steroide angewendet wurden. Diese sollten abgesetzt werden. Wie bei der Acne vulgaris stellen auch hier Antibiotika die Therapie der Wahl dar.

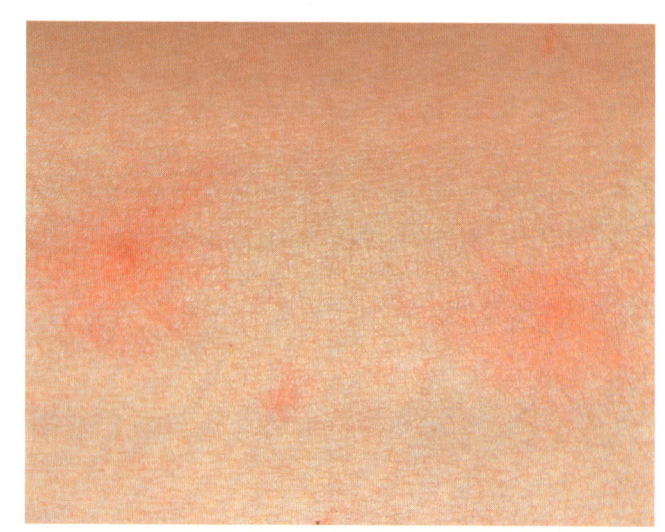

Abb. 4.12 Spider naevi bei Lebererkrankung

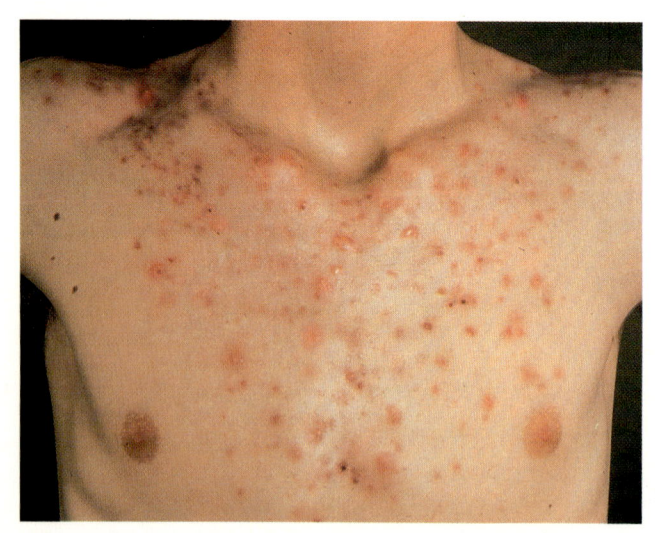

Abb. 4.13 Papeln, Pusteln und Kratzeffloreszenzen bei Acne vulgaris

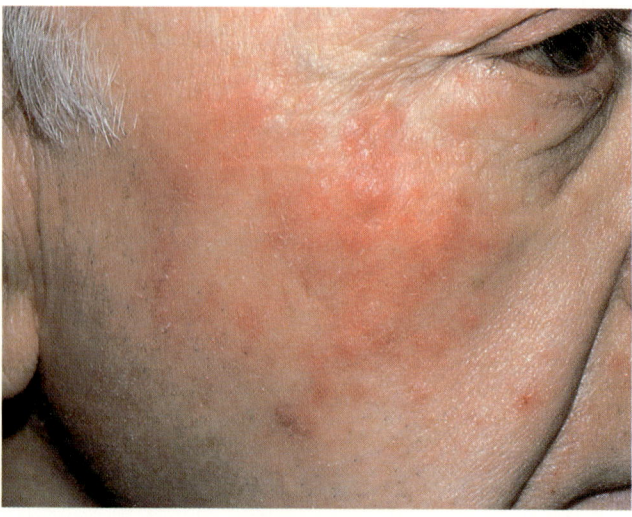

Abb. 4.14 Rosazea. Papeln und Pusteln treten im Gesicht auf

Medikamentenallergien

Medikamente sind die häufigste Ursache akuter Hauterkrankungen, daher muß nach diesen ausführlich gefragt werden. Dabei sollten alle Medikamente erfaßt werden, die der Patient während des letzten Monats eingenommen hat. Antibiotika (Penicillin, Ampicillin, Sulfonamide) verursachen häufig Effloreszenzen (Abb. 4.16). Es kann schwer sein, zwischen einer Reaktion auf Medikamente und einer Hautbeteiligung bei der behandelten Erkrankung zu unterscheiden. Medikamentenallergien können auch verschiedenen Hauterkrankungen täuschend ähnlich sein. Die Diagnose kann bei Patienten, die mehr als ein Medikament einnehmen, erschwert sein, da unter diesen Umständen das den Hautausschlag verursachende Medikament schwer zu erkennen ist.

Medikamente können auch für sekundäre Hautausschläge verantwortlich sein. Breitspektrumantibiotika können eine Candidainfektion begünstigen, die ihrerseits zu Effloreszenzen führt.

Allergische Reaktionen auf Medikamente treten meist innerhalb von Minuten oder Stunden nach Einnahme des Medikamentes auf, können aber auch nach Latenzzeiten bis zu einer Woche nach Absetzen des auslösenden Medikamentes (typisches Beispiel: Ampicillin) beobachtet werden.

Dadurch können Hauterscheinungen erst nach Absetzen des auslösenden Medikamentes auftreten (typisches Beispiel: Ampicillin).

Toxisches Erythem

Rote Flecken (Maculae) treten hauptsächlich am Rumpf auf. Sie überlappen und konfluieren, wodurch sie als diffuses Erythem erscheinen (Abb. 4.17). Die abheilenden Effloreszenzen schuppen. Ampicillin, Sulfonamide (einschließlich Cotrimoxazol) und Phenobarbital verursachen diese Effloreszenzen.

Dermatitis exfoliativa

Die Dermatitis exfoliativa wird auch als Erythrodermie bezeichnet und ist durch ein diffuses Erythem mit Schuppenbildung gekennzeichnet. Der Patient kann dabei Flüssigkeit verlieren und auskühlen. Viele Medikamente können diese Hauterscheinung auslösen. Am häufigsten handelt es sich um Barbiturate, Sulfonamide, Streptomycin und Gold.

Dermatitis exfoliativa

Fallen Haare oder Nägel aus?

Hatten Sie jemals Psoriasis oder litten Sie an Ekzemen?

Welche Medikamente nahmen Sie in letzter Zeit ein (Barbiturate, Sulfonamide, Phenylbutazone, Streptomycin)?

Haben Sie Fieber?

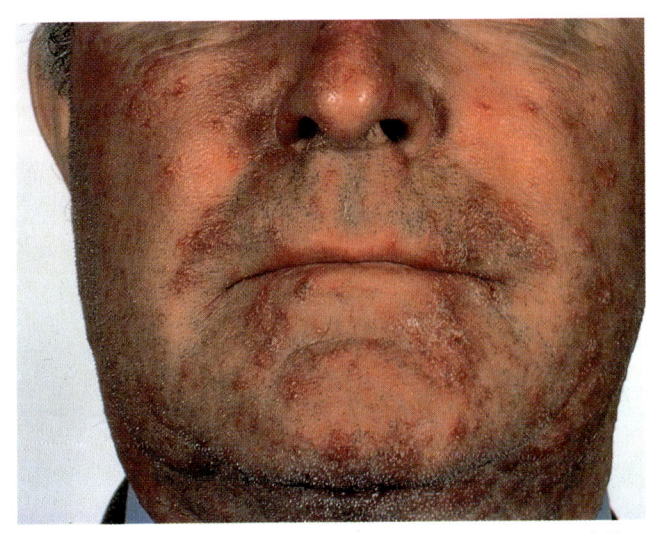

Abb. 4.15 Rosazea. Die Effloreszenzen treten an Nase, Wangen und Kinn auf

Effloreszenzen bei Medikamentenallergien

- Toxisches Erythem
- Dermatitis exfoliativa
- Urtikaria
- Angioneurotisches Ödem
- Erythema nodosum
- Erythema multiforme
- Fixierte Medikamentenallergie
- Sensibilisierung durch Medikamente
- Pemphigus

Abb. 4.16 Effloreszenzen bei Medikamentenallergien

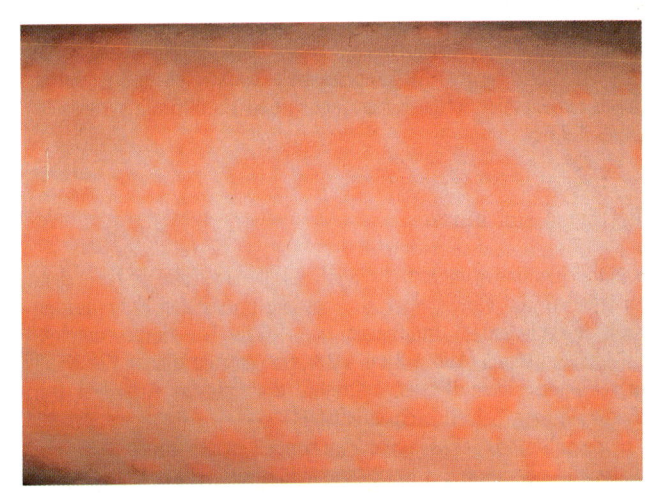

Abb. 4.17 Toxisches Erythem

Haut, Nägel und Haare

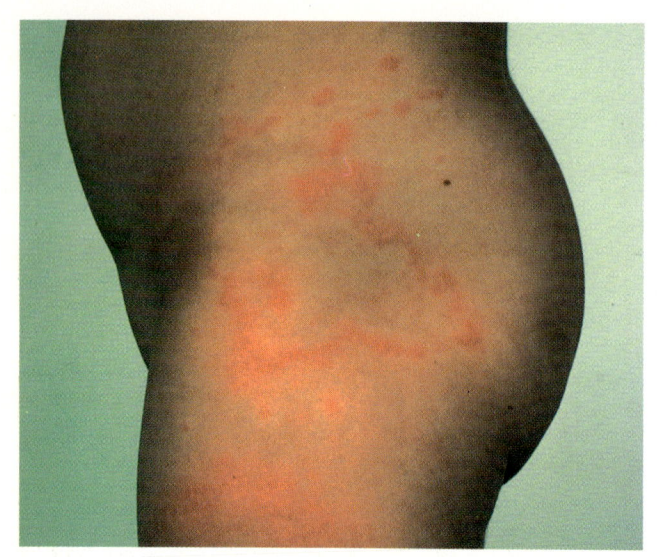

Abb. 4.18 Urtikaria. Die Effloreszenzen sind unterschiedlich geformt und verschieden groß

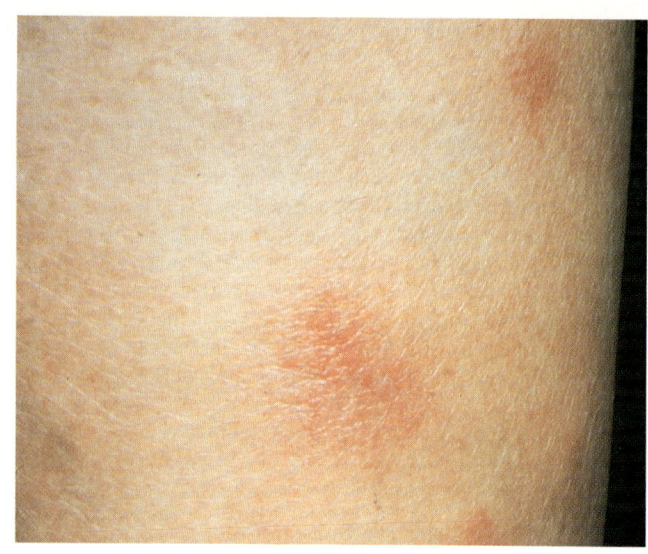

Abb. 4.19 Erythema nodosum. Schmerzhafte, weiche, rote Knötchen am Unterschenkel

Urtikaria

Klinisch ist die Urtikaria durch einen starken Juckreiz und umschriebene Hautschwellungen gekennzeichnet, die an jeder Stelle des Körpers auftreten können. Typischerweise treten Blasen auf, die am Rand rot sind und ein helleres Zentrum haben (Abb. 4.18). Charakteristischerweise klingt diese Effloreszenz innerhalb weniger Stunden ab. Begleitend tritt häufig ein Angioödem auf, das durch eine Schwellung von Gesicht und Händen gekennzeichnet ist.

Erythema nodosum

Kennzeichnend ist das akute, symmetrische Auftreten schmerzhafter, druckempfindlicher, erhabener roter Papeln, die die Oberfläche der Extensoren, insbesondere die Schienbeine, aber auch die Oberschenkel und die Oberarme betreffen (Abb. 4.19 u. 4.20). Innerhalb von 7 bis 10 Tagen verändern die Effloreszenzen ihre Farbe von Hellrot über Abstufungen von Purpur zu Gelb. Das Erythema nodosum wird durch eine Vaskulitis verursacht, kann wiederholt auftreten und ist meist durch Sulfonamide, orale Kontrazeptiva und Barbiturate verursacht (Abb. 4.21).

Erythema multiforme

Kennzeichen sind symmetrische, anuläre Effloreszenzen, die besonders an Händen und Füßen, aber auch an den proximalen Extremitäten nach Medikamenten, Impfungen und häufig bei Herpes-simplex-Infektion auftreten (Abb. 4.22 u. 4.23). Im Zentrum können Bläschen, in schweren Fällen Blasen, auftreten, wodurch das Aussehen von Kokarden bzw. Schießscheiben entsteht.

Beim Stevens-Johnson-Syndrom handelt es sich um eine schwere blasenbildende Form des Erythema multiforme, bei der Ulzerationen der Mundschleimhaut auftreten. Häufig sind Augen-, Nasen- und Genitalschleimhäute beteiligt (Abb. 4.24).

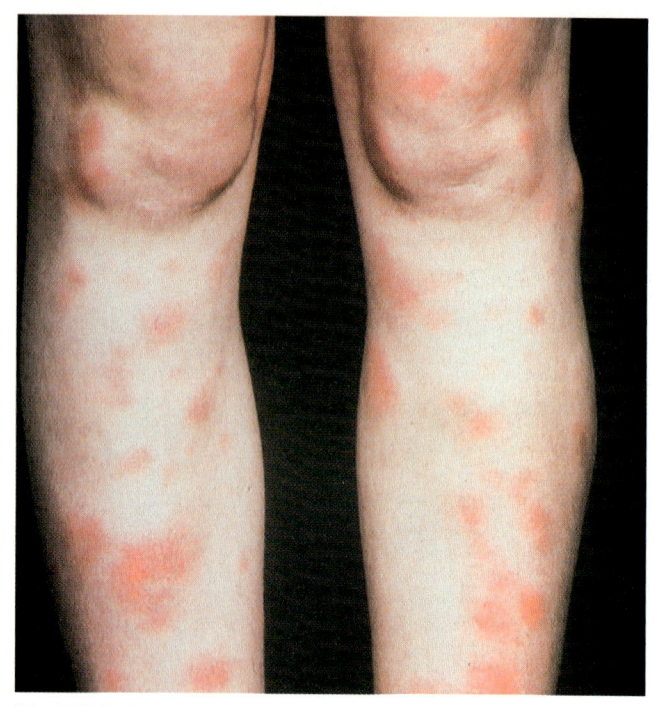

Abb. 4.20 Erythema nodosum

Fixierte medikamentenbedingte Effloreszenzen

Typischerweise treten eine oder mehrere rote Flecken stets an derselben Stelle auf, üblicherweise am Mund, an den Extremitäten oder in der Genitalregion, die geschwollen sind oder Bläschen bilden. Die Effloreszenzen blassen ab und hinterlassen ein Gebiet entfärbter Haut (Abb. 4.25). Sie können durch verschiedene Medikamente, am häufigsten durch Phenolphthalein (Laxanzien), Sulfonamide, Tetracycline oder Barbiturate ausgelöst werden.

Untersuchung von Haut, Nägeln und Haaren

Ursachen des Erythema nodosum

Infektionen
 Streptokokkeninfektionen
 Tuberkulose
 Lepra
 Syphilis
 Systemmykosen

Medikamente
 Sulfonamide
 Barbiturate
 Orale Kontrazeptiva

Systemerkrankungen
 Sarkoidose
 Darmerkrankungen

Abb. 4.21 Ursachen des Erythema nodosum

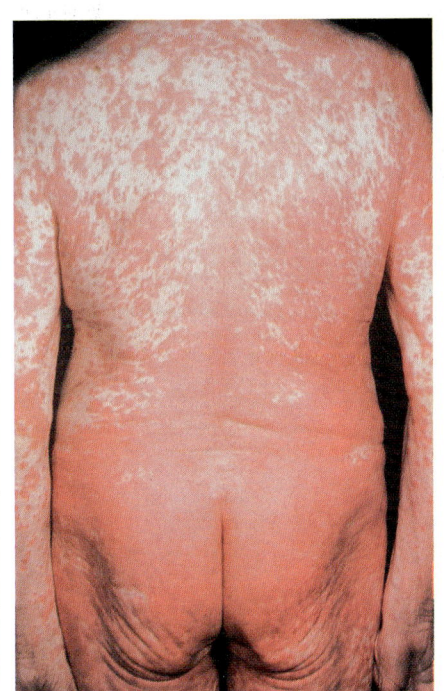

Abb. 4.22 Erythema multiforme. Großflächig verteilte Läsionen

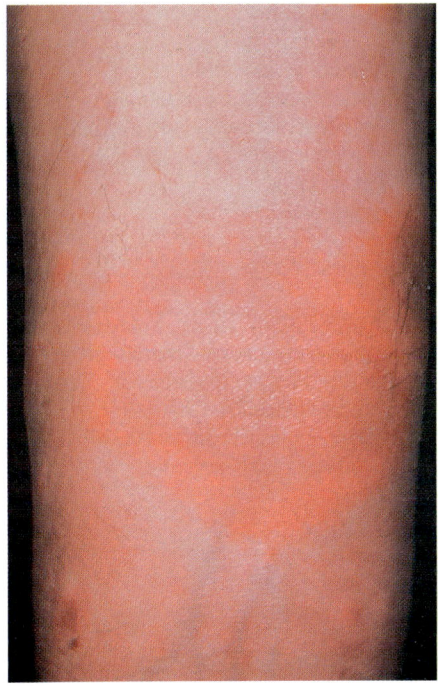

Abb. 4.23 Erythema multiforme

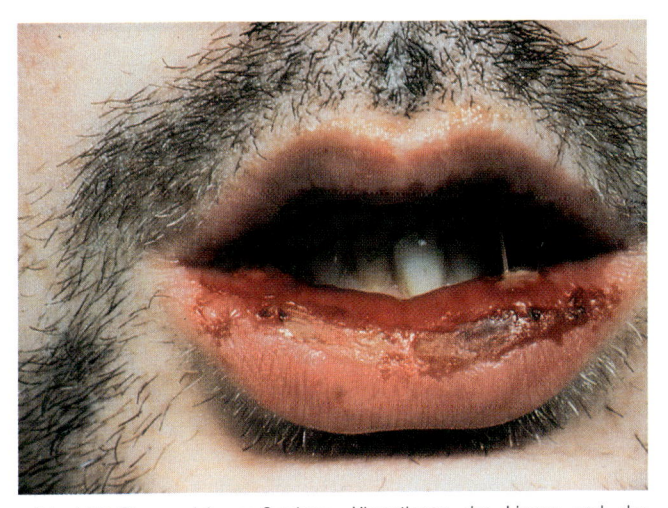

Abb. 4.24 Stevens-Johnson-Syndrom. Ulzerationen der Lippen und des Mundes

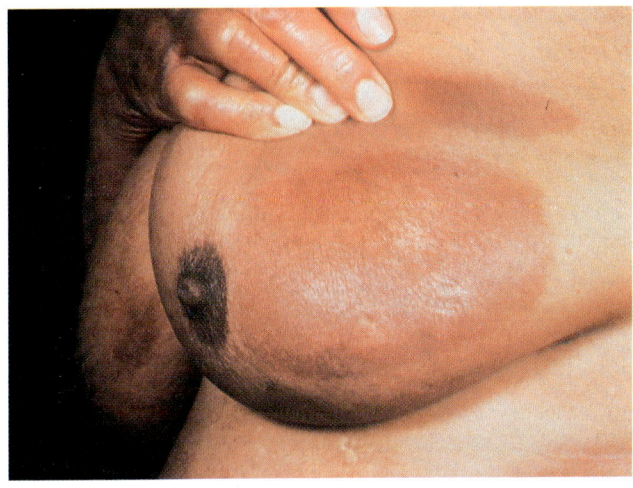

Abb. 4.25 Fixierte Hyperpigmentation der Mammae bei Medikamentenallergie

Photosensible medikamentenassoziierte Effloreszenzen

Die Effloreszenzen treten an lichtexponierten Stellen als Erythem, Ödem, Bläschen oder Ekzem auf (Gesicht, Nacken, Extensorenseiten der Extremitäten). Meistens sind dafür Tetracycline, Sulfonamide und Phenothiazine verantwortlich. Photosensible Effloreszenzen können auch bei Systemerkrankungen wie Lupus erythematodes oder Porphyria cutanea tarda auftreten.

Ekzeme

Diese häufige Hauterkrankung wird durch verschiedene Mechanismen verursacht und kann akut, subakut oder chronisch, aber auch in Form einer Mischung all dieser Formen auftreten. Das Hauptsymptom ist der Juckreiz. Das Ekzem ist charakterisiert durch Ödem, Bläschen (Abb. 4.26), Exsudation (Abb. 4.27) und Schorfbildung. Bei chronischem Ekzem entstehen trockene, schuppende, hyperkeratotische Flecken der Haut, die verdicken und Fissuren bilden (Abb. 4.28). Das Aussehen des Ekzems wird oft dadurch verändert, daß die Patienten kratzen und dadurch Sekundäreffloreszenzen wie Exkoriationen und Sekundärinfektionen verursachen. Die Begrenzung der Effloreszenzen ist bei chronischem Ekzem weniger scharf als bei Psoriasis, was der Differentialdiagnose dienlich ist (Abb. 4.29).

Eczema discoides

Im Gegensatz zu anderen Formen eines Ekzems hat dieser Ekzemtyp ein charakteristisches Aussehen (münzförmig = numulär) und kann mit Psoriasis verwechselt werden, tritt im Gegensatz zu dieser jedoch auf der Rückseite der Finger und Hände auf, näßt und hat nicht die typischen Schuppen.

Atopisches Ekzem

Das atopische Ekzem ist eine Krankheit des Kindesalters, kann aber gelegentlich auch erst im Erwachsenenalter manifest werden. Meist besteht eine Familienanamnese für Ekzeme oder andere Atopien (Asthma, Heuschnupfen, Urtikaria). Die Effloreszenzen treten zuerst symmetrisch im Gesicht auf und dehnen sich danach auf Stamm und Extremitäten aus (Beugeseiten von Ellbogen, Knie, Hand- und Fußgelenk).

Kontaktdermatitis

Diese Ekzemform wird durch exogene Noxen ausgelöst (Abb. 4.30). Sie kann Ausdruck einer Schädigung bei Erstkontakt mit einem konzentrierten Toxin oder allergisch bedingt sein, wenn sich eine Immunantwort vom verzögerten Typ (Typ IV) gegen eine Substanz, die mit der Haut Kontakt hatte, entwickelt. Die Lokalisation des Ekzems gibt wichtige Hinweise auf die Art der lokalen Reizung. Durch Küchenarbeit (Wasser mit Spülmitteln bzw. Reinigungsmitteln) entsteht ein Hautausschlag, der auf die Hände beschränkt ist. Schmuck kann zu einer allergischen Kontaktdermatitis führen, wobei meist Nickel für die Sensibilisierung verantwortlich ist. Gummi, Farben, Kosmetika und Industriechemikalien stellen häufige Allergene dar, die ein Ekzem auslösen können. Pflanzen (Primeln, Chrysanthemen) können ebenfalls Ekzeme auslösen.

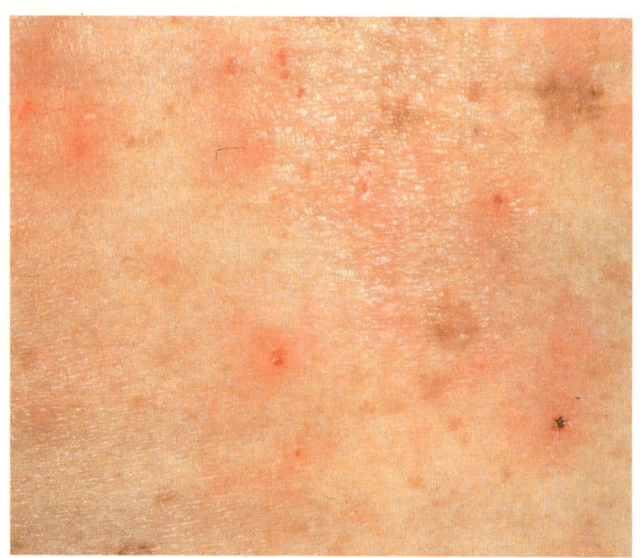

Abb. 4.26 Ekzem. Bläschenbildung

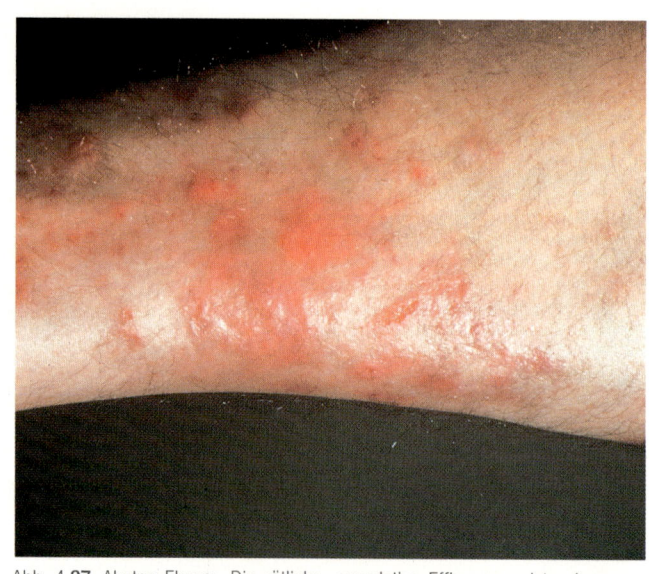

Abb. 4.27 Akutes Ekzem. Die rötliche, exsudative Effloreszenz ist schmerzhaft

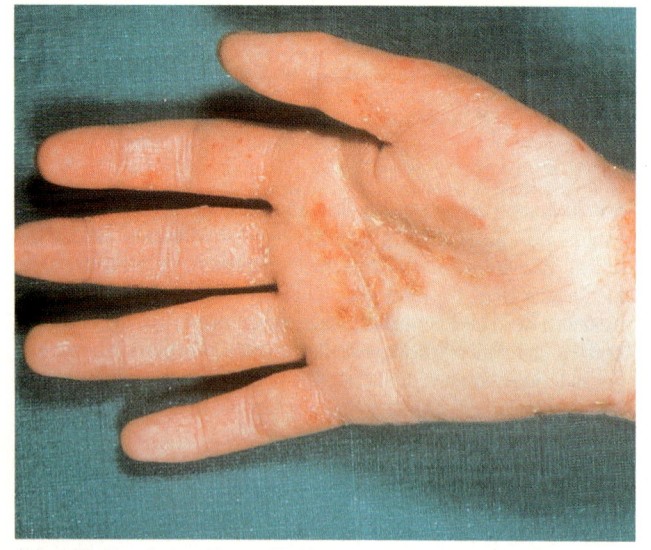

Abb. 4.28 Chronisches Ekzem. Die Haut ist trocken und schuppend

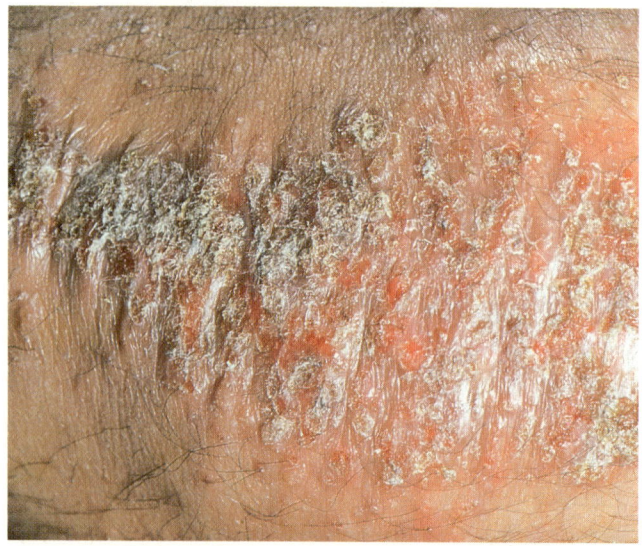

Abb. 4.29 Typisches Aussehen eines Ekzems. Die Grenze ist weniger scharf als bei psoriatischen Plaques

Untersuchung von Haut, Nägeln und Haaren

Seborrhoische Dermatitis

Diese Art des Ekzems tritt bei Kleinkindern, Jugendlichen und jungen Erwachsenen auf (Abb. 4.31). Es bildet sich ein Erythem mit symmetrischer Schuppenbildung (Abb. 4.32). Durch Sekundärinfektionen können die Primärläsionen verändert werden. Das Kopfhaar ist meist beteiligt. Im Unterschied zu Schuppen besteht wegen der Entzündung ein Erythem der Haut. Gesicht, Winkel der Augenlider, Nasolabialfalten, Augenbrauen, Stirn, äußeres Ohr (Otitis externa) oder Vulva können betroffen sein.

Pompholyx

Es handelt sich um ein Ekzem der Hände und Füße (Abb. 4.33 u. 4.34). Charakteristisch ist das Auftreten juckender Bläschen, besonders an den Seiten der Finger und Zehen sowie an Handflächen und Fußsohlen.

Ekzem bei Varikose

Bei Patienten mit langdauernder Varikose treten Ekzeme an den Unterschenkeln neben anderen Hautveränderungen (z.B. venöse Ulzera am Innenknöchel, Pigmentation, Ödem) auf.

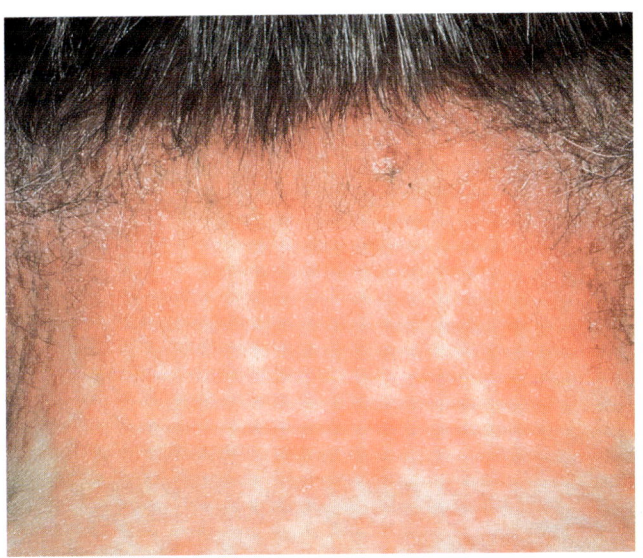

Abb. 4.30 Kontaktdermatitis durch Shampoo

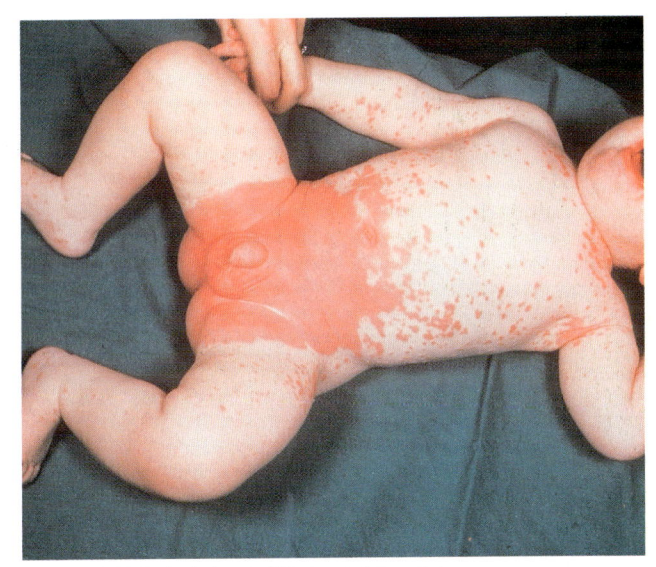

Abb. 4.31 Typische juckende Bläschen bei Pompholyx

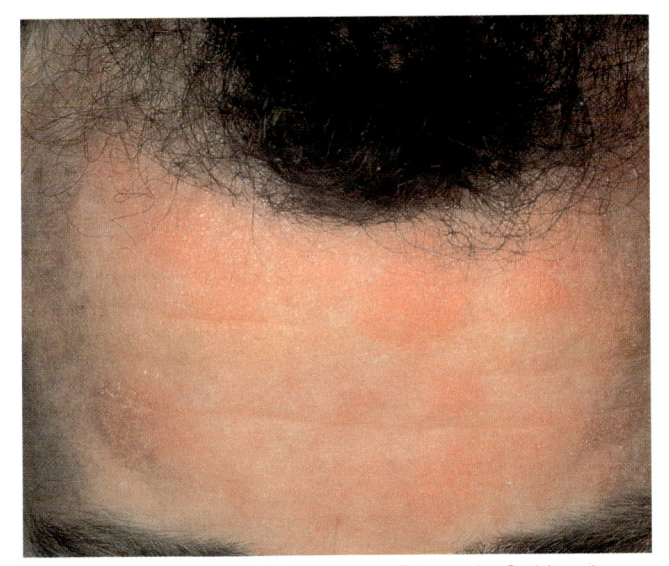

Abb. 4.32 Seborrhoische Dermatitis tritt am häufigsten im Gesicht auf

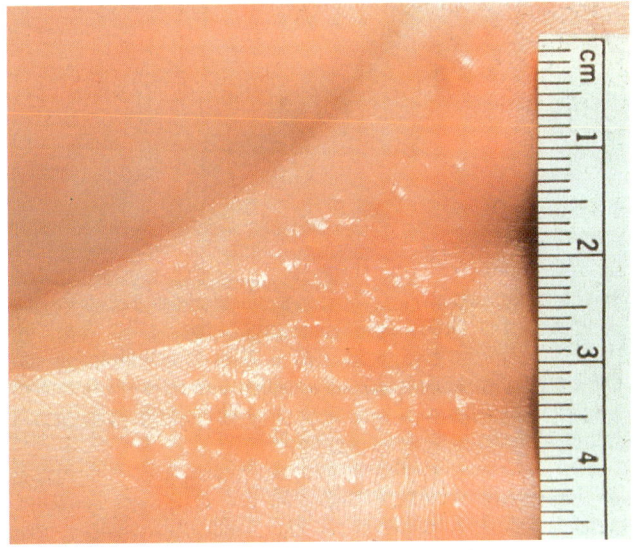

Abb. 4.33 Typische juckende Bläschen bei Pompholyx

4.13

Haut, Nägel und Haare

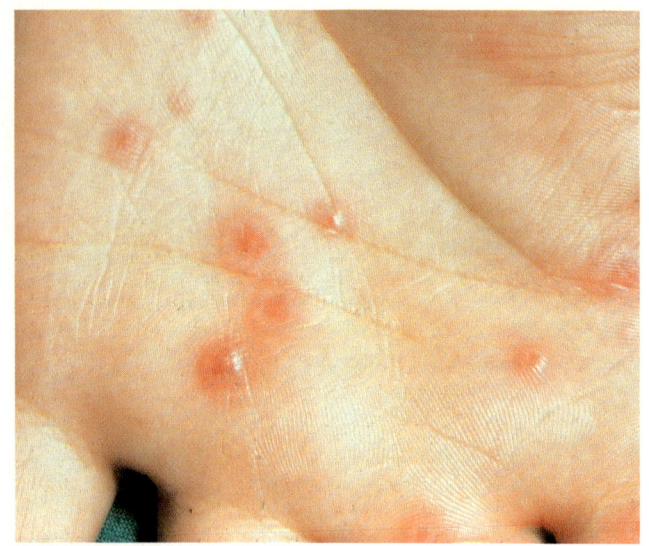

Abb. 4.34 Pompholyx. Juckende Bläschen der Hand

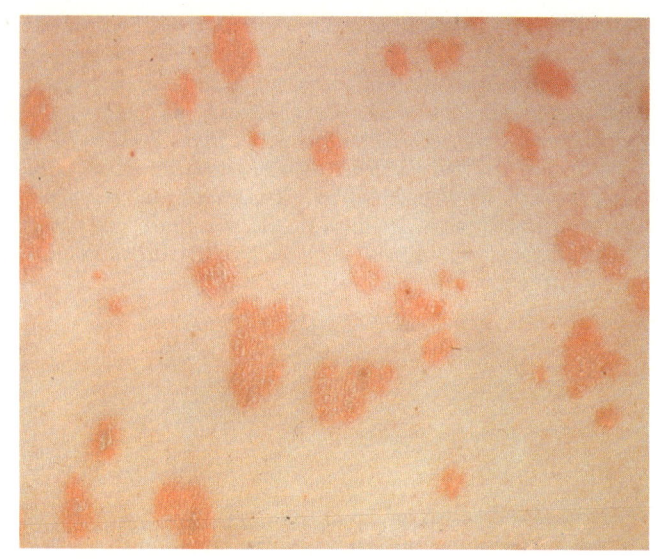

Abb. 4.35 Kerzentropfenphänomen bei Psoriasis

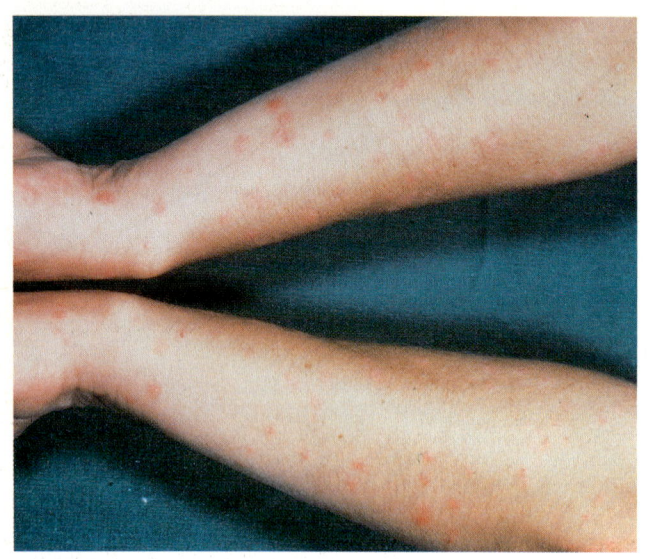

Abb. 4.36 Akute Psoriasis guttata

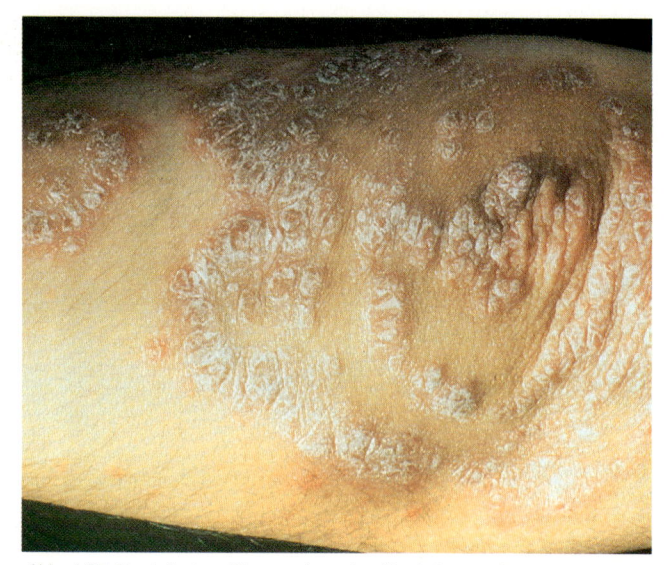

Abb. 4.37 Psoriatischer Plaque, der mit silberfarbenen Schuppen bedeckt ist

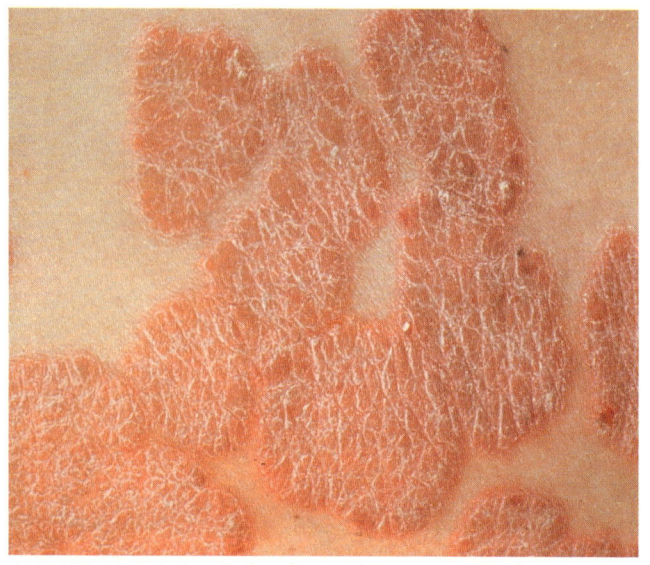

Abb. 4.38 Psoriatischer Plaque. Schuppige, dünne Oberfläche mit scharfer Grenze

Psoriasis

Die Effloreszenzen sind scharf begrenzt, gering erhaben und ödematös. Bei der chronischen Form bedecken silberfarbene Schuppen die Oberfläche. Die Größe der Plaques reicht von 1 bis 3 cm im Durchmesser (Abb. 4.**35**, 4.**36**, 4.**37** u. 4.**38**). Sie sind überall am Körper zu finden, können sich zurückbilden oder chronisch bestehenbleiben. Psoriasis guttata kann nach einer Streptokokkenpharyngitis auftreten.

Bei *chronischer Psoriasis* treten die Plaques meist symmetrisch am Haaransatz, an den Ellbogen, an den Knien, am Perineum, periumbilikal und submammär auf. Ein Charakteristikum der Psoriasis ist, daß neue Effloreszenzen an Stellen auftreten, an denen die Haut gereizt wird (Köbner-Phänomen). Wird auf der Oberfläche eines solchen Plaques leicht gekratzt, treten kleine Blutpunkte auf.

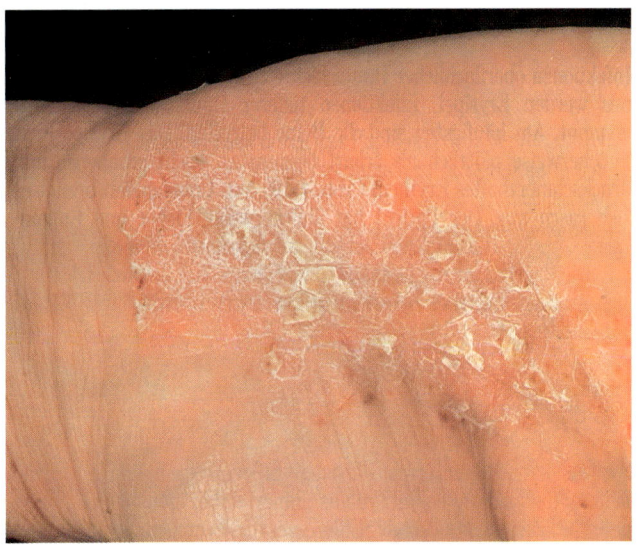

Untersuchung von Haut, Nägeln und Haaren

Abb. 4.39 Psoriasis pustulata der Handfläche mit typischer Schuppenbildung und Erythem

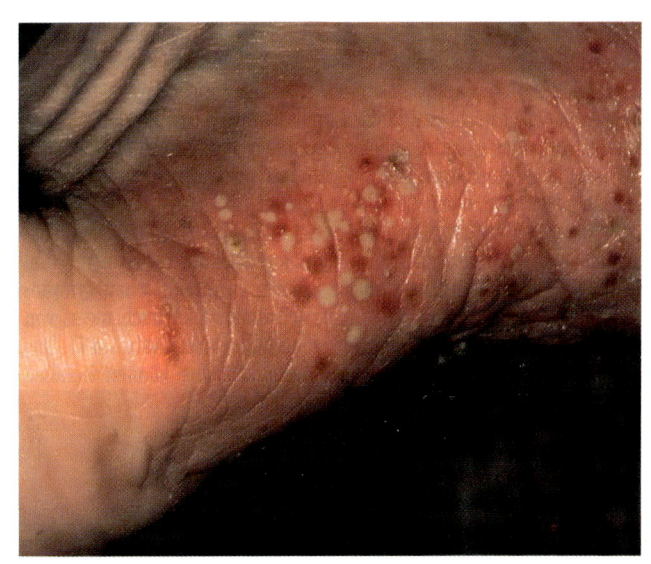

Abb. 4.40 Psoriasis pustulata des Fußes. Die gelben Pusteln werden braun

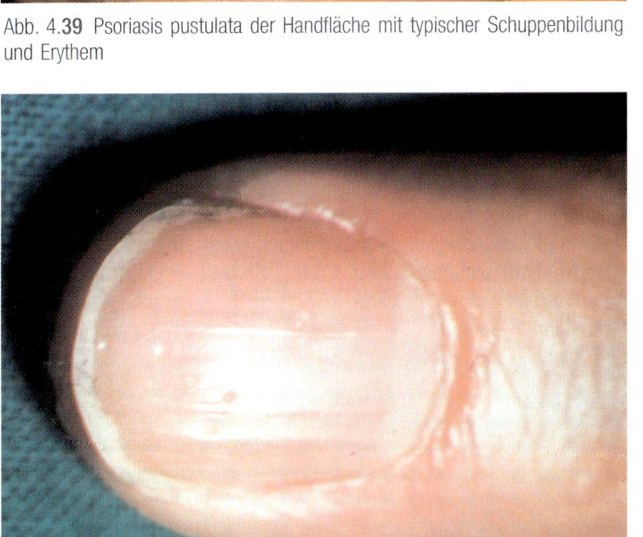

Abb. 4.41 Tüpfelnägel bei Psoriasis

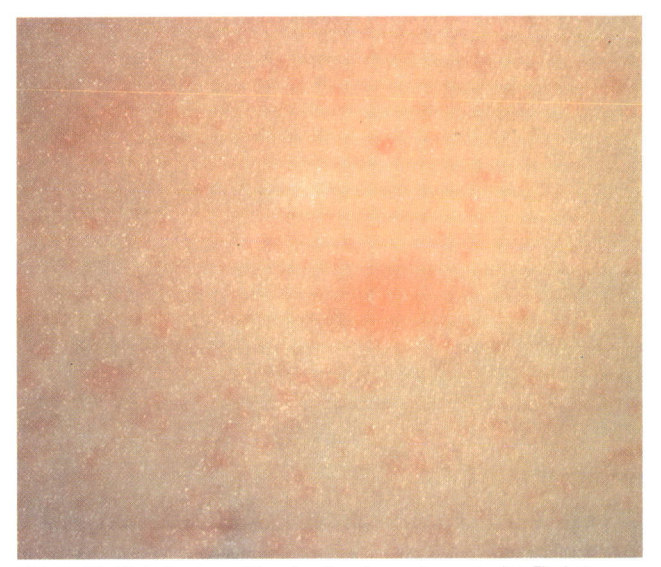

Die *Psoriasis pustulata* ist meist auf Handflächen und Fußsohlen (Abb. 4.39) beschränkt, kann gelegentlich aber auch auf dem Fußrücken auftreten. Die gelblichen Pusteln haben einen Durchmesser von 2 bis 5 mm (Abb. 4.40). Auf den Handflächen und Fußsohlen sind sie pigmentiert und hyperkeratotisch.

In seltenen Fällen ist eine Psoriasis über das gesamte Integument ausgebreitet, was zur Exfoliation führen kann.

Bei *Psoriasisarthropathie* sind die distalen Interphalangealgelenke und die großen Gelenke ein- oder beidseitig betroffen. Eine Sakroiliitis oder Ankylose ist selten. Die Nägel können befallen sein, auch wenn keine Effloreszenzen bestehen. Charakteristisch sind Tüpfelnägel (Abb. 4.41) und Onycholyse (Abheben des distalen Nagels vom Nagelbett), die im Gegensatz zu Nagelmykosen symmetrisch auftritt und zu schweren Nageldystrophien führen kann.

Pityriasis rosea

Bei dieser häufigen Hauterkrankung jüngerer Patienten tritt ein einzelner Fleck Tage oder sogar Wochen vor der Generalisierung auf. Dieser „Botenfleck" kann mit einer Flechte bzw. Tinea verwechselt werden. Im Vollbild bestehen Effloreszenzen am Oberarm, am Stamm und am Oberschenkel. Rötliche Papeln wachsen zu typischen 1 bis 3 cm durchmessenden, juckenden, ovalen Flecken (Abb. 4.42), die am Rand schuppen (Abb. 4.43 u. 4.44) und sich innerhalb von 6 Wochen spontan zurückbilden.

Lichen planus

Diese juckende Effloreszenz kann durch das typische Aussehen diagnostiziert werden (Abb. 4.45). Gelegentlich können lichenifizierte Effloreszenzen bei Systemerkrankungen entstehen (z.B. primär biliäre Zirrhose, chronische Abstoßungsreaktion) oder durch Medikamente verursacht sein (z.B. Penicillamin, Gold).

Abb. 4.42 Pityriasis rosea. Die roten Papeln werden zu ovalen Flecken

Haut, Nägel und Haare

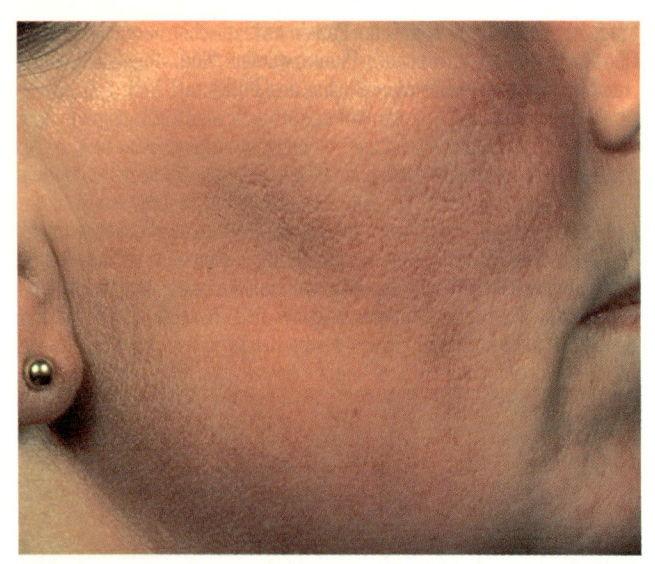

Abb. 4.49 Erysipel. Erythem und Ödem

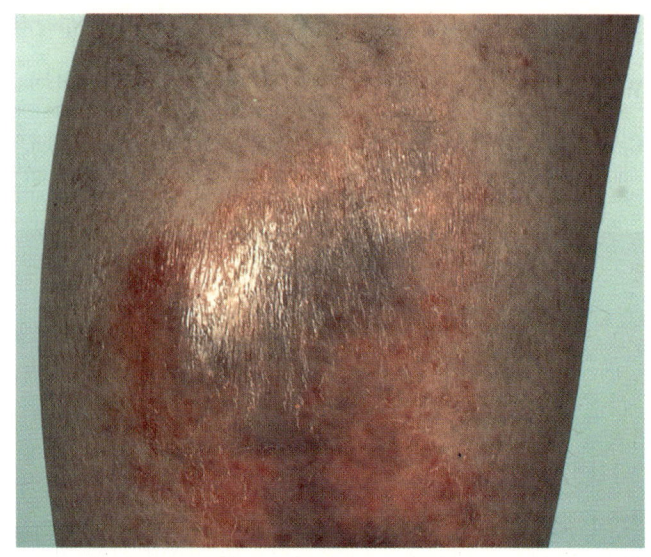

Abb. 4.50 Erythem und Ödem bei Zellulitis

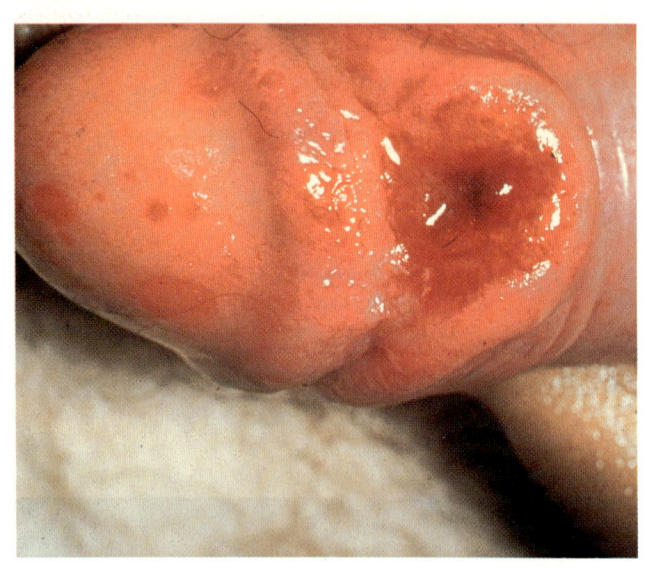

Abb. 4.51 Primäraffekt bei Syphilis

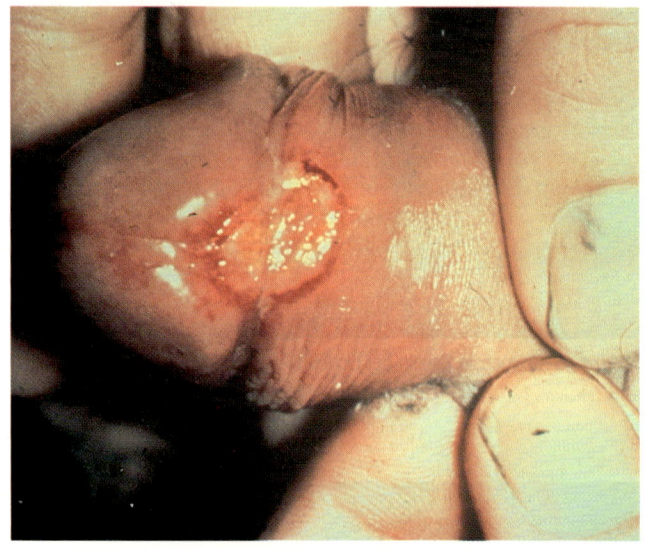

Abb. 4.52 Primäraffekt (Schanker) am Frenulum

Kennzeichen ist die zentral eingesunkene Oberfläche (Dellwarze). Bei Kindern sind besonders Gesicht und Stamm, bei Erwachsenen meist die Genitalien betroffen. Bei der Abheilung entwickeln sich in der Umgebung oft Hautveränderungen.

Herpes simplex

Es gibt 2 Typen des Herpes-simplex-Virus (HSV):

- Typ I befällt hauptsächlich Mund und Lippen (Abb. 4.56),
- Typ II verursacht meist den Herpes genitalis.

Kreuzinfektionen sind möglich. Es entstehen Bezirke schmerzhafter, oberflächlich liegender Bläschen, die von einem Erythem umgeben sind. Die Bläschen platzen, bilden eine Kruste und heilen dann ohne Narbenbildung ab.

Nach der Primärinfektion persistiert das Virus in der Hinterwurzel der Spinalnerven. Deshalb sind bei erneuter Aktivierung (Infekte, Streß, Fieber [Fieberbläschen], Sonnenlicht, Menstruation oder Trauma) der Viren dieselben Gebiete wie bei der Primärinfektion befallen. Das erste Symptom einer Reaktivierung der Viren stellt ein Kribbelgefühl dar. Darauf folgen innerhalb von 1 bis 2 Tagen erneut Bläschen.

Herpes zoster

Nach dem Abheilen von Windpocken persistiert das Varicella-zoster-Virus in den Hinterwurzeln oder den Ganglien der Hirnnerven. Wird es reaktiviert, entstehen Bläschen (Gürtelrose) im Versorgungsgebiet des entsprechenden Nervs. Ursachen für die Reaktivierung sind oftmals nicht zu finden. In Frage kommen Immunsuppression, Lymphome und das Alter.

Zuerst treten Schmerzen oder ein unangenehmes Gefühl in einem Dermatom, nach einigen Tagen Bläschen im Dermatom auf (Abb. 4.57). Innerhalb von 2 bis 3 Wochen werden die Bläschen zu Pusteln, bilden Schuppen, um schließlich häufig unter Narbenbildung abzuheilen. In abnehmender Häufigkeit werden thorakale, zervikale, lumbale und sakrale Dermatome befallen. Ist der R. ophthalmicus des N. trigeminus betroffen, treten typischerweise Bläschen an der Nasen-

Untersuchung von Haut, Nägeln und Haaren

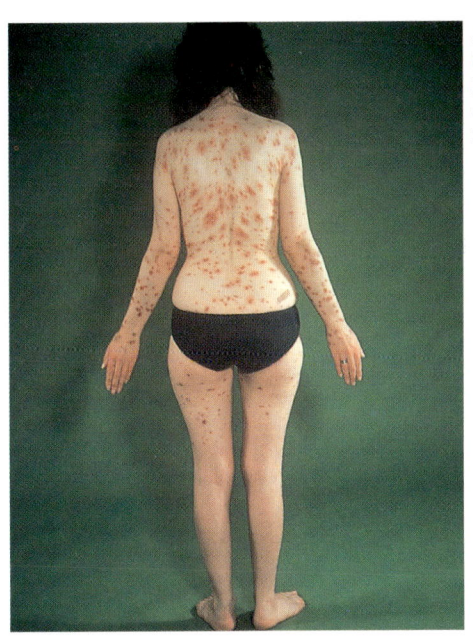

Abb. 4.53 Makulopapulöse Effloreszenzen des Sekundärkomplexes bei Syphilis

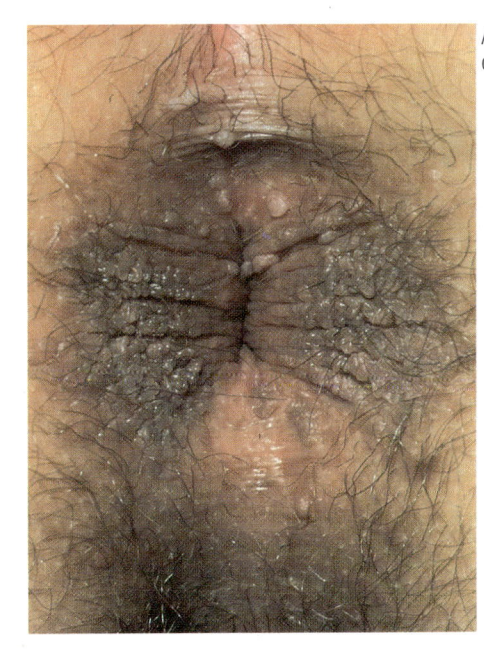

Abb. 4.54 Condylomata acuminata

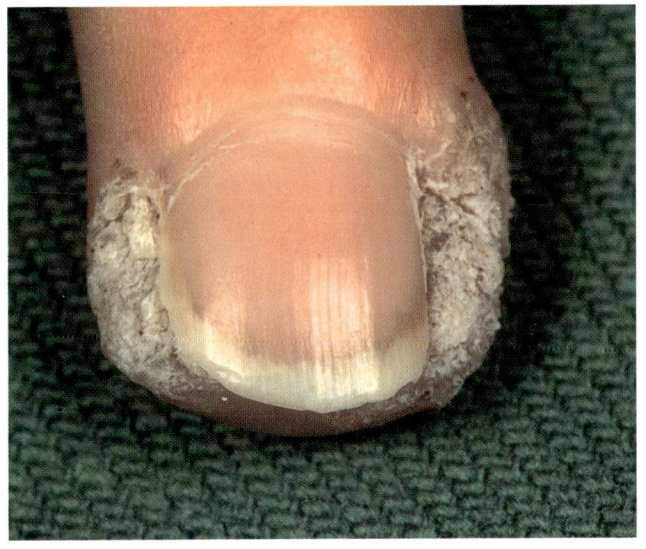

Abb. 4.55 Feigwarzen

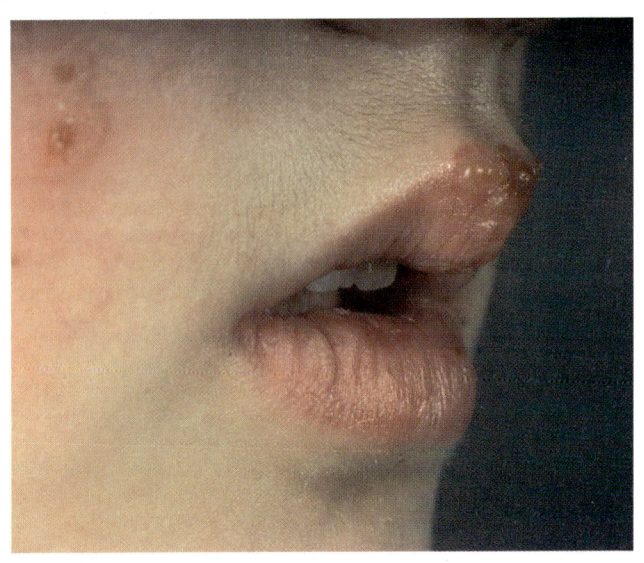

Abb. 4.56 Fieberbläschen, verursacht durch Herpes simplex

spitze und den Nasenflügeln sowie manchmal schwere Schädigungen der Cornea auf. Eine Beteiligung des Ganglion geniculatum des N. facialis führt zu einer Fazialisparese mit Beteiligung des äußeren Ohres (Ramsay-Hunt Syndrom).

Als unangenehmste langdauernde Nachwirkung eines Herpes zoster bestehen auch nach Abheilung der Effloreszenzen häufig chronische Schmerzen und Hyperästhesien im betroffenen Dermatom.

Pilze

Candida albicans

Es handelt sich um eine häufige Infektion von Haut und Schleimhäuten.

Eine orale Kandidose tritt häufig bei immunsupprimierten Patienten, Diabetikern und nach Behandlung mit Antibiotika auf. Die Kandidose stellt auch eine Hauptmanifestation von AIDS dar. Die orale Infektion ist charakterisiert durch weiße Plaques, die abgekratzt werden können, wodurch eine rote Basis sichtbar wird. Als weitere Manifestationen können Stomatitis, Vulva- und Vaginainfektionen und Befall von Kontaktoberflächen (z.B. Rima ani, Oberschenkelinnenseiten, Skrotum, submammäre Hautfalten [Intertrigo]) entstehen.

Pityriasis versicolor (= Tinea versicolor)

Diese häufige Hauterkrankung wird durch Malassezia furfur verursacht. Sie ist durch kleine pigmentierte oder hypopigmentierte Flecken des Oberkörpers und der Arme charakterisiert. Die Flecken neigen zur Konfluenz, und es entstehen Effloreszenzen wechselnder Größe und Form. Von den Effloreszenzen können mit einer Skalpellklinge Schuppen abgekratzt werden. An sonnenexponierten Stellen erscheinen die Effloreszenzen im Vergleich zur umgebenden Haut hypopigmentiert.

Dermatophyten (Tinea)

Sie besiedeln das Stratum corneum und die Keratinschicht von Nägeln und Haaren.

Haarinfektionen (Tinea capitis) sind durch umschriebenen Haarverlust und durch Hautentzündung gekennzeichnet. Hautinfektionen (Tinea corporis) betreffen nichtbehaarte Abschnitte des Körpers. Die Effloreszenzen haben einen entzündeten ringförmigen Rand und ein abgeblaßtes Zentrum, von dem die Abheilung ausgeht (Abb. 4.58). Tinea pedis äußert sich als schuppendes Erythem zwischen den Zehen. Eine Nagelinfektion (Tinea unguium) ist häufig asymmetrisch und betrifft häufiger Zehennägel als Fingernägel. Der Nagel wird gelb und dick. Es tritt Onycholyse auf und in fortgeschrittenen Stadien zerbröselt und bricht der Nagel. Besteht der Verdacht auf eine Nagelmykose sollten Nagelstücke mykologisch untersucht werden.

Parasiten

Läuse

Lausbefall führt zur Hautreizung.

Kopfläuse (Pediculosis capitis) sind bei Kindern häufig. Die Diagnose wird gestellt, indem in den Haaren nach Eiern (Nissen) gesucht wird. Diese können im Gegensatz zu Schuppen nicht vom Haar abgeschüttelt werden. Kratzen kann Sekundärentzündungen und Juckreiz auslösen.

Körperläuse (Pediculosis corporis) sind selten und treten fast nur bei Unterernährung und schlechter Hygiene auf. In den Schamhaaren (Pediculosis pubis) nisten sich Filzläuse ein, die meist durch den Geschlechtsverkehr übertragen werden.

Jeder Lausbefall verursacht starken Juckreiz. Nissen und Läuse können mit dem bloßen Auge gesehen werden.

Skabies

An Skabies sollte gedacht werden, wenn am gesamten Körper Juckreiz besteht. Die Milbe (Sarcoptes scabei) bohrt sich dort in die Haut, wo das Weibchen die Eier abgelegt hat. Typische Stellen sind Fingerseiten, Interdigitalraum und Handgelenk (Abb. 4.59). Die strichförmigen Gänge können getastet und die Milben oft als weiße Flecke gesehen werden. Aus den Effloreszenzen an Ellbogen, Axilla und Genitalien können entzündete Papeln entstehen. Kratzen verursacht sekundäre Exkoriationen und Infektionen.

Blasenbildende Erkrankungen

Bullöses Pemphigoid

Diese Erkrankung tritt meist beim älteren Patienten auf. Die prallgefüllten, meist symmetrischen Blasen sind von einem Erythem (Abb. 4.60) umgeben und jucken. Die anfangs kleinen Bläschen entwickeln sich während einiger Tage zu beachtlicher Größe (Abb.

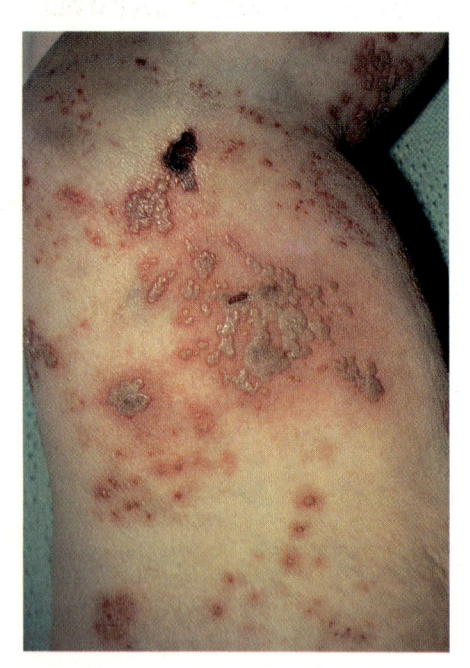

Abb. 4.57 Herpes zoster. Hämorrhagische Effloreszenzen (Verteilung im Dermatom L II)

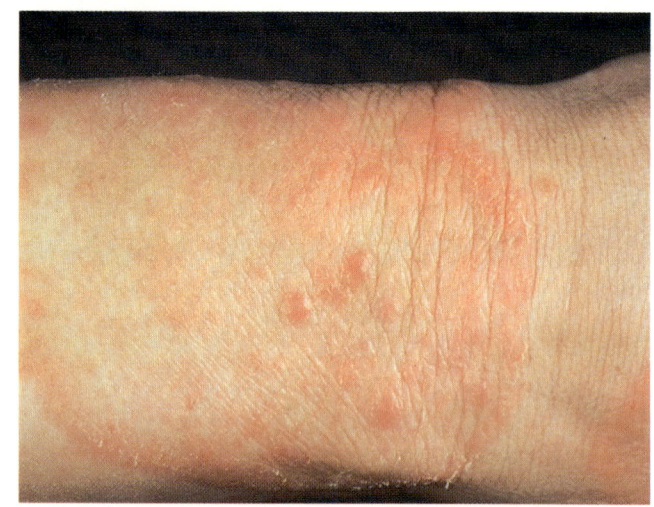

Abb. 4.58 Flechtenartige Effloreszenz mit entzündlich veränderter Peripherie

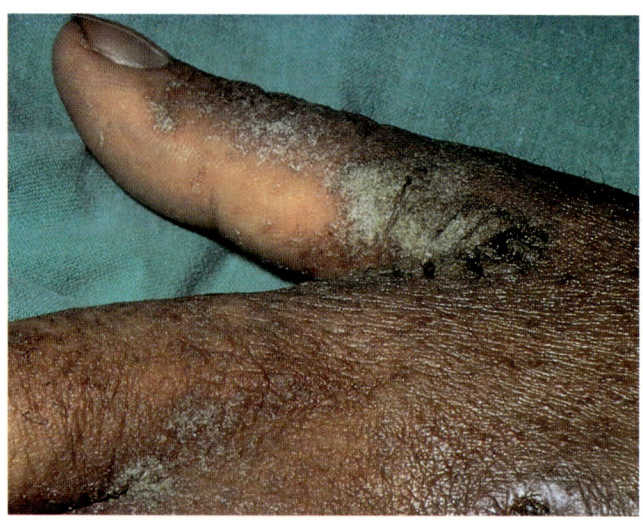

Abb. 4.59 Chronische Skabies in den Interdigitalfalten

4.61). Hauptsächlich treten sie an den Extremitäten auf, insbesonders an den Innenseiten der Oberschenkel und Arme, können aber auch den Stamm befallen. Die Blasen werden hämorrhagisch, bevor sie sich über das Zwischenstadium von Erosionen, die leicht sekundär infiziert werden (Abb. 4.62) ohne daß Narben zurückbleiben, zurückbilden.

Pemphigus

Diese Autoimmunerkrankung tritt meist plötzlich bei Ashkenazi-Juden mittleren Alters auf. Die ersten Effloreszenzen entstehen an Mund- oder Genitalschleimhäuten, aber erst bei Befall der äußeren Haut wird der Arzt konsultiert. Pemphigus ist durch schmerzhafte, schlaffe Blasen gekennzeichnet, die platzen. Dabei wird die Wundbasis freigelegt, die nur langsam abheilt (Abb. 4.63 u. 4.64). Die Epidermis ist in der Umgebung der Blasen über der Dermis verschiebbar (Nikolski-Zeichen). Am häufigsten sind Nabel, Oberkörper, intertriginöse Gebiete und Kopfhaut befallen. Die klinische Diagnose wird durch die typische Immunfloureszenzmarkierung anhand der IgG- und Komplementablagerungen in der Epidermis bestätigt.

Dermatitis herpetiformis

Diese Erkrankung tritt meist im 3. und 4. Lebensjahrzehnt auf und wird durch auffällig symmetrische Gruppen stark juckender Bläschen, die am häufigsten an Ellbogen, unterhalb der Knie, am Gesäß und am Rücken sowie am behaarten Kopf auftreten, charakterisiert (Abb. 4.65). Durch Kratzen entstehen Exkoriationen. Nach der Abheilung bleiben pathognomonische hyperpigmentierte Stellen zurück. Die Erkrankung ist fast immer mit einer Glutenunverträglichkeit vergesellschaftet (Zöliakie). Bei den meisten dieser Patienten besteht eine Atrophie der Darmzotten, aber meist ohne Zeichen der Malabsorption.

Nävi

Viele Hautmale werden als Nävus bezeichnet, wobei Pigmentnävi die größte Beachtung verdienen, da sie leicht maligne entarten können. Ein Junktionsnävus ist eine flache oder leicht erhabene, weiche Effloreszenz mit gleichförmiger Farbe und Größen bis zu 1cm (Abb. 4.66), ein Compoundnävus ist eine erhabene, runde, pigmentierte

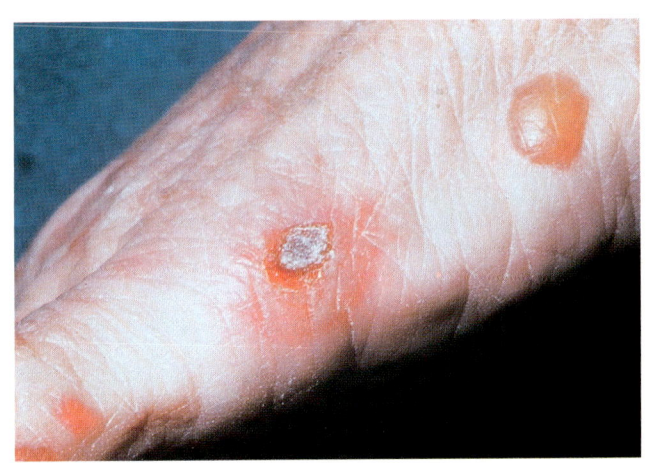

Abb. 4.60 Bullöses Pemphigoid mit Begleiterythem

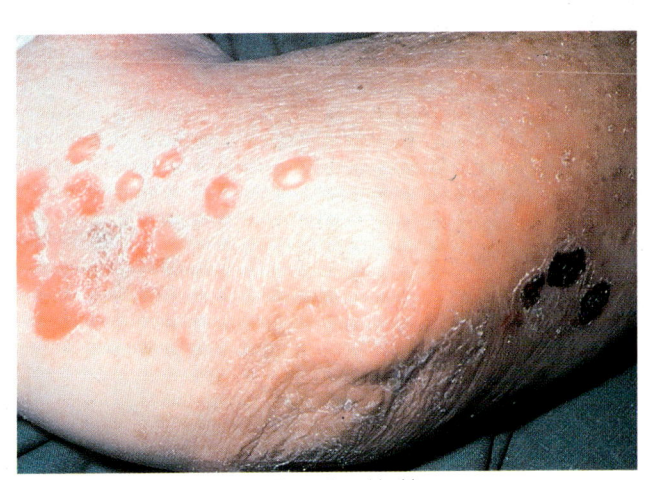

Abb. 4.61 Pralle Blasen bei bullösem Pemphigoid

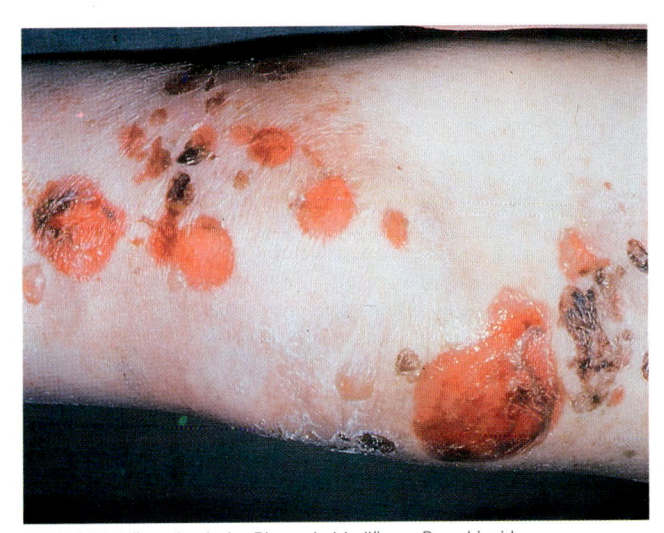

Abb. 4.62 Hämorrhagische Blasen bei bullösem Pemphigoid

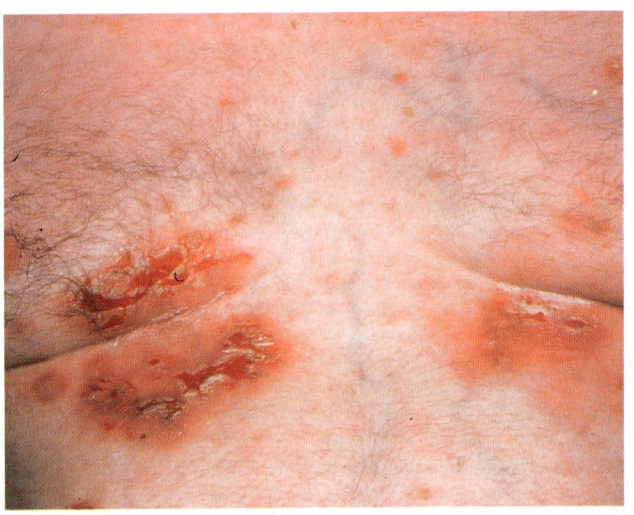

Abb. 4.63 Pemphigus

Papel, aus der Haare ragen können (Abb. 4.67). Dermalnävi sind erhabene, fleischfarbene, domförmige Effloreszenzen mit einer runzligen Oberfläche, die meist im Gesicht auftreten (Abb. 4.68).

Café-au-lait-Flecken

Die flachen, kaffeefarbenen Flecken haben normalerweise eine Größe von wenigen Zentimetern. Sie können ein gutartiges Hautmal, aber auch Marker bei Neurofibromatose (Morbus Recklinghausen) sein (Abb. 4.8). Diese Diagnose kann sicher gestellt werden, wenn mindestens 5 derartige Flecken bestehen. Neurofibrome sind weiche, gestielte Effloreszenzen oder umschriebene subkutane Knötchen.

Tumoren

Plattenepithelkarzinom

Risikofaktoren für dieses Karzinom sind exzessive Sonnenexposition, karzinomatöse Veränderungen eines chronischen Ulcus cruris und Leukoplakien. Der Tumor tritt als Ulkus oder Knötchen mit festem induriertem Rand auf. Der Ulkusrand ist oftmals nach außen gewölbt (Abb. 4.69). Der Tumor entsteht meist an sonnenexponierten Stellen (Gesicht, Handrücken und Unterarm, bei Frauen auch aus Leukoplakien der Vulva [Abb. 4.70]).

Basaliom

Dieser Tumor tritt am häufigsten im Gesicht auf. Als prädisponierender Faktor gilt, wie beim Plattenepithelkarzinom, Sonnenexposition. Der lokal destruierende Tumor beginnt als kleine schmerzlose Papel (Abb. 4.71), die ulzeriert, blutet und schuppt. Der Ulkusrand ist scharf umschrieben und an den Ecken eingerollt. Verdächtig ist jedes Hautgeschwür, das nicht heilt.

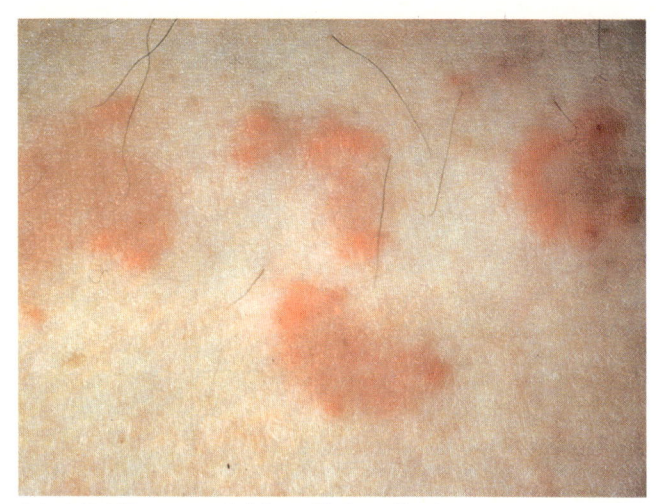

Abb. 4.65 Effloreszenzen bei Dermatitis herpetiformis

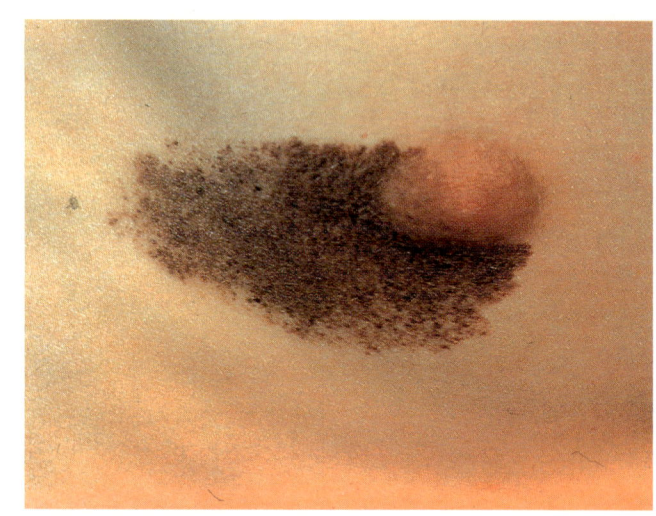

Abb. 4.66 Junktionsnävus

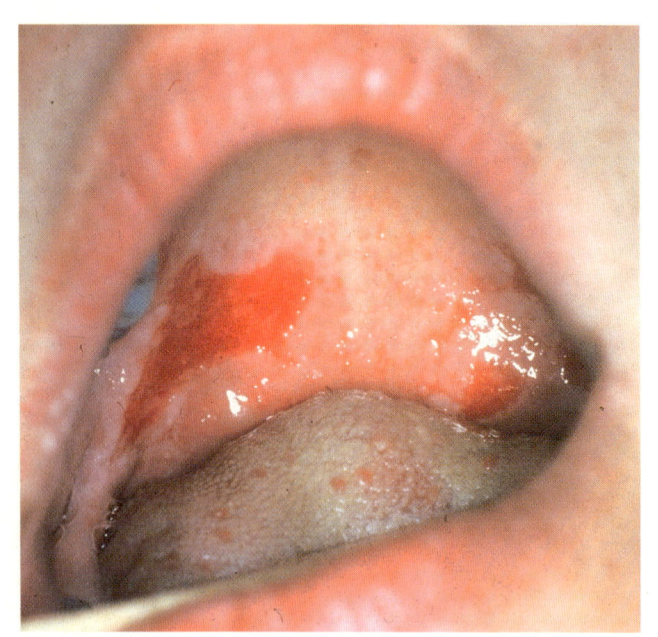

Abb. 4.64 Beteiligung der Mundschleimhaut bei Pemphigus

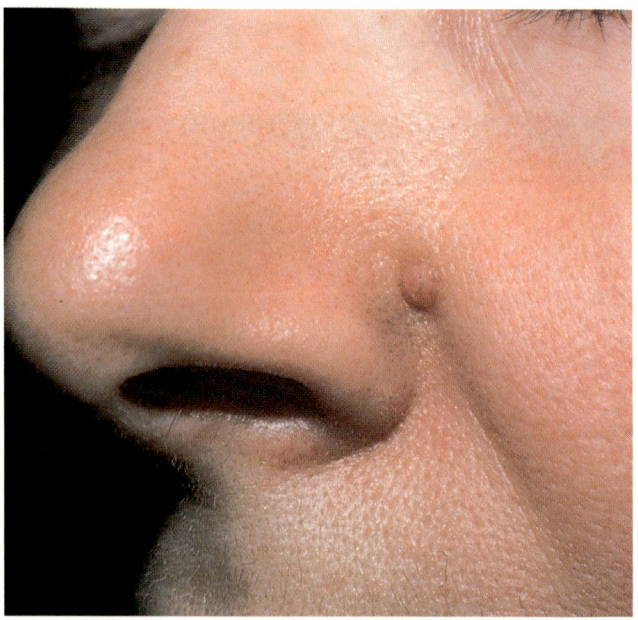

Abb. 4.67 Zellnävus

Untersuchung von Haut, Nägeln und Haaren

Malignes Melanom

Das maligne Melanom ist seltener als das Plattenepithelkarzinom oder das Basaliom, aber es ist der bösartigste Tumor, da es über die Lymphbahn und das Blut metastasiert. Nur in etwa ⅓ der Fälle findet sich vorher ein pigmentierter Junktionsnävus. Der knötchenförmige oder fleckförmige Tumor ist meist pigmentiert (Abb. 4.72). Pigmentierte Effloreszenzen, die knötchenförmig sind, wachsen, ihre Farbe

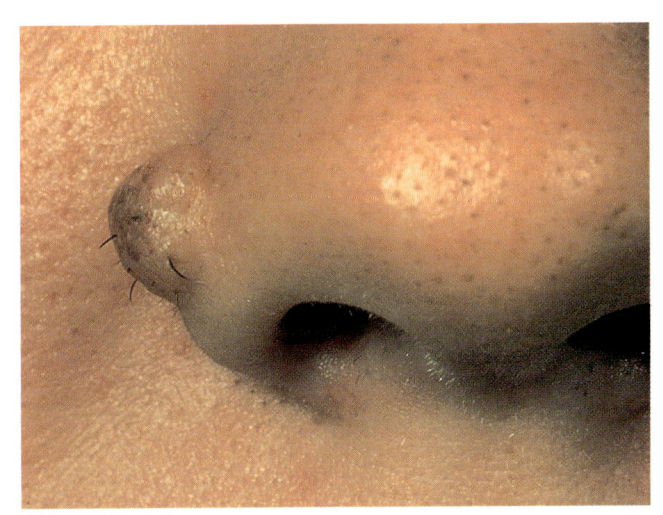

Abb. 4.68 Hautnävus

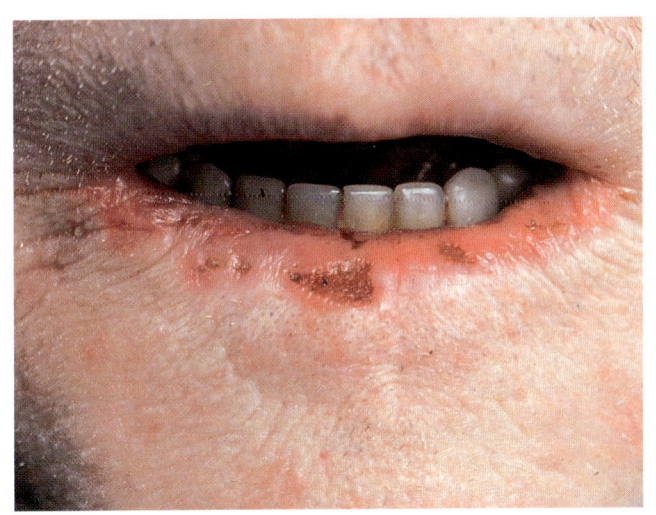

Abb. 4.69 Plattenepithelkarzinom der Lippe

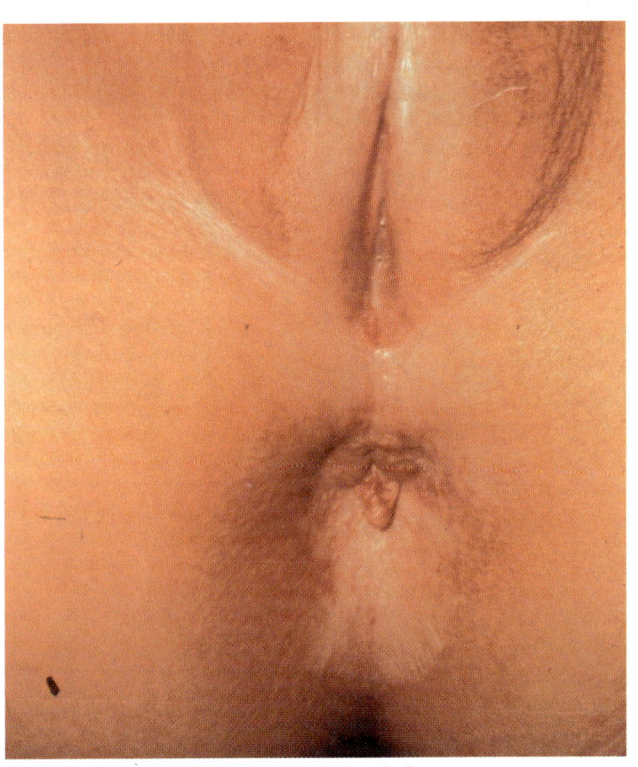

Abb. 4.70 Leukoplakie der Vulva (Pubes ist rasiert)

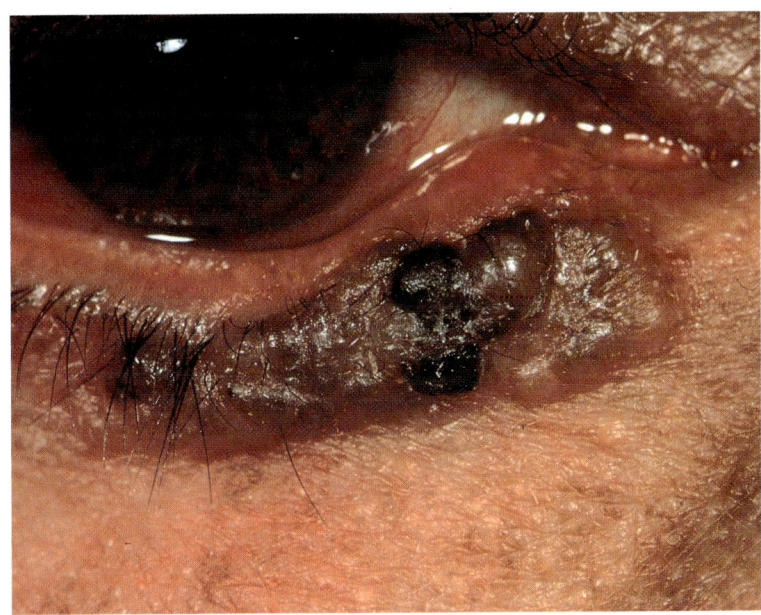

Abb. 4.71 Papuläre Form des Basalioms

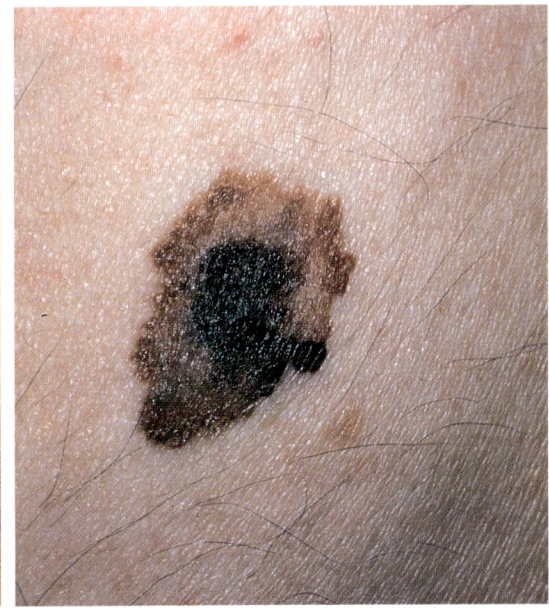

Abb. 4.72 Malignes Melanom

Haut, Nägel und Haare

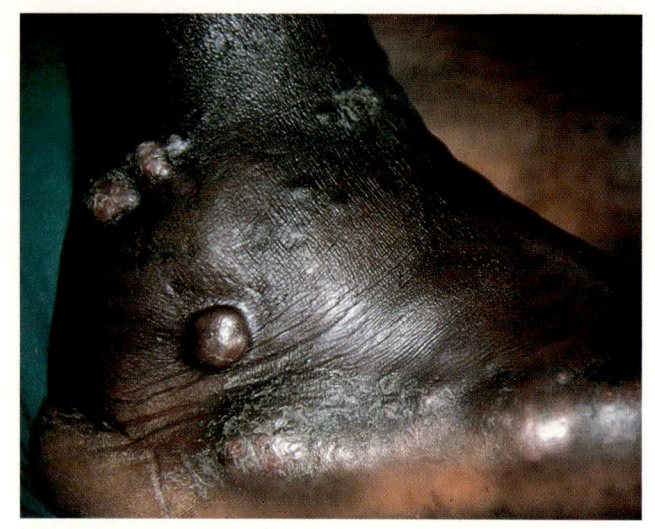

Abb. 4.73 Kaposi-Sarkom bei einem Schwarzafrikaner. Die multiplen Knötchen sind dunkelblau

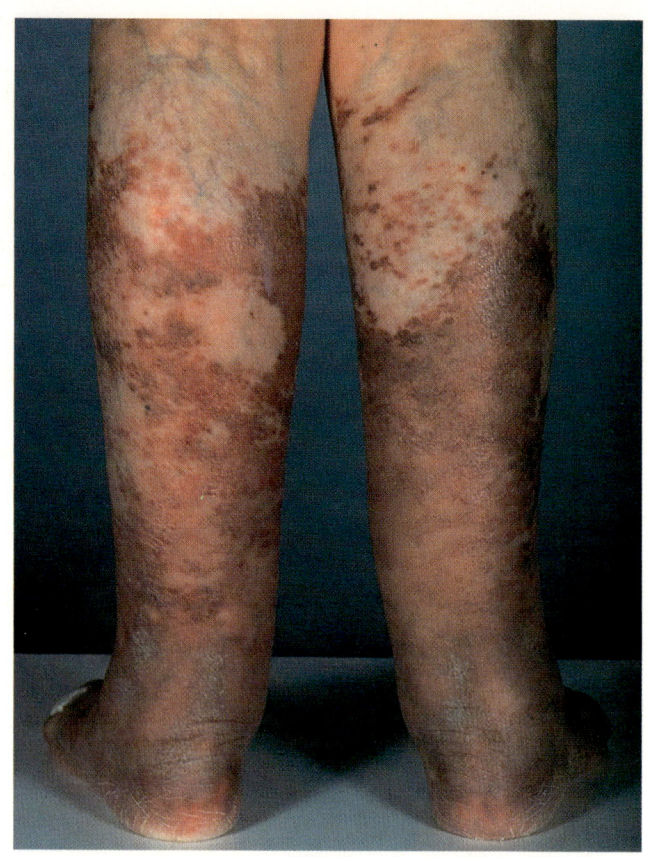

Abb. 4.74 Kaposi-Sarkom eines Ashkenazi-Juden. Die rötlichen Plaques treten besonders am Unterschenkel und am Fuß auf

oder Form verändern oder bluten, sollten an diese Diagnose denken lassen. Bei Männern tritt das maligne Melanom am häufigsten am Rücken, bei Frauen am häufigsten an den Beinen auf.

Kaposi-Sarkom

Zuerst wurde dieser Tumor in Äquatorialafrika (Abb. 4.73) und bei Ashkenazi-Juden (Abb. 4.74) höheren Alters beschrieben. Immunsuppression ist ein wichtiger prädisponierender Faktor (Transplantierte, immunsuppressive Medikamente). Eine besondere Assoziation besteht mit AIDS (Abb. 4.75). Die Effloreszenz ist charakterisiert durch rotblaue Knötchen, die besonders die Unterschenkel, aber auch die Hände befallen.

Abb. 4.75 Kaposi-Sarkom eines immunsupprimierten AIDS-Patienten

Nagelerkrankungen

Die Untersuchung der Nägel bietet diagnostisch nützliche, manchmal sogar entscheidende Hinweise. Patienten klagen oft über brüchige, zerfurchte oder spröde Nägel. Dafür können verantwortlich sein: Kauen an den Nägeln, Handarbeit, schlechte Nagelpflege, aber auch Erkrankungen. Weiße Flecken der Nägel sind ohne Bedeutung.

Die Nägel werden zuerst inspiziert. Asymmetrische, splitterähnliche Läsionen (Splitterhämorrhagien) können auf Mikroembolien, ausgehend von infizierten Herzklappen (subakute bakterielle Endokarditis) oder Vaskulitis, hinweisen, bei Arbeitern aber auch trau-

matisch bedingt sein. Tüpfelnägel treten bei Psoriasis (Abb. 4.76) auch ohne typische Hauteffloreszenzen auf. Das Abheben des distalen Nagels, bevor dieser das Ende des Nagelbettes erreicht, wird als Onycholyse bezeichnet (Abb. 4.77) und tritt bei vielen chronischen Nagelerkrankungen, aber auch bei Hyperthyreose (Plummer-Nägel) auf. Weiße Nägel mit Verlust der Lunula (Leukonychie) sind typisch für Hypalbuminämie und schwere chronische Erkrankungen (Abb. 4.78).

Untersuchung von Haut, Nägeln und Haaren

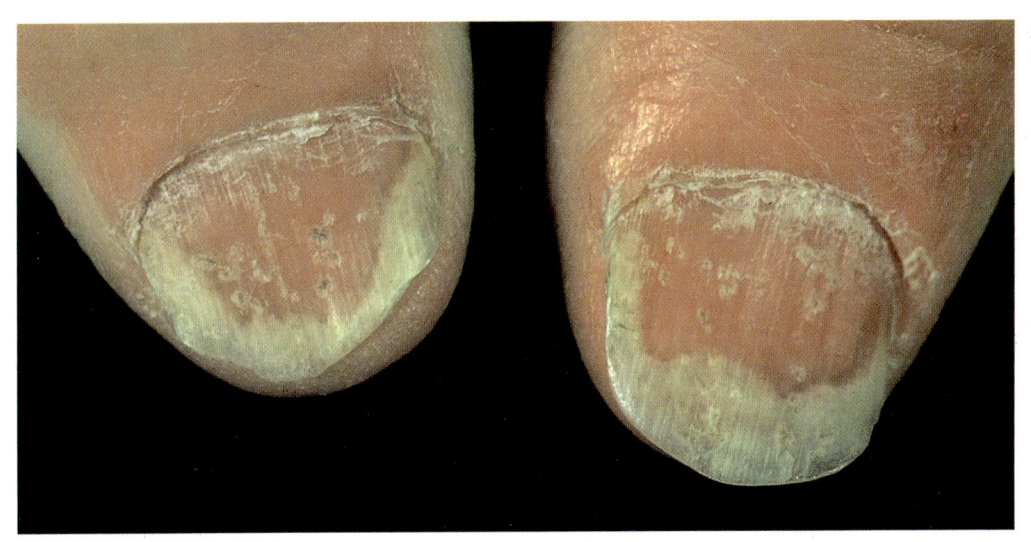

Abb. 4.76 Tüpfelnägel und Onycholyse bei Psoriasis

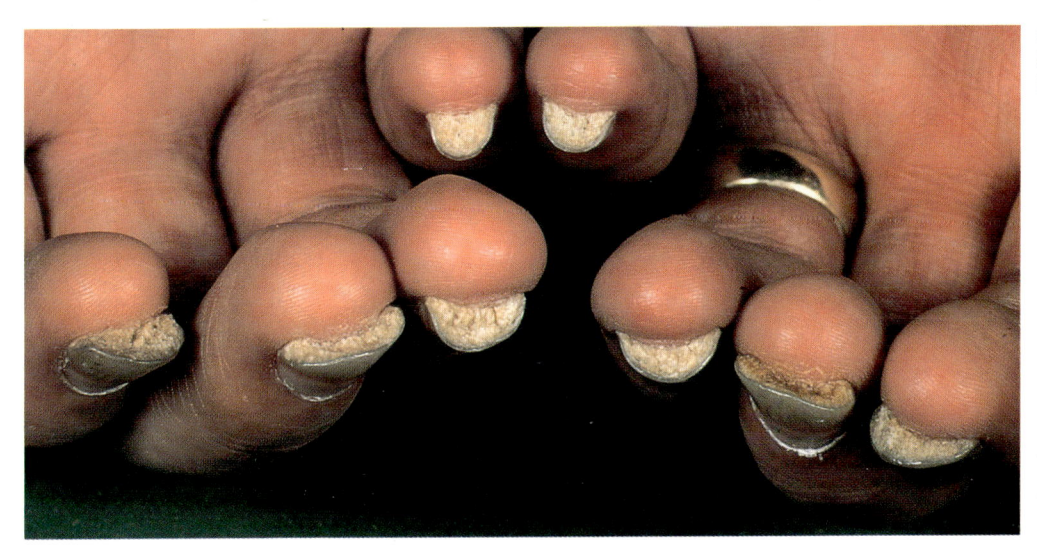

Abb. 4.77 Onycholyse bei hyperkeratotischer Psoriasis unter dem Nagel

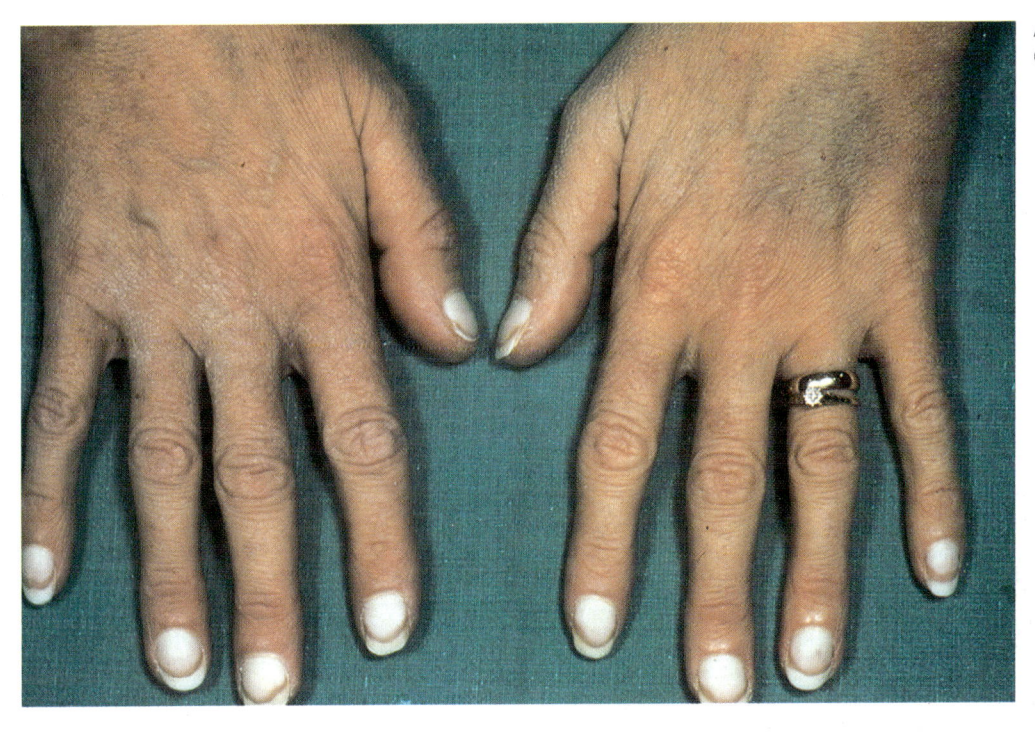

Abb. 4.78 Leukonychie bei Lebererkrankung und Hypalbuminämie

Akute schwere Krankheiten können mit einer verzögerten Entwicklung der Nagelrillen (Beau-Linien, Abb. 4.79) einhergehen. Nach der Rekonvaleszenz führt das Nagelwachstum zur Normalisierung.

Infektionen der Haut in der Umgebung des Nagels werden als Paronychie bezeichnet und werden durch Schmerz, Schwellung, Rötung und Druckschmerzhaftigkeit an der Kontaktstelle von Haut und Nagel (Abb. 4.80) gekennzeichnet. Nagelmykosen führen zu einem durchsichtigen, verschobenen Nagel. Eine Löffelbildung des Nagels (Koilonychie) entsteht bei Eisenmangel (Abb. 4.81 u. 4.82).

An den Nagelwällen und an den Fingerspitzen sollte auf Verdickungen geachtet werden (Abb. 4.83). Der normale Winkel zwischen Fingernagel und Nagelbasis beträgt 160 Grad (Abb. 4.84). Auftreibungen entstehen, wenn Bindegewebe und Kapillaren diesen Winkel ausfüllen. Im Frühstadium vergrößert sich der Winkel, und bei Druck auf die Nagelbasis scheint sich der Nagel zu bewegen. Im fortgeschrittenen, schweren Stadium (z.B. bei Lungenkrebs) können neben Trommelschlegelfingern schmerzende und druckempfindliche Handgelenke durch Periostitis (hypertrophe pulmonale Osteoarthropathie) bestehen.

Manifestationen von Systemerkrankungen

Viele Systemerkrankungen äußern sich auch durch Hautveränderungen, daher trägt in solchen Fällen eine sorgfältige Untersuchung der Haut zur Stellung der Diagnose bei (Abb. 4.85).

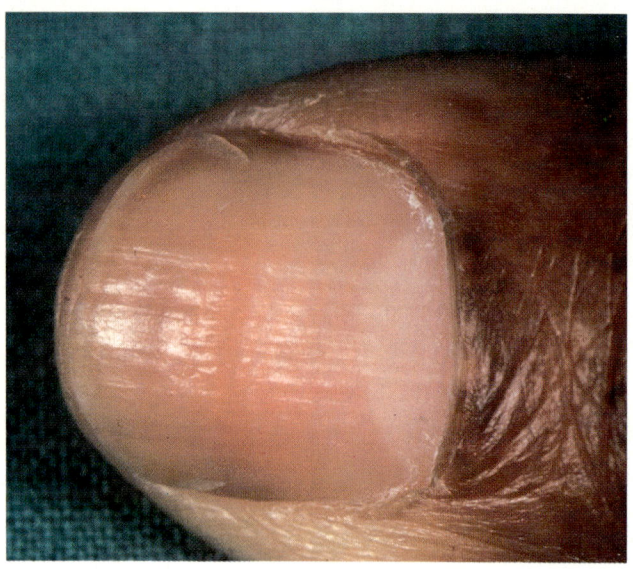

Abb. 4.79 Beau-Linien

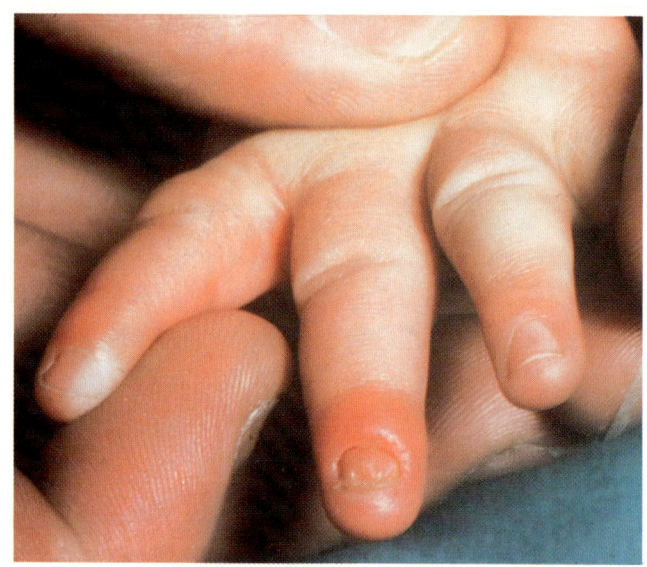

Abb. 4.80 Bakterielle Paronychie

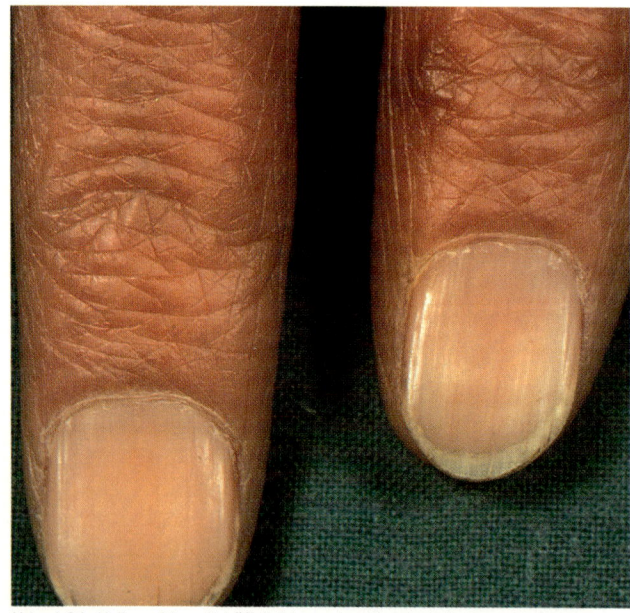

Abb. 4.81 Koilonychie mit Löffelbildung des Nagels bei einem Patienten mit chronischer Eisenmangelanämie

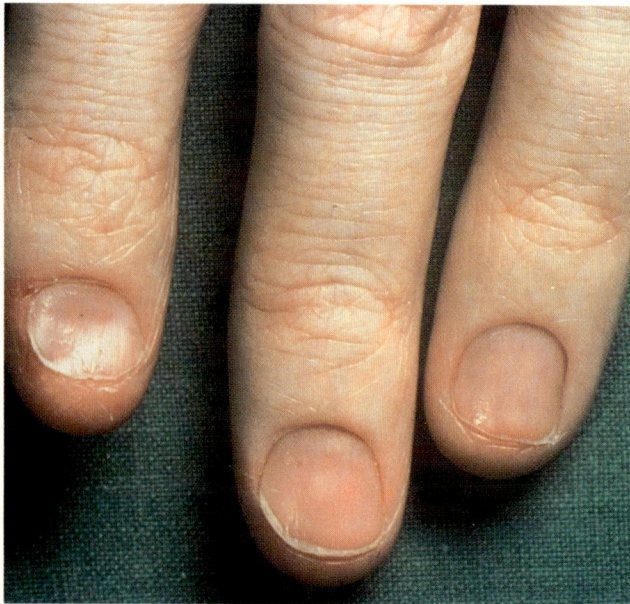

Abb. 4.82 Löffelbildung der Nägel

Ursachen von Trommelschlegelfingern

Lungenerkrankungen	Pyogen (Abszeß, Bronchiektasen, Empyem)
	Bronchialkarzinom
	Fibrosierende Alveolitis
Herzerkrankungen	Angeborene zyanotische Herzfehler
	Subakute bakterielle Endokarditis
Gastrointestinal	Leberzirrhose
	Colitis ulcerosa
	Morbus Crohn
	Idiopathisch/kongenital

Abb. 4.83 Ursachen von Trommelschlegelfingern

Trommelschlegelfinger

Bewegliche Nagelbasis
Vergrößerter Winkel (180°)
Beginnende Trommelschlegelfingerbildung

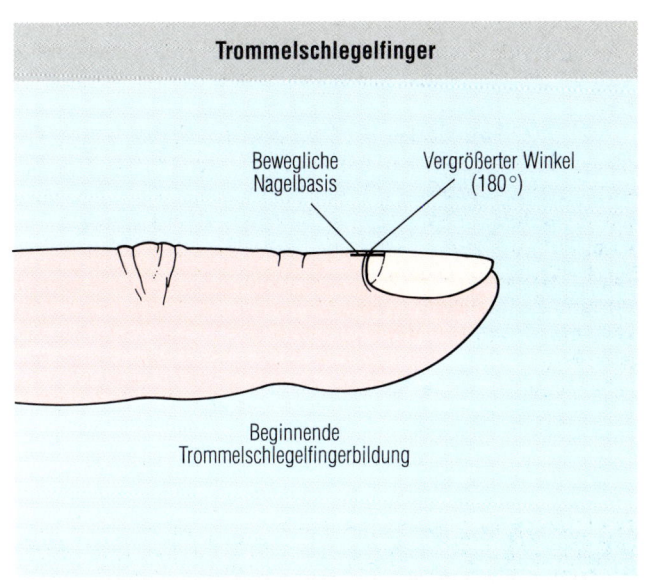

Abb. 4.84 Trommelschlegelfinger. Der Winkel ist vergrößert und gefüllt. Die Nagelbasis ist schwammig

Hautbeteiligung bei Systemkrankheiten

Erkrankung	Hautbefunde
Sarkoidose	Erythema nodosum, Lupus pernio, Knötchen in Narben
Sklerodermie	Verdickte, straffe Haut (besonders an den Fingern), Teleangiektasien, kalzifizierte Knötchen
Hyperlipidämie	Xanthelasmen der Augenlider. Xanthome an Ellbogen, Knöchel, Gesäß, Fußsohlen, Handflächen und Achillessehnen
Diabetes mellitus	Necrobiosis lipoidica – symmetrische Plaques auf den Schienbeinen mit atrophisch gelblichem Aussehen und wächserner Konsistenz, Candidainfektion der Haut, Ulzera der Füße
Hyperthyreose	Tibiales Myxödem – verdickte Haut über dem Schienbein, Trommelschlegelfinger
Cushing-Syndrom	Rötliche Striae, dünne Haut, Neigung zur Hämatombildung
Colitis ulcerosa/Morbus Crohn	Pyoderma gangraenosum – große Ulzera
Dermatomyositis	Ödeme und hellviolette Färbung des Augenlides, Ödem der Knöchel und anderer prominenter Knochen wie Ellbogen und Schulterspitze, lichtempfindliches Schmetterlingserythem im Gesicht
Krebs	Acanthosis nigricans – braune, samtartige Hautverdickung der Axilla und Leiste; Teilosis – Hautverdickung der Handflächen/Fußsohlen; Ichthyosis – Fischhaut

Abb. 4.85 Hautbeteiligung bei Systemkrankheiten

Hals, Nase und Ohren 5

Erkrankungen von Hals, Nase und Ohren sind sehr häufig. Die Untersuchung dieser Organe im besonderen und von Kopf und Hals im allgemeinen sollte systematisch erfolgen. Eine gute Anamnese ist wesentliche Voraussetzung für die Untersuchung und führt oft schon zur Diagnose.

Aufbau und Funktion

Die Symptome von Hals-, Nasen- und Ohren(HNO)-Erkrankungen spiegeln Störungen der Anatomie und Physiologie dieser Organe wider und haben Beziehungen zum Kopf, da Symptome wechselseitig projiziert werden und gemeinsame Lymphabflüsse bestehen.

Mund und Rachen

Der Mund kann als Organ zur Nahrungsaufnahme und als Mittler der Sprache angesehen werden. In der Mundhöhle können Krankheiten auftreten. Die Lippen schließen die Mundhöhle ab und sind an der Artikulation der Sprache beteiligt. Außen sind sie von Haut, innen von Schleimhaut bedeckt. Die Speicheldrüsen der Lippen münden in die Mundhöhle, die von Schleimhaut ausgekleidet ist, die reich an Speicheldrüsen ist. Die Parotisgänge münden beidseits in Höhe des 2. oberen Molars in die Wangenschleimhaut. Die Mundhöhle wird nach vorne und zur Seite durch die Alveolarfortsätze, das Zahnfleisch und die Zähne begrenzt. Nach hinten geht sie in den Pharynx über. Auf dem Mundboden liegt die Zunge, und es münden dort die Submandibular- und Sublingualspeicheldrüsen. Das Dach der Mundhöhle wird vom oberen Alveolarfortsatz, dem Zahnfleisch, den Zähnen und dem harten und weichen Gaumen gebildet. Das Zahnfleisch haftet fest an den Alveolarfortsätzen und liegt den Zähnen dicht an. Die Zahnwurzeln sind in den Alveolarfortsätzen eingebettet. Die ersten Zähne oder Milchzähne (insgesamt 20 Zähne, 10 Zähne in jedem Kiefer [Abb. 5.1]) werden durch das Dauer- oder Erwachsenengebiß (insgesamt 32 Zähne, 16 Zähne in jedem Kiefer [Abb. 5.2]) ersetzt.

Zunge

Die Zunge besteht aus verschiedenen Muskeln und wird von Schleimhaut bedeckt. Die Basis der Zunge wird seitlich vom vorderen und hinteren Tonsillarbogen begrenzt, zwischen denen beidseits die Tonsillen liegen (Abb. 5.3).

Durchschnittliches Lebensalter, in dem Milchzähne erscheinen

```
55 54 53 52 51 | 61 62 63 64 65
85 84 83 82 81 | 71 72 73 74 75
```

81 | 71 6 Monate	54 | 64 84 | 74 14 Monate
51 | 61 7 Monate	53 | 63 83 | 73 18 Monate
52 | 62 82 | 72 8–9 Monate	55 | 65 85 | 75 24 Monate

Abb. 5.1 Durchschnittliches Lebensalter, in dem die Milchzähne erscheinen

Durchschnittliches Lebensalter, in dem die bleibenden Zähne erscheinen

```
18 17 16 15 14 13 12 11 | 21 22 23 24 25 26 27 28
48 47 46 45 44 43 42 41 | 31 32 33 34 35 36 37 38
```

41 | 31 6 Jahre	14 | 24 44 | 34 10 Jahre
16 | 26 46 | 36 6 Jahre	15 13 | 23 25 45 43 | 33 35 11–13 Jahre
11 | 21 7 Jahre	17 | 27 47 | 37 12 Jahre
42 | 32 8 Jahre	18 | 28 48 | 38 18–25 Jahre
12 | 22 9 Jahre	

Abb. 5.2 Durchschnittliches Lebensalter, in dem die bleibenden Zähne erscheinen

Hals, Nase und Ohren

Untersuchung von Mund und Rachen

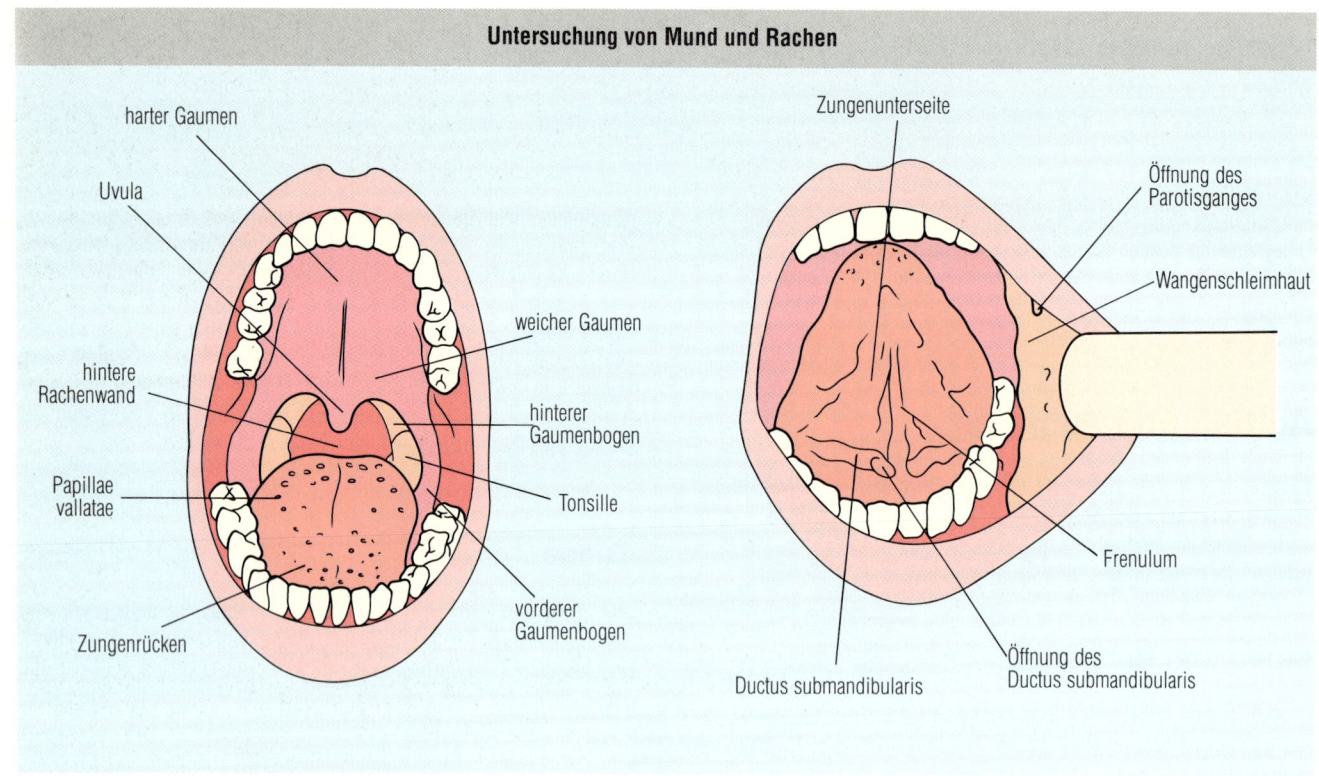

Abb. 5.3 Untersuchung von Mund und Rachen

Die Parotis, die Submandibular- und Sublingualdrüsen sezernieren Speichel in die Mundhöhle, wodurch diese feucht gehalten und die erste Etappe des Schluckaktes unterstützt wird. Im Mund werden die Speisen gekaut und mit Speichel vermischt, was das Schlucken erleichtert. Geschmacksknospen auf der Zunge und in der Wangenschleimhaut ergeben zusammen mit Gerüchen, die vorne durch die Nase und hinten durch den Nasopharynx geleitet werden, den charakteristischen Geschmack und Geruch der Speisen.

Die Zunge ist an der Durchmischung des Speisebrockens und dessen Weitertransport in den Pharynx beteiligt und ist ein wichtiges Sprechorgan.

Pharynx

Der Pharynx umfaßt die oberen Atemwege und den oberen Verdauungstrakt. Er kann in 3 Abschnitte aufgeteilt werden:

- Nasopharynx (oberhalb des weichen Gaumens und hinter den Choanen),
- Oropharynx (hintere Ausdehnung der Mundhöhle),
- Laryngopharynx (unterhalb des Oberrandes der Epiglottis, den Larynx und die Fossa piriformis einschließend).

Tonsillen

Die Tonsillen liegen beidseits des Oropharynx zwischen dem vorderen und hinteren Tonsillarbogen. 10 bis 15 Krypten, in die Speicheldrüsen münden und wo sich Speisereste ablagern können, liegen auf deren Oberfläche. Das Parenchym der Tonsillen besteht größtenteils aus Lymphgewebe. Tonsillargewebe kommt auch an der Hinterwand des Nasopharynx (Adenoid) und im hinteren Drittel der Zunge (Zungen-

tonsille) vor. Die sensible Versorgung von Mund und Pharynx übernehmen der V., IX. und X. Hirnnerv, was für Schmerzprojektionen sehr wichtig ist.

Larynx

Der Larynx besteht aus Muskeln und Knorpeln und hat 3 Hauptfunktionen:

- Atmung,
- Verhütung des Übertretens von Speisen bzw. Speichel in die Atemwege,
- Stimmbildung.

Die sensible Versorgung des Larynx übernehmen der IX. und X. Hirnnerv, die motorische Versorgung der X. Hirnnerv.

Nase und Nasennebenhöhlen

Die äußere Form der Nase wird durch die Form der Knochen und Knorpel der Nase bestimmt. Die membranöse Columella (Abb. 5.4) trennt die vorderen Nasenlöcher. Das obere 1/3 des Nasenrückens ist zur Hälfte knöchern, die unteren 2/3 zur Hälfte knorpelig (Septum). Die Haut reicht in die vorderen Nasenlöcher (Vestibulum), wo sie Haare und Talgdrüsen enthält. Die 2 Nasenhöhlen werden vom Septum getrennt, das sowohl knorpelig als auch knöchern ist. Die Nasennebenhöhlen (Abb. 5.4) Sinus maxillaris, Sinus frontalis, Sinus ethmoidalis und Sinus sphenoidalis münden in die gleichseitigen Nasenhöhlen. Alle Nasennebenhöhlen sind bei der Geburt angelegt, nur der Sinus frontalis entwickelt sich erst nach der Geburt und erreicht seine maximale Größe in der Pubertät. Alle Nasennebenhöhlen können

Aufbau und Funktion

Nase und Nasennebenhöhlen

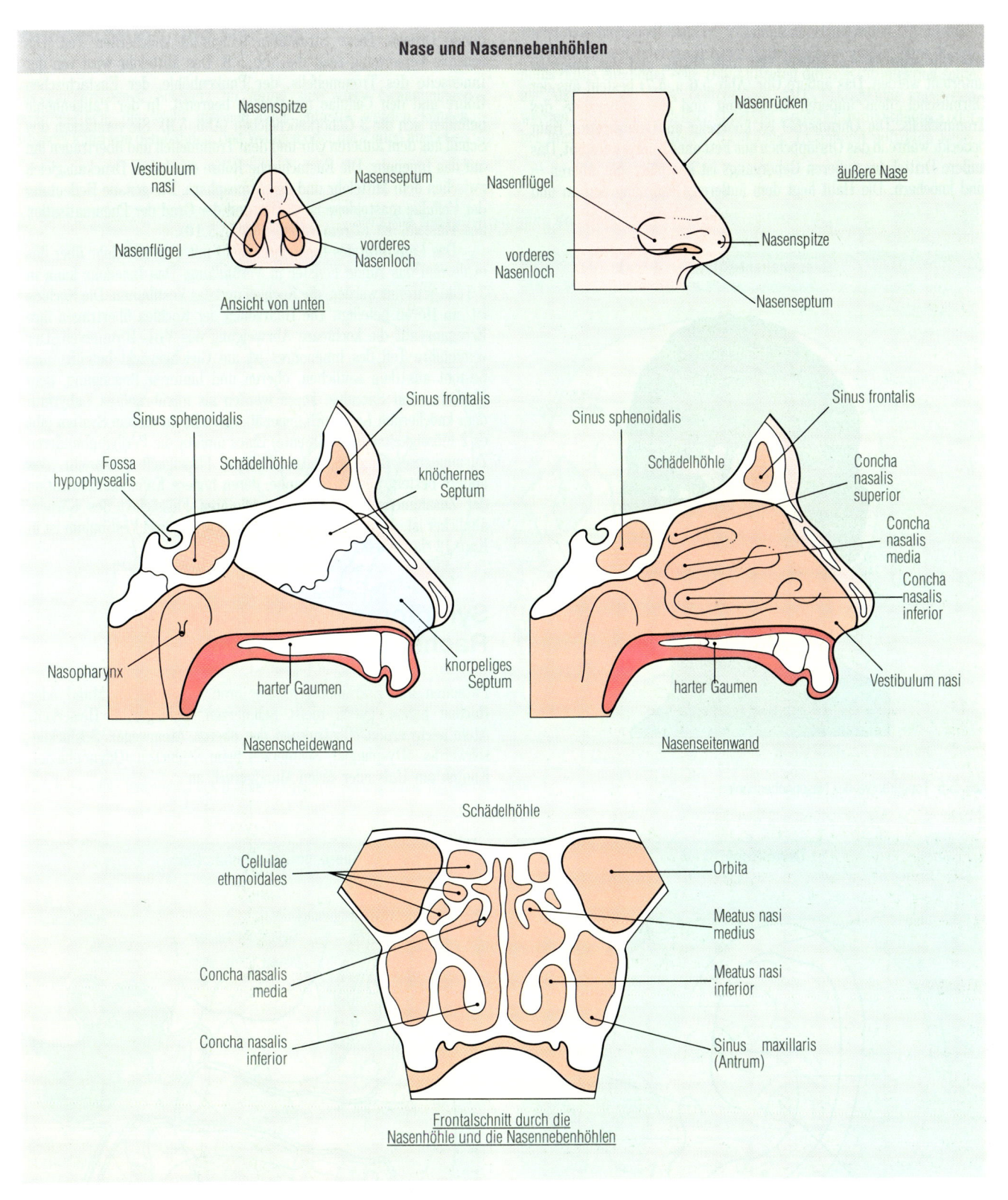

Ansicht von unten — Nasenspitze, Vestibulum nasi, Nasenflügel, Nasenseptum, vorderes Nasenloch

äußere Nase — Nasenrücken, Nasenspitze, vorderes Nasenloch, Nasenseptum

Nasenscheidewand — Sinus sphenoidalis, Fossa hypophysealis, Schädelhöhle, Sinus frontalis, knöchernes Septum, knorpeliges Septum, harter Gaumen, Nasopharynx

Nasenseitenwand — Sinus sphenoidalis, Schädelhöhle, Sinus frontalis, Concha nasalis superior, Concha nasalis media, Concha nasalis inferior, Vestibulum nasi, harter Gaumen

Frontalschnitt durch die Nasenhöhle und die Nasennebenhöhlen — Schädelhöhle, Cellulae ethmoidales, Concha nasalis media, Concha nasalis inferior, Orbita, Meatus nasi medius, Meatus nasi inferior, Sinus maxillaris (Antrum)

Abb. 5.**4** Nase und Nasennebenhöhlen

aplastisch sein. Am häufigsten fehlen aber eine oder beide Stirnhöhlen. Aus der seitlichen Wand jeder Nasenhöhle ragt die untere, die mittlere und die obere Nasenmuschel, die die Höhle in einen oberen, einen mittleren und einen unteren Gang trennen. Einige Siebbeinzellen und der Sinus sphenoidalis haben Beziehung zu den oberen Gängen, die Kieferhöhlen, die vorderen Siebbeinzellen und die Stirnhöhlen öffnen sich in den mittleren Gang. Der Ductus nasolacrimalis mündet im unteren Gang. Die Schleimhaut der Nase besteht aus Epithel der Atemwege und Riechepithel, was die Doppelfunktion der Nase zeigt. Das Riechepithel liegt am Nasendach und kann bis zur oberen oder zur Oberseite der mittleren Nasenmuschel und dem oberen Teil des Nasenseptums reichen. Zilientragendes Zylinderepithel, das reich an Schleimdrüsen ist, kleidet den Rest der Nase und die Nasennebenhöhlen aus (Abb. 5.**5**).

Ein weiter hinten auftretendes Wundheitsgefühl kann durch eine Tonsillitis oder Pharyngitis, die gesehen werden kann, aber auch durch eine Erkrankung des Hypo- und Laryngopharynx verursacht sein. Spezifische Schädigungen der Mundschleimhaut sind entzündlich (meistens aphthöse Ulzera), traumatisch oder durch lokale Tumoren bedingt.

Schmerzhafte entzündliche Läsionen können isoliert oder bei Systemkrankheiten neben Schädigungen anderer Schleimhäute bzw. der Haut auftreten.

Wunder Mund/Rachen

Seit wann besteht der Schmerz?

Ist die Stärke des Schmerzes veränderlich?

Wodurch können die Schmerzen verstärkt/vermindert werden?

Ist der Schmerz lokalisierbar oder diffus?

Welche anderen Krankheiten haben Sie?

Nehmen Sie Medikamente ein? Welche?

Wieviele Zigaretten rauchen Sie täglich?

Wieviel Alkohol trinken Sie in einer Woche?

Globusgefühl

Der früher als Globus hystericus bezeichnete Zustand wird heute treffender als Globus pharyngeus oder als Globussyndrom bezeichnet. Damit wird ein Gefühl, als ob ein Brocken im Hals stecken würde, beschrieben. Die Mehrzahl der Patienten hat keine ernsthafte Erkrankung und benötigt nur eine Bestätigung dieses Sachverhaltes. Ein kleiner Prozentsatz hat einen gastroösophagealen Reflux oder überschießende Schleimbildung in der Nase und nur ein sehr kleiner Teil (<1%) hat einen Tumor. Für einen Tumor sprechen zunehmende

- Dysphagie,
- Odynophagie und
- Gewichtsverlust.

Ein Bariumbreischluck kann angezeigt sein, um ein pathologisches Geschehen auszuschließen. In jedem zweifelhaften Fall ist die Untersuchung durch den HNO-Spezialisten erforderlich.

Globusgefühl

Seit wann haben Sie diese Empfindung?

Wird das Gefühl schwächer oder stärker?

Haben Sie beim Schlucken Schwierigkeiten (Dysphagie)?

Treten beim Schlucken Schmerzen auf (Odynophagie)?

Haben Sie abgenommen?

Wodurch werden die Schmerzen verstärkt/vermindert?

Haben Sie Sodbrennen, Verdauungsstörungen oder einen sauren Geschmack im Mund (gastroösophagealer Reflux)?

Heiserkeit

Die meisten Patienten mit Heiserkeit haben eine Laryngitis. Jedoch sollte jeder Patient mit Heiserkeit, die innerhalb von 3 Wochen nicht verschwindet, eine Larynxspiegelung erhalten. Ist die Heiserkeit mit einer Obstruktion der oberen Luftwege verbunden (Stridor), ist die Notfalleinweisung ins Krankenhaus erforderlich.

Die Anamnese gibt dem Untersucher häufig gute Hinweise auf die Diagnose. Jede Veränderung der glatten Oberfläche der Stimmbänder führt zur Heiserkeit. Ist eines der Stimmbänder gelähmt oder tritt eine zu starke Apposition der Stimmbänder auf, entsteht eine gehauchte Stimme, die treffend als Dysphonie bezeichnet wird.

Es erfordert große Erfahrung, um Heiserkeit von Dysphonie nur anhand der Sprache des Patienten unterscheiden zu können. Ein vorausgehender Infekt der oberen Atemwege oder Überanstrengung der Stimme (traumatische Laryngitis) wird meist die Diagnose einer Laryngitis stellen lassen. Eine Anamnese exzessiven Rauchens, Alko-

Heiserkeit

Wie lange besteht die Heiserkeit?

Hatten Sie früher Infektionen der oberen Atemwege?

Haben Sie Ihre Stimme überstrapaziert (Schreien bei Sportveranstaltungen, Singen auf einer Party oder im Konzert)?

Wieviele Zigaretten rauchen Sie täglich?

Wieviel Alkohol trinken Sie in einer Woche?

Welchen Beruf üben Sie aus?

Symptome von Mund- und Rachenerkrankungen

holabusus (besonders hochprozentiger Alkoholika) und eine mangelhafte Mund- und Zahnhygiene sollten als Alarmzeichen für eine mögliche Malignität angesehen werden. Die Ursachen der Heiserkeit sind in verschiedenen Altersgruppen unterschiedlich wahrscheinlich (Abb. 5.11).

Atemwegsobstruktion

Patienten mit Atembeschwerden können meist nicht die genaue Lage der Obstruktion angeben. Die Verengung der oberen Luftwege kann von den Patienten zur Kehle oder auf den Hals projiziert werden oder mit dem Gefühl beschrieben werden, als ob der Hals verengt wäre. Die Ursachen für eine Obstruktion der oberen Luftwege sind altersabhängig (Abb. 5.12).

Schnarchen wird ebenfalls durch verengte Luftwege hervorgerufen. Die Verengung kann in der Nase, im Nasen-Rachen-Raum (Adenoid), im Mund-Pharynx-Bereich (Tonsillen, schlaffer Gaumen und Rachenbögen) oder im Larynx (angeborene Abnormalitäten) liegen. Starkes Schnarchen kann mit Apnoeepisoden während des Schlafes verbunden sein, was umgekehrt während des Tages zu Schläfrigkeit und Reizbarkeit führen kann. Die hypoxischen Episoden während des Schlafes können zu kardiorespiratorischen Problemen führen.

Schluckschwierigkeiten (Dysphagie)

Die Dysphagie wird in Kap. 8 erörtert.

Schmerzen beim Schlucken

Schmerzen beim Schlucken werden als Odynophagie bezeichnet und treten meist bei einer Entzündung im Hypopharynx oder im Ösophagus (z. B. Kandidiasis) auf. Beim Ösophaguskarzinom sind selten Schmerzen, sondern meist die Dysphagie dominierend. Ist das Karzinom in der Fossa piriformis oder im hinteren Drittel der Zunge lokalisiert, kann es zur Odynophagie führen.

Wahrscheinliche Ursachen einer Heiserkeit/Dysphonie				
Säugling (auffälliges Schreien)	Kleinkind	Krabbelalter	Kind	Erwachsener
Angeborene Anomalität Neurologische Störung	Angeborene Anomalität Neurologische Störung Entzündung (Krupp oder Infektion der oberen Luftwege)	Entzündung (Krupp oder Infektion der oberen Luftwege)	Entzündung (Laryngitis) Stimmbandknötchen (Überanstrengung der Stimmbänder)	Entzündung (Laryngitis) Stimmbandknötchen (Überanstrengung der Stimmbänder) Karzinom

Abb. 5.11 Wahrscheinliche Ursachen einer Heiserkeit/Dysphonie

Wahrscheinliche Ursachen von Einengungen der oberen Luftwege				
Säugling	Kleinkind	Krabbelalter	Kind	Erwachsener
Angeborene Anomalität	Angeborene Anomalität Entzündung (Krupp)	Entzündung (Krupp/Epiglottitis) Fremdkörper Angeborene Anomalität	Entzündung (Krupp/Epiglottitis) Fremdkörper	Entzündung (Krupp/Epiglottitis) Karzinom (meist älter als 50 Jahre)

Abb. 5.12 Wahrscheinliche Ursachen einer Einengung der oberen Luftwege

Halsverdickungen

Halsverdickungen werden entweder vom Patienten selbst gefühlt oder von anderen Personen entdeckt. Die meisten Verdickungen am Hals sind durch vergrößerte Lymphknoten verursacht, deren Genese geklärt werden muß (Abb. 5.13). Verdickte Halslymphknoten können durch Prozesse des Schädels, des Halses, des Brustkorbes oder des Abdomens (Karzinome) entstehen. Vergrößerte Halslymphknoten können auch Ausdruck einer Erkrankung des lymphatischen Systems (z.B. Lymphome) sein. Vergrößerungen der Schilddrüse würden anamnestisch Symptome einer Hyper- bzw. Hypothyreose erfordern. Die meisten Knoten am Hals sind schmerzlos, solange sie nicht entzündet sind oder sich ein Abszeß bildet.

Knoten im Hals

Wie lange besteht dieser?

Hat er seine Größe verändert?

Ist er schmerzhaft?

Schwitzen Sie nachts?

Haben Sie in letzter Zeit abgenommen?

Haben Sie Erkrankungen der Schilddrüse?

Haben Sie Husten?

Haben Sie Erkrankungen im Mund oder Rachen?

Sind Sie sonst gesund?

Mundgeruch

Die häufigste Ursache für Mundgeruch (Halitosis, Foetor ex ore) ist eine mangelhafte Mund- und Zahnhygiene. Eine Infektion der Nasennebenhöhlen mit purulentem Ausfluß in den Rachen kann ebenso wie eine Mandelentzündung oder eine massive Ansammlung von Debritus in den Tonsillarkrypten zu Mundgeruch führen. Infektionen der Mundhöhle, insbesonders des Zahnfleisches (Gingivitis), können zu faulig riechendem Atem führen.

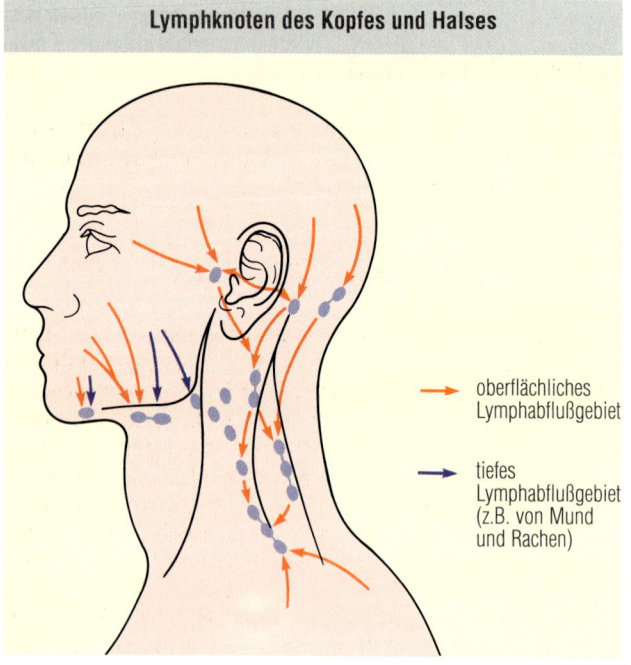

Abb. 5.13 Lymphabflußgebiete des Kopfes und des Halses

Abb. 5.14 Wahrscheinliche Ursachen für einen Hörverlust

Hörverlust					
Keinkinder	**Kinder**	**Heran-wachsende**	**20–40 Jahre**	**40–60 Jahre**	**über 60 Jahre**
Angeboren	Mittelohr-entzündung	Angeboren	Otosklerose	Otosklerose	Altersschwer-hörigkeit
Mittelohr-entzündung (Leimohr)	Angeboren	Simuliert Postinfektiös	Postinfektiös Lärmtrauma	Lärmtrauma vorzeitige Altersschwer-hörigkeit	Lärmtrauma Akustikus-neurinom
	Postinfektiös (Masern, Mumps, Meningitis)	Lärmtrauma (oft vorüber-gehend)	Akustikus-neurinom	Akustikus-neurinom	
			Morbus Ménière	Morbus Ménière	

Symptome bei Erkrankungen der Nase

Erkrankungen der Nase können sich durch lokale oder durch entfernt auftretende Symptome äußern.

Verstopfte Nase

Zuerst muß geklärt werden, ob der Patient eine echte Obstruktion der Nase oder den physiologischen Zyklus der Nase mit wechselnder Vasokonstriktion und Vasodilatation meint. Mechanische Abnormalitäten (z. B. Septumdeviation, vergrößerte Choanen, Nasenpolypen) führen meist zu einer gleichbleibenden Obstruktion, während die zyklischen Veränderungen der Durchblutung der Nasenschleimhaut und die saisonal auftretende, allergische Rhinitis wechseln, im erstgenannten Fall sogar zwischen linker und rechter Seite der Nase wechselnd sind.

Verstopfte Nase

Ist die Nase dauernd oder nur zu bestimmten Tageszeiten verstopft?

Bestehen Zusammenhänge mit den Jahreszeiten?

Läuft die Nase?

Sind beide oder nur eines der Nasenlöcher betroffen?

Wodurch werden die Beschwerden verschlechtert/vermindert?

Benutzen Sie Nasentropfen?

Schnüffeln Sie Leim oder Drogen (z.B. Cocain)?

Hatten Sie früher Nasenoperationen?

Leiden Sie an Asthma?

Laufende Nase (Rhinorrhö)

Zuerst muß geklärt werden, ob die Nase zusätzlich verstopft ist, ob der Ausfluß gleichbleibend ist (parasympatisch dominierte Vasomotorenrhinitis des älteren Patienten), oder ob er wechselnd stark ist (saisonal bedingte Rhinitis mit Niesen und verstopfter Nase). Der Ausfluß kann wäßrig, schleimig, purulent (Infektion, Fremdkörper bei Kindern oder geistig retardierten Erwachsenen) oder bluttingiert (Tumor, Fremdkörper) sein. Eine allergische Rhinitis kann leicht diagnostiziert werden, wenn die Rhinorrhö von einem Jucken der Nase und der Augen sowie Niesen begleitet ist.

Nasentraumata

Die Bedeutung der Anamnese bei akuter Verletzung der Nase liegt in der Festlegung des Zeitfaktors zur Planung von Repositionen, falls nötig, und auf medikolegalen Konsequenzen, wenn ein Gutachten erforderlich ist.

Nasenbluten (Epistaxis)

Patienten geben entweder an, bisher immer wieder Episoden von Nasenbluten gehabt zu haben, wofür manchmal voreilig Ursachen genannt werden, oder stellen sich mit bestehendem Nasenbluten vor. Besteht Nasenbluten, sind Maßnahmen zur Blutstillung wichtiger als die Anamnese, die auch durchgeführt werden kann, während die Blutung gestillt wird! Es ist wichtig, den Patienten nach einer bekannten Blutungsneigung und nach einer kürzlich erfolgten Nasenoperation (Septumperforationen bluten leicht) zu fragen. Nasenbluten kann auch durch Bohren in der Nase oder durch eine Verletzung der Nase hervorgerufen werden. Ein Hypertonus an sich verursacht keine Epistaxis, aber ein erhöhter venöser oder arterieller Druck kann jede auftretende Epistaxis verlängern.

Nasendeformitäten

Bei manchen Patienten, die sich über die Form ihrer Nase beklagen, kann auch eine Obstruktion der Nase bestehen. Eine Nasendeformität kann traumatisch oder kongenital sein.

Beeinträchtigung des Riechens

Patienten können über eine Verminderung (Hyposmie) oder einen Verlust des Geruchssinns (Anosmie) klagen. Manchmal erlitt der Patient früher eine Kopfverletzung, die allerdings schwer gewesen sein muß, um die Fibrae olfactoriae zu zerreißen, die durch die Lamina cribrosa verlaufen. Manchmal kann ein Verlust des Geruchssinns nach einer Infektion der oberen Atemwege auftreten („Postinfluenzaneuritis"). Auch mechanische Obstruktionen des oberen Teils der Nase (z. B. Nasenpolypen, Schleimhautschwellung bei allergischer Rhinitis) können zur Anosmie führen. In vielen Fällen bleibt allerdings die Ursache unklar.

Erkrankungen von Nase und Nasennebenhöhlen können sich durch Begleitsymptome wie Kopfschmerz, Gesichtsschmerz, Epiphora (exzessive Tränenproduktion) bei verstopftem Ductus nasolacrimalis, Diplopie (Doppelbilder), Ptosis und Orbitaschmerz, falls ein Tumor die Orbita befällt, äußern.

Symptome bei Erkrankungen des Ohrs

Ohrenschmerzen (Otalgie)

Ohrenschmerzen können ihre Ursache im Ohr selbst oder in verschiedenen anderen anatomischen Strukturen (projizierter Schmerz) haben. Deshalb ist die Kenntnis der sensiblen Versorgung des Ohres sehr wichtig, da diese auch andere Gebiete des Kopfes und des Halses versorgt (Abb. 5.8). Erkrankungen der Nase, der Nasennebenhöhlen, des Nasopharynx, der Zähne, der Kiefer, der Temporomandibulargelenke, der Speicheldrüsen, der Speicheldrüsengänge, des Oropharynx, des Laryngo- und Hypopharynx, der Zunge und des oberen Rückenmarkes können Ohrenschmerzen auslösen.

Durch die Anamnese müssen die Art des Schmerzes, seine Ausstrahlung und eventuell schmerzverstärkende Faktoren bestimmt werden.

Otalgie

Wo schmerzt es?

Breitet sich der Schmerz aus?

Was verstärkt den Schmerz?

Besteht eine Sekretion?

Hatten Sie jemals eine Ohrenoperation oder Ohrenspülung?

Benutzen Sie Wattestäbchen zur Reinigung der Ohren?

Hatten Sie eine Ohrenverletzung?

Waren Sie kürzlich schwimmen oder machten eine Flugreise?

Hören Sie schlecht?

Sekretion des Ohrs (Otorrhö)

Ausfluß aus dem Ohr kann Schleim, Eiter und Blut enthalten. Zur Klärung müssen ähnliche Fragen wie bei Ohrenschmerzen gestellt werden, da beide Symptome oft nebeneinander bestehen.

Hörverlust oder Taubheit

Es ist besser, von Hörverlust als von Taubheit zu sprechen, da letztere einen Totalverlust des Hörens impliziert und stigmatisiert. Hörverlust kann durch Angabe der noch gehörten Lautstärke in Dezibel in mild, mäßig, ausgeprägt und schwer eingeteilt werden. Daneben ist es wichtig zu klären, in welchem Alter und wie plötzlich der Hörverlust auftrat. Die häufigsten Ursachen für einen Hörverlust sind für verschiedene Altersgruppen in Abb. 5.14 aufgeführt. Die Sprache von Patienten mit schwerem Hörverlust vor dem Erlernen des Sprechens ist gestört (prälinguale Sprache). Die Familienanamnese ist wichtig, da ein Hörverlust bei verschiedenen erblichen Syndromen auftreten kann. So ist z.B. die Otosklerose, bei der die Stapesfußplatte fixiert ist, genetisch bedingt. Nach einem Trauma kann ein Hörverlust durch Blut im äußeren Gehörgang, durch eine Perforation des Trommelfells oder durch eine Luxation der Gehörknöchelchenkette bedingt sein. Zusätzlich kann das Innenohr zerstört worden sein, was besonders bei Frakturen des Os temporale möglich ist.

Sekretion aus dem Ohr kann zu einem Hörverlust durch Anhäufung von Debritus im äußeren Ohr führen. Bei chronischer Entzündung kann der Hörverlust durch eine Perforation des Trommelfells oder einer Luxation der Gehörknöchelchenkette verursacht werden. Bestimmte Medikamente (z. B. Aminoglykoside, einige Diuretika, Zytostatika) können das Innenohr schädigen. Deshalb ist die Frage nach der Einnahme derartiger Medikamente oder nach Krankheiten, die damit behandelt werden, wichtig (z. B. Tuberkulose – Streptomycin, schwere Septikämie – Aminoglykoside, Tumor – Zytostatika). Eine zurückliegende Ohroperation kann ebenfalls zur Minderung der Hörfähigkeit führen. Eine Schädigung des VIII. Hirnnervs durch Syphilis wurde früher häufiger gesehen, ist heute aber selten. Die Patienten sollten nach einer längerdauernden Lärmexposition bei der Arbeit oder beim Militär gefragt werden, wenn eine Lärmschwerhörigkeit besteht. Bei Kindern kann ein Hörverlust nach sekretorischer Otitis media (Leimohr) als Zufallsbefund entdeckt werden, wenn sie wegen verzögerter Sprachentwicklung, Unaufmerksamkeit oder schlechter Leistung in der Schule auffallen.

Hörverlust

Seit wann hören Sie schlecht?

Hören Sie nur schlecht oder hören Sie gar nichts?

Sind beide oder nur eines der Ohren betroffen?

Sind Familienangehörige schwerhörig oder taub?

Hatten Sie eine Verletzung oder Operation der Ohren?

Hatten Sie schwere Erkrankungen (Tuberkulose, Sepsis) und wurden deshalb mit ototoxischen Medikamenten behandelt?

Waren Sie lautem Lärm ausgesetzt (egal wie lange)?

Besteht Schwindelgefühl?

Ohrgeräusche (Tinnitus)

Tinnitus bezeichnet die Empfindung von Geräuschen im Ohr oder im Kopf. Meist ist er subjektiv (idiopathisch), d.h. nur der Patient vernimmt die Geräusche. Manchmal kann Tinnitus aber auch objektivierbar sein, d.h. Patient und Arzt können ihn hören. Die zuletzt genannte Form des Tinnitus entsteht meist durch arteriovenöse Fisteln oder knackende Muskeln im Mittelohr oder Gaumen. Tinnitus ist meist summend, pfeifend, zischend, läutend oder pulsierend und kann von komplexen Geräuschen (z. B. Stimmen, Orchester) unterschieden werden, die bei akustischen Halluzinationen, einem Indikator für psychiatrische Störungen, auftreten. Tinnitus ist meist von einem mehr oder weniger starken Hörverlust begleitet. Meistens sind Ursache und Entstehungsort, zumindest des idiopathischen Tinnitus, nicht festzustellen. Mögliche Ursachen entsprechen denen, die bei Hörverlust abgefragt werden. Eine Überdosierung von Acetylsalicylsäure kann einen reversiblen Tinnitus auslösen. Wichtig ist die Frage, ob der Tinnitus den Patienten belästigt, z. B. ihn am Einschlafen hindert oder ihn im täglichen Leben stört. Jeder Hinweis auf eine möglicherweise bestehende Erkrankung der Ohren ist wichtig, da in diesen seltenen Fällen durch eine Behandlung der Erkrankung der Tinnitus beseitigt werden kann.

Symptome bei Erkrankungen des Ohrs

Deformiertes Ohr

Deformitäten des Ohrs sind kongenital oder traumatisch bedingt. Als kongenitale Deformität der Ohren kann die Ohrmuschel ganz oder teilweise fehlen (Anotie oder Mikrotie), wobei gleichzeitig Abnormalitäten des Mittel- und Innenohrs bestehen können. Es können auch überzählige Gehörgänge vor dem Tragus (Abb. 5.**15**) oder Sinus vor dem Ohr vorhanden sein (Abb. 5.**30**), die, wenn sie sich infizieren, eine Exzision notwendig machen.

Einige Patienten klagen über Form und Größe ihrer Ohren, besonders wenn die Ohren abstehen (Fledermausohren). Dies kann bei Kindern zu Sozialisationsstörungen führen, wenn sie deswegen in der Schule geneckt werden. Eine operative Korrektur ist möglich.

Verletzungen des Ohrs

Es kann sich um stumpfe oder spitze Traumata handeln. Bei einem Trauma des äußeren Ohrs kann ein Hämatom der Ohrmuschel entstehen. Traumata im äußeren Gehörgang werden meist durch den Patienten selbst verursacht (z. B. Wattestäbchen, Haarnadeln, Stifte). Gleichzeitig können das Trommelfell oder die Gehörknöchelchen verletzt sein, das Innenohr ist nur selten beteiligt. Stumpfe Traumata als Stoß gegen den seitlichen Kopf oder als diffuse Kopfverletzung können das Trommelfell zerreißen, die Gehörknöchelchen dislozieren und das Innenohr zerstören. Jedes der genannten Traumata kann zu Hörverlust, zu Schwindel und zu Zerstörung des N. facialis führen, der durch das Os temporale zieht. Die Schädigung kann passager oder dauernd sein.

Vertigo

Häufig wird über Schwindelgefühl geklagt. Es kann bei verschiedenen Patienten unterschiedliche Bedeutung haben. Die Anamnese bietet bei Schwindel den Schlüssel zur Diagnosestellung, da es wichtig ist zu klären, was der Begriff Schwindel für den Patienten genau bedeutet und damit zu klären, ob wirklich Vertigo vorliegt (s. Kap. 12). Vertigo ist eine Bewegungshalluzination. Empfindungen wie Schweben, „Blackout" oder „in Ohnmacht fallen" haben nichts mit echtem Vertigo zu tun. Häufig wird eine Drehbewegung halluziniert. Besteht Vertigo, muß geklärt werden, ob er zentralen Ursprungs ist oder von peripheren Rezeptoren kommt (z. B. Vestibulum des Innenohrs).

Dazu sollte der Patient so detailliert wie möglich eine typische Schwindelattacke beschreiben. Dies ist bessser als dabei auftretende Empfindungen anzugeben (z. B. Gefühl des „Ohnmächtigwerdens") oder nachzufragen, ob der Raum sich dreht.

Allgemein ausgedrückt sind zentrale Ursachen des Vertigo konstanter und neigen eher zur Progredienz, während vestibuläre Ursachen eher intermittierend auftreten und normalerweise nicht fortschreiten. Die Symptome des peripher verursachten Vertigo (z. B. Erbrechen, Vertigo selbst) können ebenso schwer, wie die des zentral verursachten sein.

Vertigo

Können Sie den Schwindel beschreiben (keine Vorgaben geben)?

Wie lange dauert er?

Gibt es Prodromi?

Besteht dabei Übelkeit oder Erbrechen?

Wird der Schwindel durch plötzliche Kopfbewegungen ausgelöst?

Besteht dabei ein Hörverlust oder Tinnitus?

Nehmen Sie Medikamente ein (z.B. Antihypertensiva)?

Hatten Sie Krankheiten oder Operationen der Ohren?

Überzählige Ohrmuschel

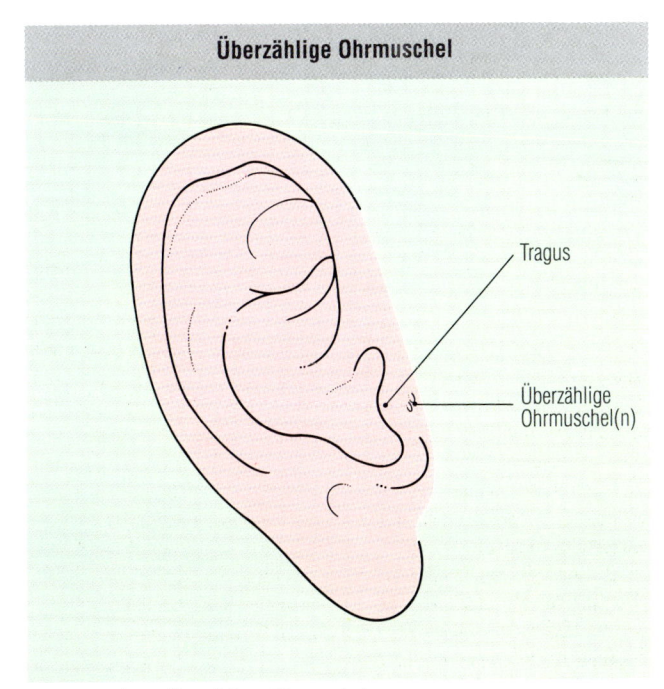

Abb. 5.**15** Lage überzähliger Ohrmuscheln

Gesichtsschmerz

Gesichtsschmerz stellt eine häufige Beschwerde dar, der verschiedene Ursachen haben kann. Diese können relativ offensichtlich sein (z. B. Zahnschmerz). Die Schmerzen können aber auch von einer entfernten Stelle auf das Gesicht projiziert werden (z. B. Ohrenschmerzen bei Tonsillitis). Nicht jeder Gesichtsschmerz wird durch eine Sinusitis und nicht jeder Ohrschmerz durch eine Otitis verursacht!

Fazialisparese

Die Fazialisparese kann isoliert oder Teil einer generalisierten neurologischen Erkrankung sein (z. B. zerebrovaskuläres Ereignis). Die Geschwindigkeit ihrer Entstehung und jede Beziehung zu anderen neurologischen Symptomen sollte erfragt werden. Eine anamnestische Ohrenerkrankung ist von besonderer Bedeutung, da der N. facialis während seines langstreckigen Verlaufes durch das Os temporale die mediale Wand des Mittelohrs und das Mastoid überquert bevor er durch das Foramen stylomastoideum austritt. Das Ausmaß der Schädigung des N. facialis kann durch Fragen nach den Funktionen seiner Äste abgeschätzt werden:

- Sind die Augen trocken? (Beteiligung des N. petrosus superficialis?)
- Ist der Geschmackssinn verändert? (Beteiligung der Chorda tympani?)

Gesichtsschmerz

Wo schmerzt es?

Wie lange hält der Schmerz an?

Wie ist der Schmerz (stumpf, stechend)?

Wodurch wird der Schmerz verstärkt/vermindert?

Haben Sie behandlungsbedürftige Zähne?

Hatten Sie Kiefererkrankungen oder Probleme beim Essen?

Hatten Sie Erkrankungen im HNO-Bereich?

Haben Sie Migräne?

Untersuchung von Mund und Rachen

Zur Untersuchung von Mund und Rachen sind einige Instrumente und gute Lichtverhältnisse erforderlich (Abb. 5.16). Patient und Arzt sitzen sich dazu gegenüber. Idealerweise wird eine Lampe und ein Spiegel an einem Stirnband getragen, wodurch der Arzt beide Hände zur Untersuchung frei hat. Schon bei der globalen Inspektion des Gesichtes des Patienten können Anomalitäten wie Knoten, Höcker, Narben, Deformitäten oder Gesichtsasymmetrien auffallen. Die eigentliche Untersuchung beginnt meist im Mund und Rachen. An den Lippen wird auf Teleangiektasien, Ulzera, Pigmente und Rhagaden sowie auf Hinweise auf eine zurückliegende Operation (z. B. Korrektur einer Lippen-Kiefer-Gaumen-Spalte) geachtet. Danach werden bei weit geöffnetem Mund die Wangenschleimhaut, das Zahnfleisch und die Zähne des Patienten inspiziert, wobei Zahnprothesen entfernt werden und auf die Mundhygiene, auf Zeichen einer Gingivitis (Entzündung des Zahnfleisches), auf Ulzerationen, auf Knötchen und auf Pigmentierungen geachtet wird. Am harten Gaumen wird nach Gaumenspalten bzw. Narben nach deren operativer Korrektur und nach Teleangiektasien gesucht.

Zur Untersuchung von Zunge und Mundboden streckt der Patient die Zunge heraus. Dadurch wird diese nicht nur besser einsehbar, sondern es sind auch Rückschlüsse auf die Funktion des XII. Hirnnervs möglich. Der Mundboden und die Ausführungsgänge der Submandibulardrüsen, die beidseits des Zungenbändchens münden, werden sichtbar, wenn der Patient mit der Zunge den Gaumen berührt. Der Mundboden und die Zungenunterseite werden auf Ulzerationen, Knötchen, Beläge und Leukoplakien (weiße Flecken) untersucht. Sagt der Patient „A", können die Tonsillen, die hintere Pharynxwand und die Bewegung des weichen Gaumens (motorische Innervation durch den X. Hirnnerv) geprüft werden. Häufig kann die Sicht verbessert werden, wenn die Zunge des Patienten mit einem Spatel nach unten gedrückt wird (Abb. 5.17). Jedes verdächtige Gebiet des Mundes wird abgetastet (Handschuh!), was häufig zu klareren Befunden führt als die Inspektion alleine. Vom HNO-Arzt wird als nächstes eine indirekte Laryngoskopie (Abb. 5.18 u. 5.19) und eine Spiegeluntersuchung des hinteren Nasen-Rachen-Raumes (hintere Rhinoskopie, Abb. 5.20, 5.21 u. 5.22) erwartet.

Untersuchung von Mund und Rachen

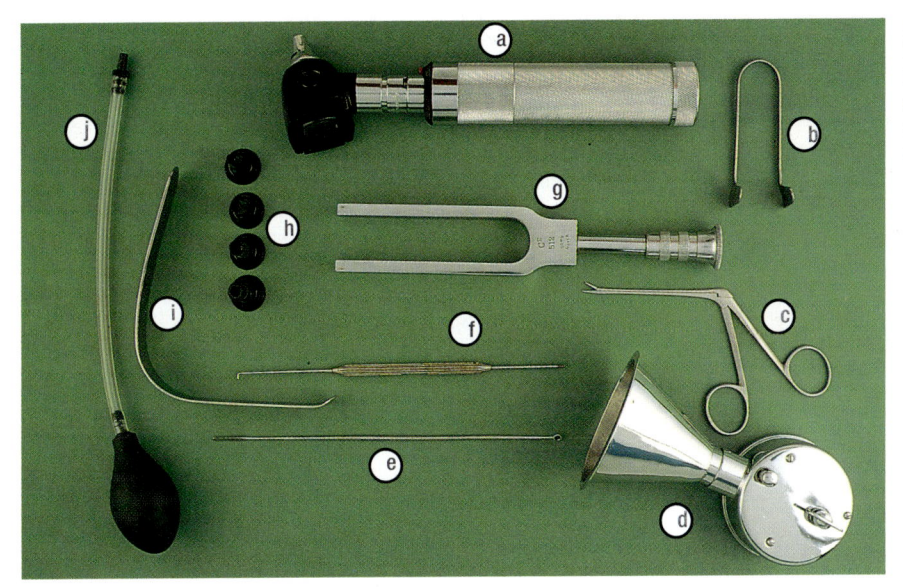

Abb. 5.**16** Grundausstattung mit Instrumenten zur HNO-Untersuchung: (**a**) Otoskop, (**b**) Spekulum, (**c**) Krokodilklemme, (**d**) Lärmgenerator nach Barany, (**e**) Abstrichöse, (**f**) Zerumenhaken, (**g**) 512-Hz-Stimmgabel, (**h**) Ohrspekula (Trichter), (**i**) Zungenspatel, (**j**) Blasebalg

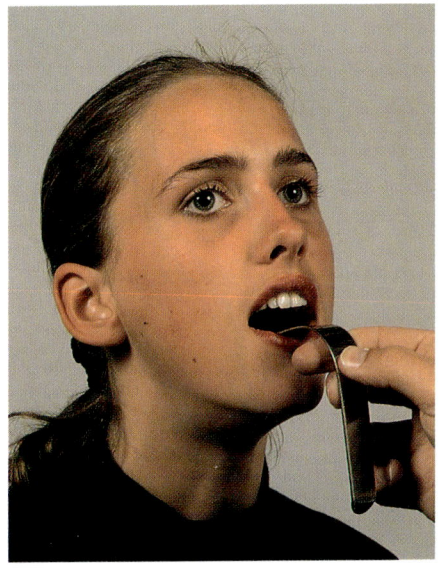

Abb. 5.**17** Untersuchung des Mundes unter Zuhilfenahme des Zungenspatels

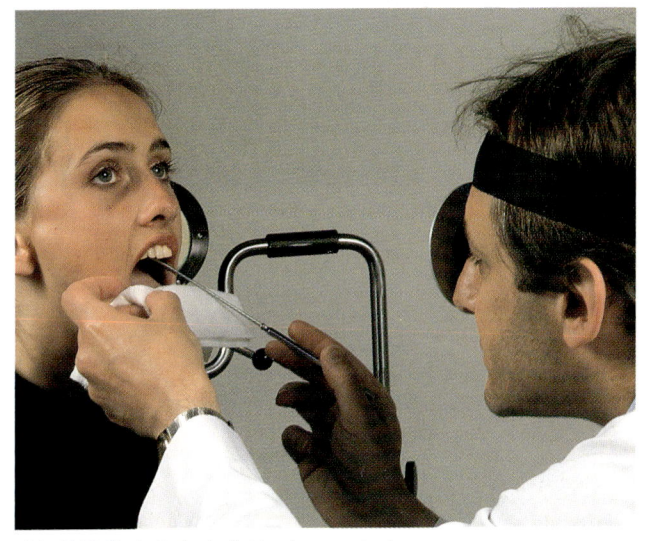

Abb. 5.**18** Technik der indirekten Laryngoskopie

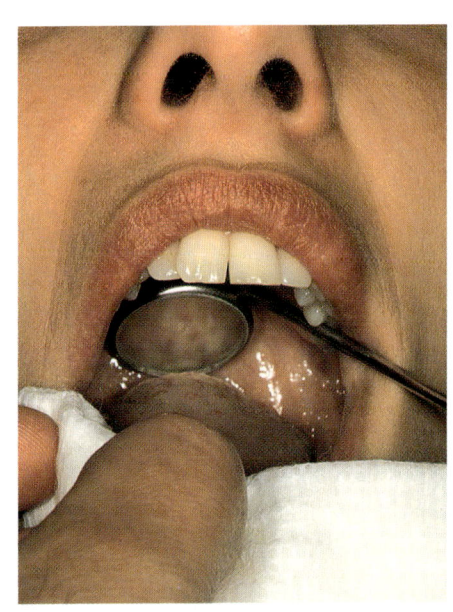

Abb. 5.**19** Technik der indirekten Laryngoskopie

5.13

Hals, Nase und Ohren

Untersuchung der Nase

Das Aussehen der Nase kann Hinweise auf eine Hauterkrankung, eine Deformität des Nasenskelettes und auf frühere Verletzungen, die eine Ursache für eine verstopfte Nase sein können, liefern. Daran anschließend wird das Vestibulum nasi untersucht. Bei Kindern sind die Knorpel der Nasenspitze weich, so daß das Vestibulum nasi, der vordere Teil des Septums, und die vorderen Teile der unteren Choanen gut eingesehen werden können, indem die Nasenspitze angehoben wird (Abb. 5.23). Bei Erwachsenen sind die Knorpel fester, so daß meist die Verwendung eines Spekulums nötig ist um eine gute Sicht zu haben (Abb. 5.24).

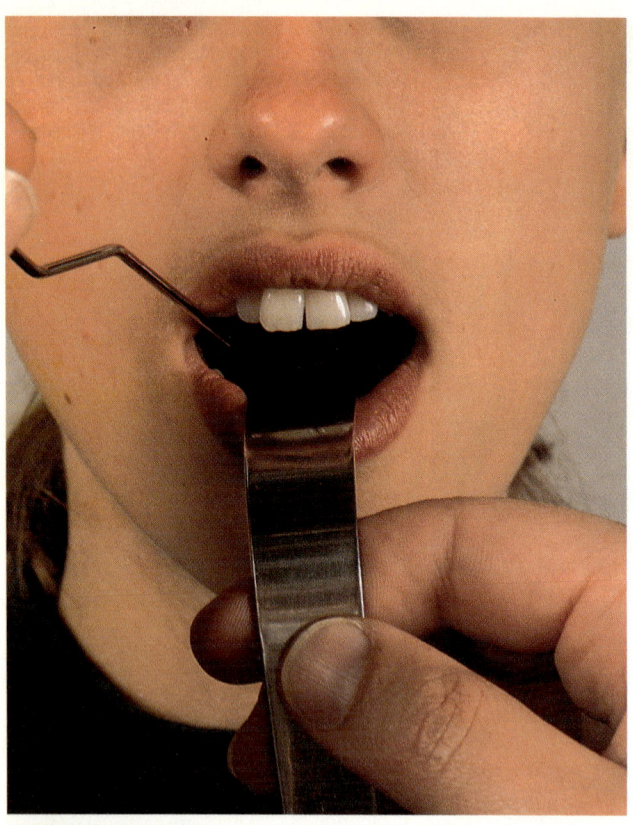

Abb. 5.**20** Technik der Spiegelung des hinteren Nasenraumes (hintere Rhinoskopie)

Hintere Rhinoskopie

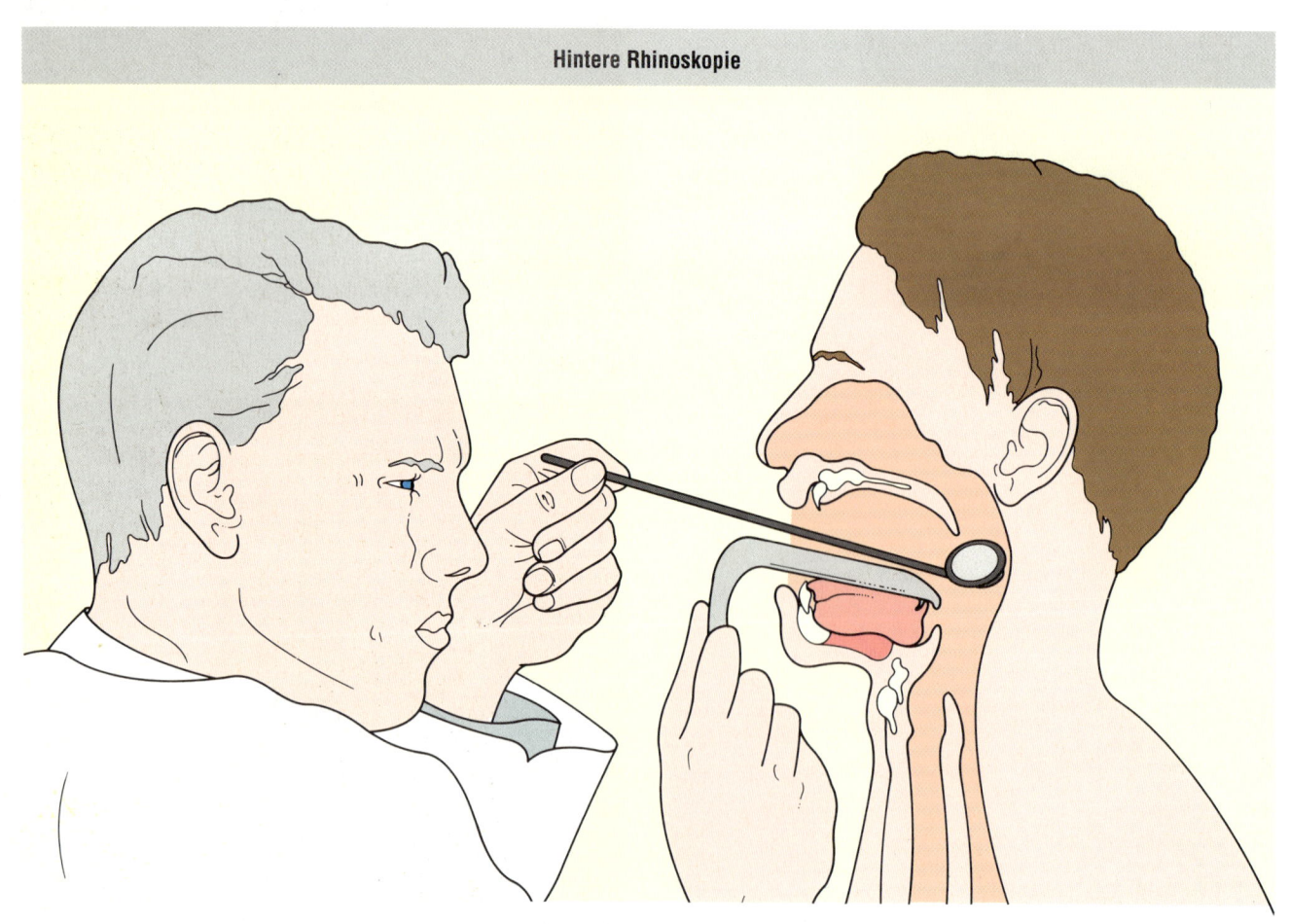

Abb. 5.**21** Hintere Rhinoskopie

Untersuchung der Nase

Indirekte Laryngoskopie

Abb. 5.22 Indirekte Laryngoskopie

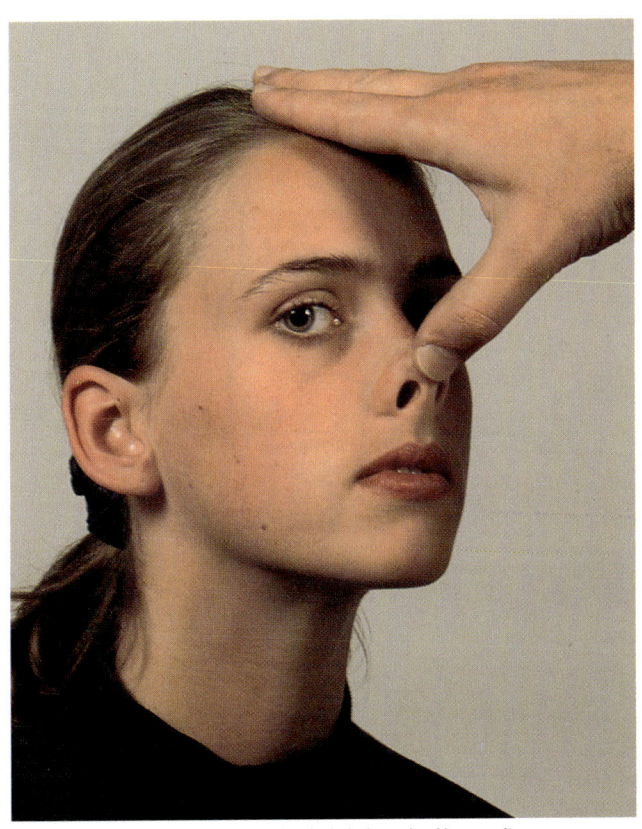

Abb. 5.23 Vordere Rhinoskopie durch Anheben der Nasenspitze

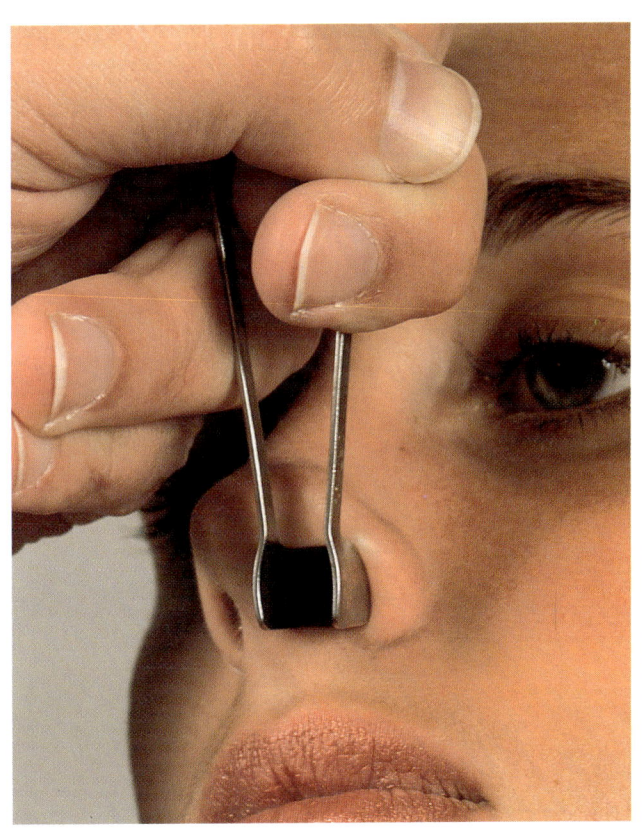

Abb. 5.24 Vordere Rhinoskopie mittels Spekulum

5.15

Eine genauere Inspektion der Nasenhöhle ist möglich, wenn ein starres oder ein flexibles Nasenendoskop (Abb. 5.25) verwendet wird, das in die Nasenhöhle eingeführt wird und auch die Inspektion des hinteren Nasen-Rachen-Raumes (Abb. 5.26) einschließlich des Larynx (Abb. 5.27) erlaubt. Die endoskopische Untersuchung bietet viele Vorteile. Ein Würgreiz entsteht bei der endoskopischen, direkten Laryngoskopie nur selten. Bei der indirekten Laryngoskopie muß der Untersucher die Zunge halten (Abb. 5.18), so daß dem Patienten nur eine eingeschränkte Phonation möglich ist. Die indirekte Laryngoskopie ist geeignet Larynxtumoren und andere pathologische Befunde am Larynx zu erkennen, subtilere Veränderungen, die z. B. bei Dysphonie bestehen können, sind dagegen durch das flexible nasale Endoskop besser diagnostizierbar.

Durch die vordere Rhinoskopie sollte der Nicht-HNO-Arzt eine Septumdeviation erkennen, die unteren Choanen (Größe, Farbe) beurteilen und Läsionen (z. B. Papillome, Polypen) finden können. Zur Bestimmung des Luftflusses durch die Nase atmet der Patient durch die Nase gegen einen metallenen Zungenspatel oder einen Spiegel aus, auf dem die kondensierende Feuchtigkeit (Abb. 5.28) bestimmt wird. Der Luftfluß durch die Nase bei Inspiration kann grob geschätzt werden, wenn der Patient kräftig schnieft, während ein Nasenloch zugehalten wird (Abb. 5.29). Der Geruchssinn wird getestet, indem dem Patienten kleine Riechfläschchen angeboten werden, was allerdings keine besonders zuverläßliche Untersuchung darstellt. Leider sind für den praktischen Einsatz derzeit weder objektive noch qualitative Tests des Geruchsinns verfügbar.

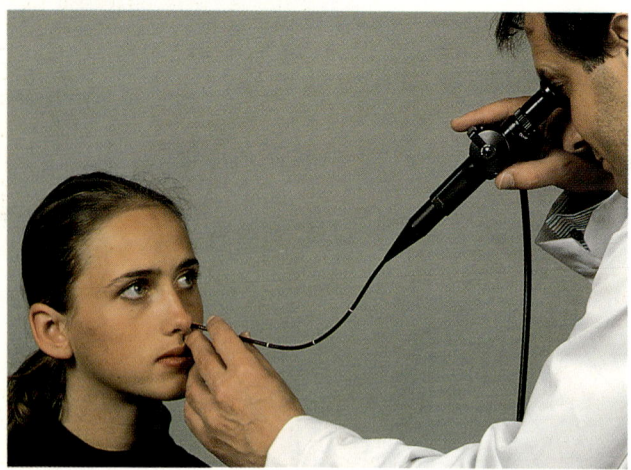

Abb. 5.25 Untersuchung von Nase, hinterem Nasenraum und Larynx mittels eines flexiblen Nasenendoskopes

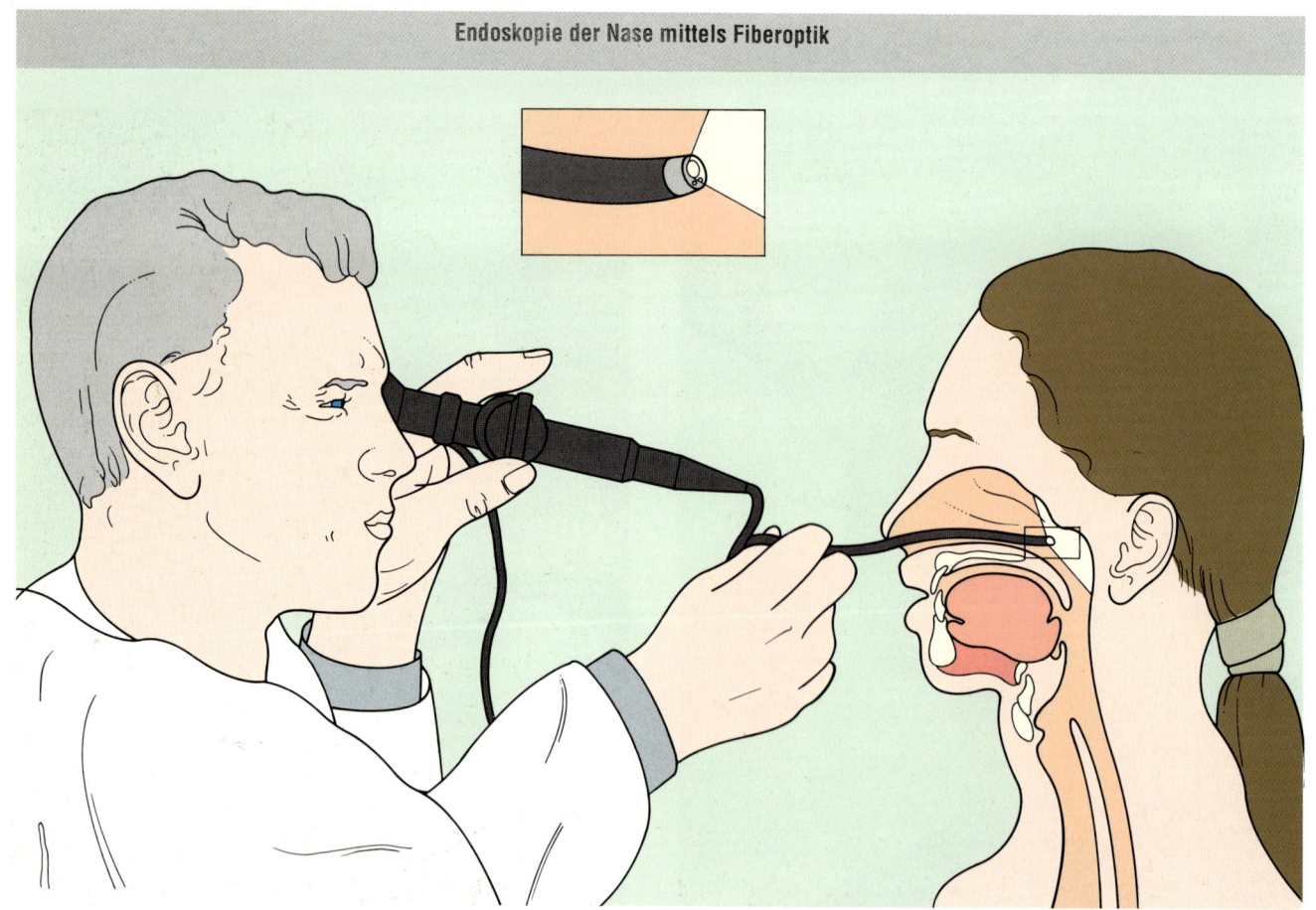

Abb. 5.26 Untersuchung des hinteren Nasenraumes mittels Fiberoptik (transnasal)

Untersuchung der Nase

Endoskopie der Nase mittels Fiberoptik

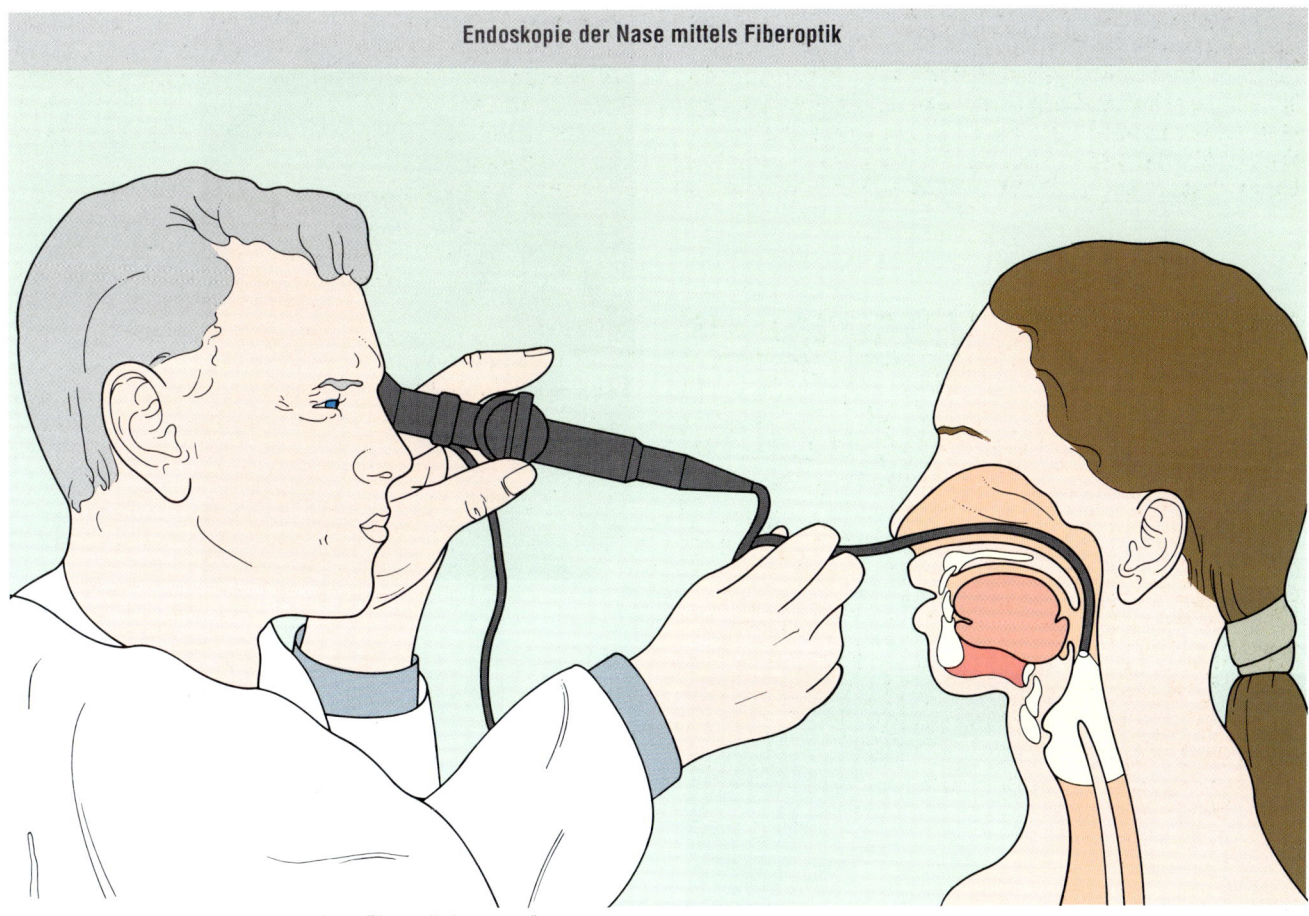

Abb. 5.27 Untersuchung des Larynx mittels Fiberoptik (transnasal)

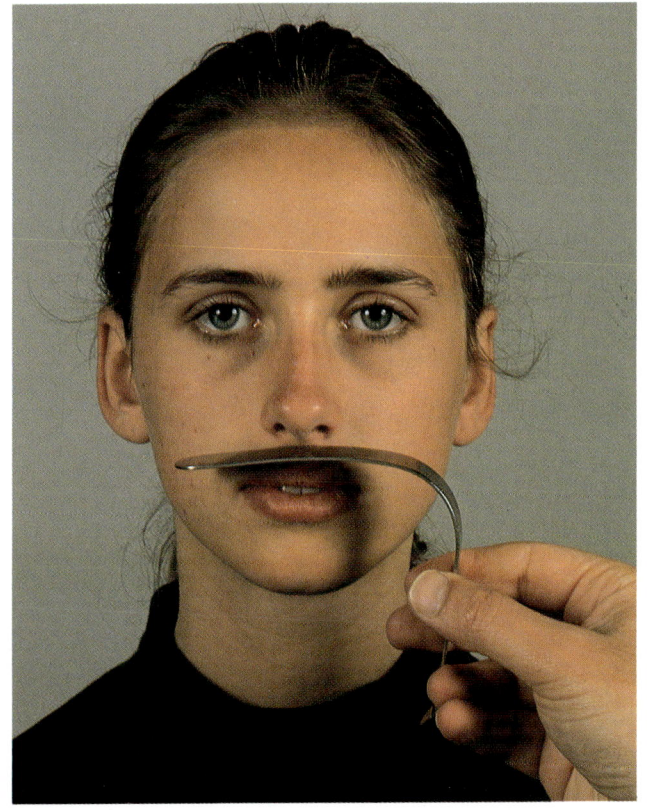

Abb. 5.28 Abschätzung des Luftflusses in der Nase beim Ausatmen

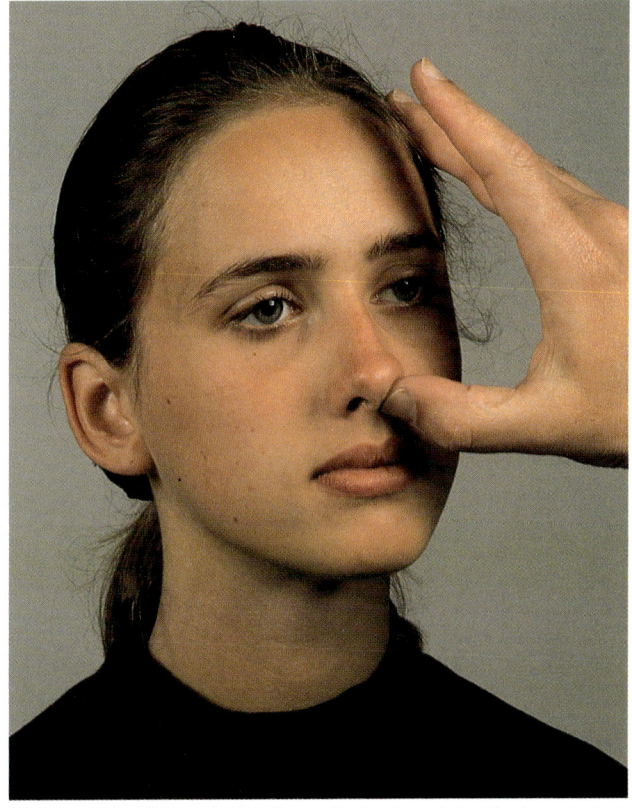

Abb. 5.29 Abschätzung des Luftflusses in der Nase beim Einatmen, indem abwechselnd ein Nasenloch zugehalten wird

5.17

Hals, Nase und Ohren

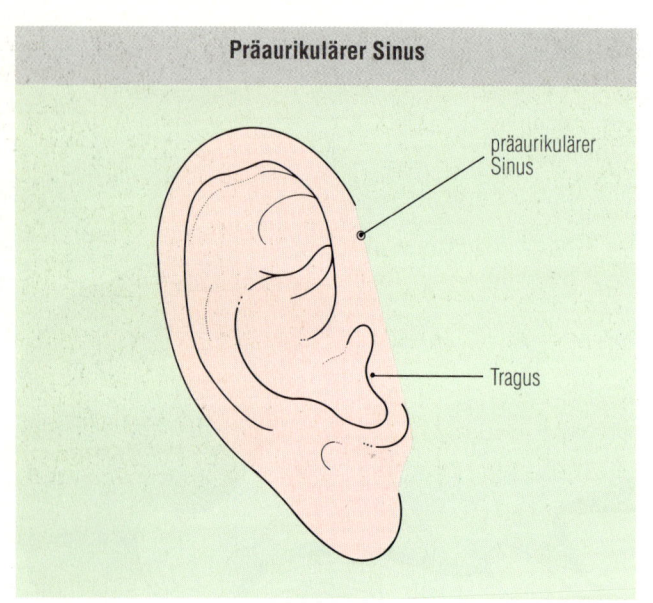

Abb. 5.30 Lage des präaurikulären Sinus

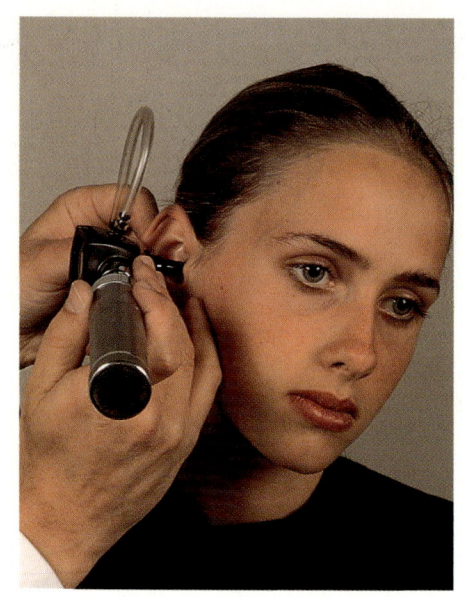

Abb. 5.31 Untersuchung des Ohrs mittels eines Otoskopes. Man beachte die Haltung der rechten Hand zum Abstützen

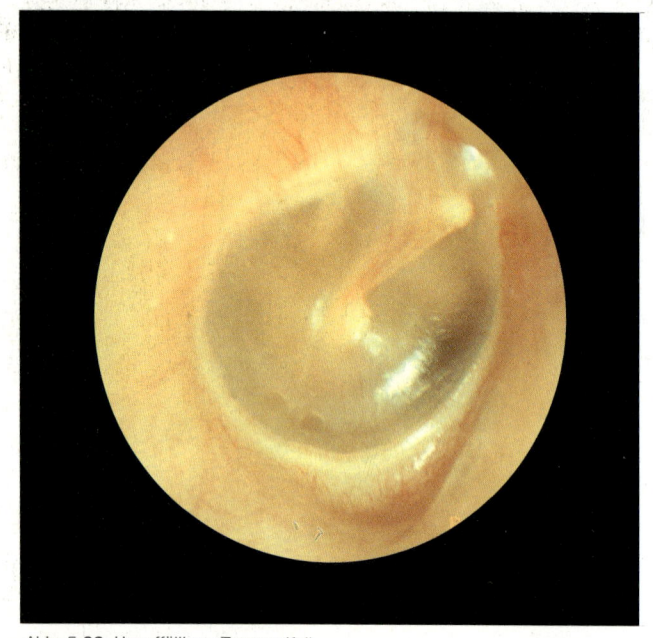

Abb. 5.32 Unauffälliges Trommelfell

Abb. 5.33 Anatomie des Trommelfelles

Untersuchung der Ohren

Äußere Untersuchung

Bei der Untersuchung des äußeren Ohrs wird auf Form, Größe, bestehende Deformitäten, präaurikuläre Sinus (meist direkt unter und vor dem Ansatz der Helix [Abb. 5.30]), Narben vorausgegangener Operationen (hinter dem Ohr) und darauf geachtet, ob der Patient ein Hörgerät trägt. Dieses wird vor der Untersuchung entfernt. Besteht ein Tragusdruckschmerz, kann eine Otitis externa vorliegen, sofern die Schmerzen nicht im Temporomandibulargelenk ihren Ursprung haben. Die prä-, post- und infraaurikulären Lymphknoten, die durch Erkrankungen des äußeren, nicht durch Erkrankungen des Mittel- oder Innenohrs betroffen sein können, werden palpiert und der Gehörgang inspiziert. Ist dieser besonders weit, kann eine Operation des Mastoids vorausgegangen sein, bei der eine Meatoplastik geformt wurde.

Otoskopie

Ein Otoskop mit angeschlossenem Ballon und integrierter Lichtquelle dient zur Untersuchung des inneren Gehörganges und des Trommelfelles. Durch leichten Zug an der Ohrmuschel wird der äußere Gehörgang begradigt (die Zugrichtung richtet sich nach dem Verlauf des Gehörganges) bevor das Otoskop vorsichtig eingeführt wird. Es empfiehlt sich, ein möglichst großes, schwarzes Spekulum zu verwenden, um optimale Sichtverhältnisse zu schaffen (graue Spekula haben zu großen Lichtverlust). Das Spekulum sollte möglichst lang sein, um eine optimale Sicht auf das Trommelfell zu haben. Neben der besseren Sicht erlaubt ein Spekulum mit großem Durchmesser einen luftdichten Abschluß, wenn Luft insuffliert wird. Die richtige Handhabung des Otoskops (Abb. 5.31) schützt den Patienten vor Verletzung, wenn er sich plötzlich bewegt, was besonders bei Kindern vorkommen kann. Durch das Otoskop wird die Haut des äußeren

Untersuchung der Ohren

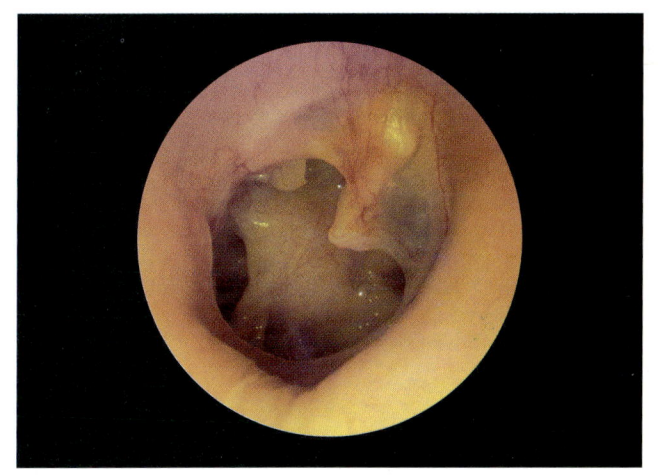

Abb. 5.34 Große Perforation des Trommelfelles. Das Gelenk zwischen Inkus und Stapes (hinten oben) und das runde Fenster (hinten) ist sichtbar

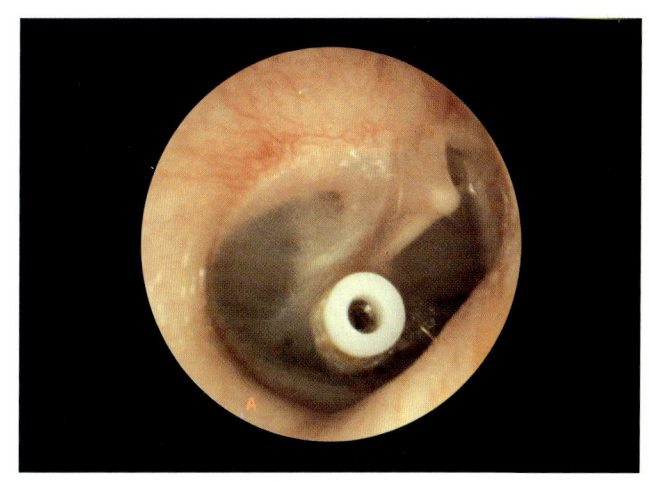

Abb. 5.35 Paukenröhrchen in situ

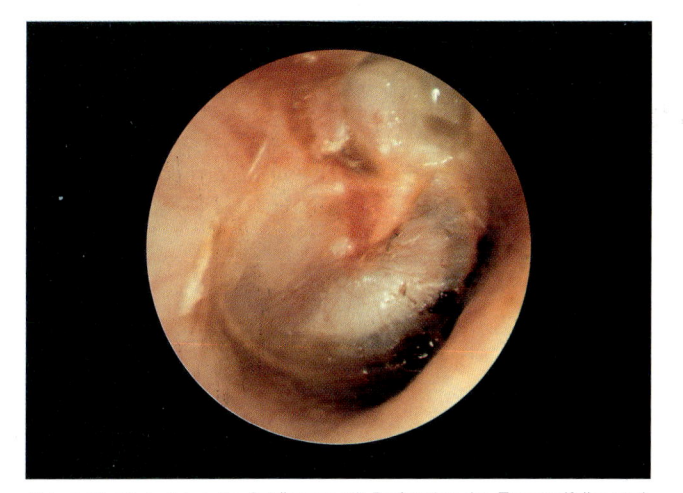

Abb. 5.36 Cholestatom im Gehörgang mit Perforation des Trommelfelles und Erosion der knöchernen Wand

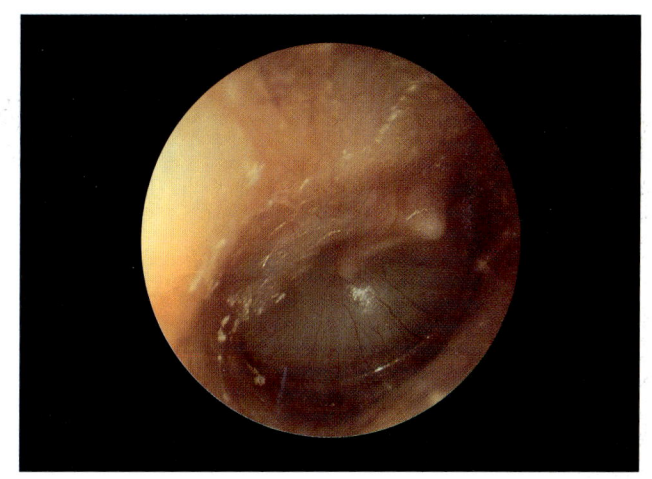

Abb. 5.37 Erguß im Mittelohr („Leimohr")

Gehörganges (Otitis externa) inspiziert und auf Exostosen (knöcherne Auswüchse) geachtet. Der Gehörgang kann durch eine schwere Otitis externa oder einen Furunkel komplett verschlossen sein, was die Inspektion unmöglich macht. Außerdem können der Gehörgang und das Trommelfell durch Zerumen verdeckt sein. Zerumen ist kein Schmutz, wie von vielen Patienten fälschlich angenommen wird. Es wird vorsichtig mit einem Zerumenhaken (Abb. 5.16), durch Ohrspülung oder durch Absaugung unter Kontrolle durch ein Operationsmikroskop entfernt. Tritt dabei Schmerz auf oder blutet es, ist sofort aufzuhören. Ist das Zerumen sehr hart, kann ein Mittel zum aufweichen (z. B. Olivenöl, Natriumbicarbonatohrentropfen) einige Tage vorher gegeben werden. Kann Zerumen nicht ohne Gefahr einer Schädigung des Ohrs entfernt werden, ist die Überweisung an einen Spezialisten unumgänglich. Eine Ohrspülung ist kontraindiziert, wenn eine Perforation des Trommelfelles bekannt ist, da sonst eine Infektion des Mittelohrs ausgelöst werden kann.

Als nächstes wird das Trommelfell inspiziert (Abb. 5.32). Alle anatomischen Merkmale des Hammers sollten beurteilt werden (Abb. 5.33). Da ausgeprägte Normvarianten bestehen, ist eine exakte Beurteilung erst durch große Erfahrung möglich.

- Bestehen Perforationen (Abb. 5.34)?

Weiße kalkähnliche Ablagerungen finden sich häufig im Gebiet des Hammers. Sie stellen Residuen von Infektionen oder Paukenröhrchen (Abb. 5.35) dar. Befindet sich im Mittelohr Sekret, können Bläschen gesehen werden. Eine Anhäufung von weißem, epithelhaltigem Debritus in einer Trommelfelltasche deutet auf ein Cholesteatom, eine schwere Erkrankung des Mittelohrs (Abb. 5.36), hin.

Nachdem der Patient auf die bevorstehende Luftinsufflation hingewiesen wurde, wird mit dem Blasebalg Luft insuffliert, um die Beweglichkeit des Trommelfells untersuchen zu können. Bei der Insufflation von Luft sollte sich der Hammer zuerst nach medial, dann nach lateral bewegen.

Ein steifes Trommelfell liegt in folgenden Fällen vor:

- mangelnder Abschluß des Gehörganges mit Luftaustritt,
- Perforation des Trommelfells,
- Effusion (Flüssigkeitsansammlung) im Mittelohr (Abb. 5.37).

Eine exakte Durchführung dieses einfachen Tests kann viele nützliche Informationen liefern.

Prüfung des Gehörs

Das Gehör des Patienten wird mit Stimmgabeln oder grob orientierend durch Flüstersprache aus unterschiedlicher Entfernung geprüft. Eine Quantifizierung ist damit schwierig.

Mit Stimmgabeln kann geprüft werden, ob ein- oder beidseitige Hörverluste bestehen und ob diese auf Störungen der Schalleitung (konduktiv) oder der Schallempfindung (sensorisch/neural) beruhen. Am geeignetsten ist eine 512-Hz-Stimmgabel, da die 256-Hz-Stimmgabel zu starke taktile Reize auslöst.

Test nach Weber

Zuerst wird die schwingende Stimmgabel auf den Scheitel, die Stirn, den Nasenrücken oder die Zähne des Patienten gehalten (Abb. 5.**38**). Der Patient gibt an, wo er die Vibration hört. Ist die Hörfähigkeit beider Ohren normal oder gleich stark gemindert, wird die Vibration in der Mittellinie, d. h. in beiden Ohren gleich, gehört. Die Vibration wird nur mit einem Ohr gehört, wenn dieses einen konduktiven Hörverlust hat oder wenn das andere Ohr völlig taub ist. Man kann den Test simulieren, indem ein Finger in ein Ohr gesteckt (konduktiver Hörverlust) und gesummt wird (Geräusch): Solange das verschlossene Ohr nicht taub ist, wird das Summen in diesem gehört.

Test nach Rinne

Der Test nach Rinne (Abb. 5.**39**) sollte stets in Verbindung mit dem Test nach Weber durchgeführt werden, da er hilft, die Befunde des letztgenannten zu verifizieren. Die Basis der schwingenden Stimmgabel wird dazu an den Processus mastoideus des Patienten gehalten. Kann der Patient die Schwingungen nicht mehr hören, wird die Stimmgabel in die Nähe des Ohres derselben Seite gehalten. Wird das Geräusch jetzt wieder hörbar, ist der Test nach Rinne positiv. Dies bedeutet, daß die Schalleitung über die Luft besser ist als über den Knochen und somit keine signifikante Hörminderung vorliegt. Danach wird der Test auf der anderen Seite wiederholt.

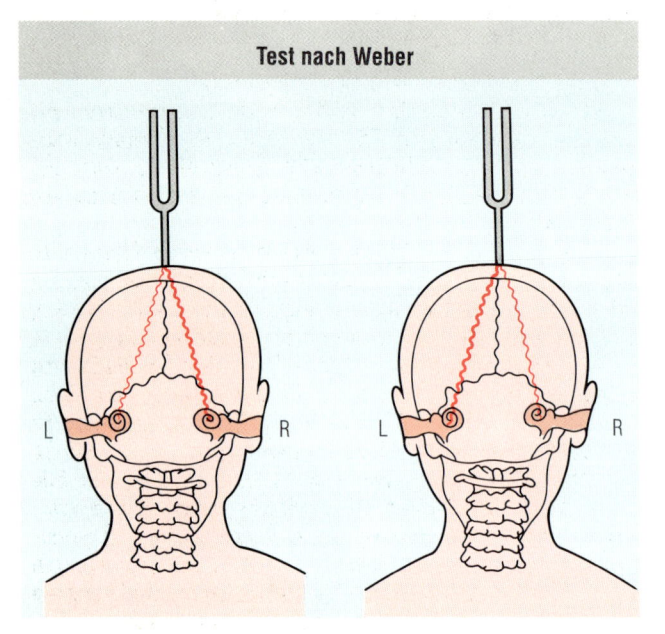

Abb. 5.**38** Test nach Weber. Linksseitige Innenohrschwerhörigkeit (links) und linksseitige Leitungsschwerhörigkeit (rechts)

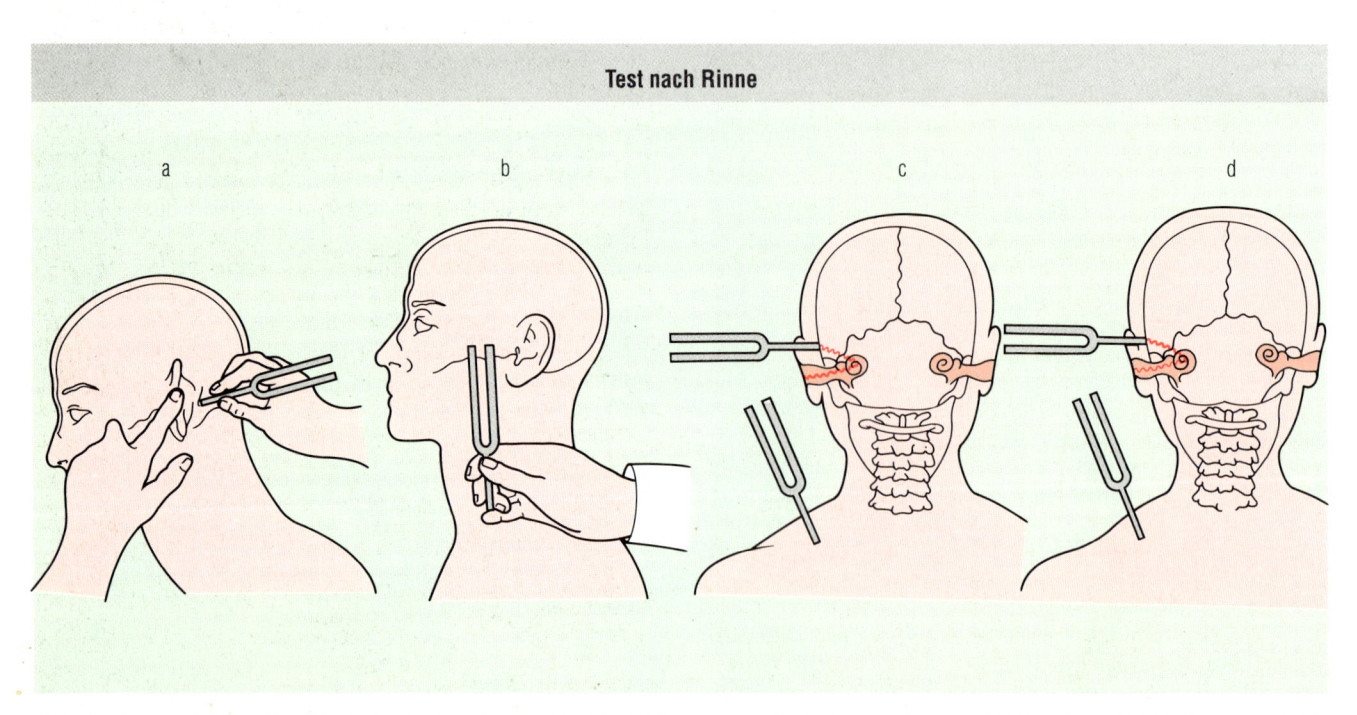

Abb. 5.**39** Test nach Rinne. Vergleich der (**a**) Knochenleitung und der (**b**) Luftleitung des Schalls. (**c**) Im gesunden Ohr ist die Luftleitung des Schalles besser als die Knochenleitung. (**d**) Leitungsschwerhörigkeit (Knochenleitung besser als Luftleitung)

Wird die Stimmgabel besser über dem Processus mastoideus gehört, ist der Test nach Rinne negativ. Die Schalleitung über den Knochen ist besser als über die Luft.

Es gibt eine Ausnahme von der Regel. Wird der Test nach Rinne auf der Seite eines tauben Ohres durchgeführt, kann er scheinbar negativ sein, d. h. die Schalleitung über den Knochen scheint intakt zu sein, was auf eine funktionsfähige Kochlea dieser Seite hindeuten würde. In Wahrheit wurde der Schall aber über die Schädelknochen auf die gegenüberliegende Kochlea geleitet, mit der die Vibration empfunden wird. Ein solcher, falsch negativer Test nach Rinne kann bestätigt werden, indem das gesunde Ohr mit einer Lärmquelle nach Barany (Abb. 5.16) oder anderen Geräuschquellen taub gemacht wird, wodurch es die Schwingungen der Stimmgabel vom gegenüberliegenden Ohr nicht mehr wahrnehmen kann.

Audiometrie

Prüfungen mit Stimmgabeln können bei Kleinkindern und bei Simulanten schwer zu interpretieren sein. In solchen Fällen sollte der Patient zum HNO-Arzt überwiesen werden, damit eine Audiometrie erfolgen kann. Abhängig vom Alter des Patienten und dem Grad des Hörverlustes kann die Audiometrie in unterschiedlicher Form durchgeführt werden. Sie wird im wesentlichen in subjektive (Reinton- und Stimmaudiometrie) und objektive Tests (Stapediusreflex, Tympanometrie, evozierte Potentiale) unterteilt. Bei der Reinton- und Stimmaudiometrie soll der Patient auf verschiedene reine Töne oder Sprache reagieren, was aufgezeichnet wird. Die objektiven Tests sollen subjektive Elemente und Simulation eliminieren. Die Untersuchung des vestibulären Teiles des Innenohrs erfolgt ebenfalls beim Spezialisten (kalorischer Prüfung, Elektronystagmographie, s. Kap. 12).

Untersuchung von Hals und Temporomandibulargelenken

Die Untersuchung erfolgt am besten, indem der Arzt hinter dem sitzenden Patienten steht (Abb. 5.40). Die Temporomandibulargelenke werden genau vor dem Tragus (Abb. 5.41) getastet, wenn der Patient den Mund öffnet. Übermäßiger Druck bei der Palpation kann auch bei gesunden Gelenken schmerzhaft sein, so daß dies nicht als Schädigung des Temporomandibulargelenkes gedeutet werden darf.

- Tritt im Gelenk ein Klicken oder Reiben auf?
- Ist die Palpation schmerzhaft?

Eine Druckempfindlichkeit ist meist einseitig.

Der Hals sollte palpiert werden, nachdem seine Form und Konturen inspiziert wurden. Trägt der Patient eine Krawatte, sollte diese gelockert werden und die oberen Knöpfe eines Hemdes oder eines Kleides sollten geöffnet sein, um die Fossa supraclavicularis und die Suprasternalgrube freizulegen.

Es empfiehlt sich die Palpation systematisch durchzuführen (z. B. submentales Dreieck, Submandibularregion, hinteres und vorderes Halsdreieck). Die Schilddrüse kann lokalisiert und beurteilt werden, wenn der Patient schluckt. Gleiches gilt für jegliche Schwellung, die in der Schilddrüse oder in der Mittellinie des Halses liegt. Schilddrüse und Ductus thyreoglossus (mit seinen Resten) bewegen sich beim Schlucken nach oben. Die A. carotis wird gefühlt und auskultiert. Es wird geprüft, ob der Lichtstrahl einer Lampe durch zystische Schwellungen des Halses dringt. Zuletzt wird die Halswirbelsäule untersucht, da Schädigungen wegen teilweise gemeinsamer Nervenversorgung zu Ohrenschmerzen führen können. Aktive und passive Flexions-, Extensions-, Rotations- und Lateralflexionsbewegungen werden durchgeführt, um Bewegungseinschränkungen, Auslösung von Schmerzen oder Parästhesien in den Armen festzustellen.

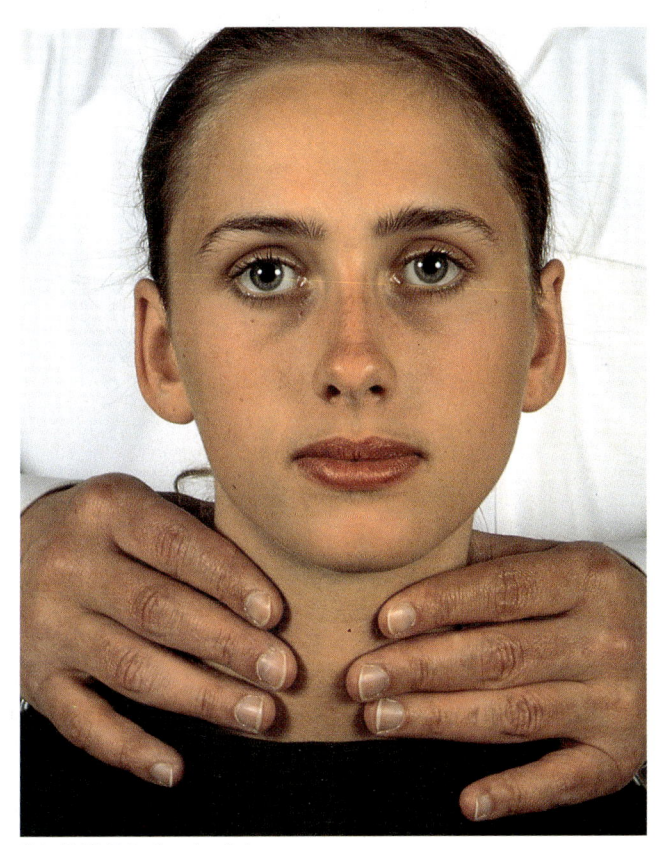

Abb. 5.40 Palpation des Halses

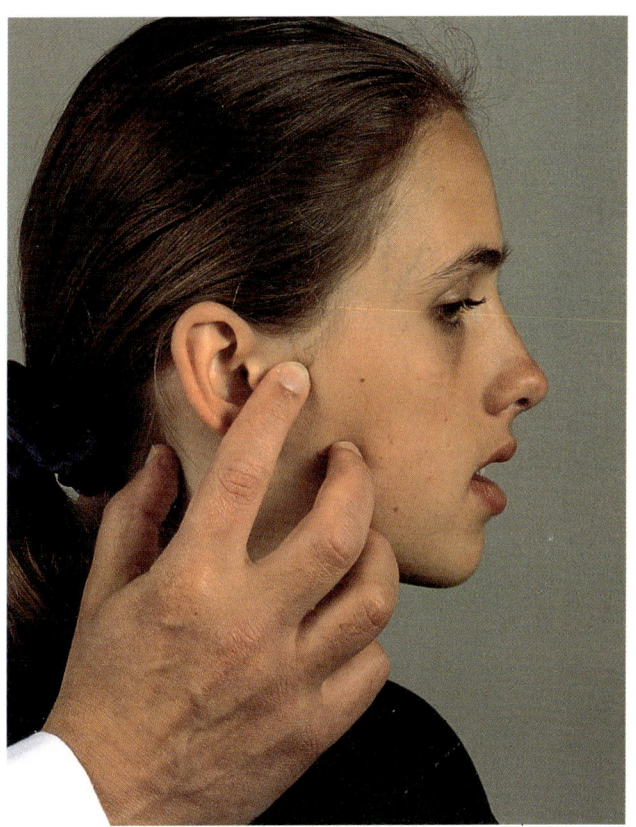

Abb. 5.41 Palpation des Temporomandibulargelenkes

Atemwege 6

Am häufigsten wird der Hausarzt wegen Erkrankungen der Atemwege konsultiert, die auch für die meisten Krankheitstage von Berufstätigen verantwortlich sind. Ungefähr 10% der Bevölkerung leidet an Asthma. Das Lungenkarzinom ist die häufigste Krebserkrankung des Mannes. In einigen Ländern ist es häufiger als das Mammakarzinom, das die häufigste Krebserkrankung bei Frauen darstellt. Die Tuberkulose nimmt in der westlichen Welt ab, aber die Affektionen der Atemwege als Komplikationen einer HIV-Infektion sind an ihre Stelle getreten. Zunehmende Umweltverschmutzung, moderne Industrieprozesse und weltweit zunehmender Tabakkonsum wirken sich auf die Lungen aus.

Auch im Krankenhaus sind Erkrankungen der Atemwege häufig. Sie stellen ca. 4% aller Krankenhauseinweisungen und ca. 35% der akuten Krankenhauseinweisungen dar. Vor jeder Operation in Allgemeinnarkose muß eine gute Lungenfunktion gewährleistet werden.

Eine gute Anamnese stellt die Basis zur Diagnose einer Lungenkrankheit dar, da es selbst bei fortgeschrittener Erkrankung möglich ist, daß kein auffälliger Befund erhoben werden kann. Dabei hilft die Kenntnis des Aufbaus und der Funktion der Atemwege. Mit Radiologie und Spirometrie (Messung von Lungenvolumina) stehen 2 aussagekräftige Techniken zur Verfügung, um Normalbefunde und pathologische Befunde unterscheiden zu können.

Aufbau und Funktion

Der Respirationstrakt reicht von der Nase bis zu den Alveolen. Neben den luftleitenden Strukturen umfaßt er auch die Blutzufuhr. Die Anordnung der großen Luftwege (Abb. 6.1) zu kennen hilft bei der Interpretation von Röntgenbildern (Abb. 6.2) und ist für den Bronchoskopiker essentiell. Für die körperliche Untersuchung ist die Anordnung der Lungenlappen (Abb. 6.3) wichtiger. Beide Lungen haben 2 Lappen, einen Ober- und einen Unterlappen. Die rechte Lunge hat zusätzlich einen Mittellappen. Die entsprechende Fläche der linken

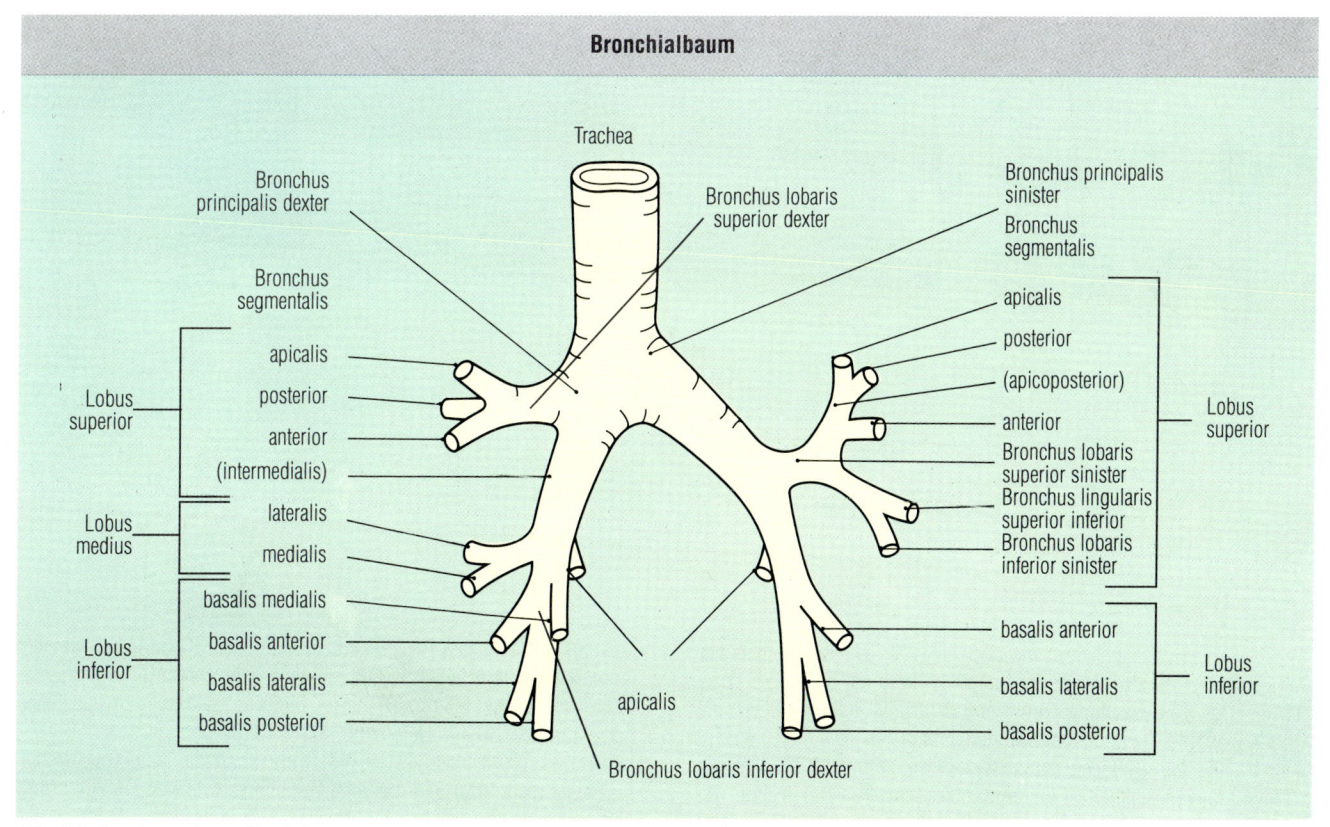

Abb. 6.1 Anordnung der großen Luftwege

Atemwege

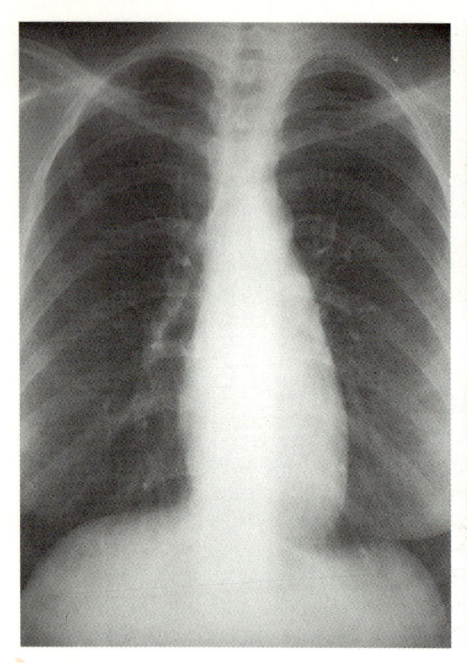

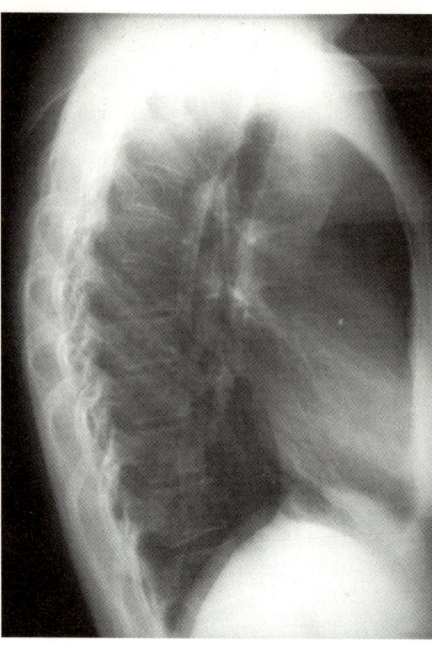

Abb. 6.2 Normalbefund im Röntgenbild: posteroanteriore Ansicht (links), laterale Ansicht (rechts)

Lungenlappen

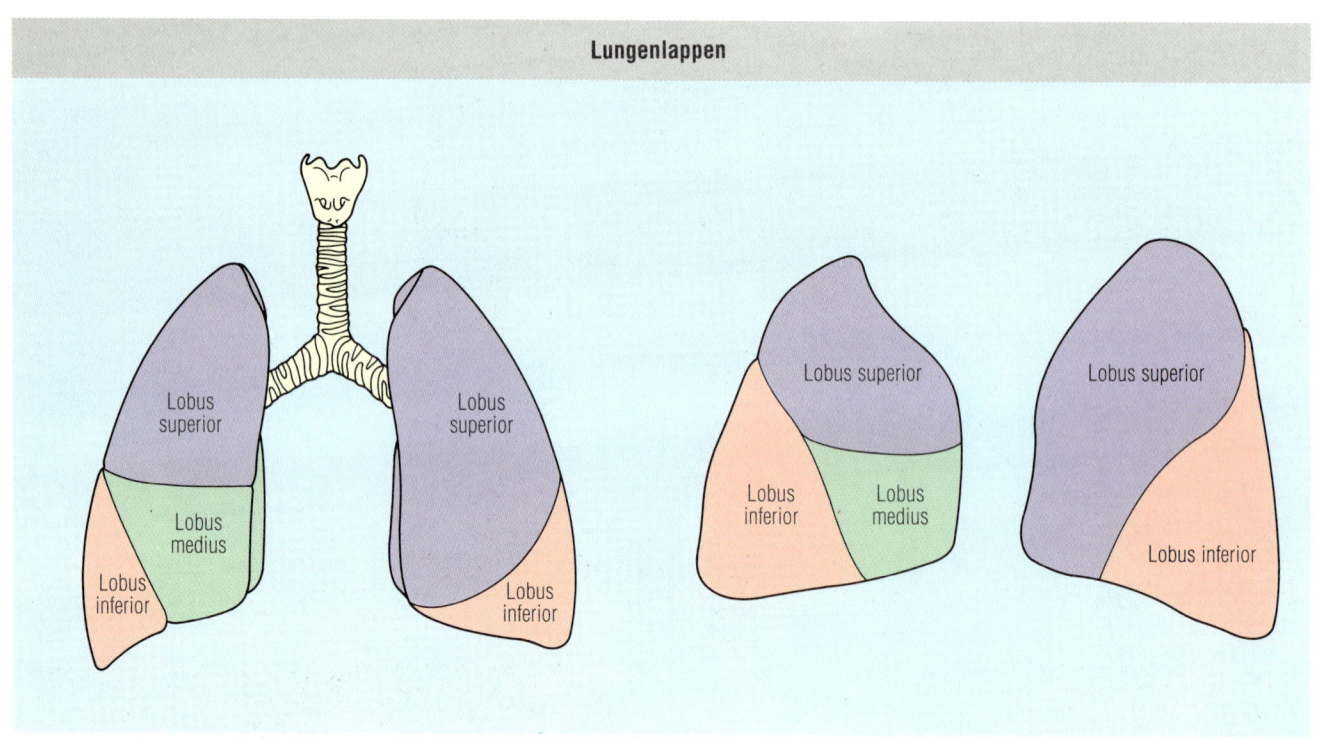

Abb. 6.3 Die Lage der Lungenlappen bei anteriorer (links) und lateraler (rechts) Ansicht

Lunge wird Lingula genannt, die aber ein Teil des Oberlappens ist. Abb. 6.4 zeigt die Projektion der Lappengrenzen auf die Körperoberfläche. Die Untersuchung von ventral erfaßt hauptsächlich die Oberlappen, die Untersuchung von dorsal hauptsächlich die Unterlappen. Da die Lungenfläche dorsal wesentlich größer ist als ventral, werden Lungenkrankheiten, die primär die Lungenbasis betreffen, am besten von dorsal erkannt. Ein großer Teil der Lungenoberfläche liegt auch an der seitlichen Brustwand, weshalb viele Befunde lateral oder unter der Axilla erhoben werden können. Die Computertomographie (CT) ermöglicht eine verfeinerte bildliche Darstellung einzelner Schichten des Brustkorbes (Abb. 6.5 bis 6.8).

Durch Wachsinjektion in Präparate kann die Feinstruktur der Luftwege (Abb. 6.9) und die enge Beziehung zwischen Durchblutung und Belüftung in den Lungen dargestellt werden (Abb. 6.10).

Aufbau und Funktion

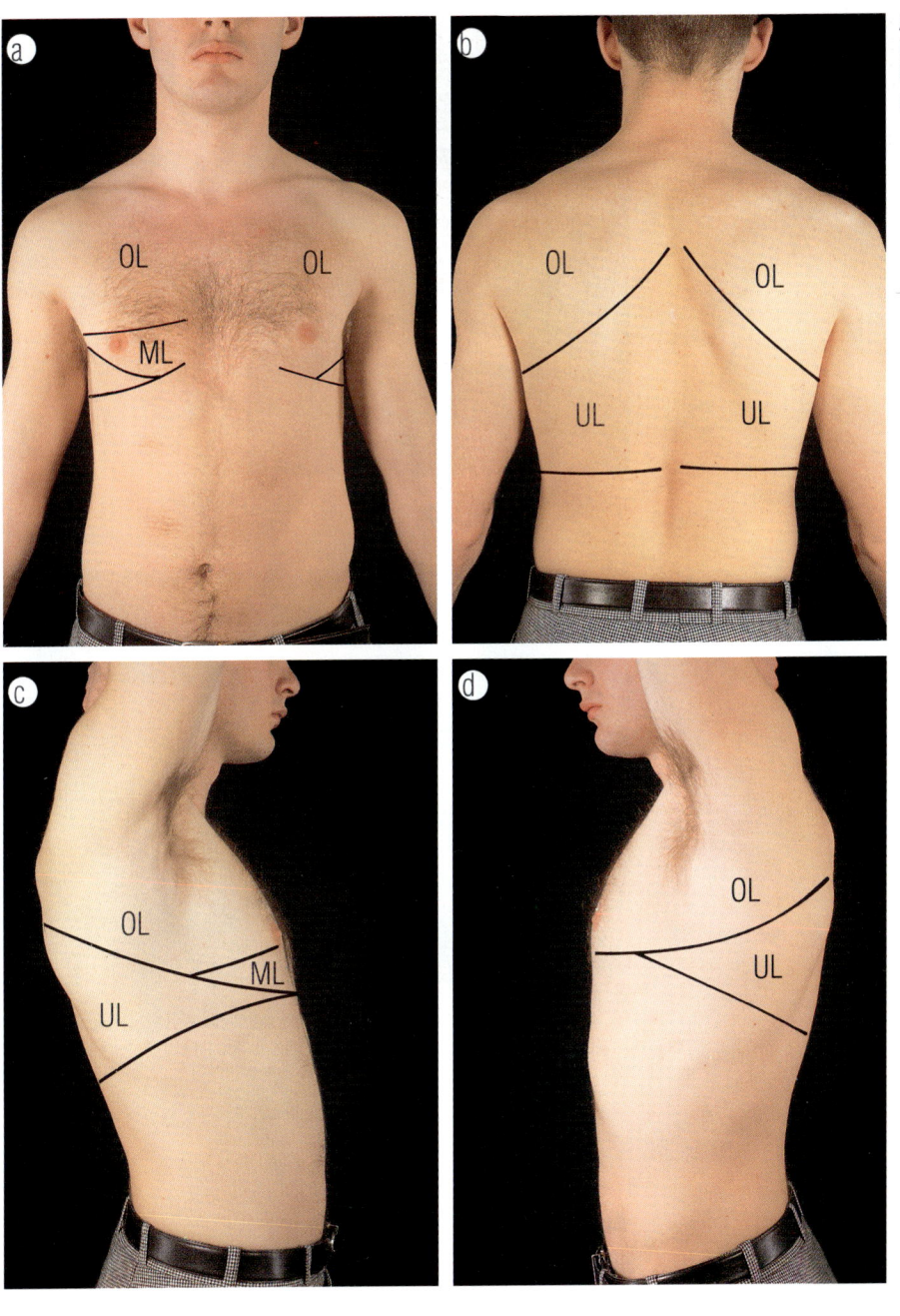

Abb. 6.4 Grenzen der Lungenlappen: (a) anterior, (b) posterior, (c) lateral rechts (d) lateral links. OL = Oberlappen, ML = Mittellappen, UL = Unterlappen

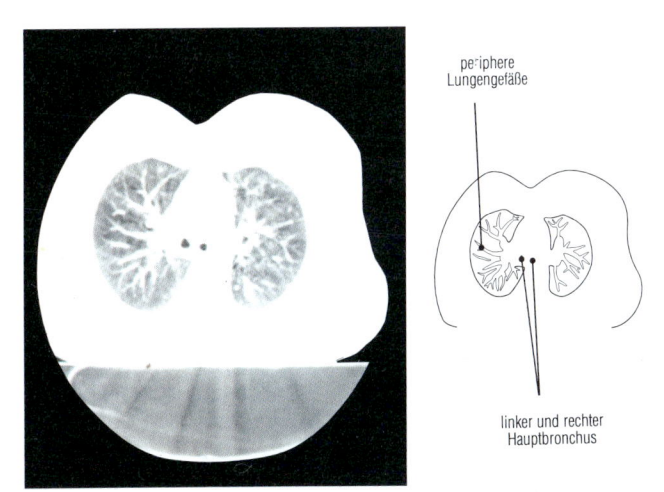

Abb. 6.5 Schicht im CT unterhalb der Carina: Lungenfenster

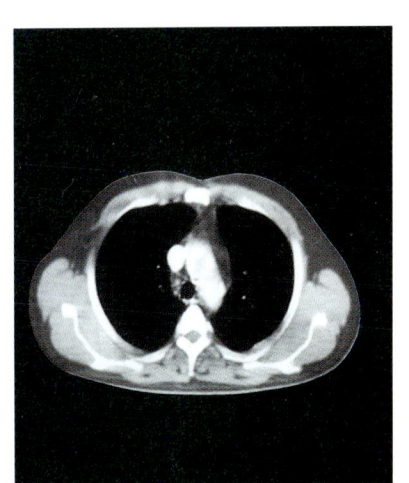

periphere Lungengefäße

linker und rechter Hauptbronchus

Abb. 6.6 Schicht im CT in Höhe des Aortenbogens

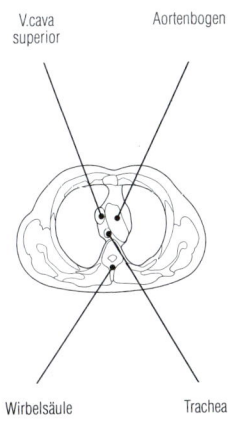

V. cava superior

Aortenbogen

Wirbelsäule

Trachea

6.3

Atemwege

Abb. 6.7 Schicht im CT im oberen Mediastinum über dem Aortenbogen

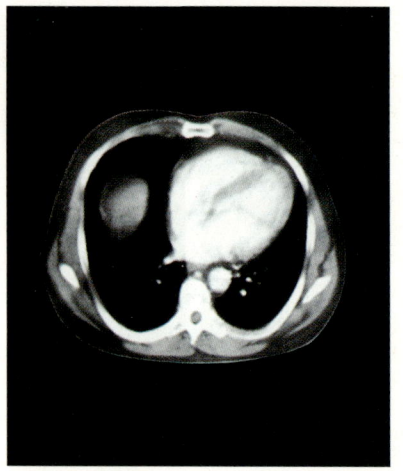

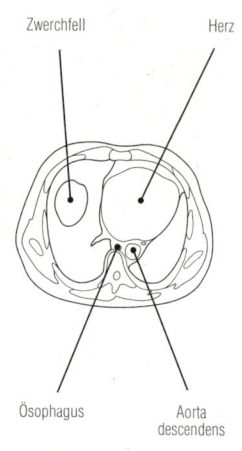

Abb. 6.8 Schicht im CT in Höhe des rechten Zwerchfells

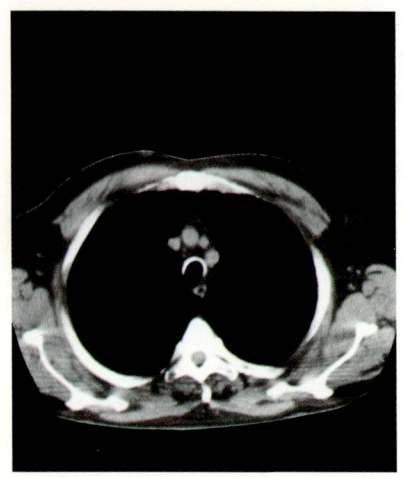

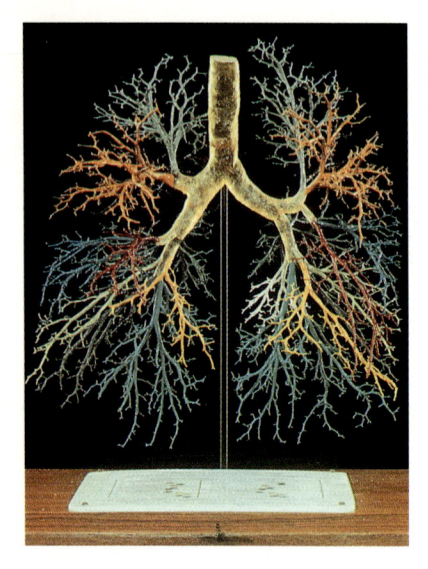

Abb. 6.9 Ausgußmodell des Bronchialbaums. Die Segmente sind durch verschiedene Farben gekennzeichnet

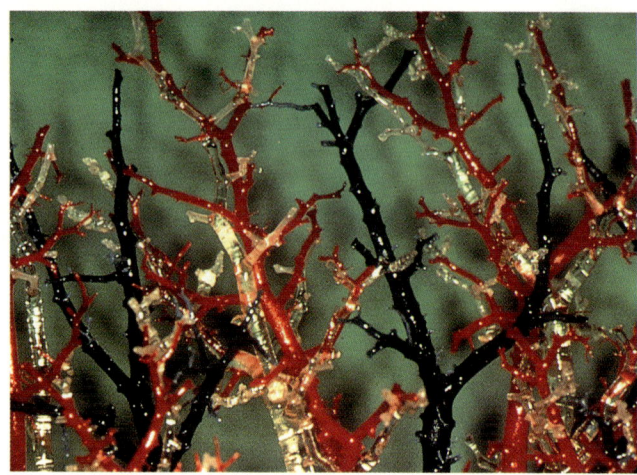

Abb. 6.10 Ausgußmodell der Bronchien (weiß), Arterien (rot – sauerstoffarmes Blut!) und Venen (blau – sauerstoffreiches Blut!)

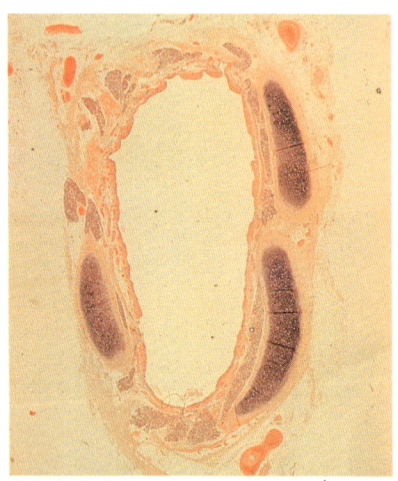

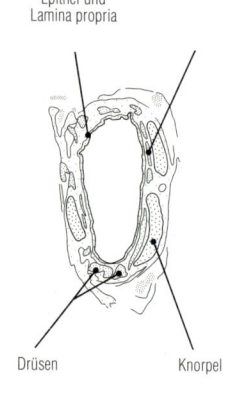

Abb. 6.11 Aufbau eines Bronchus in der Lunge

Schutzmechanismen, zelluläre und humorale Abwehr

In jeder Minute wird die Lunge 6 l potentiell infektiöser und mit Reizstoffen beladener Luft ausgesetzt, weshalb zahlreiche Abwehrmechanismen bestehen. Die Nase feuchtet die Luft an, wärmt und filtert sie und enthält B-Lymphozyten, die Immunglobulin A sezernieren. Die Epiglottis schützt den Larynx vor der Inhalation von regurgitiertem Material aus dem Gastrointestinaltrakt.

Husten

Der Hustenreflex dient sowohl als Schutzreflex als auch als Reinigungsmechanismus. Hustenrezeptoren finden sich im Pharynx, Larynx und den großen Luftwegen. Ein Hustenstoß beginnt mit einer tiefen Inspiration, gefolgt von einer Exspiration gegen die geschlossene Glottis. Die schlagartige Öffnung der Glottis erlaubt es danach einen kraftvollen Luftstrom zu erzeugen.

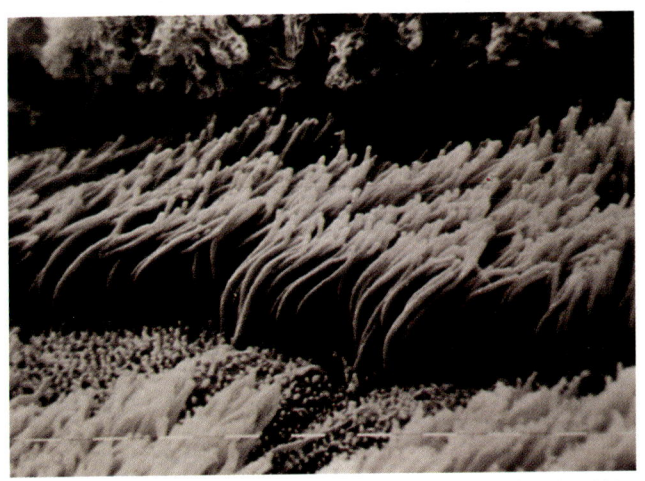

Abb. 6.12 Elektronenmikroskopie der Bronchialzilien und der Schleimschicht

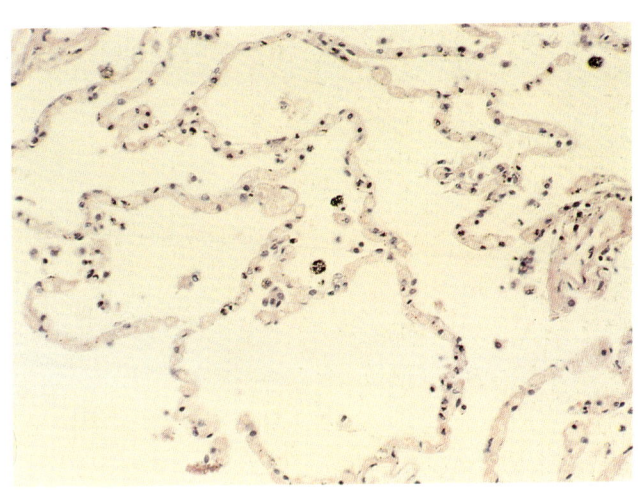

Abb. 6.13 Gesundes Lungengewebe. Einige pigmenthaltige Makrophagen befinden sich in den Alveolarräumen. HE-Färbung (25x)

Mukoziliare Clearance

Den Hauptreinigungsmechanismus stellt die mukoziliare „Rolltreppe" dar. Bronchialsekret aus Bronchialdrüsen und Becherzellen bildet zusammen mit Sekreten aus tieferen Lungenabschnitten einen Flüssigkeitsfilm, der durch die Zilienbewegung kontinuierlich entlang des Bronchialepithels (Abb. 6.11 u. 6.12) in Richtung Trachea bewegt wird. Diese Zilienaktivität fehlt bei dem seltenen Syndrom der unbeweglichen Zilien oder häufiger bei Kontakt mit Zigarettenrauch.

Zelluläre und humorale Abwehr

Der Alveolarmakrophage ist der Hauptabwehrmechanismus der Alveolen (Abb. 6.13). Unterstützt von Komplement und Immunglobulin phagozytiert dieser Fremdkörper, die dann entweder entlang der Luftwege oder im Lymphsystem der Lunge transportiert werden. T- und B-Lymphozyten sind im gesamten Lungengewebe vorhanden und produzieren die Hauptmenge des Immunglobulins lokal in der Lunge. Aus dem Blut wandern bei Entzündungen zusätzlich Neutrophile in das Lungengewebe.

Atmung

Die Aufgabe der Lunge ist es, Blut zu oxygenieren und Kohlendioxid daraus zu entfernen. Die Belüftung der Lungen erfolgt durch die Atemmuskulatur und wird vom Atemzentrum im Gehirn kontrolliert. Der Atemrhythmus hängt von verschiedenen hemmenden und stimulierenden Mechanismen im Hirnstamm ab. Diese können willkürlich durch höher gelegene Zentren und durch den Effekt von Chemorezeptoren beeinflußt werden. Die medullären bzw. die zentralen Chemorezeptoren des Stammhirns reagieren auf Veränderungen des Kohlendioxidpartialdrucks im Blut (pCO_2). Chemorezeptoren in der Aorta und im Karotisbulbus reagieren auf Sauerstoffpartialdrücke (pO_2) unter 8 kPa. Beim Gesunden erfolgt die Kontrolle der Atmung über die Regelgröße pCO_2.

Der pCO_2-Sollwert des medullären Chemorezeptors kann bei länger bestehender Ateminsuffizienz erhöht oder bei maschineller Beatmung erniedrigt sein. Der erstgenannte Fall besteht bei chronischer Einschränkung des Luftflusses (chronisch obstruktive Lungenerkrankung). Die Patienten erhalten ihren Atemantrieb durch die Hypoxie, weshalb in diesen Fällen die Gabe von Sauerstoff zu Atemstillstand und Tod führen kann. Im letztgenannten Fall ist das Abtrainieren des Patienten vom Beatmungsgerät schwierig, da das medulläre Zentrum auf einen so niedrigen pCO_2 eingestellt ist, der beim nichtbeatmeten Patienten nicht aufrechterhalten werden kann.

An der Atmung sind zerebrale Zentren, der Hirnstamm, das Rückenmark, periphere Nerven, Interkostalmuskeln, Wirbelsäule, Rippen, Zwerchfell und die Eigenelastizität des Lungengewebes beteiligt. Versagt eine dieser Komponenten kommt es zur Ateminsuffizienz. Die Atmung erfolgt hauptsächlich mit dem Zwerchfell, das vom N. phrenicus innerviert wird. Durch Kontraktion senkt sich das Zwerchfell und die unteren Rippen werden angehoben, wodurch das Volumen des Brustkorbes vergrößert wird. Bei chronisch obstruktiven Lungenerkrankungen mit einer Volumenüberladung der Lunge steht das Zwerchfell tief und zieht bei seiner Kontraktion die Rippen eher nach innen als nach außen. Die Mm. scaleni und Mm. intercostales wirken hauptsächlich stabilisierend auf die Brustwand. Durch das vergrößerte intrathorakale Volumen nimmt der intrapleurale Druck, der schon in Ruhe niedriger als der umgebende Druck der Atmosphäre ist, weiter ab. Die Lungen folgen der Ausdehnung der Brustwand durch die Pleuraadhäsion an der Thoraxwand, wobei Luft angesaugt wird. Die Ausatmung erfolgt größtenteils passiv. Wenn sich die Muskeln entspannen, zieht sich die Lunge durch ihre Eigenelastizität zusammen.

Messung der Lungenfunktion

Die Messungen von pO_2 und pCO_2 im Blut stellen keine geeigneten Meßgrößen der Effektivität der Atmung dar, da die große Reservekapazität der Lunge lange Zeit Schäden kompensieren kann, bevor sich die Blutgase verändern. Aussagekräftiger sind Messungen statischer oder dynamischer Lungenvolumina und des Gasaustausches über die alveolokapilläre Membran.

Atemwege

Lungenvolumina

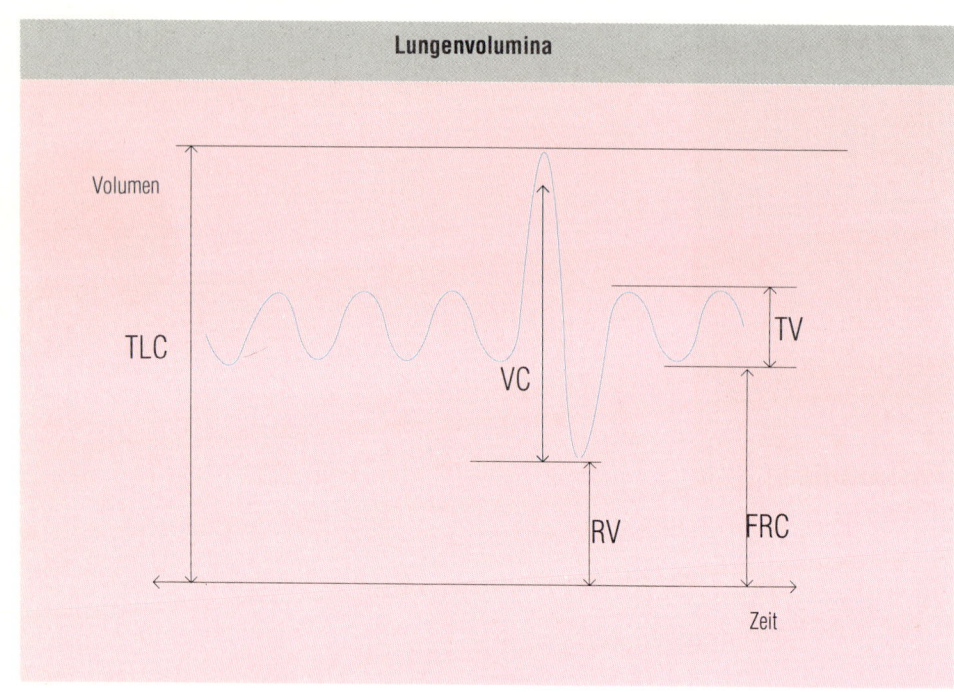

Abb. 6.14 Lungenvolumina
TLC = totale Lungenkapazität
VC = Vitalkapazität
TV = Atemzugvolumen
FRC = funktionelle Residualkapazität
RV = Residualvolumen

Ausatmungsspirogramm

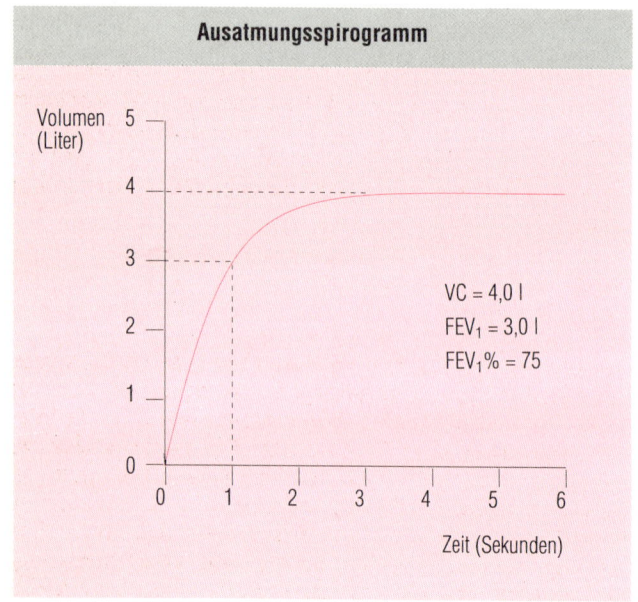

VC = 4,0 l
FEV_1 = 3,0 l
$FEV_1\%$ = 75

Abb. 6.15 Normales Ausatmungsspirogramm

Abb. 6.16 Anwendung des „Mini-flow-Meters"

Statische Lungenvolumina

Die tiefe Einatmung wird durch den Widerstand des Brustkorbes gegen weitere Verformung und durch die Elastizität des Lungengewebes begrenzt (Abb. 6.14).

Je steifer die Lunge ist (Narbenbildung, Fibrose), um so weniger dehnbar ist sie. Durch Zerstörung der Elastizität der Lunge (Emphysem = Zerstörung der Alveolarwände) kann ein größeres Gesamtluftvolumen aufgenommen werden.

Die Totalkapazität ist bei Patienten mit Asthma und bei Patienten mit chronisch obstruktiver Bronchitis gleich, wahrscheinlich bedingt durch eine Überdehnung der Lunge beim Versuch, die Luftwege zu weiten. Die Exspiration endet, wenn die funktionelle Residualkapazität (FRC) erreicht ist. Dann steht die Tendenz der Lunge, sich zu kontrahieren im Gleichgewicht mit dem Widerstand des Brustkorbes gegen eine weitere Deformation. Jede tiefere Exspiration ist ein aktiver Prozeß, der Muskelarbeit erfordert. Der begrenzende Faktor ist dann, zumindest bei älteren Patienten, durch einen Verschluß der kleinen Luftwege gegeben. Diese verkleinern ihren Durchmesser synchron mit den Alveolen. Eine noch weitergehende Verkleinerung der Lungen ist nur durch Kompression der Luft (Gesetz von Boyle) durch die exspiratorisch wirkenden Muskeln möglich. Das Luftvolumen, das zu diesem Zeitpunkt in der Lunge vorhanden ist, wird als Residualvolumen (RV) bezeichnet.

Bei chronischer Bronchitis sind die kleinen Luftwege verengt und entzündet. Beim Emphysem ist das elastische Gewebe, das die kleinen Luftwege offen hält, zerstört, daher kollabieren sie bei der Exspiration. Beide Mechanismen führen zu einer Vergrößerung des Residualvolu-

Aufbau und Funktion

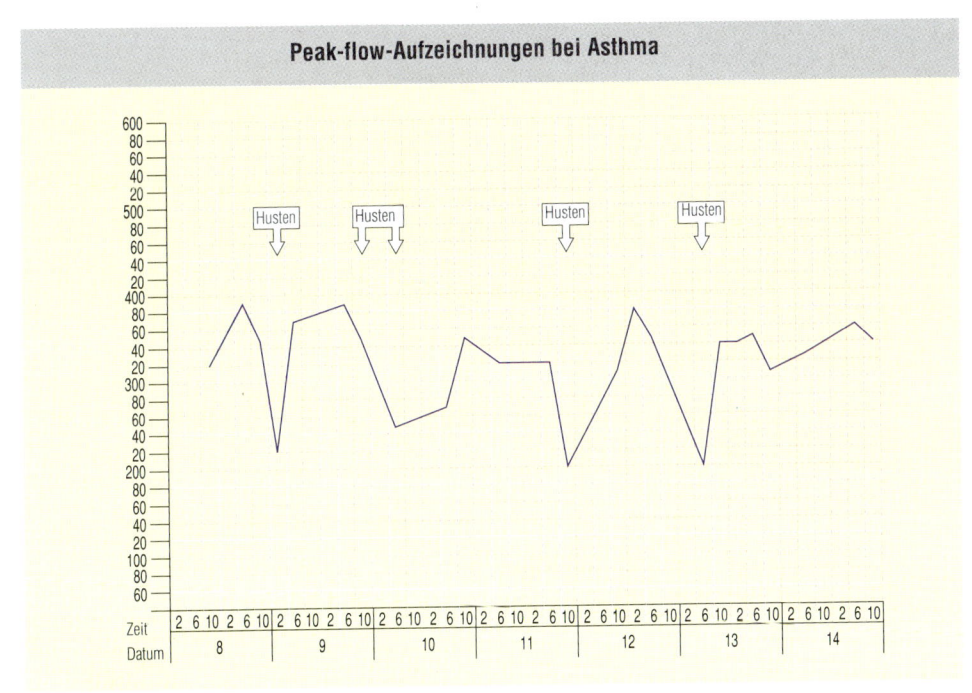

Abb. 6.17 Spitzenflüsse bei einem Kind mit Asthma, dessen Hauptsymptom Husten darstellte. Die Senken fallen mit den Symptomen zusammen

mens. Sind die Lungen versteift (Fibrose), hält die größere Spannung des Lungengewebes die Luftwege bei Exspiration länger offen, so daß das Residualvolumen verringert ist.

Zusammenfassend gilt:
- Bei Fibrose ist die Totalkapazität und das Residualvolumen niedrig.
- Bei Emphysem ist die Totalkapazität und das Residualvolumen hoch.
- Bei chronischer Bronchitis ist das Residualvolumen hoch.
- Die Vitalkapazität hängt von den relativen Veränderungen des Residualvolumens und der Totalkapazität ab, ist aber meist vermindert.

Dynamische Lungenvolumina

Spirometrisch wird das Volumen gemessen, das pro Zeiteinheit ausgeatmet werden kann (Abb. 6.15). Dieses Volumen stellt die Differenz aus der Totalkapazität und dem Residualvolumen dar. Daraus werden die Größen

- forcierte Vitalkapazität (FVC) und
- forciertes exspiratorisches Volumen in der 1. Sekunde (FEV_1)

abgeleitet. FVC ist das Volumen, das nach einer einzelnen tiefen Inspiration ausgeatmet werden kann, FEV_1 ist das Volumen, das in der 1. Sekunde ausgeatmet wird. $FEV_{1\%}$ stellt den Quotienten aus FEV_1 und FVC dar und beträgt normalerweise ungefähr 75%. Ein gesunder Mensch kann also ¾ seiner Vitalkapazität in 1 s ausatmen. Die Vitalkapazität (VC; langsame Exspiration) und die forcierte Vitalkapazität (FVC; schnelle Exspiration) sind beim Gesunden ähnlich. Bei vielen Krankheiten nimmt die forcierte Vitalkapazität ab, da sich die Luftwege frühzeitig schließen. Bei obstruktiven Lungenerkrankungen ist die forcierte Vitalkapazität und damit $FEV_{1\%}$ vermindert. Umgekehrt werden die Luftwege durch die steifen Lungen bei restriktiven Lungenerkrankungen länger offen gehalten, so daß $FEV_{1\%}$ normal, manchmal sogar vergrößert ist. Die forcierte Vitalkapazität kann dennoch vermindert sein, da die Totalkapazität vermindert ist. Bei restriktiven Lungenerkrankungen ist FEV_1 im Verhältnis zu FVC vermindert, bei obstruktiven Lungenerkrankungen ist es überproportional vermindert.

Peak-flow

Als maximaler exspiratorischer Luftfluß (Peak-flow) wird der Luftfluß bezeichnet, der in den ersten 100 ms einer forcierten Exspiration auftritt. Die resultierende Kurve wird über eine Minute extrapoliert. Er kann mit vielen Geräten leicht gemessen werden (Abb. 6.16) und eignet sich gut zur Diagnose und Verlaufskontrolle eines Asthma (Abb. 6.17).

Gasaustausch

Der Gasaustausch kann durch Diffusionsmessungen bestimmt werden. Dies erfolgt über die Ermittlung des Transferfaktors, der den alveolokapillären Gasübertritt beschreibt. Aus technischen Gründen wird Kohlenmonoxid als Testgas verwendet, das sich ähnlich wie Sauerstoff verhält. Wenn die alveolokapillären Bette (z.B. bei Lungenemphysem) zerstört werden oder wenn eine Diffusionsbarriere besteht, ist der Transferfaktor vermindert. Dies kann auftreten, wenn die alveolokapilläre Membran verdickt ist oder wenn Durchblutung und Belüftung der Lunge ungleichmäßig verteilt sind. Beide Mechanismen kommen bei Lungenfibrose zum Tragen.

Der Transferfaktor ist auch reduziert, wenn die Lunge klein ist oder wenn ein Lungenflügel entfernt wurde (Pneumektomie).

Der Transferkoeffizient für Kohlenmonoxid (K-CO oder D-CO dividiert durch das Alveolarvolumen, das extra berechnet wird) spiegelt noch besser die wahre Situation in der beatmeten Lunge wider.

Lungenvolumen bei Krankheiten

Obstruktion und Restriktion stellen die beiden Hauptmuster abnormer Lungenfunktionen dar.

Obstruktion besteht bei

- Asthma,
- chronisch obstruktiver Bronchitis,
- Emphysem.

Atemwege

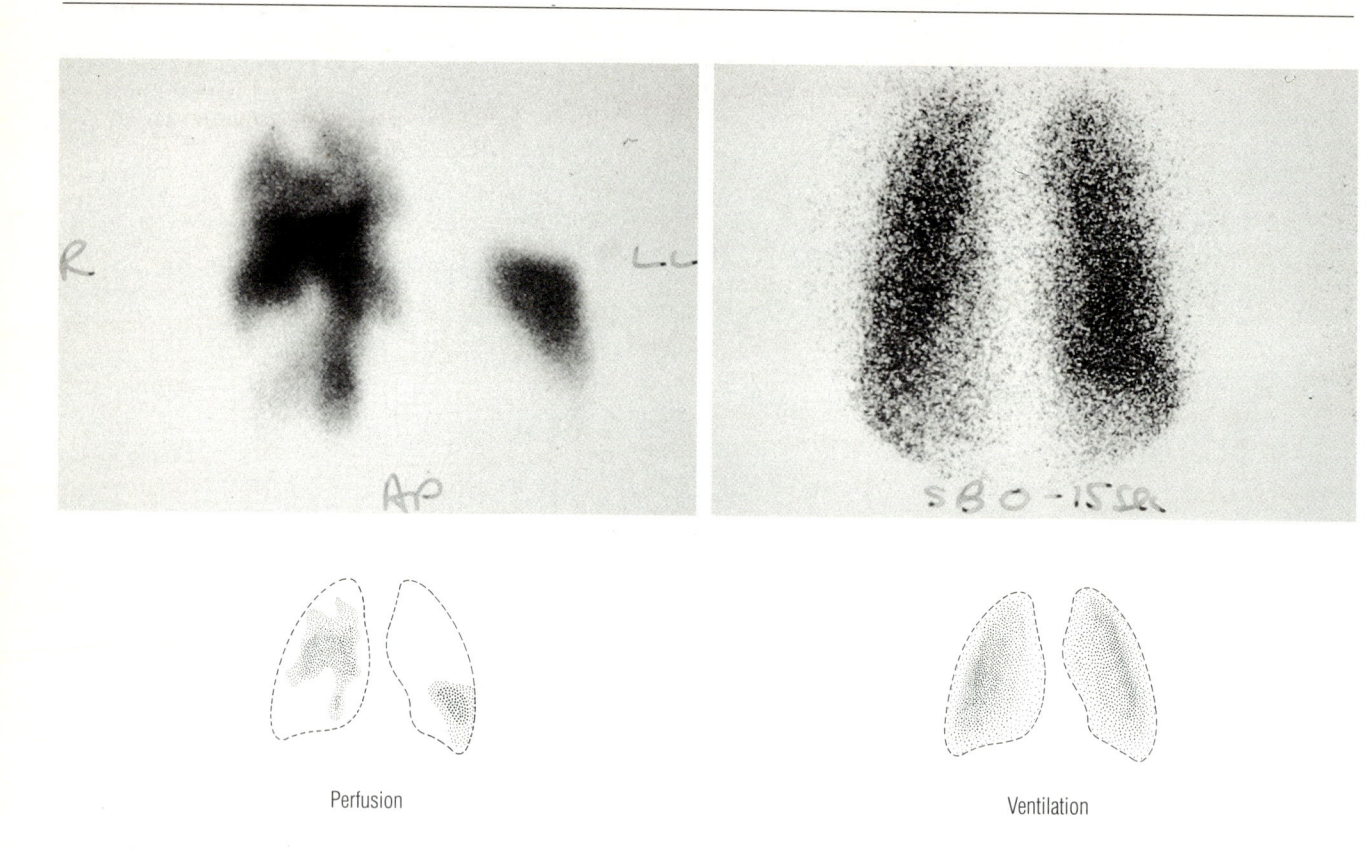

Abb. 6.18 Perfusions(links)- und Ventilations(rechts)-Szintigramm bei Lungenembolien. Zahlreiche Perfusionsausfälle bei normalem Ventilationsmuster

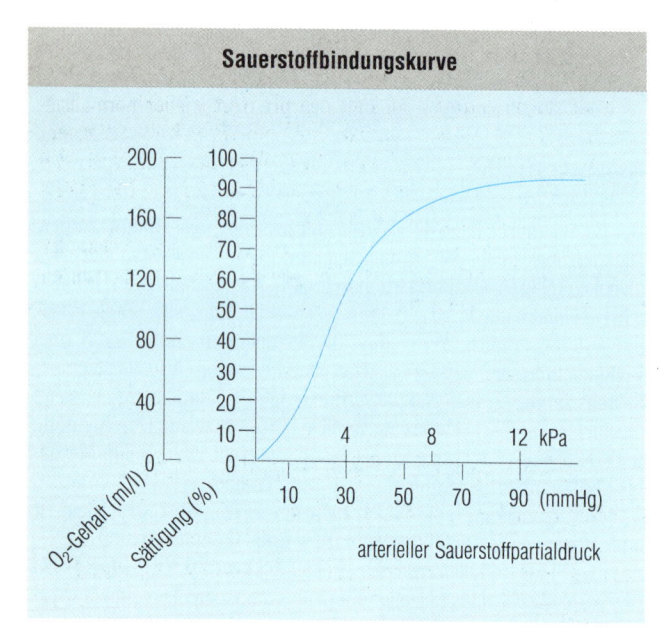

Abb. 6.19 Die Sauerstoffbindungskurve beschreibt den Zusammenhang zwischen dem Sauerstoffpartialdruck im Blut, der Sauerstoffsättigung des Hämoglobins und der Menge des transportierten Sauerstoffs unter der Annahme einer normalen Hb-Konzentration

Dabei sind forcierte Vitalkapazität, FEV_1 und $FEV_{1\%}$ vermindert, Residualvolumen vergrößert und Totalkapazität oft vermindert. Beim Emphysem ist die Totalkapazität hoch.

Der Transferfaktor ist bei Emphysem niedrig, ansonsten normal.

Restriktion besteht bei Lungenfibrose (z. B. kryptogene fibrosierende Alveolitis).

Totalkapazität, Vitalkapazität, FEV_1, Residualvolumen und Transferfaktor sind vermindert, aber $FEV_{1\%}$ ist normal oder hoch.

Bei unklaren Befunden kann die Bestimmung des Residualvolumens sehr hilfreich sein. Es ist hoch bei Obstruktionen der Atemwege und niedrig bei Fibrose der Atemwege.

Verteilung von Ventilation und Perfusion

Die Verteilung der Luft in den Lungen ist für klinische Zwecke am besten mit radioaktivem Xenon darstellbar. Die Messung der Radioaktivität über der Lunge liefert Informationen über die Verteilung ebenso wie über die Geschwindigkeit, mit der das Gas in verschiedene Teile der Lunge eintritt und diese wieder verläßt, wodurch „Air trapping" oder fehlende Ventilation dargestellt werden können.

Die Perfusion wird meist mittels Albuminmikrosphären, die mit 99-m-Technetium markiert sind und peripher venös gespritzt werden, gemessen. Diese Mikrosphären bilden kleine Emboli in der Lunge, so daß die darin enthaltene Radioaktivität Informationen über die Blutverteilung in der Lunge liefert.

Beide Tests sind zur Diagnose einer Lungenembolie, bei der die Perfusion eines Gebietes der Lunge bei bestehender Ventilation vermindert ist, am hilfreichsten (Abb. 6.18). Ist sowohl die Ventilation als auch die Perfusion vermindert, liegt die Störung in den Luftwegen. Es handelt sich um ein Versagen der Atmung mit sekundären Veränderungen der Blutversorgung.

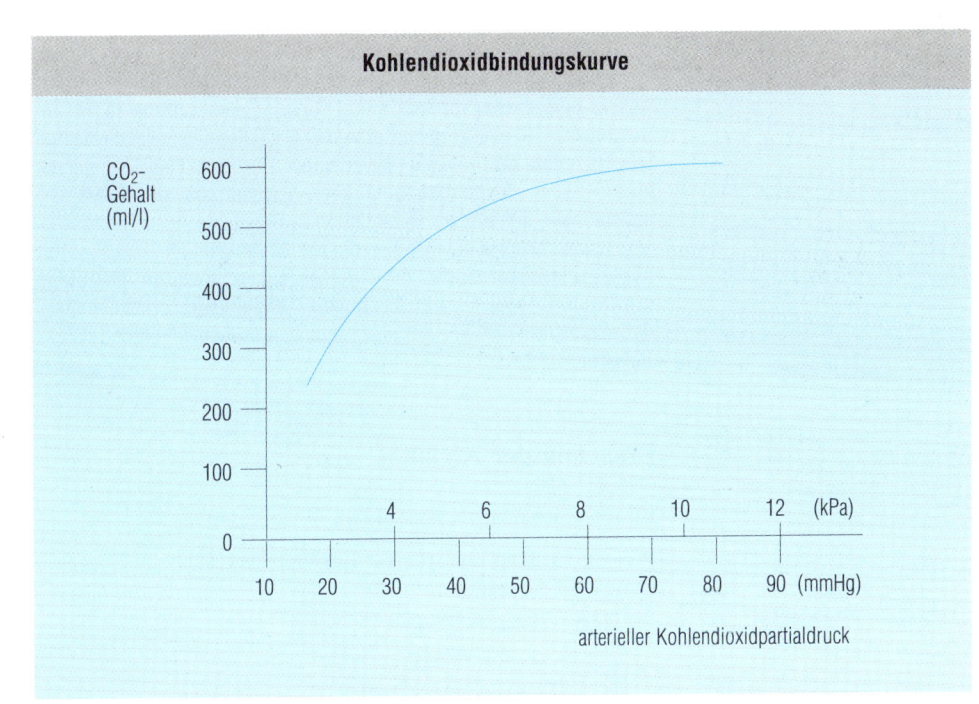

Abb. 6.20 Die Dissoziationskurve für Kohlendioxid zeigt die Beziehung zwischen Partialdruck und Menge des im Blut transportierten Kohlendioxid

Blutgase

Die Blutgase können mit Elektroden als Partialdrücke von Gas im Plasma (pO_2, pCO_2) gemessen werden. Diese entsprechen nicht der Gasmenge, die vom Blut transportiert wird. Der pO_2 bleibt unverändert, auch wenn alle Erythrozyten aus dem Blut entfernt werden und der Patient in Todesgefahr ist.

Die Beziehung zwischen pO_2 und Sättigung des Hämoglobins mit Sauerstoff und damit dem Volumen des transportierten Sauerstoffs wird durch die Sauerstoffdissoziationskurve beschrieben (Abb. 6.**19**). Aus dieser wird deutlich, daß der pO_2 signifikant fallen kann, bevor eine Abnahme der Sättigung auftritt. In frühen Stadien einer Lungenerkrankung ist dies von Vorteil.

Die Sauerstoffdissoziationskurve zeigt aber auch, daß die Hyperventilation funktionsfähiger Teile der Lunge keinen vollständigen Ausgleich für hypoventilationsgeschädigte Anteile bietet, da in den gesunden Lungengebieten durch den flachen Verlauf der Kurve die Aufnahme von Sauerstoff in das Blut ein vorgegebenes Maximum nicht überschreiten kann. Besteht ein Rechts-links-Shunt auf Herzebene oder durch nicht belüftete Lungenabschnitte, können weder Hyperventilation noch Sauerstoffgabe die verminderte Gesamtmenge des im Blut transportierten Sauerstoffs normalisieren.

Im steilen Teil der Kurve bedeutet eine geringe Zunahme des eingeatmeten Sauerstoffs einen großen Zuwachs der transportierten Sauerstoffmenge. Daraus erklärt sich der Nutzen einer Sauerstofftherapie bei kranken Patienten, da hypoxisches Gewebe dem Blut rasch große Mengen Sauerstoff entziehen kann.

Die Dissoziationskurve von Kohlendioxid unterscheidet sich von der des Sauerstoffes. Eine Verminderung des Kohlendioxidpartialdruckkes senkt die Sättigung und daher das Volumen des transportierten Gases (Abb. 6.**20**). Deshalb kann eine Hyperventilation in einem Teil der Lunge die Hypoventilation in einem anderen Teil kompensieren. Der arterielle pCO_2 stellt ein gutes Maß für die gesamte alveoläre Ventilation dar. Bei alveolärer Hypoventilation (z.B. schwere chronisch obstruktive Erkrankung) ist der pCO_2 erhöht und bei alveolärer Hyperventilation (z.B. Angstzustände, Herzinsuffizienz, Lungenembolie, Asthma), wo Hypoxie und andere Faktoren zur Hyperventilation führen, erniedrigt.

Die Lungen sind an der Regulation des Säure-Basen-Haushaltes über die Steuerung der Kohlendioxidkonzentration im Blut beteiligt. Bei einer metabolischen Azidose (z.B. diabetische Ketoazidose, Niereninsuffizienz) kann über die Lungen Kohlendioxid aus dem Blut entfernt werden, um den pH-Wert zu normalisieren.

Bei metabolischer Alkalose (z.B. länger dauerndes Erbrechen mit Verlust saurer Valenzen aus dem Magen) kann eine erhöhte Kohlendioxidkonzentration im Blut den pH-Wert wieder normalisieren. Retention oder Abatmung von Kohlendioxid bei einer Lungenkrankheit (respiratorische Azidose und Alkalose) verändert den pH-Wert, der dann durch die Retention und Exkretion von Bicarbonat über die Niere normalisiert werden kann.

Veränderungen des arteriellen pCO_2 (primär oder sekundär) erfolgen über die Lungen, Veränderungen des Bicarbonats (primär oder sekundär) über die Niere.

Symptome von Atemwegs- und Lungenerkrankungen

Die hauptsächlichen Symptome einer Atemwegserkrankung sind:

- Dyspnoe,
- Husten,
- Sputum,
- Hämoptyse,
- Schmerzen,
- Rasselgeräusche.

Dyspnoe

Bei den meisten Lungenerkrankungen besteht Dyspnoe (Atembeschwerden). Die Patienten klagen über Kurzatmigkeit, Luftnot oder Atembeschwerden (z.B. „ich schaffe die Hausarbeit nicht mehr").

Klagen Patienten über ein Engegefühl im Brustkorb kann es sich um Atemnot, aber auch um Schmerzen handeln. Schmerzen deuten auf Angina pectoris hin, die mit einer Kurzatmigkeit verbunden ist. Im Zweifelsfall läßt eine gezielte Befragung des Patienten meist die beiden Möglichkeiten klar voneinander trennen. Bestehen Pleuraschmerzen klagen nicht wenige Patienten über Atemnot, da sie wegen der auftretenden Schmerzen nicht tief atmen können.

Wahrscheinlich entsprechen die Empfindungen der Patienten mit Atembeschwerden denen, die Gesunde haben, wenn sie kurzatmig werden, z.B. wenn sie zum Bus rennen. Die Patienten erkennen aber, daß die erforderlichen Atemanstrengungen in keinem Verhältnis zur Belastung stehen.

Ursachen der Atemnot

Ursachen der Atemnot können sein (Abb. 6.21):

- beeinträchtigte Kontrolle der Brustwandbewegung,
- Lungenerkrankung,
- Durchblutung der Lunge,
- Anämien.

Die Atemkontrolle erfolgt durch

- psychologische Faktoren (Hyperventilationssyndrom),
- Störungen des Kontrollzentrums in der Medulla (selten),
- kompensatorisch bei peripheren Störungen: Rückenmarkserkrankungen (Trauma, Degeneration), Neuropathien (z. B. Guillain-Barré-Syndrom), Myopathien, Erkrankungen des Brustkorbes (z. B. Kyphoskoliose, Spondylitis ankylosans).

Bei Lungenerkrankungen kann eine größere Atemarbeit erforderlich sein, um Obstruktionen zu überwinden (z. B. chronisch obstruktive Bronchitis, Emphysem, Asthma) oder um indurierte Lungen zu dehnen (z. B. Lungenödem, Lungenfibrose).

Ursachen einer Atemnot
Beweglichkeit von Brustwand und Pleura
Hyperventilationssyndrom
Hypothalamus-Schädigung
Neuromuskuläre Erkrankungen
Kyphoskoliose
Spondylitis ankylosans
Pleuraerguß und Pleuraschwarte
Beidseitige Zwerchfellähmung
Erkrankungen der Lunge
Erkrankungen der Atemwege
Chronische Bronchitis und Emphysem
Asthma
Bronchiektasen
Mukoviszidose
Erkrankungen des Lungenparenchyms
Pneumonie
Kryptogene fibrosierende Alveolitis
Extrinsische allergische Alveolitis
Primärtumor und Metastasen
Sarkoidose
Pneumothorax
Lungenödem
Verminderte Durchblutung
Lungenembolie
Anämie

Abb. 6.21 Ursachen einer Atemnot

Dauer der Atemnot		
Akut (Minuten)	**Kurz (Stunden bis Tage)**	**Lang (Wochen bis Jahre)**
Lungenembolie	Lungenödem	Chronisch obstruktive Lungenerkrankung
Pneumothorax	Pneumonie	Kryptogene fibrosierende Alveolitis
	Asthma	
Lungenödem	Pleuraerguß	Extrinsische allergische Alveolitis
Asthma	Anämie	Anämie

Abb. 6.22 Dauer der Atemnot

Allergische und nichtallergische Faktoren bei Asthma	
Allergisch	**Nichtallergisch**
Hausstaub	Anstrengung
Tiere (besonders Katzen)	Emotional
Pollen (besonders Gräser)	Schlaf
	Rauch
	Aerosole
	Kalte Luft
	Infektionen der oberen Atemwege

Abb. 6.23 Allergische und nichtallergische Faktoren bei Asthma

Nur ausgeprägte Hypoxien stimulieren die Atmung. Dieser Mechanismus kommt bei Lungenentzündung, schwerer Herzinsuffizienz und Lungenödem jeder Genese zum Tragen. Bei der Lungenembolie ist ein Teil der Atemarbeit sinnlos, da nichtdurchblutete Lungenareale belüftet werden. Bei schwerer Anämie ist die Sauerstofftransportkapazität des Blutes herabgesetzt.

J-Rezeptoren liegen den Lungenkapillaren benachbart. Bei Lungenödem, Lungenfibrose oder Exposition gegen Lungenreizstoffe entsteht Atemlosigkeit.

Dauer der Atemnot

Die Dauer der Dyspnoe kann Hinweise auf deren Ursache geben. Üblicherweise erfolgt eine Einteilung (Abb. 6.22) in:

- plötzlich (Minuten),
- kurz (Stunden bis Tage),
- lang (Wochen bis Jahre),

wobei Überlappungen vorkommen und sich die Patienten oft nicht genau an die Dauer erinnern können. Extreme sind Patienten mit ausgedehnter Lungenembolie, die innerhalb von Minuten mit akutem Atemnotsyndrom kollabieren und Raucher mit über Jahrzehnte fortschreitender Einschränkung der Atmung.

Auch wenn der Patient angibt, daß die Symptome erst wenige Wochen bestehen, meint er damit oft, daß es während dieses Zeitraumes zu einer Verschlechterung kam. Gezielte Fragen (z. B. Wann war es dem Patienten zuletzt möglich einem Bus nachzulaufen?) können dann ergeben, daß die geklagten Symptome bereits seit Jahren bestehen. Häufig können Angehörige in dieser Hinsicht genauere Angaben als der Patient selbst machen.

Wechselnde Stärke der Atemnot

Diesbezügliche Fragen können lauten:

- Tritt die Atemnot nur ab und zu auf?
- Besteht die Atemnot dauernd?
- Ist die Atemnot immer gleich oder wechselnd stark?

Variabilität der Atemnot ist charakteristisch für obstruktive Lungenerkrankungen (z. B. Asthma). Besteht der Verdacht auf Asthma, sollten die Umstände erfragt werden, die die Beschwerden verstärken (Abb. 6.23). Deren Kenntnis ist wichtig um auslösende Noxen vermeiden zu können. Die Diagnose wird dadurch bestätigt, daß es derartige auslösende Noxen gibt. Das häufigste Allergen ist die Hausstaubmilbe. Patienten entwickeln beim Aufwischen des Bodens, beim Staubfegen oder beim Bettenmachen Atemnot. Anstrengung ist zumindest bei Kindern ein starker Auslöser für Asthma, kann aber auch andere Formen der Atemlosigkeit verschlechtern. Als Unterscheidungsmerkmal dient, daß der Asthmaanfall durch Anstrengung ausgelöst wird, dieser sofort folgt und 30 Minuten oder länger bestehen bleibt. Bei anderen Formen von Atembeschwerden erholt sich der Patient sofort nach der Anstrengung.

Asthma

Rein psychisch ausgelöstes Asthma gibt es wahrscheinlich nicht. Trotzdem verschlechtert sich die Atemnot der meisten Patienten bei Aufregung. Vielfach streiten Patienten psychische Faktoren als Auslöser eines Asthmaanfalles ab, geben aber Streß als möglicherweise auslösend an. Häufig treten Asthmaanfälle nachts auf. Nur wenige Patienten mit Asthma rauchen, da sie wissen, daß dies ihren Zustand verschlechtert. Für die Anamnese auslösender Faktoren ist daher weniger die Frage nach Nikotinabusus des Patienten als die Frage nach Atembeschwerden beim Besuch einer Gaststätte von Bedeutung. Patienten mit Asthma meiden diese häufig, da der dort

Dyspnoe

Wie lange besteht die Atemnot?

Besteht die Atemnot immer oder nur ab und zu?

Wie stark beeinträchtigt Sie die Atemnot?

Wodurch wird die Atemnot verschlimmert?

Wodurch wird die Atemnot verbessert?

Asthma

Wodurch kann eine Verbesserung/Verschlechterung ausgelöst werden?

Treten Veränderungen auf, wenn Sie besorgt/aufgeregt sind?

Wachen Sie nachts wegen Atemnot auf?

Beeinflußt Zigarettenrauch die Beschwerden?

Stören Sie Haushaltssprays (Aerosole)?

Mußten Sie wegen Beschwerden von der Arbeit/Schule fernbleiben?

Haben Sie Beschwerden beim Hausputz?

Haben Sie Beschwerden, wenn Hunde und Katzen anwesend sind?

vorhandene Rauch bei ihnen Atembeschwerden auslöst. Typisch für Asthma ist, daß durch die überall vorhandenen, nicht sichtbaren Haushaltsaerosole eine Atemnot ausgelöst werden kann, während Patienten mit anderen Ursachen einer Atemnot jeden Rauch oder Dunst als die Beschwerden verschlimmernd ansehen.

Ausmaß der Atemnot

Das Ausmaß einer Atemnot kann anhand von Skalen eingeteilt werden. Besser ist es aber die Lungenfunktion zu messen. Als Basis für weitere Untersuchungen wird der Patient gefragt, wie stark die Atemnot seine Aktivitäten beeinträchtigt:

- Können Sie Treppen steigen?
- Können Sie einkaufen gehen?
- Können Sie Ihr Auto waschen?
- Können Sie Gartenarbeit ausführen?
- Treten beim Treppensteigen Atembeschwerden auf?
- Wie viele Stockwerke schaffen Sie ohne Pause?
- Müssen Sie auf halber Strecke stehen bleiben?

Fragen zur Gartenarbeit können helfen, die Belastung abgestuft vom Jäten einiger Unkräuter bis zum Umgraben des Kartoffelackers anzugeben.

Gibt der Patient Einschränkungen seiner Belastbarkeit an, muß geklärt werden, ob diese wirklich durch die Atemnot oder vielleicht durch andere Leiden (z. B. Hüftarthrose, Angina pectoris) bedingt ist.

Orthopnoe und paroxysmale nächtliche Dyspnoe

Orthopnoe und paroxysmale nächtliche Dyspnoe bedürfen besonderer Beachtung. Beide werden meist als Folge einer Linksherzinsuffizienz angesehen, was allerdings eine starke Vereinfachung darstellt.

Orthopnoe ist definiert als Kurzatmigkeit, die beim flachen Liegen auftritt und nachläßt, wenn sich der Patient aufsetzt. Sie ist häufig bei Patienten zu finden, die eine schwere chronische Bronchitis haben. Manchmal können diese Patienten seit Jahren nicht mehr flach liegend schlafen.

Gesunde atmen mehr mit dem Zwerchfell und weniger mit dem Brustkorb, wenn sie flach liegen. Bei Patienten mit obstruktiven Lungenerkrankungen ist das Zwerchfell so stark abgeflacht, daß es die Rippen eher nach innen als nach außen zieht wenn es sich kontrahiert, weshalb beim flach liegenden Patienten die benötigte Ventilation nicht mehr gewährleistet ist.

Der Ausdruck paroxysmale nächtliche Dyspnoe sollte nur im Zusammenhang mit einem bestehenden Lungenödem bei Linksherzinsuffizienz verwendet werden. Asthmatiker entwickeln häufig nachts eine Bronchokonstriktion und erwachen mit Rasseln und Kurzatmigkeit ähnlich den Patienten, bei denen eine Linksherzinsuffizienz besteht.

Ganz anders geht es Patienten mit restriktiven Lungenerkrankungen. Sie schlafen normalerweise gut, auch wenn sie eine insuffiziente Atmung haben.

Hyperventilationssyndrom

Das Hyperventilationssyndrom ist häufiger als allgemein vermutet, äußert sich aber mit unterschiedlichen Symptomen (Abb. 6.24). Meist löst Angst die Hyperventilation aus. Es entsteht zunächst Atemnot, weshalb der Patient hyperventiliert. Diesen Zustand empfinden die Patienten als Schwierigkeiten beim Einatmen oder als Unfähigkeit tief durchzuatmen. Durch die Hyperventilation sinkt der pCO_2, was weitere Symptome hervorruft:

- Parästhesien in den Fingern,
- periorale Parästhesien,
- Schwindel,
- Gefühl des Schwebens,
- Tetanie.

Durch die verstärkten Atemexkursionen können Schmerzen im Brustkorb auftreten. Auslösend sind häufig alltägliche Ereignisse. Die Diagnose kann durch 20 tiefe Atemzüge bestätigt werden.

Dyspnoe und Hypoxie

Dyspnoe, Tachypnoe (gesteigerte Atemfrequenz) und Hypoxie müssen unterschieden werden. Dyspnoe ist ein Symptom und nicht notwendigerweise ein Hinweis auf eine Lungenerkrankung.

Merkmale, die auf ein Hyperventilationssyndrom hindeuten
Atemnot in Ruhe
Atemnot bei geringer und starker Anstrengung gleich stark
Starke Schwankungen der Atemnot
Einatmen schwerer als Ausatmen
Fingerparästhesien
Pelzigkeit perioral
Gefühl des Schwebens
Gefühl eines bevorstehenden Kollaps oder Entfremdung der Umgebung
Schmerzen in der Brustwand

Abb. 6.24 Merkmale, die auf ein Hyperventilationssyndrom hindeuten

Relevanz einer Hämoptyse	
Wahrscheinlich ernsthaft	Wahrscheinlich nicht ernsthaft
Mittleres bis höheres Lebensalter	Jung
Spontan	Durchgemachte Infektion
(Ex-) Raucher	Nichtraucher
Wiederholt	Einzelne Episode
Große Mengen	Geringe Mengen – falls einzelne Episode

Abb. 6.25 Relevanz von Hämoptysen

Psychologische Faktoren (analog dem Hyperventilationssyndrom), diabetische Ketoazidose oder Niereninsuffizienz können eine Tachypnoe auslösen, die als Dyspnoe empfunden werden kann. Viele Patienten denken, daß Kurzatmigkeit gleichbedeutend mit einer Sauerstoffmangelversorgung ist. Dies trifft manchmal zu, wenngleich nur eine deutliche Hypoxie die Atmung stimuliert.

Der Unterschied zwischen Hypoxie und Dyspnoe läßt sich gut an 2 Patiententypen veranschaulichen. Bei Patienten mit chronischer Bronchitis ist die Hypoxie so ausgeprägt, daß sie zur Rechtsherzinsuffizienz führt, obwohl nur eine leichte Dyspnoe besteht („Blue bloater"). Im Gegensatz dazu stabilisieren Patienten mit Emphysem durch massive Atemarbeit ihre Blutgase („Pink puffers"), weshalb sie dyspnoisch sind.

Husten

Husten wird durch Hustenrezeptoren im Pharynx, Larynx und den Bronchien ausgelöst. Diese werden durch Infektionen, Entzündungen, Tumoren oder Fremdkörper gereizt. Bei Asthma, insbesonders kindlichem Asthma, kann Husten das einzige Symptom sein und Husten, der bei Kindern regelmäßig bei Anstrengung oder während der Nacht auftritt, ist ein deutlicher Hinweis auf Asthma. Viele Raucher betrachten Husten als Normalzustand („nur Raucherhusten") oder negieren ihn vollständig, obschon sie bei der Anamnese husten. Jede Veränderung des Hustens kann von großer Bedeutung sein.

Oftmals können Patienten angeben, ob der Hustenreiz oberhalb des Larynx („Kitzeln in der Kehle") oder unterhalb davon liegt. Tröpfchen aus der hinteren Nase können bei Rhinitis Husten verursachen. Begleitend ist die Nase verstopft bzw. muß die Nase geputzt werden. Bei Laryngitis besteht sowohl Husten als auch eine heisere Stimme. Eine Paralyse des N. recurrens verursacht eine heisere Stimme und einen ineffektiven Husten, weil ein Stimmband gelähmt ist. Meist ist der linke N. recurrens durch Tumoren im Bereich seines intrathorakalen Verlaufes betroffen. Husten bei bestehender Tracheitis ist meist trocken und schmerzhaft. Husten, der tiefer in den Luftwegen (Bronchitis, Bronchiektasen, Pneumonie) ausgelöst wird, ist oft von Expektoration begleitet. Bei Pneumonie können beim Husten Schmerzen durch eine Begleitpleuritis entstehen. Dies mindert die Reinigungswirkung des Hustens. Zu Hustenattacken können auch Karzinome, Lungenfibrose und erhöhte bronchiale Irritabilität (Entzündung der Luftwege, die als Teilmechanismus des Asthma angesehen und oft durch Noxen verschlechtert wird [Abb. 6.23]) führen. Eine seltene Ursache von Husten, die oft übersehen wird, ist eine Aspiration von gastroösophagealem Refluxmaterial (z. B. Pharynxtaschen). In diesen Fällen folgt der Husten direkt auf Mahlzeiten oder tritt bei flachem Liegen auf. Langandauernde Hustenanfälle können sowohl zur Bewußtlosigkeit durch verminderten venösen Rückfluß aus dem Gehirn (Hustensynkope) als auch zu Erbrechen führen. Diese Diagnosen werden erschwert, wenn die Hustenanfälle vom Patienten nicht angegeben werden.

Sputum

Die Patienten verstehen den Ausdruck Schleim besser, auch wenn dieser eigentlich nicht korrekt ist. Sputum entsteht durch gesteigerte Bronchialsekretion, was bei Entzündungen und Infektionen auftritt. Wie beim Symptom Husten stufen Raucher das Auftreten von Sputum meist als nicht erwähnenswert ein. Da Kinder produziertes Sputum meist verschlucken, erkennen häufig auch die Eltern nicht, daß dieses Symptom besteht. Ein bestehender produktiver Husten und Rasseln über der Lunge (lockerer Husten) ist in solchen Fällen ein eindeutiges Indiz für das Vorhandensein von Sputum.

Sputum

Welche Farbe hat es?

Wie oft husten Sie Sputum ab?

Wie viel Sputum husten Sie ab?

Löst sich das Sputum schwer?

Auch wenn Patienten angeben Sputum zu produzieren, muß hinterfragt werden, ob sie es nicht mit einem gastrointestinalen Reflux, Nasensekret oder Speichel verwechseln. Manchmal ist es hilfreich, wenn der Patient demonstriert wann er Sputum abhusten kann und wie dieses aussieht.

Bei chronischer Reizung des Bronchialsystems ist das Sputum meist weiß oder grau (besonders bei Rauchern). Bei Infektionen wird es durch die Beimengung von Leukozypten gelb. Durch Verdoperoxidase kann es grün werden. Bei Asthma ist das Sputum durch die Anwesenheit von Eosinophilen ebenfalls gelb oder grün, auch wenn keine Infektion vorliegt.

Die genaue Anamnese hinsichtlich des Auftretens von Sputum ist für die Diagnose einer chronischen Bronchitis besonders wichtig. Eine chronische Bronchitis liegt vor, wenn an den meisten Tagen von 3 aufeinanderfolgenden Monaten innerhalb von 2 aufeinanderfolgenden Jahren Sputum produziert wird.

Sputum wird häufig bei Asthma produziert und kann gelegentlich das Hauptsymptom dieser Erkrankung sein. Bronchiektasen können diagnostiziert werden, wenn seit der Kindheit andauernd Sputum produziert wird.

Die Menge des täglich produzierten Sputums kann häufig durch Vergleiche angegeben werden, wie z. B.:

- einen Eierbecher voll,
- einen Teelöffel voll.

Große Sputummengen sind typisch für Bronchiektasen, Lungenabszeß oder dem seltenen bronchoalveolären Karzinom.

Zähes rostfarbenes Sputum ist charakteristisch für Lobärpneumonie, schaumiges Sputum mit Blutbeimengungen tritt beim Lungenödem auf. Hoch visköses, manchmal Klumpen enthaltendes Sputum ist charakteristisch für Asthma, kann aber selten auch bei chronischer Bronchitis auftreten. Kleine stabförmige Bronchialzylinder treten bei bronchopulmonaler Aspergillose bei Asthma auf.

Hämoptyse

Das Abhusten von Blut ist oft ein Zeichen einer schwerwiegenden Lungenerkrankung, ist aber auch bei banalen Infektionen der Atemwege häufig. Wie beim Sputum muß auch hierbei überprüft werden, ob das Blut aus der Lunge, aus der Nase bzw. aus dem Mund kommt oder ob es erbrochen wird. Bei Nasenbluten kann Blut in den Pharynx laufen und abgehustet werden, aber die begleitende Blutung aus dem Nasenloch läßt die richtige Diagnose stellen. Blutungen in der Mundhöhle können diagnostische Probleme aufwerfen, sind aber meist

Ursachen einer Hämoptyse	
Häufig	**Selten**
Infektionen einschließlich Bronchiektasen	Mitralstenose und Linksherzinsuffizienz
Bronchialkarzinom	Bronchialadenom
Tuberkulose	Idiopathische Hämosiderose
Lungenembolie und -infarkt	Antikoagulation und Gerinnungsstörungen
Keine Ursache zu finden	

Abb. 6.26 Ursachen einer Hämoptyse

Merkmale des Schlaf-Apnoe-Syndroms
Ausgeprägte Somnolenz am Tage
Beeinträchtigung des Intellekts und Reizbarkeit
Frühmorgendliche Kopfschmerzen
Schnarchen
Unruhige Nächte
Beeinträchtigung des sozialen Umfeldes (z.B. Beruf, Ehe, Schwierigkeiten beim Fahren)

Abb. 6.27 Merkmale des Schlaf-Apnoe-Syndroms

durch Verletzungen beim Putzen der Zähne hervorgerufen (Gingivitis).

Meist werden zuerst große Mengen hellroten Blutes, später kleinere Mengen zunehmend dunkleren Blutes abgehustet. Dadurch kann die Hämoptyse meist von einer Hämatemesis unterschieden werden. Jede Hämoptyse muß sehr ernstgenommen werden, da das Bronchialkarzinom die häufigste Ursache dafür darstellt (Abb. 6.25). Rezidivierende kleine Hämoptysen, die mehrere Tage während eines Zeitraums von einigen Wochen bei Rauchern mittleren Alters bestehen, sind deutliche Hinweise auf ein Bronchialkarzinom. Als weitere schwerwiegende Ursachen kommen in Frage:

- Lungenembolie (plötzliches Auftreten eines Pleuraschmerzes mit Dyspnoe gefolgt von Hämoptyse),
- Tuberkulose (Gewichtsverlust, Fieber, Husten, Sputum),
- Bronchiektasen (Jahre andauernde Produktion von Sputum und begleitende Hämoptyse sowie gesteigerte Purulenz des Sputums bei Exazerbation, Abb. 6.26),
- Pneumonie,
- Lungenödem.

Schmerz

Lunge und Pleura visceralis besitzen im Gegensatz zur Pleura parietalis, dem Brustkorb und dem Mediastinum keine Schmerzrezeptoren. Der charakteristische Pleuraschmerz ist stechend scharf und nimmt bei tiefer Inspiration und bei Husten zu. Er entsteht entweder durch eine Entzündung der Pleura oder durch Verletzungen der Brustwand. Pleuraschmerz tritt auf, wenn beide Pleurablätter aneinander reiben. Der Schmerz kann die Atmung derart behindern, daß Patienten nur schmerzfrei sind, wenn sie den Atem anhalten. Eine Pleuritis entsteht bei Pneumonie und Lungeninfarkt (Lungenembolie). Ein Pneumothorax kann einen akuten, vorübergehenden Pleuraschmerz auslösen. Die meisten Schmerzen des Brustkorbes werden durch Muskelzerrungen oder Rippenfrakturen (z. B. durch Dauerhusten) verursacht und nehmen typischerweise zu, wenn sich die Patienten beugen oder drehen. Die Bornholmsche Erkrankung stellt eine virale Infektion der Interkostalmuskeln dar, die sehr schmerzhaft ist. Pleuraschmerz wird oft von einem Pleurareiben begleitet. Beruhen die Schmerzen auf Erkrankungen der Brustwand, fehlt dieses. Dafür besteht eine deutliche Druckempfindlichkeit der Rippen, die allerdings auch bei Pleuritis auftreten kann.

Ein besonderer Schmerztyp im Brustkorb wird durch Schwellung eines oder mehrerer kranialer Rippenknorpel (Tietze-Syndrom) verursacht. Dieses Syndrom ist sehr selten. Viel häufiger besteht eine Druckempfindlichkeit ohne Schwellung. Schwerer atemunabhängiger Dauerschmerz, der den Schlaf stört, deutet auf ein Malignom der Brustwand hin. Darüber hinaus können auch Spinalerkrankungen und Herpes zoster Schmerzen in einem Segment des Brustkorbes hervorrufen.

Pleuraschmerz kann vom Patienten meist genau lokalisiert werden. Ist die diaphragmale Pleura betroffen, kann der Schmerz entweder in das Abdomen (laterale Anteile) oder in die Schulter (zentrale Anteile) projiziert werden, da die Schmerzfasern mit dem N. phrenicus (C3 – C5) verlaufen.

Entwickelt sich ein Pleuraerguß hört der Schmerz meist auf. Die Lungen sind im Gegensatz zum Mediastinum schmerzunempfindlich. Lungenkrebs und andere zentrale Läsionen verursachen deshalb einen dumpfen, schwer lokalisierbaren Schmerz, der vermutlich durch Druck auf die Mediastinalstrukturen ausgelöst wird.

Als dritte Schmerzart kann bei akuter Tracheitis ein Gefühl auftreten, als ob die Tracheaumgebung wund wäre.

Giemen und Stridor

Giemen

Die meisten Patienten assoziieren mit Giemen ein hochfrequentes Geräusch. Manchen muß dieses Geräusch erst vorgemacht werden. Es tritt sowohl bei Inspiration als auch bei Exspiration auf, ist bei der Exspiration aber immer lauter. Angehörige erkennen es oft besser als der Patient, besonders wenn das Giemen hauptsächlich nachts auftritt. Es wird durch eine Verengung der Luftwege hervorgerufen und tritt deshalb häufig bei Asthma und chronisch obstruktiver Bronchitis auf. Bei Asthma ist das Giemen wechselnd und mit Kurzatmigkeit verbunden. Trotzdem tritt bei einigen Asthmatikern nur geringes Giemen auf. Plötzliche schwere Asthmaattacken können auch ohne Giemen auftreten.

Bei der chronisch obstruktiven Bronchitis und dem Emphysem können wechselnd Giemen, Kurzatmigkeit, Husten und Sputum auftreten.

Stridor

Stridor ist ein rauhes inspiratorisches und exspiratorisches Geräusch, das durch Abduktion der Stimmbänder mit Ein- und Ausatmung imitiert werden kann. Es ist für den Arzt auffälliger als für den Patienten.

Weitere wichtige Punkte der Anamnese

Beziehung zu anderen Organen

Lungenerkrankungen können sich auf andere Organe und Erkrankungen anderer Organe können sich auf die Lungen auswirken. Die engste Beziehung besteht zum Herzen. Lungenerkrankungen können sich auf das rechte Herz auswirken (Cor pulmonale), wodurch periphere Ödeme (geschwollene Füße) auftreten können.

Erkrankungen des linken Herzens verursachen ein Lungenödem (Orthopnoe, paroxysmale nächtliche Dyspnoe, Husten, schaumiges Sputum). Weitere Erkrankungen sind:

- rheumatoide Arthritis,
- Kollagenosen (Sklerodermie, Dermatomyositis),
- Immunmangelsyndrome (einschließlich AIDS),
- Niereninsuffizienz.

Viele neuromuskuläre und Skeletterkrankungen beeinflussen die Atemmechanik.

Gewichtsverlust ist ein wichtiges Symptom eines Lungenkarzinoms. In diesem Fall liegen dann aber meist bereits Lebermetastasen vor. Seltener wird bei Gewichtsverlust an eine chronische Erkrankung der Atemwege gedacht, die wahrscheinlich deshalb zu einem Gewichtsverlust führt, weil die gesteigerte Atemarbeit den Appetit zügelt und Kalorien verbraucht. Chronische Infektionen, besonders Tuberkulose, verursachen ebenfalls einen Gewichtsverlust.

Eine Gewichtszunahme kann zu zunehmender Dyspnoe führen. Eine Ursache dafür ist die Steroidtherapie bei Lungenerkrankungen (iatrogenes Cushing-Syndrom).

Fieber muß vom Hitzegefühl und vom Schwitzen unterschieden werden. Es signalisiert im allgemeinen eine Infektion, besonders eine Pneumonie oder Tuberkulose. Weniger häufig wird es durch ein Malignom oder durch Kollagenosen hervorgerufen. Für eine Lungenembolie sprechen Schmerzen oder Schwellungen der Beine (tiefe Venenthrombose).

Schlaf

Schlafstörungen können durch Schmerzen, Atembeschwerden, Husten, obstruktive Atemwegserkrankungen oder durch Depression verursacht werden. Beim Schlaf-Apnoe-Syndrom wachen die Patienten während der Nacht wiederholt durch eine Obstruktion der oberen Luftwege auf. Die Ursache ist nicht immer klar, aber Adipositas und vergrößerte Tonsillen sind oft beteiligt.

Eine plötzliche Obstruktion erfordert zunehmende Anstrengungen, um einzuatmen. Der Patient kann in einem Dämmerzustand umsichschlagen, wodurch die Obstruktion überwunden wird. Begleitend tritt lautes Schnarchen auf. Dieser Vorgang kann während der Nacht mehrfach auftreten. Ehefrauen (betroffen sind meistens Männer) können dies detailliert schildern. Der unruhige Schlaf führt zu einer Schläfrigkeit während des Tages. Die bestehende Kohlendioxidretention führt zu morgendlichem Kopfschmerz (Abb. 6.27).

Da viele Atemwegserkrankungen zu dauerhaften Schädigungen oder zum Tod führen, treten häufig Depressionen und Angst auf, die die Anamnese beeinflussen können.

Vorgeschichte

Eine früher aufgetretene Tuberkulose kann Verschattungen im Röntgenbild der Lunge erklären. Aktuelle Symptome können durch ein Aufflackern der Krankheit bedingt sein, besonders wenn der Patient vor der Antibiotikaära (1950) behandelt wurde. Durch die damalige operative Therapie der Tuberkulose (Thorakoplastik, Phrenikuszerstörung) entstanden Thoraxdeformitäten und Veränderungen des Röntgenbildes. Tuberkulose kann durch Zerstörung der Bronchien zu Bronchiektasen führen.

BCG-Impfungen vermindern das Risiko einer Tuberkulose. In den meisten Ländern wird diese bei Säuglingen, die in schlechtem sozialem Umfeld oder mit Tuberkuloseanamnese in der Umgebung aufwachsen, durchgeführt. Vorher ist eine Tuberkulintestung erforderlich. Eine diesbezügliche Anamnese ist wichtig, um das Risiko abzuschätzen, ob eine Tuberkulose vorliegt.

Es spricht für Asthma, wenn in der Kindheit häufig Giemen auftrat, auch wenn sich im Laufe der Jahre die Symptomatik zurückgebildet hat. Später kann es jederzeit wieder aufflackern.

Bestanden in der Kindheit Keuchhusten oder Pneumonie können diese für die Entstehung von Bronchiektasen verantwortlich sein. Manchmal kann sich der Patient darin erinnern, daß seine Beschwerden mit einer der genannten Krankheiten begannen.

Verletzungen des Brustkorbes, Operationen oder Pneumonien können zu dauerhaften Veränderungen des Röntgenbildes führen, die sonst kaum zu erklären sind. In solchen Fällen sind ältere Röntgenaufnahmen (Operationsvorbereitung, Krankheit, Röntgenreihenuntersuchung) zum Vergleich hilfreich.

Sozialanamnese

Rauchen

Die Bedeutung des Rauchens für Lungenkrankheiten kann nicht genug betont werden (Abb. 6.28 u. 6.29). Praktisch verursacht Rauchen die chronische Bronchitis und das Bronchialkarzinom. Beide Diagnosen werden unwahrscheinlich, wenn ein Patient nie geraucht hat. Meistens können die Patienten ihren Tabakkonsum im Gegensatz zur konsumierten Alkoholmenge genau angeben.

Die Frage nach dem Rauchen sollte nicht vorwurfsvoll sein. Tabak ist ein starkes Suchtmittel. Die meisten Patienten würden das Rauchen aufgeben, wenn sie könnten.

Einige Patienten behaupten auch Nichtraucher zu sein, wenn sie erst vor kurzem mit dem Rauchen aufhörten. Nichtraucher muß man deshalb immer fragen, ob sie früher einmal geraucht haben. Das Krankheitsrisiko steigt mit der gerauchten Zahl von Zigaretten. Am gefährlichsten sind Zigaretten, aber auch Pfeifen und Zigarren sind nicht ohne Gefahr. Das Risiko für ein Bronchialkarzinom nimmt

Atemwege

konstant ab, wenn mit dem Rauchen aufgehört wird, und ist nach 10 bis 20 Jahren ungefähr gleich dem eines lebenslangen Nichtrauchers.

Das „Mitrauchen" ist zunehmend als Noxe für Lungenerkrankungen, besonders für Asthma, anerkannt. Kinder, die in Haushalten mit Rauchern leben, haben gehäuft Infekte des Respirationstraktes.

Haustiere und Hobbys

Für viele Asthmatiker stellen Katzen und Hunde Allergenquellen dar. Verantwortlich sind meist Hautschuppen, seltener Haare. Diese können im Haus noch lange nachdem das Tier weggegeben wurde vorhanden sein. Kontakte mit Tauben, Papageien und anderen Vögeln können eine extrinsische allergische Alveolitis hervorrufen, die durch Husten und Kurzatmigkeit charakterisiert ist. Ursächlich dafür ist Eiweißmaterial von Federn und Exkrementen.

Akute Symptome treten bei Taubenzüchtern einige Stunden nach Reinigung der Vogelkäfige auf. Typisch sind Husten, Kurzatmigkeit und grippeähnliche Symptome. Innerhalb von 1 bis 2 Tagen erholen sich die Patienten, sofern sie sich nicht erneut exponieren. Chronische Kurzatmigkeit wird bei Taubenzüchtern vermutlich deshalb beobachtet, weil sie kontinuierlich mit niedrigen Dosen des Antigens in

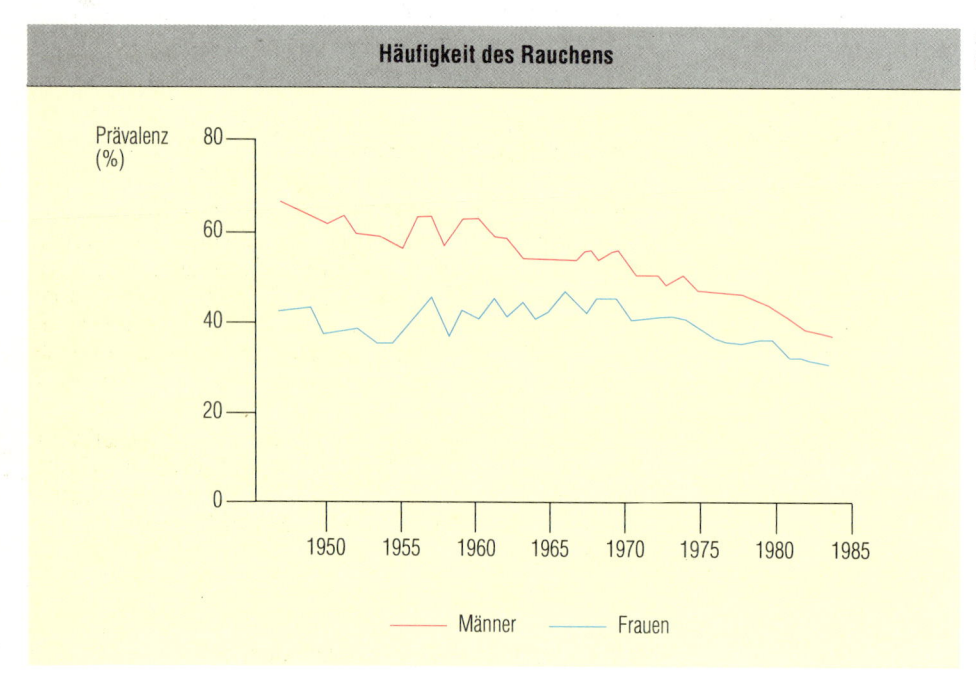

Abb. 6.28 Häufigkeit des Rauchens in Großbritannien

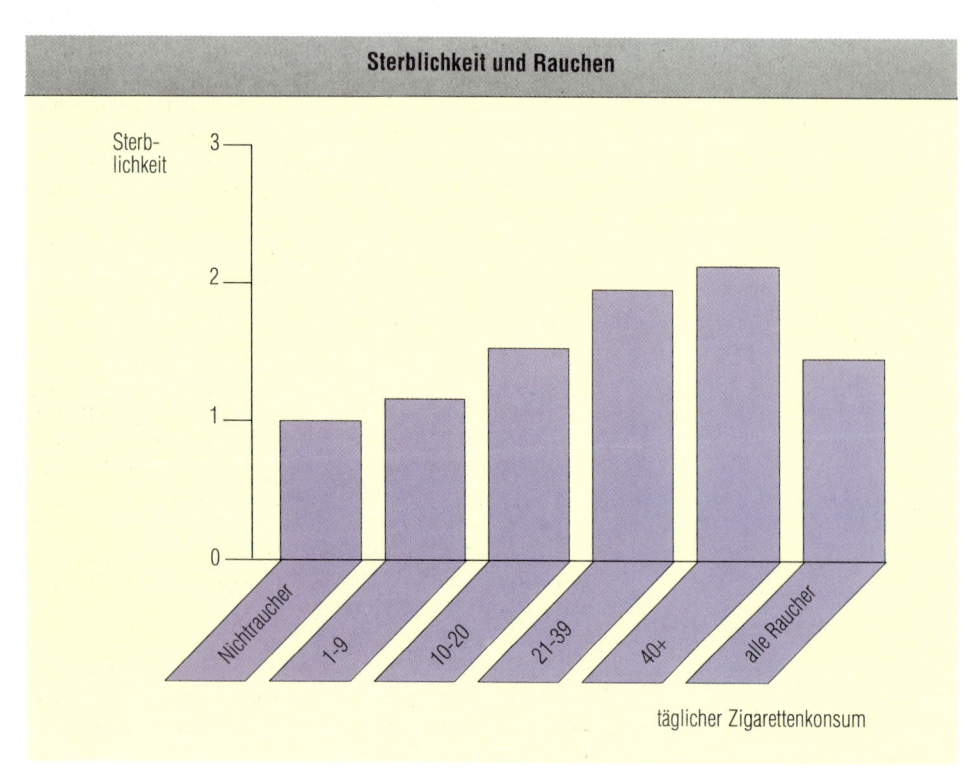

Abb. 6.29 Standardisierte Sterblichkeit von Männern in Abhängigkeit vom Rauchen

Berührung kommen. Papageien und verwandte Spezies übertragen die Psittakose, eine Ursache einer Pneumonie. Manchmal ist es erforderlich, die Anamnese über die eigene Wohnung hinaus auf Freunde und Verwandte auszudehnen, da auch dort Kontakt mit Vögeln bestehen kann.

Beruf

Die Frage nach der beruflichen Tätigkeit ist im Zusammenhang mit Atemwegserkrankungen wichtiger als bei jeder anderen Krankheit (Abb. 6.30). Dabei sollte eine genaue Beschreibung der Tätigkeit, nicht nur eine Berufsbezeichnung erbeten werden. Der Frage kommt eine doppelte Bedeutung zu. Atemwegserkrankungen können die Fähigkeit des Patienten, eine Arbeit auszuüben, beeinträchtigen, können aber genauso das Ergebnis der Tätigkeit sein. Jede Arbeit, die eine Exposition gegen lungengängige Schadstoffe beinhaltet, ist potentiell schädigend. Das offensichtlichste Beispiel ist die Pneumokoniose bei Minenarbeitern.

Besteht Verdacht auf eine berufsbedingte Lungenerkrankung, müssen alle bisher ausgeübten Tätigkeiten erfragt werden. So kann z. B. bei der Asbestose ein Intervall von 30 Jahren zwischen der Exposition (z. B. Schiffsbauer) und der Entwicklung der Krankheit oder des Mesothelioms liegen. Manchmal wird eine Arbeit mit Asbest verneint, obwohl eine Exposition dadurch bestand, daß Isolationsarbeiten mit Asbest in der Umgebung durchgeführt wurden (Auftragen/Beseitigen von Asbest). Andere Berufe, bei denen eine Exposition besteht, aber nicht offensichtlich ist, sind Maurer, Abbrucharbeiter, Elektriker, Eisenbahnarbeiter, Gasmasken- und Zementherstellung. Wichtig kann auch eine indirekte Exposition sein (Ehefrauen von Asbestarbeitern). Durch eine gute Anamnese sind Pneumokoniosen meist leicht zu diagnostizieren, da Personen mit berufsbedingter Asbestexposition regelmäßig geröntgt werden und somit über bestehende Pneumokoniosen informiert sind.

Berufsbedingtes Asthma

Immer mehr Faktoren, die Asthma auslösen können, sind umweltbedingt. Einen ersten Eindruck davon, ob ein Asthma besteht, kann die Frage geben, ob während der Arbeit die Symptome irgendwie beeinflußt werden. Wegweisend kann die Auskunft sein, daß die Beschwerden am Wochenende oder im Urlaub besser werden, da Patienten keinen Zusammenhang zwischen ihren Beschwerden, die erst am Abend oder in der Nacht auftreten und ihrem Beruf erkennen.

Häufige Ursachen sind Isocyanate (Farbhärter, Plastikfabrik) und Harze (Löten, Elektronik). Auch ohne offensichtliche Ursache sollte eine weitere Klärung erfolgen, falls ein Zusammenhang aus anderen Gründen naheliegt. Dies erfordert allerdings in Einzelfällen eine detektivische Akribie.

Extrinsische allergische Alveolitis

Sie kann sowohl durch den Beruf als auch durch Vögel hervorgerufen werden. Bestes Beispiel ist die Farmerlunge: Verursacht wird sie durch den Mikroorganismus Actinomyces thermophilus, der in feuchtem Heu vorkommt. Anamnestisch besteht Kurzatmigkeit, Husten und Schüttelfrost einige Stunden nach dem Kontakt mit dem Heu.

Ähnliche Risiken bestehen bei Pilz-, Zucker (Bagassose: geschmolzenes Zuckerrohr)-, Malz- und Holzverarbeitung, obwohl unterschiedliche Antigene verantwortlich sind.

Familienanamnese

Die häufigste Lungenerkrankung mit genetischer Disposition ist das Asthma, obwohl die Entwicklung der Erkrankung im Einzelfall multifaktoriell ist. Eine Familienanamnese von Asthma oder assoziierter Erkrankungen (Heuschnupfen, Ekzem) ist so häufig, daß diese für den Patienten nur relevant ist, wenn sie bei Verwandten 1. Grades besteht. Familiäre Häufung besteht auch bei Mukoviszidose und α_1-Antitrypsin-Mangel (seltene Ursache des Emphysems). Tuberkulose kann innerhalb der Familie übertragen werden. Häufig sind Immigranten aus Entwicklungsländern während der ersten 10 Jahre bzw. nach Besuchen ihres Heimatlandes infektiös.

Eine Sexualanamnese ist immer erforderlich, wenn die Krankheit eine Manifestation von AIDS sein könnte. Solche Erkrankungen nehmen auch in der heterosexuellen Bevölkerung und bei Fernreisenden (insbesonders nach Afrika) zu.

Berufsbedingte Lungenkrankheiten		
Beruf	**Ursache**	**Krankheit**
Minenarbeiter	Kohlenstaub	Pneumokoniose
Arbeit im Steinbruch	Silikate	Silikose
Gießereiarbeiter	Silikate	Silikose
Asbestarbeiter (Minenarbeiter, Heizungsbauer, Bauarbeiter, Abbrucharbeiter)	Asbestfasern	Asbestose Mesotheliom Lungenkrebs
Farmer	Aktinomyzeten	Alveolitis
Lackierer	Isocyanate	Asthma
Plastikverarbeitung	Isocyanate	Asthma
Lötarbeiten	Colophonium	Asthma

Abb. 6.30 Berufsbedingte Lungenkrankheiten

Atemwege

Medikamentenanamnese

Hilfreich sind Fragen nach bisheriger medikamentöser Behandlung. Konnte durch Brochodilatanzien und Corticosteroide eine Linderung erreicht werden, liegt wahrscheinlich ein Asthma vor. Andererseits können Acetylsalicylsäure, nichtsteroidale Antiphlogistika und ß-Rezeptor-Antagonisten ein bestehendes Asthma verschlechtern. ACE-Hemmer können einen chronischen, trockenen Husten hervorrufen.

Es muß bedacht werden, daß eine Therapie mit Steroiden für Infektionen einschließlich der Tuberkulose prädisponiert.

Allgemeine Untersuchung

Während der Anamnese sollten wichtige Informationen festgehalten, der Blickkontakt zum Patienten aber trotzdem aufrechterhalten werden. Die sorgfältige Inspektion des gesamten Patienten liefert wichtige Informationen. Diese gehen verloren, wenn überhastet auskultiert, palpiert oder perkutiert wird. Die erhobenen Befunde sollten in erste Eindrücke, in Befunde außerhalb des Brustkorbes, die auf eine Lungenerkrankung hindeuten können und in Befunde bei der Untersuchung des Brustkorbes selbst unterteilt werden.

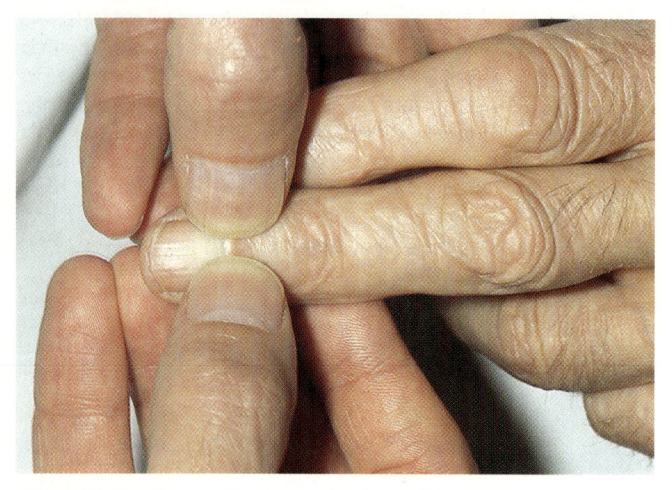

Abb. 6.**31** Abstehen des Nagels vom Nagelbett bei Trommelschlegelfingern

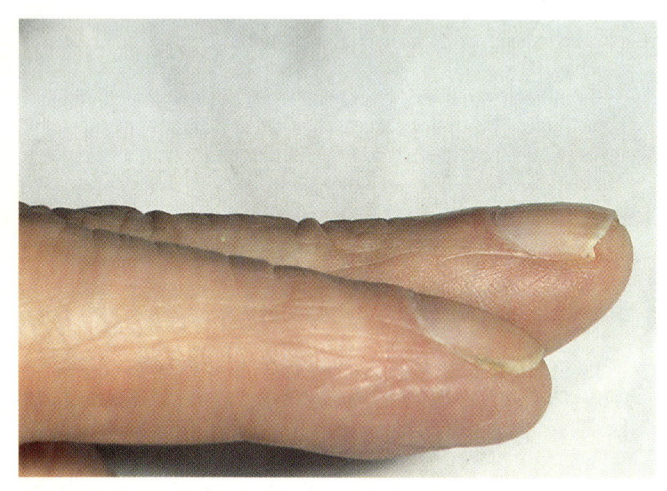

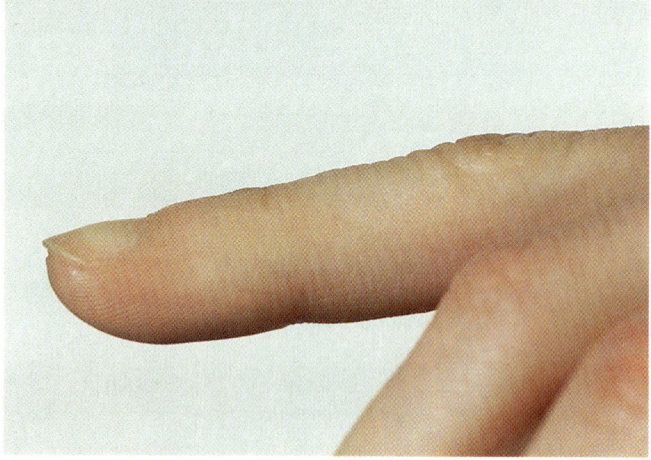

Abb. 6.**32** Geringe Trommelschlegelfingerbildung. Am linken Nagel ist das Verstreichen des Winkels am Nagelfalz im Vergleich mit einem normalen Nagel rechts zu erkennen

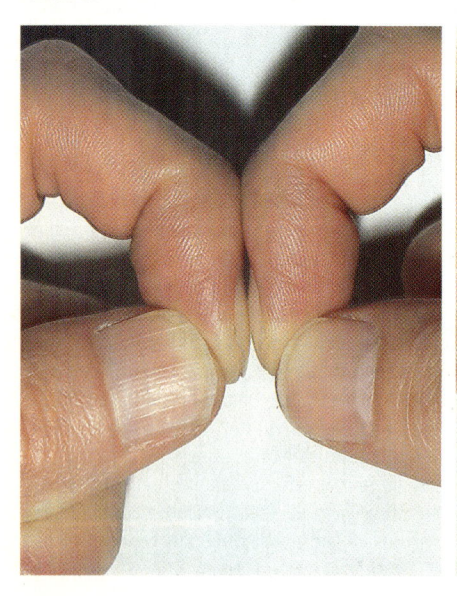

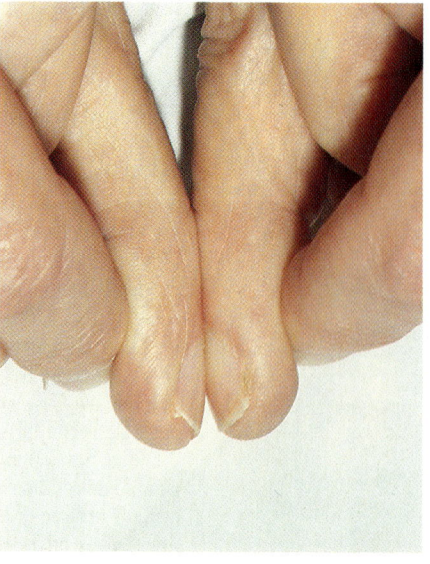

Abb. 6.**33** Trommelschlegelfinger. Verstreichen (rechts) der rhombusförmigen Fläche, die zwischen 2 normalen Nägeln gebildet wird (links)

Allgemeine Untersuchung

Erste Eindrücke

- Ist der Patient kurzatmig?
- Paßt die Kurzatmigkeit zur Anamnese?
- Kann der Patient das Untersuchungszimmer problemlos betreten und sich hinsetzen oder muß er sich dabei anstrengen?
- Sitzt der Patient wegen Atemnot oder aus anderen Gründen in einem Rollstuhl?
- Kann sich der Patient normal unterhalten oder muß er innerhalb der Sätze abbrechen um Luft zu holen?
- Tritt beim Entkleiden Dyspnoe auf?
- Atmet der Patient leicht oder muß er sich dabei anstrengen?
- Besteht ein Stridor oder Giemen?
- Besteht Husten?
- Stehen die Befunde im Einklang oder im Widerspruch mit der Anamnese?
- Besteht ein offensichtlicher Gewichtsverlust, der auf ein Karzinom hinweist oder eine Gewichtszunahme durch eine Steroidtherapie?
- Auch indirekte Hinweise sind wichtig: ein Inhalator am Bett kann zur Gabe von Bronchodilatanzien dienen; Zigaretten in der Schlafanzugtasche können zur Atemnot führen; muß der Patient sitzen, um atmen zu können (Orthopnoe)?; erhält der Patient Sauerstoff?

Erst nachdem diese Fragen geklärt sind, wird der Patient bequem im Bett oder auf der Untersuchungsliege mit einem im Winkel von ungefähr 45 Grad erhöhten Oberkörper gelagert. Die körperliche Untersuchung beginnt damit, zu prüfen, ob Trommelschlegelfinger bestehen.

Trommelschlegelfinger

Damit ist die Zunahme der Weichteile des Nagelbettes und der Fingerspitze gemeint. Am Anfang kommt es zu einer Auflockerung des Nagelbettes, die sich in einer verstärkten Beweglichkeit des Nagels zur Seite auf dem Nagelbett äußert (Abb. 6.31). Dieses Symptom kann in geringerem Ausmaß auch bei gesunden Personen auftreten. Als nächstes füllt Weichteilgewebe des Nagelbettes den normalerweise spitzen Winkel (160 Grad) zwischen Nagel und Nagelbett aus, wodurch dieser flach oder sogar konvex werden kann (Trommelschlegelfinger, Abb. 6.32). Am besten ist dies zu sehen, wenn die Nägel von der Seite gegen einen weißen Hintergrund (Bettuch) betrachtet werden. Werden normale Nägel Rücken an Rücken aneinander gelegt besteht meist ein rhombusförmiges Gebiet zwischen diesen, das im Frühstadium der Trommelschlegelfinger (Abb. 6.33) verstrichen ist. Danach ist die normale Längswölbung des Nagels verstärkt. Allerdings weisen auch normale Nägel manchmal eine sehr ausgeprägte Krümmung auf, es fehlt aber die Weichteilvermehrung im Nagelbett. Im Endstadium ist das gesamte Endglied des Fingers abgerundet (Schlegel, Abb. 6.34). Trommelschlegelzehen sind nur selten zu sehen. Einige Ursachen für die Ausbildung von Trommelschlegelfingern sind in der Abb. 6.35 aufgelistet.

Die Pathogenese der Trommelschlegelfinger ist unbekannt. Die Vaskularisation ist gesteigert und die Gewebsflüssigkeit vermehrt. Beides scheint unter neurogener Kontrolle zu stehen, da die Symptome durch Vagotomie beseitigt werden können.

Die Ausbildung von Trommelschlegelfingern ist manchmal von einer hypertrophen pulmonalen Osteoarthropathie begleitet, die zu Schmerzen in den Gelenken (besonders Handgelenke, Sprunggelenke und Knie) führt. Genaugenommen entsteht der Schmerz nicht in den

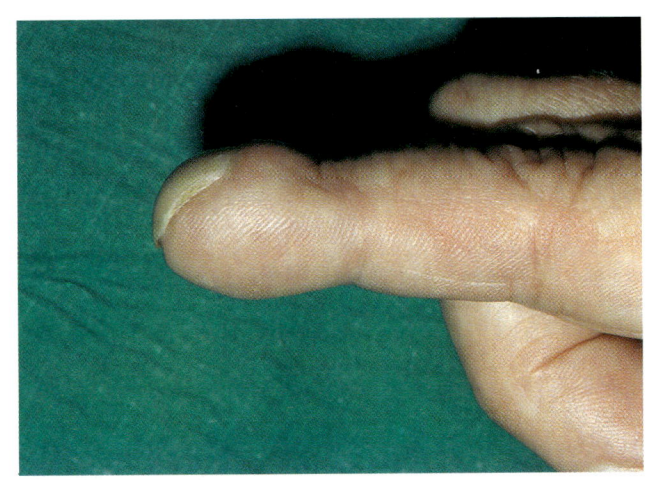

Abb. 6.34 Deutliche Trommelschlegelfingerbildung

Trommelschlegelfinger – häufige Ursachen
Lunge
Bronchialkarzinom
Chronische Lungensepsis
Empyem
Abszeß
Bronchiektasen
Mukoviszidose
Kryptogene fibrosierende Alveolitis
Asbestose
Herz
Kongenitale zyanotische Herzfehler
Bakterielle Endokarditis
Sonstige
Idiopathisch/familiär
Leberzirrhose
Colitis ulcerosa
Zöliakie
Morbus Crohn

Abb. 6.35 Ursachen einer Trommelschlegelfingerbildung (vgl. Abb. 4.84)

Atemwege

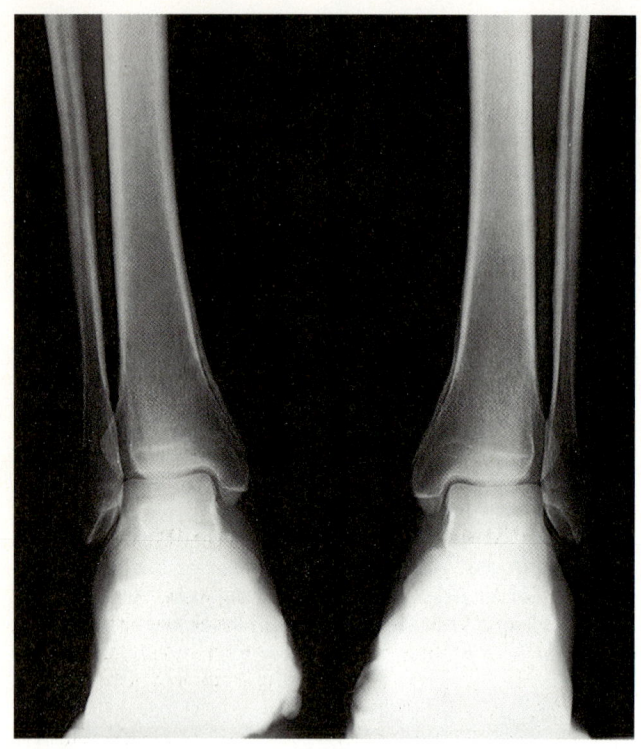

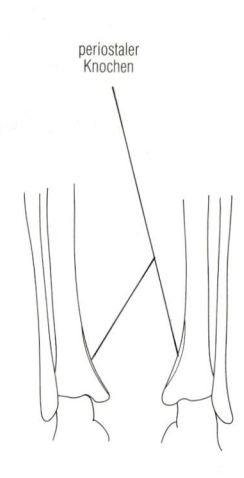

Abb. 6.36 Hypertrophe pulmonale Osteoarthropathie

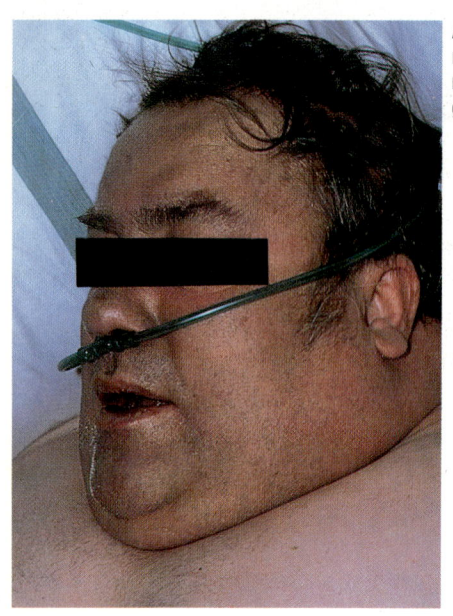

Abb. 6.37 Zyanose eines Patienten mit chronisch obstruktiver Lungenerkrankung

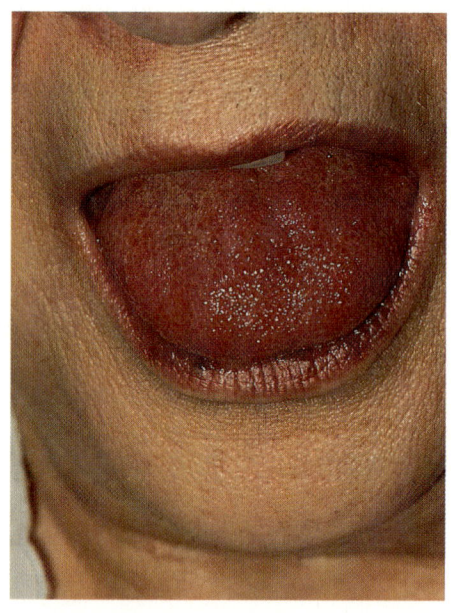

Abb. 6.38 Zentrale Zyanose der Zunge

Gelenken selbst, sondern über die langen Röhrenknochen, die das Gelenk bilden und durch subperiostale Knochenneubildung, die auf Röntgenbildern gesehen werden kann (Abb. 6.36).

Jede Ursache von Trommelschlegelfingern kann auch zur hypertrophen pulmonalen Osteoarthropathie führen, die meist mit dem squamösen Bronchialkarzinom assoziiert ist. Diese Veränderungen werden oft als Arthritis mißdeutet, wodurch die Diagnose verspätet gestellt wird.

Kann die Ursache der Trommelschlegelfinger beseitigt werden, entsteht häufig eine Erleichterung für den Patienten und die Schmerzen lassen nach.

Bei der Inspektion sollte auch auf Verfärbungen der Finger durch Nikotin geachtet werden.

Zyanose

Eine Zyanose (bläuliche Verfärbung der Haut und der Schleimhaut) ist sichtbar, wenn vermehrt reduziertes Hämoglobin im Blut vorhanden ist (Abb. 6.37). Man geht davon aus, daß sie sichtbar ist, wenn mindestens 5g/dl reduziertes Hämoglobin vorliegen, was in etwa einer Sättigung von 85% entspricht, wobei die Erfahrung des Betrachters auch eine Rolle spielt. Bei einer schweren Anämie kann keine Zyanose bestehen, da dies bedeuten würde, daß der größte Teil des Hämoglobins reduziert wäre. Umgekehrt kann bei Polyzytämie mit einer Zunahme der Erythrozytenmasse genügend reduziertes Hämoglobin für die Ausbildung einer Zyanose vorhanden sein, obwohl

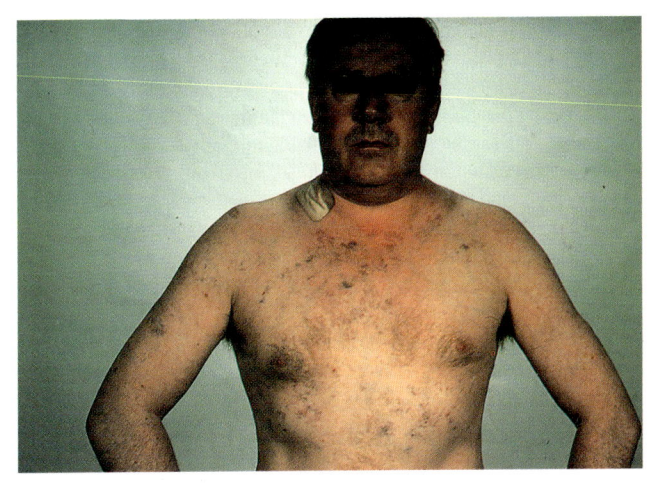

Abb. 6.39 Geschwollenes Gesicht, geschwollener Hals und erweiterte Venen am oberen Thorax bei Verschluß der V. cava superior (Zustand nach Biopsie eines Lymphknotens)

gleichzeitig genügend sauerstoffbeladenes Hämoglobin vorhanden ist, um eine normale Sauerstofftransportkapazität zu gewährleisten.

Es wird eine zentrale und eine periphere Zyanose unterschieden. Die zentrale Zyanose wird durch Erkrankungen des Herzens oder der Lunge verursacht. Das arterielle Blut ist zu wenig mit Sauerstoff beladen. Die periphere Zyanose wird durch eine verminderte Blutzirkulation und damit verbunden eine gesteigerte Extraktion von Sauerstoff in den peripheren Geweben ausgelöst. Das Blut im linken Herz ist normal mit Sauerstoff beladen.

Zentrale Zyanose

In seltenen Fällen kann der gesamte Patient zyanotisch erscheinen. Am besten wird eine Zyanose aber an den Schleimhäuten von Lippen und Zunge (Abb. 6.38) bei gutem Sonnenlicht erkannt. Jede schwere Herz- oder Lungenerkrankung kann eine zentrale Zyanose verursachen. Die häufigsten Ursachen sind schwere obstruktive Lungenerkrankungen, Linksherzinsuffizienz und Lungenfibrose.

Periphere Zyanose

Bei dieser ist die Peripherie (Finger, Zehen) zyanotisch, die Schleimhäute sind unauffällig. Die häufigste Ursache ist eine verminderte periphere Durchblutung wie sie bei Kälte, Raynaud-Syndrom und peripherer arterieller Verschlußkrankheit auftritt. Die Peripherie ist zusätzlich meist kühl. Bei Herzinsuffizienz kann eine periphere Zyanose auftreten, wenn die Durchblutung der Extremitäten vermindert ist.

Seltene Ursachen einer Zyanose sind Hämoglobinveränderungen (Methämoglobin, Sulfhämoglobin). In diesen Fällen ist die arterielle Sauerstoffsättigung normal.

Tremor und Retention von Kohlendioxid

Bei Patienten mit Erkrankungen der Atemwege tritt häufig ein feinschlägiger Fingertremor auf, der durch Stimulation der ß-Rezeptoren des Skelettmuskels durch bronchodilatatorisch wirkende Medikamente ausgelöst wird.

Eine Kohlendioxidretention wird bei chronischer obstruktiver Lungenerkrankung beobachtet und kann klinisch vermutet werden, wenn ein „Flapping-Tremor" (wie bei Leberinsuffizienz), Gefäßerweiterungen (warme Peripherie), schneller Puls, Papillenödem und Kopfschmerz vorliegen.

Puls und Blutdruck

Beim Pulsus paradoxus sinkt der Blutdruck bei Inspiration stark ab. Starke inspiratorische Blutdruckabfälle treten bei Perikarderguß, bei Pericarditis constrictiva, aber auch bei schwerem Asthma auf. Ein Puls über 120/min und ein Pulsus paradoxus von mehr als 10mmHg deuten auf eine Hypoxie und damit einen schweren Asthmaanfall hin (Kap. 7).

Jugularvenenpuls und Cor pulmonale

Der Jugularvenenpuls kann beim Cor pulmonale verstärkt sein (Rechtsherzinsuffizienz bei einer Lungenerkrankung). Die häufigste Ursache dafür ist allerdings eine chronisch obstruktive Lungenerkrankung, die zur Hypoxie und damit zur pulmonalen Vasokonstriktion führt (Euler-Liljestrand-Mechanismus).

Zusätzlich bestehen periphere Ödeme (renale Hypoxie, Rückstau vor dem rechten Herzen), eine Hepatomegalie und ein Rippenbuckel links parasternal, der auf eine Hypertrophie des rechten Herzens hindeutet. In schweren Fällen können durch eine Trikuspidalinsuffizienz Pulsationen der Leber, große V-Wellen des Jugularvenenpulses und ein systolisches Geräusch im Trikuspidalgebiet entstehen (Kap. 7).

Manchmal verlagert eine Überblähung der Lunge die Leber nach unten und verdeckt die Symptome seitens des Herzens. Dann bleibt nur der Jugularvenenpuls als Symptom übrig.

Eine Einengung der V. cava superior entsteht häufig bei Bronchialkarzinomen. Selten wird sie durch Lymphome, gutartige Tumoren und eine Mediastinalfibrose hervorgerufen. Der Tumor komprimiert die V. cava superior kurz vor ihrem Eintritt in den rechten Vorhof. Durch den entstehenden hohen Druck in der V. cava superior kommt es zu einer Verbreiterung des Halses, einem aufgedunsenen Gesicht (Gesichtsödem), dilatierten Kollateralvenen am Oberkörper (Abb. 6.39) und einer Chemosis (Ödem der Konjunktiva). Die V. jugularis interna ist ebenfalls erweitert. Da diese nicht pulsiert, ist sie schwer erkennbar. Die V. jugularis externa ist sichtbar. Möglicherweise hat der Patient selbst bemerkt, daß ihm der Hemdkragen zu eng wird.

Lymphadenopathie

Vergrößerte Lymphknoten können bei einer Systemkrankheit (z. B. Lymphom) oder bei lokalisierten Erkrankungen, die sich lymphogen ausbreiten, entstehen. Beide Fälle können bei Lungenerkrankungen zutreffen. Da die Technik der Lymphknotenpalpation bereits in Kap. 3 beschrieben wurde, werden an dieser Stelle nur diejenigen besprochen, die in Lymphabflußgebieten des Brustkorbes liegen. Die Lymphe der Lunge fließt von zentral über den Hilus nach kranial (paratracheale Lymphbahnen) zu den supraklavikulären (Skalenus) bzw. zervikalen Lymphknoten. Lymphe aus dem Brustkorb, besonders die von den Mammae, fließt in die Axilla. Bei Lungenerkrankungen sind daher nur selten die axillären Lymphknoten beteiligt. Die Halslymphknoten werden von vorne palpiert. Eine supraklavikuläre Lymphadenopathie wird am besten durch Palpation von hinten entdeckt. Dazu werden die

Atemwege

Finger beider Hände hinter der Sehne des M. sternocleidomastoideus auf den leicht nach vorne gebeugten Hals gelegt (Abb. 6.40). Die Halslymphknoten können auch auf diese Art palpiert werden. Die Untersuchung der Supraklavikulärregion und des Halses kann schwer sein, insbesonders wenn die Lymphknoten nur gering vergrößert sind. Sind die Lymphknoten aber tastbar, ist meist die Lokalisation der Erkrankung gelungen.

Beide Seiten sollten sorgfältig miteinander verglichen werden. Bei vergrößerten Lymphknoten ist die Biopsie oder die Aspiration der einfachste Weg zur Diagnose. Vor einer zu großzügigen Indikationsstellung sei aber gewarnt.

Bei Kehlkopfkrebs können diese Lymphknoten beteiligt sein. Die richtige Behandlung ist in diesem Fall eine sorgfältige Entfernung des Tumors mit dem umgebenden Gewebe als Block. Sie sind auch bei Karzinomen der Atemwege und bei Tuberkulose sowie Sarkoidose befallen.

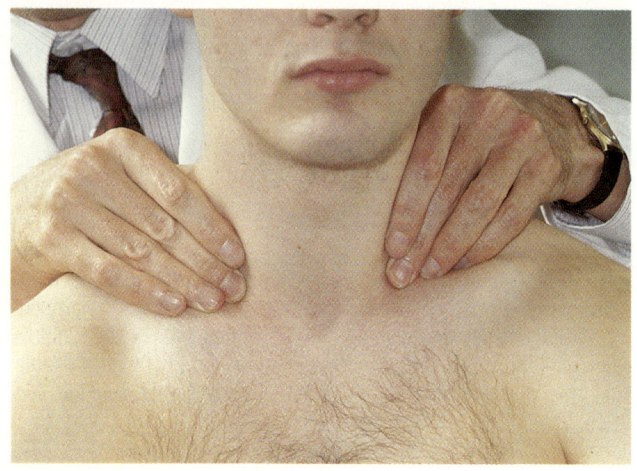

Abb. 6.40 Palpation der supraklavikulären Lymphknoten von dorsal

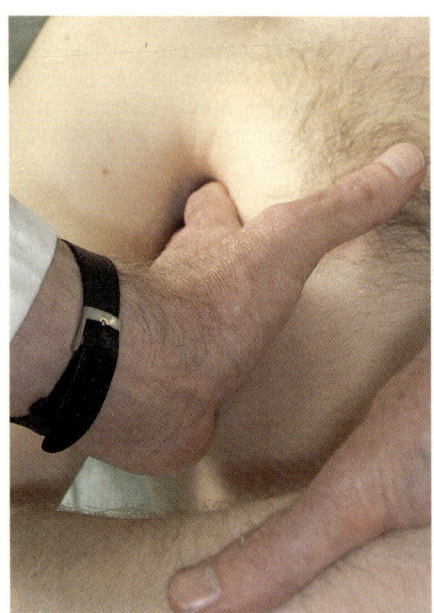

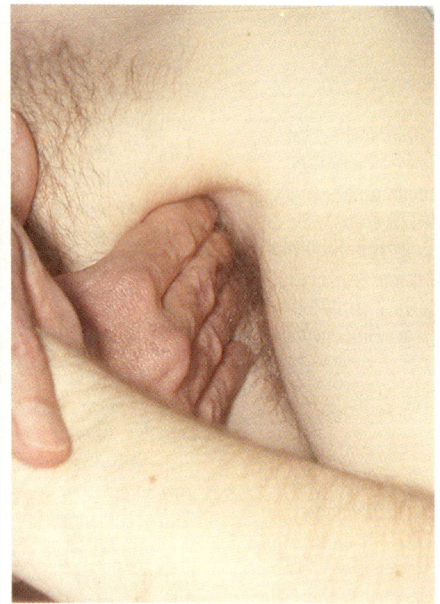

Abb. 6.41 Palpation der axillären Lymphknoten

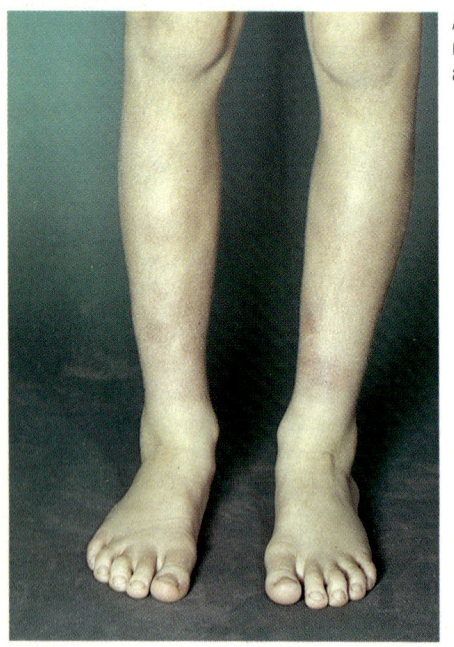

Abb. 6.42 Erythema nodosum (rote Papeln an den Schienbeinen)

Abb. 6.43 Ursachen des Erythema nodosum

Ursachen des Erythema nodosum
Infektionen
Streptokokken
Tuberkulose
Systemische Pilzinfektionen
Lepra
Sonstige
Sarkoidose
Colitis ulcerosa
Morbus Crohn
Sulfonamide
Orale Kontrazeptiva und Schwangerschaft

Enthalten Lymphknoten Karzinommetastasen, sind sie hart und am darunter liegenden Gewebe fixiert. Tuberkulöse Lymphknoten treten häufig bei Immigranten auf, sind weich, verfilzt und ihre Sinus verkäsen. Durch Abheilung und Verkalkung entstehen kleine, harte Lymphknoten.

Zur Untersuchung der axillären Lymphknoten (Abb. 6.41) wird der Arm des Patienten abduziert. Die Finger des Untersuchers werden hoch in der Axilla angelegt, wobei die Fingerspitzen gegen die Brustwand gedrückt werden. Danach wird der Arm des Patienten gesenkt und die Finger des Untersuchers gleiten nach kaudal über die Rippen, um alle Lymphknoten zwischen Finger und Rippen zu tasten.

Haut

Frühstadien der Sarkoidose und der primären Tuberkulose sind oft von einem Erythema nodosum (Abb. 6.42) begleitet. Dabei handelt es sich um schmerzhafte, rote, indurierte Hautstellen, die meist auf den Schienbeinen, manchmal auch an anderen Stellen des Körpers auftreten. Diese Effloreszenen blassen ab, wenn Druck auf sie ausgeübt wird.

In schweren Fällen können zusätzlich Arthralgien bestehen. Die häufigste Ursache für das Erythema nodosum ist die Sarkoidose (Abb. 6.43), bei der sich auch an anderen Stellen (alte Narben, Tätowierungen) Knötchen und Plaques bilden können. Lupus pernio ist eine ausgeprägte Schwellung der Nase bei Sarkoidose.

Augen

Das Horner-Syndrom (Miosis, Enophthalmus, Ausfall der Schweißsekretion auf der betroffenen Gesichtsseite, Ptosis) ist meist durch Schädigung sympathischer Nervenfasern der hinteren Brustwand durch ein Bronchialkarzinom verursacht.

Sarkoidose und Tuberkulose können zur Iridozyklitis und die Miliartuberkulose zur Bildung von Tuberkeln führen, die ophthalmoskopisch auf der Retina sichtbar sind. Ein Papillenödem kann durch eine Kohlendioxidretention und durch zerebrale Metastasen verursacht werden.

Untersuchung des Brustkorbes

Inspektion der Brustwand

- Bestehen Deformitäten der Brustwand?

Beim Faßthorax bleibt die Brustwand überbläht (Abb. 6.44), wodurch der anteroposteriore Durchmesser größer als der Lateraldurchmesser werden kann. Beim Gesunden ist der anteroposteriore Durchmesser des Brustkorbes kleiner als der Lateraldurchmesser. Außerdem ist die tastbare Länge der Trachea oberhalb des Sternums vermindert. Die normale Bewegung der Rippen nach oben außen, die durch Drehung an der Processus spinosus und den Rippenknorpeln entsteht, wandelt sich zu einer Bewegung von oben nach unten. Ein Faßthorax entsteht bei chronisch obstruktiven Lungenerkrankungen und das Ausmaß der Deformität korreliert mit der Schwere der Erkrankung.

Bei der Trichterbrust (Pectus excavatum, Abb. 6.45) ist das Sternum eingedrückt. Es handelt sich um einen gutartigen Zustand, der keiner Behandlung bedarf, aber zu auffälligen Röntgenbefunden führen kann (vergrößertes, nach links verlagertes Herz).

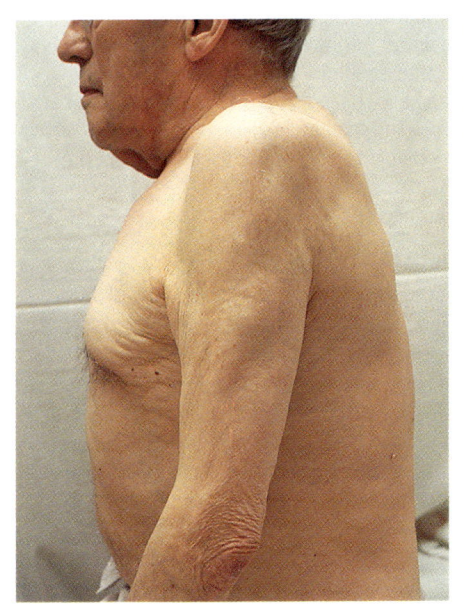

Abb. 6.44 Faßthorax. Man beachte den vergrößerten a.-p. Durchmesser des Brustkorbes

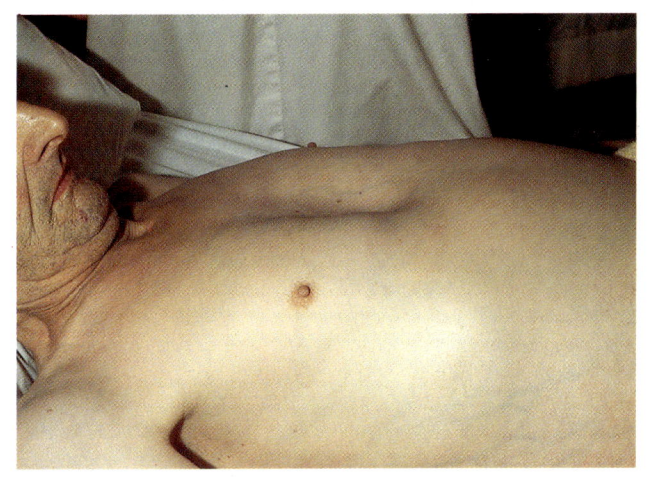

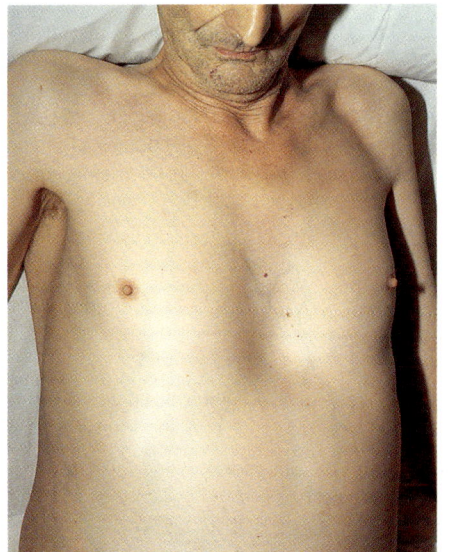

Abb. 6.45 Trichterbrust (eingesunkenes Brustbein)

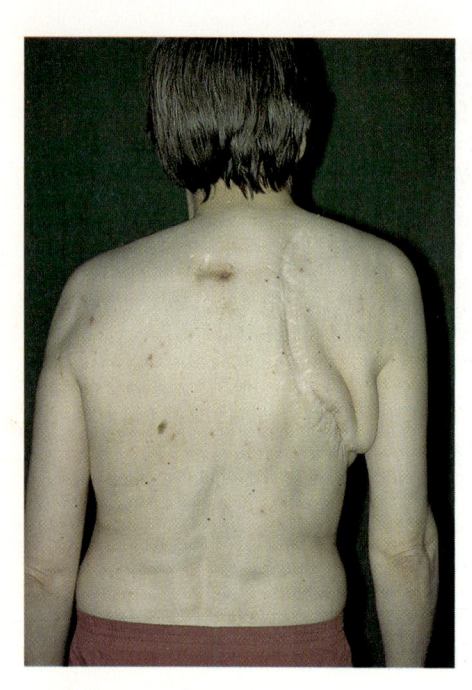

Abb. 6.46 Thorakoplastik mit sekundären Veränderungen der Wirbelsäule

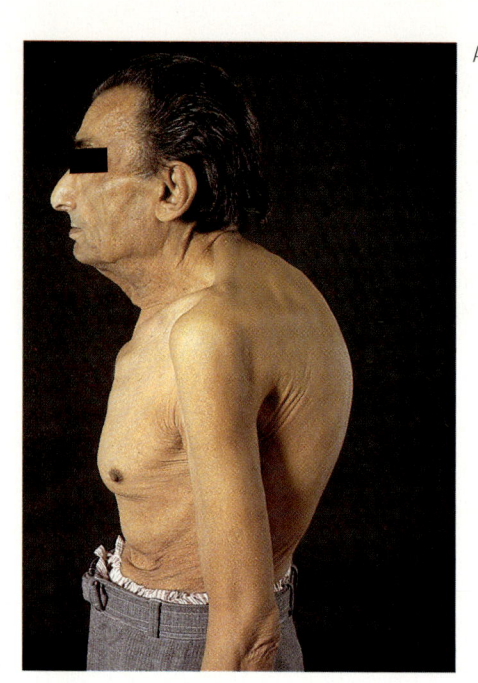

Abb. 6.47 Kyphose

Bei der Hühnerbrust (Pectus carinatum) deuten Sternum und Rippenknorpel nach außen. Sie kann bei schwerem kindlichem Asthma entstehen.

- Bestehen Narben oder Veränderungen durch eine Thorakoplastik?

Diese Operation wurde in den 40er und 50er Jahren zur Behandlung der Tuberkulose durchgeführt, um das Volumen des Brustkorbes zu verkleinern. Sie kann deutliche Veränderungen der Brustwand hervorrufen, die von hinten besonders gut erkennbar sind (Abb. 6.46).

Eine Abflachung von Teilen des Brustkorbes kann entweder durch eine länger bestehende Lungenerkrankung oder durch eine Skoliose bedingt sein. Unter Kyphose wird eine Biegung der Wirbelsäule nach vorne (Abb. 6.47) und unter Skoliose eine seitliche Verbiegung der Wirbelsäule verstanden. Häufiger als eine Lungenerkrankung führt die Skoliose zu einer Ateminsuffizienz.

Luft im Subkutangewebe wird als Hautemphysem bezeichnet und tritt meist im Zusammenhang mit einem Spontanpneumothorax, der durch ein Thoraxtrauma hervorgerufen wird, auf. Beim Hautemphysem sind die Gewebe des oberen Brustkorbes und des Halses geschwollen (Michelin-Mann). Das Hautemphysem an sich ist ungefährlich. Es besteht ein charakteristisches Knistern beim Palpieren. Beim Pneumothorax bahnt sich die Luft wahrscheinlich ihren Weg von der zerplatzten Alveole durch die Lungenwurzel zum Mediastinum und danach in den Hals. Bei der Auskultation des Präkordiums kann ein Extraton im Takt des Herzschlages zu hören sein (Mediastinalknirschen), was aber auch beim Pneumothorax ohne Pneumomediastinum auftreten kann. Im Mediastinum liegende Luft ist auf dem Röntgenbild sichtbar.

Atemmuster

Die einfache Beobachtung der Brustkorbbewegungen kann viele Informationen liefern.

- Bewegt sich der Brustkorb beidseits gleich?
- Scheint die Atmung anstrengend zu sein?
- Ist die Atmung von Geräuschen begleitet?

Die Bestimmung der Atemfrequenz erfolgt meist durch das Pflegepersonal. Wichtiger als die exakte Frequenz ist eine Zunahme der Frequenz und der Tiefe. Eine Steigerung der Frequenz tritt bei jeder schweren Lungenerkrankung und bei Fieber auf.

Patienten, die hyperventilieren, können sowohl tiefer als auch schneller atmen, obwohl die Zunahme so dezent sein kann, daß sie leicht übersehen wird.

Patienten mit Azidose (Niereninsuffizienz, diabetische Ketoazidose, Aspirinüberdosierung) atmen tief und seufzend (Kußmaul), um Kohlendioxid abzuatmen. Akute, ausgedehnte Lungenembolien weisen ein ähnliches Atemmuster auf.

- Ist die Atmung regelrecht?

Bei der Cheyne-Stokes-Atmung nimmt die Atemtiefe während ca. 1 Minute von ganz tiefen Atemzügen bis zu praktisch fehlender Atmung ab, ohne daß es den Patienten bewußt wird. Dafür wird ein Versagen der zentralen Atemkontrolle, adäquat auf Änderungen der Kohlendioxidkonzentration zu reagieren, verantwortlich gemacht. Die Cheyne-Stokes-Atmung ist bei Patienten im Endstadium von Krankheiten häufig.

- Ist die Exspirationsphase verlängert?

Patienten mit obstruktiven Lungenerkrankungen haben typischerweise Schwierigkeiten beim Ausatmen. Die Inspiration kann kurz, sogar überstürzt sein, die Exspiration dagegen ist verlängert und anstrengend. Viele Patienten atmen durch den gespitzten Mund aus, als ob sie pfeifen würden, um dadurch einen höheren Druck in den Atemwegen aufrechtzuerhalten. Dadurch werden die distalen Luftwege länger offen gehalten und es ist eine vollständigere, wenn auch verlängerte Exspiration möglich.

- Dehnt sich der Brustkorb ungleichmäßig?

Besteht bei ungleichmäßiger Dehnung des Brustkorbes keine anatomische Abnormalität des Brustkorbes oder der Wirbelsäule, ist die Belüftung der betroffenen Seite vermutlich schlechter. Der Unterschied muß deutlich sein, um bemerkt zu werden. Die Ursachen sind unter Palpation (S. 6.27) aufgeführt. Es ist möglich, die Gesamtausdehnung mit einem Maßband zu messen (das Ergebnis ist von geringem Wert und sicher kein Ersatz für die Messung der Lungenvolumina). Atmet der Patient hauptsächlich mit dem Zwerchfell, kann dies auf Erkrankungen der Brustwand hinweisen (z. B. Pleuraschmerz oder Spondylitis ankylosans). Erfolgt die Atmung hauptsächlich mit den Rippen, kann eine Zwerchfellähmung, eine Peritonitis oder eine abdominelle Raumforderung vorliegen. Norma-

Untersuchung des Brustkorbes

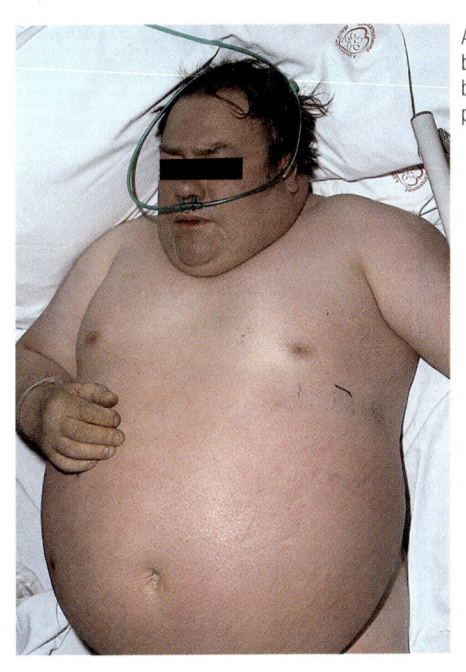

Abb. 6.48 „Blue bloater" mit Aszites bei deutlichem Cor pulmonale

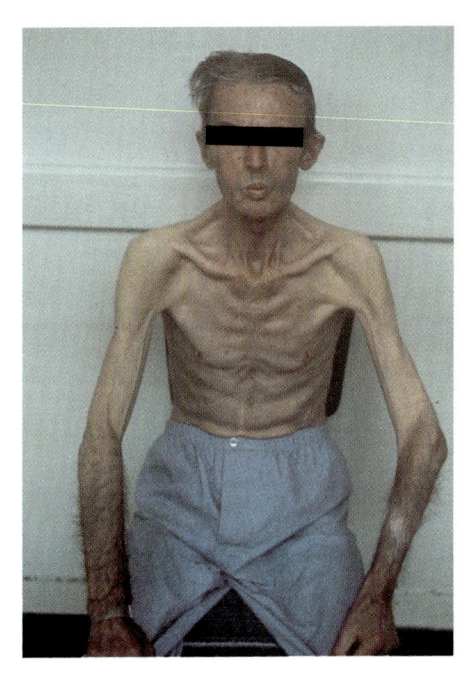

Abb. 6.49 „Pink puffer". Man beachte die Atmung gegen die Lippenbremse

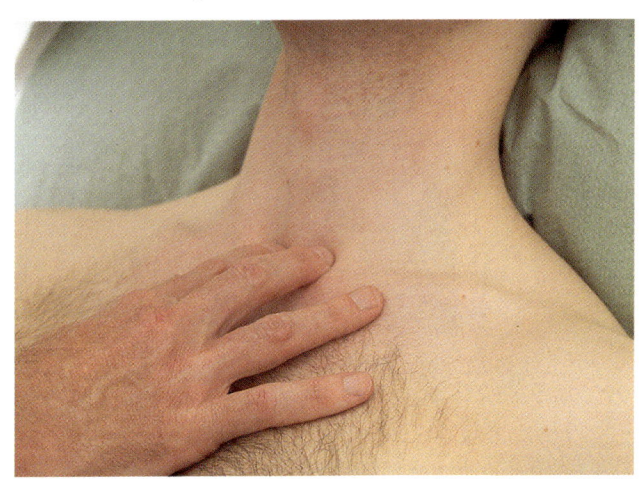

Abb. 6.50 Palpation der Trachea

lerweise bewegt sich die vordere Bauchwand nach außen, da das Zwerchfell bei der Inspiration absinkt. Bewegt sie sich nach innen (paradoxe Abdominalbewegung) ist das Zwerchfell wahrscheinlich gelähmt. In ähnlicher Weise führt bei einer Tetraplegie, wenn die Brustwandmuskulatur gelähmt ist, das Absinken des Zwerchfells zu einer Einziehung der Brustwand (paradoxe Brustwandbewegung).

- Strengt das Atmen den Patienten an?
- Kann er eine normale Unterhaltung aufrechterhalten oder muß er den Satz unterbrechen, eventuell sogar nach jedem einzelnen Wort?

Patienten mit schwerer Atemnot benutzen die Atemhilfsmuskulatur. Sie fixieren die Lage des Schultergürtels, indem sie die Hände auf das nächstliegende, feststehende Objekt pressen und den Kopf zurücklegen. Dies gibt einen Ansatzpunkt für die Hilfsmuskulatur der Atmung, vor allem des M. sternocleidomastoideus.

- Atmet der Patient in bestimmten Lagen leichter?
- Kann er flach liegen oder muß er gestützt werden?

Patienten mit Lungenödem und schweren Einschränkungen des Luftflusses sind nicht in der Lage, längere Zeit flach zu liegen sondern empfinden es als angenehmer zu sitzen.

- Ist die Atmung hörbar?

Häufig ist eine verlängerte Exspiration für den Patienten und für den Arzt hörbar, was auf eine Verminderung des Luftflusses hinweist. Stridor ist ein scharfes, hauptsächlich inspiratorisch hörbares Geräusch und deutet auf eine Obstruktion der zentralen Atemwege hin, die auf der Ebene des Larynx sein kann, wenn die Stimme heiser ist, aber auch die Trachea oder die Hauptbronchien betreffen kann. Bei Kindern ist der Krupp oder ein Fremdkörper die häufigste Ursache, bei Erwachsenen sind es Karzinom oder Kompression von außen.

„Pink puffer" und „Blue bloater"

Die Bezeichnungen „Pink puffer" und „Blue bloater" beschreiben die *Extreme* typischer Gesamtaspekte von Patienten, die eine chronisch obstruktive Lungenerkrankung haben. Die Symptome der meisten Patienten liegen zwischen diesen Extremen. „Blue bloater" (Abb. 6.48) sind wegen der bestehenden Hypoxie zyanotisch, haben wegen der Rechtsherzinsuffizienz eine Polyglobulie, weisen Merkmale einer chronischen obstruktiven Bronchitis auf und haben häufig produktiven Husten. Kurzatmigkeit besteht selten. Typisch ist eine Kohlendioxidretention. „Pink puffer" (Abb. 6.49) sind nicht zyanotisch, schlank, weisen Merkmale eines bestehenden Emphysems auf, haben seltener produktiven Husten, leiden aber unter Atemnot. Die Kohlendioxidkonzentrationen im Blut sind normal oder erniedrigt.

Palpation

Trachea und Mediastinum

Die Trachea kann von vorne oder von hinten palpiert werden. Dazu wird die Trachea entweder zwischen 2 Finger einer Hand oder zwischen die Finger beider Hände, die um den M. sternocleidomastoideus seitlich auf die Trachea gelegt werden, gefaßt. Dabei wird der Abstand zwischen den Fingern geschätzt und verglichen, ob die Sehnen des M. sternocleidomastoideus beidseits gleichartig verlaufen (Abb. 6.50).

Obwohl die Trachea durch Massen im Hals (z. B. Struma) verlagert sein kann, erlaubt sie Rückschlüsse auf die Lage des Mediastinums zu ziehen. Verlagerungen der Trachea können zuverlässig nur durch ein Röntgenbild beurteilt werden!

Der Ort des Herzspitzenstoßes gibt ebenfalls Hinweise auf die Lage des Mediastinums, sofern das Herz nicht vergrößert ist. Die Trachea bewegt sich mit dem oberen Mediastinum, der Herzspitzenstoß mit dem unteren. Durch große Ergüsse kann das, auf beide Seiten verlagerbare, Mediastinum und damit der Ort des Herzspitzenstoßes verschoben werden.

Die Trachea wird dagegen erst durch massive Ergüsse verlagert. Ein Pneumothorax verschiebt das Mediastinum auf die Gegenseite, da durch die eintretende Luft der Druck im Pleuraspalt den Atmosphärendruck erreicht oder überschreitet. Eine kollabierte und eine fibrosierte Lunge ziehen das Mediastinum (Abb. 6.51) auf die betroffene Seite. Tumoren, besonders das Pleuramesotheliom, können das Mediastinum fixieren, so daß es trotz dieser Veränderungen nicht beweglich ist.

Brustwand

Bestehen Thoraxschmerzen, sollte der Brustkorb sorgfältig, aber vorsichtig, auf lokale Druckempfindlichkeit geprüft werden, die meist auf Erkrankungen der Knochen, der Muskeln oder der Knorpel hindeutet. Viel häufiger als das typische Tietze-Syndrom (Schmerz und Schwellung eines oder mehrerer der oberen Rippenknorpel) bestehen nur Schmerz und Druckschmerzhaftigkeit des Knorpels, aber keine Schwellung. Der Brustkorb kann auch bei einer Pleuritis druckempfindlich sein. Eine umschriebene Druckempfindlichkeit über einer einzelnen Rippe oder einem einzelnen Knorpel beruht meist auf einer

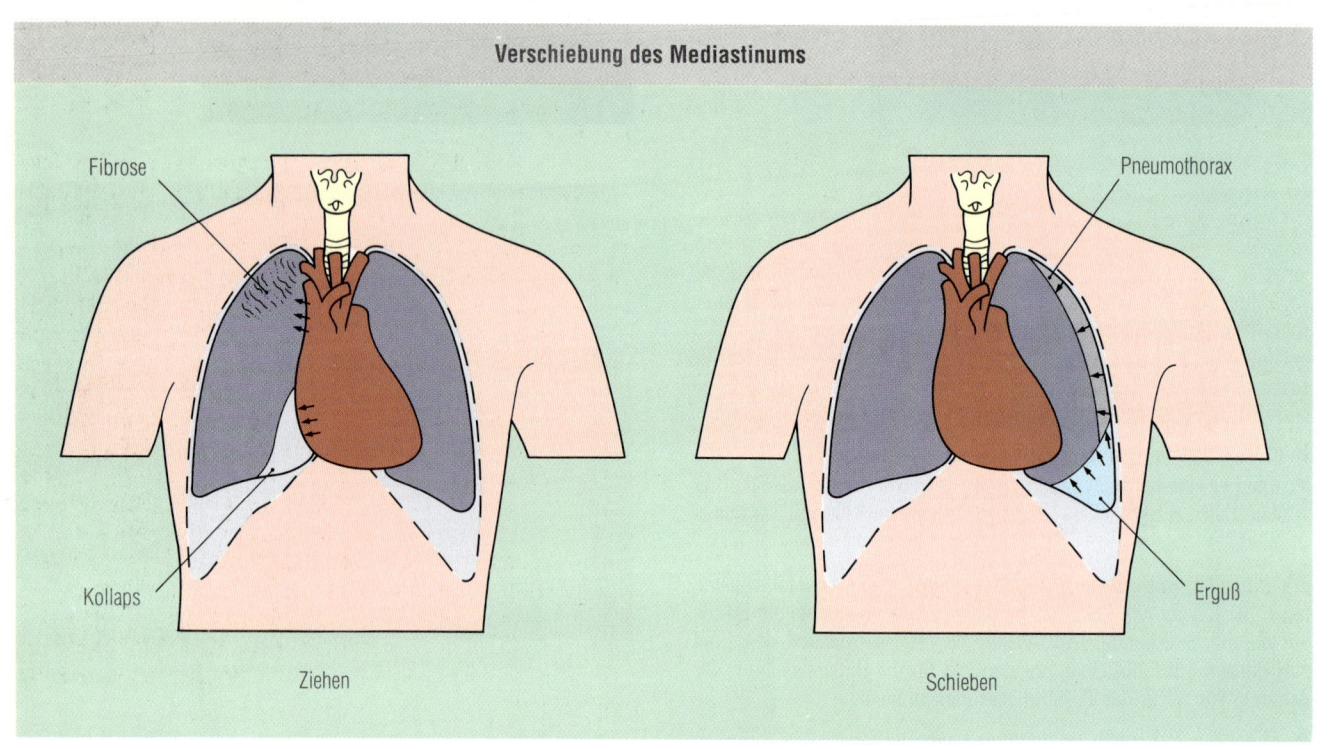

Abb. 6.51 Verschiebung des Mediastinums

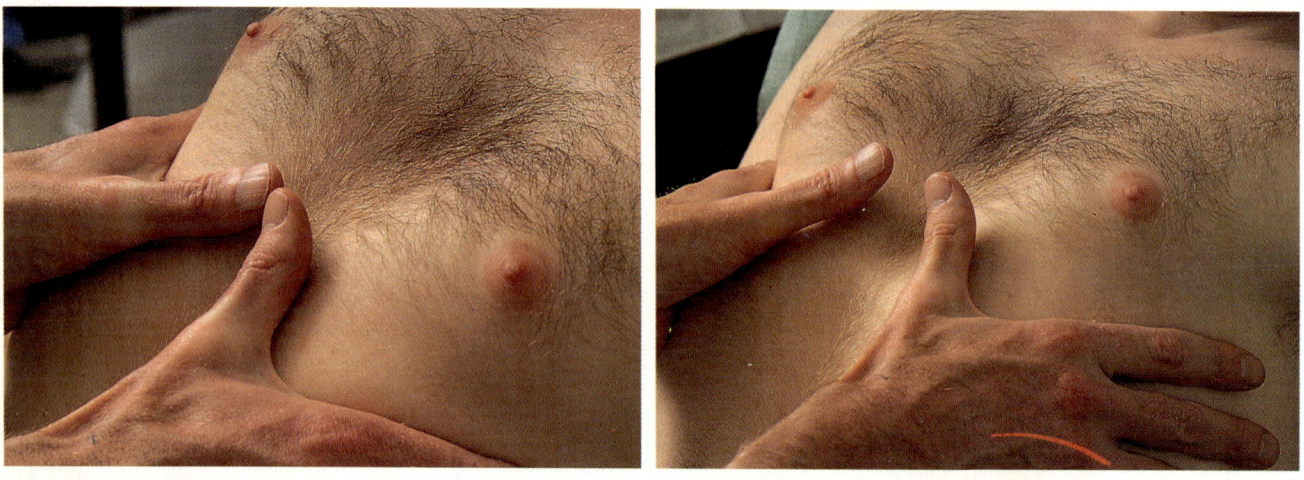

Abb. 6.52 Beurteilung der Ausdehnung des Brustkorbes bei Exspiration (links) und Inspiration (rechts)

benignen, lokalisierten Erkrankung, weshalb in solchen Fällen der Patient beruhigt werden kann.

Systematisches Vorgehen

Da eine Abnormalität wahrscheinlich einseitig auftritt, ist diese besser erkennbar, wenn die rechte und linke Seite des Brustkorbes vergleichend von kranial nach kaudal untersucht werden. Dabei muß beachtet werden, daß die Befunde auf der linken Seite durch das Herz beeinflußt werden. Die Untersuchung des Thorax erfolgt von vorne, von hinten sowie von der Seite und beinhaltet die Axillae. Zur Untersuchung von dorsal beugt sich der sitzende Patient nach vorne und legt die Arme in seinen Schoß, wodurch die Schulterblätter seitlich verschoben werden und der größte Teil der Brustwand frei wird. Manchmal benötigt der Patient dabei Hilfe.

Stimmfremitus

Zur Prüfung des Stimmfremitus legt der Untersucher seine Handflächen auf den Brustkorb während der Patient 99 sagt oder von 1 bis 3 zählt. Das Lungengewebe überträgt die dadurch hervorgerufenen Vibrationen, die mit der Hand gefühlt werden können. Es handelt sich um einen groben Test. Der Mechanismus und die Veränderungen bei Erkrankungen entsprechen denen der Stimmresonanz.

Ausdehnung des Brustkorbes

Mit dieser Untersuchung wird geprüft, ob beide Seiten des Brustkorbes beweglich sind. Dazu werden die Finger beider Hände soweit wie möglich von frontal oder dorsal um den Brustkorb gelegt, wobei die Daumen in der Mittellinie einander berühren ohne der Brustwand anzuliegen. Atmet nun der Patient tief ein bewegt der Brustkorb die Finger nach außen, wodurch sich die Daumen voneinander entfernen (Abb. 6.52). Liegen die Daumen der Brustwand an, bewegen sie sich nicht. Finger und Daumen dürfen ihre gegenseitige Lage nicht verändern, obwohl man dazu neigt, die Daumen in Richtung der erwarteten Verschiebung zu bewegen!

Die Dehnung des Brustkorbes kann beidseits symmetrisch eingeschränkt sein, was schwierig zu erkennen ist, da es keine Vergleichsmöglichkeiten gibt. Dieser Zustand wird durch schwere obstruktive Erkrankungen, ausgeprägte generalisierte Lungenfibrosen und Erkrankungen der Brustwand selbst (z. B. Spondylitis ankylosans) hervorgerufen. Eine einseitige Verminderung der Beweglichkeit des Brustkorbes bedeutet, daß auf dieser Seite keine Belüftung erfolgt, und tritt bei Pleuraergüssen, Atelektasen, Pneumothorax und Pneumonie auf.

Perkussion

Durch die Perkussion wird die Resonanz (Hohlheit) des Brustkorbes geprüft. Zur Perkussion werden die Finger einer Hand gespreizt auf die Brustwand gelegt. Jeder dieser Finger wird mit dem Endglied des Mittelfingers der anderen Hand beklopft (Abb. 6.53). Der klopfende (perkutierende) Finger muß sofort wieder gehoben werden (wie der Klöppel in einer Glocke), weil ansonsten der resultierende Klang gedämpft wird. Der Schlag sollte schnell aus dem Handgelenk kommen und im rechten Winkel auftreffen. Der hervorgerufene Klang kann gehört und die ausgelösten Vibrationen können mit der Hand auf dem Brustkorb gefühlt werden.

Die Finger werden parallel zu der erwarteten Linie der Dämpfung (z. B. Spiegel eines Ergusses) in die Interkostalräume gelegt, um eine deutliche Klangänderung von normal zu gedämpft zu erzielen. Die Perkussion sollte nicht stärker als nötig erfolgen, da bei zu starker Perkussion nicht mehr Informationen zu gewinnen sind, der Patient dabei aber belästigt werden kann. Die Lungenspitze kann untersucht werden, indem direkt auf die Mitte der Klavikula geklopft wird (Abb. 6.54). Bei der Perkussion ist zu beachten, daß sich die Lunge dorsal viel weiter als ventral nach unten erstreckt (Abb. 6.4). Das Ausmaß der Resonanz hängt von der Dicke des Brustkorbes und vom Luftgehalt der darunter liegenden Strukturen ab. Möglich ist eine verstärkte Resonanz, eine Dämpfung und eine sogenannte steinerne Dämpfung. Dicke und Patienten mit dicken Brustkorbwänden haben eine verminderte Resonanz, die allerdings beidseits gleich ist. Im Gegensatz dazu haben Patienten mit überblähten Lungen (Emphysem) eine gesteigerte Resonanz, die ebenfalls beidseits gleich und ohne Vergleich schwierig einzuteilen ist. Luft im Pleuraspalt (Pneumothorax) vergrößert die Resonanz, die Differenz ist aber meist unzureichend, um alleine durch Perkussion die betroffene Seite zu erkennen.

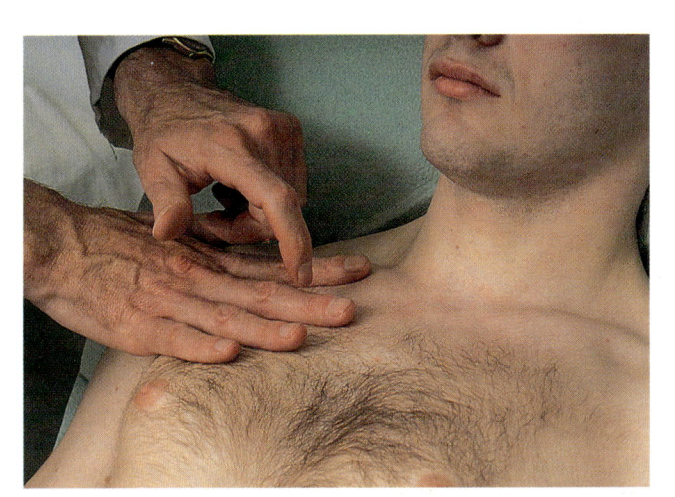

Abb. 6.53 Perkussion der Vorderseite des Brustkorbes

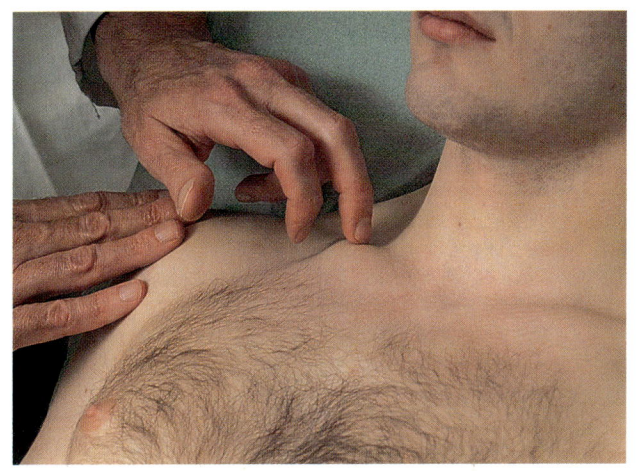

Abb. 6.54 Direkte Perkussion der Klavikula bei Erkrankungen der Lungenspitze

Atemwege

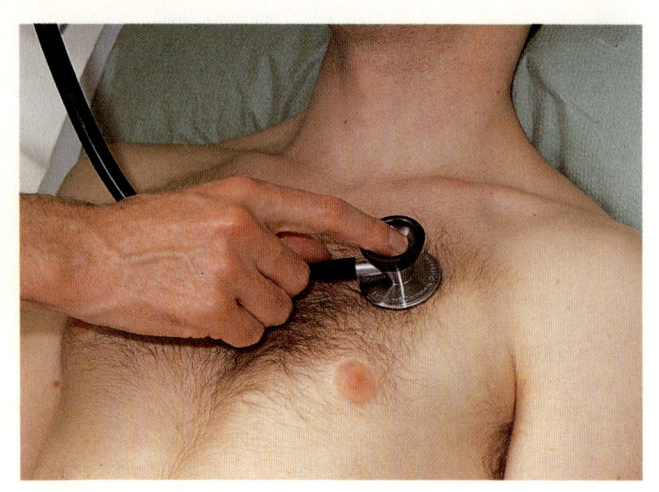

Abb. 6.55 Auskultation des Thorax unter Verwendung der Membranseite des Stethoskopes

Vesikuläratmung

Inspiration → ← Exspiration

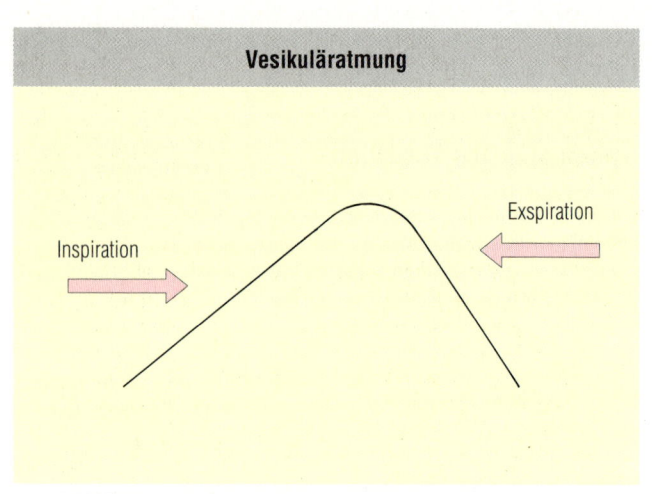

Abb. 6.56 Zeitliches Auftreten der Vesikuläratmung

Bronchialatmen

Inspiration → ← Exspiration

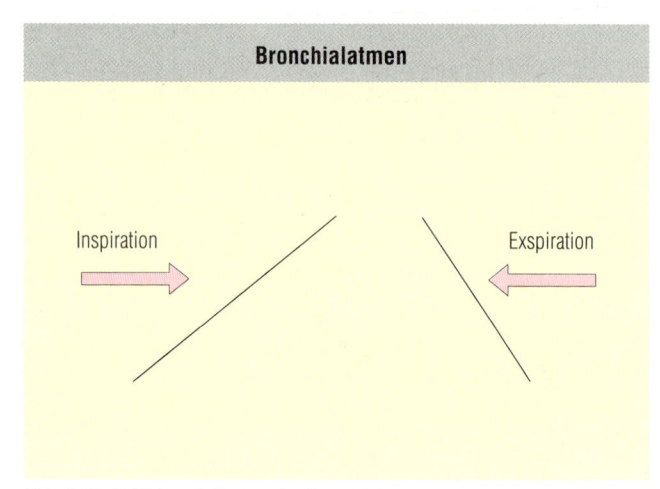

Abb. 6.57 Zeitliches Auftreten des Bronchialatmens

Die Resonanz ist bei Vermehrung des Lungengewebes und bei Lungenfibrose leicht, wenn sich Flüssigkeit jeglicher Art im Pleuraspalt befindet, und deutlich abgeschwächt (steinerne Dämpfung, Schenkelschall). Der Klang kann bei Perkussion normal sein, wenn ein ganzer Lungenlappen kollabiert, dessen Raum aber durch einen überblähten anderen Lappen eingenommen wird. Dämpfung würde auftreten, wenn ein ganzer Lungenflügel kollabieren würde, was ohne gleichzeitig bestehendem Pneumothorax, der zur Resonanz führt, nicht möglich ist.

Durch die Perkussion kann auch die Beweglichkeit des Zwerchfells untersucht werden, da die Höhe der Dämpfung beim Einatmen nach kaudal verlagert wird (vergleichende exspiratorische und inspiratorische Perkussion).

Über der Leber entsteht immer eine Dämpfung, die ventral bis in Höhe des 6. Rippenknorpels reicht, und über dem Herzen. Besteht an diesen Stellen Resonanz (subjektiver Befund!), enthält die Lunge vermehrt Luft (Überblähung, Emphysem). Beidseits bestehende Dämpfung über den basalen Anteilen der Lunge ist häufiger durch die Unfähigkeit tief einzuatmen (Adipositas, Vergrößerung des Abdomens) als durch beidseitige Pleuraergüsse bedingt. Das rechte Zwerchfell steht normalerweise höher als das linke, so daß dort eine etwas höher liegende Grenze der Dämpfung zu erwarten ist.

Auskultation

Viele Ärzte bevorzugen die Membran des Stethoskops zur Auskultation des Thorax (Abb. 6.55). Bei dünnem, knöchernem Thorax kann allerdings der Trichter des Stethoskops besser anliegen und es wird unwahrscheinlicher, daß sich Haare darunter fangen, was ein Kratzen bei der Auskultation hervorruft. Während der Patient mit offenem Mund und normaler Atemfrequenz tief durchatmet, wird der Thorax in der, bei der Perkussion angegebenen Reihenfolge auskultiert.

Es kann hilfreich sein, dem Patienten vorzumachen, wie er atmen soll.

Die Atemgeräusche entstehen in den großen Luftwegen, werden durch diese fortgeleitet und durch das Lungengewebe distal verstärkt und weitergeleitet. Die über dem Thorax auskultierbaren Töne unterscheiden sich deutlich von denen, die über die Trachea auskultiert werden können und werden zusätzlich verändert, wenn eine Einengung der Atemwege oder Erkrankungen des Lungengewebes bzw. der Pleura oder der Brustwand vorliegen.

Der dokumentierte Befund muß zwischen Atemgeräuschen und Begleitgeräuschen unterscheiden. Die Atemgeräusche werden entweder als vesikulär oder bronchial, die Begleitgeräusche als Knistern, Rasseln oder Reiben bezeichnet.

Vesikuläre Atemgeräusche

Dieses Geräusch ist über gesunden Lungen auskultierbar, klingt wie ein Rascheln und wird während der Inspiration und dem ersten Teil der Exspiration gehört (Abb. 6.56). Bei obstruktiver Erkrankung der Luftwege (Asthma, Emphysem, Tumor) nimmt das Vesikuläratmen ab. Der „stille Thorax" ist ein Zeichen schweren Asthmas, bei dem so wenig Luft in die Lungen strömt, daß kein Geräusch erzeugt wird. Das Atemgeräusch kann bei einem Emphysem, besonders über einer Emphysemblase, stark vermindert sein. Ein allgemein vermindertes Atemgeräusch findet sich bei einer dicken Brustwand oder bei Adipositas.

Das Atemgeräusch wird durch alles was zwischen Lunge und Brustwand liegt (Luft, Flüssigkeit, Pleuraverdickung) vermindert, was leicht festgestellt werden kann, da solche Prozesse meist einseitig sind. Verminderte Atemgeräusche bedeuten nicht notwendigerweise verminderte Atmung, was bei der Befunddokumentation berücksichtigt werden sollte.

Bronchialatmen über den Lungenoberlappen

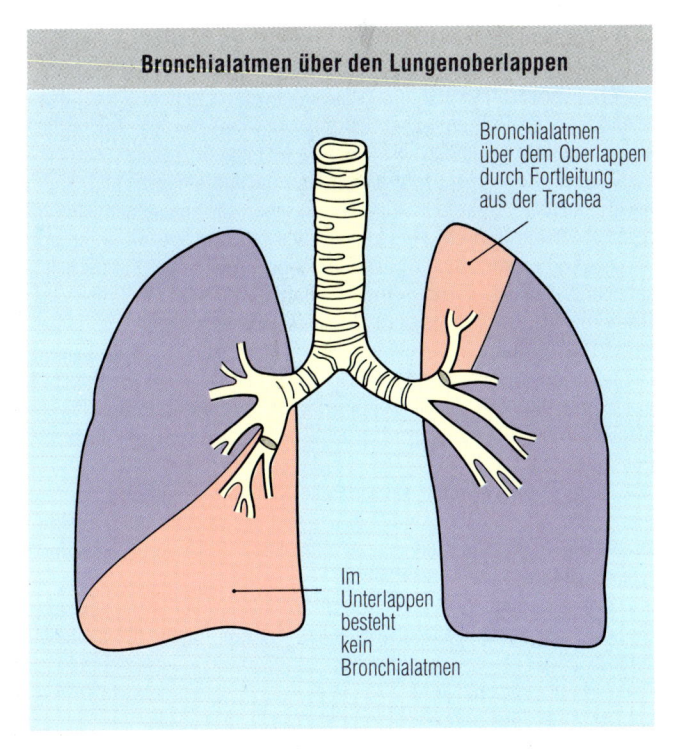

Abb. 6.58 Bronchialatmen kann über den Oberlappen auch bei verschlossenem Bronchus gehört werden

Bronchialatmen

Der Befund „Bronchialatmen" führt oft zur Verwirrung, da dessen Klangqualität nicht in Worte zu fassen ist. Traditionell wird es über den zeitlichen Abstand beschrieben, nach dem es sowohl bei der Inspiration als auch bei der Exspiration auftritt (Abb. 6.57). Dies stellt es dem Vesikuläratmen gegenüber. Aber nicht jedes Geräusch, das in der Mitte oder in der späten Phase der Exspiration hörbar ist, muß einem Bronchialatmen entsprechen. Viele Gesunde und Patienten mit obstruktiven Atemwegserkrankungen haben eine verlängerte exspiratorische Komponente des Atemgeräusches (der dafür verwendete Ausdruck „bronchovesikuläres Atemgeräusch" vergrößert eher die Verwirrung). Am besten ist es, nicht auf den Zeitbezug zu achten, sondern die Qualität des Klanges zu berücksichtigen, der dem ähnlich ist, der mit dem Stethoskop über der Trachea oder durch Ein- und Ausatmen mit offenem Mund und an den Gaumen gelegte Zungenspitze zu hören ist.

Bronchialatmen entsteht, wenn der in den oberen Atemwegen entstehende Klang mehr oder weniger unverändert durch die Lungensubstanz fortgeleitet wird, was auftritt, wenn das Lungengewebe selbst fest ist (Fibrose), die Luftpassage aber offen bleibt. Der Schall wird dann durch das Lungengewebe zur Oberfläche geleitet, bevor er durch die Luft in den Alveolen verändert werden kann. Sind die zentralen Atemwege eingeengt (Karzinom), wird der Klang übertragen und das Bronchialatmen tritt nicht auf, obwohl die Lunge induriert sein kann. Die Oberlappen stellen eine Ausnahme dar, da diese den Klang direkt von der Trachea über die indurierte Lunge zur Oberfläche leiten können, auch wenn die Bronchien blockiert sind (Abb. 6.58). Die Hauptursache des Bronchialatmens stellt eine Induration der Lunge durch eine Pneumonie dar, so daß die meisten Kliniker diese Begriffe als synonym ansehen. Ein brustwandnaher Lungenabszeß kann wahrscheinlich wegen der umgebenden Induration ein Bronchialatmen hervorrufen. Manchmal tritt das Bronchialatmen bei starker Fibrose auf. Über einem Erguß sind die Atemgeräusche vermindert, oberhalb seiner Obergrenze ist vermutlich deshalb Bronchialatmen zu hören, weil der Erguß die Lunge komprimiert. Über einer kollabierten Lunge ist Bronchialatmen nur selten zu hören, da die Luftwege nicht offen sind (Obstruktion durch ein Karzinom). In den Oberlappen kann durch die bereits beschriebene Situation dennoch ein Bronchialatmen zu hören sein. Bronchialatmen kann in rohr-, kavernen- und amphorenartig eingeteilt werden, was aber anderen überlassen werden soll!

Stimmresonanz

Die Stimmresonanz stellt das Auskultationsäquivalent des Stimmfremitus dar. Zur Prüfung der Stimmresonanz wird das Stethoskop auf den Brustkorb gelegt und der Patient sagt „99". Normalerweise ist der entstehende Klang verwaschen und scheint aus dem Stethoskop zu kommen.

Veränderungen der Stimmresonanz treten analog denen des Stimmfremitus auf. Bei Verdichtung des Lungengewebes ist der Schall verstärkt (bessere Schalleitung). Befindet sich Luft, Flüssigkeit oder eine Pleuraverdickung zwischen der Lunge und der Brustwand, ist der Schall abgeschwächt.

Stimmfremitus und Stimmresonanz sind für sich alleine von geringem Wert, obwohl eine ausgefeilte Prüfung der Stimmresonanz sehr hilfreich sein kann. Manchmal ist die Schalleitung so ausgeprägt, daß der Klang oberhalb der betroffenen Lunge klar zu hören ist, wenn der Patient nur flüstert. Im Extremfall besteht ein deutlicher Unterschied zwischen der gesunden Seite, wo der Klang aus dem Stethoskop zu kommen scheint, und der erkrankten Seite, wo die Buchstaben klarer hörbar sind und in das Ohr geflüstert erscheinen. Bronchialatmen und verstärkte Stimmresonanz treten oft zusammen auf, so daß eine verstärkte Stimmresonanz den Befund „Bronchialatmen" bestätigen kann. Wie das Bronchialatmen ist die verstärkte Stimmresonanz charakteristisch für eine Verdichtung des Lungengewebes, kann aber auch beim Lungenabszeß und über einem Erguß auftreten.

Nebengeräusche

Es gibt 3 Arten von Nebengeräuschen:

- Giemen,
- Rasselgeräusche,
- Pleurareiben.

Es besteht häufig eine Begriffsverwirrung, da unterschiedliche Bezeichnungen für den gleichen Befund verwendet werden. Eine weitere Unterteilung der Geräusche wird zwar immer wieder versucht, ist aber nur von sehr begrenztem klinischem Wert.

Giemen

Es handelt sich um verlängerte musikalische Geräusche, die vor allem bei der Exspiration, manchmal auch bei der Inspiration, auftreten und durch Einengungen des Bronchialbaumes verursacht werden. An den Engstellen entstehen durch den Luftfluß Vibrationen der Bronchialwände, die als Giemen hörbar sind. Da bei den meisten Patienten viele derartige Engstellen in unterschiedlich großen Bronchien bestehen, tritt ein längerdauerndes musikalisches Geräusch auf. Die Verkleinerung der Lunge während der Exspiration führt zu einer Verkleinerung der Luftwege. Je nach Größe der Atemwege, Ausmaß der Einengung und Geschwindigkeit des Luftstromes wird in jedem Bronchialabschnitt ein kritischer Punkt erreicht, ab dem Giemen auftritt. Fixiertes Giemen kann auf eine einzelne, umschriebene Verengung hinweisen (Karzinom, Fremdkörper).

Giemen ist typisch für eine Verengung der Luftwege, unabhängig von der Ursache. Asthma und chronische Bronchitis sind aber die häufigsten Erkrankungen, bei denen Giemen auftritt. Bei diesen wird die Verengung durch Kontraktion der glatten Muskulatur, entzündlichen Veränderungen und gesteigerter Sekretion der Bronchien ausgelöst. Manchmal ist das Giemen bei solchen Patienten beim normalen Atmen nur gering, kann aber provoziert werden, wenn sie tief einatmen und danach schnell ausatmen. Gelegentlich tritt bei einem Lungenödem, vermutlich durch das Ödem der Bronchialschleimhaut, Giemen auf.

Der Ausdruck Bronchospasmus suggeriert eine Verengung der Atemwege, die nur durch Kontraktion der glatten Muskulatur entsteht. Er sollte vermieden werden, da die Bronchialeinengung in der Regel multifaktoriell bedingt ist.

Giemen kann, ebenso wie die Atemgeräusche an sich, bei schwerem Asthma bzw. Emphysem wegen des dann verminderten Luftflusses verschwinden. Die Stärke des Giemens ist kein geeignetes Maß für den Grad der Obstruktion. Viel besser ist die Messung des „Peak flow".

Stridor

Stridor kann ohne Stethoskop besser gehört werden. Dazu wird das Ohr nahe an den Mund des Patienten gehalten während dieser ein- und ausatmet. Stridor ist ein Zeichen für Verengungen der großen Luftwege (Larynx, Trachea, Hauptbronchien).

Rasselgeräusche

Eigentlich ist die Bezeichnung „Rasselgeräusche" selbst erklärend. Schwierigkeiten treten nur deshalb auf, weil verschiedene Definitionen dafür bestehen und häufig nähere Beschreibungen wie heiser, mittel- bzw. feinblasig, feucht oder trocken, angefügt werden, die wenig zum Verständnis beitragen.

Hier sollen nur 2 Haupttypen von Rasselgeräuschen unterschieden werden. Der erste entsteht, wenn Flüssigkeit in den größeren Bronchien eingelagert wird, was zu einem heiseren, blasenartigen Nebengeräusch bei der Atmung führt. Dieses verschwindet oder ändert sich, wenn die verursachenden Sekrete durch Husten oder tiefes Atmen bewegt werden. Der Geräuschcharakter des zweiten Typs, den feinblasigen Rasselgeräuschen, kann nachgeahmt werden, indem die Haare an den Schläfen zwischen den Fingern gerollt werden. Feinblasige Rasselgeräusche treten bei Inspiration auf und sind hochfrequente, explosionsartige Geräusche. Sie entstehen durch plötzliche inspiratorische Öffnung der kleinen Luftwege, die während der Exspiration vorzeitig geschlossen wurden, sobald die Oberflächenspannung, die sie verschlossen hält, überwunden wird. Während der Inspiration öffnen sich größere Bronchien früher als kleinere, daher treten Rasselgeräusche bei chronischer Bronchitis und Bronchiektasen frühinspiratorisch auf. Sind hauptsächlich die Alveolen am Krankheitsgeschehen beteiligt (Linksherzinsuffizienz, Lungenfibrose, Pneumonie), treten die Rasselgeräusche während der späteren Inspirationsphase auf.

Diese Unterscheidung hat klinische Relevanz. Lokalisiert auftretende Rasselgeräusche sind typisch für Pneumonie und leichte Bronchiektasen. Lungenödem und fibrosierende Alveolitis betreffen typischerweise beide Lungenflügel.

Bei Gesunden, besonders Rauchern, können vereinzelte basale Rasselgeräusche auftreten, die nach einigen tiefen Atemzügen verschwinden.

Pleurareiben

Das Geräusch entsteht, wenn sich entzündete Pleura parietalis und Pleura visceralis aneinander reiben und kann mit dem Geräusch verglichen werden, das beim Gehen in neuen Lederschuhen oder im Segel eines Schiffes vor dem Wind entsteht. Das Geräusch kann annähernd nachgeahmt werden, wenn über den Handrücken einer, über dem Ohr gelegten Hand gerieben wird. Pleurareiben ist meist sowohl bei Inspiration als auch bei Exspiration hörbar, weshalb vermutet werden könnte, daß das Stethoskop über den Brustkorb bewegt wird. Manchmal klingen rauhe Rasselgeräusche ähnlich wie Pleurareiben, verschwinden aber im Gegensatz zum Pleurareiben durch vorheriges Husten.

Häufig besteht dort, wo der Patient Schmerzen angibt, ein Pleurareiben. Pleurareiben kann bei allen Formen einer Pleuritis (Pneumonie, Lungenembolie) gehört werden. Sobald ein Erguß auftritt werden die Pleurablätter voneinander getrennt und das Reibegeräusch verschwindet. Oberhalb des Ergusses kann es hörbar bleiben.

Befundkonstellationen

In diesem Abschnitt wird das bisher Gesagte, ausgehend vom Krankheitsprozeß, zusammengefaßt. Zur Diagnosestellung ist es erforderlich, Anamnese und Befunde (Pleuraerguß, Pneumothorax, chronisch obstruktive Atemwegserkrankung, kollabierte Lungenlappen bzw. -flügel, Lungenfibrose) zusammenzufügen. Nicht immer sind alle Symptome vorhanden und oft bestehen gleichzeitig mehrere Krankheitsprozesse. Die Röntgenuntersuchung erlaubt oft eine anatomische Zuordnung des Prozesses, wie die Beispiele zeigen.

Befundkonstellationen

Verdichtung

Verdichtung ist ein verwirrender Ausdruck, da er von verschiedenen Fachgebieten unterschiedlich verwendet wird. Verdichtung bedeutet für einen Radiologen eine Füllung der Alveolen, unabhängig von der Ätiologie, für einen Pathologen eine schwere, luftleere Lunge und für den Kliniker Bronchialatmen, das meist auf eine Pneumonie hinweist.

Am Beispiel der Pneumonie kann die Diskrepanz besprochen werden. Die Größe des betroffenen Lungenabschnittes ist unverändert, höchstens minimal verkleinert. Die Alveolen sind mit Exsudat gefüllt, aber die Luftpassage ist frei. Die Pleura ist entzündet. Nicht immer sind Infektionen Ursache einer Pneumonie (Abb. 6.59). Die Inspektion und Palpation des Brustkorbes kann eine eingeschränkte Bewegung der betroffenen Seite, fehlende Hebung des Mediastinums und verminderte Ausdehnung zeigen. Der Stimmfremitus kann verstärkt und der Klopfschall leicht gedämpft sein. Es bestehen Bronchialatmen, Dämpfung und manchmal Pleurareiben über den betroffenen Lungen. Während der Entwicklung und während des Abheilens der Pneumonie können Rasselgeräusche auftreten, die bei blanden Verläufen die einzige Auffälligkeit bei Auskultation darstellen können. Diese Veränderungen sind bei einer Lobärpneumonie auf einen Lappen beschränkt, weshalb die Symptome entweder ventral oder dorsal, meist nur einseitig zu hören sind.

Häufiger tritt eine Bronchopneumonie als Komplikation der chronischen Bronchitis oder eine atypische Pneumonie, hervorgerufen durch Viren, Mykoplasmen oder andere Erreger, auf. Die Röntgenaufnahme kann ein Luftbronchogramm zeigen, bei dem die Luft in den Bronchien durch die Flüssigkeit in den Alveolen sichtbar wird (Abb. 6.60).

Ursachen einer Pneumonie

- Streptokokken
- Mykoplasmen
- Haemophilus influenzae
- Influenzavirus
- Legionella pneumophilia
- Psittakose
- Q-Fieber
- Chemisch (Aspiration von Erbrochenem)
- Strahlung

Abb. 6.59 Ursachen einer Pneumonie

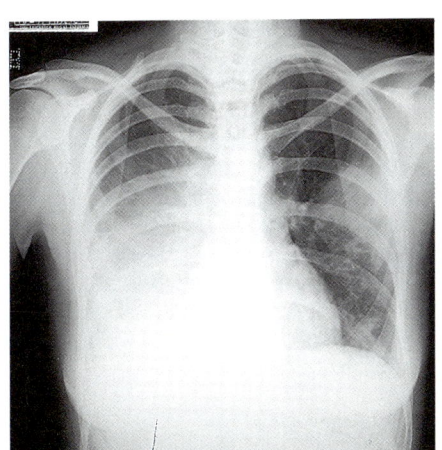

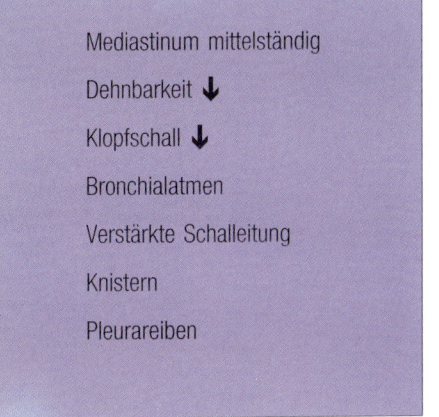

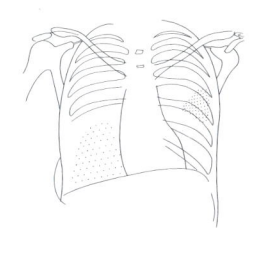

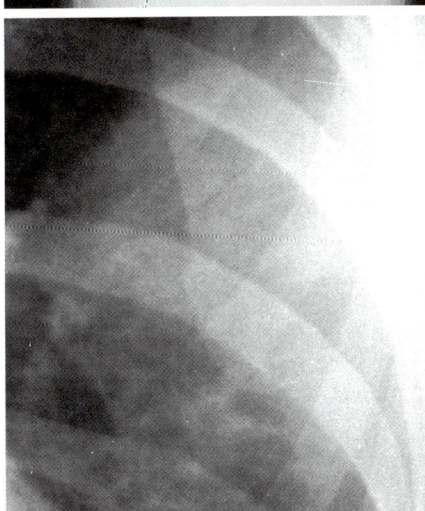

- Mediastinum mittelständig
- Dehnbarkeit ↓
- Klopfschall ↓
- Bronchialatmen
- Verstärkte Schallleitung
- Knistern
- Pleurareiben

Abb. 6.60 Verdichtung (Auftreten in beiden Lungen ist selten). Vergrößerung zeigt ein Luftbronchogramm

Atemwege

Pleuraerguß

Unabhängig von der Genese (erhöhte Pleuratransudation, Pleuraexsudat, Entzündung, Blut, Eiter, Lymphflüssigkeit, Abb. 6.61) bestehen gleichartige Symptome. Nur große Flüssigkeitsvolumina führen zu einer Verlagerung des Herzens, noch größere Flüssigkeitsmengen zu einer Verlagerung der Trachea, wenn große Teile eines Hemithorax gefüllt sind. Die Verlagerung erfolgt durch Verschiebung, also weg von der Flüssigkeit. Auf der Seite der Flüssigkeitsansammlung ist die Atemexkursion, der Stimmfremitus und die Resonanz deutlich vermindert (steinerne Dämpfung, Schenkelschall) und die Atemgeräusche fehlen oder sind deutlich vermindert. Bronchialatmen und ein Pleurareiben können am Oberrand des Ergusses hörbar sein. Ist ein Erguß groß genug, kann er sowohl von ventral als auch von dorsal entdeckt werden (Abb. 6.62 u. 6.63).

Pneumothorax

Der Druck im Pleuraspalt ist, bezogen auf den Atomsphärendruck, negativ. Bei einem Pneumothorax entsteht auf der betroffenen Seite ein höherer Druck, d. h. die Druckdifferenz ist weniger negativ. Das Mediastinum wird durch den erhöhten Druck auf die gegenüberliegende Seite verlagert. Bei bestehendem Ventilmechanismus (Spannungspneumothorax) kann diese Verschiebung extrem und damit lebensgefährlich sein. Die betroffene Seite bewegt sich weniger, der Stimmfremitus ist vermindert und die Resonanz ist unauffällig (die erwartete gesteigerte Resonanz kann schwer zu entdecken sein). Unterscheiden läßt sich der Pneumothorax von anderen Erkrankungen, bei denen ebenfalls die Atemgeräusche vermindert sind, durch den unauffälligen Perkussionsbefund. Die anderen Erkrankungen sind von einer Dämpfung bei Perkussion begleitet. Die Stimmresonanz ist vermindert und es sind keine Zusatzgeräusche hörbar (Abb. 6.64). Einige Ursachen für einen Pneumothorax sind in der Abb. 6.65 dargestellt.

Chronische Minderung des Luftflusses

Dieser Ausdruck umfaßt die Krankheitsbilder der chronisch obstruktiven Bronchitis, des Emphysems und des Asthmas, die häufig nicht deutlich unterschieden werden. Der Brustkorb ist überbläht, die Atmung erfolgt pressend durch die Lippen und die Atemhilfsmuskulatur wird eingesetzt. Die Atemexkursion kann deutlich vermindert sein, ist aber meist unauffällig. Das Mediastinum ist nicht verlagert. Der Stimmfremitus und die Perkussion ist meist unauffällig, es besteht aber eine erhöhte Resonanz und eine geringere Dämpfung über Leber und Herz. Es besteht Vesikuläratmen, die Atemgeräusche sind aber wegen des langsamen Luftflusses manchmal vermindert. Daneben bestehen Giemen und Rasselgeräusche. Das Röntgenbild ist meist unauffällig, zeigt aber manchmal eine Überblähung der Lunge mit abgeflachtem Zwerchfell (Abb. 6.66).

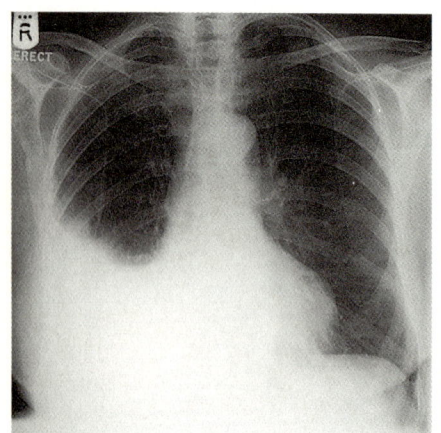

Ursachen eines Pleuraergusses
Transsudat
Herzinsuffizienz Leberzirrhose Nephrotisches Syndrom
Exsudat
Tumoren – primär, Metastasen, Lymphome Pneumonie Tuberkulose Rheumatische Arthritis und andere Kollagenosen Lungenembolie und -infarkt
Blut
Trauma Lungenembolie Tumoren
Eiter
Pneumonie Trauma
Lymphe
Tumoren, besonders Lymphome

Abb. 6.61 Ursachen eines Pleuraergusses

Abb. 6.62 Kleiner Erguß

Mediastinum mittelständig

Dehnbarkeit ↓

Klopfschall ↓

Atemgeräusch ↓

Manchmal Bronchialatmen oder Pleurareiben am Oberrand des Ergusses

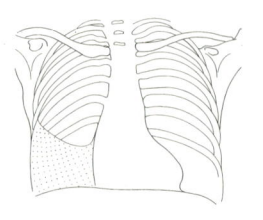

Befundkonstellationen

Mediastinum verlagert

Dehnbarkeit ↓

Klopfschall ↓

Atemgeräusch ↓

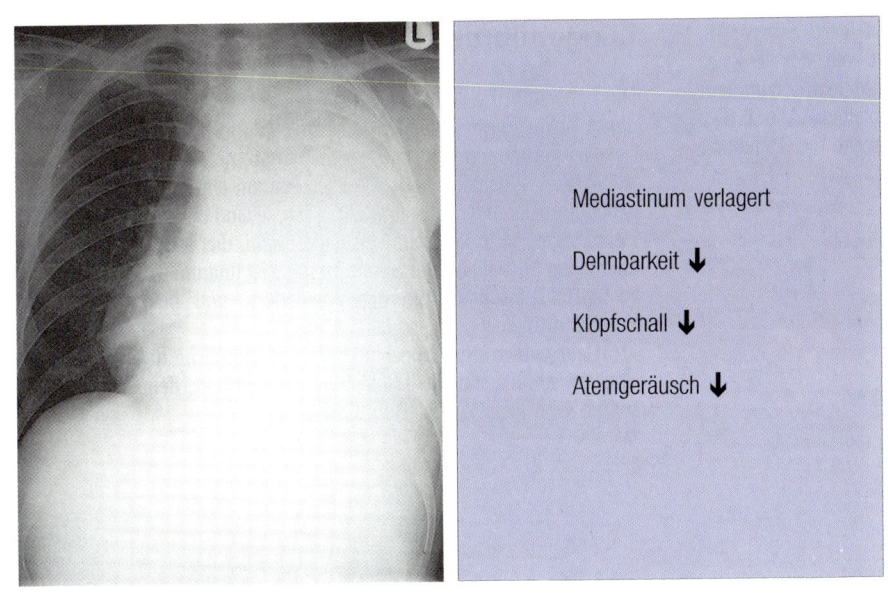

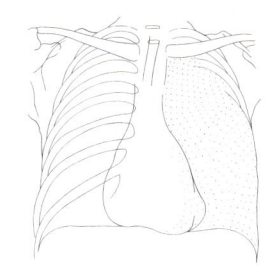

Abb. 6.63 Großer Erguß mit Verlagerung des Mediastinums

Mediastinum manchmal verlagert

Dehnbarkeit ↓

Resonanz normal oder ↑

Atemgeräusch ↓

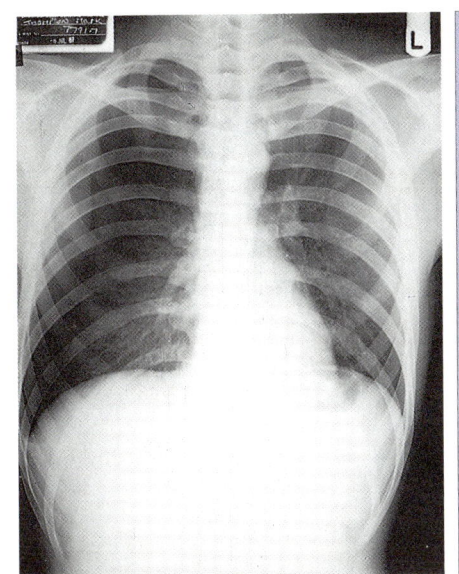

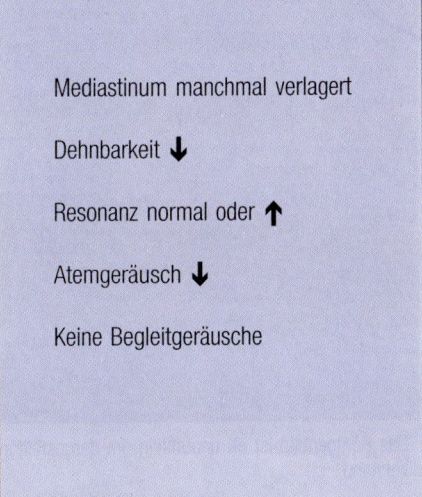

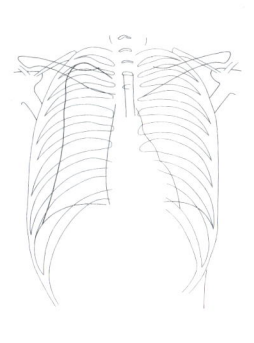

Keine Begleitgeräusche

Abb. 6.64 Pneumothorax rechts

Atelektasen

Häufigste Ursache ist ein zentrales Bronchialkarzinom, aber auch Fremdkörper können zur Atelektase führen. Sind Lungenabschnitte nicht belüftet, kollabiert die Lunge, sobald die darin noch enthaltene Luft vom Blut absorbiert ist. Eine Atelektase der gesamten Lunge wird dadurch begrenzt, daß der knöcherne Thorax sein Volumen nur wenig verkleinern kann. Ist nur ein Lappen betroffen, kann ein anderer Lappen dessen Raum einnehmen, weshalb der betroffene Lappen bis auf ein minimales Restvolumen kollabieren kann. Eine Atelektase kann auch nach Infektionen auftreten. Tuberkulose und Bronchiektasen sind dafür gute Beispiele. Die Durchblutung bleibt erhalten.

Bei der Untersuchung fällt eine verminderte Atemexkursion der betroffenen Seite und eine Abweichung des Mediastinums auf die betroffene Seite auf. Es besteht Dämpfung, die aber nur schwer erkennen läßt, ob nur eine Lappenatelektase besteht. Die Atemgeräusche sind vermindert, bleiben aber meist vesikulär, und die Stimmresonanz ist herabgesetzt. Besteht eine Atelektase des Lungen-

Ursachen eines Pneumothorax

Keine Ursache zu finden

Emphysemblasen apikal

Chronische Bronchitis und Emphysem

Staphylokokkenpneumonie

Asthma

Tuberkulose

Mukoviszidose

Trauma

Abb. 6.65 Ursachen eines Pneumothorax

Herz-Kreislauf-System 7

Das Herz-Kreislauf-System ist für die Funktionsfähigkeit jedes anderen Organsystems wichtig. Obwohl heute viele aussagekräftige bildgebende Verfahren, auf die später eingegangen wird, zur Verfügung stehen, bleibt die körperliche Untersuchung unverändert wichtig, zumal das Herz und einige Gefäße leicht auskultiert und palpiert werden können.

Aufbau und Funktion

Das Herz des Erwachsenen (Abb. 7.1) bildet funktionell 2 Pumpen, die in Serie geschaltet sind. Das „rechte Herz" setzt sich aus dem rechten Vorhof, der Trikuspidalklappe, dem rechten Ventrikel, der Pulmonalklappe und der A. pulmonalis zusammen und stellt ein Niederdruck-

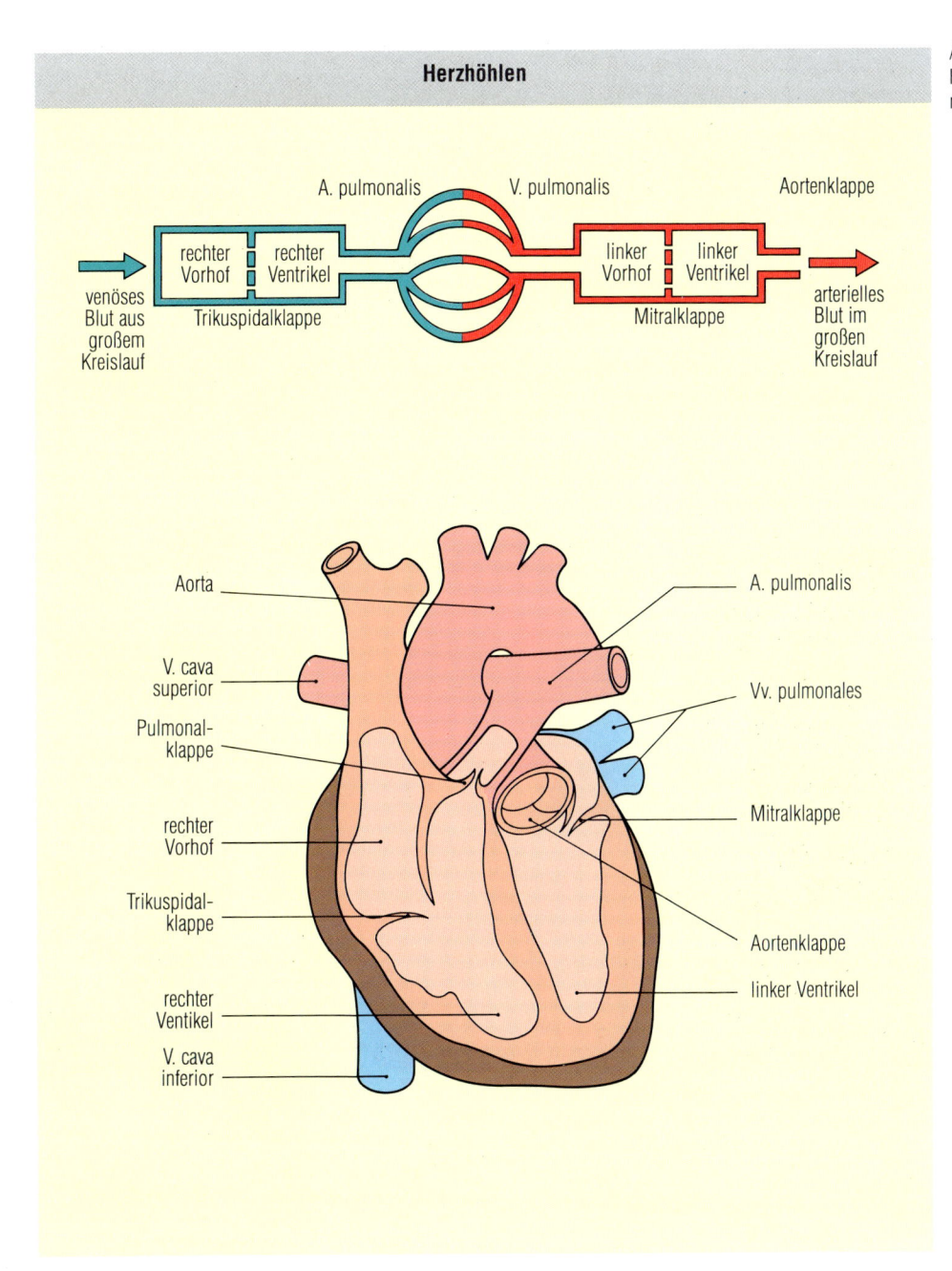

Abb. 7.1 Anordnung der Herzhöhlen als Flußdiagramm (oben) und in ihrer anatomischen Lage (unten)

Herz-Kreislauf-System

pumpensystem dar, das Blut aus den großen Venen erhält und es in die Lungen pumpt. Das „linke Herz" setzt sich aus dem linken Vorhof, der Mitralklappe, dem linken Ventrikel, der Aortenklappe und der Aorta zusammen und stellt eine Hochdruckpumpe dar, die das Blut aus den Lungen in den Körper pumpt. Während der frühen Embryonalentwicklung bildet das Herz eine einfache Röhre, die entlang der Mittellinie des Körpers liegt. Während des embryonalen Wachstums verlängert sich die Röhre schneller als das umgebende Gewebe, wodurch eine Schleife und eine Drehung hervorgerufen wird. Zusätzlich wird ein linker und ein rechter Ventrikel durch die Ausbildung eines Septums in der Mitte dieser Röhre gebildet. In der 9. Schwangerschaftswoche dreht sich das fetale Herz im Uhrzeigersinn,

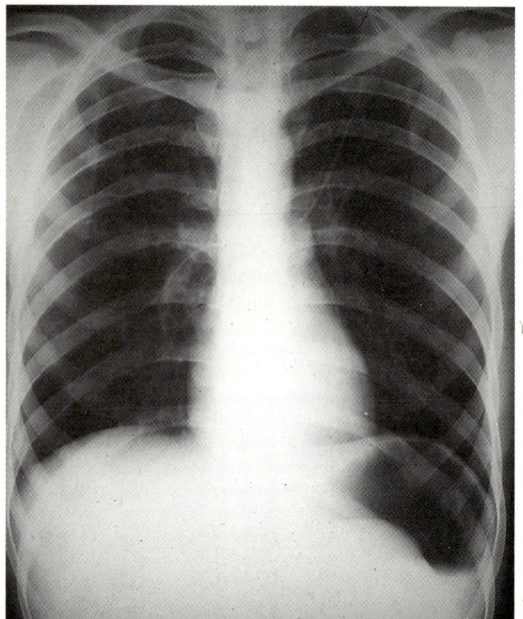

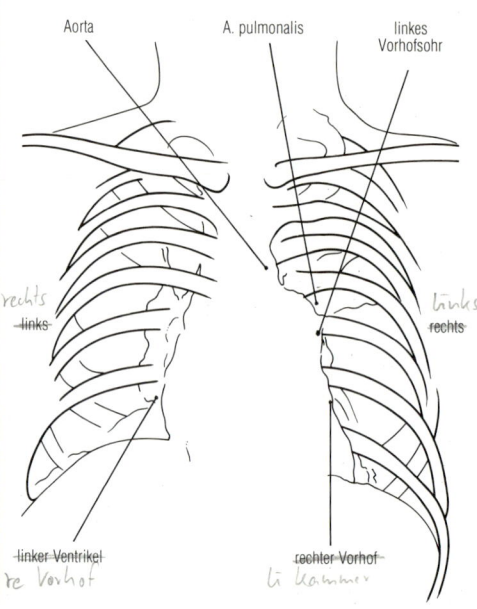

Abb. 7.2 Der rechte Ventrikel und die A. pulmonalis bilden den größten Teil der Vorderseite des Herzens. Am linken Herzrand sind außerdem die Spitze des linken Ventrikels und das linke Vorhofsohr zu erkennen

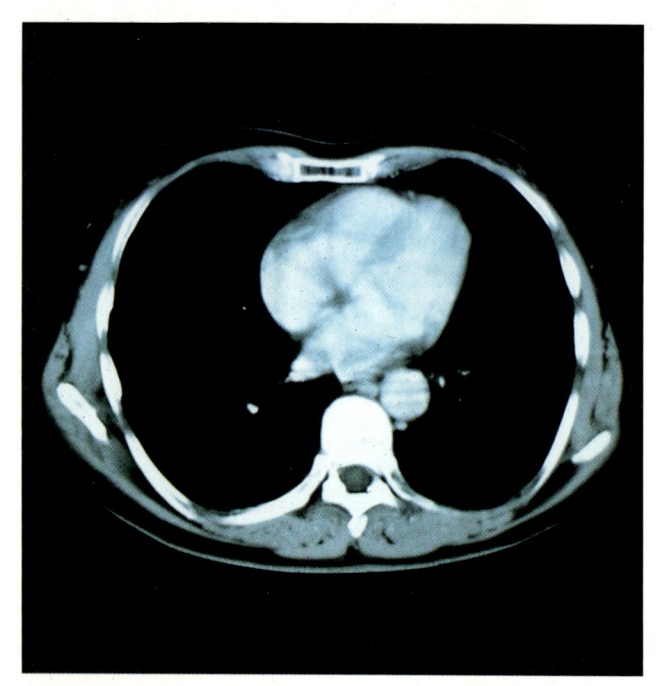

Abb. 7.3 Die Computertomographie zeigt die Lage des Herzens innerhalb des Brustkorbes

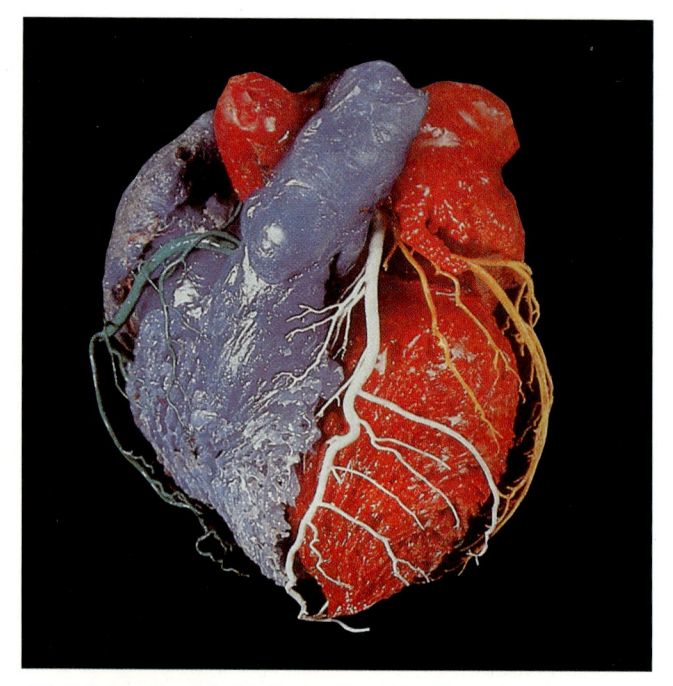

Abb. 7.4 Ausgußmodell der Herzkammern (der Muskel wurde aufgelöst, nachdem die Kammern mit Wachs oder Plastik gefüllt waren)

wodurch der rechte Ventrikel vorne hinter dem Brustbein zu liegen kommt. Der größte Teil des linken Ventrikels liegt dann hinten, so daß von vorne nur der kleine Teil, der den linken Herzrand und die Herzspitze bildet, sichtbar ist (Abb. 7.2). Die Lage des Herzens innerhalb des Brustkorbs zeigt das computertomographische Bild des Brustkorbes der Abb. 7.3. Das Herz liegt quer im Brustkorb. Die Längsachse, die Ebenen der interatrialen und interventrikulären Septen und die durch die Herzklappen gebildete Ebene liegen in keiner der anatomischen Standardebenen.

Die Herzkammern (Ventrikel) können postmortal durch Injektion von Wachs oder Plastik mit anschließender Auflösung des Muskels (Abb. 7.4) und vital nach Injektion von Kontrastmittel in die einzelnen Herzhöhlen über einen von peripher eingeführten Katheter unter Durchleuchtung untersucht werden. Wird dabei die Röntgenvorrichtung passend gedreht, ist es möglich, detaillierte Bilder von der vollen Ausdehnung der Ventrikel zu bekommen (Abb. 7.5).

Ventrikels. Werden beide Ventrikel quer geschnitten, ist der linke einschließlich des Septum interventriculare annähernd rund, der rechte scheint an einer Seite um diesen gewickelt zu sein (Abb. 7.6). Die Muskelfasern des Herzens sind in einer komplizierten Spiralform angeordnet, so daß bei der Kontraktion (Systole) das Blut nicht nur aus beiden Ventrikeln ausgetrieben wird, sondern das Herz sich auch verlängert und bezüglich seiner Basis, die durch die großen Blutgefäße gebildet wird, rotiert. Diese Bewegung kann als Herzschlag getastet werden, wenn eine Hand auf den Brustkorb gelegt wird. Das Herz wird von Serosa (Perikard) umhüllt, wodurch eine reibungsfreie Bewegung des Herzens möglich ist. Zusätzlich zu den Bewegungen, die bei jedem Herzschlag auftreten, kann die Lage von Perikard und Herz durch die Atmung oder durch Lageveränderungen des Körpers beeinflußt werden.

Myokard

Ventrikel

Das Myokard stellt ein besonderes Muskelgewebe dar, das außerordentlich wenig ermüdbar ist. Die Wand des linken Ventrikels ist wegen der dort bestehenden höheren Drücke viel dicker als die des rechten

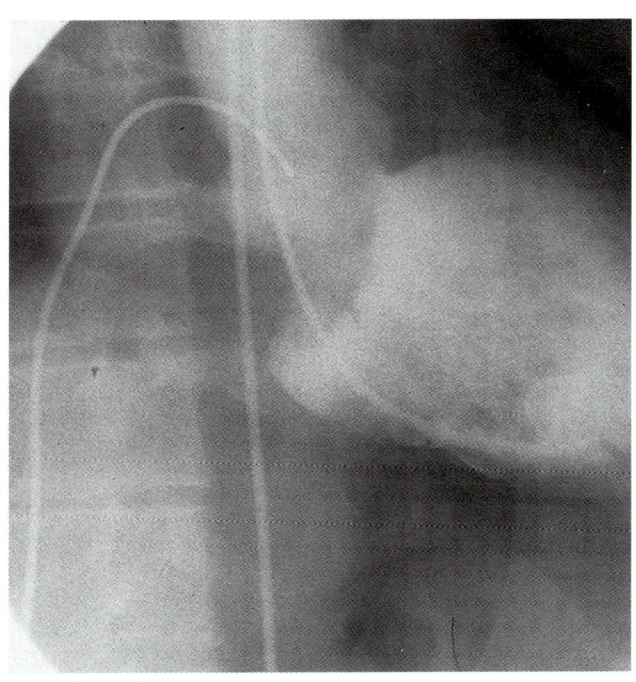

Abb. 7.5 Ventrikulogramm des linken Ventrikels. Kontrastmittel wird über einen Katheter, der über die A. femoralis eingeführt wird, injiziert. Die Röntgenröhre und der Bildschirm sind geneigt (rechte, vordere, quere Position), um den linken Ventrikel komplett darzustellen

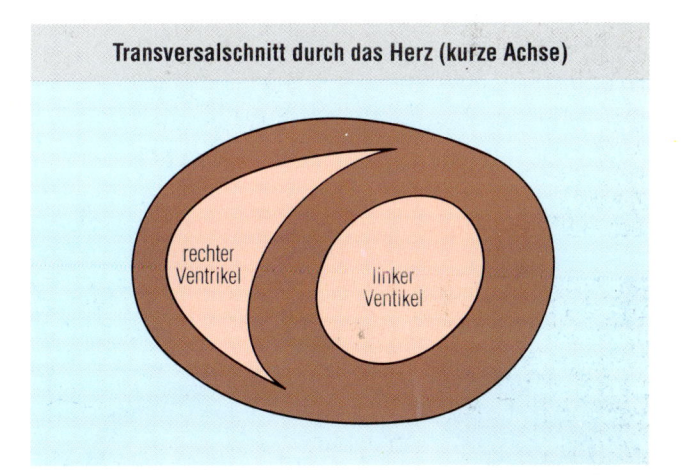

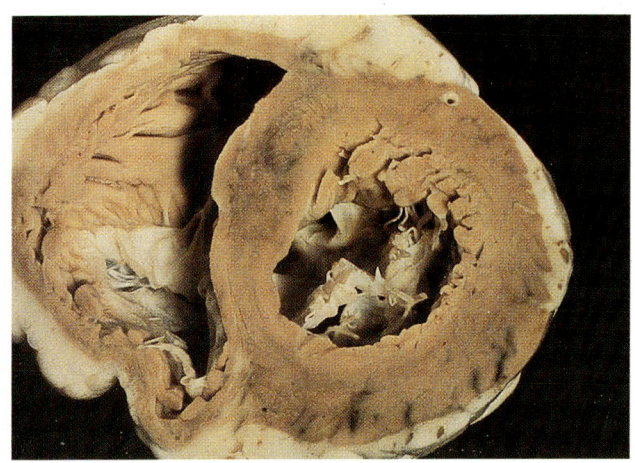

Abb. 7.6 Kurze Herzachse. In der kurzen Achse (Transversalschnitt) ist der rechte Ventrikel (dünnwandig, niedriger Druck) um den linken Ventrikel (dickwandig, höherer Druck) gewickelt

Herz-Kreislauf-System

Vorhöfe

Die Vorhofwände des Herzens sind ebenfalls muskulär, aber sehr viel dünner als die Ventrikelwände (Abb. 7.7). Die Vorhöfe kontrahieren Bruchteile einer Sekunde vor den Ventrikeln und unterstützen dadurch die Füllung der Ventrikel, wenn eine gesteigerte Auswurfleistung des Herzens erforderlich ist. Patienten, deren Vorhöfe krankheitsbedingt unbeweglich sind oder nicht mit den Ventrikeln synchronisiert schlagen, fühlen sich in Ruhe meist wohl, können aber bei Anstrengung kurzatmig werden.

Herzhypertrophie und Herzdilatation

Wie jeder Muskel reagiert der Herzmuskel auf eine vermehrte Arbeitsbelastung mit Wachstum, wobei zwischen Druck- und Volumenbelastung unterschieden werden muß. Druckbelastung entsteht, wenn das Blut gegen einen erhöhten Widerstand gefördert werden muß (Abb. 7.8). Dadurch entsteht eine Herzhypertrophie, am Anfang ohne Dilatation der betroffenen Kammer. So wird z. B. bei Aortenstenose die linksventrikuläre Wand deutlich dicker, das Volumen des Ventrikelhohlraumes bleibt aber normal. Bei extremer Druckbelastung, oder falls das Wachstum des Herzmuskels die Möglichkeit der Blutversorgung überschreitet, kann eine Insuffizienz des Herzmuskels auftreten und sich die Höhle vergrößern.

Das Herz antwortet auf eine Volumenbelastung (Mitral- oder Aorteninsuffizienz, a. v. Fistel, Links-rechts-Shunt) mit der Kombination aus Myokardhypertrophie und Dilatation der beteiligten Kammer, um das höhere Schlagvolumen zu erbringen, das erforderlich ist, um die Volumenbelastung zu beseitigen. Im Röntgenbild (Abb. 7.9) und in der Echokardiographie besteht eine Herzvergrößerung.

Sowohl Hypertrophie als auch Dilatation bewirken typische EKG-Veränderungen, so daß der betroffene Ventrikel aus dem EKG identifiziert werden kann.

Herzklappen

Es gibt 4 Herzklappen, die anatomisch und funktionell 2 Gruppen bilden:

- atrioventrikuläre Klappen (AV-Klappen),
- Semilunarklappen (Ausflußbahn).

Trikuspidal- bzw. Mitralklappe trennen den rechten Vorhof vom rechten Ventrikel bzw. linken Vorhof vom linken Ventrikel. Beide entwickeln sich aus dem Endokardkissen des embryonalen Herzens und bestehen aus flexiblen, dünnen Blättern, die bei Kontraktion des Ventrikels nicht in den Vorhof zurückgedrückt werden können, da sie

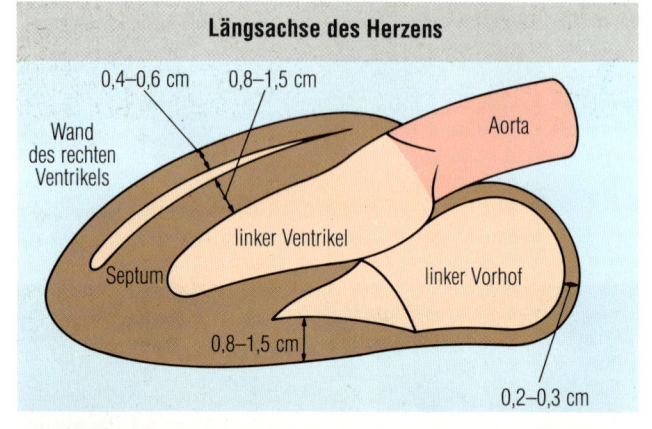

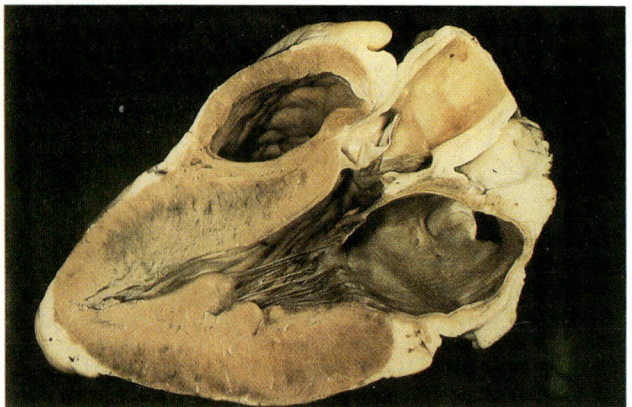

Abb. 7.7 Stärke der Muskulatur verschiedener Herzabschnitte

Ursachen für vergrößerte Druckbelastung des Herzens (Afterload)
Druckbelastung des rechten Ventrikels
Stenose der Pulmonalklappe
Erhöhter Widerstand in der A. pulmonalis: chronische Hypoxie; chronische Lungenerkrankung; sekundär bei Linksherzinsuffizienz; Eisenmenger-Syndrom; primäre pulmonale Hypertonie
Druckbelastung des linken Ventrikels
Aortenklappenstenose
Subvalvuläre Aortenstenose: Membran; hypertrophe, obstruktive Kardiomyopathie
Supravalvuläre Stenosen
Aortenkoarktation
Arterielle Hypertonie

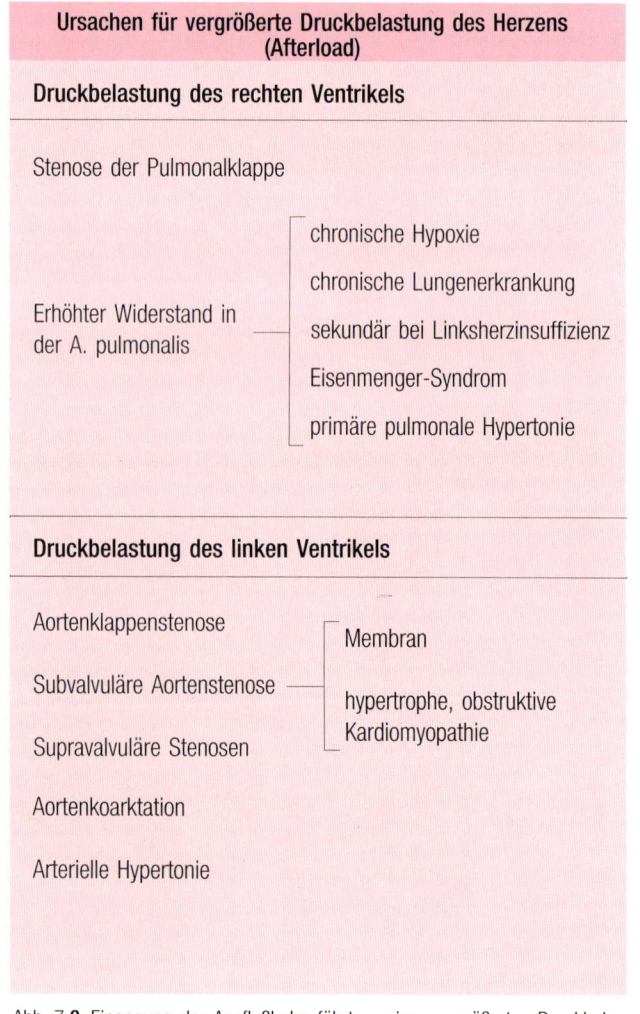

Abb. 7.8 Einengung der Ausflußbahn führt zu einer vergrößerten Druckbelastung des Herzens

Aufbau und Funktion

über Chordae tendineae der Papillarmuskeln, spezialisierten Teilen des Ventrikelmuskels, (Abb. 7.10) fixiert sind. Die hämodynamischen Wirkungen der Mitral- und Trikuspidalklappe sind sehr hoch. Ihre biegsamen Enden mindern Turbulenzen des Blutflusses, wodurch trotz geringer Druckdifferenz ein schneller Blutfluß vom Vorhof in den Ventrikel möglich ist.

Aorten- und Pulmonalklappe entwickeln sich aus 2 Spiralen, die das unpaarige große Gefäß in der Embryonalzeit in Aorten- und Pulmonalisstamm teilen. Jede dieser Klappen hat normalerweise 3 Scheitelpunkte, deren Anordnung ihren embryonalen Ursprung widerspiegelt (Abb. 7.11) und deren Spitze wie ein Halbmond geformt ist. Daher werden sie auch Semilunarklappen genannt.

Herztöne

Durch Schluß der Herzklappen während eines Herzzyklus entstehen Geräusche, die mit einem Stethoskop auskultiert werden können. Normalerweise klingen sie ähnlich wie „lup", „dup". Der 1. Herzton („lup") wird durch den Verschluß der Mitral- und Trikuspidalklappe, der 2., höherfrequente Herzton („dup") durch den Schluß der Aorten- und Pulmonalklappe verursacht. Die Beziehung zwischen Herzton, Elektrokardiogramm (EKG) und der arteriellen Pulswelle zeigt Abb. 7.12. Bei Kindern oder jungen Erwachsenen ist der Herzton während der Inspiration in 2 Bestandteile („lupdadup") gespalten und vereinigt sich bei der Exspiration wieder. Diese physiologische

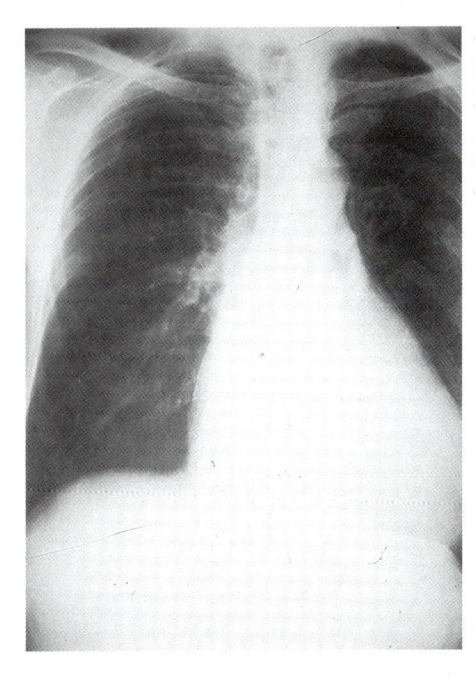

Abb. 7.9 Röntgenaufnahme des Thorax: Herzvergrößerung infolge von Volumenbelastung bei Mitralinsuffizienz (vgl. Abb. 7.2)

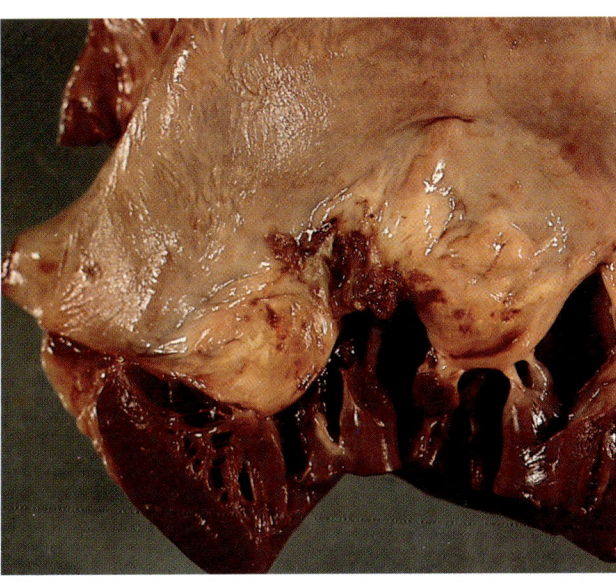

Abb. 7.10 Präparat, das die Befestigung der Klappen am Papillarmuskel durch die Chordae tendinae zeigt

Entwicklung der Aorten- und Pulmonalklappe (Semilunarklappen)

primitiver Truncus entwickelt 4 Spiralkämme

Spiralkämme trennen Aorta und A. pulmonalis und formen die Aorten- und Pulmonalklappe

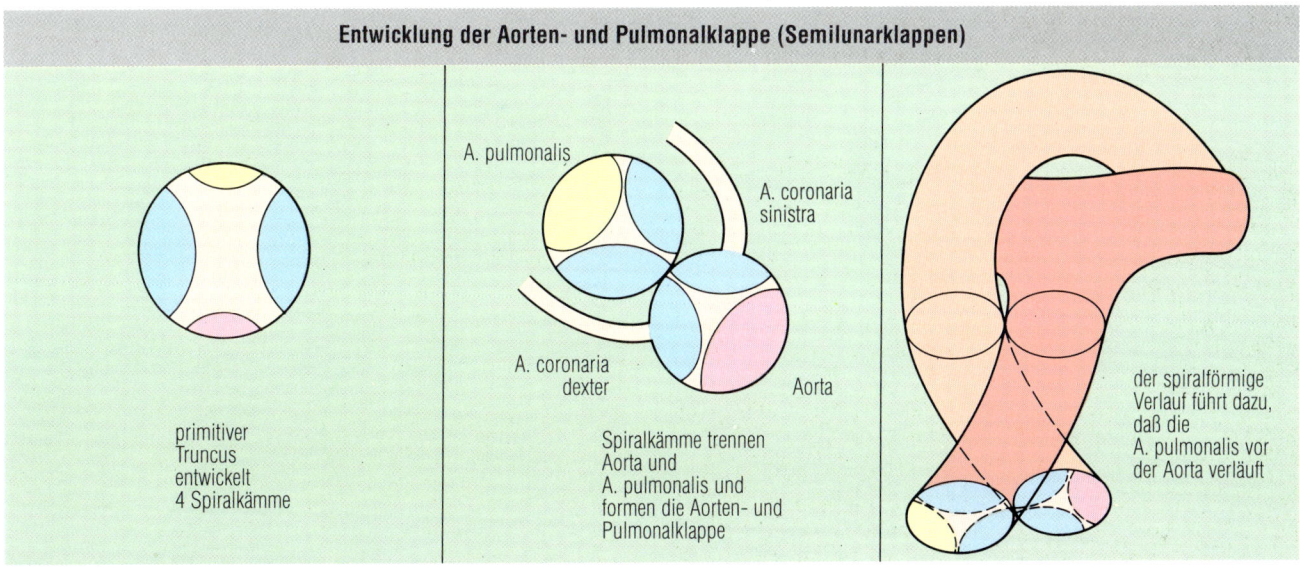

der spiralförmige Verlauf führt dazu, daß die A. pulmonalis vor der Aorta verläuft

Abb. 7.11 Das gemeinsame große Gefäß des fetalen Herzens wird durch das Wachstum von Spiralkämmen in Aorta und A. pulmonalis geteilt

7.5

Spaltung des 2. Herztones entsteht durch geringe Veränderungen des Schlagvolumens des linken und rechten Ventrikels während eines normalen Atemzyklus. Während der Inspiration steigt der venöse Rückfluß zum rechten Herzen, weshalb dessen Schlagvolumen größer wird und ein verspäteter Schluß der Pulmonalklappe erfolgt. Gleichzeitig vermindert die Blutansammlung in den Pulmonalvenen die Füllung des linken Ventrikels, was zu einem leicht verfrühten Schluß der Aortenklappe führt. Die Spaltung beider Herztöne kann zunehmen, wenn durch andere Faktoren die Kontraktion des rechten Ventrikels verzögert wird (Rechtsschenkelblock, Stenose der Pulmonalklappe). Im Gegensatz dazu kann alles, was die linksventrikuläre Kontraktion (Linksschenkelblock, hypertrophe obstruktive Kardiomyopathie) und damit die Aortenkomponente des 2. Herztones verzögert die normale Beziehung umkehren und zu einer zunehmenden Spaltung des 2. Herztones bei der Exspiration und Vereinigung beider Töne bei Inspiration führen.

Beim Vorhofseptumdefekt besteht typischerweise eine fixierte Spaltung des 2. Herztones, da wegen des Defektes im Vorhofseptum der Druck im linken und rechten Vorhof während des Atemzyklus gleich bleibt (Abb. 7.**13**).

Elektrische Aktivität des Herzens

Die Depolarisation der Membran der Herzmuskelzelle stellt das Signal für die Kontraktion dar. Sie wird geordnet von Zelle zu Zelle übertragen, so daß sich normalerweise das Herz koordiniert kontrahiert. Eine kleine Gruppe von Zellen im sinuatrialen Knoten, der nahe des Überganges der V. cava superior in den rechten Vorhof liegt, bildet den Schrittmacher. Diese Zellen depolarisieren und repolarisieren physiologischerweise mit einer höheren Frequenz als die Zellen anderer Teile des Herzens. Der elektrische Impuls breitet sich vom sinuatrialen Knoten (Abb. 7.**14**) über die Muskulatur der Vorhöfe aus. Die Vorhöfe werden durch einen Ring aus Bindegewebe, in dem die Mitral- und Trikuspidalklappe verankert sind und das die Überleitung des elektrischen Impulses hemmt, von den Ventrikeln getrennt. Physiologisch stellt der AV-Knoten den einzigen Weg durch diesen Ring dar. Als AV-Knoten wird ein kleines Gebiet spezialisierten Gewebes zwischen Trikuspidalklappe und Aorta bezeichnet, das eine Impulsleitung ermöglicht. Die Passage des Impulses durch den AV-Knoten führt zu einer Verzögerung von 0,12 bis 0,20 s, wodurch eine Verzögerung der Ventrikelkontraktion gegenüber der Vorhofkontraktion sichergestellt wird. Nach der Passage durch den AV-Knoten wird der elektrische Impuls über spezialisierte Leitungsbahnen (Hissches Bündel) schnell zur Ventrikelmuskulatur geleitet.

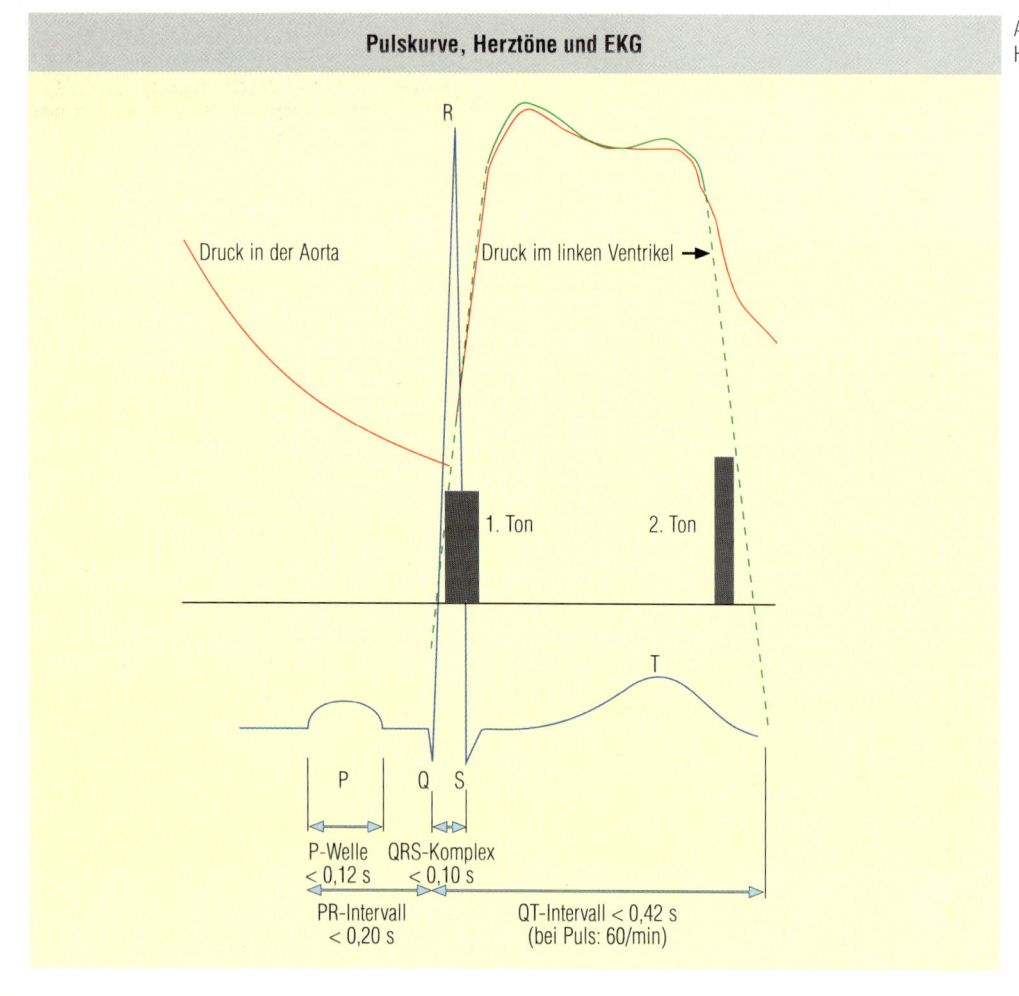

Abb. 7.**12** Beziehung zwischen Herztönen, EKG und Pulskurve

Elektrische Aktivität des Herzens

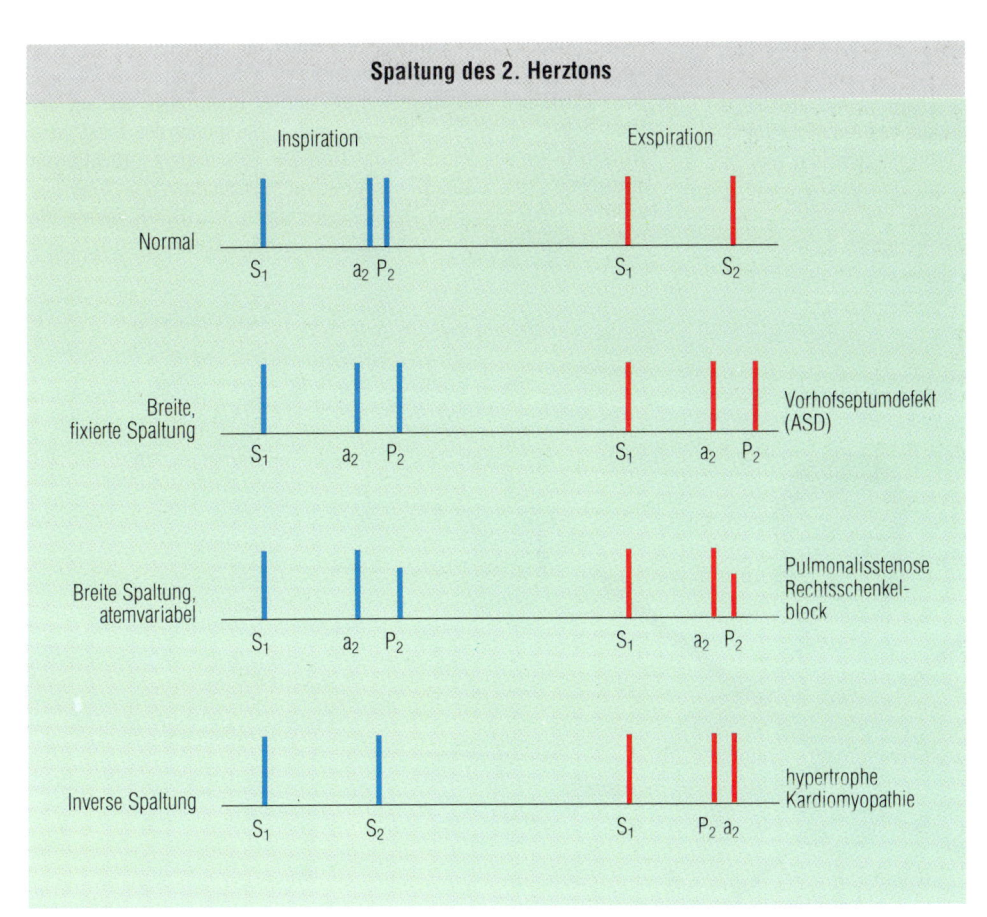

Abb. 7.**13** Veränderungen des Schlagvolumens des linken und rechten Ventrikels bewirken eine atemsynchrone Aufspaltung des 2. Herztones. Eine inspiratorische Spaltung des 2. Herztones ist physiologisch. Andere Veränderungen der Herztöne können auf Herzerkrankungen hinweisen

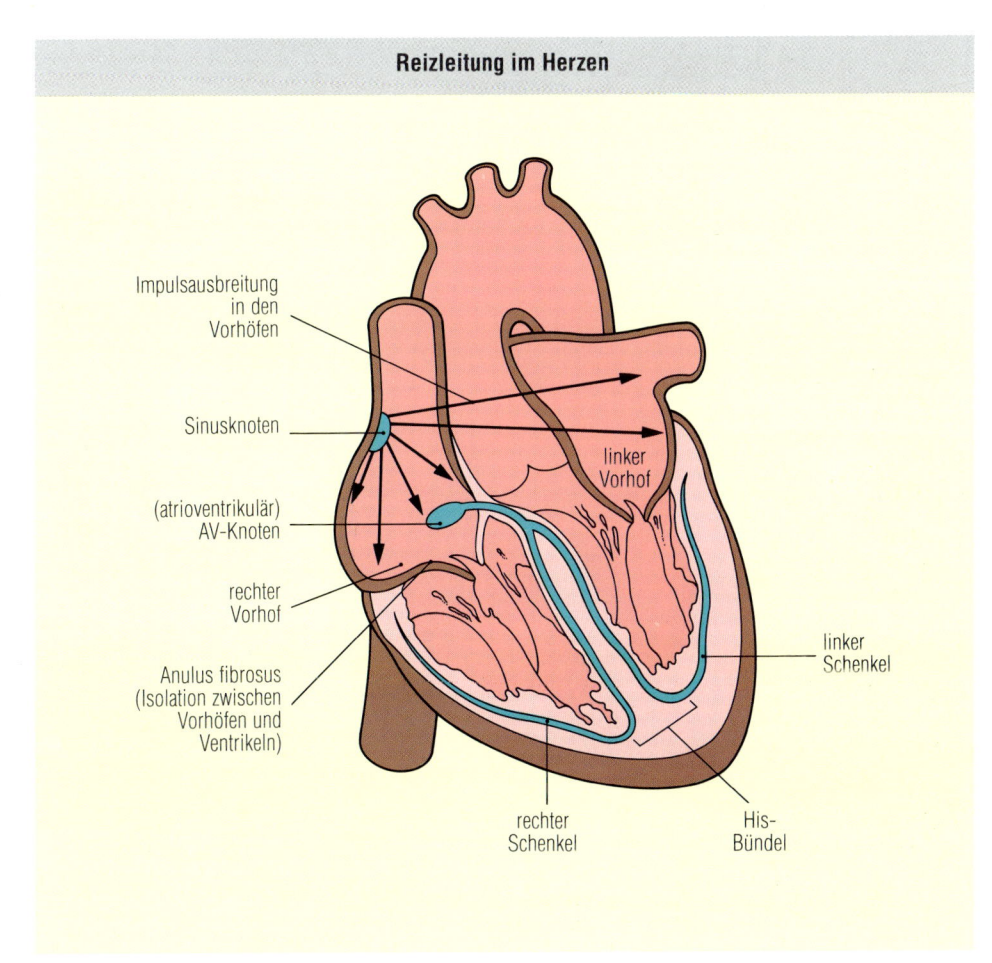

Abb. 7.**14** Ausbreitungswege der elektrischen Impulse im Herzen (in den Vorhöfen bestehen keine spezifischen Reizleitungswege)

Herz-Kreislauf-System

Elektrokardiogramm (EKG)

Das EKG ist eine unschätzbare Hilfe zur Diagnose von Herzrhythmusstörungen. Es beruht auf einer Verstärkung und Aufzeichnung der sehr kleinen elektrischen Potentialveränderungen zwischen verschiedenen Punkten der Körperoberfläche, die durch die zyklische Depolarisation und Repolarisation der Zellen des Myokards entstehen. Die elektrischen Potentiale werden mittels Elektroden, die auf der Haut liegen, abgeleitet. Die Lage und Verknüpfung der Elektroden ermöglicht es, mit dem EKG das Herz aus verschiedenen Richtungen anzusehen (Abb. 7.15). Die elektrischen Veränderungen im Ventrikel während eines einzelnen Herzschlages bilden den QRS-Komplex, die P-Welle reflektiert die Vorhofaktivität (Abb. 7.16).

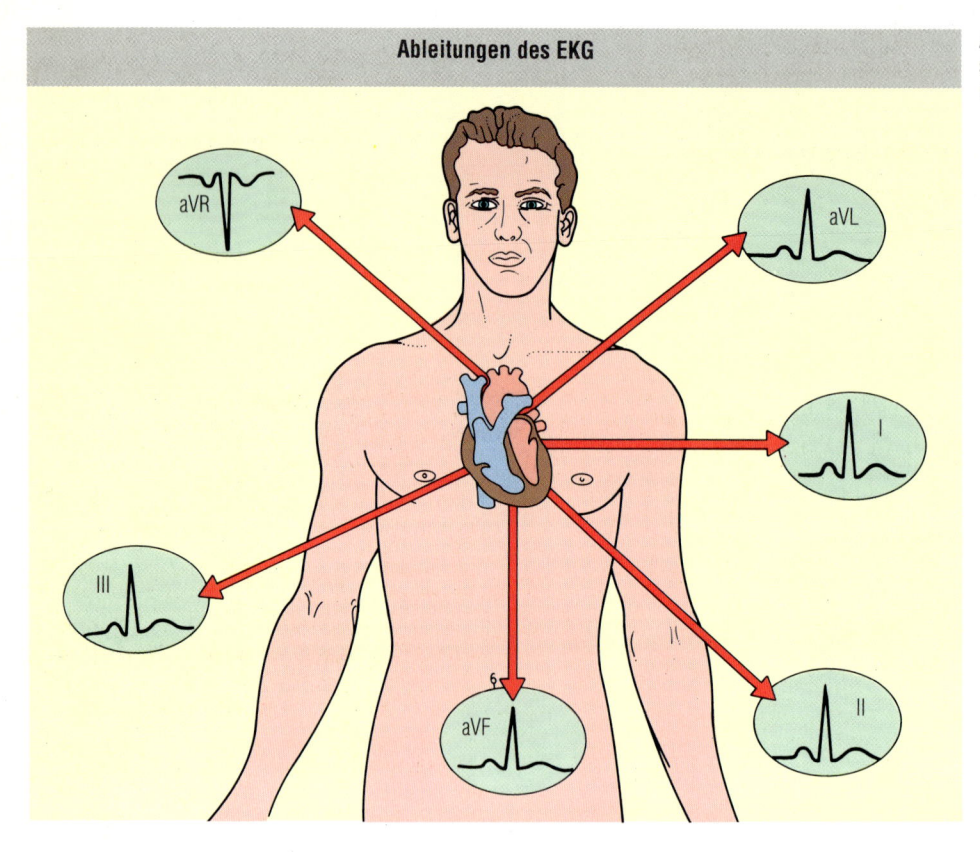

Ableitungen des EKG

Abb. 7.15 Projektionen des EKG (entsprechend dem Konzept von Goldberger und Wilson)

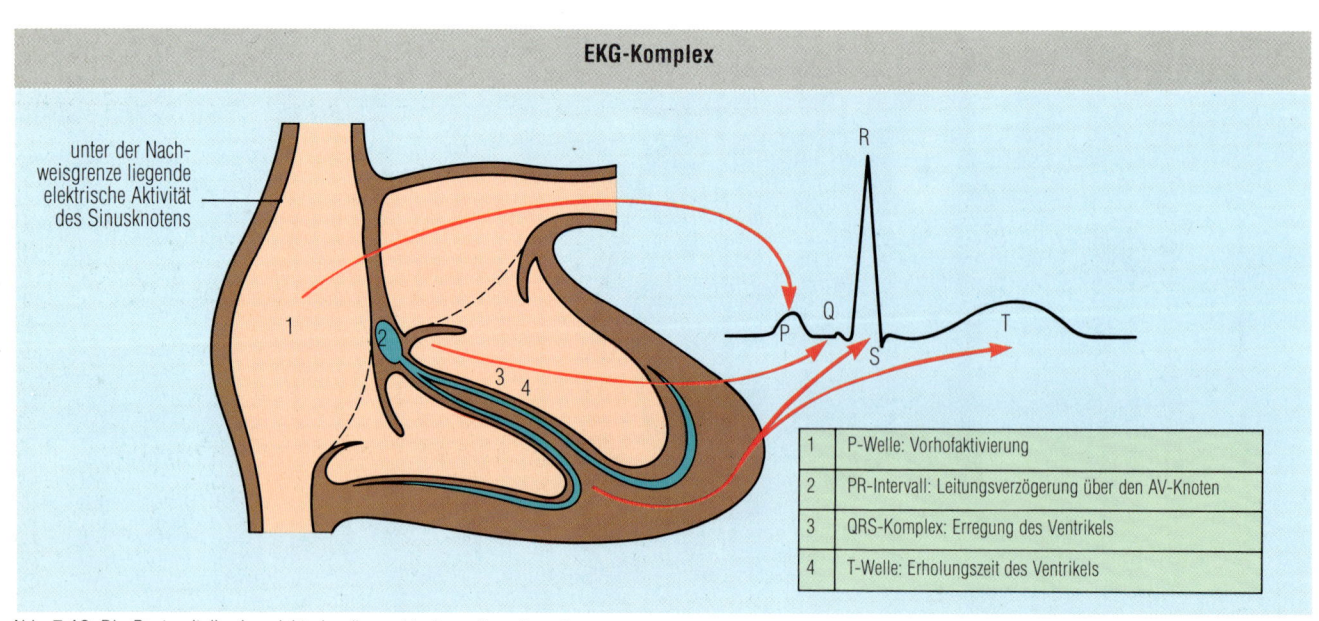

EKG-Komplex

unter der Nachweisgrenze liegende elektrische Aktivität des Sinusknotens

1	P-Welle: Vorhofaktivierung
2	PR-Intervall: Leitungsverzögerung über den AV-Knoten
3	QRS-Komplex: Erregung des Ventrikels
4	T-Welle: Erholungszeit des Ventrikels

Abb. 7.16 Die Bestandteile des elektrokardiographischen „Komplexes"

Rhythmusstörungen

Bei Verdacht auf intermittierend auftretende Arrhythmien kann das EKG kontinuierlich auf einem Monitor (Abb. 7.17) dargestellt und bei ambulanten Patienten über 24 bis 48 Stunden kontinuierlich auf einem Magnetband („Holter-Monitoring") oder Mikrochip aufgezeichnet und später hinsichtlich aufgetretener Rhythmusstörungen analysiert werden. Anhand des EKG können Hypertrophien einzelner Abschnitte des Herzens (Abb. 7.18), Rhythmusstörungen oder Schädigungen des Herzens erkannt werden.

Rhythmusstörungen

Abnormalitäten des Herzrhythmus können in solche, bei denen das Herz zu langsam (Bradykardie) und in solche, bei denen das Herz zu schnell (Tachykardie) arbeitet, unterteilt werden. Physiologisch ist bei gesunden jungen Erwachsenen die Herzfrequenz zwischen 40 und 180 Schlägen/Minute variabel und kann bei anstrengendster Arbeit noch höher steigen.

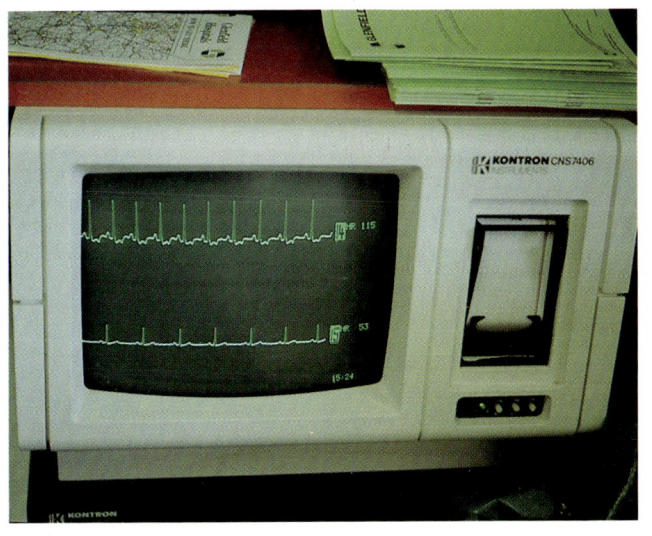

Abb. 7.17 EKG-Monitor zur Überwachung

EKG bei Hypertrophie der Herzhöhlen

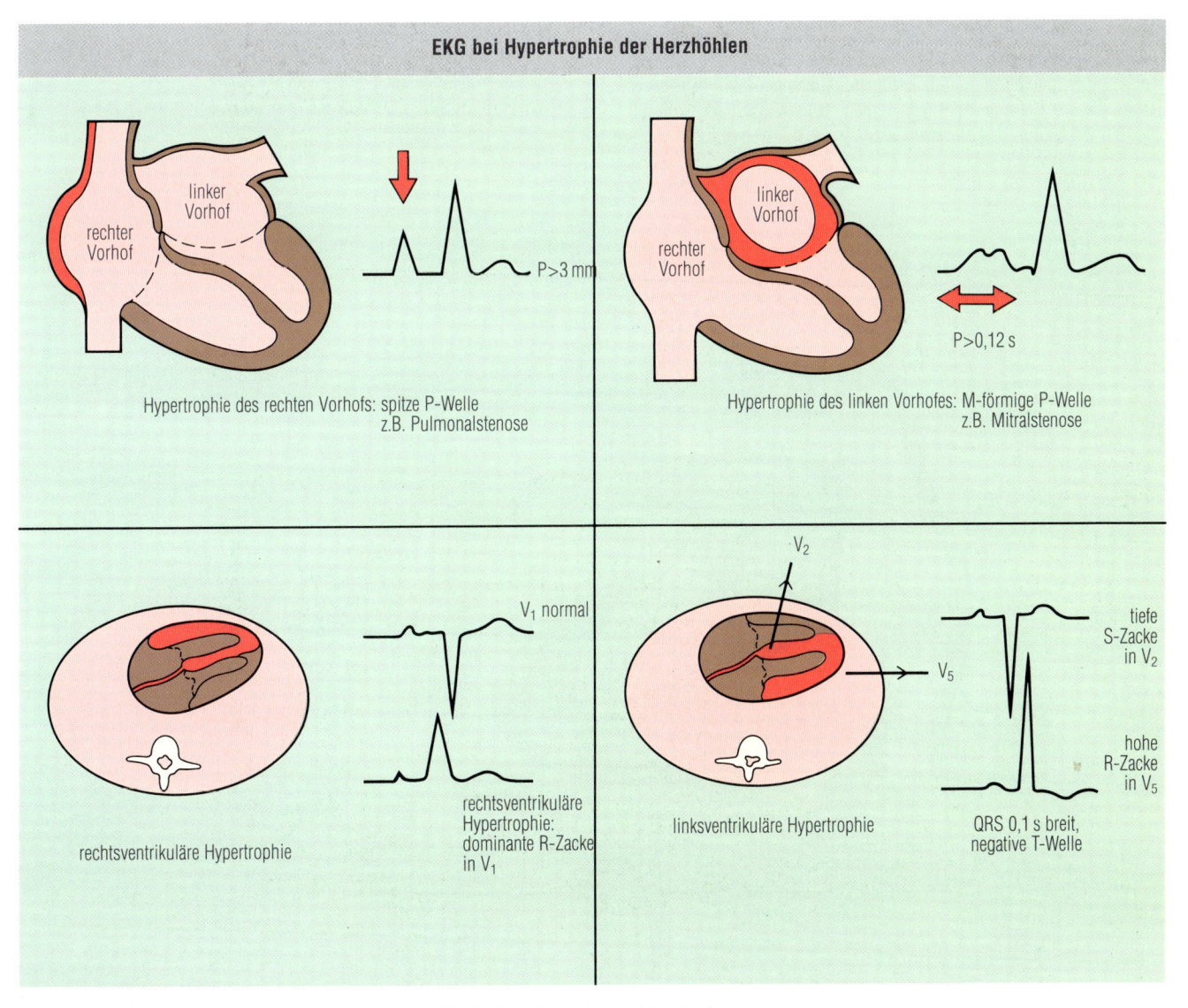

Hypertrophie des rechten Vorhofs: spitze P-Welle z.B. Pulmonalstenose — P>3 mm

Hypertrophie des linken Vorhofes: M-förmige P-Welle z.B. Mitralstenose — P>0,12 s

rechtsventrikuläre Hypertrophie — V1 normal, rechtsventrikuläre Hypertrophie: dominante R-Zacke in V1

linksventrikuläre Hypertrophie — tiefe S-Zacke in V2, hohe R-Zacke in V5, QRS 0,1 s breit, negative T-Welle

Abb. 7.18 An Veränderungen des EKG können Hypertrophien der Herzhöhlen diagnostiziert werden

Die Herzfrequenz wird physiologisch durch die Balance zwischen Sympathikusaktivität, die das Herz beschleunigt, und Vagusaktivität, die es verlangsamt, kontrolliert (Abb. 7.19).

Bradykardie

Bradykardie kann durch Medikamente, insbesondere durch β-Rezeptor-Antagonisten („β-Blocker"), verursacht werden. Ferner kann sie bei jungen Athleten mit ausgeprägtem Vagotonus auch physiologisch auftreten. Extreme Bradykardien können durch einen „Block", der eine Verzögerung oder Unterbrechung der Leitung des elektrischen Impulses, meist bei der Passage durch den AV-Knoten oder das His-Bündel (Abb. 7.20), beschreibt, hervorgerufen werden.

Tachykardie

Ektope Schläge

Da alle Herzmuskelzellen, nicht nur der sinuatriale Knoten, spontan depolarisieren können, ist es möglich, daß ein ektoper Fokus elektrischer Aktivität auftritt und Extraschläge asynchron zum normalen Herzzyklus auslöst. Diese Extraschläge (Extrasystolen) können im Vorhof oder im Ventrikel entstehen. Bei ansonsten Gesunden sind die Extrasystolen in der Regel gutartig und harmlos, können aber auch auf metabole Schädigungen mit exzessiver Irritabilität der Herzmuskulatur (z. B. nach Herzinfarkt oder während einer Virusinfektion des Herzens) (Abb. 7.21) hinweisen.

Dauernde Tachykardie

Eine dauernde Tachykardie kann entstehen, wenn verschiedene ektope Schläge in Folge auftreten (z. B. als Manifestation eines besonders irritablen ektopen Fokus), und wird dann als „fokale Tachykardie" bezeichnet.

Häufiger wird eine dauernde Tachykardie durch das Phänomen des Reentry (Abb. 7.22) verursacht, das darauf beruht, daß die Reizleitung über 2 alternative Wege erfolgt, die sich in der

Autonomes Nervensystem und Herz	
Vagotonus (Dämpfung der Herzaktivität)	
Verstärkt bei Kindern, Athleten	
Stimuliert:	Barorezeptoren des Karotissinus, Schmerz, Trauma (über Hypothalamus)
	Dehnungsrezeptoren des Ventrikels (Schonreflex)
Überschießend:	Vasovagale Synkope
	Synkope bei Karotissinussyndrom
Gehemmt:	Atropin
Sympatikotonus (Aktivierung der Herzaktivität)	
Verstärkt:	Angst, Schmerz, Hypovolämie, Herzinsuffizienz, körperliche Aktivität
Vermindert:	Im Schlaf
Gehemmt:	β-Adrenorezeptorenblocker

Abb. 7.19 Auswirkungen des vegetativen Nervensystems auf das Herz

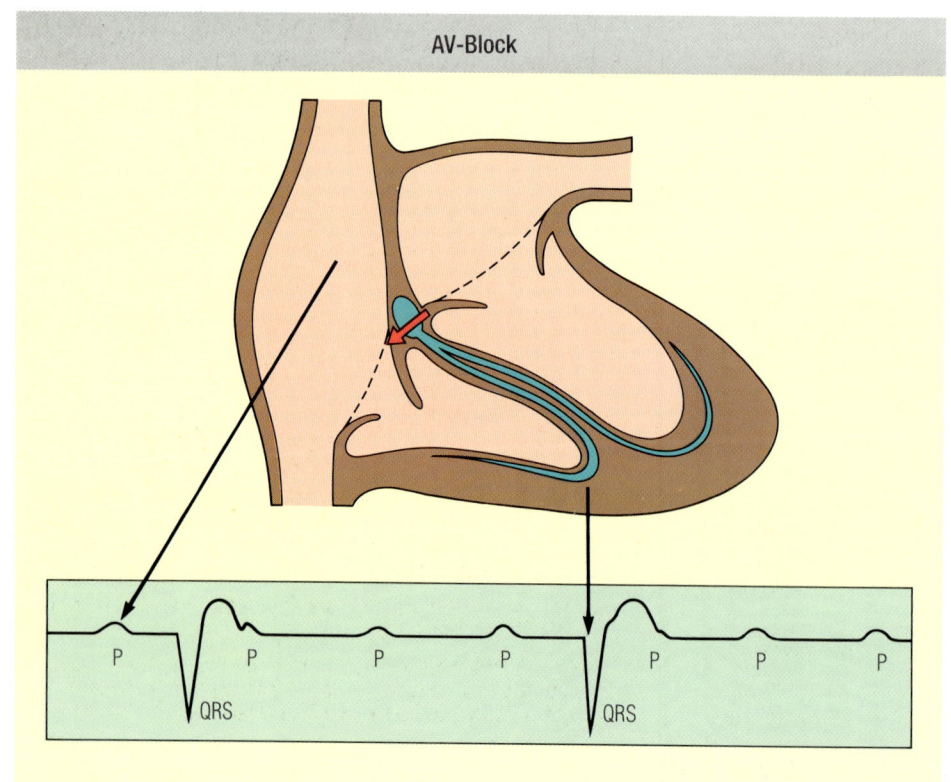

Abb. 7.20 Der AV-Block ist eine Ursache einer Bradykardie. Die Überleitung der Erregung vom Vorhof zum Ventrikel ist unterbrochen

Rhythmusstörungen

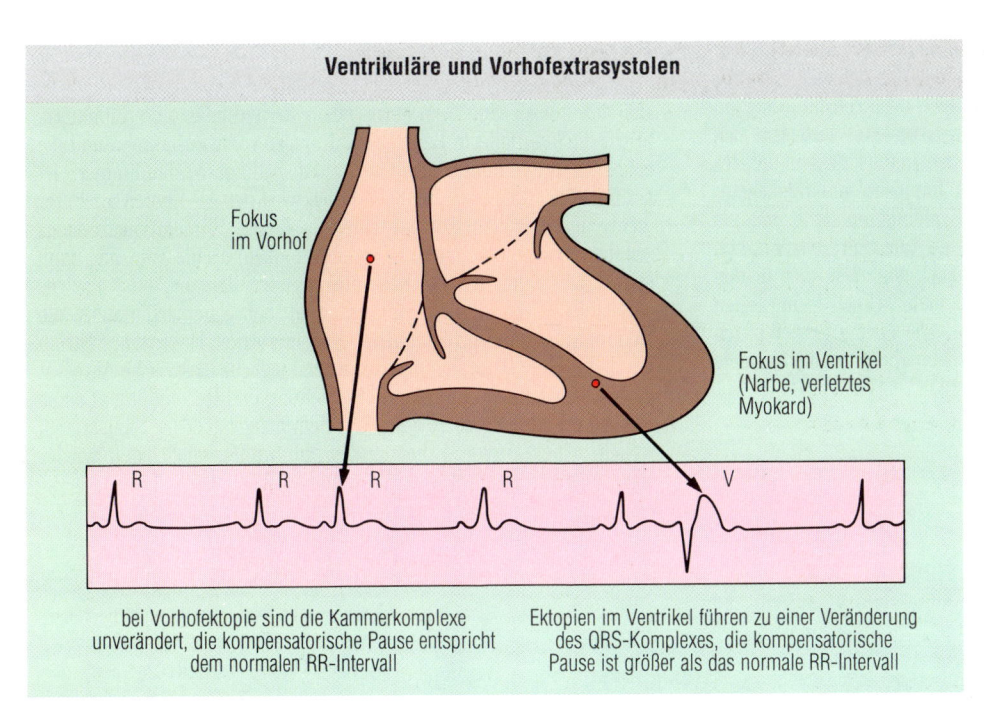

Ventrikuläre und Vorhofextrasystolen

Abb. 7.21 Extrasystolen werden durch ein ektopes Reizbildungszentrum ausgelöst

Fokus im Vorhof

Fokus im Ventrikel (Narbe, verletztes Myokard)

bei Vorhofektopie sind die Kammerkomplexe unverändert, die kompensatorische Pause entspricht dem normalen RR-Intervall

Ektopien im Ventrikel führen zu einer Veränderung des QRS-Komplexes, die kompensatorische Pause ist größer als das normale RR-Intervall

Reentrytachykardie

normale Reizleitung über den AV-Knoten

Tachykardie

Reizleitung über akzessorisches Bündel (Kentsches Bündel)

Reizleitung nur über den normalen Weg (kürzere Refraktärperiode, langsame Leitung)

Reizleitung über das akzessorische Bündel (längere Refraktärzeit, schnelle Leitung)

Leitung über beide Wege

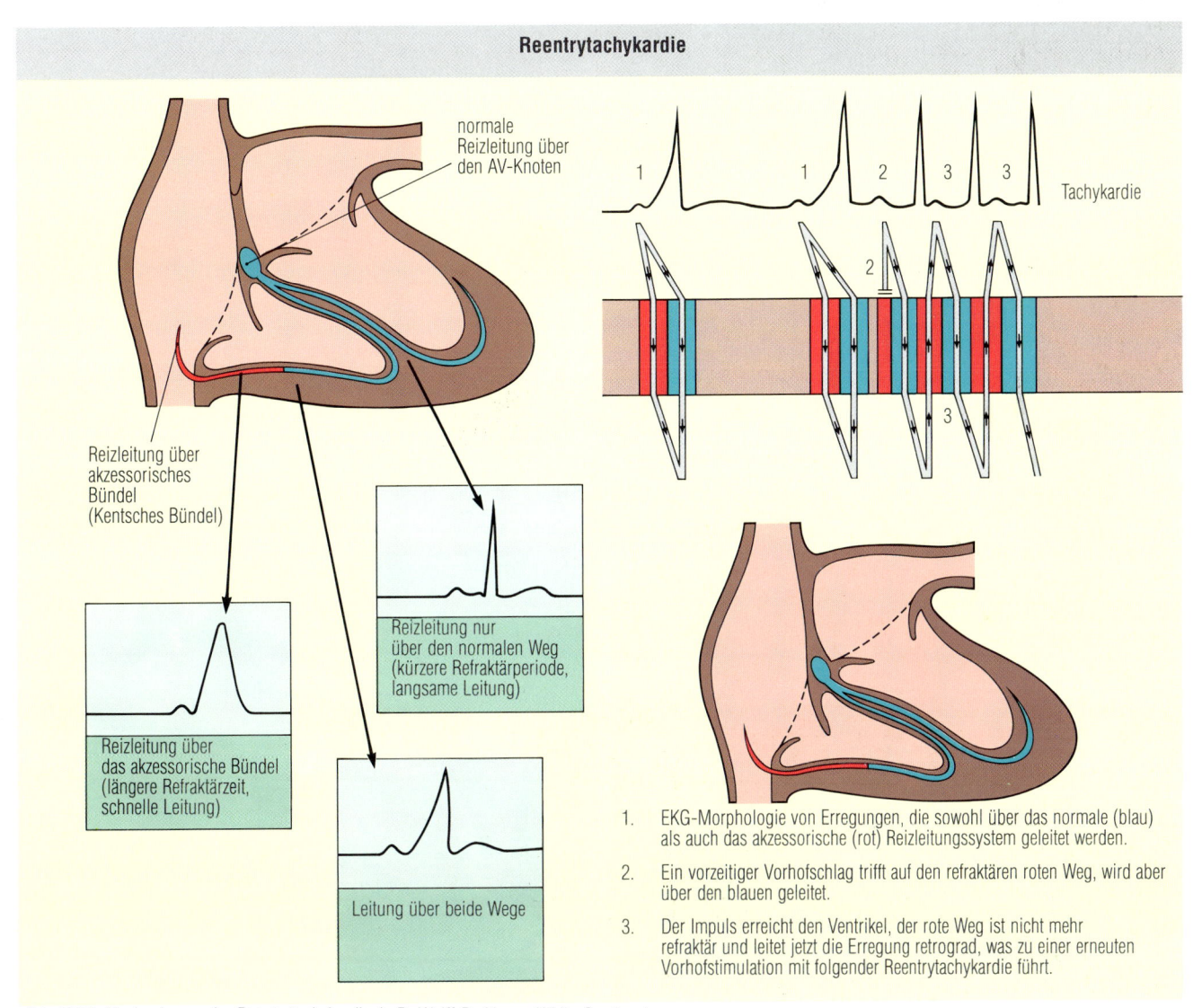

1. EKG-Morphologie von Erregungen, die sowohl über das normale (blau) als auch das akzessorische (rot) Reizleitungssystem geleitet werden.
2. Ein vorzeitiger Vorhofschlag trifft auf den refraktären roten Weg, wird aber über den blauen geleitet.
3. Der Impuls erreicht den Ventrikel, der rote Weg ist nicht mehr refraktär und leitet jetzt die Erregung retrograd, was zu einer erneuten Vorhofstimulation mit folgender Reentrytachykardie führt.

Abb. 7.22 Mechanismus der Reentrytachykardie (z. B. Wolff-Parkinson-White-Syndrom)

Herz-Kreislauf-System

Leitungsgeschwindigkeit und in der Refraktärzeit unterscheiden. Normalerweise wird der Impuls über beide Wege geleitet. Ein sehr frühzeitig auftretender Impuls kann auf einen noch refraktären Pfad treffen, weshalb er nur durch den anderen fortgeleitet wird. Hat sich der erste Reizleitungsweg erholt, wenn der Impuls dessen unteres Ende erreicht hat, ist eine Leitung des Impulses in umgekehrter Richtung möglich und eine kreisende Erregung entsteht, die als Reentry bezeichnet wird und Quelle für eine Tachykardie sein kann. Diese Tachykardie kann solange bestehen, bis eine der beiden Leitungsbahnen ermüdet und damit nicht mehr schnell genug leiten kann, um den Kreislauf aufrechtzuerhalten, oder bis der Prozeß durch einen (starken) elektrischen Stimulus durchbrochen und die normale Leitung wieder hergestellt wird (Abb. 7.23).

Flimmern

Bei der ausgeprägtesten Form einer Arrhythmie, dem Flimmern, bricht die koordinierte Leitung der Impulse völlig zusammen und die einzelnen Zellen kontrahieren sich zufallsbedingt. Vorhofflimmern ist häufig, aber nicht besonders gefährlich, weil der AV-Knoten als Filter dient, der die Ventrikel vor einer zu hohen Stimulationsfrequenz schützt. Dagegen ist Kammerflimmern tödlich, da die Ventrikel dann kein Blut mehr in den Kreislauf pumpen können. Als einziges wirksames Behandlungsverfahren steht bei Kammerflimmern die Defibrillation zur Verfügung, bei der ein starker elektrischer Strom durch das Herz fließt, der vorübergehend jegliche elektrische Aktivität auslöscht, wodurch die gesamte Reizleitung und Reizbildung in einen Ruhestand zurückgesetzt wird, von dem ausgehend der Sinusknoten wegen seiner kurzen Erholungszeit am wahrscheinlichsten wieder seine koordinierende Aktion übernimmt (Abb. 7.24).

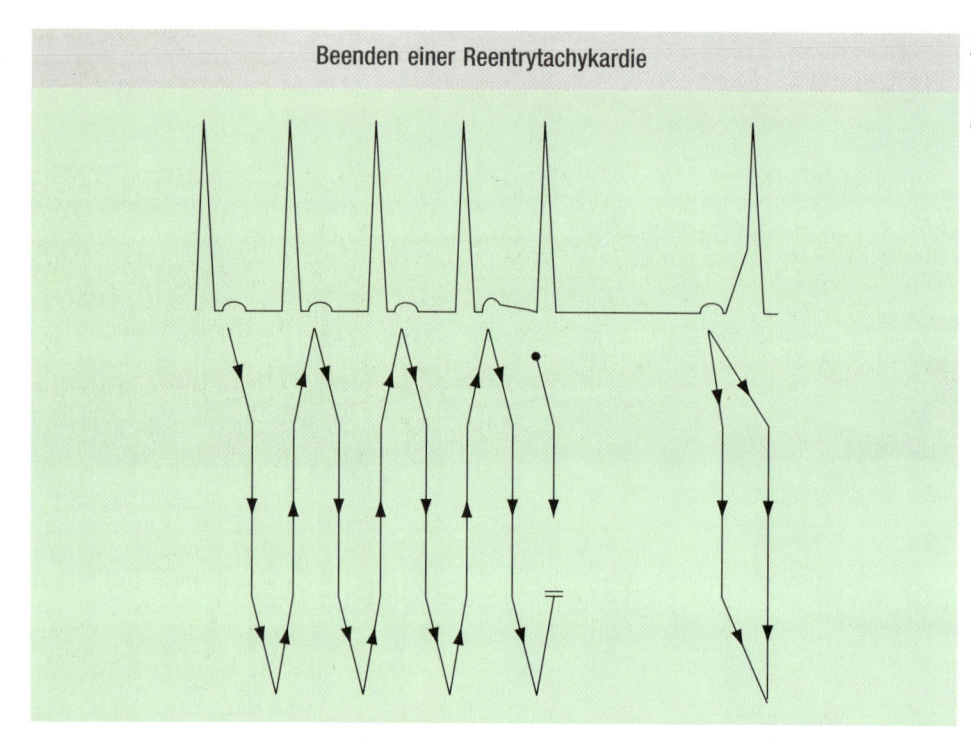

Abb. 7.23 Ein frühzeitig einfallender Impuls kann die Reentrytachykardie beenden, indem er beide Wege der Reizleitung in die Refraktärperiode bringt

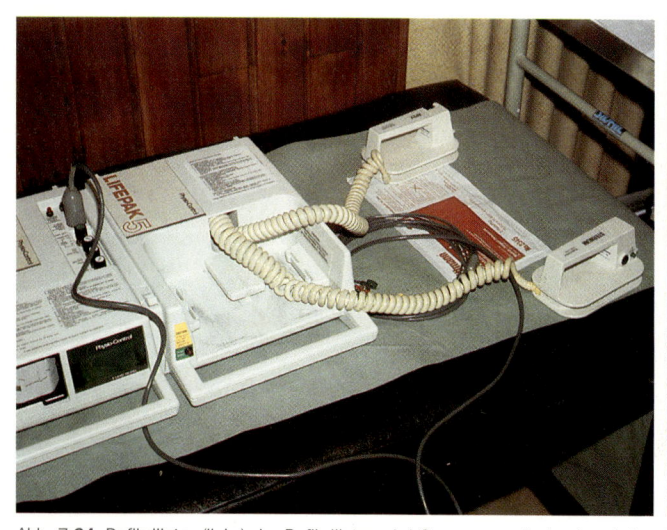

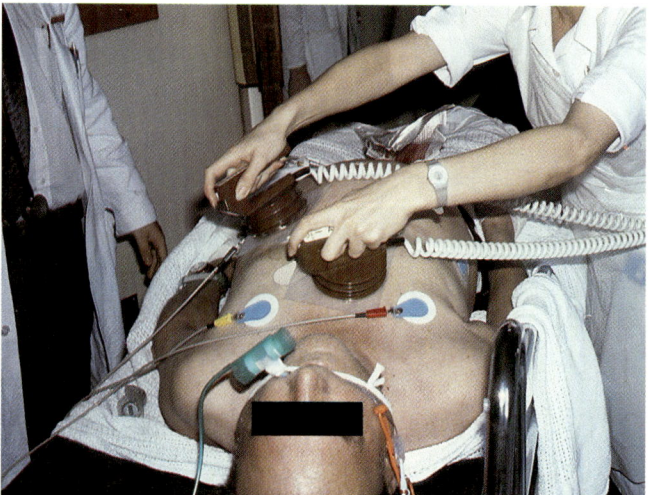

Abb. 7.24 Defibrillator (links). Im Defibrillator wird Spannung aufgebaut und dem Patienten über 2 Elektroden appliziert (rechts)

Blutversorgung des Herzens

Die Blutversorgung des Herzmuskels muß sowohl dessen Ruhestoffwechsel als auch dessen gesteigerten Sauerstoffbedarf während Anstrengungen gewährleisten, da der Herzmuskel im Gegensatz zum Skelettmuskel nur aerob arbeiten kann. Die arterielle Blutversorgung des Herzens erfolgt durch die rechte und die linke Koronararterie. Die rechte Koronararterie versorgt hauptsächlich den rechten Ventrikel und die Unterseite des linken Ventrikels. Die linke Koronararterie teilt sich kurz nach ihrem Ursprung in die A. coronaria descendens anterior, die das Septum interventriculare und die Vorderseite und Spitze des linken Ventrikels versorgt, und die A. circumflexa, die den seitlichen Teil des linken Ventrikels (Abb. 7.25) versorgt.

Wie in anderen Arterien können auch in Koronarien Atherome entstehen, die zu Thrombosen, und damit Verschlüssen der Koronarien führen können. Die Klinik der Koronarthrombose und des Herzinfarktes, der daraus resultieren kann, werden später beschrieben.

Intrakardiale Shunts

Beim Fetus haben die Lungen keine Bedeutung für den Gasaustausch (der Gasaustausch erfolgt über die Plazenta). Sie sind daher nicht entfaltet und bieten deshalb einen hohen Widerstand für den Blutfluß. Beide Seiten des fetalen Herzens arbeiten, um eine Mischung aus sauerstoffarmem Blut aus den Venen und sauerstoffreichem Blut aus der Plazenta in die Aorta und damit in den Körper zu pumpen. Das Blut strömt aus dem rechten Vorhof entweder durch die Trikuspidalklappe in den rechten Ventrikel oder durch das Foramen ovale (eine Öffnung im Septum interatriale) in den linken Vorhof. Aus dem rechten Ventrikel wird das Blut in die A. pulmonalis gepumpt, wobei nur ein kleiner Teil davon die Lunge versorgt. Der Rest strömt über den Ductus arteriosus (Botalli) direkt in die Aorta (Abb. 7.26).

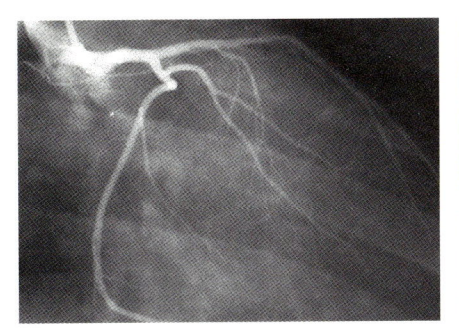

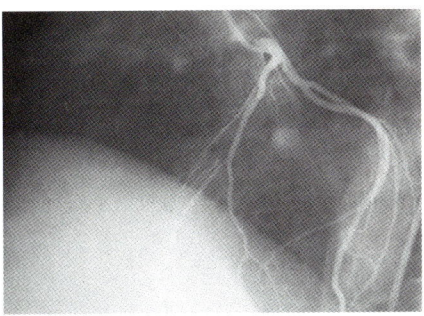

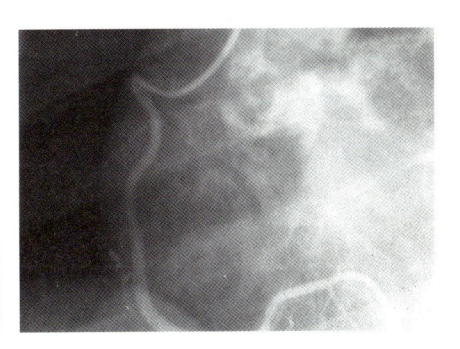

Abb. 7.25 Aniogramme der linken (links, Mitte) und rechten (rechts) Koronararterie

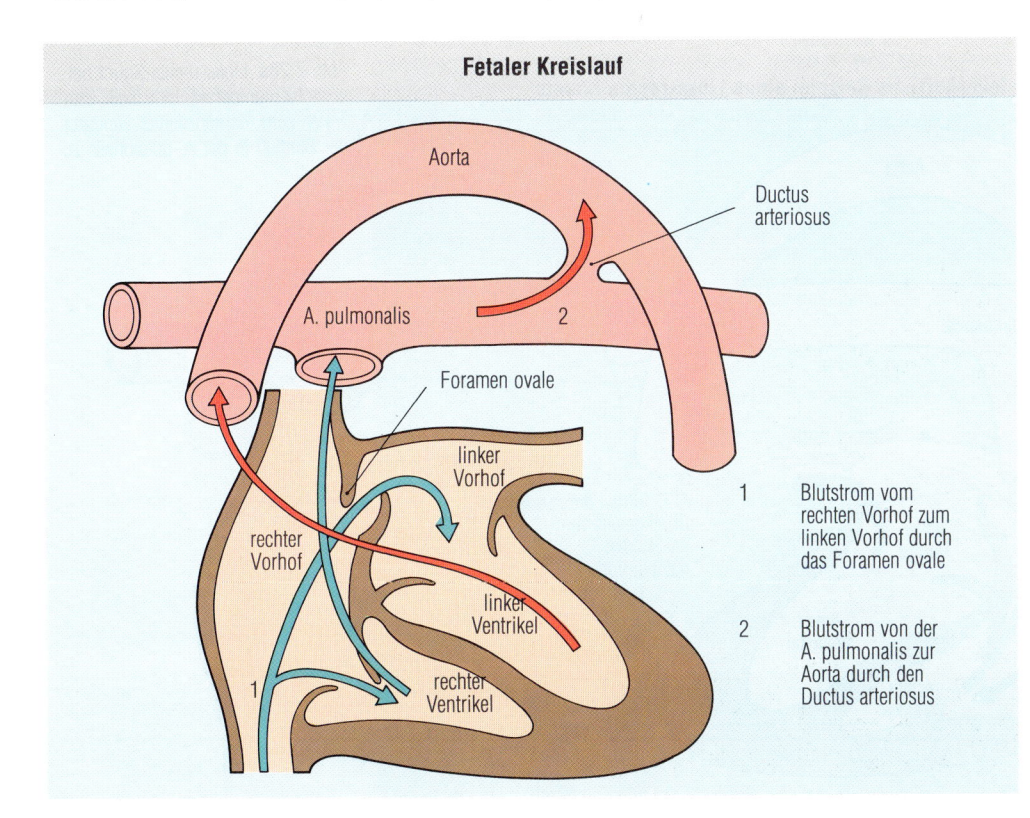

Abb. 7.26 Im Fetalkreislauf umgeht das sauerstoffgesättigte Blut der V. umbilicalis die Leber über den Ductus venosus. Ein Teil fließt über das Foramen ovale vom rechten in den linken Vorhof, ein weiterer Teil durch den Ductus arteriosus

Herz-Kreislauf-System

Rechts-links-Shunt

Ist ein Septumdefekt oder ein Ductus arteriosus persistens mit einer anderen Schädigung vergesellschaftet, die den Druck der rechten Seite des Herzens erhöht, wird anstelle eines Blutflusses vom linken zum rechten Herz eine Flußumkehr vom rechten zum linken Herz erfolgen. Die häufigste angeborene Herzkrankheit, die zu einem Rechts-links-Shunt führt, ist die Fallotsche Tetralogie (Abb. 7.29), bei der ein Ventrikelseptumdefekt und eine Pulmonalisstenose (neben einer reitenden Aorta und einer Hypertrophie des rechten Ventrikels) besteht.

Ein Rechts-links-Shunt kann auch auftreten, wenn durch einen starken Links-rechts-Shunt die A. pulmonalis geschädigt wird und eine pulmonale Hypertonie entsteht, die wegen des dann erforderlichen höheren Drucks im rechten Ventrikel zu einer Umkehr des Shunts führt. Dieser Vorgang wird als Eisenmenger-Syndrom bezeichnet (Abb. 7.30).

Das auffälligste klinische Merkmal der Patienten mit Rechts-links-Shunts ist die zentrale Zyanose, die durch die Mischung von sauerstoffarmem, venösem Blut mit sauerstoffgesättigtem Blut, das aus der V. pulmonalis kommt, hervorgerufen wird. Sie unterscheidet sich von der Zyanose, die bei Lungenerkrankungen oder einem Lungenödem entsteht und durch Sauerstoffgabe nicht behoben werden kann, da das Blut, das die V. pulmonalis verläßt, bereits maximal mit Sauerstoff gesättigt ist. Trommelschlegelfinger (Abb. 7.31), Polyzythämie (gesteigerte Bildung von Erythrozyten) und Akne (besonders bei

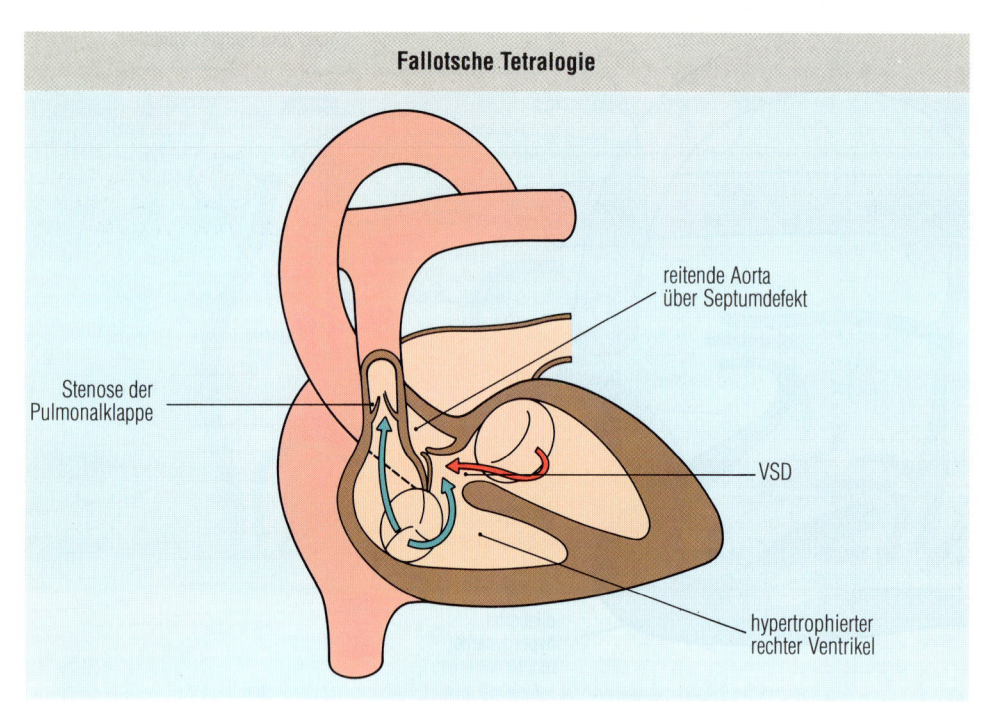

Abb. 7.29 Die Fallotsche Tetralogie (Stenose der A. pulmonalis, Ventrikelseptumdefekt, reitende Aorta, Hypertrophie des rechten Ventrikels) ist die häufigste angeborene Ursache eines Rechts-links-Shunts. Einige Wochen nach der Geburt kann eine Zyanose entstehen, da sich eine Hypertrophie des rechten Ventrikels entwickelt, die die Einengung des Ausflußtraktes verschlimmert

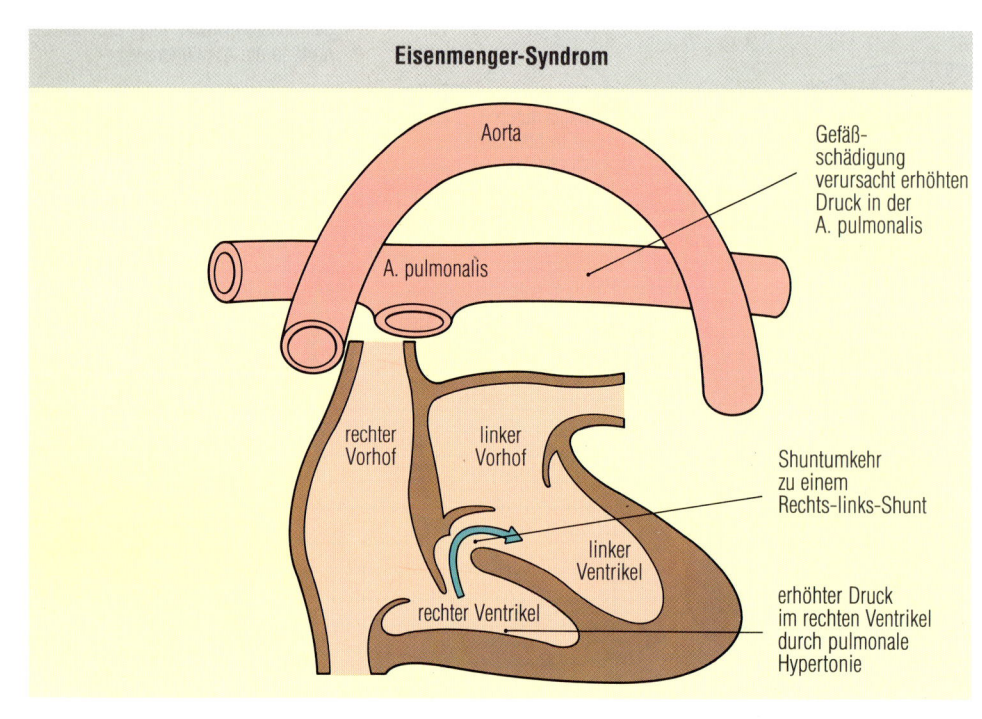

Abb. 7.30 Das Eisenmenger-Syndrom entsteht durch eine sekundäre Widerstandserhöhung in der A. pulmonalis, die durch den anfänglich erhöhten Blutfluß beim Links-rechts-Shunt verursacht wird, der zu Endothelschädigungen führt (bei einigen Kindern können sich die Lungengefäße nicht richtig entwickeln, wenn ein derartiger Shunt besteht)

Arterielles System

Heranwachsenden) sind Merkmale lange bestehender, verminderter systemischer Sauerstoffsättigung, die bei Patienten mit Rechts-links-Shunt beobachtet werden können.

Arterielles System

Das arterielle System dient der Versorgung des Körpers mit Sauerstoff. Pulse können an solchen Stellen, an denen Arterien nahe der Körperoberfläche verlaufen oder gegen Knochen gedrückt werden können, getastet werden (Abb. 7.32). Bei jedem Herzzyklus wirft der

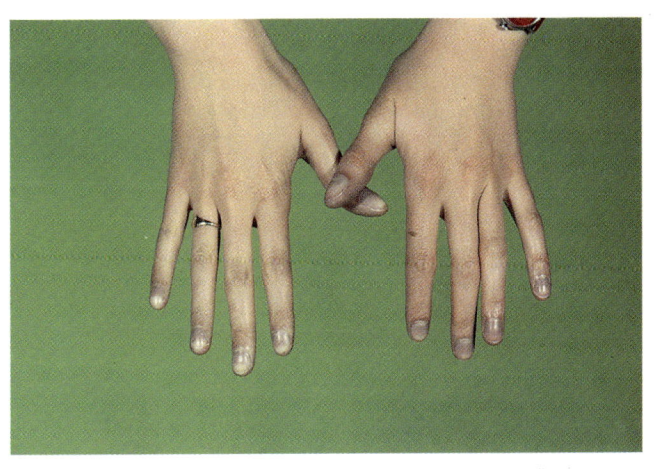

Abb. 7.31 Zyanose und Trommelschlegelfinger bei einem Mädchen mit Eisenmenger-Syndrom

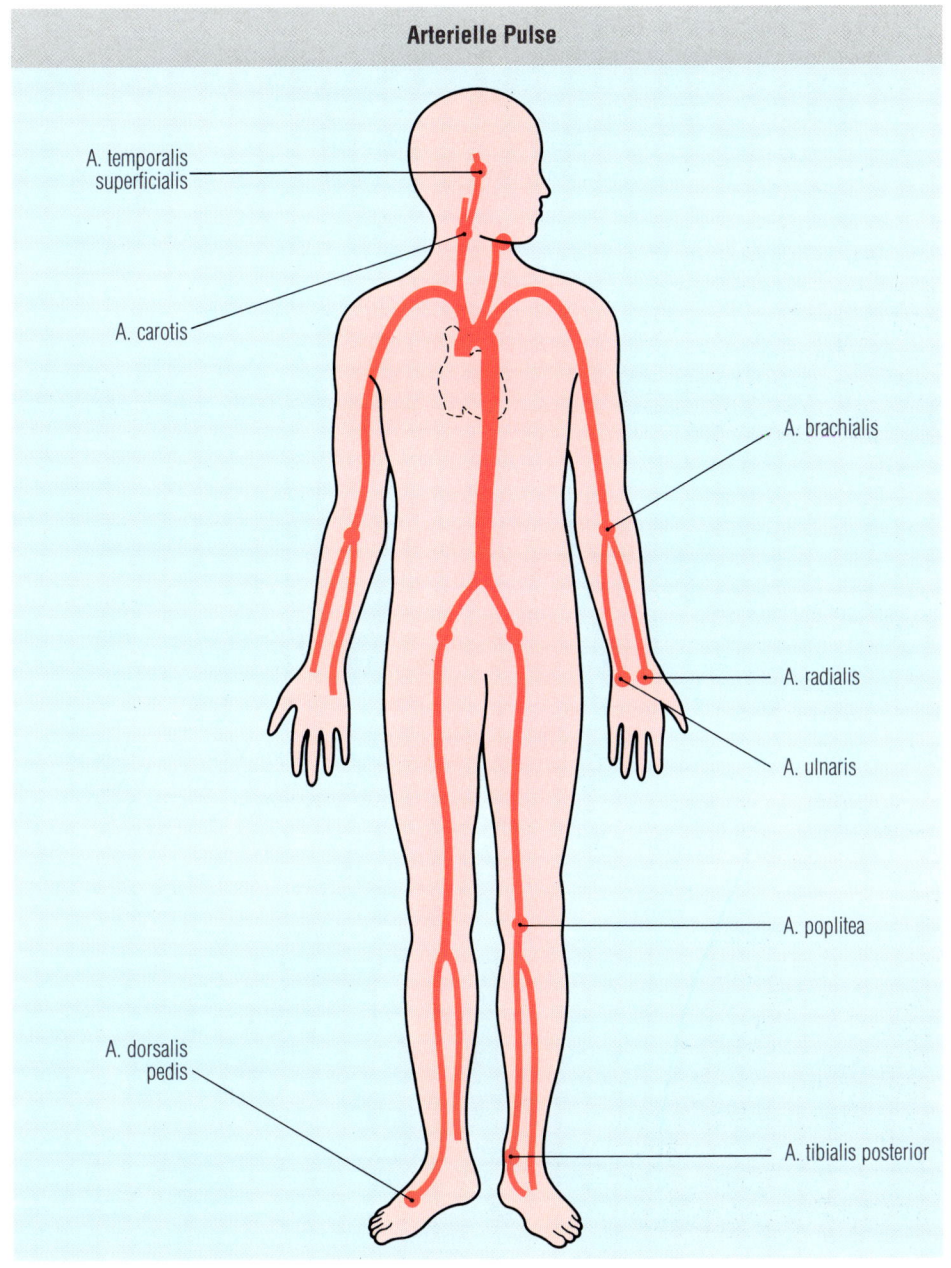

Abb. 7.32 Typische Stellen, an denen Arterienpulse gefühlt werden können (sie entsprechen den Druckpunkten, die für die Erste Hilfe gelehrt werden)

Arterielle Pulse

- A. temporalis superficialis
- A. carotis
- A. brachialis
- A. radialis
- A. ulnaris
- A. poplitea
- A. dorsalis pedis
- A. tibialis posterior

linke Ventrikel Blut in die Aorta aus, wodurch eine Pulswelle entsteht, die in die Peripherie geleitet wird. Die Pulswelle erreicht die Peripherie schneller als das Blut. Wird der Blutdruck intraarteriell über die Zeit gemessen, entsteht die Form einer Pulswelle, die der ähnlich ist, die über der Arterienwand gefühlt werden kann (Abb. 7.33). Ihre Form hängt von vielen Faktoren ab (Abb. 7.34). Einige Kurvenformen sind in der Abb. 7.35 dargestellt.

Die wichtigste Regulationsmöglichkeit der Durchblutung einzelner Organe entsprechend der jeweiligen Stoffwechselbedürfnisse besteht in der Veränderung der Widerstände der sie versorgenden Arteriolen

Pulskurve

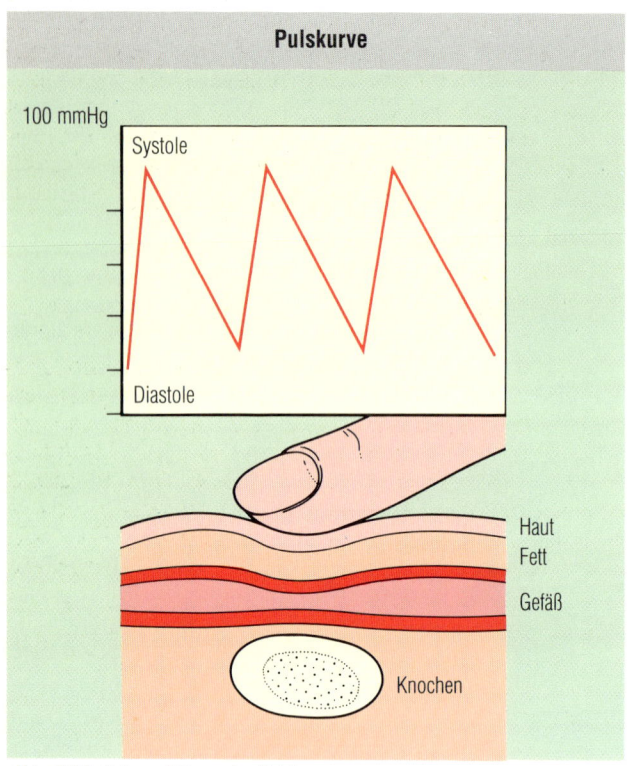

Abb. 7.33 Puls und Form der Pulskurve

Faktoren, die die Form der Pulswelle beeinflussen

Geschwindigkeit des Blutflusses

Schlagvolumen (vermindert bei Tachykardie, Herzinsuffizienz)

Peripherer Widerstand (niedriger peripherer Widerstand bedingt einen raschen Abfall der Pulskurve)

Einengung der linksventrikulären Ausflußbahn (geringer Anstieg der Pulskurve bei Aortenstenose)

Elastizität der peripheren Gefäße (starre Gefäße, z.B. beim älteren Patienten, können die Pulswelle spitz verlaufen lassen)

Reflexion der Pulswellen in der Peripherie

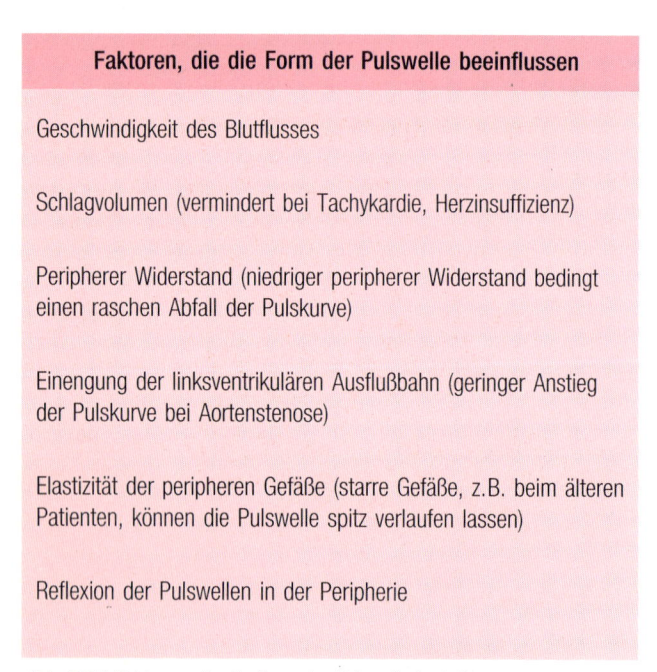

Abb. 7.34 Faktoren, die die Form der Pulswelle beeinflussen

Formen der Pulskurve

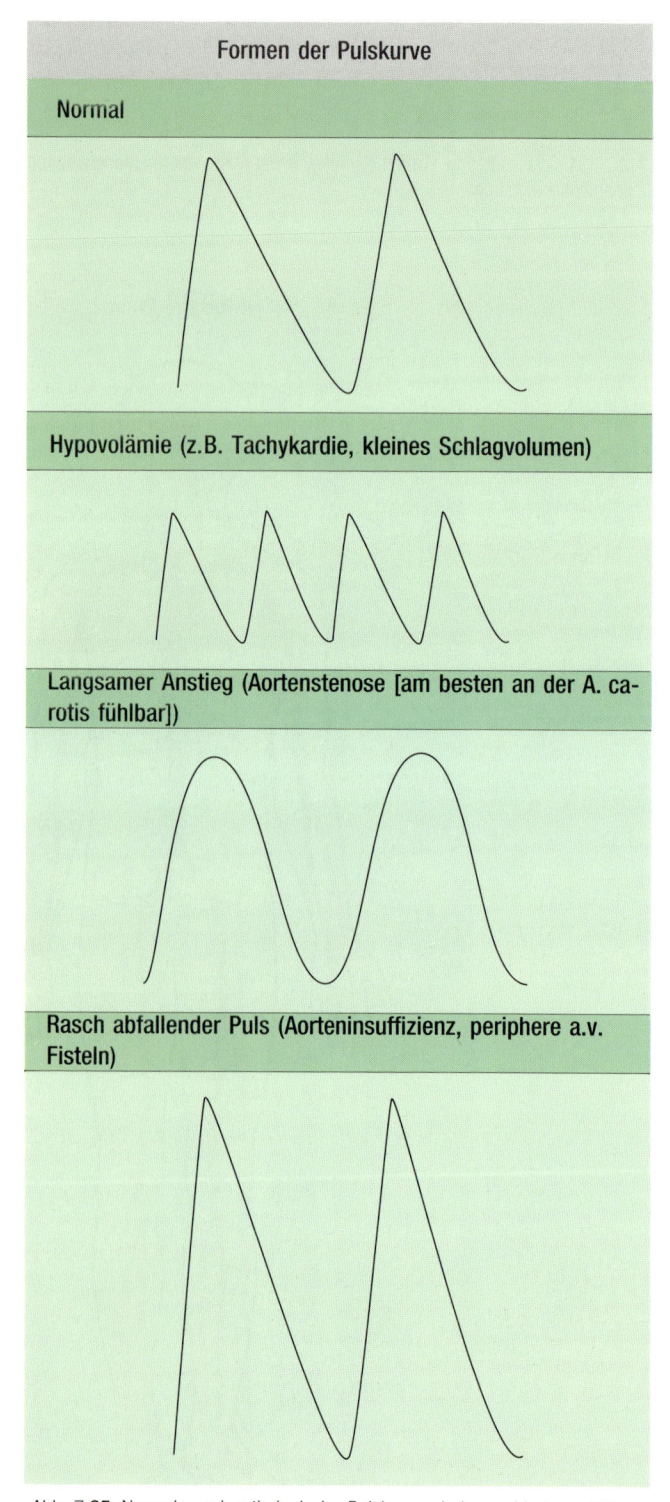

Normal

Hypovolämie (z.B. Tachykardie, kleines Schlagvolumen)

Langsamer Anstieg (Aortenstenose [am besten an der A. carotis fühlbar])

Rasch abfallender Puls (Aorteninsuffizienz, periphere a.v. Fisteln)

Abb. 7.35 Normale und pathologische Pulskurven bei verschiedenen Erkrankungen (sehr kleine Arterien mit Durchmessern von 20 bis 30 μm). Nahrungsaufnahme vermindert z. B. den Gefäßwiderstand im Darmgebiet deutlich und steigert damit den dortigen Blutfluß. Ähnlich führt Muskelarbeit zu einer Verminderung des Gefäßwiderstandes im Muskel, wodurch der lokale Blutfluß gesteigert wird. Veränderungen der Hautdurchblutung sind der wichtigste Mechanismus mit dem die Temperaturregulation des Körpers erfolgt. Der Widerstand der Arteriolen in der Haut und im Darm wird durch den Sympathikus als Teil der allgemeinen Reaktion (Kampf, Angst oder Flucht) geregelt. Aktivierung des Sympathikus führt zu einer Vasokonstriktion der Arteriolen, wodurch der Blutdruck steigt. Die Kontolle des peripheren Gefäßwiderstandes erfolgt im wesentlichen über die kleinen Arterien und Arteriolen. Größere Blutgefäße, wie die A. femoralis, A. carotis oder A. radialis dienen nur als Rohre und spielen eine geringe oder keine Rolle bei der Kontrolle des Blutdrucks.

Venöses System

Die großen Venen des Körpers zeigt die Abb. 7.36. Systemische Venen sammeln das Blut aus den Geweben und leiten es in den rechten Vorhof des Herzens zurück. Der venöse Rückfluß aus dem Darmgebiet stellt eine Ausnahme dar, da das Blut über die Pfortader zuerst zur Leber transportiert wird. Das venöse System arbeitet im Vergleich mit dem arteriellen Hochdrucksystem als Niederdrucksystem. Das Blut aus dem Thorax und dem Abdomen wird entweder direkt oder über die V. azygos passiv in die V. cava geleitet. Beim Stehen wird der venöse Rückfluß aus Kopf und Hals durch die Schwerkraft unterstützt. Der rein passive Blutrückfluß reicht nicht aus, um das Blut aus den Extremitäten, insbesonders aus den Beinen, zum Herzen zurückzuführen. In den Extremitäten besteht ein oberflächliches und ein tiefes venöses System (Abb. 7.37), die durch Klappen ventilartig getrennt werden. Muskelkontraktionen bei normalen Bewegungen der Arme und der Beine komprimieren die tiefen Venen, wodurch das Blut aktiv in Richtung auf das Herz gedrückt wird. Der Blutfluß in die entgegengesetzte Richtung wird durch die Venenklappen verhindert.

Anamnese

Eine sorgfältige Anamnese steigert die Effektivität der körperlichen Untersuchung, man sollte sich aber davor hüten, die Symptome an eine vorab gestellte Diagnose anzupassen, indem man Befunde erhebt, die nicht vorliegen oder solche unterdrückt, die nicht mit der Hypothese in Einklang zu bringen sind, was Maurice Pappworth, ein bedeutender Lehrer der Medizin, als Verbrechen von Progrustes bezeichnete. Bezogen auf das Herz-Kreislauf-System sind insbesonders Fragen nach Atemlosigkeit, Schmerzen im Brustkorb, Herzrasen und Klaudikation zu stellen.

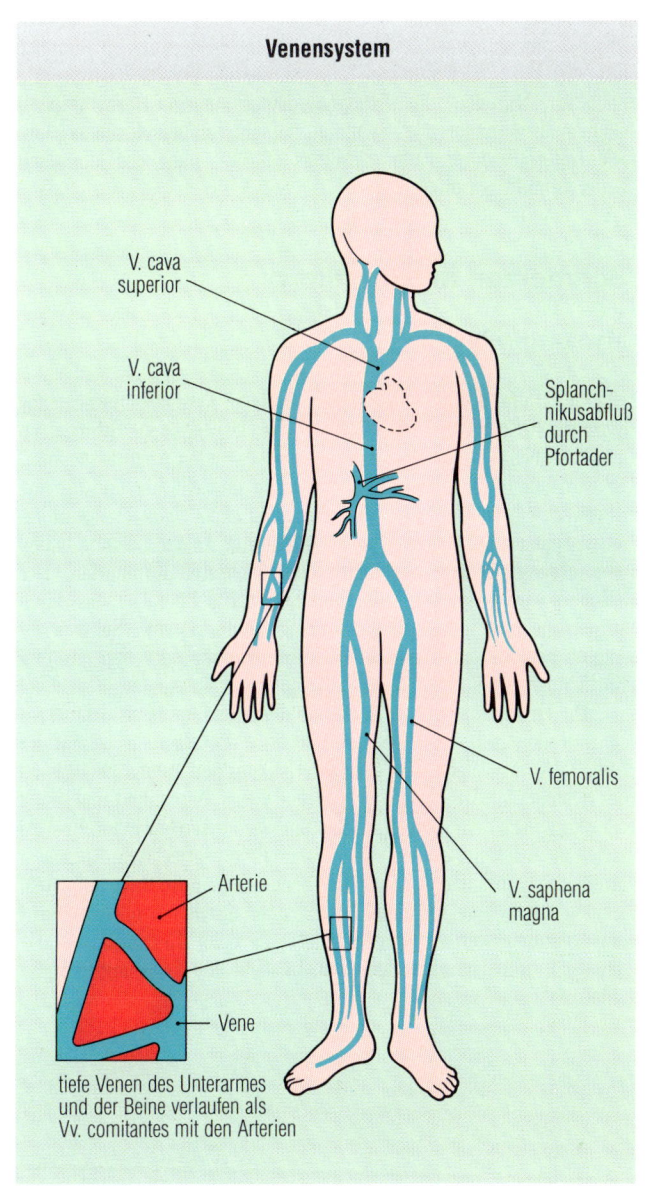

Abb. 7.36 Hauptvenen des Körpers

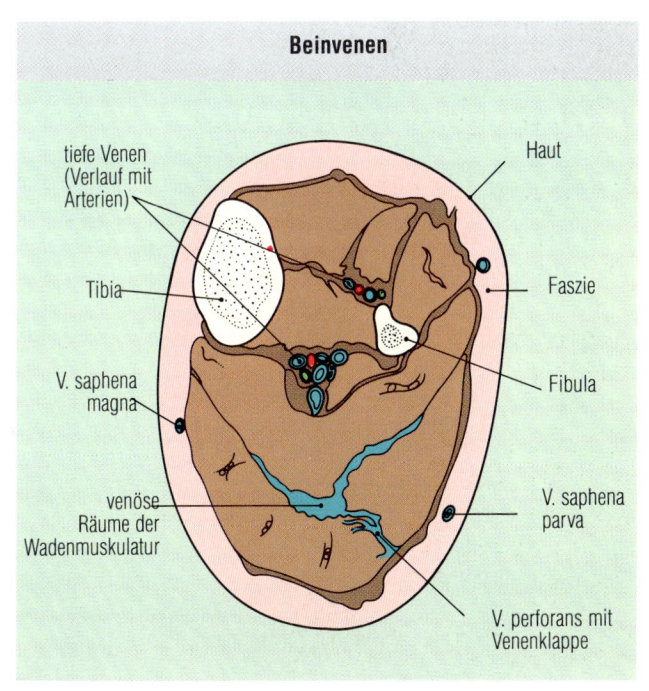

Abb. 7.37 Die Beinvenen bilden zusammen mit den Wadenmuskeln die Muskelpumpe. Die Muskelkontraktion preßt das Blut aus den oberflächlichen in die tiefen Venen und von der Peripherie nach proximal

Atemnot

Durch Herzerkrankungen hervorgerufene Atemnot tritt vor allem während körperlicher Anstrengung (Belastungsdyspnoe), manchmal auch in Ruhe auf, wenn die Patienten flach im Bett liegen (Orthopnoe). Vieles deutet darauf hin, daß die Orthopnoe durch Stimulation von Nervenendigungen im Lungengewebe hervorgerufen wird. Die Stimulation erfolgt durch den erhöhten Pulmonalkapillardruck, der durch eine Rückverteilung der Flüssigkeit aus peripheren Geweben in die Lunge entsteht, wenn der Patient flach liegt. Der Patient kann mit großer Atemnot aufwachen und muß sich aufsetzen und nach Luft ringen. Begleitend besteht oft Husten mit weißem, schaumigem Sputum (paroxysmale nächtliche Dyspnoe).

Der Mechanismus der Belastungsdyspnoe ist widersprüchlich. Zum Teil kann er dem der Orthopnoe ähneln und auf verstärktem venösem Rückfluß aus den arbeitenden Muskeln beruhen, was den Druck im linken Vorhof erhöht. Die subjektive Atemnot bei Belastung korreliert jedoch nicht immer gut mit dem direkt gemessenen Druck im linken Vorhof. Andere Faktoren, wie verminderter Sauerstoffgehalt im arteriellen Blut und Veränderungen der Muskelfunktion bei chronischer Herzinsuffizienz können ebenso beteiligt sein.

Die Einteilung der Belastungstoleranz herzkranker Patienten erfolgt in Studien und im klinischen Alltag meist nach den Kriterien der New York Heart Association (NYHA, Abb. 7.**38**).

Es ist oft praktisch, die bei der Anamnese angegebenen Beschwerden weitgehend in den Worten des Patienten zu notieren. Später kann dies sehr hilfreich sein, um den Verlauf der Krankheit abzuschätzen. Atembeschwerden, die mit Giemen verbunden sind, können durch eine Herzerkrankung hervorgerufen werden, sollten aber den Verdacht auf eine obstruktive Atemwegserkrankung lenken. Intermittierend notwendige tiefe Atemzüge ohne Bezug zu körperlicher Aktivität, häufiges Giemen oder dauerhafte Atemnot sind keine typischen Symptome einer Herzerkrankung, können jedoch Symptome bestehender Angst sein.

Es kann manchmal schwierig sein zu entscheiden, ob eine Atemnot auf einer Herz- oder auf einer Lungenkrankheit beruht. Paroxysmale nächtliche Dyspnoe oder Orthopnoe deuten auf eine Herzkrankheit, Giemen als dominierendes Symptom auf eine Lungenerkrankung hin. Die Unterscheidung kann allerdings oft erst nach der klinischen Untersuchung getroffen werden.

Schmerzen im Brustkorb

Myokardischämie

Über die Hälfte der Patienten stellen sich beim Kardiologen wegen des Symptoms „Schmerzen im Brustkorb" vor. Der häufigste Schmerztyp im Brustkorb bei einer Herzkrankheit wird Angina pectoris genannt. Er wird durch ein Mißverhältnis zwischen tatsächlicher und für den Stoffwechsel erforderlicher Blutversorgung eines Gebietes des Herzmuskels ausgelöst. Die meisten Patienten mit Angina pectoris haben eine Einengung (Stenose) einer oder mehrerer Koronarien. Der Schmerz wird ausgelöst, sobald der Stoffwechsel des Herzens durch körperliche oder psychische Belastung verstärkt wird. Seltener ist Angina pectoris ein Symptom bei Aortenstenose oder hypertropher Kardiomyopathie.

Die charakteristischen Merkmale des Angina-pectoris-Schmerzes sind in der Abb. 7.**39** gelistet und ihre Lokalisation ist in der Abb. 7.**40** dargestellt. Das Charakteristikum der Angina pectoris ist der Schmerz im Brustkorb, der während Belastung auftritt und sofort oder kurz nach dem Ende der Belastung wieder verschwindet. Er wird meist als drückend, quälend oder abschnürend (griechisch: Angina = drosseln) beschrieben. Anginaartige Schmerzen, die in Ruhe auftreten, können durch eine instabile Angina oder durch einen Herzinfarkt hervorgerufen werden. Der Schmerz ist beim Herzinfarkt stark, dauerhaft und oftmals begleitet von Übelkeit und Todesangst (Angor animi).

Atemnot

Haben Sie Atemnot?

Tritt bei Belastung Atemnot auf?

Welche Arbeiten können Sie durchführen bevor die Atemnot beginnt?

Sind Sie jemals aufgewacht und haben nach Luft gerungen?

Mußten Sie sich dabei aufsetzen oder sogar aufstehen?

Auf wie vielen Kopfkissen schlafen Sie?

Tritt zusammen mit der Atemnot Husten oder Giemen auf?

Einteilung des Schweregrades einer Herzinsuffizienz nach der New York Heart Association (NYHA)	
Grad	
I	keine Symptome in Ruhe, Dyspnoe nur bei starker Anstrengung
II	keine Symptome in Ruhe, Dyspnoe bei mäßiger Anstrengung
III	leichte Symptomatik in Ruhe, Dyspnoe bei geringer Anstrengung, schwere Dyspnoe bei mäßiger Anstrengung
IV	deutliche Dyspnoe in Ruhe, ausgeprägte Dyspnoe schon bei sehr kleiner Anstrengung, Patient oftmals bettlägerig

Abb. 7.**38** Ein System, um den Schweregrad der Herzinsuffizienz einzuteilen

Venöses System

Angina

Treten bei Belastung Schmerzen im Brustkorb auf (z.B. Treppensteigen)?

Wo empfinden Sie den Schmerz?

Wird der Schmerz in der Kälte schlimmer?

Wird der Schmerz schlimmer, wenn Sie sich nach dem Essen belasten?

Ist der Schmerz so stark, daß Sie die Arbeit abbrechen müssen?

Vergeht der Schmerz in Ruhe?

Treten ähnliche Schmerzen auf, wenn Sie sich aufregen oder wenn Sie erschrecken?

Perikarditis

Perikarditis ist eine Entzündung des Perikards, das als seröse Haut das Herz einhüllt. Sie kann eine Komplikation des Herzinfarktes oder durch eine virale oder bakterielle Infektion ausgelöst sein. Eine weitere wichtige Ursache ist die Urämie. Der Patient klagt typischerweise über Schmerzen, die als Wundsein hinter dem Brustbein empfunden werden und sich oft verschlimmern, wenn er tief einatmet. Im Gegensatz zum Schmerz bei Angina pectoris oder Herzinfarkt ist der perikarditische Schmerz von Bewegungen (z.B. Umdrehen im Bett), aber nicht von körperlicher Arbeit abhängig. Manchmal strahlt er zur linken Schulter aus.

Schmerzen in der Brustmuskulatur

Schmerzen, die ihren Ursprung in der Brustwand oder der Brustwirbelsäule haben, werden oft als Herzschmerz mißdeutet. Typischerweise sind sie stechend, ihr Beginn steht in Beziehung zu einer bestimmten Bewegung oder Drehung und sie bleiben in Ruhe bestehen. Es besteht oft eine umschriebene Druckempfindlichkeit, besonders über den Rippenknorpeln. Eine Sonderform des muskuloskeletalen Schmerzes ist ein kurzdauernder, plötzlicher, scharfer, nadelähnlich stechender Schmerz im Präkordium („Catch-Syndrom"), der rezidivieren kann, aber eine gute Prognose hat.

Aneurysma dissecans der Aorta

Ein Aneurysma dissecans der thorakalen Aorta verursacht selten Brustschmerzen, die allerdings typisch sind und wie ein Riß zwischen den Schulterblättern oder im Rücken empfunden werden. Der starke Dauerschmerz kann als Herzinfarkt mißdeutet werden.

Brustschmerzen anderer Genese

Als Herzschmerz können außerdem mißdeutet werden:
- Schmerz bei Pleuritis,
- Schmerz bei akutem Pneumothorax,
- Schmerz bei Gürtelrose.

Charakteristika des Anginaschmerzes

Entsteht bei körperlicher oder psychischer Belastung

Läßt in Ruhe nach

Meist als vernichtend, drückend oder den Brustkorb zusammenziehend empfunden

Meist retrosternal (Abb. 7.40)

Oftmals Verschlimmerung nach dem Essen oder in der Kälte

Oftmals Linderung durch Nitrate

Abb. 7.39 Klinische Kennzeichen des Schmerzes bei Myokardischämie

Lokalisation des Angina-pectoris-Schmerzes

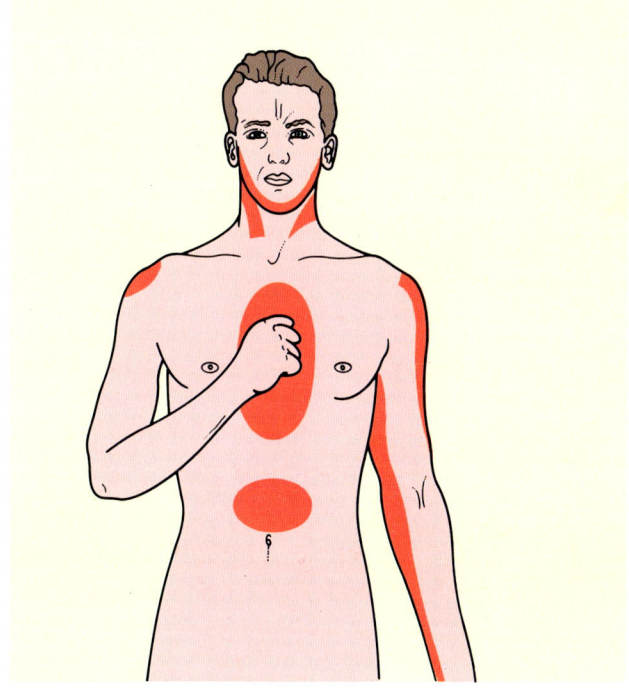

Abb. 7.40 Charakteristische Lokalisation des Angina-pectoris-Schmerzes

Palpitation

Unter Palpitation wird ein Bewußtwerden des Herzschlages verstanden. Sie kann dadurch entstehen, daß das Herz pathologisch schnell oder infolge einer Arrhythmie unregelmäßig schlägt, oder daß der Herzspitzenstoß wegen einer starken Gefäßerweiterung ungewöhnlich kräftig ist. Um herauszufinden, welche der genannten Möglichkeiten der Patient meint, ist es oft hilfreich, wenn der Patient den Herzrhythmus nachahmt, indem er auf die Tischplatte klopft. Bestehen Extrasystolen wird oft der Extraschlag selbst nicht empfunden, sondern der darauffolgende, der durch eine längere Pause gekennzeichnet und besonders kräftig ist. Die Patienten beschreiben dies häufig als ein Empfinden, als ob das Herz stolpert oder stehen bleibt. Wichtig ist es die Umstände zu erfragen, die zu Palpitationen führen können. Extrasystolen werden oft bei niedrigerer Herzfrequenz deutlicher (z. B. im Liegen), während paroxysmale Tachykardien häufig durch Anstrengungen oder besondere Bewegungen ausgelöst werden (z. B. bücken, um eine Schublade zu öffnen oder strecken, um etwas vom Schrank zu nehmen).

Palpitation

Können Sie durch Klopfen mit dem Finger den Herzrhythmus nachahmen, wie er bei einem Anfall auftritt?

Ist der Herzschlag regelmäßig oder unregelmäßig?

Gibt es Umstände, die die Attacken beenden?

Können Sie durch bestimmte Maßnahmen die Attacken beenden?

Was tun Sie, wenn eine derartige Attacke auftritt?

Verschlechtern bestimmte Speisen die Symptome?

Welche Medikamente nehmen Sie ein?

Ob Arrhythmien behandelt werden müssen, hängt von deren hämodynamischer Wirkung ab, daher muß geklärt werden, ob die Arrhythmie eine vorübergehende Unpäßlichkeit des Patienten darstellt, ob er seine Arbeit beenden und sich hinlegen muß oder ob er sogar bewußtlos wird. Ebenso wichtig ist die Frage, wie lange die Palpitationen anhalten und ob sie plötzlich aufhören. Viele Patienten mit paroxysmalen Tachykardien kennen Tricks, mit denen die Anfälle unterbrochen werden können (z. B. Valsalva = kräftiges Ausatmen gegen verschlossene Nase und Mund). Die Palpitationen können durch bestimmte Speisen (Tee, Kaffee, Wein, Schokolade) oder durch Medikamente (Schleimhaut abschwellende Mittel, Mittel gegen Erkältungskrankheiten), die Sympathomimetika enthalten, ausgelöst werden.

Claudicatio intermittens

Claudicatio wurde aus dem Lateinischen übernommen und bedeutet hinken. Mit Claudicatio intermittens wird ein Zustand beschrieben, bei dem der Patient beim Gehen Schmerzen in einem oder beiden Beinen empfindet. Diese lassen nach, sobald er stehen bleibt. Analog zur Angina pectoris, die meist das erste Symptom einer Koronarsklerose ist, stellt die Claudicatio intermittens meist das früheste Zeichen einer Verengung der Beinarterien dar, die starke Schmerzen in der Wade, im Oberschenkel oder im Gesäß bewirkt. Claudicatio intermittens tritt bei Männern häufiger als bei Frauen und bei Rauchern häufiger als bei Nichtrauchern auf. Spätsymptome der peripheren arteriellen Verschlußkrankheit werden an späterer Stelle beschrieben.

Berufsanamnese und Familienanamnese

Die Familienanamnese ist bei Patienten mit Herzerkrankungen sehr wichtig, da häufig eine zugrundeliegende genetische Disposition besteht (z. B. Hyperlipidämie). Es kann hilfreich sein zu fragen, ob Familienmitglieder noch leben bzw. woran sie gestorben sind. So kann z. B. ein Schlaganfall in jungen Jahren auf eine familiäre Disposition zur Hypertonie hinweisen.

Der Beruf des Patienten kann sehr wichtig sein, um die Auswirkungen der Erkrankung für den Patienten abschätzen zu können. Koronare Herzkrankheit oder Arrhythmien führen z. B. zur Berufsunfähigkeit eines Piloten oder Fernfahrers.

Besonders wichtig sind Fragen nach Rauchen, Alkoholabusus und Einnahme von Medikamenten.

Familienanamnese

Besteht in der Familie eine Herzerkrankung?

Leben die Eltern noch?

Wie alt wurden die Eltern?

Kennen Sie deren Todesursache?

Haben Sie Geschwister?

Hat eines Ihrer Geschwister Herzerkrankungen?

Klinische Untersuchung des Herz-Kreislauf-Systems

Die Untersuchung des Herz-Kreislauf-Systems besteht aus 3 Facetten, die miteinander in Beziehung stehen.

- Der Medizinstudent möchte Routine in der Untersuchung erwerben, um alle wichtigen Aspekte des Herz-Kreislauf-Systems schnell und effektiv zu untersuchen ohne Wesentliches zu vergessen.
- Er möchte sich auf bestimmte Punkte konzentrieren, um die Diagnose, die anhand der Anamnese gebildet wurde, zu bestätigen oder zu verwerfen.
- Durch die Routineuntersuchung können unerwartete pathologische Befunde erhoben werden (z. B. Herzgeräusche), deren Differentialdiagnose überlegt werden muß.

Routineuntersuchung des Herz-Kreislauf-Systems

Das Beispiel der Abb. 7.41 ist nicht die einzig mögliche und nicht unbedingt die beste Vorgehensweise zur Untersuchung des Herz-Kreislauf-Systems und kann außerdem mit zunehmender Erfahrung verändert werden. Es eignet sich allerdings als Grundraster.

Hände bei Herzerkrankungen

Die Hauttemperatur der Hände zeigt das Ausmaß der peripheren Gefäßerweiterung. Bei Herzinsuffizienz besteht meist eine Vasokonstriktion, die Hände fühlen sich kalt und wegen der erhöhten Adrenalinspiegel manchmal schwitzig an. Splitterhämorrhagien (Abb. 7.42) können bei subakuter Endokarditis unter den Fingernägeln, Trommelschlegelfinger bei Endokarditis oder angeborenen zyanotischen Herzerkrankungen auftreten.

Routineuntersuchung des Herz-Kreislauf-Systems

1. Bei der Anamneseerhebung wird auf Zeichen von Angst, Unbehaglichkeit, Atemnot oder Merkmale bestimmter Erkrankungen im Gesicht der Patienten geachtet.
2. Es wird geprüft, ob die Hände der Patienten warm sind, ob sie schwitzen, ob eine periphere Zyanose, Trommelschlegelfinger, oder Splitterhämorrhagien unter den Nägeln bestehen.
3. Der Puls der A. radialis wird getastet, Rhythmus und Frequenz werden bestimmt.
4. Der Puls der A. brachialis wird getastet und sein Charakter bestimmt. Der Blutdruck wird gemessen. Bei Verdacht auf eine Erkrankung des Aortenbogens wird der Puls an beiden Armen verglichen.
5. Am 45 Grad erhöht liegenden Patienten wird der Druck in der V. jugularis und die Form des Venenpulses bestimmt.
6. Untersuchung der Konjunktiva, der Zunge und der Mundhöhle.
7. Der Puls der A. carotis wird getastet und sein Charakter bestimmt.
8. Am entkleideten Patienten wird das Präkordium inspiziert, das Atemmuster bestimmt und geprüft, ob pathologische Pulsationen vorliegen.
9. Das Präkordium wird palpiert und darauf geachtet, ob pathologische Bewegungen auftreten. Der Herzspitzenstoß wird lokalisiert und sein Charakter bestimmt.
10. Mit dem Stethoskop werden die Herztöne und eventuell bestehende Geräusche auskultiert. Außerdem werden beide Aa. carotides auskultiert, um fortgeleitete Geräusche oder Strömungsgeräusche zu entdecken.
11. Der Thorax wird von vorne und hinten perkutiert und auskultiert, wobei auf Pleuraergüsse und Reibegeräusche, insbesondere über der Lungenbasis geachtet wird.
12. Am flach liegenden Patienten wird das Abdomen palpiert, wobei insbesondere die Leber untersucht und auf jegliche Erweiterung der Aorta abdominalis geachtet wird.
13. Die Pulse der A. femoralis und der A. poplitea und die Fußpulse werden getastet. Es wird geprüft, ob Knöchel- oder Sakralödeme bestehen.
14. Die Belastungsfähigkeit des Patienten kann gegebenenfalls überprüft werden, indem er z.B. Treppen steigt.
15. Urinuntersuchung.

Abb. 7.41 Ablauf der Herz-Kreislauf-Untersuchung

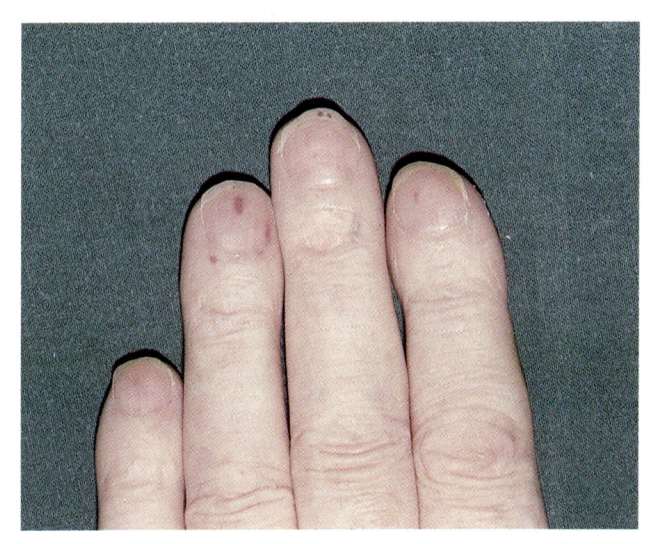

Abb. 7.42 Frische Splitterhämorrhagien am Ringfinger und eine ältere, abblassende Splitterhämorrhagie unter dem Nagel des Zeigefingers eines Mannes mit bakterieller Endokarditis. Splitterhämorrhagien sind oft kleiner und dunkler als hier gezeigt

Periphere Pulse

Der Puls der A. radialis des rechten Armes wird am besten mit den Fingern der linken Hand gefühlt (Abb. 7.43). Anhand des Pulses der A. radialis werden Herzfrequenz und Herzrhythmus bestimmt. Wegen der Entfernung vom Herz ist der Puls der A. radialis nicht ideal, um den Pulscharakter zu beurteilen. Werden Erkrankungen des Aortenbogens oder der A. brachialis vermutet, sollten die Pulse beider Aa. radiales gleichzeitig getastet (Pulsqualität, zeitlich versetztes Auftreten) und miteinander verglichen werden. Bei Verdacht auf eine Aortenisthmusstenose werden gleichzeitig die Pulse der A. radialis und der A. femoralis getastet. Liegt eine Aortenisthmusstenose vor ist der Puls der A. femoralis schwächer und gegenüber dem Puls der A. radialis merkbar verzögert (Abb. 7.44).

Puls der Arteria brachialis

Der Puls der A. brachialis kann am besten gefühlt werden, indem der Untersucher seinen Daumen auf der Vorderseite des Ellbogens medial der Bizepssehne drückt und mit den Fingern den Ellbogen umfaßt (Abb. 7.45). Im Untersuchungskurs wird meist gelehrt, daß mit dem Daumen kein Puls gefühlt werden soll, da dessen eigener Puls zu falsch positiven Befunden führen kann, wenn die peripheren Pulse z. B. bei peripher-arterieller Verschlußkrankheit sehr schwach sind. Bei der A. brachialis besteht meist nicht die Frage, ob der Puls überhaupt tastbar ist, sondern es soll dessen Charakter beurteilt werden (Abb. 7.46), wofür die ausgesprochene Sensibilität des Daumens im Vergleich mit anderen Fingern vorteilhaft ist.

Puls der Arteria carotis

Da der Puls der A. carotis dem Herz noch näher liegt als der Puls der A. brachialis eignet er sich besser, um den Pulscharakter zu beurteilen, der Ausdruck der linksventrikulären Arbeit ist. Die rechte A. carotis des Patienten wird am besten gefühlt, indem der Untersucher mit der Spitze seines linken Daumens neben dem Larynx des Patienten vorsichtig, aber trotzdem fest, nach dorsal drückt, wodurch die A. carotis vor den präzervikalen Muskeln getastet wird (Abb. 7.47). Alternativ kann der Puls der A. carotis gefühlt werden, indem der Untersucher seine Finger um den Hals des Patienten legt (Abb. 7.48). Bei starker Aortenstenose erfolgt typischerweise ein verzögerter Anstieg des Karotispulses, der zusätzlich oft ein Plateau bildet. Kann der Puls der A. carotis kaum gefühlt werden, obwohl die Pulse der A. radialis und der A. brachialis deutlich tastbar sind, kann eine Aortenstenose vorliegen, da die Pulskurve um so normaler wird, je

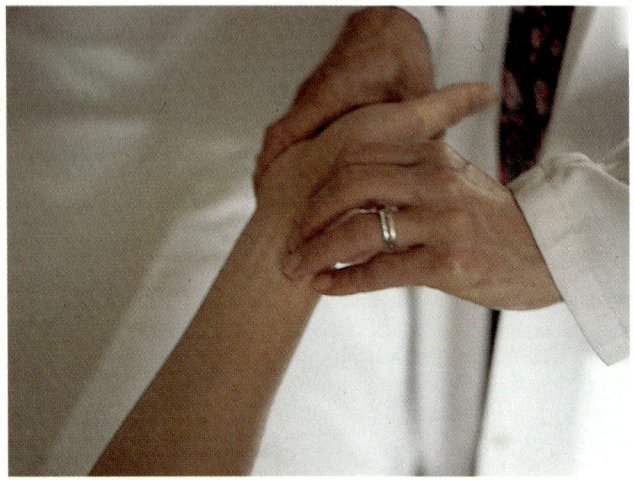

Abb. 7.43 Tasten des Pulses der A. radialis rechts

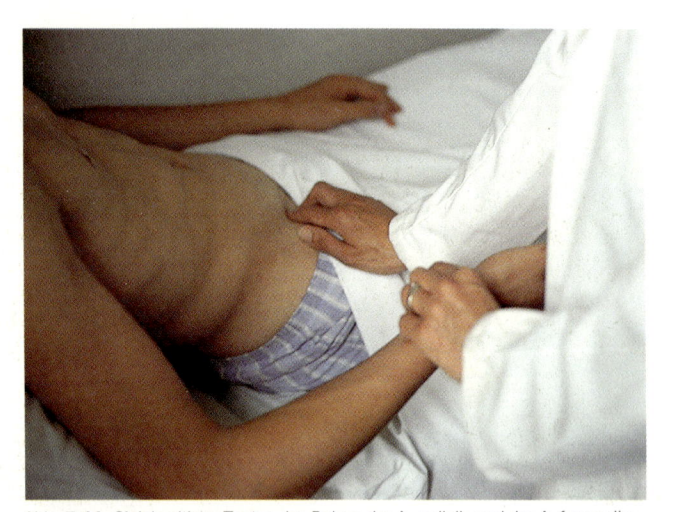

Abb. 7.44 Gleichzeitiges Tasten des Pulses der A. radialis und der A. femoralis: Bei Koarktation der Aorta ist der Puls der A. femoralis verspätet

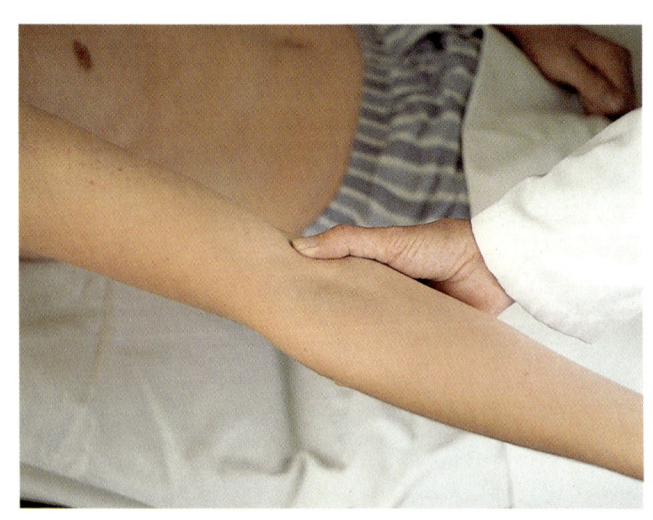

Abb. 7.45 Der Puls der A. brachialis wird mit dem Daumen getastet. Die Arterie liegt direkt medial des Sehnenansatzes der M. biceps tief unter der Faszie (die Faszie wurde von den Barbieren im Mittelalter „Grâce à dieu" [Gott sei Dank] genannt, da sie die Arterie in der Ellbeuge beim Aderlaß vor Verletzungen schützte)

Klinische Untersuchung des Herz-Kreislauf-Systems

Pulsauffälligkeiten (anhand des Pulses der A. brachialis)		
Bezeichnung	Form	Auftreten
Normal		–
Geringer Anstieg		Aortenstenose
Zweigipflig		geringe Aortenstenose und Aorteninsuffizienz
Rasch abfallend		Aorteninsuffizienz, Ductus arteriosus persistens
Pulslos		Verschluß der A. axillaris oder A. brachialis

Abb. 7.46 Veränderte Pulskurvenverläufe treten bei verschiedenen Erkrankungen des Herzens oder der Gefäße auf

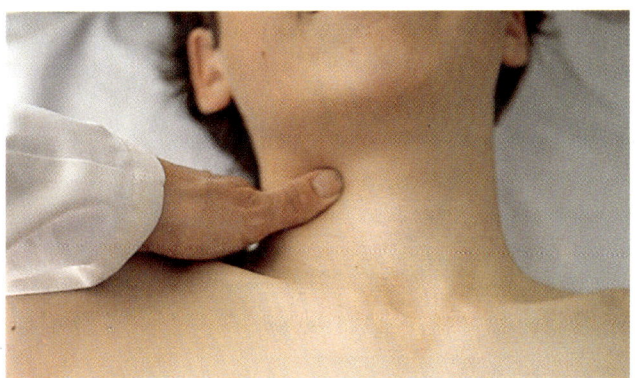

Abb. 7.47 Tasten der A. carotis mit dem Daumen

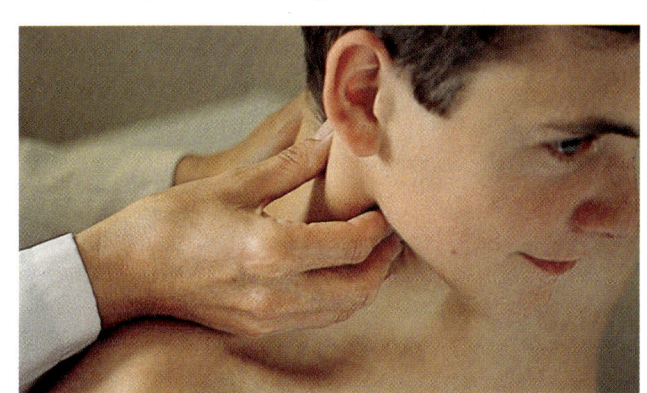

Abb. 7.48 Eine weitere Möglichkeit die A. carotis zu tasten

7.25

Herz-Kreislauf-System

peripherer sie abgeleitet wird (Abb. 7.49). Auch der schnellende Puls, der bei hypertropher Kardiomyopathie dadurch entsteht, daß die Pulskurve normal beginnt, aber langsam abfällt, sobald der sich kontrahierende Ventrikel den Ausflußtrakt verschließt, kann am besten an der A. carotis getastet werden (Abb. 7.50).

Puls der Arteria femoralis

Zur Abschätzung der Herzleistung ist der Puls der A. femoralis fast so wertvoll wie der Puls der A. carotis. Er ist schwach oder fehlt ganz, wenn Erkrankungen der Aorta oder der A. iliaca bestehen. Der Puls der A. femoralis wird am besten gefühlt, wenn der unbekleidete Patient flach liegt und der Untersucher seinen Daumen oder Finger direkt oberhalb des Ramus pubis superior in die Mitte zwischen Tuberositas pubis und Spina iliaca anterior superior (Abb. 7.51) legt.

Puls der Arteria poplitea

Der Puls der A. poplitea ist in der Tiefe der Fossa poplitea zu tasten, indem die Arterie gegen die Hinterfläche des distalen Femurs gedrückt wird. Zur Untersuchung liegt der Patient flach und hält das Knie leicht gebeugt. Der Untersucher drückt mit den Fingern einer Hand die Fingerspitzen seiner anderen Hand in die Fossa poplitea, wodurch die A. poplitea gegen den Hinterrand des Kniegelenkes gedrückt (Abb. 7.52) wird. Die A. poplitea wird getastet, wenn Patienten mit peripher-arterieller Verschlußkrankheit, insbesonders wenn eine Claudicatio intermittens besteht, untersucht werden.

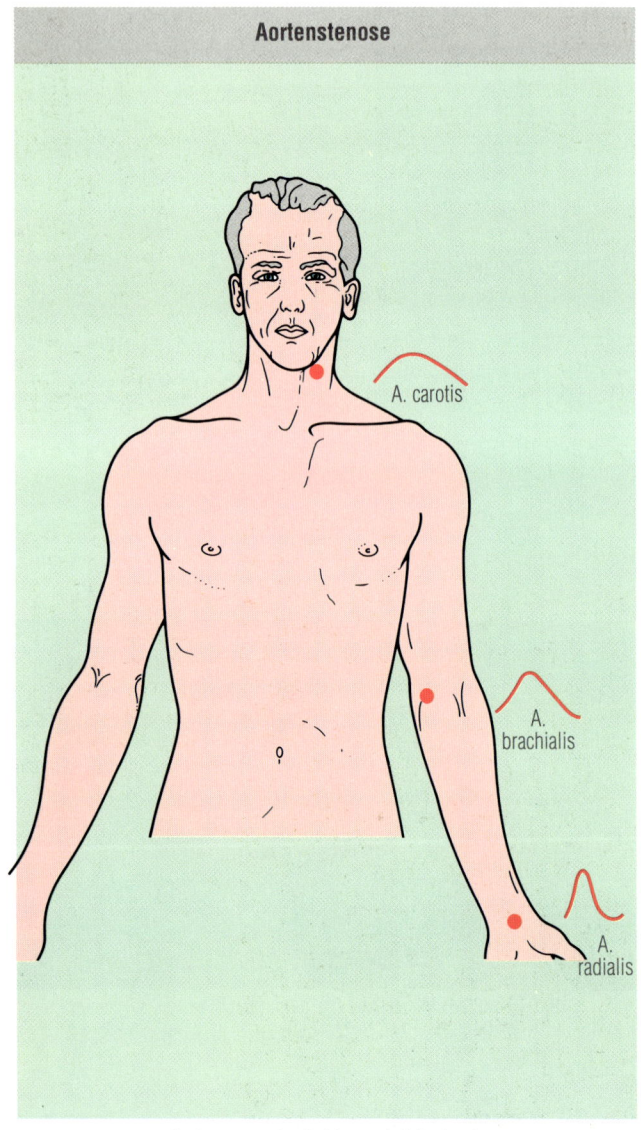

Abb. 7.49 Die Veränderungen der Pulskurve bei Aortenstenose

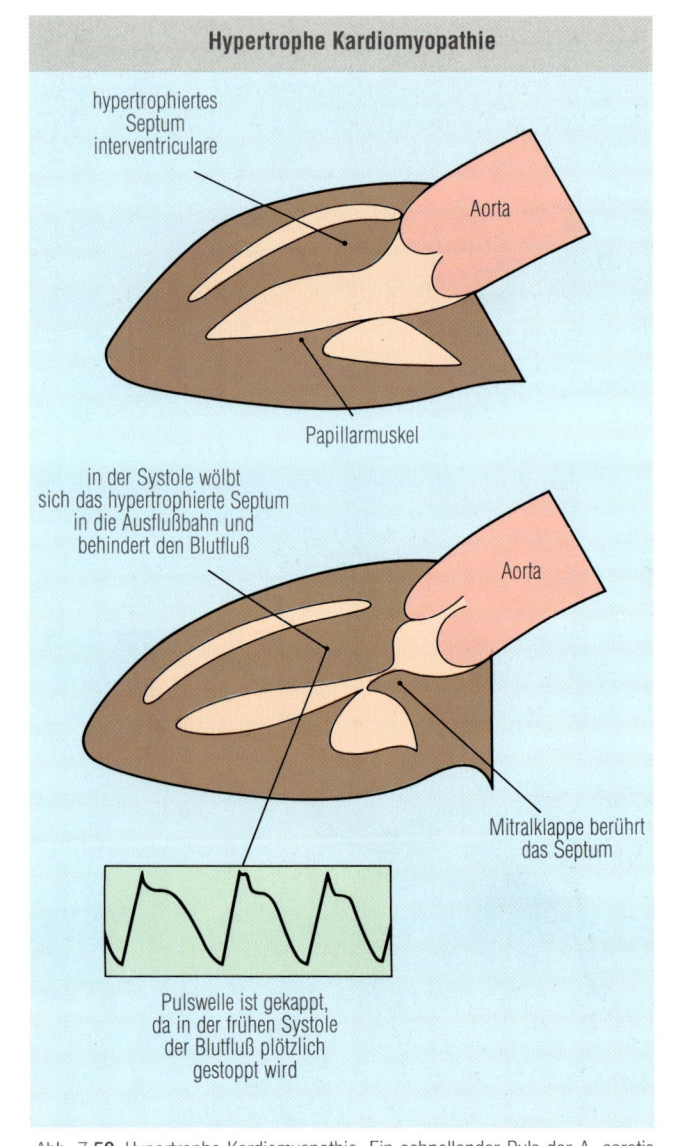

Abb. 7.50 Hypertrophe Kardiomyopathie. Ein schnellender Puls der A. carotis kann durch eine dynamische Einengung der linksventrikulären Ausflußbahn bedingt sein

Klinische Untersuchung des Herz-Kreislauf-Systems

Arteria dorsalis pedis und Arteria tibialis posterior

In der Regel werden beide Arterien getastet, um peripher-arterielle Verschlußkrankheiten zu diagnostizieren. Während einer Anästhesie oder im Aufwachraum dienen sie manchmal dazu, Herzfrequenz und Herzrhythmus zu bestimmen. Der Puls der A. dorsalis pedis wird getastet, indem die Finger lateral der Sehne des M. extensor hallucis longus auf den Fußrücken gelegt werden (Abb. 7.53).
Die A. tibialis posterior wird hinter dem Innenknöchel getastet, indem die Finger um diesen gelegt werden (Abb. 7.54).

Messung des Blutdrucks

Meist wird der Blutdruck mit der Manschette (Sphygmomanometer) und dem Stethoskop gemessen. Die Manschette wird um den Oberarm (Abb. 7.55) gelegt und aufgepumpt. Wenn der Manschettendruck den systolischen Druck der A. brachialis übersteigt wird diese komprimiert und der Puls der A. radialis kann nicht mehr getastet werden. Sobald der Manschettendruck langsam abgelassen wird, strömt während eines bestimmten Zeitraumes des Herzzyklus wieder Blut unter der Manschette hindurch, wodurch Geräusche entstehen, die über der A. brachialis im Ellbogen auskultiert werden können. Diese Geräusche werden nach ihrem Erstbeschreiber, einem russischen Arzt, Korotkoff-Geräusche genannt. Mit zunehmender Abnahme des Manschetten-

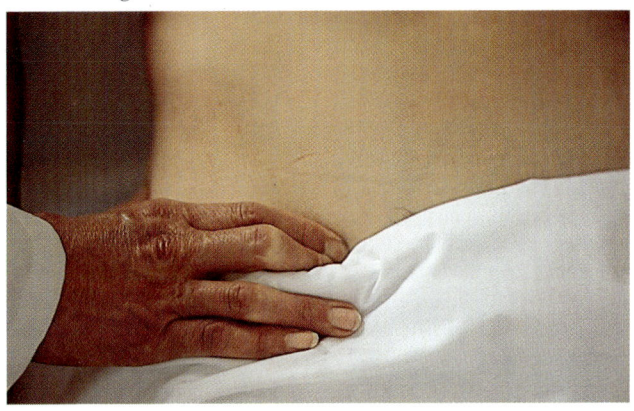

Abb. 7.52 Palpation der A. poplitea

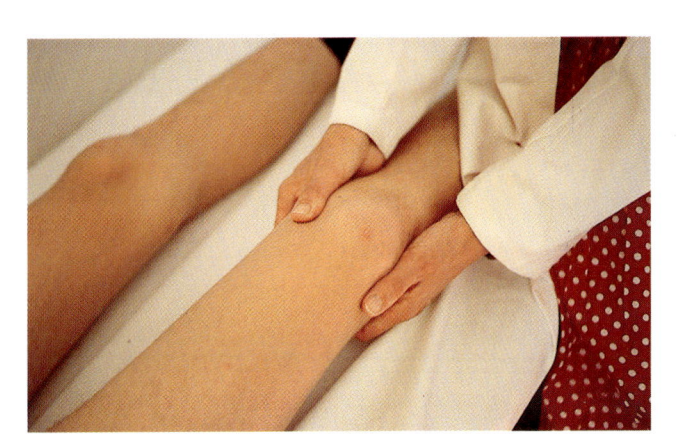

Abb. 7.51 Palpation der A. femoralis

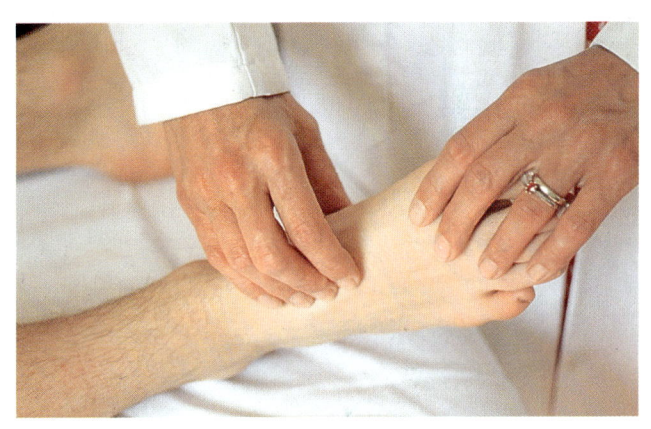

Abb. 7.53 Palpation der A. dorsalis pedis

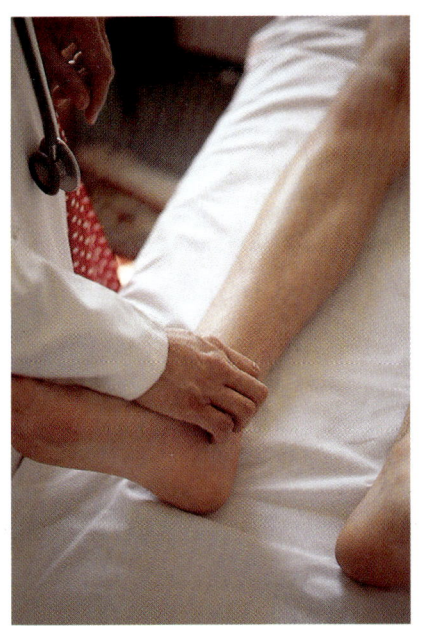

Abb. 7.54 Palpation der A. tibialis posterior

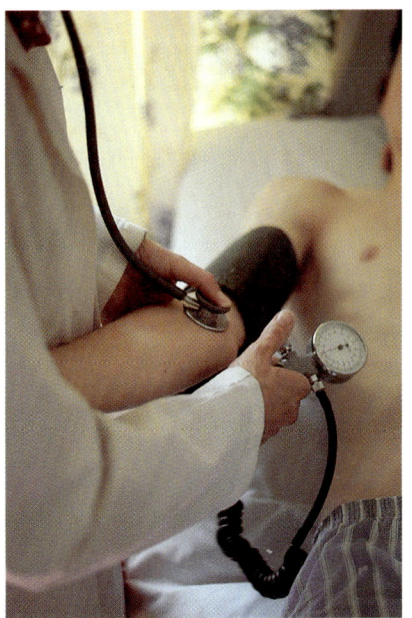

Abb. 7.55 Messung des Blutdrucks mittels eines Sphygmomanometers und eines Stethoskopes. Die Manschette des Sphygmomanometers wird eng um den unbekleideten Oberarm gelegt und der Untersucher hält den Arm des Patienten in Höhe des Herzens

Herz-Kreislauf-System

drucks werden die Korotkoff-Geräusche lauter und musikalischer bis sie plötzlich gedämpfter werden und kurze Zeit später ganz aufhören. Der Zeitpunkt des Verschwindens der Korotkoff-Geräusche (manchmal Phase V genannt) definiert den diastolischen Blutdruck für klinische und epidemiologische Zwecke, da dieser mit größter Übereinstimmung von verschiedenen Untersuchern reproduziert werden kann. Tatsächlich ist aber der Beginn der Geräuschdämpfung (Phase IV) am engsten mit dem intraarteriell gemessenen diastolischen Blutdruck korreliert. Die Entstehung der Korotkoff-Geräusche ist in der Abb. 7.56 als Diagramm dargestellt.

Um den Blutdruck zuverlässig messen zu können, muß der Arm unbedeckt sein und die Blutdruckmanschette glatt anliegen. Der Arm des Patienten sollte entspannt (Armpolster, Unterstützung durch den Untersucher) in Höhe des Herzens liegen. Häufig wird der systolische Blutdruck orientierend bestimmt, indem die A. radialis während des Aufpumpens der Manschette getastet wird. Dieses Vorgehen empfiehlt sich, da bei Patienten mit sehr hohem Blutdruck die Korotkoff-Töne zunächst verschwinden, aber erneut auftauchen, wenn der Manschettendruck vermindert wird. Dieses Phänomen wird Auskultationslücke genannt. Um genau zu messen, sollte der Manschettendruck langsam, idealerweise mit ca. 1 mmHg/s vermindert werden. Quecksilbermanometer müssen aufrecht stehen. Da Luftmanometer mit der Zeit ungenau werden, müssen sie regelmäßig kalibriert werden. Meist wird, bewußt oder unbewußt, der Blutdruck auf die nächstniedrigere 5- bzw. 10-mm-Marke gerundet, was Puristen entsetzt. Sind wirklich genaue Messungen für wissenschaftliche Zwecke erforderlich, sollte ein Zufallsnullsphygmomanometer verwendet werden. Auf diesem werden systolischer und diastolischer Blutdruck markiert. Anschließend wird die Rückseite des Instrumentes geöffnet, um die Ergebnisse abzulesen. Bei Patienten mit sehr hohem Blutdruck bestehen häufig weitere offensichtliche Hinweise auf eine Hypertonie (Veränderungen der Netzhaut, Hypertrophie des linken Ventrikels, Proteinurie). Bei solchen Patienten sollte die Diagnose Hypertonie nicht durch eine einzelne, situative Blutdruckmessung gestellt werden. Wird der Blutdruck im Verlauf gemessen, besteht häufig eine Tendenz zur Normalisierung. Bei einigen Patienten ist der Blutdruck erhöht, wenn er im Krankenhaus gemessen wird, zuhause oder mittels 24-Stunden-Blutdruckmessung ermittelte Werte sind normal (situativer Hochdruck). Die Definition des Bluthochdrucks war lange kontrovers. Die Verteilung der Werte des systolischen und diastolischen Blut-

Intraarterieller Druck	Arterie unter der Manschette	Manschettendruck	Töne
	Arterie verschlossen	Manschettendruck höher als systolischer Blutdruck	keine Töne, kein Puls
systolisch	geringe Öffnung der Arterie	Manschettendruck in Höhe des systolischen Drucks	hörbare Töne
	längere systolische Öffnung der Arterie	Manschettendruck zwischen systolischem und diastolischem Blutdruck	hörbare Töne
diastolisch	Arterie fast während der gesamten Systole geöffnet	Manschettendruck entspricht dem diastolischen Blutdruck	Töne hörbar
	vollständig geöffnet Arterie	Manschettendruck unterhalb des diastolischen Blutdrucks	Töne verschwinden (Phase 5)

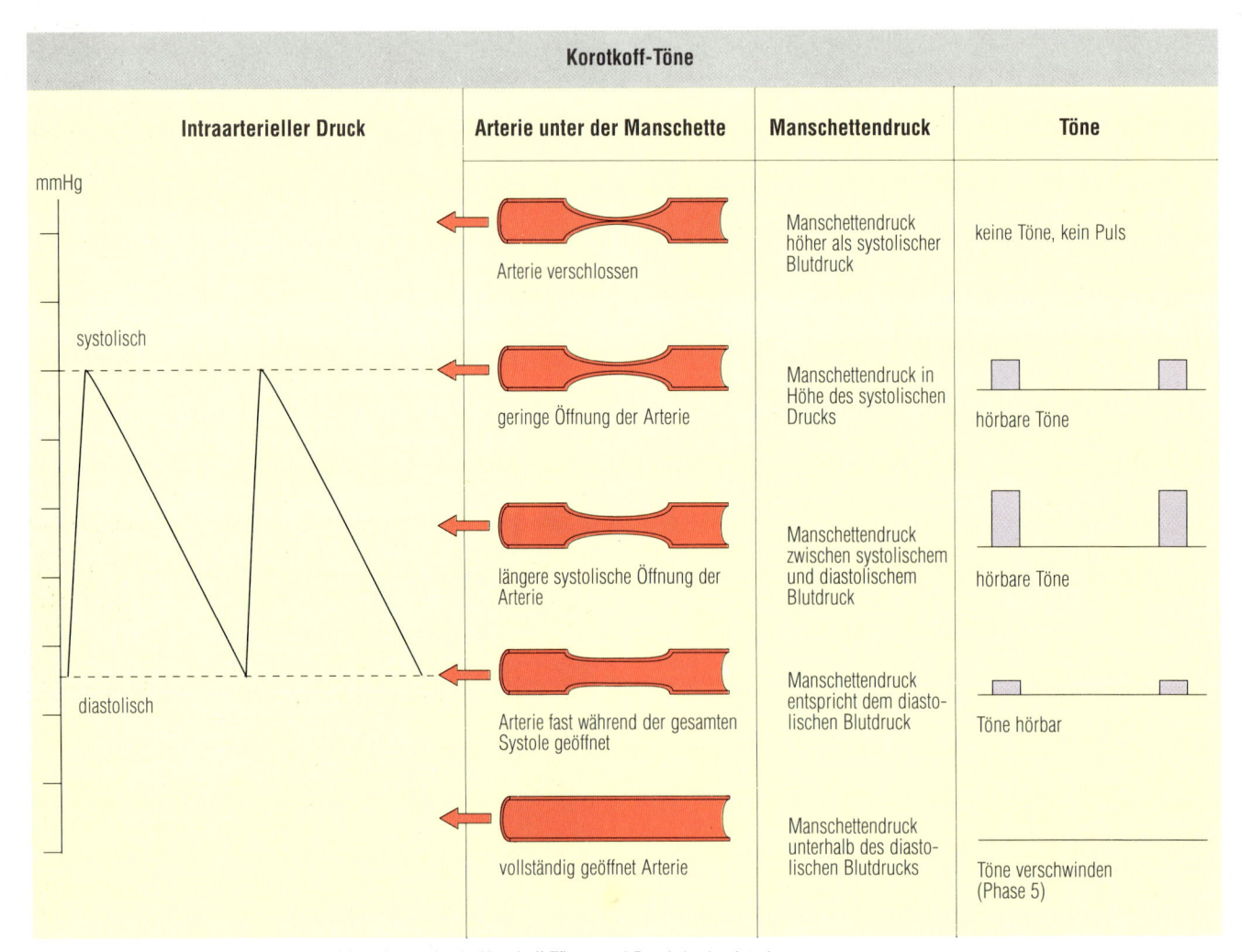

Abb. 7.56 Schematische Darstellung von Manschettendruck, Korotkoff-Tönen und Druck in der Arterie

Klinische Untersuchung des Herz-Kreislauf-Systems

drucks ist stetig. In der westlichen Welt, nicht aber bei anderen Völkern, insbesonders solchen mit geringer Aufnahme von Kochsalz, besteht eine Tendenz sowohl des systolischen als auch des diastolischen Blutdrucks mit dem Alter der Menschen zuzunehmen. Übereinstimmend wird ein wiederholt gemessener diastolischer Druck über 100mmHg (Phase V der Korotkoff-Geräusche) als Hypertonus definiert. Ein diastolischer Blutdruck über 120mmHg und/oder deutliche Organschädigungen definieren Patienten mit schwerer Hypertonie. Die Abb. 7.57 enthält die beim Messen des Blutdrucks zu beachtenden Punkte.

Im Gegensatz zur Hypertonie wird die Hypotonie (zu niedriger Blutdruck) weniger durch Grenzwerte des Blutdrucks definiert, obwohl ein systolischer Blutdruck unter 100mmHg zur Definition eines Schockes gehört, als durch ihre Folgen festgelegt (z. B. verminderte zerebrale oder renale Funktion). Die Patienten können beim Aufstehen Schwindelgefühl entwickeln (orthostatische Hypotonie, Abb. 7.58). In solchen Fällen wird der Blutdruck nacheinander beim liegenden und beim stehenden Patienten gemessen.

Untersuchung des Pulses der Vena jugularis

Der Jugularvenenpuls ist ein wesentliches Kriterium für die Beurteilung der Leistungsfähigkeit des rechten Herzens. Die V. jugularis interna steht ohne zwischengeschaltete Klappen direkt mit der V. cava superior und dem rechten Vorhof in Verbindung. Der Druck im rechten Vorhof beträgt physiologischerweise 10 bis 12cm Wassersäule, weshalb die V. jugularis interna kollabiert, wenn der Patient steht oder sitzt und sich vollständig füllt, wenn er liegt. Liegt der Patient mit ca. 45 Grad erhöhtem Oberkörper auf dem Rücken, wird die Pulsation der V. jugularis meist direkt oberhalb der Klavikula sichtbar, weshalb diese Lagerung üblicherweise zur Untersuchung des Pulses der V. jugularis gewählt wird (Abb. 7.59). Zur Untersuchung legt der Patient seinen Kopf idealerweise bequem auf ein Kissen, wodurch der Nacken leicht gebeugt wird und blickt geradeaus. Durch die Beugung des Nackens wird der M. sternocleidomastoideus entspannt und die V. jugularis interna, die direkt unter diesem liegt, wird besser sichtbar. Eine

Punkte, die bei der Blutdruckmessung beachtet werden müssen
Der Arm muß unbekleidet sein
Der Arm wird passiv in Herzhöhe gehalten
Die Manschettengröße ist anzupassen – breite Manschette für dicke Arme, schmale Manschette für Kinder
Der systolische Blutdruck wird durch Palpation geschätzt
Der Druck wird nicht schneller als 1 mmHg/s abgelassen
Phase V (Verschwinden der Töne) wird als diastolischer Blutdruck definiert
Luftmanometer sind regelmäßig mit Quecksilbermanometern abzugleichen
Bei Verwendung eines Quecksilbermanometers ist zu beachten, daß dieses absolut senkrecht steht

Abb. 7.57 Punkte, die bei der Blutdruckmessung beachtet werden müssen

Ursachen einer Hypotonie
Verminderte Herzleistung
Myokardinfarkt Perikardtamponade Massive Lungenembolie Akute Klappeninsuffizienz
Hypovolämie
Blutung Diabetisches Präkoma Wasserverlust durch Diarrhö/Erbrechen
Exzessive Gefäßerweiterung
Anaphylaxie Sepsis (gramnegative Bakterien) Medikamente Störungen des autonomen Nervensystems

Abb. 7.58 Ursachen einer Hypotonie

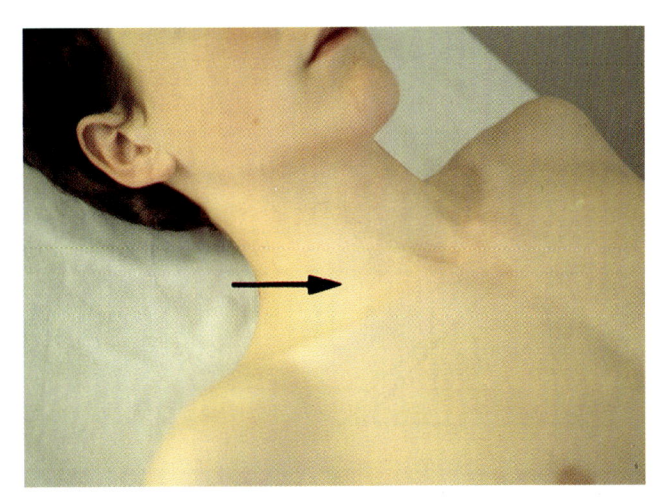

Abb. 7.59 Bestimmung des Jugularvenendrucks. Liegt der Patient mit 45 Grad erhöhtem Oberkörper, sind normalerweise die Pulsationen der V. jugularis direkt über dem Schlüsselbein sichtbar

Herz-Kreislauf-System

zuverlässige Unterscheidung des Pulses der V. jugularis vom Puls der A. carotis ist anhand der Kriterien, die in Abb. 7.60 aufgeführt sind, möglich. Entgegen häufig geäußerter Ansicht kann der Puls der V. jugularis interna nicht durch leichten Druck eines Fingers verschlossen, und durchaus, insbesonders bei Trikuspidalinsuffizienz, getastet werden.

Abschätzung des venösen Drucks

Sobald der Puls der V. jugularis getastet werden kann, muß die Höhe der Pulsation über dem Niveau des rechten Vorhofes und deren Kurvenverlauf bestimmt werden. Da der rechte Vorhof durch die körperliche Untersuchung nicht eindeutig lokalisierbar ist, wird die Lokalisation des Jugularispulses üblicherweise als Abstand vom Jugulum angegeben (Abb. 7.61), da dessen Abstand von der Mitte des rechten Vorhofes ungeachtet der Lage des Patienten in etwa gleich bleibt. Bei normalem venösem Druck ist die Pulsation der V. jugularis maximal 4cm oberhalb des Jugulums zu tasten.

Bei sehr hohem venösem Druck (z.B. Perikardtamponade, Pericarditis constrictiva) ist die V. jugularis interna prallgefüllt, wenn der Patient mit um 45 Grad erhöhtem Oberkörper liegt. Um die Pulsation der V. jugularis sehen zu können, muß sich der Patient in solchen Fällen aufrecht hinsetzen. Als Faustregel kann gelten, daß jede oberhalb der Klavikula sichtbare Pulsation der V. jugularis beim aufrecht sitzenden Patienten für einen erhöhten Venendruck spricht. Bei sehr hohem Venendruck reicht manchmal nicht einmal das aufrechte Sitzen des Patienten, um eine Pulsation sehen zu können.

Unterscheidung des Pulses der A. carotis von dem der V. jugularis	
Venös	**Arteriell**
Schnellste Bewegung nach innen	Schnellste Bewegung nach außen
2 Spitzen pro Zyklus (Sinusrhythmus)	1 Spitze pro Zyklus
Beeinflußt durch Kompression des Abdomens	Nicht beeinflußt durch Kompression des Abdomens
Kann die Ohrläppchen abstehen lassen (bei erhöhtem Venendruck)	Verlagert die Ohrläppchen nie

Abb. 7.60 Unterscheidung des Pulses der A. carotis von dem der V. jugularis

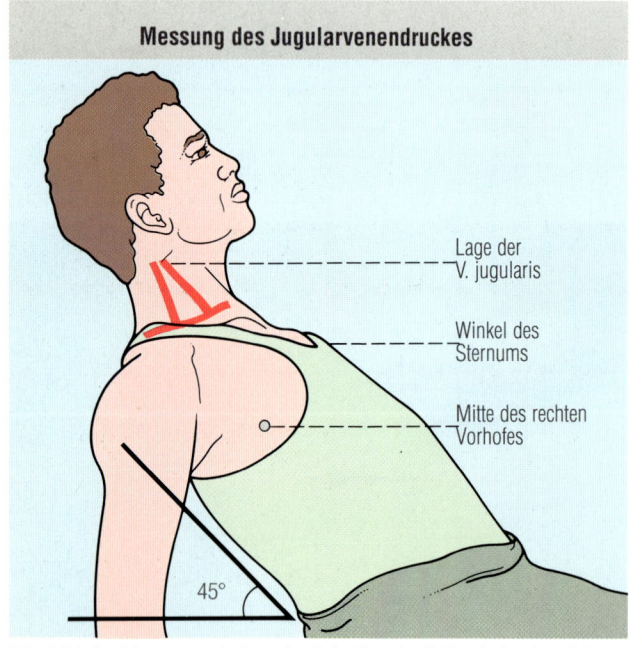

Abb. 7.61 Beziehungen zwischen der Pulsation der V. jugularis, dem linken Vorhof und dem Winkel des Manubrium sterni

Kurvenverläufe des Jugularvenendruckes

normale Kurvenform

Vorhofflimmern

Trikuspidalinsuffizienz (auffällige systolische Wellen, die größer sind und früher auftreten als normale V-Wellen)

Rechtsventrikuläre Hypertrophie mit vergrößerten Wellen (z.B. pulmonale Hypertonie oder Pulmonalstenose)

Pericarditis constrictiva (hoher Jugularvenendruck mit beschleunigtem Druckabfall zu Beginn der Systole)

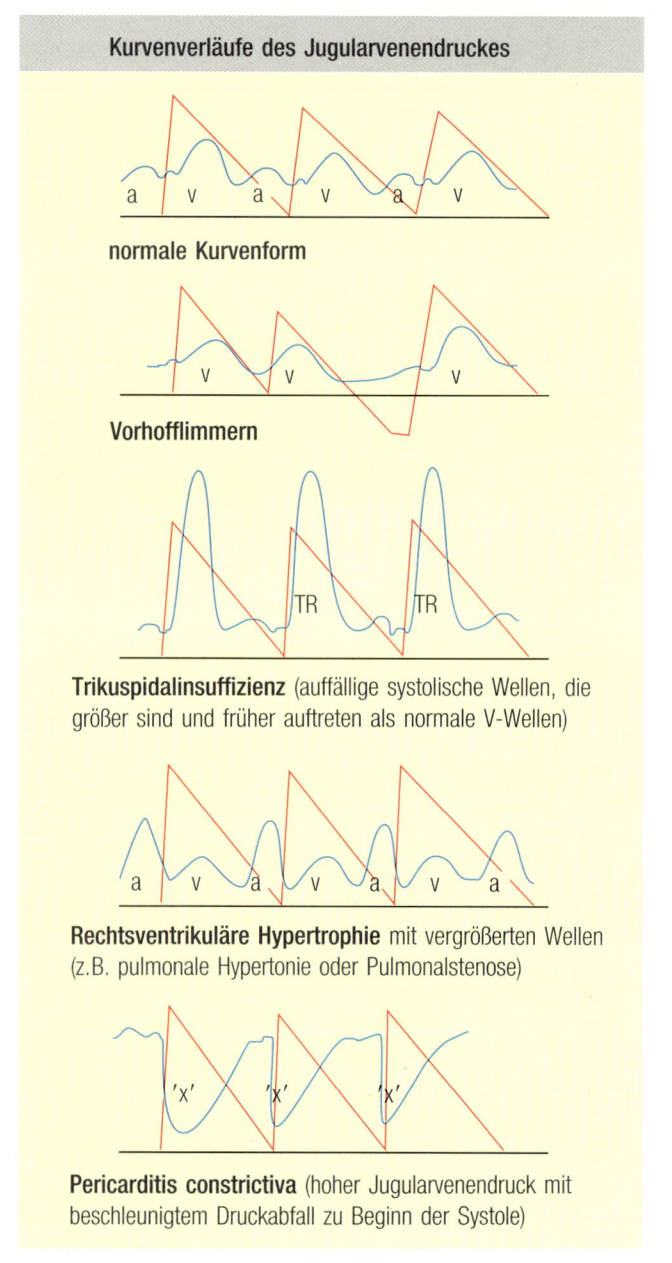

Abb. 7.62 Beispiele verschiedener Druckkurvenverläufe der V. jugularis

Klinische Untersuchung des Herz-Kreislauf-Systems

Dann ist eine grobe Abschätzung des Venendruckes möglich, indem die Hand des Patienten angehoben wird, bis die Venen des Handrückens kollabieren. Der Höhenunterschied zwischen Hand und rechtem Vorhof oder dem Jugulum gibt Hinweise auf die Höhe des venösen Drucks.

Pulskurven der Vena jugularis

In der Abb. 7.62 sind verschiedene Verläufe von Druckkurven der V. jugularis dargestellt. Die häufigste und damit wichtigste pathologische Kurvenform ist die bei Trikuspidalinsuffizienz. Sie ist durch hohe systolische Wellen charakterisiert, die oft getastet und mit dem Finger nicht unterdrückt werden können.

Die häufigste Ursache eines erhöhten Drucks in der V. jugularis ist die Rechtsherzinsuffizienz (Abb. 7.63). Ein erhöhter Venendruck ohne Pulsationen sollte an eine Einengung der V. cava superior denken lassen.

Palpation des Präkordium

Das Präkordium wird palpiert, indem die flache Hand mit ausgestreckten Fingern auf die Brustwand links vom Sternum gelegt wird (Abb. 7.64), und versucht wird zu fühlen, wie das Herz arbeitet. Zuerst wird der Herzspitzenstoß lokalisiert, der als der am weitesten lateral unten liegende Punkt definiert ist, über dem leicht Pulsationen getastet werden können. Die Lage wird meist anhand von markanten Strukturen, wie den Interkostalräumen, der Klavikula und der Axilla angegeben. Beim gesunden Erwachsenen, der mit 45 Grad erhöhtem Oberkörper liegt, ist der Herzspitzenstoß links im 5. oder 6. Interkostalraum in der Medioklavikularlinie zu tasten. Da das Herz im Brustkorb etwas beweglich ist, verlagert sich der Herzspitzenstoß weiter nach lateral, wenn der Patient auf seiner linken Seite liegt. Dies kann ausgenutzt werden, um bei adipösen Patienten oder bei Patienten mit Emphysemthorax den Herzspitzenstoß überhaupt fühlen zu können, dessen Lage dann allerdings nicht angegeben werden sollte.

Ebenso wichtig wie die Lage des Herzspitzenstoßes ist die Qualität der Herzaktion (Abb. 7.65), deren Beurteilung wegen der großen

Ursachen und Charakteristika eines erhöhten Jugularvenendruckes	
Häufig	
Herzinsuffizienz	normale Wellenform gewöhnlich enthalten
Trikuspidalinsuffizienz	große V-Wellen
Weniger häufig	
Perikardtamponade	deutlich erhöhter Venendruck, Kurvenform schwierig einschätzbar, da der Patient beim Sitzen hypoton wird
Massive Lungenembolie	
Selten	
Obstruktion der V. cava superior	keine Pulsation sichtbar
Pericarditis constrictiva	rascher präsystolischer Abfall
Trikuspidalstenose	langsamer präsystolischer Abfall

Abb. 7.63 Ursachen eines erhöhten Jugularvenendrucks

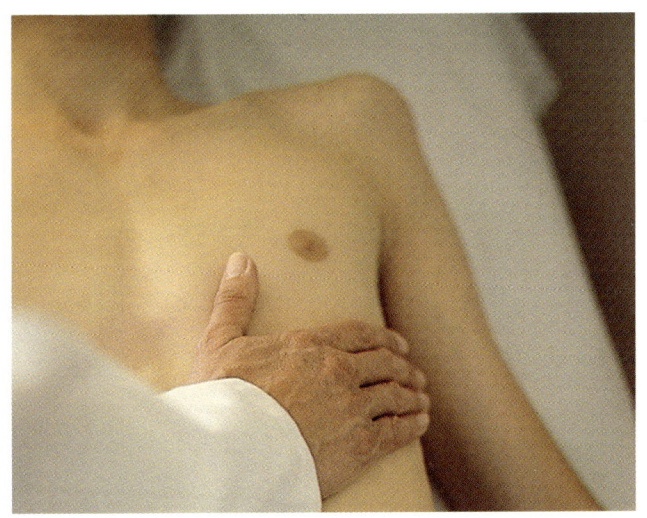

Abb. 7.64 Palpation des Präkordiums. Zur Lokalisation des Herzspitzenstoßes sollte der Patient flach auf dem Rücken liegen. Um die Qualität des Pulses zu bestimmen, sollte er auf der linken Seite liegen

Formen des Spitzenstoßes

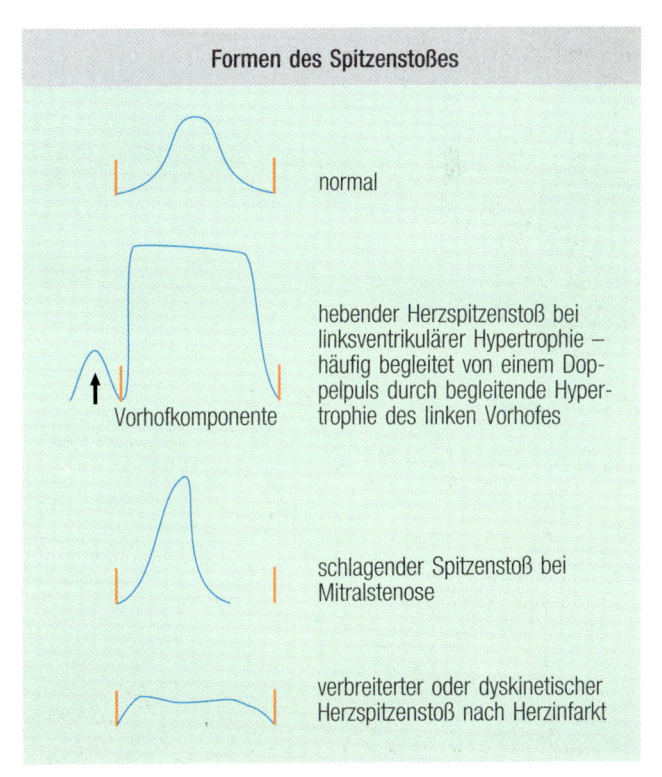

- normal
- hebender Herzspitzenstoß bei linksventrikulärer Hypertrophie – häufig begleitet von einem Doppelpuls durch begleitende Hypertrophie des linken Vorhofes (Vorhofkomponente)
- schlagender Spitzenstoß bei Mitralstenose
- verbreiterter oder dyskinetischer Herzspitzenstoß nach Herzinfarkt

Abb. 7.65 Formen des Spitzenstoßes

Herz-Kreislauf-System

Variabilität Erfahrung bedarf. Ein kräftiger Herzspitzenstoß entspricht normalerweise einem erhöhten Schlagvolumen (z. B. Fieber, Belastung), ein kaum lokalisierbarer Herzspitzenstoß einer Schädigung der Ventrikelmuskulatur (z. B. Myokardinfarkt, Kardiomyopathie). Letzterer kann oftmals ebenso gut gesehen wie gefühlt werden. Der Charakter des Herzspitzenstoßes bei linksventrikulärer Hypertrophie unterscheidet sich davon deutlich und entspricht eher einem länger anhaltenden, kräftigen Hub als einem kurzen, scharfen Impuls. Bei Mitralstenose tippt die Herzspitze nur schwach an die Brustwand, was im gewissen Umfang durch die Verlagerung des linken Ventrikels durch den vergrößerten linken Vorhof, aber auch teilweise durch den lauten 1. Herzton, der ebenso gefühlt wie gehört werden kann, bedingt ist. Bei Hypertrophie oder Dilatation des rechten Ventrikels wird nahe dem linken Sternalrand eine Pulsation gefühlt.

Manchmal können Vibrationen oder bebende Bewegungen getastet werden, die immer von leicht hörbaren Geräuschen begleitet werden. Ein diastolisches Beben (ähnlich dem Gefühl, wenn eine schnurrende Katze gestreichelt wird) kann bei Patienten mit Mitralstenose gefühlt werden. Systolisches Beben kann bei Aortenstenose, Ventrikelseptumdefekt oder Mitralinsuffizienz auftreten.

Auskultation des Herzens

Ein gutes Stethoskop erleichtert die Auskultation des Herzens. Es wurde von dem französischen Arzt Laennec Anfang des 19. Jahrhunderts eingeführt und war ursprünglich ein Holzrohr, das einen gewissen Abstand zwischen Arzt und Patient ermöglichte. Daneben hat das Stethoskop 2 Hauptfunktionen:

- Es überträgt Geräusche vom Brustkorb des Patienten und hilft dabei, Umgebungsgeräusche auszuklammern.
- Es verstärkt selektiv Geräusche bestimmter Frequenzen, wodurch sich der Untersucher leichter auf diese konzentrieren kann.

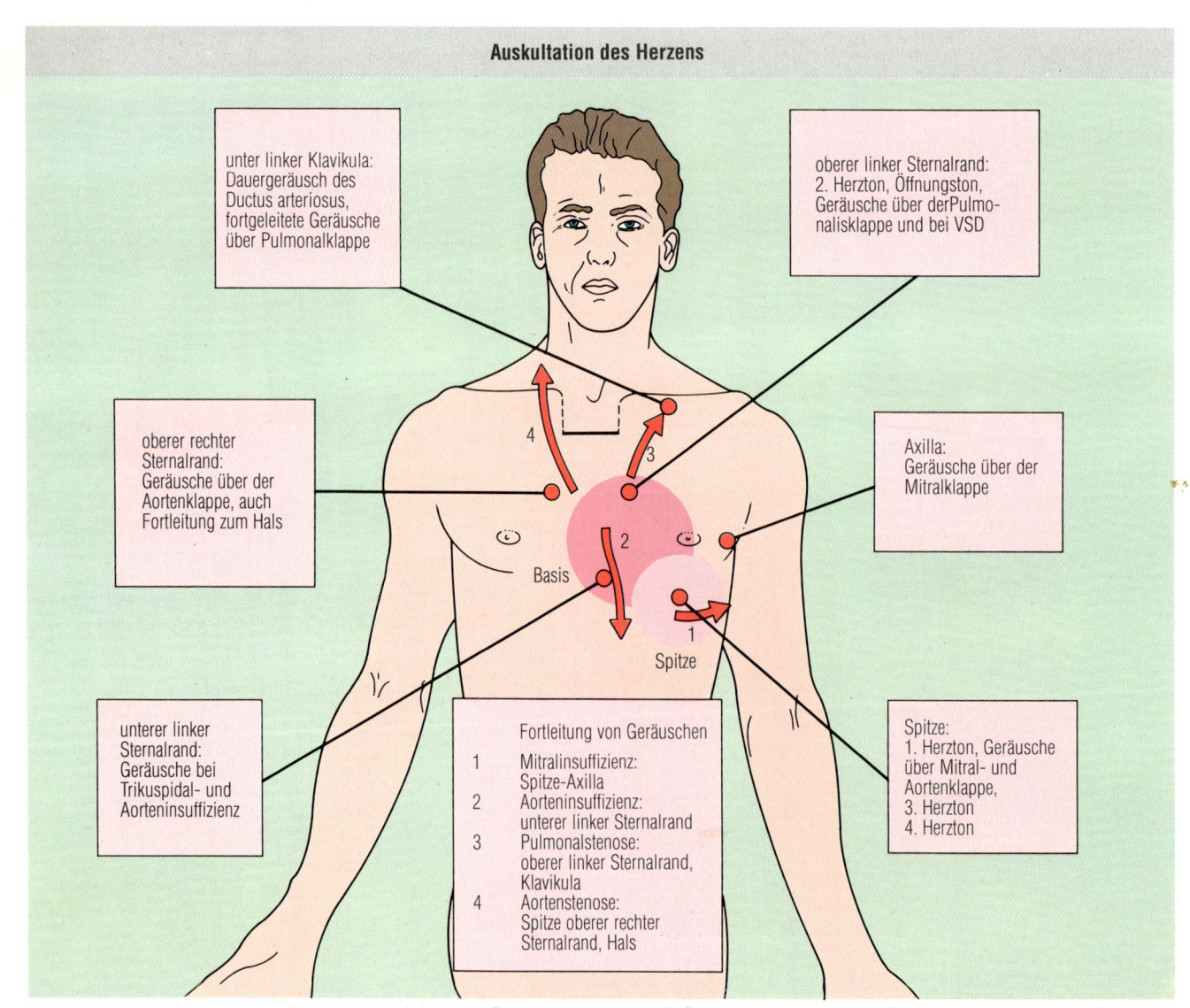

Abb. 7.66 Auskultation des Herzens. Die besten Auskultationsorte hängen davon ab, wo das Geräusch entsteht und wohin die Turbulenz des Blutstromes weitergeleitet wird

Klinische Untersuchung des Herz-Kreislauf-Systems

Würden die, dem Brustkorb entstammenden Geräusche unselektiv verstärkt, was mit einem empfindlichen Mikrophon erfolgen würde, entstünde ein Signal, das vom menschlichen Ohr kaum interpretiert werden kann. Ein modernes Stethoskop besteht aus 2 Ohrstöpseln, die durch einen Schlauch mit dem Bruststück verbunden sind, das meist auf einer Seite eine Membran und auf der anderen Seite einen Trichter hat. Die Ohrstöpsel sollten nach vorne gebogen sein, um der Richtung des Gehörganges zu folgen, und fest aber bequem sitzen. Der Schlauch sollte nicht zu lang sein (Kardiologen legen das Stethoskop selten um den Hals). Der Trichter und die Membran des Bruststückes verstärken selektiv unterschiedliche Frequenzen. Der Trichter eignet sich ideal, um niederfrequente Geräusche, wie das mitteldiastolische Geräusch bei Mitralstenose oder einen 3. Herzton bei Herzinsuffizienz zu hören. Im Gegensatz dazu filtert die Membran niederfrequente Geräusche und verstärkt hochfrequente. Mit ihr können am besten Ejection clicks oder mitteldiastolische Clicks des 2. Herztons und das weiche aber hochfrequente frühdiastolische Geräusch der Aorteninsuffizienz gehört werden. Es ist wichtig ein gutes Stethoskop zu haben, dieses zu pflegen und jede Gelegenheit wahrzunehmen, die Variabilität der Herz- und Thoraxgeräusche in Ruhe und nach Belastung zu erlernen.

Die Auskultation des Herzens erfolgt wenigstens über der Herzspitze, der Herzbasis (der zwischen Herzspitze und Sternum liegende Teil des Herzens) und der Aorten- (rechts parasternal) bzw. Pulmonalisregion (links parasternal), wobei die Reihenfolge entsprechend eigener Erfahrungen variieren kann (Abb. 7.66). Das Stethoskop wird solange verschoben, bis auffällige Geräusche ganz deutlich zu hören sind.

Die Auskultationsbefunde werden üblicherweise dem Herzzyklus zugeordnet, indem gleichzeitig mit der Auskultation die A. carotis (Abb. 7.67) bzw. A. radialis getastet wird.

Die Beschreibung und Interpretation der Befunde sollte 3 Aspekte berücksichtigen:

- 1. und 2. Herzton,
- Geräusche,
- zusätzliche Herztöne.

Herztöne

Erster und zweiter Herzton

Der 1. Herzton kann meist sowohl mit dem Trichter als auch mit dem Membran des Stethoskops gut gehört werden. Der 2. Herzton wird idealerweise mit der Membran auskultiert, wobei das Stethoskop am besten in Höhe der Sternummitte links parasternal plaziert wird. Üblicherweise werden die Herztöne in einer Kurzform dokumentiert, die sich von den Kurven der Phonokardiographie ableitet (Abb. 7.68).

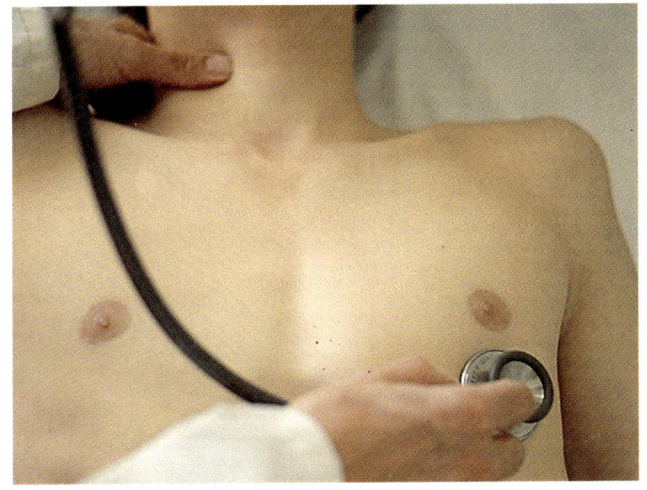

Abb. 7.67 Gleichzeitige Auskultation und Palpation, um Geräusche dem Herzzyklus zuzuordnen

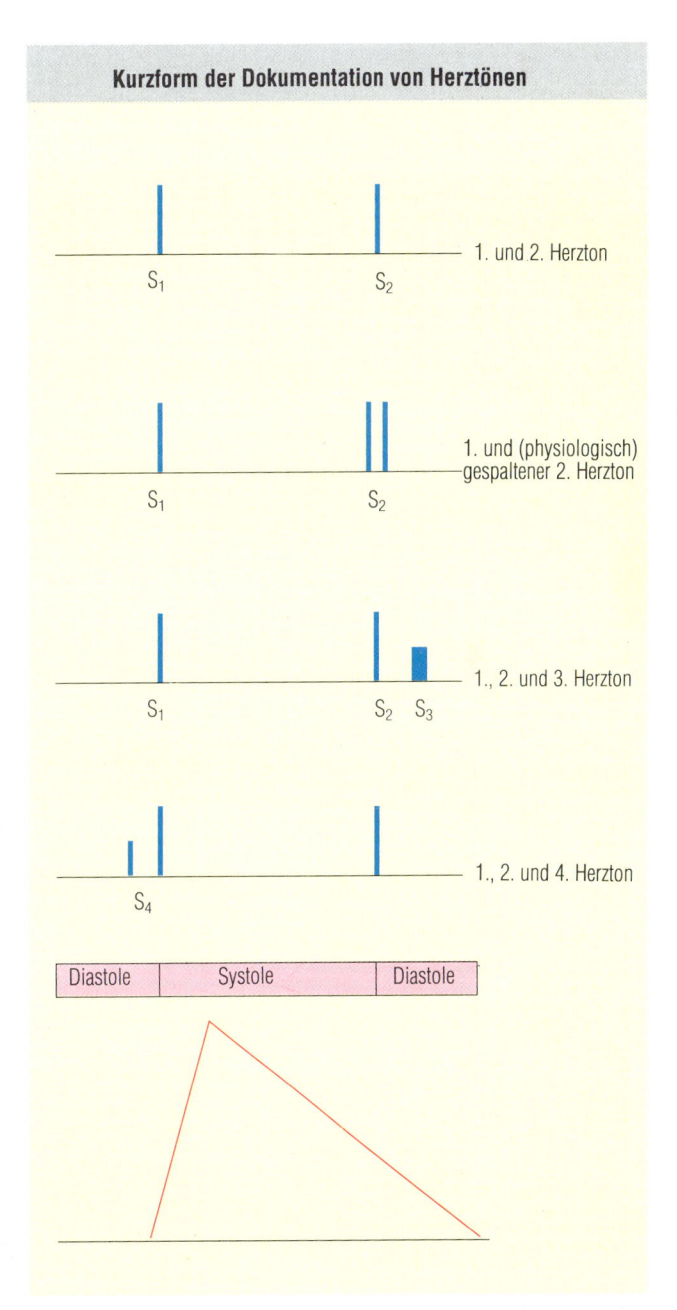

Abb. 7.68 Dokumentation der Herztöne in Kurzform (abgeleitet von der Phonokardiographie)

7.33

Die Intensität der Herztöne kann von verschiedenen Faktoren (Abb. 7.69) beeinflußt werden, wobei folgende am häufigsten sind:

- lauter 1. Herzton: erhöhtes Herzzeitvolumen, Mitralstenose,
- leiser 1. Herzton: vermindertes Herzzeitvolumen, kräftige Brustwand, Emphysem.

Ein lauter, klingender 2. Herzton kann Merkmal einer systemischen Hypertonie oder gelegentlich auch einer pulmonalen Hypertonie sein.

Dritter und vierter Herzton

Diese pathologischen Herztöne können bei Patienten mit bestimmten typischen Erkrankungen zusätzlich zu den normalen Herztönen gehört werden. Der 3. Herzton ist ein niederfrequenter, dumpfer Ton, der in der Diastole auftritt und mit dem Ende der schnellen Phase der Ventrikelfüllung zusammenfällt. Ein physiologischer 3. Herzton tritt bei jungen, kräftigen Erwachsenen auf, wenn das Herzzeitvolumen gesteigert ist (z. B. Athleten, Fieber, Schwangerschaft). Ein 3. Herzton ist häufig Marker einer schweren Insuffizienz des linken Ventrikels bei dilatativer Kardiomyopathie, nach akutem Myokardinfarkt oder (rechtsventrikulär) bei akuter, ausgedehnter Lungenembolie, wobei fast immer eine Tachykardie besteht und 1. und 2. Herzton relativ leise sind. 1., 2. und 3. Herzton klingen etwa wie „da-da-bum, da-da-bum", was als Galopprhythmus bezeichnet wird (diese Bezeichnung wurde erstmals von Phillippe Potain, einem Arzt, der in der Kavallerie Napoleons diente, verwendet).

Der 4. Herzton fällt mit der Kontraktion der Vorhöfe zusammen und ist am besten bei Patienten hörbar, deren linker Vorhof hypertrophiert ist (z. B. arterielle Hypertonie, hypertrophe Kardiomyopathie). Bei Mitralstenose ist er nicht hörbar. Er klingt ähnlich wie „da-lub-dub, da-lub-dub" (Abb. 7.70).

Weitere Herztöne

Ejection click

Dieser hochfrequente Ton tritt meist nach dem 1. Herzton auf (Abb. 7.71) und ist ein Merkmal der Aorten- bzw. Pulmonalstenose. Er wird vermutlich durch das plötzliche Öffnen der deformierten Klappe hervorgerufen. Manchmal kann bei erweiterter A. pulmonalis oder Aorta ascendens ein Ejection click auftreten, ohne daß eine Klappenstenose besteht.

Lautstärke der Herztöne

Lauter 1. Ton:
Hyperdynamer Kreislauf (Fieber, Anstrengung)
Mitralstenose
Vorhofmyxom (selten!)

Leiser 1. Ton:
Verminderte Auswurfleistung (Ruhe, Herzinsuffizienz)
Tachykardie
Schwerer Mitralreflux (Klappendestruktion)

Veränderliche Lautstärke des 1. Tones:
Vorhofflimmern
Kompletter AV-Block

Laute Aortenkomponente des 2. Tones:
Arterielle Hypertonie
Dilatierte Aortenwurzel

Leise Aortenkomponente des 2. Tones:
Kalzifizierte Aortenstenose

Laute Pulmonaliskomponente des 2. Tones:
Pulmonale Hypertonie

Abb. 7.69 Einflüsse auf die Lautstärke der Herztöne

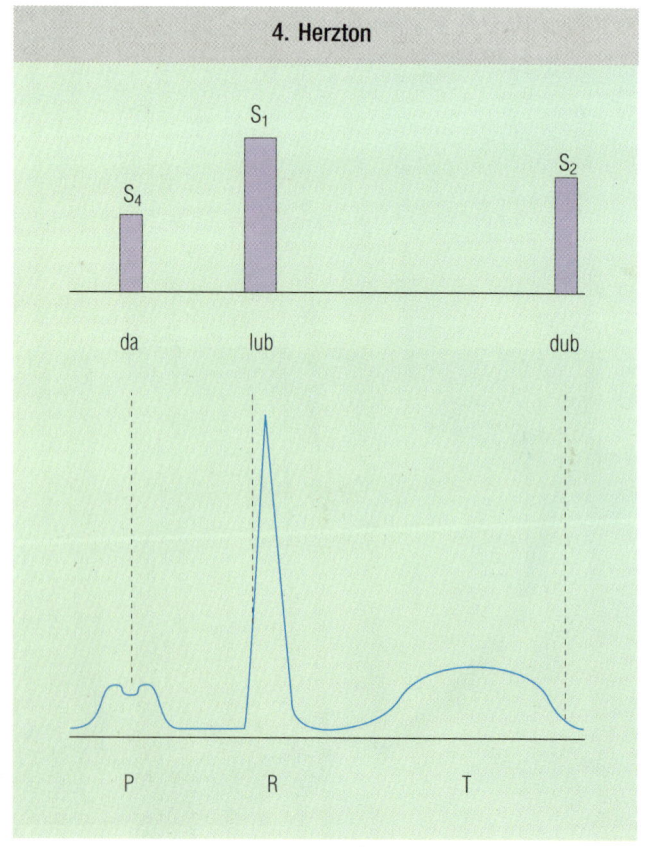

Abb. 7.70 4. Herzton

Klinische Untersuchung des Herz-Kreislauf-Systems

Öffnungston

Dieser diastolische Ton tritt bei Mitralstenose auf und entsteht durch die Anspannung der stenosierten Mitralklappe. Er ist am besten links parasternal hörbar und klingt ähnlich dem zweiten Teil eines weit gespaltenen 2. Herztones.

Mittelsystolische Clicks

Diese entstehen meist bei einem Mitralklappenprolaps und werden durch die Anspannung der langen, durchhängenden Chordae tendinae ausgelöst. Sie können mit einem spätsystolischen Geräusch verbunden sein.

Geräusche durch künstliche Herzklappen

Durch Kugel, Diskus oder Schlitten künstlicher Herzklappen entstehen normalerweise sowohl bei der Öffnung als auch beim Schluß Geräusche, wobei das Schließungsgeräusch meist lauter ist als das Öffnungsgeräusch. Bei einer Aortenprothese entsteht ein weicher Öffnungsclick direkt nach dem 1. Herzton und ein lauter Schließungston, der zum 2. Herzton beiträgt. Im Gegensatz dazu entsteht bei künstlichen Mitralklappen ein weicher Öffnungsclick in ähnlichem zeitlichen Abstand wie der Öffnungston bei Mitralstenose und ein lauter Schließungston, der zum 1. Herzton beiträgt.

Geräusche

Mehr oder weniger melodische Geräusche werden während bestimmter Phasen des Herzzyklus durch Turbulenzen des Blutes ausgelöst. Zur Beschreibung eines Geräusches sind folgende Punkte zu beachten:

- Wann tritt es während eines Herzzyklus auf?
- Wie klingt es?
- Wo ist es am deutlichsten hörbar?
- Wohin wird es fortgeleitet?
- Kann es z. B. durch tiefes Atmen verändert werden?
- Wie laut ist es (Abb. 7.72)?

Systolische Geräusche

Systolische Geräusche entstehen bei

- Blutfluß an Stellen, die normalerweise während der Systole keinen Blutfluß erlauben (z. B. Mitral-/Trikuspidalklappe, Septum interventriculare),
- Blutfluß durch pathologisch verengte (z. B. Aorten-/Pulmonalisstenose) Klappen,
- gesteigertem Blutfluß durch eine normale Klappe (Flußgeräusch).

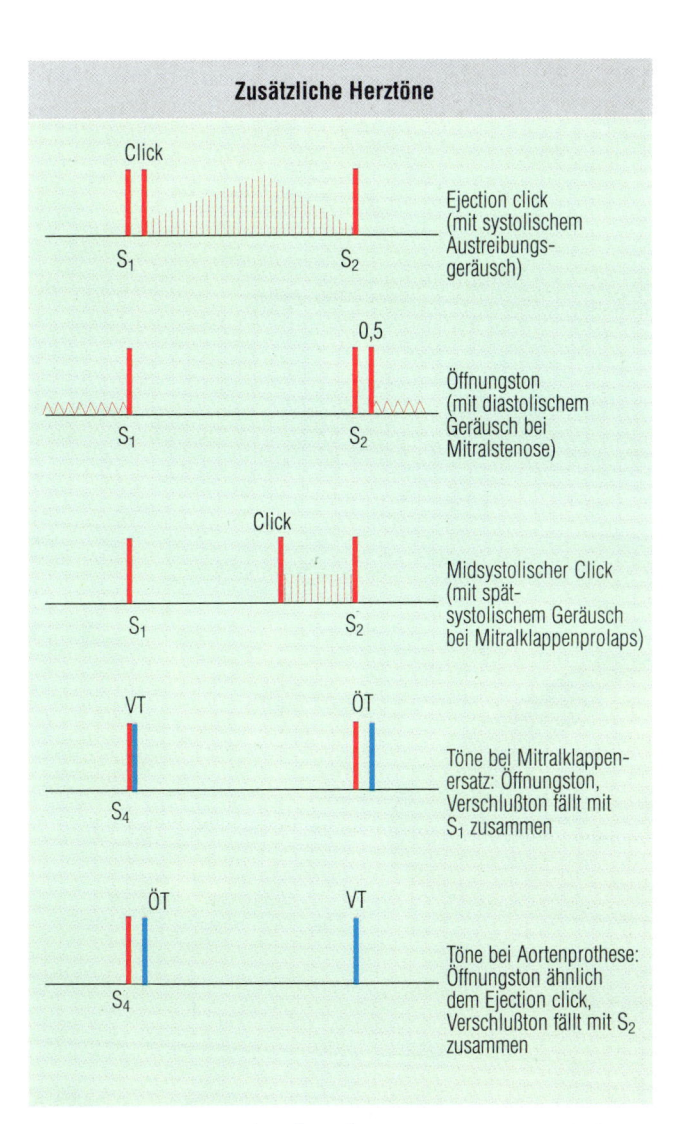

Abb. 7.71 Zusätzliche Herztöne (ÖT = Öffnungston, VT = Verschlußton)

Abb. 7.72 Zusammenfassung der Herzgeräusche

Einteilung der Intensität der Herzgeräusche

Grad I – mit einem guten Stethoskop in einer ruhigen Umgebung gerade hörbar

Grad II – leise, aber mit einem Stethoskop gut hörbar

Grad III – mit einem Stethoskop gut hörbar

Grad IV – lautes, ohne Stethoskop hörbares Geräusch

Grad V – sehr lautes, nicht nur über dem Präkordium, sondern ubiquitär hörbares Geräusch

Herz-Kreislauf-System

Geräusche, die bei Mitral- oder Trikuspidalklappeninsuffizienz oder Ventrikelseptumdefekt entstehen, sind meist während der gesamten Systole gleich laut, weshalb sie bandförmig oder holosystolisch genannt werden (Abb. 7.**73**).

Wird eine künstliche Herzklappe nach der Implantation insuffizient, was häufig bei Patienten mit Mitralklappenprolaps auftritt, entsteht in der Mitte oder gegen Ende der Systole ein Geräusch, das als Midsystolikum bzw. Spätsystolikum bezeichnet wird (Abb. 7.**71**).

Holosystolikum: Mitralinsuffizienz

- Holosystolikum
- Aorta
- linker Ventrikel
- linker Vorhof
- dilatierter linker Vorhof häufig Vorhofflimmern
- S_1, S_2
- Arterienpuls
- Geräusch über der Herzspitze am besten hörbar

Holosystolikum: Ventrikelseptumdefekt (VSD)

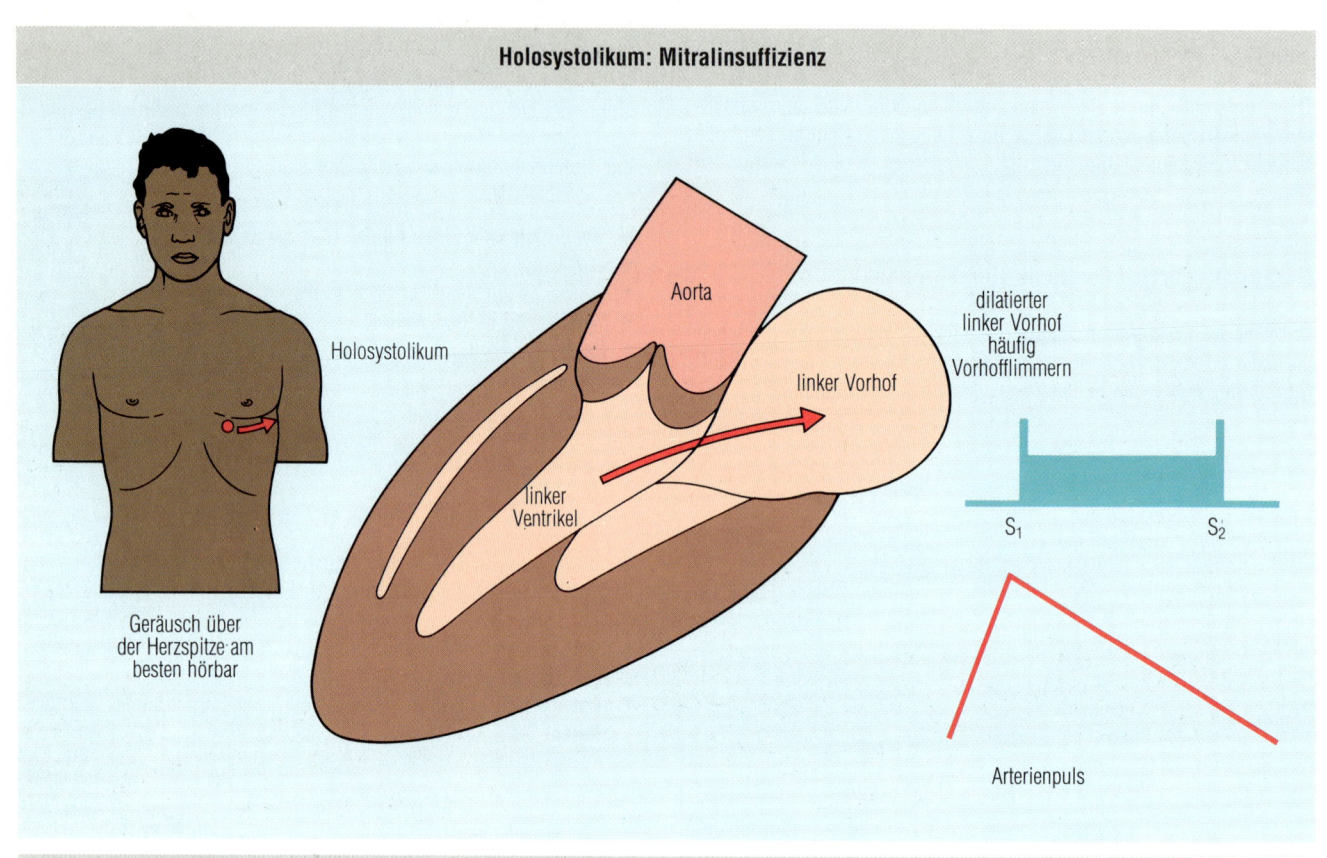

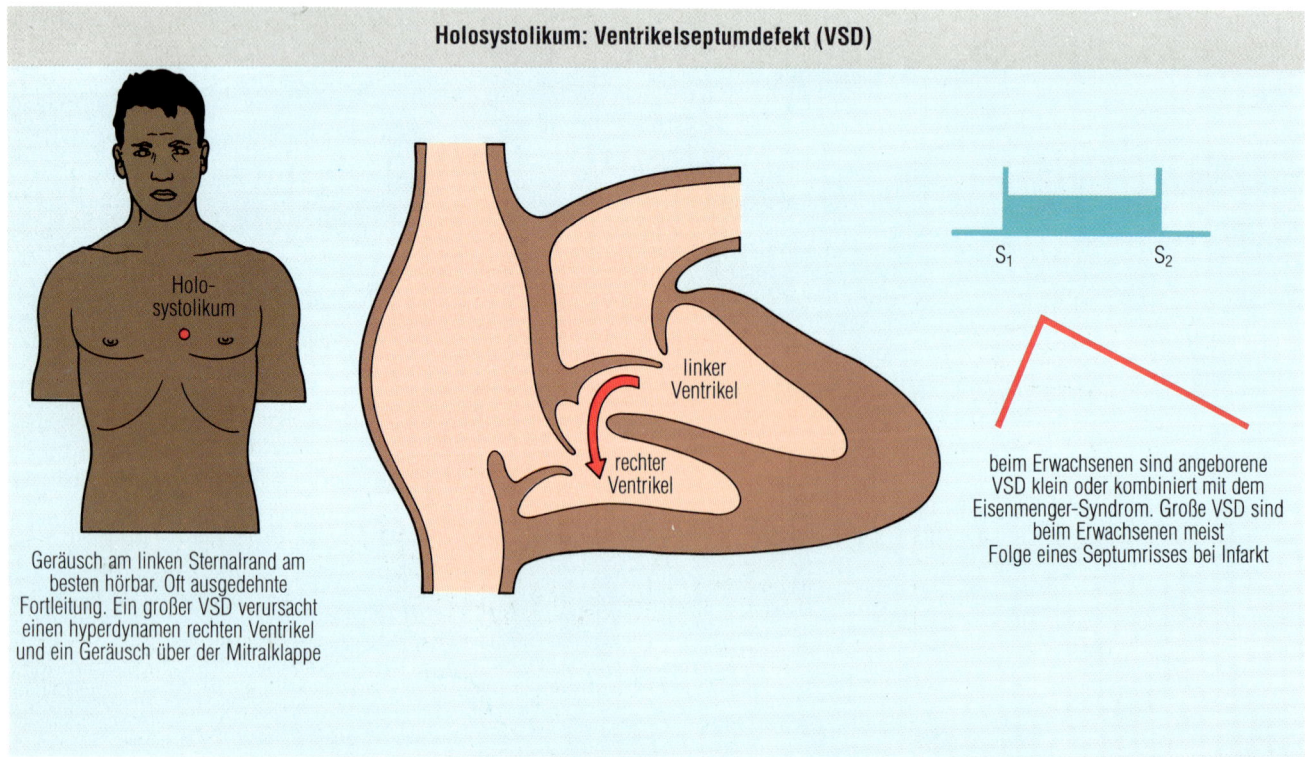

- Holosystolikum
- linker Ventrikel
- rechter Ventrikel
- S_1, S_2
- beim Erwachsenen sind angeborene VSD klein oder kombiniert mit dem Eisenmenger-Syndrom. Große VSD sind beim Erwachsenen meist Folge eines Septumrisses bei Infarkt
- Geräusch am linken Sternalrand am besten hörbar. Oft ausgedehnte Fortleitung. Ein großer VSD verursacht einen hyperdynamen rechten Ventrikel und ein Geräusch über der Mitralklappe

Abb. 7.**73** Holosystolische Geräusche: Mitralinsuffizienz (oben), VSD (unten)

Geräusche, die nicht durch eine Aorten-/Pulmonalisstenose oder durch einen verstärkten Blutfluß durch eine normale Aorten-/Pulmonalisklappe verursacht werden, sind meist am Anfang der Systole leise, werden zur Mitte der Systole hin lauter (Crescendo), um gegen Ende der Systole wieder zu verschwinden (Decrescendo). Sie werden systolische Austreibungsgeräusche genannt (Abb. 7.74).

Funktionelle Geräusche

Funktionelle Geräusche sind mit keiner Strukturveränderung des Herzens oder einer Störung der Hämodynamik verbunden. Sie treten häufig bei Kindern und jungen Erwachsenen auf und haben folgende Charakteristika:

- ausschließlich während der Systole hörbar,
- leise (< Grad 3),
- am besten am linken Sternalrand hörbar,
- keine ventrikuläre Hypertrophie,
- unauffällige Herztöne,
- unauffällige Pulse,
- unauffällige Röntgenaufnahmen des Thorax,
- unauffälliges Elektrokardiogramm.

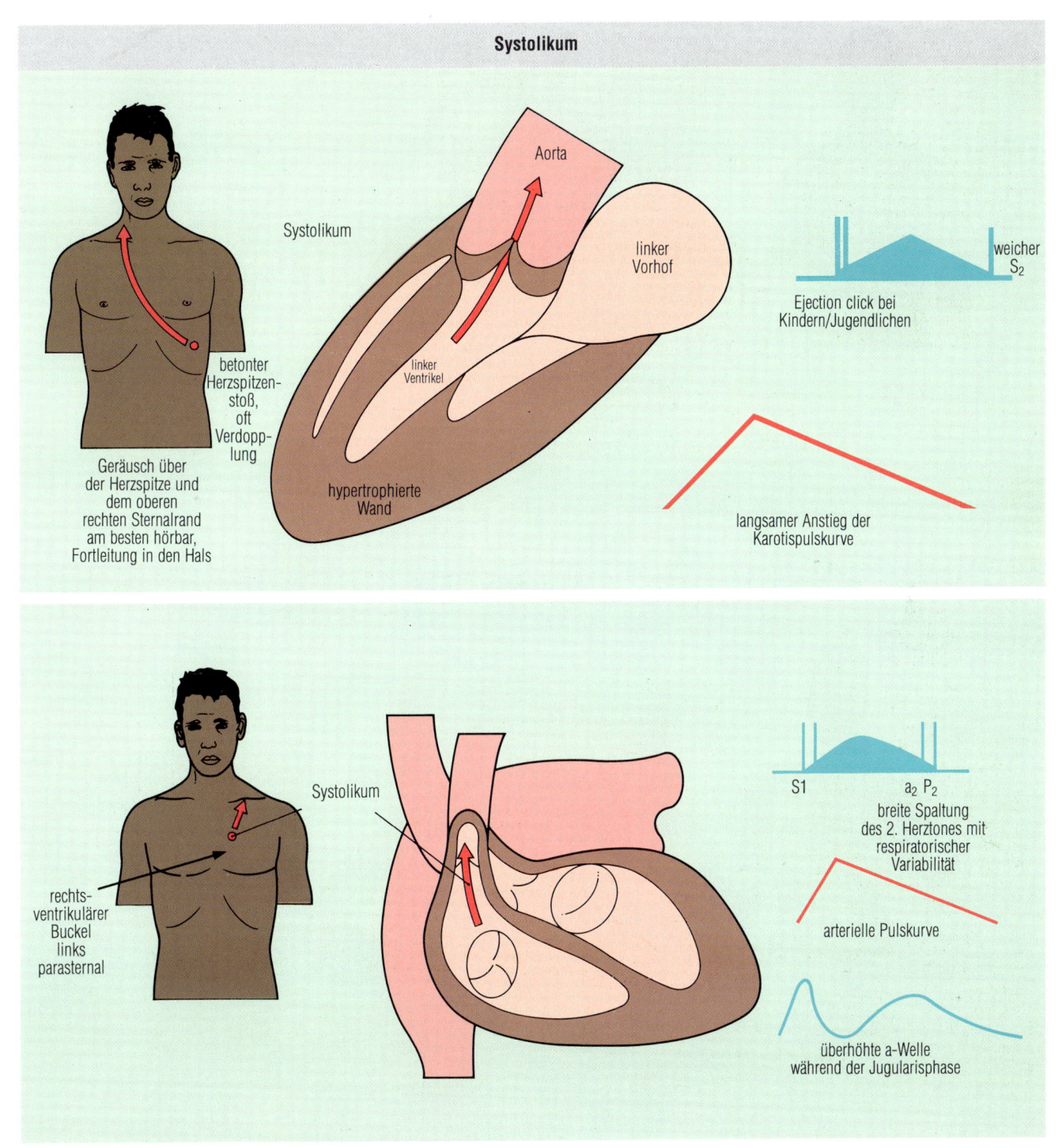

Abb. 7.74 Systolische Geräusche: Aortenstenose (oben), Pulmonalstenose (unten)

Herz-Kreislauf-System

Diastolische Geräusche

Diastolische Geräusche werden in frühdiastolische und middiastolische Geräusche eingeteilt. Frühdiastolische Geräusche entstehen fast immer durch eine Aorten- oder Pulmonalklappeninsuffizienz. Sie sind zu Beginn der Systole, wenn der Druck in der Aorta bzw. in der A. pulmonalis am höchsten ist, am lautesten und werden schnell leiser (Decrescendo), wenn der Druck in diesen großen Gefäßen sinkt. Das Diastolikum über der Aortenklappe kann mit einem geflüsterten R (Abb. 7.75) verglichen werden.

Aorteninsuffizienz

große Blutdruckamplitude, z.B. 170/60 mmHg

Frühdiastolikum

Geräusch am besten links parasternal beim sitzenden, nach vorne gebeugten Patienten während des Ausatmens hörbar

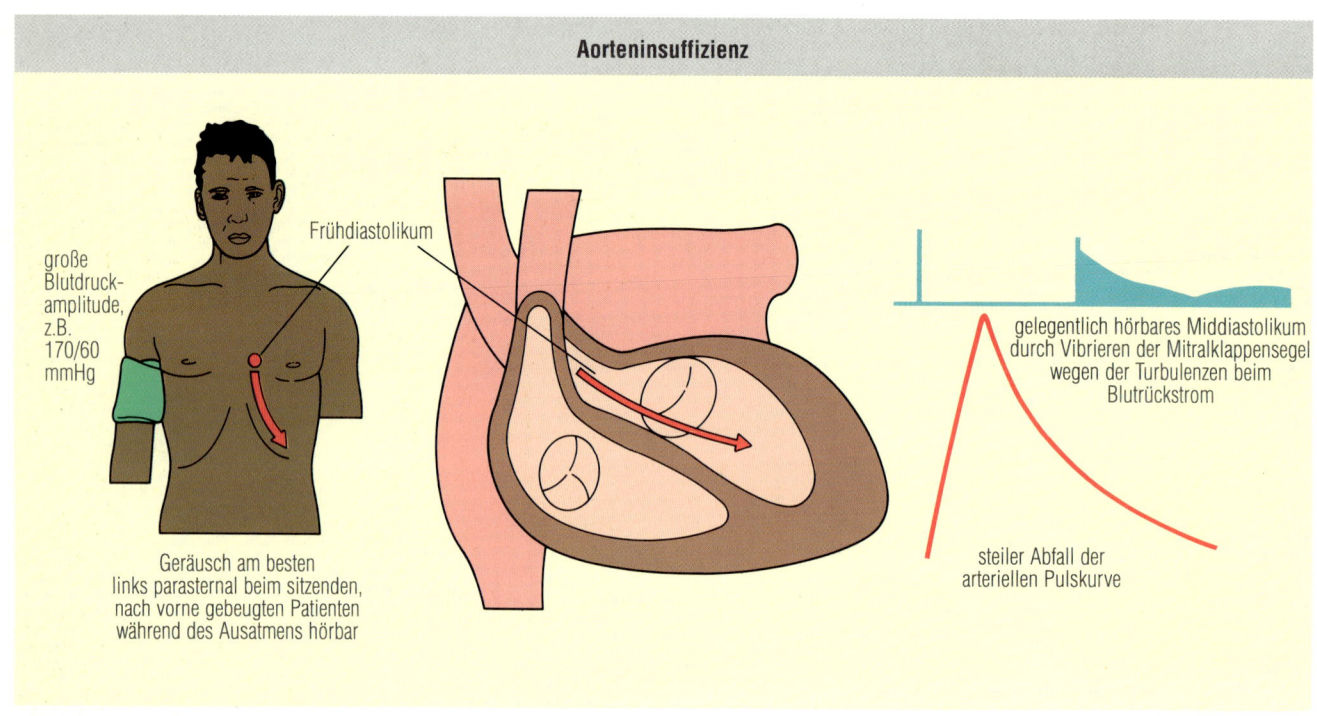

gelegentlich hörbares Middiastolikum durch Vibrieren der Mitralklappensegel wegen der Turbulenzen beim Blutrückstrom

steiler Abfall der arteriellen Pulskurve

Abb. 7.75 Aorteninsuffizienz als Beispiel eines frühdiastolischen Geräusches

Mitralstenose

hebender Spitzenstoß

der Öffnungston ist manchmal über der Herzbasis besser zu hören (wie der breit gespaltene S₂)

Middiastolikum

das Geräusch ist am besten über der Herzspitze hörbar, wenn der Patient auf der linken Seite liegt das Geräusch ist oft sehr lokalisiert und wird nicht fortgeleitet

Middiastolikum

Öffnungston

manchmal direkt präsystolisch lauter

Middiastolikum

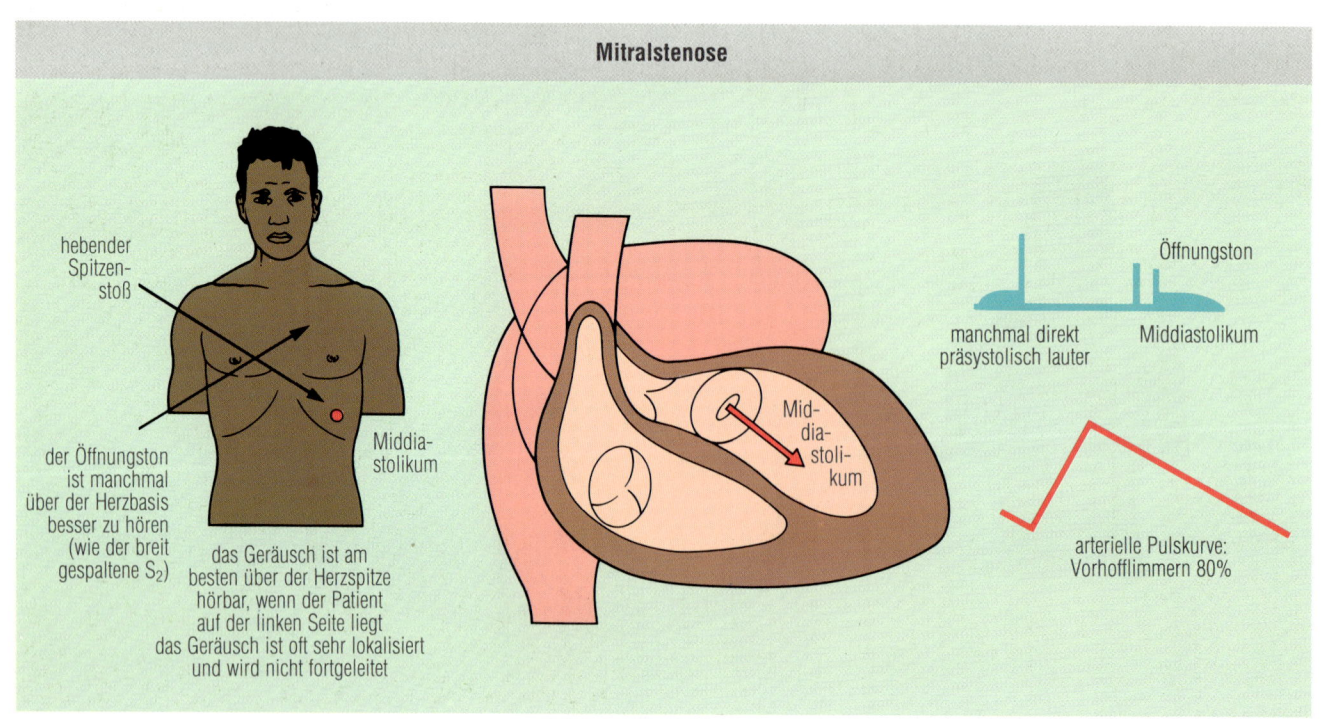

arterielle Pulskurve: Vorhofflimmern 80%

Abb. 7.76 Mitralstenose als Beispiel eines middiastolischen Geräusches

Klinische Untersuchung des Herz-Kreislauf-Systems

Ein middiastolisches Geräusch entsteht in der Regel entweder bei einer Mitral- oder Trikuspidalklappenstenose, gelegentlich auch durch einen verstärkten Blutfluß durch eine dieser Klappen (z. B. Vorhofseptumdefekt). Das charakteristische Geräusch bei Mitralstenose ist ein niederfrequentes Rumpeln, das während der gesamten Diastole hörbar ist (Abb. 7.76). Bei Patienten mit Sinusrhythmus kann es kurz vor Beginn der Systolen lauter werden, da durch die Vorhofkontraktion der Blutfluß durch die verengte Klappe verstärkt wird. Manchmal tritt auch bei einer Aorteninsuffizienz ein middiastolisches Geräusch auf, wenn über die insuffiziente Klappe zurückströmendes Blut das vordere Segel der Mitralklappe vibrieren läßt (Austin-Flint-Geräusch).

Alle Geräusche sind am besten über ihrem Entstehungsort (Abb. 7.77) bzw. dort, wohin der turbulente Blutstrom fließt, auskultierbar. Durch Lageveränderungen des Patienten können Geräusche besser hörbar gemacht werden:

- Mitralstenose: Linksseitenlage, Trichter des Stethoskops über der Herzspitze (Abb. 7.78).
- Aorteninsuffizienz: Sitzen, Oberkörper leicht nach vorne gebeugt, vollständige Ausatmung, Stethoskop links parasternal über unterem Sternum (Abb. 7.79).

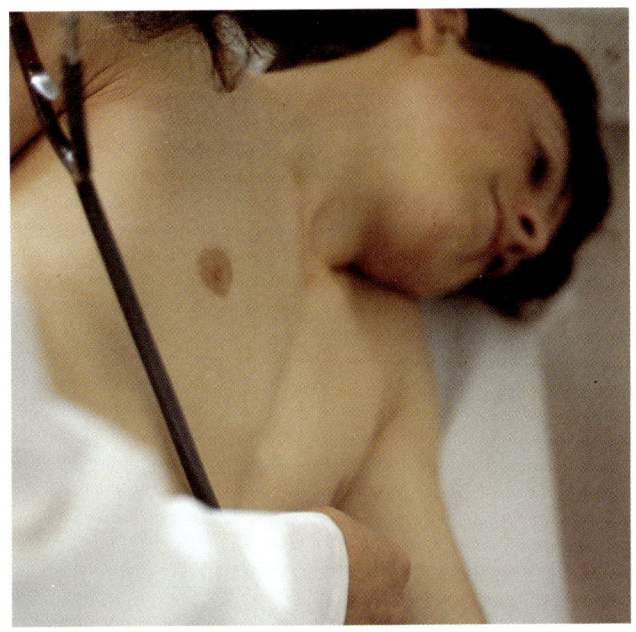

Abb. 7.78 Diastolische Geräusche sind über der Mitralklappe am besten auskultierbar, wenn der Trichter des Stethoskops verwendet wird und der Patient auf seiner linken Seite liegt

Fortleitung von Geräuschen		
Ursache	Entstehungsort	Ausstrahlung
Trikuspidal-insuffizienz	unterer linker Sternalrand	unterer rechter Sternalrand, Leber
Pulmonalstenose	oberer linker Sternalrand	linke Klavikula, unter linke Skapula
Mitralinsuffizienz	Herzspitze	linke Axilla, unter linke Skapula
Aorteninsuffizienz	linker Sternalrand	entlang des linken Sternalrandes bis zur Herzspitze
Aortenstenose	Herzspitze	oberer rechter Sternalrand, über A. carotis
Ventrikelseptum-defekt	linker Sternalrand	über das gesamte Präkordium
Mitralstenose	Herzspitze	keine Ausstrahlung

Abb. 7.77 Fortleitung von Geräuschen

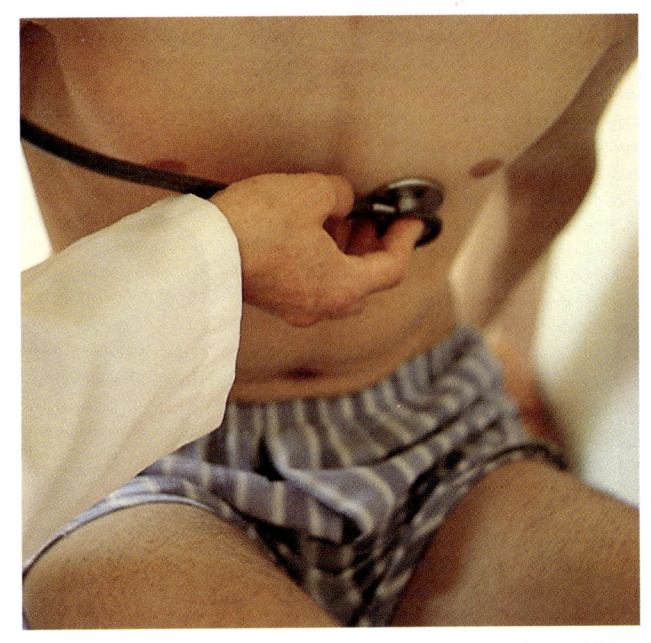

Abb. 7.79 Diastolische Geräusche der Aortenklappe sind am besten hörbar, wenn der Patient sitzt, sich nach vorne beugt und den Atem in Exspiration anhält

Atembedingte Veränderungen von Herzgeräuschen geben Hinweise auf deren Ursache (Abb. 7.80):

- systolische Geräusche, die an der Pulmonalklappe entstehen (z. B. Pulmonalstenose) werden während der Inspiration lauter und während der Exspiration leiser,
- Geräusche, die im linken Herzen entstehen, werden während der Inspiration leiser,
- durch ein Valsalva-Manöver (kräftige Exspiration gegen die geschlossene Glottis), werden die meisten Geräusche leiser, da das Herzminutenvolumen abnimmt; bei hypertropher obstruktiver Kardiomyopathie wird das Geräusch lauter, da die Ausflußbahn des linken Ventrikels noch enger wird.

Nach Belastung ist das Geräusch, das bei Mitralstenose entsteht, oft leichter zu hören.

Thoraxbefunde in Beziehung zum Herz-Kreislauf-System

Bei Patienten mit primären Herzerkrankungen sollte vor allem darauf geachtet werden, ob über den basalen Lungenabschnitten Rasselgeräusche während der Inspiration auskultierbar sind, die frühe Anzeichen eines Lungenödems darstellen. Sie sind bei geringgradiger Herzinsuffizienz auf die basalen Lungenabschnitte beschränkt, können bei schwerer Herzinsuffizienz aber über der ganzen Lunge gehört werden. Bei schwerer Herzinsuffizienz können neben peripheren Ödemen auch Pleuraergüsse auftreten.

Die Technik der Thoraxuntersuchung wird in Kap. 6 ausführlich beschrieben.

Abdomenbefunde in Beziehung zum Herz-Kreislauf-System

Werden Erkrankungen des Herz-Kreislauf-Systems vermutet, ist eine Untersuchung des Abdomens (Kap. 8) wichtig, wobei auf folgende Befunde geachtet werden sollte:

- Besteht Aszites?
- Ist die Leber vergrößert?
- Ist über der Leber eine Pulsation tastbar?
- Besteht ein Aortenaneurysma?

Und besonders bei Patienten mit Hypertonie:

- Sind die Nieren vergrößert?
- Besteht ein Geräusch über der A. renalis?

Die stark vaskularisierte Leber nimmt bei jeder Steigerung des Drucks im rechten Vorhof an Volumen zu. Durch die Volumenzunahme, insbesonders wenn diese plötzlich erfolgt, können Beschwerden im rechten oberen Quadranten des Abdomens auftreten. Der Leberrand ist fest und glatt. Bei Trikuspidalinsuffizienz pulsiert die Leber entsprechend der Rückflußwellen des Jugularvenenpulses und des Arterienpulses.

Bei schwerer Herzinsuffizienz kann die Milz ebenfalls vergrößert sein, ein Befund der seltener und weniger deutlich als die Lebervergrößerung ist. Eine Vergrößerung der Milz tritt bei subakuter bakterieller Endokarditis auf, da die Milz ein Bestandteil des Immunsystems ist.

Aneurysmata der Aorta abdominalis sind besonders bei Männern über 60 Jahren häufig. Danach sollte gezielt gesucht werden, da eine frühzeitige Elektivoperation mit einer deutlich geringeren Mortalität verbunden ist als eine Notfalloperation. Als typischer Befund ist eine Pulsation ungefähr in Höhe des Nabels zu tasten, wo die Aorta auch normalerweise zu fühlen ist. Die typischen Merkmale eines Aneurysmas sind:

- Vergrößerung im Vergleich mit der normalen Aorta,
- Pulsation breitet sich breit aus (Abb. 7.81).

Durch eine Ultraschalluntersuchung (Sonographie) des Abdomens kann die Diagnose eines Aortenaneurysmas bestätigt und seine Größe ausgemessen werden.

Zystennieren werden manchmal dadurch entdeckt, daß bei der Untersuchung wegen bestehender Hypertonie oder Herzinsuffizienz vergrößerte Nieren gefunden werden. Hypertonie kann auch durch eine Nierenarterienstenose verursacht werden, die bei der Auskultation des Abdomens durch ein Geräusch neben dem Nabel entdeckt werden kann.

Periphere Gefäße

An den Füßen sollte die Hauttemperatur geprüft und die Pulse der A. tibialis posterior und der A. dorsalis pedis getastet werden. Zusätzlich sollte versucht werden, die A. poplitea zu tasten. Die Merkmale einer peripher-arteriellen Verschlußkrankheit werden später beschrieben. Daneben ist von Bedeutung, ob eine Varikosis, venöse Ulzera oder Ödeme bestehen.

Ödeme

Unter Ödem wird eine Ansammlung pathologischer Mengen von Gewebsflüssigkeit im Extrazellularraum zwischen den Zellen verstanden. Die Gewebsflüssigkeit steht normalerweise im dynamischen Gleichgewicht mit dem Plasma, so daß die Flüssigkeitsmenge, die aus den Gefäßen austritt normalerweise durch eine gleich große Flüssigkeitsmenge ausgeglichen wird, die in das Blutgefäß zurückfließt oder durch das Lymphsystem abfließt (Abb. 7.82). Eine wesentliche Ursache für die Entstehung von Ödemen ist die Herzinsuffizienz, die neben peripheren Ödemen auch zum Lungenödem führen kann. Großteils werden die Ödeme durch den erhöhten Venendruck verursacht, aber eine Erniedrigung der Albuminkonzentration im

Verhalten der Geräusche während der Atmung
Lauter während der Inspiration
Pulmonalstenoe Geräusche über der Pulmonalklappe
Leiser während der Inspiration, später eventuell lauter
Mitralinsuffizienz Aortenstenose
Lauter während Valsalva-Manöver
Hypertrophe obstruktive Kardiomyopathie
Das Geräusch bei Mitralklappenprolaps kann inspiratorisch lauter oder leiser werden

Abb. 7.80 Verhalten der Geräusche während der Atmung

Klinische Untersuchung des Herz-Kreislauf-Systems

Aneurysma der Aorta abdominalis

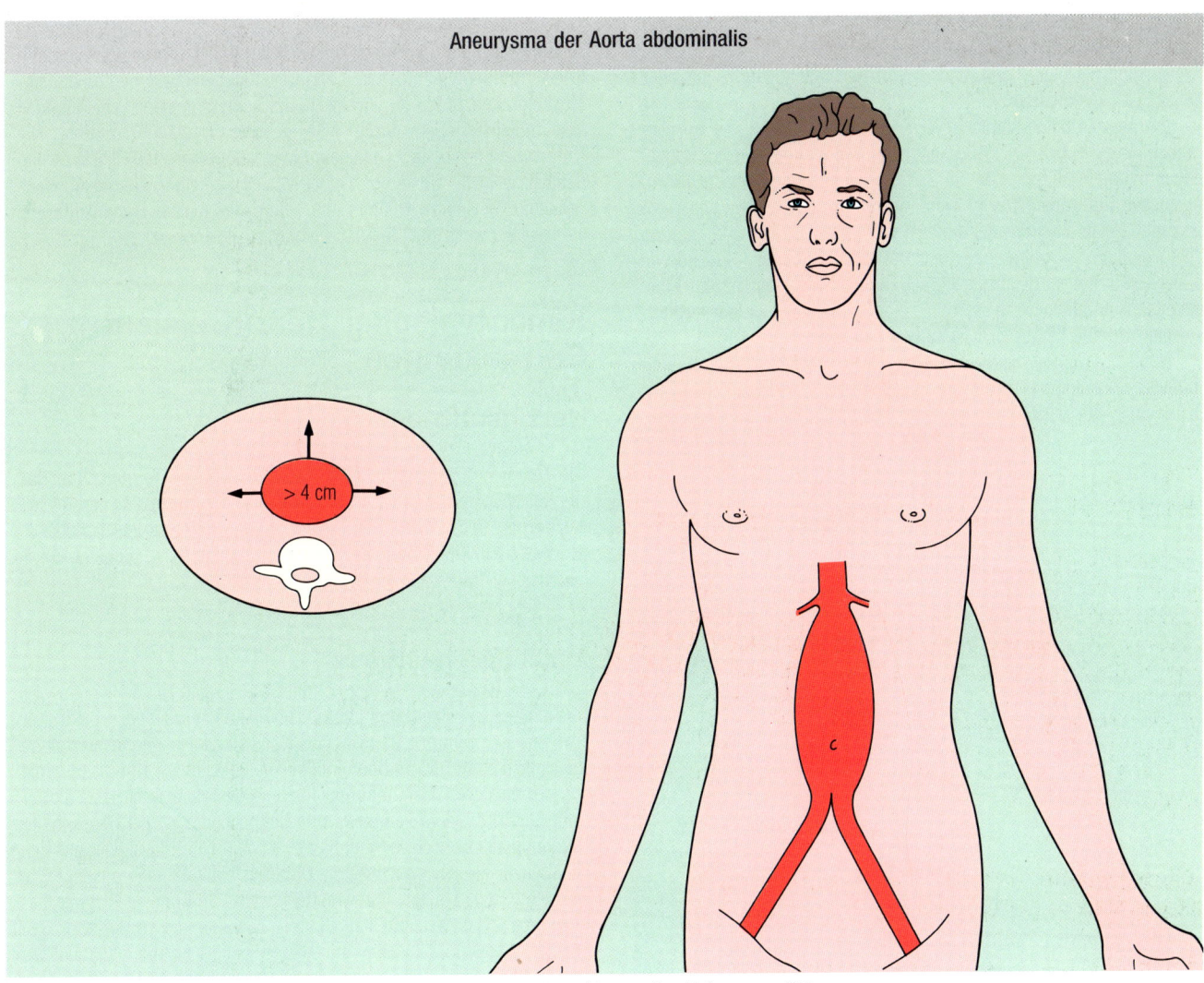

Abb. 7.81 Ein Aneurysma der Aorta abdominalis wird als zunehmende Vergrößerung des Abdomens gefühlt

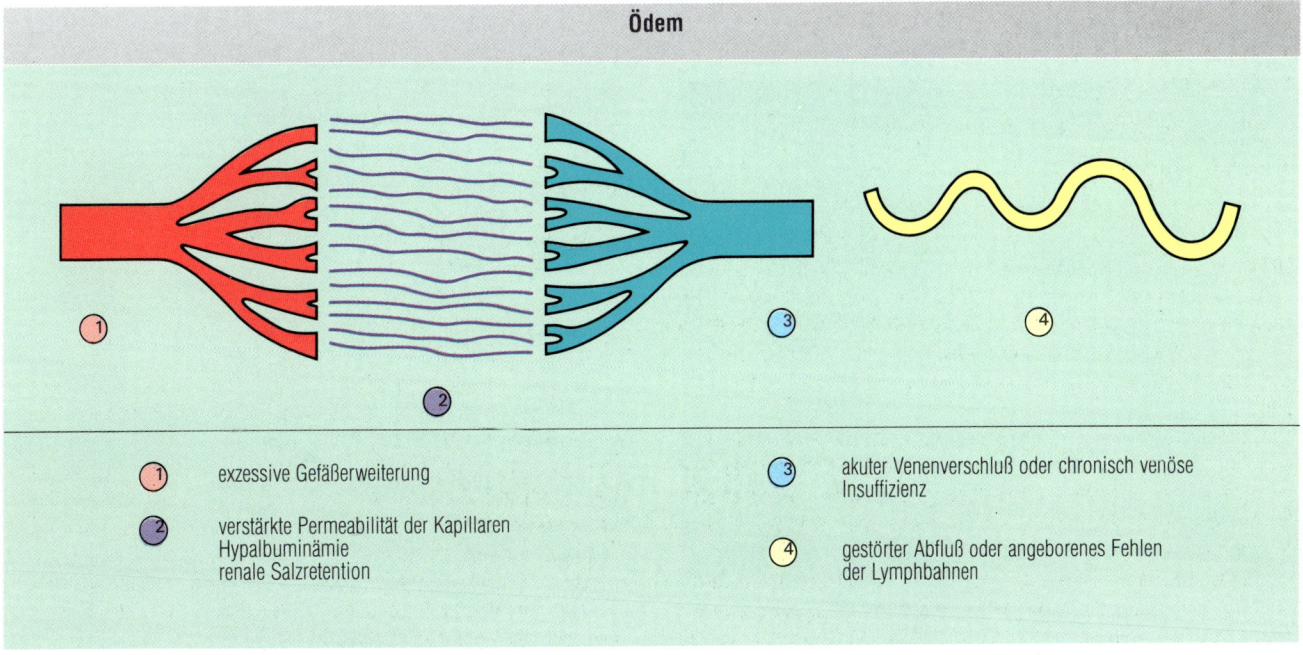

Ödem

① exzessive Gefäßerweiterung

② verstärkte Permeabilität der Kapillaren
Hypalbuminämie
renale Salzretention

③ akuter Venenverschluß oder chronisch venöse Insuffizienz

④ gestörter Abfluß oder angeborenes Fehlen der Lymphbahnen

Abb. 7.82 Schematische Darstellung der Ödembildung

7.41

Plasma oder eine pathologisch gesteigerte Kapillarpermeabilität können ebenfalls eine Rolle spielen.

Periphere Ödeme sind typisch für Rechtsherzinsuffizienz oder globale Herzinsuffizienz.

Periphere Ödeme sammeln sich am tiefsten Punkt des Körpers (lageabhängiges Ödem), insbesonders in den Füßen und Sprunggelenken bei ambulanten sowie im Sakrum bei bettlägerigen Patienten. Je ausgeprägter die Ödeme sind, um so weiter reichen sie nach proximal. Bei indolenten oder schlecht versorgten Patienten können sie Oberschenkel, Skrotum und den unteren Teil der Bauchdecke einbeziehen. Bei stark ausgeprägten Ödemen bestehen häufig Flüssigkeitsansammlungen in serösen Höhlen (Aszites, Pleuraerguß). Kardiale Ödeme bilden sich niemals im Gesicht.

Klinisch werden Ödeme durch die bestehende Schwellung entdeckt. Diese kann beseitigt werden, indem mit dem Finger ein fester Druck ausgeübt wird. Danach bleibt eine Delle im Gewebe zurück.

Als wesentliche Differentialdiagnose müssen kardiale Ödeme von Stauungsödemen unterschieden werden, die bei älteren oder immobilisierten Patienten auftreten. Letztere entstehen durch den Ausfall der Muskelpumpe, durch die chronischen Schädigungen der Venenklappen und möglicherweise durch eine gewisse Lymphobstruktion. Die Unterscheidung beider Ursachen eines Ödems ist meist leicht, wenn danach gesucht wird, ob andere Anzeichen einer Herzinsuffizienz bestehen. Periphere Ödeme sind selten durch eine Herzinsuffizienz verursacht, wenn der Jugularvenendruck normal ist.

Klinik typischer Herz-Kreislauf-Erkrankungen

Herzinsuffizienz

Die Herzinsuffizienz kann grob dadurch definiert werden, daß das Herz nicht in der Lage ist, ein Blutvolumen zu fördern, das den Bedarf des Körpers deckt. Dabei muß zwischen akuter und chronischer ebenso wie zwischen Links- und Rechtsherzinsuffizienz bzw. globaler Herzinsuffizienz unterschieden werden.

Akute Herzinsuffizienz

Das häufigste Zeichen einer akuten Herzinsuffizienz ist ein erniedrigter systemischer Blutdruck (Abb. 7.83), wenngleich durch periphere Vasokonstriktion ein normaler oder sogar erhöhter Blutdruck trotz stark reduzierten Herzminutenvolumens bestehen kann. Bei akuter Linksherzinsuffizienz kommt es zum Lungenödem, da der Druck in der V. pulmonalis so hoch wird, daß ein Nettofluß von Flüssigkeit aus den Gefäßen in die Alveolen erfolgt. Dadurch entsteht eine ausgeprägte Atemnot und Husten mit rostfarbenem Sputum. Als typisches klinisches Zeichen entstehen Rasselgeräusche, die meist über den basalen Lungenabschnitten am besten gehört werden können. Im Röntgenbild (Abb. 7.84) sind weiße, wolkenartige Schatten über beiden Lungen sichtbar, in schweren Fällen können beide Lungenfelder fast undurchsichtig werden.

Merkmale der akuten Herzinsuffizienz

Akute Dyspnoe (Lungenödem)

Hypotonie (kann durch die allgemeine Vasokonstriktion verborgen bleiben)

Kalte, klamme Haut (periphere Vasokonstriktion)

Angst

Verwirrtheit (verminderter Blutfluß im Gehirn, Hypoxämie)

Oligurie

Abb. 7.83 Merkmale der akuten Herzinsuffizienz

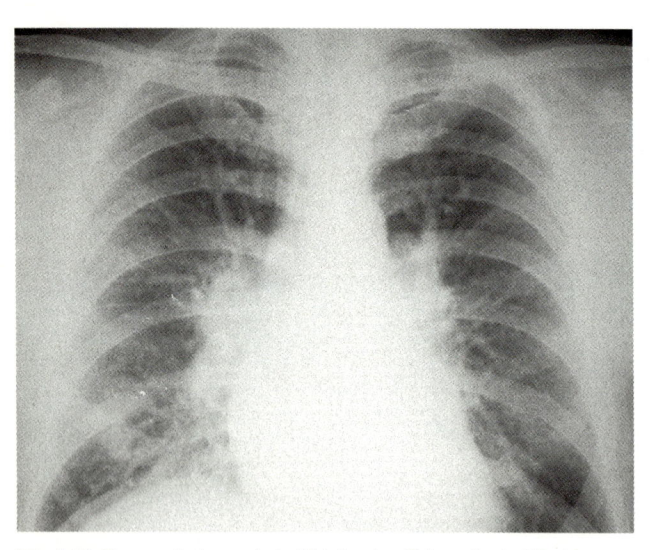

Abb. 7.84 Thoraxaufnahme: akute Linksherzinsuffizienz durch Mitralstenose (Linksherzinsuffizienz ist nicht gleichbedeutend mit einer Insuffizienz des linken Ventrikels!)

Merkmale der chronischen Herzinsuffizienz

Müdigkeit bei geringer Anstrengung

Belastungsdyspnoe

Periphere Ödeme

Mißempfindungen im Abdomen (Lebervergrößerung)

Nykturie (Umkehrung des Tagesrhythmus)

Gewichtsverlust und Kachexie

Abb. 7.85 Merkmale der chronischen Herzinsuffizienz

Bei akuter Rechtsherzinsuffizienz (z. B. bei massiver Lungenembolie) entsteht kein Lungenödem, sondern der Jugularvenendruck ist massiv erhöht und der Blutdruck ist sehr niedrig.

Chronische Herzinsuffizienz

Auswirkungen einer chronischen Herzinsuffizienz können über lange Zeit kompensiert werden (Abb. 7.85). Bei chronischer Linksherzinsuffizienz ist häufig der Widerstand im Pulmonalisgebiet erhöht, wodurch der Patient vor dem Lungenödem auf Kosten einer sich entwickelnden Rechtsherzinsuffizienz geschützt ist. Dieser Zustand wird als kongestive Herzerkrankung bezeichnet (Abb. 7.86).

Als weitere, wichtige kompensatorische Maßnahme wird Flüssigkeit durch gesteigerte renale Reabsorption von Salzen oder Wasser retiniert, was zu einem höheren Füllungsdruck des Herzmuskels führt, der am Jugularvenendruck erkannt werden kann. Gleichzeitig entstehen allerdings auch stärkere Ödeme.

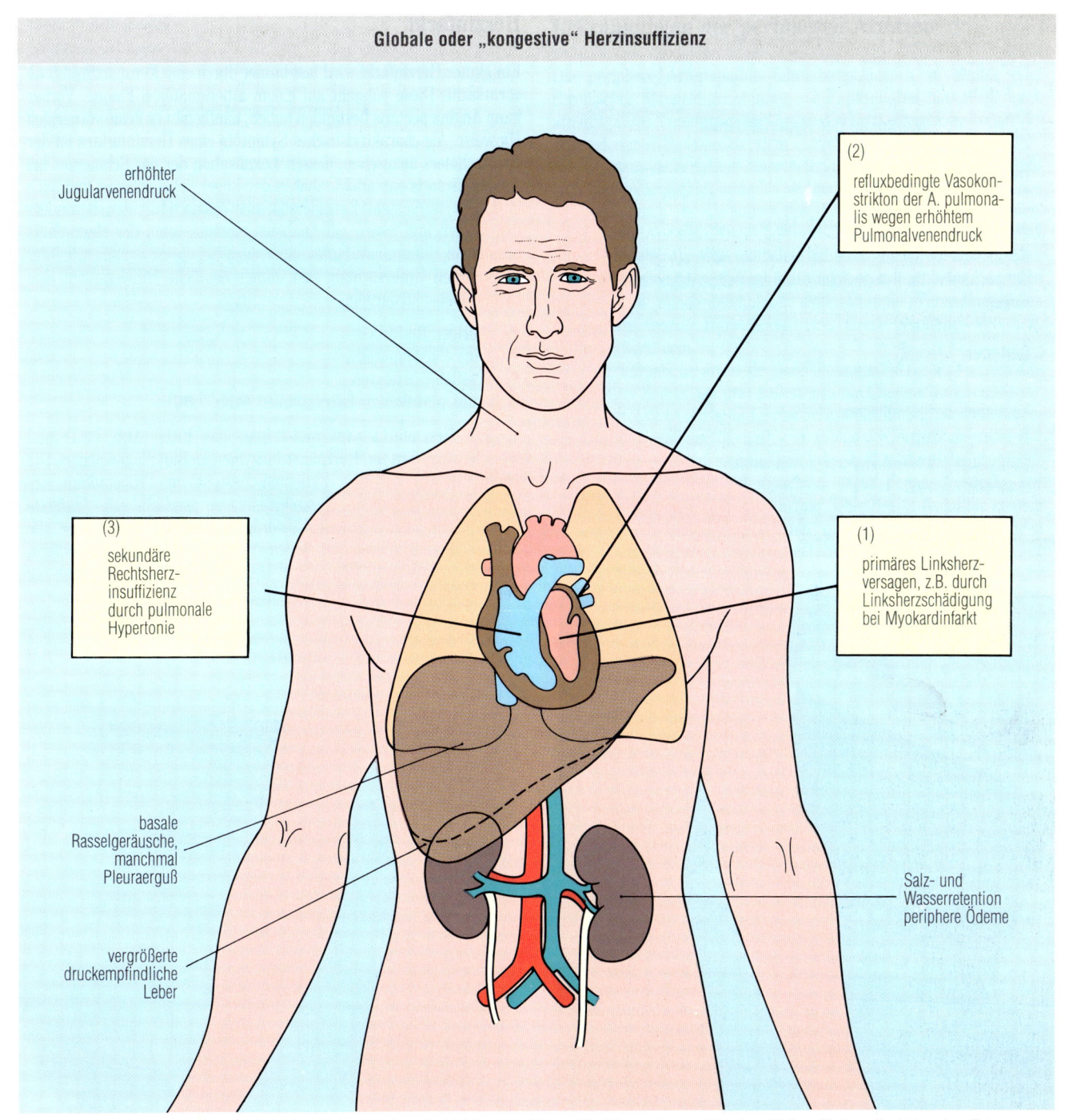

Globale oder „kongestive" Herzinsuffizienz

- erhöhter Jugularvenendruck
- (2) refluxbedingte Vasokonstrikton der A. pulmonalis wegen erhöhtem Pulmonalvenendruck
- (3) sekundäre Rechtsherzinsuffizienz durch pulmonale Hypertonie
- (1) primäres Linksherzversagen, z.B. durch Linksherzschädigung bei Myokardinfarkt
- basale Rasselgeräusche, manchmal Pleuraerguß
- vergrößerte druckempfindliche Leber
- Salz- und Wasserretention periphere Ödeme

Abb. 7.86 Globale oder „kongestive" Herzinsuffizienz beginnt als Linksherzinsuffizienz. Reaktive pulmonale Vasokonstriktion führt zur Rechtsherzinsuffizienz

Bei Patienten mit Diabetes mellitus treten besonders häufig periphere Durchblutungsstörungen auf. Da bei Diabetes mellitus sowohl die großen als auch die kleinen Blutgefäße und die interzelluläre Matrix der Gewebe verändert sind, ist die Schädigung peripherer Gewebe meist schlimmer als anhand des Pulses der großen Gefäße zu erwarten wäre. Erschwerend kommt hinzu, daß die Patienten wegen der bestehenden diabetischen Neuropathie Verletzungen und Infektionen meist zu spät bemerken.

Neben der Ultraschalluntersuchung, die neben dem Durchmesser der Gefäße auch deren Blutfluß bestimmt, ist die Angiographie die wichtigste Untersuchungsmethode, um eine periphere Verschlußkrankheit zu diagnostizieren.

Erkrankungen der peripheren Venen

Die wichtigsten Erkrankungen der peripheren Venen sind Varikosis, Thrombophlebitis und tiefe Venenthrombose.

Varikosis

Varizen sind exzessiv erweiterte, oberflächliche Beinvenen. Sie entstehen meist durch Störungen der „Muskelpumpe", die normalerweise über die tiefen Venen entgegen der Schwerkraft Blut aus den Beinen in Richtung Herz transportiert, was durch den aufrechten Gang beim Menschen erschwert ist.

Wesentliche Ursachen einer Varikosis sind insuffiziente Klappen in den Vv. perforantes, die das tiefe mit dem oberflächlichen Venensystem des Unterschenkels verbinden (Abb. 7.**93**), und insuffiziente Klappen im oberen Teil der V. saphena magna, bevor sie in die V. femoralis mündet. Meist beginnt eine Varikosis mit insuffizienten Klappen der Vv. perforantes. Die Insuffizienz der V. saphena und der V. femoralis sind Folge der sich entwickelnden Erweiterung des oberflächlichen Venensystems.

Ursachen der Varikosis

- Adipositas
- Stase durch Sitzen oder Stehen
- Schwangerschaft
- Einengung/Verschluß der Beckenvenen
- Schädigungen der tiefen Venen durch Thrombosen
- Trauma der V. saphena parva bzw. V. saphena magna
- Genetische Komponente

Abb. 7.**93** Ursachen der Varikosis

Eine Varikosis ist am besten zu sehen, wenn der Patient steht und verschwindet vollständig, wenn die Beine über das Herzniveau angehoben werden. Werden die Beine danach langsam wieder gesenkt, kann häufig die Lokalisation der insuffizienten V. perforans mit dem Finger gefühlt werden. Ist der Übergang zwischen V. saphena und V. femoralis insuffizient, muß vor dieser Untersuchung der Blutfluß zurück in die V. femoralis durch ein Tourniquet um den Oberschenkel verhindert werden. Die Lokalisation der insuffizienten V. perforans muß vor einer Sklerosierungstherapie erfolgen. Ausgeprägte Varizen müssen durch Ligatur und „Stripping" der V. saphena magna (eventuell parva) operativ beseitigt werden. Da die V. saphena magna als Implantationsmaterial für die Bypaßchirurgie am Herzen wichtig ist, sollte sie allerdings solange wie möglich geschont werden.

Chronisch venöse Insuffizienz

Versagt der Mechanismus der „Muskelpumpe" kann ein chronisches Ödem der Beine und Füße auch ohne deutliche Varikosis entstehen. Besonders häufig tritt dies bei älteren, adipösen und Menschen mit sitzender Tätigkeit auf. Da beim Laufen oft Schmerzen auftreten, vermeiden die Patienten weitgehend jede Bewegung, was zu einer Verschlechterung führt. Das Ödem ist fixiert, läßt sich nur schwer wegdrücken und nimmt während des Tages zu.

Von Ödemen, die bei Herzinsuffizienz entstehen, unterscheiden sich die venösen Stauungsödeme dadurch, daß der Jugularvenendruck nicht erhöht ist.

Ist die chronisch venöse Insuffizienz von einer Obstruktion der V. cava inferior begleitet, sind meist die Venen der Bauchwand deutlich erweitert.

Ekzem und Ulkus bei Varikosis

Bei chronisch venöser Insuffizienz steigt der Gewebedruck in der Haut und im Subkutangewebe, wodurch eine ausreichende Versorgung mit Sauerstoff und Nährstoffen verhindert werden kann. Dadurch können Hautnekrosen und Ulzerationen entstehen, die besonders häufig an den Knöcheln auftreten und zu einer dunklen, verhärteten Haut führen. Entstehen im Rahmen des Heilungsprozesses Narben, wird die Mikrozirkulation weiter verschlechtert, wodurch ein „Circulus vitiosus" entsteht.

Thrombophlebitis

Eine Entzündung in Verbindung mit einer Thrombose entsteht in einer oberflächlichen Vene meist durch ein Trauma oder eine Infusion, kann aber auch spontan auftreten. Sie äußert sich durch umschriebenen Schmerz, Rötung und Druckschmerzhaftigkeit entlang der betroffenen Vene. Meist bedarf sie keiner spezifischen Therapie. Sie kann aber auch zur Sepsis führen.

Tiefe Venenthrombose

Eine Thrombose der tiefen Unterschenkel- oder Beckenvenen tritt auf, wenn durch Endothelschädigung bzw. Blutstase die Gerinnung aktiviert wird, was bei immobilisierten Patienten, insbesondere nach Operationen, häufig ist. Bevor prophylaktische Maßnahmen wie Frühmobilisation und subkutane Low-dose-Heparingabe durchgeführt wurden, stellte die tiefe Venenthrombose eine häufige Komplikation jeder größeren Operation dar. Bei einigen Patienten tritt die tiefe Beinvenenthrombose auch ohne erkennbare äußere Ursache auf. Bei diesen Patienten muß geprüft werden, ob Störungen der Blutgerinnung oder der Fibrinolyse vorliegen.

Die charakterisitischen klinischen Merkmale einer tiefen Beinvenenthrombose sind:

Klinik typischer Herz-Kreislauf-Erkrankungen

Akutes rheumatisches Fieber

Akutes rheumatisches Fieber entsteht durch eine Autoimmunreaktion gegen das Herzgewebe, die durch bestimmte Stämme von Streptokokken ausgelöst wird. Es ist heute in der westlichen Welt sehr selten, obschon die Folgeerkrankungen immer noch eine wichtige Ursache chronischer Herzklappenerkrankungen darstellen. Klinisch äußert sich akutes rheumatisches Fieber bei Kindern oder Jugendlichen entweder als akute, abwechselnd verschiedene Gelenke befallende Polyarthritis oder Chorea.

Bei Beteiligung des Herzens entwickelt sich in der Regel ein Geräusch, das holosystolisch, wie bei Mitralinsuffizienz, oder mitteldiastolisch, wie bei Mitralstenose, auftritt. Das letztgenannte wird Carey-Coombs-Geräusch genannt und wird wahrscheinlich durch ein Ödem der Mitralklappensegel und durch kleine Thrombozytenvegetationen hervorgerufen. Meist besteht ein veränderlicher Hautausschlag. Nicht immer treten Rheumaknötchen (derbe, subkutane Knötchen über den Extensoren von Knie und Ellbogen) auf. Sie sind aber pathognomonisch.

Perikarderkrankungen

Das Herz ist von einer glatten, enganliegenden serösen Haut, dem Perikard umgeben. Erkrankungen des Perikard sind

- akute Perikarditis,
- Perikarderguß,
- chronisch konstriktive Perikarditis.

Akute Perikarditis

Die Symptome der akuten Perikarditis wurden bereits unter dem Punkt Brustschmerz diskutiert. Als typisches Symptom kann ein Perikardreiben auskultiert werden, das oft mit einem Herzgeräusch verwechselt wird, aber eigentlich deutlich davon unterscheidbar ist. Bei Sinusrhythmus trägt die Herzbewegung bei der Vorhofkontraktion, der Ventrikelkontraktion und der Ventrikelerschlaffung zum Perikardreiben bei. Das Perikardreiben ist besser auskultierbar, wenn der

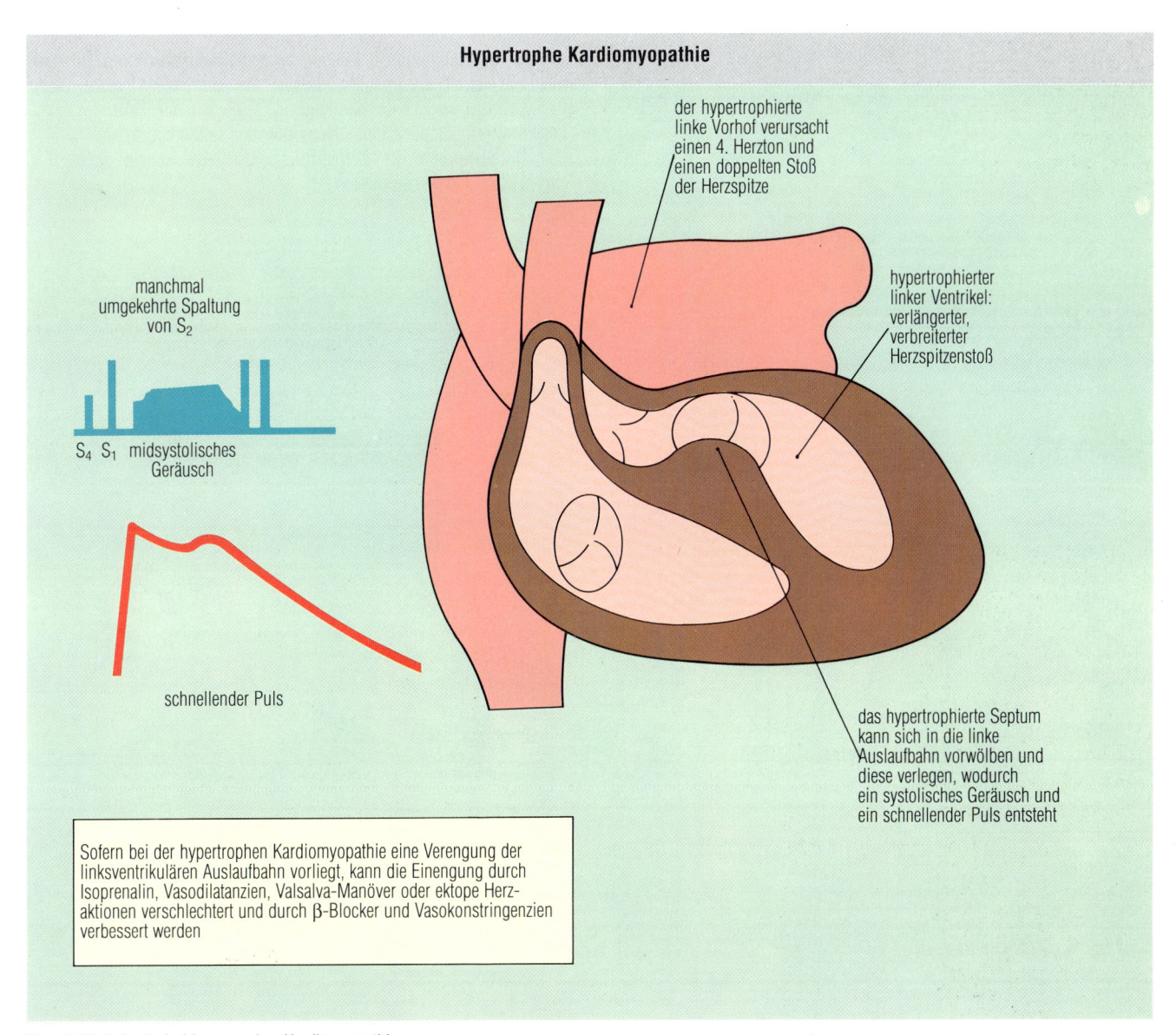

Abb. 7.96 Befunde bei hypertropher Kardiomyopathie

Herz-Kreislauf-System

Patient aufrecht sitzt, sich leicht nach vorne beugt und voll ausatmet (die Körperhaltung ist der zur Auskultation von Diastolika über der Aortenklappe vergleichbar). Typischerweise kommt und geht das Perikardreiben innerhalb von einigen Stunden. Patienten mit akuter Perikarditis sind oft fiebrig und fühlen sich insgesamt unwohl.

Perikarderguß

Physiologisch reicht die Flüssigkeit im Perikardraum gerade aus, um das Herz bei seiner Bewegung anzufeuchten. Überschreitet die Perikardflüssigkeit diese Menge, entsteht ein Perikarderguß (Abb. 7.**97**). Die Symptome eines Perikardergusses hängen sowohl von der Flüssigkeitsmenge als auch von der Geschwindigkeit mit der sie sich ansammelt ab. Eine große Flüssigkeitsmenge oder eine rasche Zunahme der Flüssigkeit führt zu einer Kompression des Herzens, insbesonders des rechten Ventrikels, und kann das Schlagvolumen deutlich verkleinern. Der Extremfall, die Herztamponade (Abb. 7.**98**), stellt einen Notfall dar. Der betroffene Patient ist schwer krank, hypoton und entwickelt eine periphere Vasokonstriktion. Zusätzlich kann ein Pulsus paradoxus bestehen (atemveränderlicher Puls) (Abb. 7.**99**). Der Jugularvenendruck ist sehr hoch, was schwer erkannt werden kann, da der Patient gleichzeitig zu hypoton ist, um aufrechtzusitzen. Selbst kleine Flüssigkeitsmengen können zu einer Herztamponade führen, wenn sie rasch genug entstehen, weshalb das Röntgenbild oder die Perkussion kein vergrößertes Herz finden lassen muß. Deshalb sind beide Verfahren ungeeignet, um einen Perikarderguß zu diagnostizieren. Die sicherste Nachweismethode ist die Echokardiographie, der eine sofortige Perikardiozentese folgen kann.

Erfolgt die Füssigkeitsansammlung im Perikard innerhalb von Tagen oder Wochen, ist sie oft von einer Perikarderweiterung begleitet. Eine Herztamponade ist seltener. Ein chronischer Perikarderguß kann ein Zufallsbefund sein oder sich als vorwiegende Rechtsherzinsuffizienz äußern, die häufig von deutlichen peripheren Ödemen und Aszites begleitet ist. Perikardreiben kann bestehen. Oft kann eine verbreiterte Dämpfung in der linken Thoraxhälfte perkutiert werden. Der Jugularvenendruck ist meist deutlich erhöht und es kann ein Pulsus paradoxus auftreten, der aber weniger deutlich ist als bei der akuten Herztamponade. Im Röntgenbild ist das Herz vergrößert. Auch hier stellt die Echokardiographie die einfachste Untersuchungsmöglichkeit dar, um die Diagnose zu bestätigen.

Chronisch konstriktive Perikarditis (Pericarditis constrictiva)

Im Gegensatz zur akuten führt eine chronische Entzündung des Perikards zu einem verdichteten (fibrosierten) Perikard, was langfristig zu Narbenbildungen, Einengung und Kompression des Herzens führt. Weltweit ist die Tuberkulose die häufigste Ursache einer Pericarditis constrictiva, die aber auch nach einer akuten viralen Perikarditis oder nach einer Herzoperation entstehen kann.

Die Symptome der Pericarditis constrictiva ähneln denen des chronischen Perikardergusses:

Ursachen eines Perikardergusses
Infektion
Virale Perikarditis
Bakterielle Perikarditis (Streptokokken, Pneumokokken)
Tuberkulöse Perikarditis
Herzinfarkt
Postinfarktperikarditis (Dressler-Syndrom)
Herzruptur
Malignome
häufig Metastasen, selten primäre Tumoren
Leukämie
Autoimmunologisch
Akutes rheumatisches Fieber
Rheumatoide Arthritis
Sonstige
Myxödem
Trauma (Stichverletzungen)
Postkardiotomiesyndrom

Abb. 7.**97** Ursachen eines Perikardergusses

Herztamponade	
Ursachen	
Jede Ursache des Perikardergusses (Abb. 7.**94**)	
Pneumonie	
Trauma	
Klinische Zeichen	
Hypotonie	
Oligurie	
Verstärkter Jugularvenenpuls	
Pulsus paradoxus	
Diagnose	
Röntgen Thorax	– vergrößerter Herzschatten
EKG	– Niedervoltage, elektrischer Alternans
Echo	– Perikarderguß mit Einengung des rechten Ventrikels
Behandlung	
Perikardiozenthese	
Operative Drainage	

Abb. 7.**98** Herztamponade

Klinik typischer Herz-Kreislauf-Erkrankungen

- meist besteht eine vorwiegende Rechtsherzinsuffizienz,
- häufig bestehen ausgeprägte Ödeme,
- der Jugularvenendruck ist erhöht,
- es besteht eine typische Form der Pulskurve der V. jugularis (schneller Abfall, sobald sich die Trikuspidalklappe öffnet, gefolgt von einem schnellen Abbruch, da die Füllung des Ventrikels verkürzt ist),
- bei langbestehender, schwerer Pericarditis constrictiva kann das Perikard mit der Innenseite des Thorax verkleben, wodurch bei jedem Herzschlag ein Zug an den hinteren Rippen palpiert werden kann.

Pulsus paradoxus

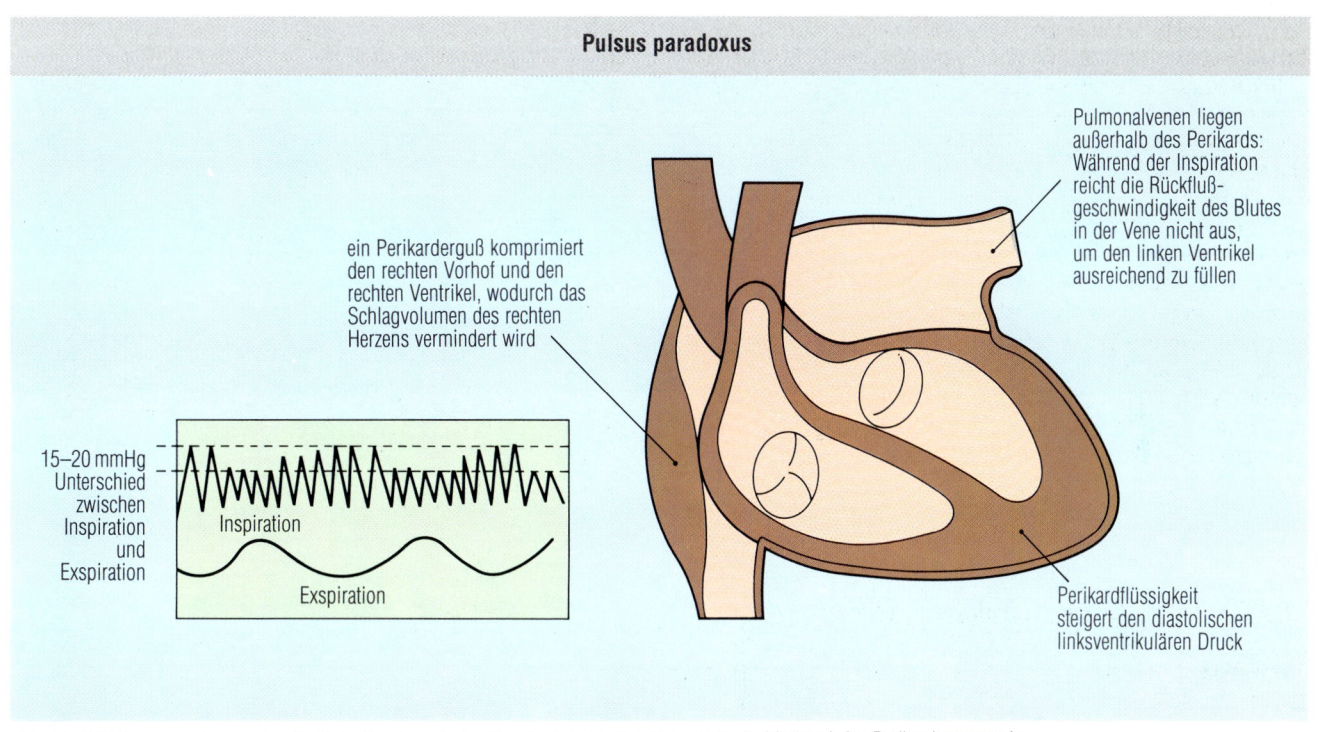

- 15–20 mmHg Unterschied zwischen Inspiration und Exspiration
- ein Perikarderguß komprimiert den rechten Vorhof und den rechten Ventrikel, wodurch das Schlagvolumen des rechten Herzens vermindert wird
- Pulmonalvenen liegen außerhalb des Perikards: Während der Inspiration reicht die Rückflußgeschwindigkeit des Blutes in der Vene nicht aus, um den linken Ventrikel ausreichend zu füllen
- Perikardflüssigkeit steigert den diastolischen linksventrikulären Druck

Abb. 7.**99** Pulsus paradoxus oder deutliche inspiratorische Abschwächung des Pulses ist ein Merkmal der Perikardtamponade

Abdomen 8

Die Untersuchung des Abdomens erfolgt im Anschluß an die des Herzens und der Lunge. Erkrankungen von Organen des Abdomens können bereits bei der allgemeinen Untersuchung festgestellt werden. Bei der Untersuchung der Haut oder der Augen kann beispielsweise ein Ikterus diagnostiziert werden, bei Patienten mit cholestatischem Ikterus können Kratzspuren sichtbar sein. Deutlicher Gewichtsverlust, Zeichen von Mangelernährung oder Anämie können auffallen. Eisenmangel kann anhand einer glatten, atrophischen Zunge und durch Mundwinkelrhagaden (Cheilosis) erkannt werden, die auch bei Vitamin-B-Mangel auftreten können.

Aufbau und Funktion

Die Abdominalorgane liegen eng benachbart (Abb. 8.1). Leber, Gallenblase und Milz liegen geschützt unter den Rippen, der Magen, das Pankreas, die Nieren und die Ureteren werden von 6 m Dünndarm und 1,5 m Dickdarm bedeckt und geschützt. Die Harnblase, die Ovarien und die Adnexen liegen im schützenden Becken.

Gastrointestinaltrakt

Mund und Ösophagus

Die Verdauung beginnt im Mund, wo die Speisen gekaut und mit Speichel durchmischt werden. Der Speichel ist eine Mischung aus Enzymen (u. a. Amylase, Lipase, Lysozym) sowie Bicarbonat, die von der Glandula parotis, der Glandula submandibularis und der Glandula sublingualis, in geringem Umfang auch von den Speicheldrüsen der Lippe, sezerniert wird.

Der Schluckvorgang wird von einem Zentrum in der Medulla (Stammhirn) kontrolliert. Die Innervation von Pharynx und Ösophagus erfolgt über den N. glossopharyngeus und den N. vagus (Abb. 8.2). Daneben besteht eine Innervation innerhalb der glatten Ösophagusmuskulatur. Es können 3 Phasen des Schluckaktes unterschieden werden:
- orale Phase,
- pharyngeale Phase,
- ösophageale Phase.

Während der oralen Phase preßt die Zunge den Speisebrocken gegen den harten Gaumen und schiebt ihn in den Pharynx. Während der pharyngealen Phase werden die Atemwege verschlossen, der obere Pharynxsphinkter (M. cricopharyngeus) erschlafft und der obere, mittlere und untere M. constrictor pharynis schiebt den Speisebrocken

Abb. 8.1 Topographie der großen Verdauungsorgane

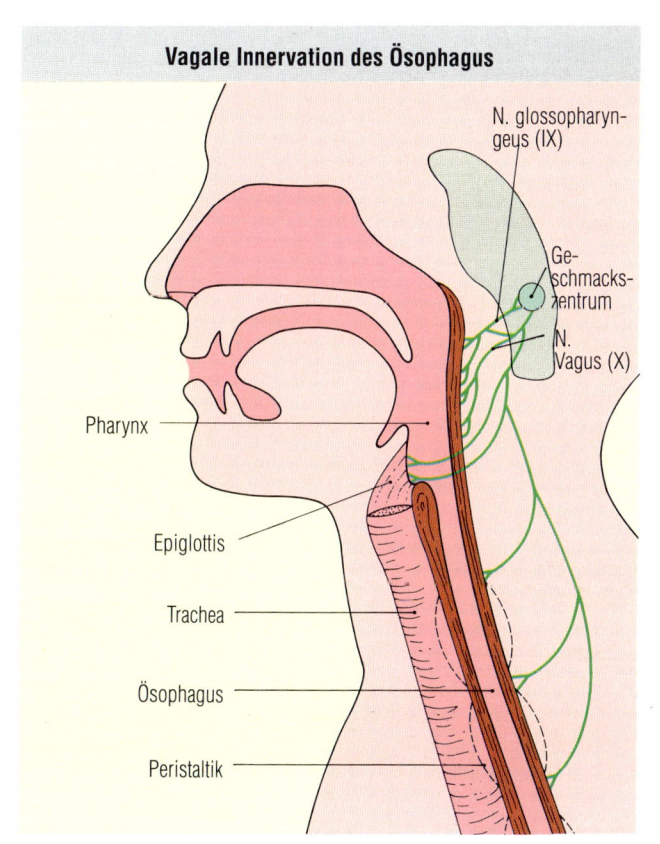

Abb. 8.2 Innervation des Ösophagus

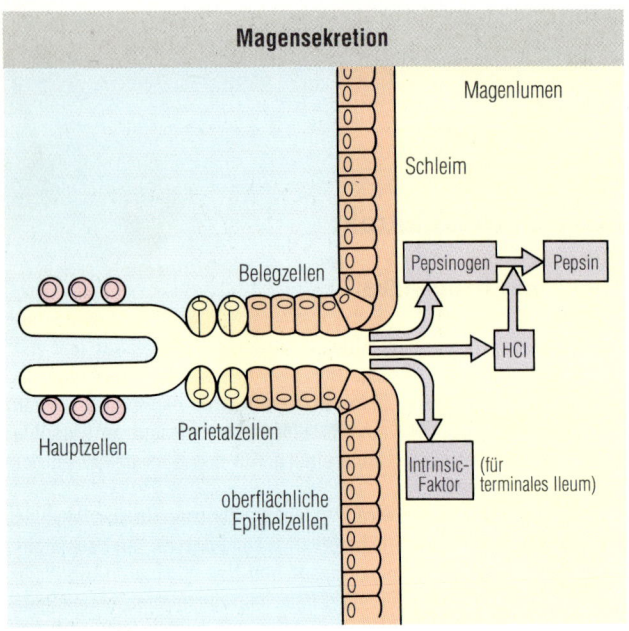

Abb. 8.3 Zellen der Magenmukosa sind für die Magensekretion verantwortlich

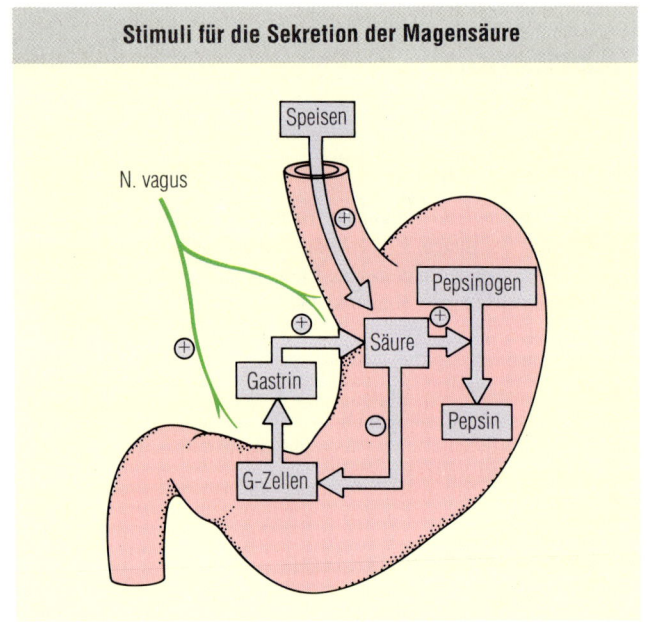

Abb. 8.4 Kontrolle der Magensäuresekretion durch Speisen, vagale Stimulation und Gastrin. Bei niedrigem pH-Wert wird Pepsinogen zu Pepsin

in den Ösophagus. Während der Ösophagusphase schiebt eine kräftige peristaltische Welle den Speisebrocken in den Magen. Der untere Ösophagussphinkter verhindert durch seinen Ruhetonus, daß Mageninhalt in den Ösophagus zurückfließt. Bevor die peristaltische Welle ankommt erschlafft dieser und bleibt noch einige Sekunden nach der Peristaltik erschlafft.

Schwierigkeiten beim Schlucken (Dysphagie) können verursacht sein durch:
- Schädigungen der nervalen Kontrolle,
- Abnormalitäten des Ösophagus,
- Einengung des Ösophaguslumens.

Magen

Die Bewegung des Magens setzt den Mischungsvorgang, der im Mund begonnen wurde, fort und bereitet die Speise für den Transport in das Duodenum vor. Die Parietalzellen im Corpus ventriculi (Abb. 8.3) sezernieren Salzsäure, wodurch die Speise sterilisiert wird, und den Intrinsic-Faktor, der für die Absorption von Vitamin B_{12} im terminalen Ileum notwendig ist. Die Hauptzellen sezernieren Pepsinogen, das durch den niedrigen pH-Wert im Magen zu Pepsin umgewandelt wird. Die Säuresekretion wird durch den N. vagus, die Dehnung des Magens durch Speisen und die Sekretion von Gastrin aus den G-Zellen des Antrums (Abb. 8.4) angeregt. Die Magenmukosa wird von einer Schleimschicht bedeckt, die vor einer Selbstverdauung des Magens durch Säure und Pepsin schützt. Ein Reflux von Mageninhalt in den Ösophagus wird durch den Antirefluxmechanismus des gastroösophagealen Überganges verhindert, der aus 3 Komponenten besteht:
- Ruhetonus des unteren Ösophagussphinkters,
- klappenartige Wirkung des His-Winkels,
- intraabdominaler Druck auf den Ösophagus bei dessen Durchtritt durch das Zwerchfell (Abb. 8.5).

Versagen einer oder mehrere dieser Antirefluxmechanismen kann Mageninhalt in den unteren Ösophagus zurückfließen und dort die Mukosa schädigen, wodurch Sodbrennen entsteht.

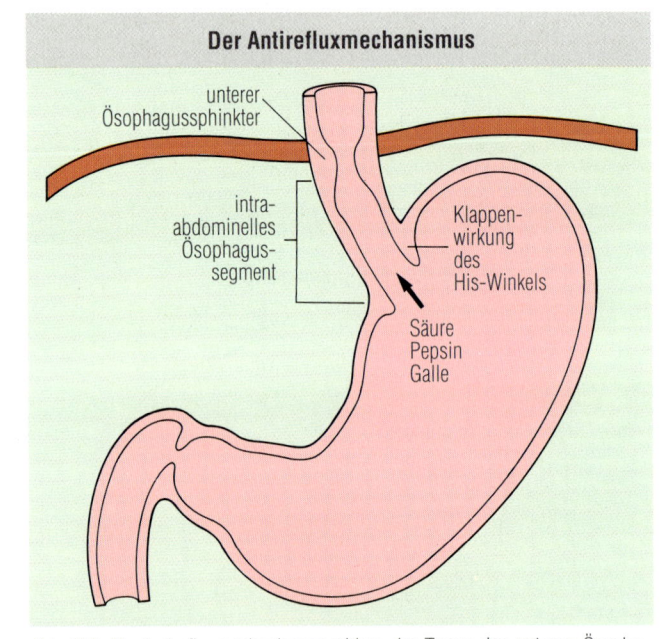

Abb. 8.5 Als Antirefluxmechanismen wirken der Tonus des unteren Ösophagussphinkters, der spitze His-Winkel (ösophagogastraler Übergang) und der Druck auf den intraabdominal liegenden Teil des Ösophagus

Dünndarm

Der Dünndarm besteht aus Duodenum, Jejunum und Ileum. Er füllt den größten Teil des vorderen Abdomens und wird durch das Colon ascendens, das Colon transversum und das Colon descendens umrahmt. Die Blutversorgung erfolgt über die A. mesenterica superior (Abb. 8.6). Die Hauptaufgabe des Dünndarms ist die Verdauung und Absorption. Die Absorptionsfläche wird durch makroskopische und mikroskopische Falten stark vergrößert (Abb. 8.7).

Aufbau und Funktion

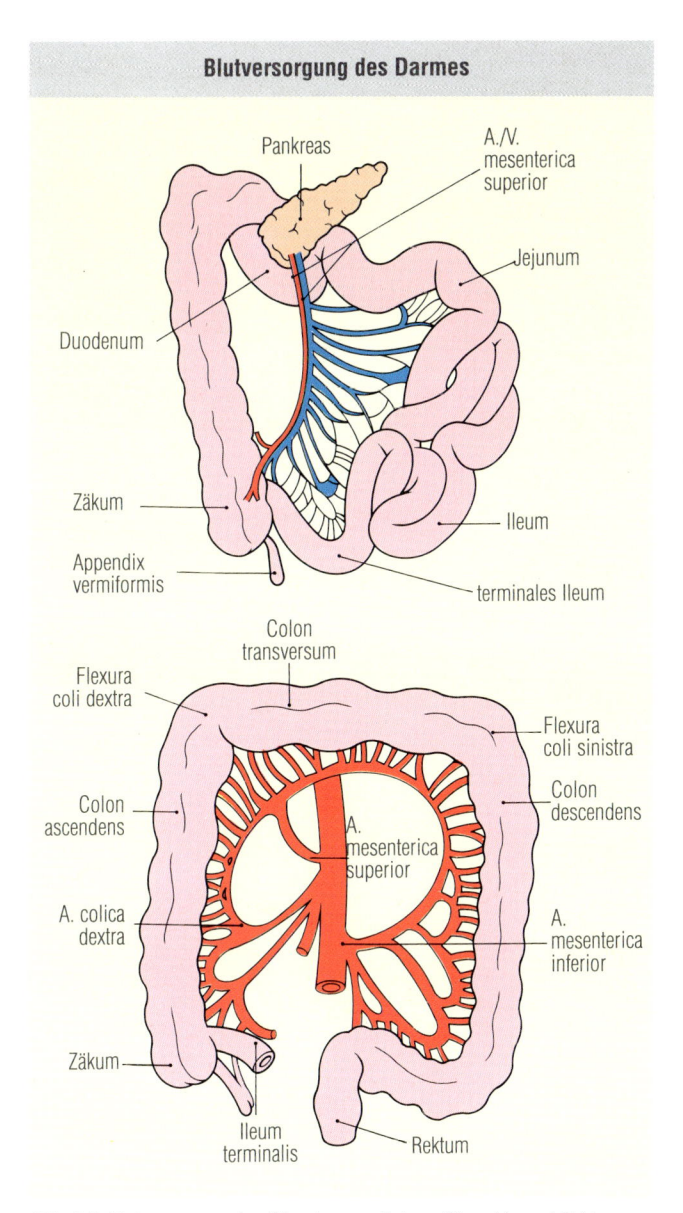

Abb. 8.6 Blutversorgung des Dünndarmes, Kolons, Sigmoids und Rektums

Abb. 8.7 Die Oberfläche des Dünndarms wird durch Falten und Zotten vergrößert, die von Enterozyten besetzt sind

Die meisten Enzyme, die für die Verdauung von Fett, Protein und Kohlenhydraten verantwortlich sind, befinden sich im Duodenum. Enterozyten entwickeln sich an der Basis der Lieberkühn-Krypten und wandern zur Spitze des fingerartigen Villus (Abb. 8.8), wobei sie die Fähigkeit entwickeln Verdauungsenzyme zu bilden und Nahrungsbestandteile zu absorbieren.

Die Kohlenhydratverdauung beginnt durch die Amylase des Speichels und des Pankreas. Bürstensaumenzyme wie Lactase und Saccharase vervollständigen die Verdauung komplexer Polysaccharide und Disaccharide zu Monosacchariden. Diese werden über spezialisierte Transportproteine des Bürstensaumes und der Basalmembran transportiert (Abb. 8.9).

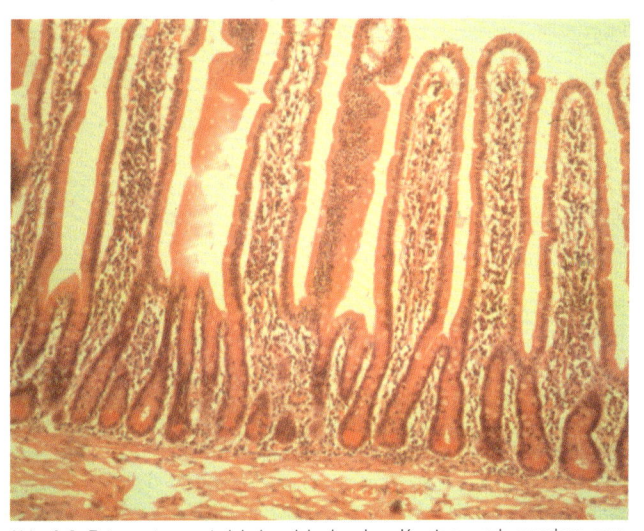

Abb. 8.8 Enterozyten entwickeln sich in den Krypten und wandern zur Zottenspitze

8.3

Abdomen

Kohlenhydrat-, Fett- und Eiweißverdauung

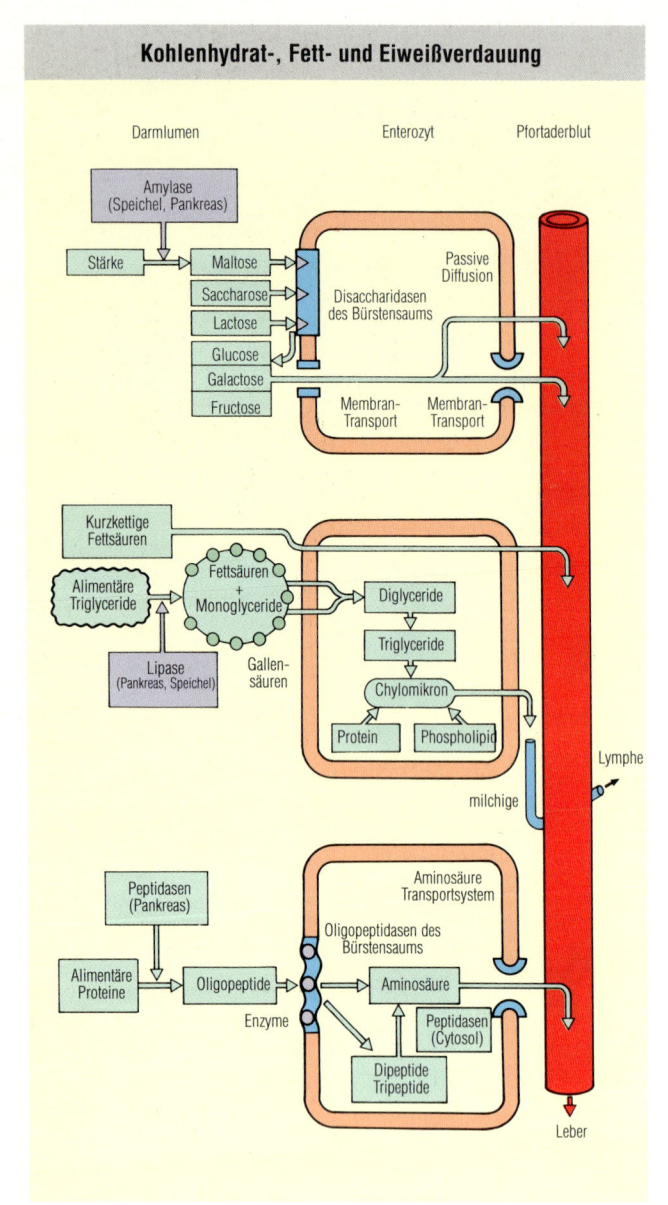

Abb. 8.9 Verdauung im Dünndarm. Die Verdauung komplexer Kohlenhydrate erfolgt im Lumen des Darms und an der Bürstensaummembran. Entstehende Monosaccharide können über die Bürstensaummembran absorbiert und in die Pfortader abgegeben werden. Die Fettverdauung erfolgt im Darmlumen. Im Enterozyten werden Triglyceride gebildet, die in die Pfortader abgegeben werden. Proteine werden im Darmlumen und an der Bürstensaummembran verdaut. Die Aminosäuren werden danach vom Enterozyten absorbiert und in die Pfortader abgegeben

Gastrointestinale Hormone

Gastrin	Stimulation der Magensäuresekretion
Cholezystokinin	Stimulation der Kontraktion der Gallenblase und der Sekretion der Pankreasenzyme Erschlaffung des Sphincter Oddi
Sekretin	Stimulation der Sekretion von Pankreassaft und Bicarbonat
Hemmendes Polypeptid des Magens	Potenzierung der Insulinantwort auf Glucose
Enteroglukagon	Trophische Wirkung auf den Dünndarm
Vasoaktives Polypeptid des Dünndarmes (VIP)	Sekretinähnliche Wirkung auf das Pankreas Beeinflussung der Darmmotilität und des mesenterialen Blutflusses
Motilin	Stimulation der Darmmotilität zwischen den Mahlzeiten
Somatostatin	Hemmung der Sekretion von Gastrin, anderer Darmhormone und von Pepsin Stimulation der Schleimbildung im Magen
Insulin	Senkung der Glucosekonzentration im Blut Stimulation der Glykogensynthese und des Fett- bzw. Proteinanabolismus
Glukagon des Pankreas	Förderung der Glykogenolyse, Lipolyse, Gluconeogenese Minderung der Darmmotilität
Pankreatisches Polypeptid	Hemmung der Pankreassekretion Erschlaffung der Gallenblase

Abb. 8.10 Die gastrointestinalen Hormone und ihre Wirkungen

Die Pankreaslipase hydrolysiert Triglyceride zu Fettsäuren und Monoglyceriden. Durch die Gallensäuren entstehen Mizellen, wodurch die Fette in Emulsion gebracht und vom Bürstensaum aufgenommen werden. Danach diffundieren sie passiv in den Enterozyten, wo die Triglyceride wiederhergestellt werden (Abb. 8.9). Aus Triglyceriden und Cholesterin werden Chylomikronen gebildet, die über die Lymphbahn in den Ductus thoracicus und danach in den Blutkreislauf transportiert werden. Die fettlöslichen Vitamine A, D, E, K werden zusammen mit den Fetten absorbiert.

Die Proteolyse beginnt durch das Pepsin im Magen. Der überwiegende Teil der Proteinverdauung erfolgt durch Trypsin und andere Peptidasen des Pankreas im Dünndarm (Abb. 8.9), wodurch kurzkettige Peptide mit 4 bis 6 Aminosäuren entstehen. Durch Oligopeptidasen des Bürstensaumes werden diese weiter zu Aminosäuren, Dipeptiden und Tripeptiden abgebaut, die vom Enterozyten absorbiert und zu Aminosäuren abgebaut werden. Die Aminosäuren werden über die Pfortader zur Leber transportiert.

Durch die Ampulla Vateri wird dem aus dem Magen kommenden Speisebrei Pankreassaft und Galle zugesetzt.

Die Absorption von Nahrungsbestandteilen erfolgt im Jejunum und Ileum. Dort werden außerdem Hormone gebildet und sezerniert (Abb. 8.10). Im terminalen Ileum werden Vitamin B_{12} und Gallensäuren absorbiert. Der Dünndarm hat eine ausgeprägte funktionelle

Aufbau und Funktion

Leberlappen

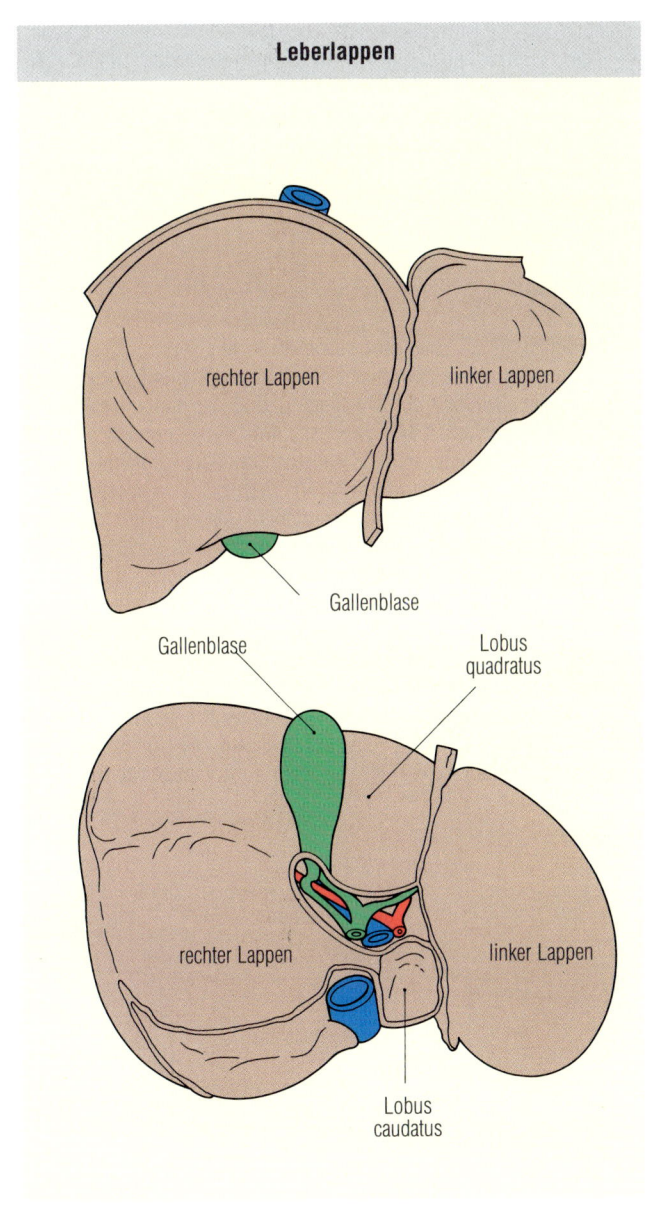

Abb. 8.11 Anatomie der Leber

Pfortadersystem

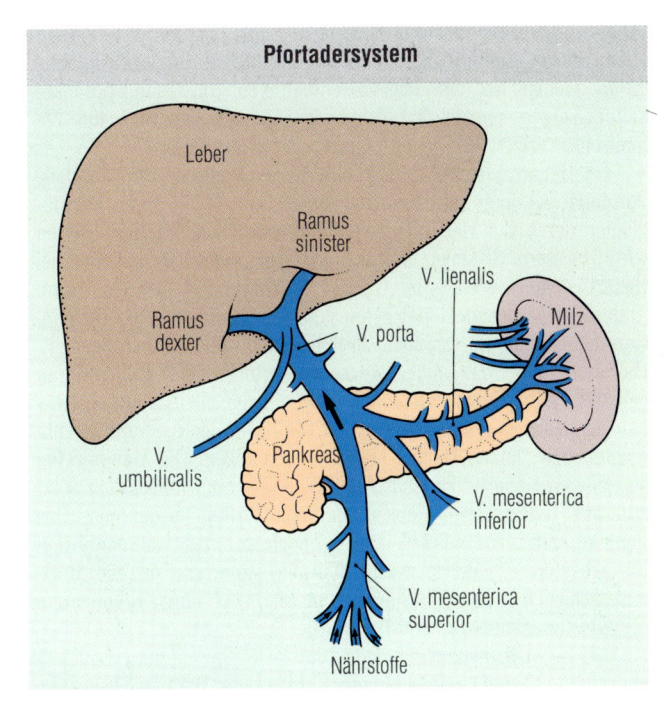

Abb. 8.12 Anatomie des Pfortadersystems, die Gefäße münden in die Sinusoide der Leber. Sie transportieren Nährstoffe, die im Dünndarm resorbiert wurden, Pankreashormone der Langerhans-Zellen und Antikörper aus der Milz

ungefähr 200 g beträgt. 75 % des Stuhlgewichtes entfällt auf Wasser, der Rest besteht aus nichtabsorbierten Speisebestandteilen und Bakterien. Die Kolonschleimhaut enthält viele Schleimdrüsen, wodurch eine dauernde Anfeuchtung für die Passage der Fäzes sichergestellt ist, und die Schleimhaut vor bakteriellen Enzymen geschützt wird.

Infektionen oder Entzündungen der Kolonschleimhaut können zur Sekretion von Flüssigkeit und Elektrolyten führen, wodurch eine Diarrhö und eine Dehydratation entstehen kann. Auch bei Erkrankungen des Dünndarms kann eine Diarrhö auftreten, wenn das vom Ileum in das Kolon abgegebene Volumen die Absorptionskapazität des Kolon überschreitet.

Leber

Die Leber ist das größte Organ des Abdomens. Das Lig. falciforme teilt das Organ in einen größeren rechten und kleineren linken Leberlappen (Abb. 8.11). 2 kleinere Lappen, der Lobulus quadratus (anterior) und der Lobulus caudatus (posterior) liegen zwischen linkem und rechtem Leberlappen auf der Viszeralseite der Leber. In der Leber erfolgt der Intermediärstoffwechsel und die Energiebereitstellung. Das nährstoffbeladene Blut der Mesenterialvenen fließt in der Pfortader zusammen und passiert die Lebersinusoide bevor es über die V. cava inferior in den Systemkreislauf mündet (Abb. 8.12). Spezialisierte Makrophagen (Kupffer-Zellen) bilden in den Sinusoiden eine fast unüberwindliche Abwehr gegen Mikroben oder Noxen, die die erste Abwehrlinie im Darm überwinden. Nährstoffreiches Plasma fließt durch die kleinen Öffnungen (Fenestrae) der Endothelzellen, die die Sinusoide auskleiden, in den Disseschen Raum zwischen dem Endothel und Hepatozyten

Reserve, so daß eine Insuffizienz erst auftritt, wenn 80 bis 90 % seiner Fläche erkrankt oder chirurgisch entfernt sind.

Kolon

Das Ileum mündet an der Ileozäkalklappe in das Zäkum, die den Rückfluß von Koloninhalt in den Dünndarm verhindert. Während der Dünndarm relativ steril ist, hat das Kolon eine massive Bakterienbesiedlung. Jeden Tag entleeren sich ca. 1,5 l Flüssigkeit aus dem Dünndarm in das Zäkum. Der größte Teil der Flüssigkeit wird während des Transportes durch das Colon ascendens, das Colon transversum und das Colon descendens reabsorbiert, so daß die tägliche Stuhlmenge bei den Ernährungsgewohnheiten der westlichen Welt

Abdomen

(Abb. 8.13). Diese hochspezialisierten Zellen werden von diesem Plasmafiltrat umspült und enthalten verschiedene Enzyme, die eine große Menge der im Plasma enthaltenen Verdauungsprodukte metabolisieren können. 3 Lebervenen sammeln das Blut, das die Sinusoide verläßt, und leiten es in die V. cava inferior.

Im Hepatozyten erfolgen zahlreiche synthetische und katabole Vorgänge, weshalb bei Störungen dieser Funktionen durch Erkrankungen der Leber vielfältige Symptome entstehen. Im Hepatozyten wird Glucose in Glykogen umgewandelt, das gespeichert wird und bei Bedarf später wieder in Glucose umgewandelt werden kann. Außerdem werden im Hepatozyten zahlreiche Proteine (z. B. Albumin, Gerinnungsfaktoren) gebildet, Proteine zu Aminosäuren abgebaut, Harnstoff aus Ammoniak, sowie Cholesterin und Gallensäuren gebildet. Die Hepatozyten begrenzen die Gallenkanälchen, die untereinander in Verbindung stehen und sich am Leberhilus zum rechten bzw. linken Ductus hepaticus vereinigen. Die Hepatozyten sezernieren Galle in die Gallenkanälchen. Die Gallenflüssigkeit setzt sich aus Gallensalzen, Cholesterin und Bilirubin zusammen. Das Pigment Bilirubin entsteht aus Hämoglobin, das von zerstörten Erythrozyten freigesetzt wird. Bilirubin kann erst in die Galle ausgeschieden werden, nachdem es in der Leber durch Konjugation mit Glucuronsäure wasserlöslich wurde (Abb. 8.14).

Die Leber hat eine große Bedeutung in der Speicherung von Eisen und Vitaminen und spielt eine zentrale Rolle in der Hydroxylierung von Vitamin D. Außerdem erfolgt in der Leber die Konjugation und Exkretion von Steroidhormonen, der Abbau von Medikamenten und die Umwandlung fettlöslicher in wasserlösliche Substanzen, die über die Nieren ausgeschieden werden können.

Gallenblase

Die Gallenblase ist ein birnenförmiges Organ und besteht aus Fundus, Korpus und Kollum, aus dem der Ductus cysticus entspringt. Sie liegt geschützt auf der Unterfläche der Leber in der Fossa vesicae felleae, die den rechten Leberlappen vom Lobus quadratus trennt. Die Gallenblase speichert Gallenflüssigkeit und dickt diese ein. Cholezystokinin bewirkt, daß Galle durch den Ductus cysticus, den Ductus choledochus communis und durch die Ampulla Vateri in das Duodenum gepumpt wird, wo sie mit dem Speisebrei und den Verdauungsenzymen vermischt wird (Abb. 8.15).

Pankreas

Das Pankreas ist ein längliches, retroperitoneal gelegenes Organ, das in der transpylorischen Ebene liegt. Der Pankreaskopf schmiegt sich in die C-förmige Schlinge des Duodenums und der Pankreasschwanz berührt die Milz (Abb. 8.16). Die Lage des Organs ermöglicht keine manuelle Untersuchung, so daß Pankreaserkrankungen hauptsächlich durch bildgebende Verfahren wie CT und ERCP (endoskopische, retrograde Cholangiopankreatikographie) diagnostiziert werden (Abb. 8.17). Das Pankreas hat sowohl exokrine als auch endokrine Funktionen. Die Zellen des Pankreasganges bilden Bicarbonat, wodurch das Duodenum vor der Magensäure geschützt und ein optimaler pH-Wert für die Verdauungsenzyme erreicht wird. Die exokrinen Azini sezernieren Lipase, Phospholipase, Amylase und Peptidasen (Trypsinogen, Chymotrypsinogen, Elastase, Carboxypeptidase). Alle Pankreasenzyme werden als inaktive Proenzyme sezerniert und im Duodenum durch die Enterokinase, einem Enzym der Bürstensaummembran, in ihre aktive Form umgewandelt. Das

Abb. 8.13 Mikroanatomie der Lebersinusoide, des Disse-Raumes und der Hepatozyten. Die Zonula occludens neben den Gallenkanälchen verbindet die Hepatozyten

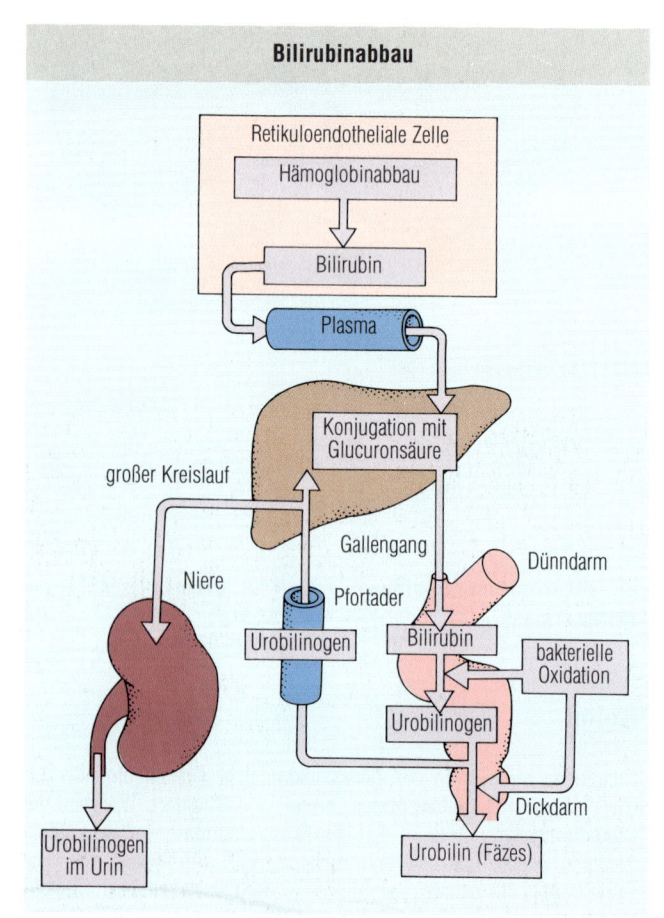

Abb. 8.14 Bilirubin ist ein Abbauprodukt des Hämoglobins

Aufbau und Funktion

Hormon Cholezystokinin vermittelt die Enzymsekretion und das Hormon Sekretin die Sekretion von Flüssigkeit und Bicarbonat. Beide Hormone werden in der Schleimhaut des Duodenums gebildet. Die endokrine Sekretion erfolgt in den Langerhans-Zellen, die Insulin, Glukagon, Somatostatin und pankreatisches Polypeptid über die Blutgefäße des Pankreas in die Pfortader sezernieren.

Ist der Hauptgang des Pankreas durch ein Karzinom oder diffus durch eine Pankreatitis verschlossen, kommt es zu einer Störung der Protein-, Fett- und Kohlenhydratverdauung. Bei exokriner Pankreasinsuffizienz werden helle, fettreiche Stühle abgesetzt, die schwierig weggespült werden können (Steatorrhö).

Milz

Die Milz ist ein hochdifferenziertes lymphatisches Organ, das zusätzlich den Abbau der Erythrozyten steuert. Retikuloendotheliale Zellen bilden als weiße Pulpa den Hauptteil der Milz, haben wichtige Abwehrfunktionen und tragen zur Antikörperbildung bei. Daneben enthält die Milz die rote Pulpa, die aus Kapillaren und venösen Sinus besteht, die als Erythrozyten-, Leukozyten- und Thrombozytenspeicher dienen. Bei einer Milzvergrößerung können sich exzessive Mengen dieser Blutzellen in der Milz ansammeln, was zu ihrem Fehlen im peripheren Blut führt. Der venöse Abfluß der Milz erfolgt in die Pfortader, wodurch eine Antikörperversorgung der Leber sichergestellt wird.

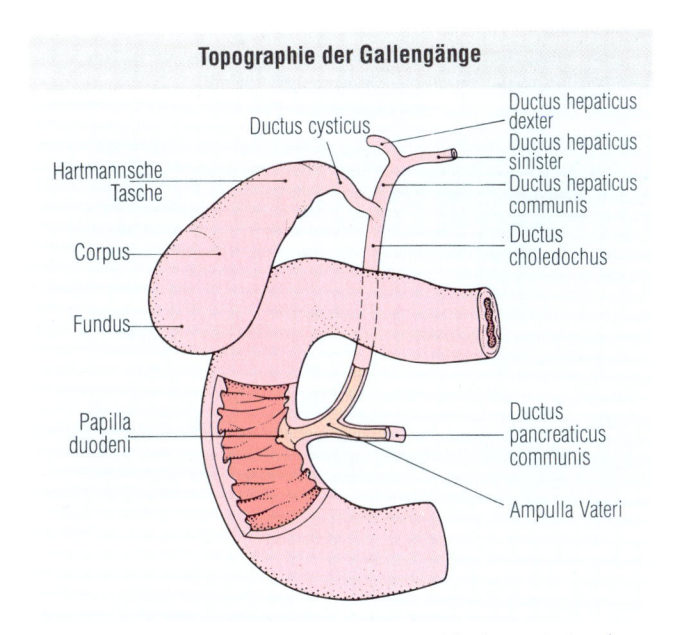

Abb. 8.15 Gallenblase und Gallengänge. Galle und Pankreassekrete gelangen durch die Ampulla Vateri in das Duodenum

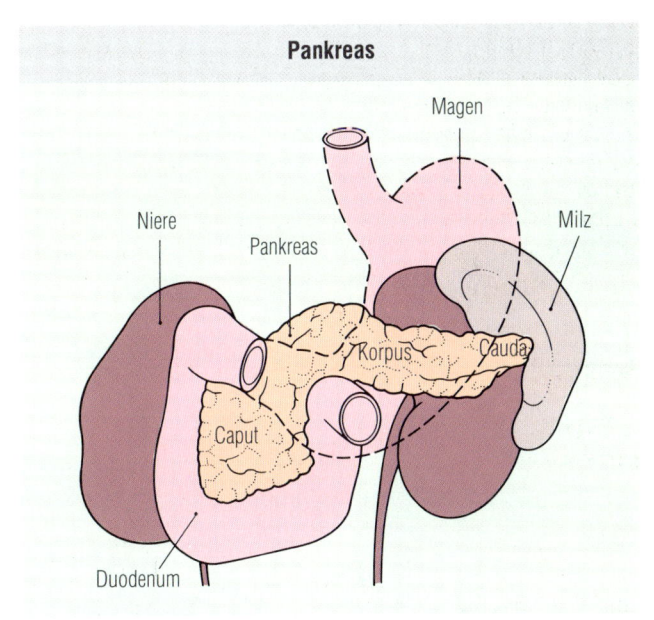

Abb. 8.16 Topographie des Pankreas

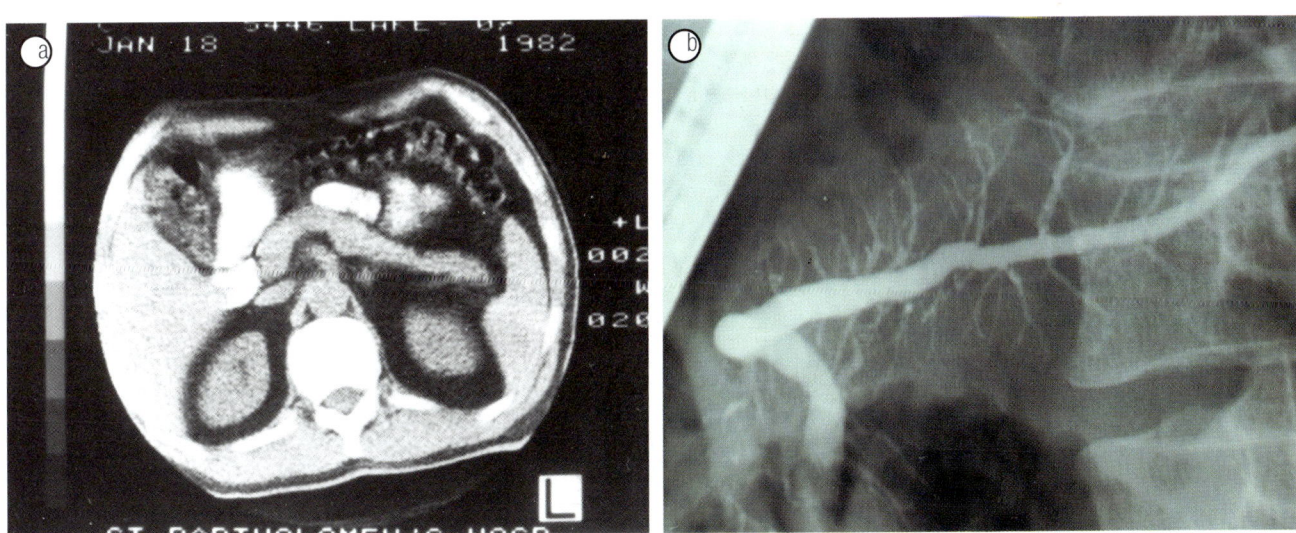

Abb. 8.17 (a) CT mit unauffälligem Pankreas. (b) Ductus-pancreaticus-Darstellung durch Kontrastmittel, das über die Ampulla Vateri injiziert wird (ERCP)

Abdomen

Nieren

Die Nieren kontrollieren den Flüssigkeits- und Elektrolythaushalt und bilden die Hormone Erythropoietin und Renin. Jede Niere enthält ca. 1,2 Mio. Nephra, deren Aufbau und Funktion in Abb. 8.18 dargestellt ist.

Die Kapillarschlinge des Glomerulus bildet sich zwischen afferenten und efferenten Arteriolen, die jedes Glomerulus versorgen. Das Kapillarkonvolut ist in das Mesangium eingebettet, das aus einer Matrix und spezialisierten Mesangiumzellen besteht. Die Basalmembran der Kapillaren reicht mit Fußfortsätzen, die sich aus den Viszeralzellen entwickeln, an das Epithel der Bowman-Kapsel (Podozyten). Durch diese komplexe anatomische Beziehung wird durch den Blutdruck eine proteinfreie Flüssigkeit in das proximale Tubuluskonvulut filtriert, wo ein spezialisiertes Epithel die Reabsorption von Natrium, Wasser, Bicarbonat, Glucose und Aminosäuren in die efferente Arteriole ermöglicht. Ungefähr $2/3$ des Glomerulusfiltrates werden im proximalen Tubuluskonvolut reabsorbiert.

Im absteigenden Schenkel der Henleschen Schleife ist die filtrierte Flüssigkeit isoosmotisch. Die proximalen und distalen Schenkel dieser Schleife sind hochdifferenziert und können Wasser, Chlorid und Natrium sezernieren, wodurch in Verbindung mit der räumlichen Verteilung der Schleife eine kontinuierliche Zunahme des Konzentrationsgradienten für Natriumchlorid zwischen Kortex und Medulla entsteht. Die entstehende Hyperosmolarität des Nierenmarkes ist für die Reabsorption von Wasser unverzichtbar. Der dünne absteigende Ast der Henleschen Schleife ist für Wasser, nicht aber für Natrium und Chlorid durchlässig. Dadurch wird das Filtrat bis zur Haarnadelkurve in der Henleschen Schleife hyperton. Der dicke aufsteigende Schenkel der Henleschen Schleife ist für Wasser, nicht aber für Natrium, das der aktiven Ausscheidung von Chloridionen folgt, durchlässig. Im aufsteigenden Schenkel wird die Tubulusflüssigkeit hypoton, während das Interstitium hyperton wird. Am distalen Konvolut kann Aldosteron zu einer Zunahme der Reabsorption von Natrium im Austausch mit Kalium führen.

Die endgültige Zusammensetzung des Urins wird von den Sammelrohren, die durch das Nierenmark verlaufen, bestimmt. Die Sammelrohre sind physiologischerweise für Wasser undurchlässig, aber das antidiuretische Hormon (ADH), das von der Hypophyse sezerniert wird, kann diese durchlässig machen. Dadurch kann Wasser entlang des osmotischen Gradienten, der zwischen dem Lumen des Ganges und der interstitiellen Flüssigkeit besteht, passiv reabsorbiert werden. Die Durchlässigkeit der Sammelrohre für Wasser wird als Reaktion auf den Wasserbedarf des Körpers verändert, was für die Feinregulation des Flüssigkeitshaushaltes wichtig ist. Kann kein ADH gebildet werden oder sprechen die Sammelrohre nicht auf ADH an, tritt ein exzessiver Wasserverlust über die Nieren auf, der zu einer gesteigerten Urinausscheidung (Polyurie) führt und als Diabetes insipidus bekannt ist. Durch Aldosteron wird in den Sammelrohren Natrium aktiv reabsorbiert.

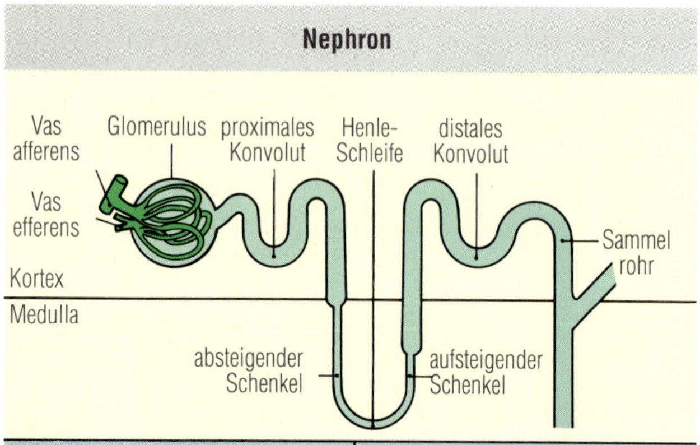

	Funktionen
Glomerulus	Filtration
proximales und distales Tubuluskonvolut	Reabsorption des größten Teils des Filtrates
aufsteigender Schenkel der Henle'schen Schleife	Feinregulation der medullären Hypertonie (aldosteronabhängig)
Sammelrohr	Wasserreabsorption (ADH-abhängig)

Abb. 8.18 Aufbau und Funktion eines Nephrons

Unterscheidungsmerkmale zwischen Schmerzen durch Reflux und durch Myokardischämie					
	Lokalisation	Art	Begleitsymptome	Verstärkung	Erleichterung
Reflux	Ausstrahlung vom Epigastrium zum Thorax	Brennend	Sodbrennen	Bücken, Hinlegen, Essen	Antazida
Myokardischämie	Ausstrahlung vom Thorax zum Kiefer und in den linken Arm	Engegefühl	Übelkeit, Kurzatmigkeit	Anstrengung	Ruhe Nitrate

Abb. 8.19 Vergleich der Merkmale des Schmerzes bei Reflux und bei Myokardischämie

Symptome abdomineller Störungen

Gastrointestinale Erkrankungen

Die Hauptsymptome bei gastrointestinalen Erkrankungen sind:
- Dysphagie,
- Sodbrennen,
- Bauchschmerzen,
- Appetitverlust,
- Übelkeit,
- Erbrechen,
- Gewichtsverlust,
- Obstipation oder Diarrhö,
- rektale Blutungen.

Dysphagie

Das Hauptsymptom bei Erkrankungen des Ösophagus sind Schluckbeschwerden. Patienten können häufig die Lokalisation der Verengung angeben, was aber nicht immer der tatsächlichen Lage entspricht.
- Entwickelte sich die Dysphagie plötzlich oder langsam über Wochen und Monate?
- Bleiben die Symptome bestehen oder wechseln sie?
- Besteht die Dysphagie sowohl bei festen als auch bei flüssigen Speisen?

Begleitende Symptome (Gewichtsverlust, Schmerz, Husten beim Schlucken) können zur Differentialdiagnose beitragen.

Häufigere Ursachen einer Dysphagie sind:
- Ösophaguskarzinom,
- benigne Striktur durch langdauernden Säurereflux,
- Tonuserhöhung im unteren Ösophagussphinkter (Achalasie der Kardia).

Die Anamnese kann auf die zugrundeliegende Krankheit hinweisen, obwohl meist Spezialuntersuchungen (Bariumbreischluck, Ösophagoskopie) erforderlich sind, um eine endgültige Diagnose stellen zu können.

Eine Dysphagie, die durch Karzinome verursacht wird, entwickelt sich meist innerhalb von 6 bis 10 Wochen und betrifft feste Speisen deutlicher als Flüssigkeiten. Daraus resultiert ein auffälliger Gewichtsverlust, der aber auch durch den katabolen Effekt des Tumors ausgelöst wird.

Patienten mit einer gutartigen, peptischen Ösophagusstriktur haben oft lange bestehendes Sodbrennen, langsamer zunehmende Symptome und einen weniger deutlichen Gewichtsverlust als Patienten mit einem Karzinom. Eine Achalasie der Kardia kann anhand der Anamnese sehr schwer davon unterschieden werden, obwohl einige Patienten angeben, daß das Symptom wechselnd stark ist, und daß die Dysphagie flüssige und feste Speisen gleich stark betrifft.

Ist die Dysphagie durch Erkrankungen des Schluckzentrums im Stammhirn (z. B. Pseudobulbärparalyse) oder durch Schäden des N. vagus (z. B. Bulbärparalyse bei Poliomyelitis) verursacht, kommt es auch zu Verschlucken und zu Husten, wenn Speiseteile in den Larynx und in die Trachea geraten.

Sodbrennen

Versagt der Antirefluxmechanismus des gastroösophagealen Überganges, können Magensäure, Pepsin und Gallensaft in den Ösophagus fließen und dort die Schleimhaut schädigen, was zu einem Muskelspasmus und zu Schmerzen hinter dem Sternum führt. Die meisten Menschen kennen das Gefühl des Sodbrennens als brennenden Schmerz hinter dem Sternum, der bis in die Kehle ausstrahlt. Im Mund kann ein saurer oder ein bitterer Geschmack entstehen und es wird reflektorisch massiv Speichel gebildet (Munddusche). Das Sodbrennen läßt nach, wenn Antazida gegeben werden. Dadurch kann Sodbrennen unter Umständen von Schmerzen bei Myokardischämie unterschieden werden (Abb. 8.**19**).

Häufig ist eine Hiatushernie für das Sodbrennen verantwortlich. Diese entsteht, wenn der ösophagogastrale Übergang durch den Hiatus oesophagealis in den Thorax prolabiert (Abb. 8.**20**). Sodbren-

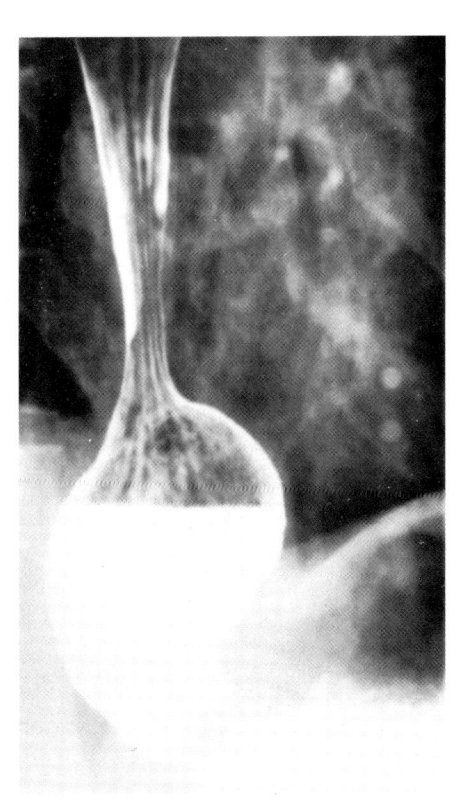

Abb. 8.**20** Der Bariumschluck zeigt eine Hiatusgleithernie des gastroösophagealen Überganges und einen Teil des Magens, der in den Brustkorb prolabiert ist

Dysphagie

An welcher Stelle bleibt die Speise stecken?

Wie schnell haben sich die Schluckstörungen entwickelt?

Treten die Schluckstörungen ab und zu auf oder nehmen sie zu?

Betreffen die Schluckstörungen sowohl Speisen als auch Getränke?

Hatten sie früher Sodbrennen?

nen entsteht oft durch Körperhaltungen, die den intraabdominellen Druck steigern (z. B. bücken, hinlegen) oder bei adipösen Patienten. Zur Bestätigung der Diagnose muß die Hernie entweder radiologisch (Bariumbreischluck) oder endoskopisch bestätigt werden, und das Sodbrennen muß auf eine antazide Therapie ansprechen.

Sodbrennen kann durch besondere Ernährungsgewohnheiten oder durch einen besonderen Lebensstil ausgelöst werden. Der untere Ösophagussphinkter erschlafft, wenn Schokolade gegessen, Alkohol getrunken oder Zigaretten geraucht werden, wodurch ein Reflux möglich wird. In den letzten Monaten einer Schwangerschaft ist Sodbrennen üblich, da der intraabdominale Druck erhöht und durch die hohen Östrogenspiegel der Sphinktertonus herabgesetzt ist.

Schmerzen beim Schlucken (Odynophagie)

Brustschmerzen, die durch Schlucken ausgelöst werden, sind bohrend und werden als tief liegend empfunden. Sie können vom Sodbrennen unterschieden werden, können aber auch gleichzeitig mit diesem auftreten. Sie deuten auf einen starken Ösophagusspasmus hin. Dieser wird durch Obstruktion oder idiopathische Schädigung der Motorik ausgelöst, wodurch eine pathologisch starke, unkoordinierte Kontraktion (Nußknackerösophagus) entsteht.

Appetitverlust (Anorexie)

Appetitverlust ist ein unspezifisches Symptom, das sowohl akute als auch chronische Krankheiten begleiten kann. Der Appetit nimmt meistens wieder zu bevor sich der Patient erholt hat. Eine lange anhaltende oder unerklärbare Anorexie, besonders wenn sie von einem Gewichtsverlust begleitet ist, sollte an eine schwere zugrundeliegende Erkrankung denken lassen. Anorexie kann ein bestimmendes Merkmal von Erkrankungen des Gastrointestinaltraktes sein. Sie kann durch

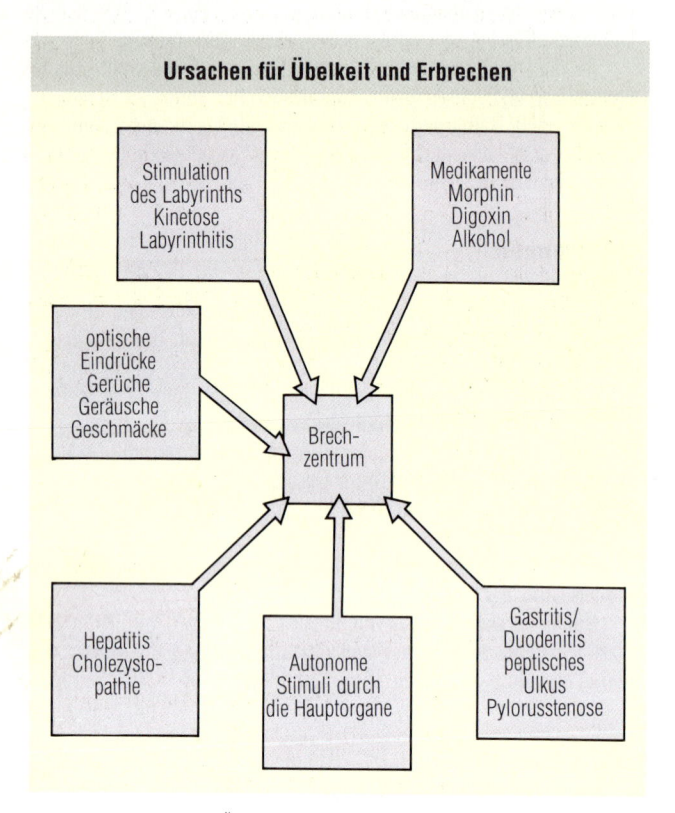

Abb. 8.21 Ursachen für Übelkeit und Erbrechen

Ursachen einer gastrointestinalen Blutung	
Ursache	Häufigkeit (%)
Ulcus ventriculi	30
Ulcus duodeni	21
Gastritis/Erosionen	9
Ösophagitis/Ulzeration	8
Duodenitis	4
Varizen	3
Tumoren	2
Mallory-Weiss-Läsion	1
Sonstige	22

Abb. 8.22 Verschiedene Ursachen für eine gastrointestinale Blutung und deren relative Häufigkeiten

Gewichtsverlust

Ist Ihr Appetit normal, gesteigert oder vermindert?

Haben Sie Schmerzen beim Schlucken?

Innerhalb welches Zeitraumes trat der Gewichtsverlust auf?

Haben Sie Appetit?

Beschreiben Sie Ihr übliches Frühstück, Mittagessen und Abendessen?

Bestehen zusätzlich Übelkeit, Erbrechen oder Bauchschmerzen?

Ist Ihr Stuhlgang normal gefärbt und geformt?

Hatten Sie Fieber?

Müssen Sie eine große Menge Urin lassen?

Haben Sie Stuhlunregelmäßigkeiten bemerkt?

Erkrankungen von Nieren oder Leber, aber auch von Herz oder Lungen sowie durch allgemein konsumierende Erkrankungen (z. B. Tumor, Tuberkulose) verursacht sein. Eine besonders ausgeprägte Anorexie tritt bei der Anorexia nervosa auf. Dabei handelt es sich um eine psychische Erkrankung, die hauptsächlich junge Frauen betrifft. Bei diesen Patientinnen führt die Anorexie zu einem deutlichen Gewichtsverlust, einer Unterernährung und einer Amenorrhö. An Anorexia nervosa sollte bei Teenagern und jungen Erwachsenen gedacht werden, bei denen neben der Appetitlosigkeit Depressionen, Erbrechen oder ein Abusus von Abführmitteln bestehen, auch wenn sie körperlich gesund erscheinen.

Gewichtsverlust

Gewichtsverlust ist ein wichtiges, aber unspezifisches Symptom gastrointestinaler oder anderer Erkrankungen. Appetit, Eßgewohnheiten und tägliche Eßmenge sollten erfragt werden. Verursacht das Essen Schmerzen (Magenulkus, Angina abdominalis, Pankreatitis), wird der Appetit unterdrückt. Ein Gewichtsverlust kann auch durch den Verlust von Kalorien, der bei Steatorrhö, Thyreotoxikose oder Diabetes mellitus vorkommt, entstehen. Ein deutlicher Gewichtsverlust begleitet schwere Erkrankungen wie fortgeschrittene Tumoren, chronische Infektionen und Organinsuffizienzen.

Dyspepsie und Maldigestion

Die meisten Menschen haben schon eine Maldigestion oder Dyspepsie erlebt. Patienten und Ärzte verwenden beide Ausdrücke, um eine Vielzahl von subjektiven abdominellen Symptomen zu beschreiben. Am häufigsten werden diese Ausdrücke für Gefühle wie Schmerz, Mißempfinden oder Völlegefühl im Epigastrium verwendet, die häufig von Rülpsen, Übelkeit oder Sodbrennen begleitet sind. Art und zeitliches Auftreten, verstärkende oder mildernde Faktoren sollten ebenso wie begleitende Symptome erfragt werden. Dyspepsie sollte die Aufmerksamkeit auf Störungen im oberen Verdauungstrakt (z. B. Magengeschwür, Gastritis, Duodenitis, Pankreatitis, Pankreaskarzinom, Gallensteine) lenken.

Übelkeit

Mit Übelkeit wird das Gefühl beschrieben, das einem Erbrechen vorausgeht. Sie kann aber auch ohne Erbrechen auftreten. Die Übelkeit kann Stunden oder Tage anhalten, tritt gewöhnlich wellenartig auf und ist oft von Rülpsen begleitet. Erbrechen kann Erleichterung verschaffen. Das Symptom kann provoziert werden, wenn Unangenehmes gesehen, gerochen oder geschmeckt wird, oder wenn das Innenohr stimuliert wird (Bewegungskrankheit). Zusammen mit Übelkeit können Bauchschmerzen oder Diarrhö auftreten (Abb. 8.21). Übelkeit ist typisch für die Prodromalphase einer Virushepatitis und begleitet oft Gallenerkrankungen (z. B. Cholezystitis). Medikamente die den Magen (z. B. nichtsteroidale Antiphlogistika) oder das Brechzentrum reizen (z. B. Digoxin, Morphin, Zytostatika) verursachen Übelkeit. Im ersten Trimester einer Schwangerschaft tritt häufig am frühen Morgen Übelkeit auf.

Erbrechen und Hämatemesis

Dem Erbrechen geht meist eine Welle von Übelkeit voraus. Die Ursachen für Übelkeit und Erbrechen sind ähnlich. Erbrechen kann bei Erkrankungen des Gastrointestinal- und Gallentraktes ebenso wie bei vielen System- und Stoffwechselerkrankungen auftreten. Es kann das vorherrschende Symptom bei psychischen Störungen (Anorexia nervosa, Bulämie) und bei Angst sein. Iatrogen kann es durch Digoxin, Morphin oder Zytostase verursacht sein. Falls das Erbrochene gallig ist, liegt die ursächliche Erkrankung zwischen Magen und Duodenum. Enthält das Erbrochene nichtverdaute Speisen, aber keine Galle, muß an eine Einengung des Pylorus (Pylorusstenose) gedacht werden. Frühmorgendliches Erbrechen und Übelkeit sind für die Frühschwangerschaft und für Alkoholismus typisch.

Bluterbrechen (Hämatemesis) deutet auf eine Blutungsquelle im Ösophagus, im Magen oder im Duodenum hin (Abb. 8.22). Bei einer starken Blutung kann das Erbrochene deutlich blutig sein. Bei einer schwächeren Blutung oder bei verzögertem Erbrechen wird das Hämoglobin durch die Magensäure angedaut, wodurch ein kaffeesatzartiges Aussehen entsteht.

Erbrechen

Tritt das Erbrechen vor allem am Morgen auf?

Besteht eine Beziehung zwischen Erbrechen und Essen?

Bestehen gleichzeitig Bauchschmerzen?

Ist dem Erbrochenen Blut oder Gallensaft beigemengt?

Finden sich im Erbrochenen erkennbare Speisereste?

Sieht das Erbrochene wie Kaffeesatz aus?

Welche Medikamente nehmen Sie ein?

Die Anamnese des Patienten bietet oft Hinweise auf die Ursache für die Hämatemesis. Falls der Blutung wiederholtes Würgen oder Erbrechen vorausging, ist eine Mallory-Weise-Läsion wahrscheinlich (Einriß der Mukosa am gastroösophagealen Übergang). Wichtig ist die Frage nach Alkohol oder anderen Magenreizstoffen (z. B. Aspirin). Bestehen Hinweise auf Lebererkrankungen sind wahrscheinlich Ösophagusvarizen für die Blutung verantwortlich. Bei vorausgegangenem Gewichtsverlust deutet Bluterbrechen auf ein Magenkarzinom, bei vorausgegangenem Sodbrennen deutet es auf ein peptisches Ulkus des Ösophagus hin.

Eine Kolik ist ein typisches Beispiel eines Viszeralschmerzes. Sie wird durch koordinierte, exzessive Kontraktionen der glatten Muskulatur eines Hohlorganes ausgelöst und deutet auf eine Obstruktion dieses Hohlorganes (Darm, Gallenblase, Gallengang, Ureter) hin. Bei einer Kolik treten wiederholt Schübe starker, krampfartiger, viszeraler Schmerzen auf, die crescendoartig zunehmen und dann wieder verschwinden. Sind kleinere Organe (Gallenblase, Gallengang, Ureter) durch einen Stein blockiert, geht die zyklische Kolik bald in einen kontinuierlichen viszeralen Schmerz über, der durch den reizenden Effekt des eingeklemmten Steines oder durch eine Sekundärinfektion

Abdominalschmerz

Geben Sie Lage, Art und Ausstrahlung des Schmerzes an?

Besteht der Schmerz seit Stunden, Tagen, Wochen, Monaten oder Jahren?

Besteht der Schmerz dauernd oder tritt er wechselnd auf?

Haben Sie Umstände bemerkt, durch die der Schmerz verstärkt oder gelindert wird?

Wird der Schmerz durch Essen oder Stuhlgang beeinflußt?

Führt der Schmerz dazu, daß Sie nachts aufwachen?

Wird der Schmerz von Übelkeit oder Erbrechen begleitet?

Kam es gleichzeitig zu Gewichtsverlust?

Haben Sie Medikamente eingenommen, die eine Ulkusbildung fördern?

Haben sich Ihre Stuhlgewohnheiten verändert?

verursacht wird. Der viszerale Schmerz wird durch Bewegung nicht verschlimmert, obwohl sich der Patient vor Schmerzen krümmt und umherwälzt. Im Gegensatz zum viszeralen Peritoneum wird das parietale Peritoneum von Schmerzfasern innerviert. Deshalb können Schmerzen, die vom parietalen Peritoneum ausgehen gut lokalisiert werden und liegen über dem Gebiet der Entzündung oder Reizung. Der parietale Schmerz wird durch Strecken oder Bewegung des Peritoneums verschlimmert, weshalb der Patient so ruhig wie möglich liegt. Die Palpation dieses Gebietes ist außerordentlich schmerzhaft und die darüberliegenden Muskeln kontrahieren sich im Sinne eines Schutzreflexes. Wird der Druck der untersuchenden Hand plötzlich weggenommen, wird der Schmerz erneut verschlimmert und der Patient schreit vor Schmerzen. Dieses Zeichen ist als Loslaßschmerz bekannt.

Abdomineller Schmerz kann viszeral beginnen und in einen parietalen übergehen. Die akute Appendizitis bietet dafür ein ausgezeichnetes Beispiel. Bei Entzündungen des Appendix, der sich vom Mitteldarm ableitet, treten periumbilikal Schmerzen auf, und der Patient schwitzt und empfindet Übelkeit. Greift die Entzündung vom viszeralen Peritoneum auf das parietale Peritoneum über, verlagert sich der Schmerz in die rechte Fossa iliaca (McBurney-Punkt). Gleichzeitig ändert sich der Schmerzcharakter, der dumpfe Schmerz wird stechend. Die Bauchdecke ist über dem Appendix ausgesprochen druckschmerzhaft, und durch die Palpation wird eine reflektorische Anspannung der Bauchdecke sowie der Loslaßschmerz ausgelöst.

Angina abdominalis

Sind die mesenterialen Gefäße sklerosiert, kann die Durchblutung des Darmes gestört sein. Da der Darm über ein gut ausgebildetes Kollateralnetz verfügt, tritt der Schmerz bei Angina abdominalis meist nur nach dem Essen auf, wenn die metabolischen Vorgänge der Verdauung und Absorption eine Steigerung des Blutflusses erfordern. Die Patienten klagen über schwere viszerale, periumbilikale Schmerzen, die direkt nach Mahlzeiten auftreten (Angina abdominalis). Der Schmerz führt zur Anorexie, die zusammen mit einer durchblutungsbedingten Schädigung der Darmmukosa zu einem deutlichen Gewichtsverlust führt.

Winde

Das meiste im Gastrointestinaltrakt vorhandene Gas wird verschluckt, nur ein kleiner Teil entsteht durch Fermentation von Cellulose im Kolon. Kleine Mengen von Gas entweichen laufend unbemerkt durch den Mund und Anus. Auch massives Rülpsen (Flatulenz) oder die Passage von Winden durch den Anus (Flatus) sind geläufige Symptome, die zu Mißempfindungen führen können. Diese Symptome sind sehr unspezifisch und treten sowohl bei funktionellen als auch bei organischen Störungen des Gastrointestinaltraktes auf. Flatulenz wird meist durch gesteigertes Verschlucken von Luft (Aerophagie), aber auch durch eine Hiatushernie, ein peptisches Ulkus und eine chronische Gallenblasenerkrankung verursacht. Das Symptom kann von dem Gefühl eines geblähten Abdomens begleitet sein. Im Kolon entsteht Gas durch Fermentation bestimmter Speisen, vor allem von Gemüse, daher muß mit der Anamnese geklärt werden, ob diätische Ursachen für ausgeprägte Blähungen verantwortlich sind.

Veränderungen der Darmgewohnheiten

Obstipation

Die meisten Menschen, die sich nach westlichen Maßstäben ernähren, erwarten 1- bis 2mal täglich Stuhlgang. Logischerweise bedeutet Obstipation die Unfähigkeit, Stuhl innerhalb von 24 Stunden abzusetzen. Jedoch sind die Erwartungen des Normalen intraindividuell und auch zwischen verschiedenen Kulturen unterschiedlich. Einige gesunde Menschen haben jeden 2. Tag oder nur 3mal pro Woche Stuhlgang, während andere bis zu 3 voluminöse Stuhlentleerungen pro Tag haben, besonders wenn sie sich faserreich ernähren. Obstipation wird genauer als eine Störung der Darmtätigkeit beschrieben, bei der weniger häufig kleine Mengen harten Stuhls abgesetzt werden, wobei der Stuhlgang anstrengend ist. Obstipierte

Obstipation

Wie häufig haben Sie Stuhlgang?

Müssen Sie sich beim Stuhlgang anstrengen?

Wie lange besteht die Verstopfung?

Bestehen Bauchschmerzen, Blähungen, Übelkeit oder Erbrechen?

Setzen Sie große oder kleine Stuhlmengen, eventuell Schafskot, ab?

Haben Sie auch ab und zu Durchfall?

Nehmen Sie Medikamente ein, die zur Verstopfung führen können (Codein, Opiate)?

Patienten klagen oft über ihre Unzufriedenheit und ein Gefühl, als ob der Darm nicht völlig geleert würde (Tenesmen). Patienten mit Obstipation suchen oft durch Medikamente Linderung, so daß ein anamnestischer Laxanzienabusus hilfreich sein kann, um den Schweregrad der Erkrankung abschätzen zu können.

Besteht die Obstipation seit Jahren oder sogar Jahrzehnten, liegt wahrscheinlich eine funktionelle, keine organische, obstruktive Ursache vor, die den Ernährungsgewohnheiten, dem Lebensstil oder psychischen Faktoren zugeschrieben werden kann. Bewegungsmangel, zu geringe Aufnahme von Flüssigkeit und Fasern, ein Colon-irritabile-Syndrom und Depressionen können zur Obstipation führen. Besteht die Obstipation allerdings erst kurze Zeit, sollte an eine organische Ursache (Malignom, Strikturen) gedacht werden. Dies gilt um so mehr, wenn zusätzlich Koliken bestehen. Zusätzlich sollte nach obstipierend wirkenden Medikamenten (z. B. codeinhaltige Analgetika, aluminiumhaltige Antazida) und rektalen Blutungen, die den Tumorverdacht steigern, gefragt werden. Eine Hyperthyreose oder Elektrolytverschiebungen können ebenfalls obstipierend wirken. Analschmerzen (Analfissur, Analthrombose) können eine starke Obstipation auslösen, da der Patient den Schmerz beim Stuhlgang fürchtet.

Eine Kombination aus Obstipation und Perioden mit lockeren bzw. wäßrigen Stühlen (falsche Diarrhö) kann bei älteren Patienten mit verhärteter Fäzes, aber auch dann auftreten, wenn ein Karzinom die Kolonpassage teilweise verlegt. Im letztgenannten Fall dilatiert der proximale Darm und füllt sich mit Flüssigkeit, die um die Obstruktion fließt und zur Diarrhö führt.

Diarrhö

Eine Diarrhö impliziert ein vergrößertes Stuhlvolumen, eine höhere Stuhlfrequenz und eine Veränderung der Anteile geformten, halbge-

Diarrhö

Wie häufig haben Sie Stuhlgang?

Wie oft am Tag haben Sie Stuhlgang?

Wie lange besteht der Durchfall?

Wachen Sie nachts wegen Stuhldrang auf?

Welche Farbe hat Ihr Stuhl und ist er geformt?

Ist Blut oder Schleim beigemengt?

Haben Sie Fernreisen unternommen oder hatten Sie Kontakt zu anderen Personen mit Durchfall?

Bestehen Übelkeit, Erbrechen, Gewichtsverlust oder Schmerz?

Nehmen Sie Laxanzien ein?

Werden Sie mit Antibiotika behandelt?

formten, halbflüssigen oder flüssigen Stuhls. Wichtig ist es zu klären, ob Blut oder Schleim beigemengt sind, und ob Schmerzen oder Koliken den Stuhlgang begleiten. Wegen der großen Zahl an Differentialdiagnosen kann die Anamnese richtungsweisend wirken. Funktionelle Diarrhöen bei Angst, Streß oder Colon-irritabile-Syndrom reißen den Patienten nicht aus dem Schlaf und sind nicht von einer rektalen Blutung begleitet. Vorhergehende Fernreisen, Essen im Lokal oder ein Auftreten bei eng zusammenlebenden Menschen deutet auf eine Infektion hin. Die Farbe des Stuhls ist wichtig. Bei Malabsorption von Fett ist der Stuhl hell, übelriechend, kaum geformt und schwierig wegzuspülen. Blut- und Schleimbeimengungen deuten auf eine infektiöse Kolitis oder eine entzündliche Darmerkrankung hin. Ist keine Ursache für die Diarrhö erkennbar, sollte auch an Laxanzienabusus oder an eine vorausgegangene Therapie mit Breitspektrumantibiotika gedacht werden. Eine Thyreotoxikose kann auch zu einer gesteigerten Stuhlfrequenz und zu einem Gewichtsverlust führen.

Rektale Blutungen

Eine rektale Blutung kann als Symptom bei vielen Erkrankungen auftreten (Abb. 8.26), so daß die Anamnese häufig wenig ergiebig ist. Hellrotes Blut wird meist bei Blutungen aus dem Kolonsigmoid oder dem Rektum abgesetzt. Weiter proximal im Kolon liegende Blutungen führen meist zum Absetzen von dunkelrotem oder bräunlich verfärbtem Blut. Das Blut liegt gewöhnlich dem Stuhl auf. Bei Hämorrhoidal-

Abdomen

Gastrointestinale Blutung

Bestanden in letzter Zeit Bauchschmerzen oder andere Symptome?

Bestehen Hinweise auf chronischen Alkoholismus oder exzessive Alkoholzufuhr?

Haben Sie Hämatemesis, besteht eine Melaena oder Anämie?

Werden nichtsteroidale Antiphlogistika, Steroide oder ähnliche Medikamente eingenommen?

Bestand vorher ein intensiver Würgereiz?

Wurden Sie mit Eisen- oder Wismutpräparaten behandelt?

blutung kann das Blut am besten am Toilettenpapier gesehen werden. Kolonkarzinome und -polypen führen häufig zu intermittierenden rektalen Blutungen. Patienten mit entzündlichen Darmerkrankungen setzen Blut mit den meisten Stühlen ab, wobei oft Schleim beigemischt ist. Massive rektale Blutungen können bei Divertikulose und bei Arteriosklerose der A. mesenterica auftreten, wenn die ischämische Mukosa ulzeriert und blutet. Ein mikroskopischer Blutverlust (okkulte Blutung) ist meist von Symptomen einer Anämie begleitet. Deshalb sollte immer an ein Magen-, Zäkum- oder Kolonkarzinom gedacht werden, wenn eine unerklärliche Eisenmangelanämie besteht. Hämorrhoiden sind häufig, trotzdem sollten stets auch andere Ursachen einer rektalen Blutung, besonders bei Patienten über 40 Jahren, in Betracht gezogen werden.

Klebrige, schwarze Stühle, die an Teer erinnern (Melaena), deuten meist auf eine Blutung im Ösophagus, im Magen oder im Duodenum hin. Ihr typisches Aussehen und ihr charakteristischer Geruch werden durch die Denaturierung des Hämoglobins durch die Magensäure und Enzyme verursacht. Von der Melaena müssen die dunklen Stühle unterschieden werden, die bei Behandlungen mit Eisen und bestimmten Medikamenten (Wismut) auftreten.

Lebererkrankungen

Die Symptome einer Lebererkrankung können Schädigungen der Leberzellen (hepatozelluläre Erkrankung) oder Obstruktionen des

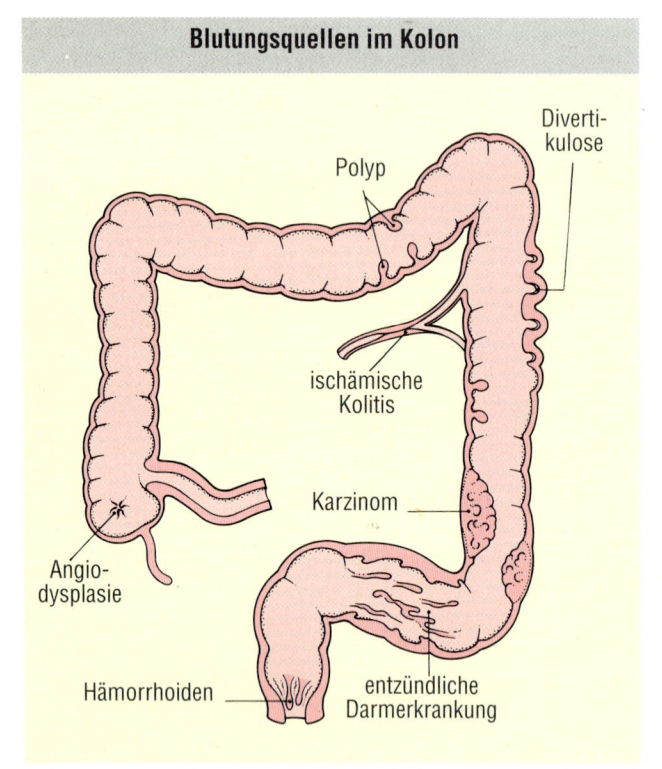

Abb. 8.26 Mögliche Ursachen einer hellroten/kastanienbraun gefärbten rektalen Blutung

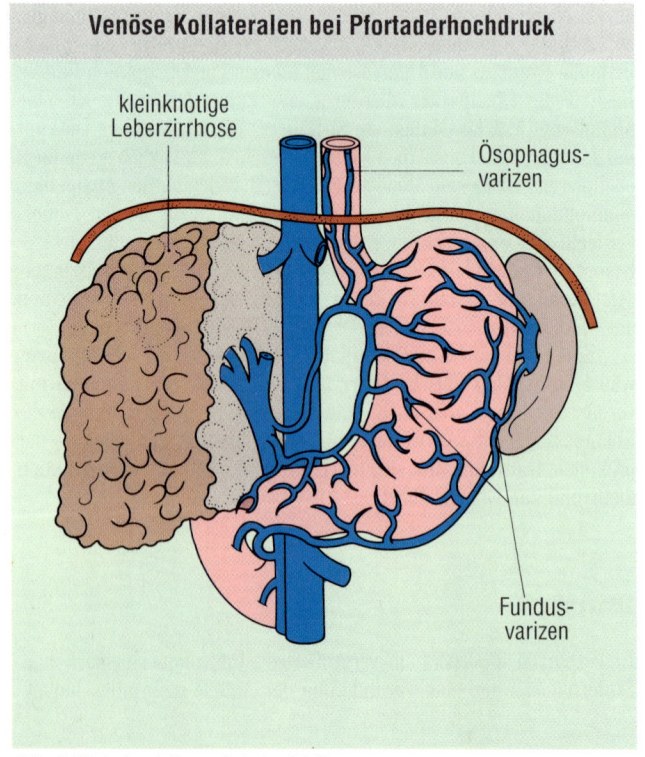

Abb. 8.27 Leberzirrhose. Bei der Erhöhung des Pfortaderdruckes öffnen sich Kollateralvenen, wodurch das Blut die Leber durch erweiterte Fundus- und Ösophagusvarizen umgeht, die in die V. azygos bzw. die V. cava superior münden

Gallenbaumes (intra- oder extrahepatische Cholestase) widerspiegeln. Außerdem können auch Symptome eines Pfortaderhochdruckes auftreten. Die klinischen Auswirkungen von Schädigungen der Leberzellen bzw. von Obstruktionen der Gallengänge sind verschieden. Die wichtigsten sind:
- Ikterus,
- helle Stühle,
- dunkler Urin.

Sind viele Hepatozyten geschädigt, sind die Glykogenspeicherung, die Gluconeogenese, die Albuminsynthese und die Blutgerinnung sowie die Fettabsorption gestört. Der Patient wird ikterisch, da die Bilirubinausscheidung beeinträchtigt ist und sich daher das Pigment in den Geweben ablagert. Aus den geschädigten Hepatozyten treten Enzyme in das Blut über, deren Bestimmung den Zellschaden abzuschätzen erlaubt.

Bei der Zirrhose ist die Leberarchitektur schwer gestört. Es treten Regenerationsknoten auf, die die Sinusoide und die intrahepatischen Pfortaderäste verdrängen und komprimieren. Zusätzlich wird Collagen zwischen den Sinusoiden entlang der Hepatozyten abgelagert, wodurch die Dissesschen Räume zumindest teilweise obliterieren. Der hepatische Blutfluß ist teilweise behindert, daher erhöht sich der Druck in der Pfortader. Wegen des erhöhten intrahepatischen Widerstandes für den Blutfluß entstehen Umgehungskreisläufe für das Pfortaderblut (Abb. 8.27). Einen Kollateralkreislauf bilden die Venen des Ösophagus, die endoskopisch als pathologisch erweiterte Venen (Varizen) zu sehen sind. Ösophagusvarizen rupturieren leicht und können daher eine dramatische Hämorrhagie verursachen.

Darmbakterien metabolisieren Proteine, die nicht absorbiert wurden und setzen dabei potentiell neurotoxische Abbauprodukte frei. Die Leber entgiftet normalerweise diese Abbauprodukte, die im Pfortaderblut gelöst sind. Haben sich bei Pfortaderhochdruck Kollateralkreisläufe gebildet, umgeht das Pfortaderblut die Leber (portosystemischer Shunt) und diese Abbauprodukte können auf das Gehirn toxisch wirken. Es entsteht eine charakteristische neurologische Symptomatik, die hepatische Enzephalopathie genannt wird.

Der erhöhte Druck in der Pfortader führt zusammen mit der erniedrigten Albuminkonzentration im Blut zu einem Flüssigkeitsübertritt aus dem Gefäß in die Bauchhöhle (Aszites).

Leberzellschädigung

Die ersten Symptome einer Leberschädigung sind sehr unspezifisch:
- Übelkeit,
- Müdigkeit,
- Anorexie,
- Schwindel.

Einer Virushepatitis gehen als Prodrome Müdigkeit, Übelkeit und starke Abneigung gegen Alkohol und Zigaretten voraus. Vor dem Auftreten des Ikterus kann der Urin dunkel und der Stuhl hell werden. Für beides ist die Unfähigkeit der Leberzellen verantwortlich, konjugiertes Bilirubin auszuscheiden. Häufige Ursachen einer Leberschädigung sollten erfragt werden. Die pro Woche konsumierte Alkoholmenge sollte in Einheiten oder Gramm angegeben werden, da so gute Anhaltspunkte für das Risiko einer Leberschädigung gewonnen werden können (vgl. Kap. 2). Ferner müssen Fernreisen, intravenöse Applikation von Drogen oder von Blutprodukten, auch des Sexualpartners, und Medikamente, die eine Leberschädigung verursachen können, erfragt werden. Zusätzlich ist eine Familienanamnese hinsichtlich Lebererkrankungen zu erheben.

Die wesentlichen Komplikationen eines chronischen Leberzellschadens sind Zirrhose und Pfortaderhochdruck. Dem Patienten kann eine Zunahme des Bauchumfanges oder des Gewichtes durch den Aszites auffallen. Durch die Enzephalopathie kann das Schlafmuster umgekehrt sein und der Patient kann Persönlichkeitsveränderungen unterliegen.

Biliäre Obstruktion

Juckreiz (Pruritus) stellt das Hauptsymptom der biliären Obstruktion dar, der, lange bevor der Patient ikterisch wird, auftreten kann. Die Ursache des Pruritus ist unbekannt, es wird aber die Ablagerung von Gallensäuren in der Haut als ursächlich angenommen. Wie bei der Virushepatitis tritt vor dem Ikterus häufig heller Stuhl und dunkler Urin auf. Die Anamnese erlaubt keine Unterscheidung zwischen den unterschiedlichen Arten intra- oder extrahepatischer Obstruktion (Abb. 8.28). Schwerer epigastrischer und rechtsseitiger subkostaler Schmerz, der von Fieber und Ikterus begleitet wird, deutet auf eine Einklemmung eines Gallensteines im Ductus choledochus communis hin, während ein Ikterus ohne begleitende Schmerzen entweder auf eine chronische Obstruktion des Ductus choledochus communis (Tumor des Gallenganges oder des Pankreaskopfes) oder eine Schädigung der intrahepatischen Gallenwege (primäre biliäre Zirrhose, sklerosierende Cholangitis, Medikamente) hinweist. Ungenügender Gallenfluß in das Duodenum führt zur Malabsorption von Fett und damit zur Steatorrhö, wodurch ein deutlicher Gewichtsverlust auftreten kann.

Pankreaserkrankungen

Eine akute Pankreatitis äußert sich durch plötzliches Auftreten von Schmerzen im Oberbauch, die im Epigastrium und im linken oberen

Ursachen einer Abflußbehinderung der Galle
Intrahepatisch
Medikamenteninduzierte Cholestase
Primär biliäre Zirrhose
Extrahepatisch
Gallengangskarzinom
Stein im Ductus choledochus
Sklerosierende Cholangitis
Pankreaskopfkarzinom

Abb. 8.28 Ursachen einer intra- und extrahepatischen Abflußbehinderung der Galle

Ikterus

Reisten Sie in Gebiete mit endemischer Hepatitis A?

Betreiben Sie Alkohol- oder Drogenabusus?

Wurde Ihnen Blut transfundiert?

Hatten Sie Kontakt zu Personen mit Gelbsucht?

Juckt Ihre Haut?

Welche Medikamente nahmen Sie in letzter Zeit ein?

Hatten Sie Kontakt zu leberschädigenden Substanzen?

Besteht Schmerz oder Gewichtsverlust?

Welche Farbe haben Stuhl und Urin?

Haben Verwandte Lebererkrankungen?

Quadranten am stärksten sind. Die Schmerzen können in den Rücken ausstrahlen und dort leicht bis stark empfunden werden. Die Dauerschmerzen bestehen oft einige Tage, bevor sie aufhören. Sie sind meist von Übelkeit und Erbrechen begleitet. Eine gewisse Erleichterung kann erzielt werden, indem sich der Patient nach vorne gebeugtem Oberkörper setzt. Alkoholgenuß und Medikamenteneinnahme (Azathioprin, Furosemid, Corticosteroide) müssen ebenso wie Gallensteine erfragt werden, da sie eine akute Pankreatitis auslösen können.

Wiederholt auftretende Anfälle einer Pankreatitis können in eine chronische Pankreatitis übergehen, die durch dauerhafte, schwere Oberbauchschmerzen, die in den Rücken ausstrahlen, charakterisiert ist. Der fortschreitende Verlust der exokrinen Funktion kann zur Steatorrhö und zum Gewichtsverlust führen. Eine endokrine Insuffizienz entwickelt sich spät und führt zu Diabetes mellitus. Gelegentlich entwickelt sich eine chronische Pankreatitis heimlich und äußert sich nur durch Gewichtsverlust und Steatorrhö. Durch eine fortschreitende Fibrose des Pankreas kann der untere Gallengang verlegt werden, was zu einem Ikterus führt.

Nieren- und Harnblasenerkrankungen

Die Hauptsymptome bei Erkrankungen der Nieren, Ureteren oder Harnblase sind:
- Schmerzen,
- Veränderungen des Urinvolumens,
- Veränderungen der Miktionshäufigkeit.

Diese Symptome und die zugrundeliegenden Ursachen sind in der Abb. 8.29 zusammengefaßt.

Miktionsmuster

Der Drang häufiger als üblich Urin lassen zu müssen kann bei einer Steigerung des Urinvolumens (Polyurie), aber auch ohne diese (Pollakisurie) auftreten.

Nykturie

Normalerweise wacht man nur selten auf, um Wasser zu lassen (Nykturie). Bei Patienten, die während des Tages häufig Wasser lassen müssen oder bei gesteigerter Urinmenge (Polyurie) kann eine Nykturie ebenso wie bei unvollständiger Blasenentleerung wegen Prostatitis auftreten.

Symptome einer Nierenerkrankung und deren Ursachen
Miktionshäufigkeit
Reizblase
Infektion, Entzündung, chemische Reizung
Verminderte Dehnbarkeit
Fibrose, Tumorinfiltration
Blasenhalsobstruktion
Prostatitis, Detrusorschwäche, (Volumenbegrenzung bei Miktion)
Polyurie
Aufnahme großer Mengen von Wasser, Getränken oder Alkohol
Chronische Niereninsuffizienz (Verlust der Konzentrationsfähigkeit)
Diabetes mellitus (osmotischer Effekt der Glucose)
Diabetes insipidus (ADH-Mangel oder ADH-Resistenz der Tubuli)
Behandlung mit Diuretika
Dysurie
Bakterielle Infektion der Blase (Zystitis)
Entzündung der Urethra (Urethritis)
Infektion/Entzündung der Prostata (Prostatitis)
Inkontinenz
Schädigung des Sphinkters bzw. Schwäche des Sphinkters nach einer Geburt
Schwäche des Sphinkters im Alter
Prostatakarzinom
Benigne Prostatahypertrophie
Rückenmarksschädigung, Paraplegie
Oligurie, Anurie
Volumenmangel (Wasserverlust/Schock)
Akute Niereninsuffizienz durch akute Glomerulonephritis
Bilaterale Obstruktion der Ureteren (retroperitoneale Fibrose)
Insuffizienz des M. detrusor (Obstruktion des Blasenhalses oder neurologische Erkrankung)

Abb. 8.29 Symptome einer Nierenerkrankung

Inkontinenz

Inkontinenz ist eine unwillkürliche Miktion. Falls die Inkontinenz durch einen gesteigerten intraabdominellen Druck (Husten, Niesen, Lachen) ausgelöst wird, heißt sie Streßinkontinenz.

Erkrankungen, die zu einer Überfüllung der Blase führen (z. B. Blasenausgangsstenosen, Schädigung des Nervengeflechtes der Blase), können zu einer Überlaufinkontinenz führen.

Verzögerung der Miktion

Zwischen dem Versuch, mit der Miktion zu beginnen, und dem Beginn des Urinflusses kann eine deutliche Verzögerung auftreten. Dieses Symptom ist typisch für eine Obstruktion des Blasenausganges (z. B. Prostatahypertrophie).

Oligurie und Anurie

Der Ausdruck Oligurie wird verwendet, wenn weniger als 500 ml Urin innerhalb von 24 Stunden gelassen werden. Subjektive Einschätzungen des Urinvolumens treffen häufig nicht zu, weshalb der Urin über 24 Stunden gesammelt und das resultierende Volumen gemessen werden sollte. Eine deutliche Oligurie kann bei Patienten auftreten, die eine Insuffizienz der Blasenmuskulatur (Detrusor) haben. Um dies zu bestätigen, kann es erforderlich sein, einen Katheter in die Blase einzuführen.

Schmerz

Schmerz kann in den Nieren, den Ureteren, der Blase oder der Urethra entstehen. Eine Entzündung der Nieren (Pyelonephritis) führt in den Flanken zu Schmerz und Druckschmerzhaftigkeit und ist meist von Fieber, Anorexie und Übelkeit begleitet. Eine Verlegung der Ureteren durch Steine, abgestoßene Papillen oder Blut kann einen intensiven Schmerz in den Flanken bewirken, der in die Leisten, bei Männern zusätzlich in die Hoden ausstrahlt. Nierenkoliken, die durch Steine in den Ureteren ausgelöst werden, sind außerordentlich schmerzhaft, so daß sich die Patienten in vergeblichen Bemühungen Linderung zu erreichen krümmen und umherwälzen. Bei schwerer Zystitis können Schmerzen in der Blase bzw. der suprapubischen Region auftreten, die von Harndrang begleitet sein können.

Dysurie

Dysurie beschreibt ein stechendes oder brennendes Gefühl das während der Miktion auftritt. Es ist oft von Pollakisurie begleitet. Die Zystitis ist die häufigste Ursache für Dysurie.

Untersuchung des Abdomens

Zu Beginn der Untersuchung sollte der Patient flach liegen, wobei sein Kopf bequem auf einem Kissen und die Arme locker neben dem Körper liegen sollten. Körperpartien, die nicht untersucht werden, sollten bedeckt werden (Abb. 8.30). Die Lage der intraabdominellen Organe kann anhand verschiedener markanter Punkte, die bei der Untersuchung leicht zugänglich sind, bestimmt werden.

Die Untersuchung des Abdomens beruht zum großen Teil auf der Palpation und der Perkussion von Organen, die von der untersuchenden Hand normalerweise nicht erreicht werden können. Zur Untersuchung muß die klinische Anatomie des Abdomens gut vertraut sein.

Der Rippenrand markiert die Grenze zwischen Thorax und Abdomen, obwohl die Zwerchfellkuppeln hinter den Rippen in den Thorax hoch reichen, um der Leber und der Milz Platz zu machen. Deshalb gehört zu einer kompletten Untersuchung des Abdomens auch

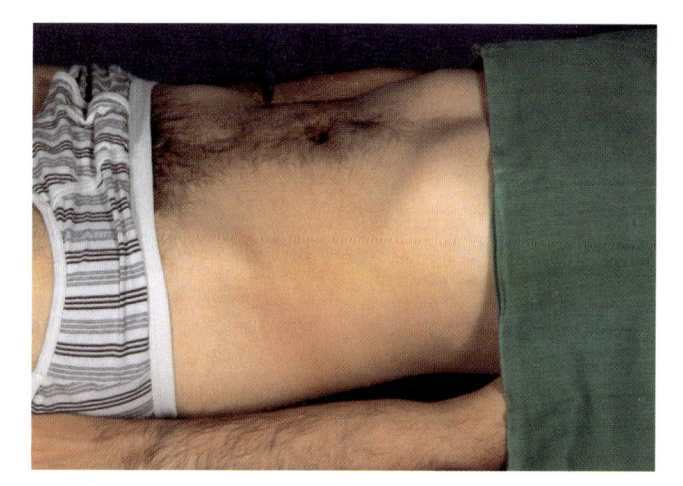

Abb. 8.30 Während der Untersuchung sollte der Patient möglichst wenig entblößt sein

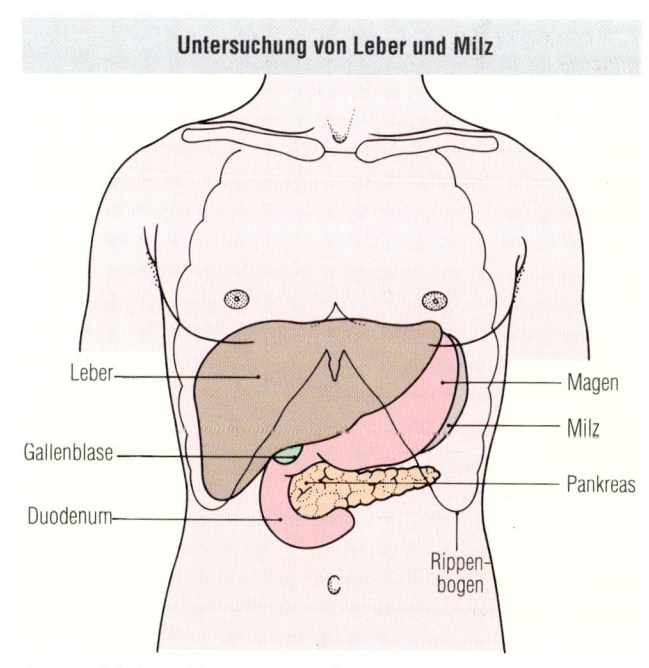

Abb. 8.31 Leber und Milz liegen geschützt unter den Rippen. Zur Untersuchung muß daher die untere Hälfte des Brustkorbes frei sein

Abdomen

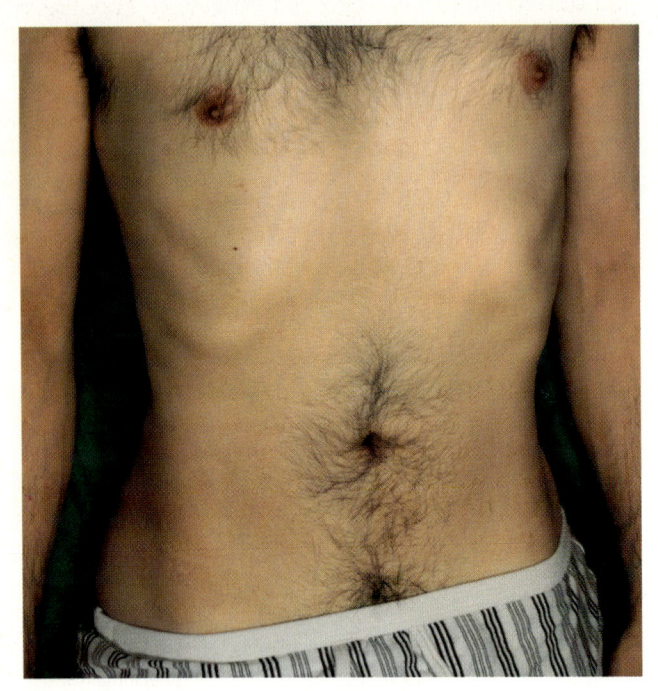

Abb. 8.32 Knochenmarken der vorderen Bauchwand

Quadranten des Abdomens

Processus xiphoideus sterni

rechter oberer Quadrant | linker oberer Quadrant

rechter unterer Quadrant | linker unterer Quadrant

Symphysis pubis

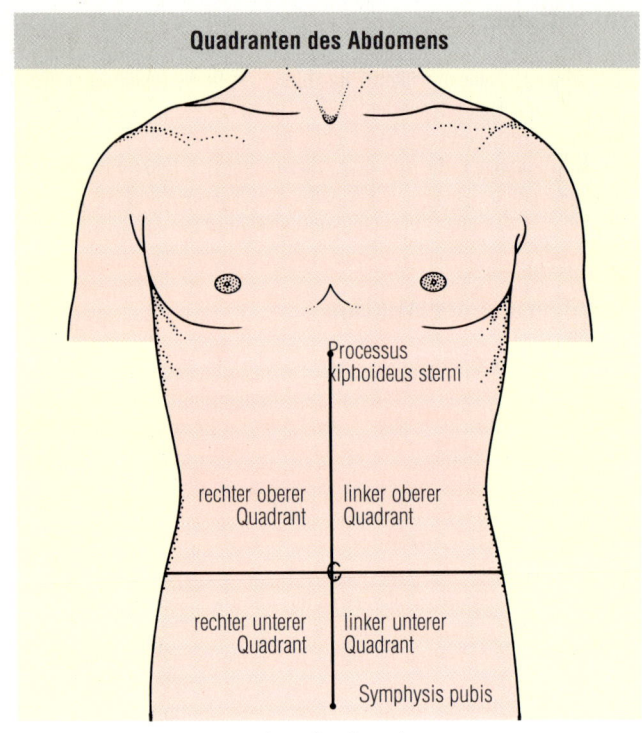

Abb. 8.33 Quadranten der vorderen Bauchwand

Segmente des Abdomens

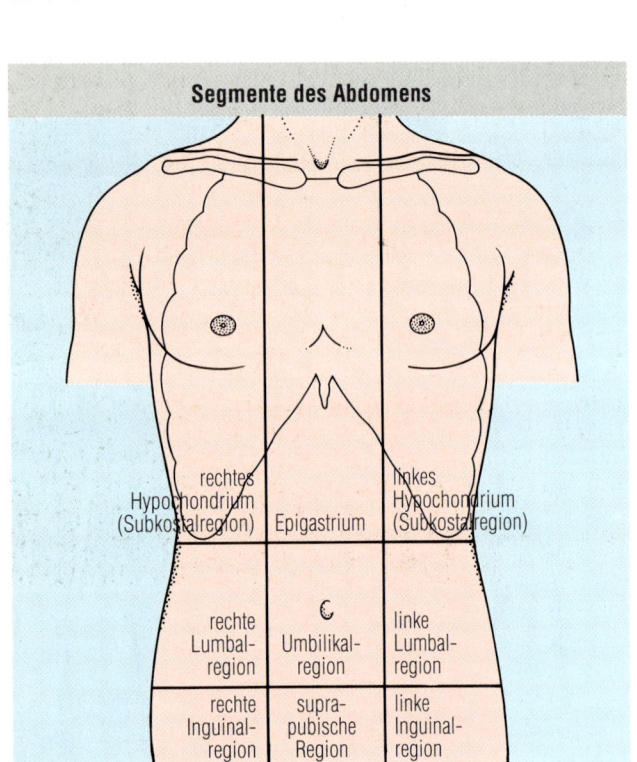

rechtes Hypochondrium (Subkostalregion) | Epigastrium | linkes Hypochondrium (Subkostalregion)

rechte Lumbalregion | Umbilikalregion | linke Lumbalregion

rechte Inguinalregion | suprapubische Region | linke Inguinalregion

Abb. 8.34 9 Segmente der vorderen Bauchwand

Transversalebenen des Abdomens

Processus xiphoideus sterni (T9)

transpylorisch (L1)

subkostal (L3)

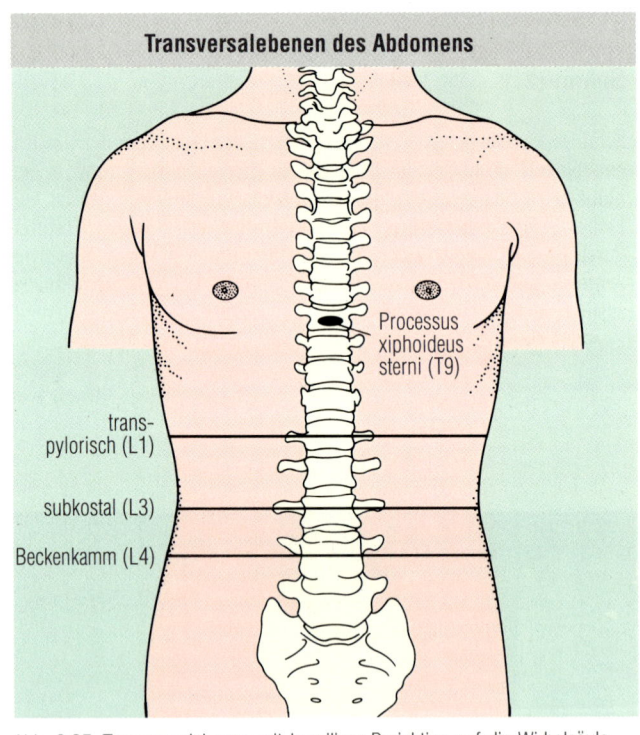

Beckenkamm (L4)

Abb. 8.35 Transversalebenen mit jeweiliger Projektion auf die Wirbelsäule

die Untersuchung des unteren Thorax (Abb. 8.31). Die Knochenmarken des Abdomens sollten bekannt sein (Abb. 8.32). Das Xyphoid kann am unteren Ende des Sternums gefühlt werden. Gleiches gilt für den Verlauf des Rippenrandes, der vom 7. Rippenknorpel am Xyphoid zur Spitze der 12. Rippe verläuft. Die Stufenbildung im Rippenrand stellt eine hilfreiche Marke dar, da sie mit der Spitze der 10. Rippe zusammenfällt. Von der Spina iliaca anterior superior verläuft das Lig. inguinale nach unten medial zum Tuberculum pubis.

Für beschreibende Zwecke kann die vordere Bauchwand in 4 Quadranten eingeteilt werden (Abb. 8.33). Eine vertikale Linie wird in der Mittellinie vom Xyphoid zur Symphysis pubis und eine horizontale Linie durch den Nabel gelegt. Das Abdomen kann auch in 9 Segmente

8.20

Untersuchung des Abdomens

Sichtbare abnorme Konturen des Abdomens

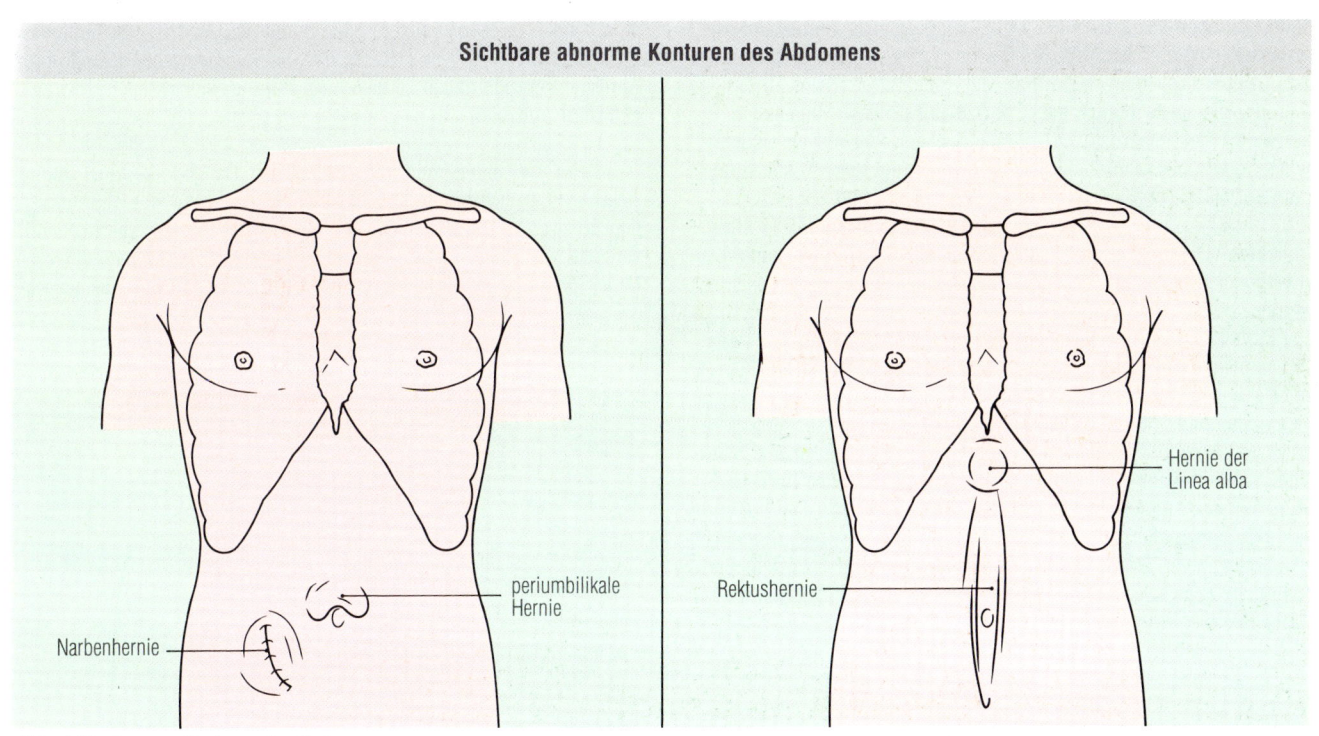

Abb. 8.36 Abnorme Konturen des Abdomens

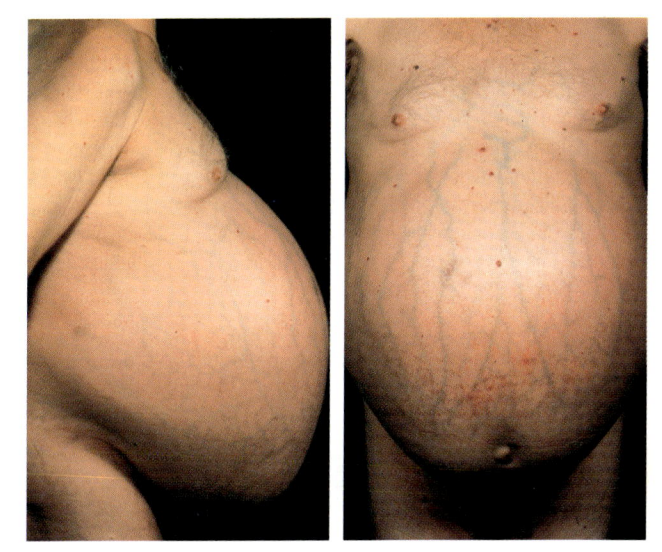

Abb. 8.37 Typisches Aussehen bei massivem Aszites

aufgeteilt werden (Abb. 8.34), die dabei helfen, das Abdomen vollständig und systematisch zu untersuchen. Dazu werden vertikale Linien beidseits durch die Mitte des Schlüsselbeines gezogen. Diese werden von horizontalen Linien, die die Rippenunterränder bzw. die Spina iliaca anterior superior beider Seiten verbinden, gekreuzt.

Um die Lage der abdominellen Organe zu bestimmen oder zu beschreiben ist es hilfreich, die Beziehungen einiger Knochenmarken zur Wirbelsäule zu kennen (Abb. 8.35). Das Xyphoid entspricht einer Höhe von Th9. Die transpylorische Ebene liegt auf der Mitte zwischen dem Jugulum und dem Os pubis, ungefähr eine Handbreit unter dem Xyphoid. Diese Ebene liegt in einer Höhe von L1 und erfaßt den Pylorus, die Längsachse des Pankreas, die Flexura duodenojejunalis und die Nierenhili. Die Subkostalebene entspricht L3 und wird als Verbindungslinie der tiefsten Punkte des Brustkorbes jeder Seite definiert. Die Ebene, die beide Spina iliaca anterior superior miteinander verbindet, entspricht L4.

Inspektion

Konturen

Der Patient ist zur Untersuchung bis zu den Leisten entkleidet. Die Inspektion erfolgt von der Fußkante der Untersuchungsliege aus. Das Abdomen ist normalerweise konkav und symmetrisch. Es bewegt sich leicht atemsynchron. Danach wird das Abdomen von der Rechten des Patienten aus leicht tangential betrachtet. Aus dieser Perspektive können leichte Konturveränderungen besser erkannt werden. Bei schlanken Personen kann man die Pulsation der Aorta abdominalis in der Mittellinie über dem Nabel erkennen. Wenn der Patient den Kopf einige Zentimeter über das Kissen hebt, wird der M. rectus abdominis gestrafft und dadurch beidseits der Mittellinie prominent.

Pathologische Konturen und Ausdehnungen des Abdomens können durch viele Ursachen bedingt sein (Abb. 8.36). Eine wichtige Frage ist, ob die Schwellung generalisiert oder umschrieben ist. Flüssigkeits- und Gasansammlungen sind generalisiert und symmetrisch (Abb. 8.37). Die Flüssigkeit fließt der Schwerkraft folgend in die Flanken, was zur Ausbuchtung der Flanken und des Nabels führt, der nach außen gedrückt werden kann, wenn große Aszitesmengen das

Abdomen

Abdomen über seine normale Dehnbarkeit hinaus aufblähen. Bei schlanken Personen kann die Kontur einer vergrößerten Leber unter dem rechten Rippenbogen sichtbar sein. Eine Masse in der Mitte des oberen Abdomens kann auf Erkrankungen des Magens (z. B. Karzinom), des Pankreas (z. B. Pankreaszyste) oder auf ein abdominelles Aortenaneurysma hinweisen. Eine suprapubische Ausbuchtung kann auf einen vergrößerten Uterus (Schwangerschaft oder Myome), auf Ovarialprozesse (Zysten, Karzinom) oder auf eine volle Blase hindeuten. Die periodische Pendelbewegung des Darmes kann bei intestinaler Obstruktion, besonders bei dünnen Personen, beobachtet werden.

Pathologische Ausweitungen können auftreten, wenn der intraabdominelle Druck gesteigert ist. Durch Anspannung der Bauchmuskulatur können sie verborgen werden. Besteht eine Spaltung des M. rectus abdominis, verursacht dessen Anspannung eine in Längsrichtung verlaufende Ausbuchtung (Abb. 8.**36**, Rektusdiastase). Eine mehr umschriebene Ausbuchtung tritt genau über oder unter dem Nabel bei einer paraumbilikalen Hernie auf (Abb. 8.**36**). Direkte und indirekte Inguinalhernien (Leistenhernien) werden sichtbar, wenn der intraabdominelle Druck durch Husten erhöht wird. Narben sind potentielle Schwachstellen in der Bauchdecke, deshalb können leicht Narbenhernien entstehen.

Haut

Während der Schwangerschaft wird die Haut des Abdomens gedehnt. Nach der Geburt bleiben bei vielen Frauen Striae (Striae gravidarum) auf der mittleren und unteren Bauchdecke beidseits der Mittellinie bestehen (Abb. 8.**38**). Ähnliche Dehnungsmarken können bei Patienten nach erfolgreicher Ausschwemmung eines Aszites bestehen bleiben. Beim Morbus Cushing wird die Haut durch die exzessiv gesteigerte Cortisonmenge dünn, und auf der Bauchdecke entstehen auch ohne Schwangerschaft dehnungsbedingte purpurfarbene Striae. Bei akuter hämorrhagischer Pankreatitis kann eine bläuliche Verfärbung beider Flanken (Grey-Turner-Zeichen) oder der Periumbilikalregion (Cullen-Zeichen) auftreten, die durch den Austritt von blutigem Aszites entlang der Faszien in das Subkutangewebe bedingt ist. Ähnliche Veränderungen können nach Ruptur einer ektopen Schwangerschaft auftreten.

Beim Gesunden sind die Venen der Bauchdecke nur selten sichtbar. Bei sichtbaren Venen sollte die Richtung des Blutflusses geprüft werden, indem die Vene ausgestrichen und anschließend versucht wird, ihre erneute Füllung durch einen ausreichend starken Druck proximal zu verhindern (Abb. 8.**39**). Bei Pfortaderhochdruck

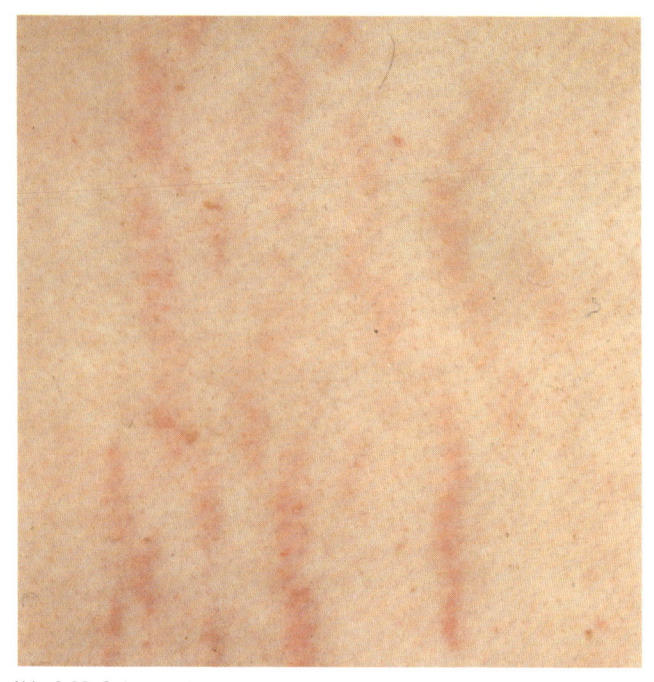

Abb. 8.**38** Striae gravidarum bleiben nach der Schwangerschaft bestehen

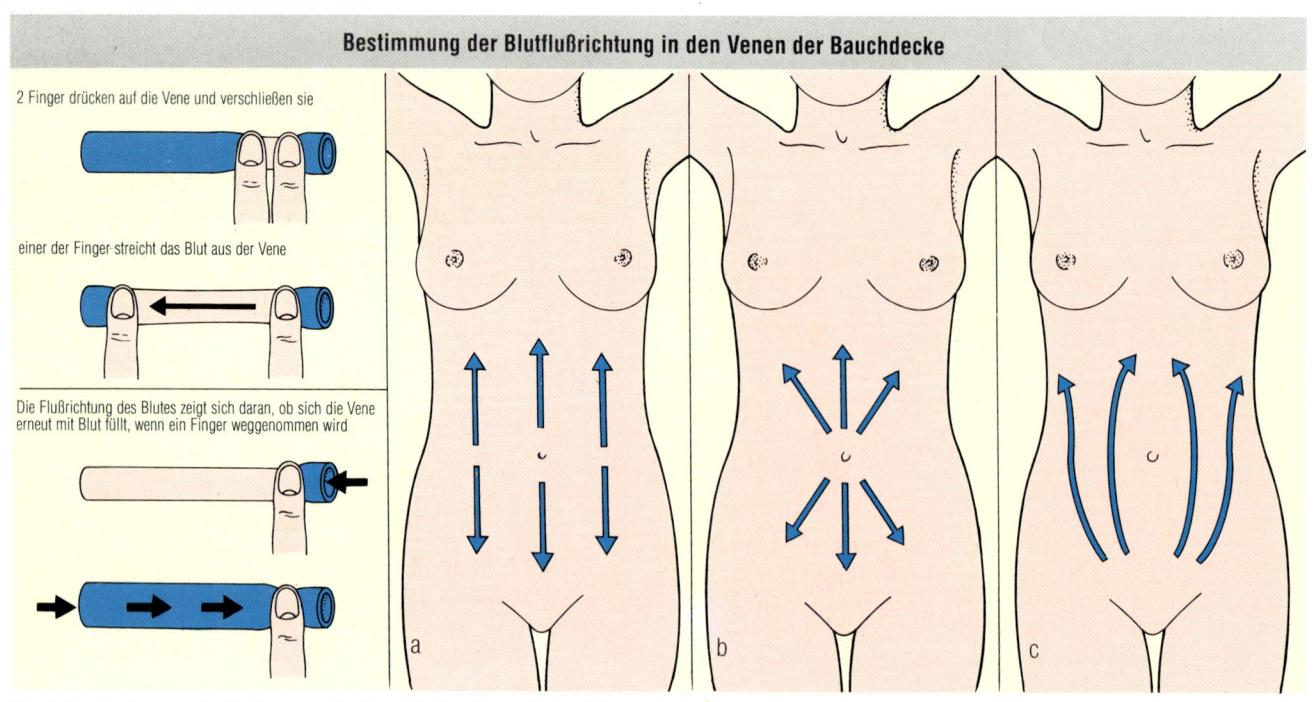

Abb. 8.**39** Bestimmung der Richtung des Blutflusses in den Venen der Bauchdecke. (**a**) normaler Blutfluß, (**b**) Blutfluß bei Pfortaderhochdruck, (**c**) Blutfluß bei Verschluß der V. cava inferior

Untersuchung des Abdomens

und Verschluß der V. cava inferior wird der venöse Rückfluß in die Leber oder in die V. cava durch Kollateralen über die Bauchwand umgeleitet, wodurch ein alternatives Strombett zum rechten Vorhof entsteht. Durch das Volumenangebot erweitern sich diese Venen und werden sichtbar. Durch die Flußrichtung können Kollaterale, die durch einen Pfortaderhochdruck entstanden sind, von solchen unterschieden werden, die durch eine Obstruktion der V. cava inferior verursacht wurden.

Eventuell vorhandene Operationsnarben sollten im ersten Jahr nach der Operation fleischig rot oder lila aussehen. Später werden sie durch das entstandene Narbengewebe weiß. Häufige Lokalisationen sind in Abb. 8.40 dargestellt.

Palpation

Obwohl die Organe im Abdomen normalerweise nicht getastet werden können, liefern Palpation und Perkussion bei Krankheiten wichtige klinische Informationen. Diese Untersuchungen sind erschwert, wenn der Patient nicht entspannt liegt. Falls die Bauchmuskulatur angespannt ist, sollte der Patient die Beine in den Knien und in den Hüften beugen (Abb. 8.41), wodurch die Bauchmuskeln entspannt werden. Die Untersuchung sollte mit warmen Händen erfolgen. Zur Palpation werden die Fingerspitzen verwendet. Die Untersuchung ist mit einer Hand möglich, die bimanuelle Technik ist aber vorzuziehen. Dabei übt die oben liegende Hand einen Druck aus und die unten liegende Hand tastet (Abb. 8.42).

Leichte Palpation

Vor Beginn der Palpation sollte der Patient schmerzhafte Gebiete oder druckschmerzhafte Stellen angeben. Die Palpation beginnt dann in dem Segment, das am weitesten davon entfernt ist. Zuerst erfolgt eine leichte Palpation, indem die Finger leicht in jedes der 9 Segmente gedrückt werden und der Druck einige Sekunden aufrecht erhalten wird, während jedes Gebiet mit den Fingerspitzen abgetastet wird. Druckschmerzhaftigkeit spiegelt sich im Gesichtsausdruck wider, daher ist bei jeder Bewegung der Hand ein kurzer Blick auf das Gesicht des Patienten empfehlenswert. Die leichte Palpation erlaubt es,

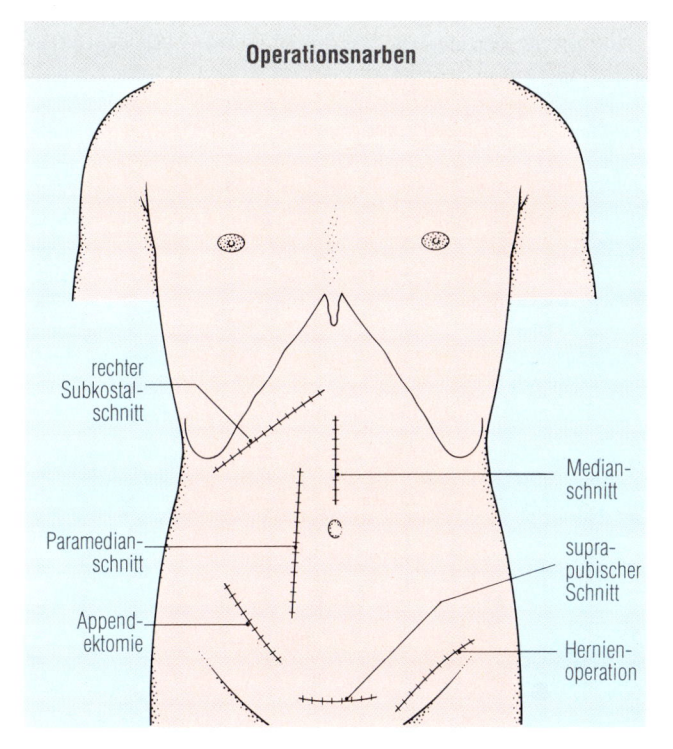

Abb. 8.40 Häufige Operationsnarben am Abdomen

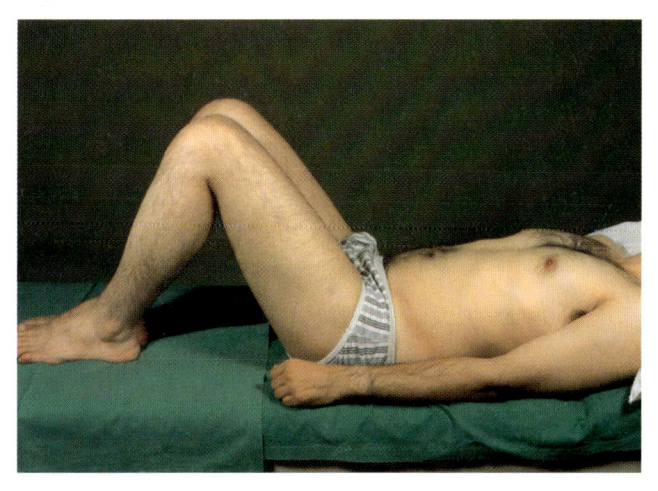

Abb. 8.41 Die Palpation des Abdomens wird erleichtert, wenn der Patient die Beine in Knie und Hüfte beugt, wodurch die Bauchdecke entspannt wird

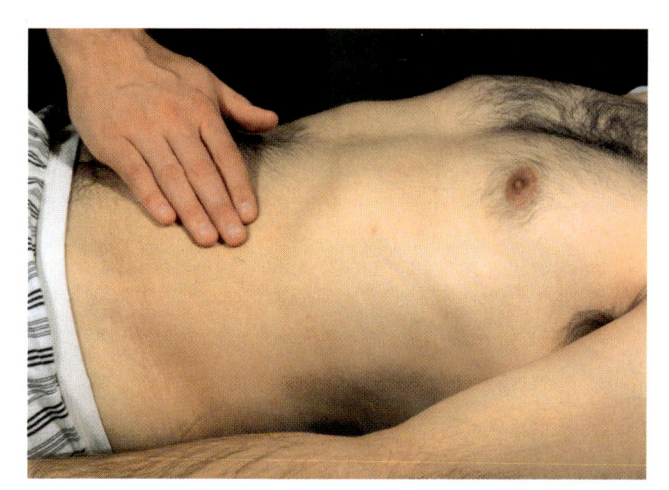

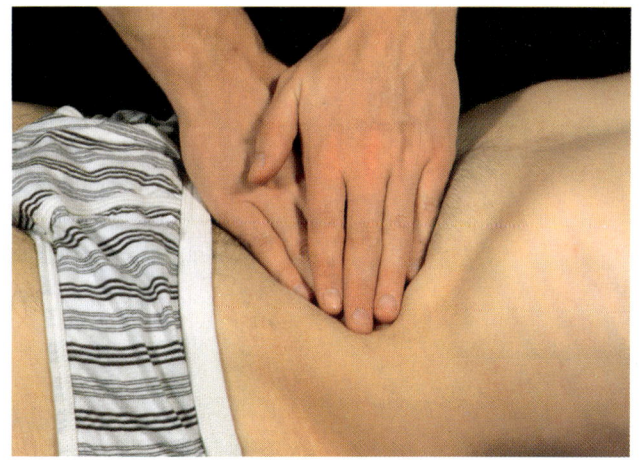

Abb. 8.42 Leichte Palpation des Abdomens wird mit einer Hand (oben) oder bimanuell (unten) durchgeführt

Abdomen

Strukturen, die bei tiefer Palpation getastet werden können

- Leber
- Nieren
- Zäkum
- Uterus
- Aorta
- Sigmoid
- Blase

Abb. 8.**43** Bei tiefer Palpation des Abdomens können die dargestellten Strukturen palpiert werden

Druckschmerzhaftigkeit, die durch Entzündung des parietalen Peritoneums verursacht ist, zu erkennen. Bei einer Peritonitis zuckt der Patient bei der leichtesten Berührung zusammen und es besteht eine reflektorische Anspannung, eine Schonhaltung und ein Loslaßschmerz. Mit der leichten Palpation kann eine Peritonitis lokalisiert und damit eine Differentialdiagnose gestellt werden. Solange keine deutliche Vergrößerung besteht, sind bei der leichten Palpation weder die abdominellen Organe noch Resistenzen zu tasten.

Tiefe Palpation

Nachdem mit leichter Palpation nach Gebieten der Druckschmerzhaftigkeit und der Muskelverspannung gesucht wurde, wird in gleicher Reihenfolge mit den Fingerspitzen ein tiefer, fester Druck ausgeübt. Bei entspannten Patienten kann meist tief in den Bauch gedrückt werden, wobei die Anatomie gegenwärtig sein sollte (Abb. 8.**43**). Bei schlanken Personen kann das Colon descendens bzw. das Colon sigmoideus als röhrenförmige Struktur in der linken Flanke bzw. im unteren Quadranten getastet werden. Das Sigmoid ist beweglich und kann problemlos unter den Fingern gerollt werden. Das Kolon kann anhand vorhandenen Stuhls von anderen Strukturen unterschieden werden. Stuhl hat eine kittähnliche Konsistenz und ist nach dem Stuhlgang nicht mehr tastbar. Bei schlanken Personen kann die Aorta abdominalis als umschriebene pulsierende Struktur in der Mittellinie oberhalb des Nabels getastet werden. Der M. rectus abdominis kann als Verdichtung oder als Rand einer Raumforderung mißdeutet werden. Durch Anspannung der Bauchdecken tritt der M. rectus abdominis deutlicher hervor, intraabdominelle Massen werden dagegen schlechter tastbar. Intraabdominelle Raumforderungen und Vergrößerungen der Leber, der Milz und der Nieren können bei tiefer Palpation gefühlt werden. Von jeder pathologischen Resistenz oder

Unterscheidung zwischen Pulsation der Aorta und Übertragung der Pulsation durch eine über der Aorta liegende Raumforderung

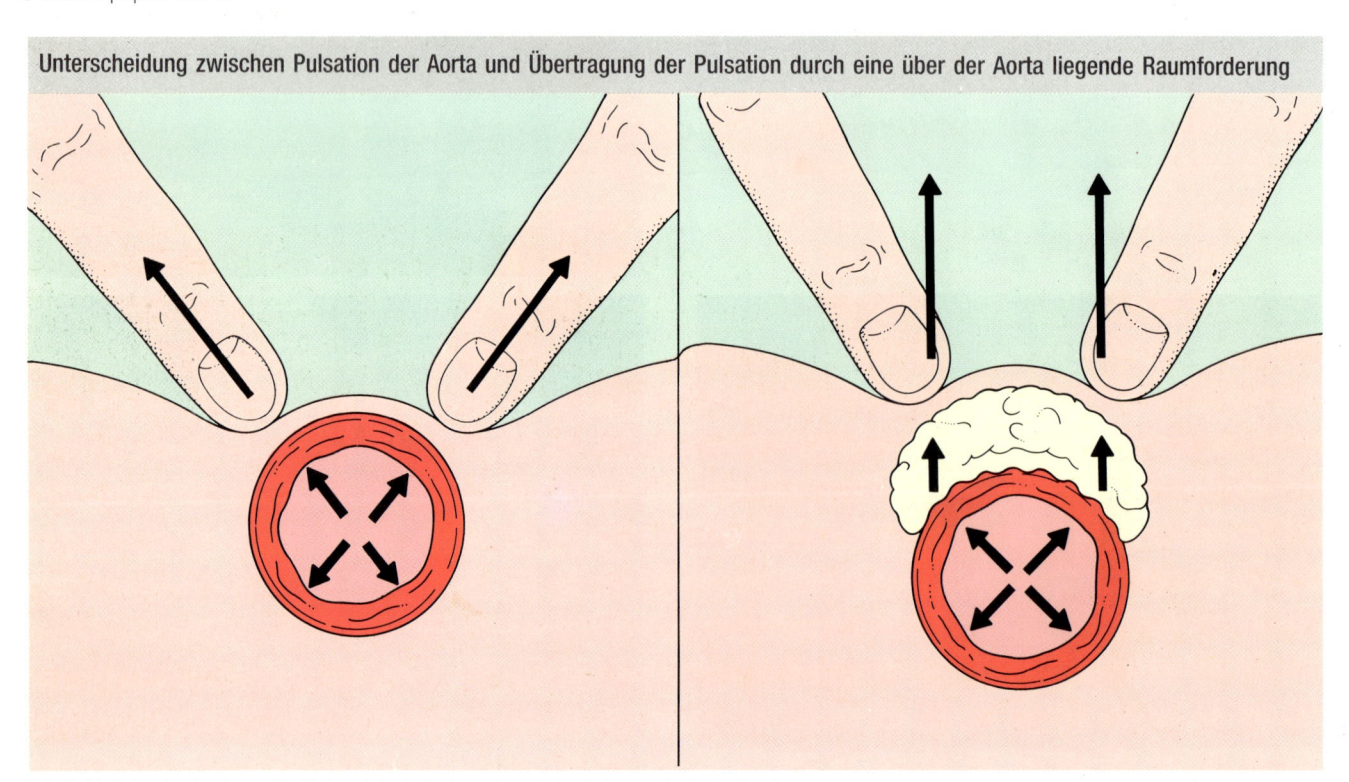

Abb. 8.**44** Palpation der Aorta. Die Richtung der Pulsation zeigt, ob sie direkt von der Aorta (links) oder von einer Raumforderung, die oberhalb der Aorta liegt (rechts), übertragen wird

8.24

Raumforderung muß durch sorgfältige Palpation Form, Verschiebbarkeit, Konsistenz und atemsynchrone Bewegung bestimmt werden. Die Lage hilft bei der Entscheidung, welches Organ beteiligt sein könnte. Wichtig ist es darauf zu achten, ob eine Druckschmerzhaftigkeit in der Tiefe auf eine Kapseldehnung der Leber oder der Niere oder auf ein Frühstadium einer Peritonitis bzw. einer Infiltration hindeutet. Eine große pulsierende Struktur in der Mittellinie über dem Nabel deutet auf ein Aortenaneurysma oder auf eine fortgeleitete Pulsation durch eine Raumforderung, die über der Aorta liegt, hin. In der Regel kann eine Unterscheidung getroffen werden, indem mit beiden Zeigefingern gefühlt wird, ob die Bewegung direkt pulsierend oder fortgeleitet ist (Abb. 8.44).

Palpation der Organe

Die Organe Leber, Pankreas, Nieren und Milz können normalerweise nicht getastet werden. Magen, Dünndarm und Kolon sind weich und nachgiebig und daher meist nicht tastbar. Bei chronisch fibrosierenden Erkrankungen der Leber (z. B. kleinknotige Leberzirrhose) oder der Nieren (z. B. chronische Glomerulonephritis) schrumpfen diese Organe und entziehen sich damit noch mehr der Palpation. Sie können jedoch palpabel werden, wenn sie vergrößert sind.

Palpation der Leber

Die Obergrenze der Leber liegt auf der Linie, die genau unterhalb der Brustwarzen verläuft, die Untergrenze liegt auf einer Linie, die von der Spitze der 10. Rippe rechts bis unter die linke Brustwarze verläuft (Abb. 8.45). Die Oberseite des Organs liegt der Unterseite des Zwerchfells eng an. Bei der Untersuchung wird die Atembewegung der Leber ausgenutzt. Zuerst wird ist der Unterrand des rechten Leberlappens bestimmt, der normalerweise entlang der Innenseite des rechten Rippenbogens verläuft. Der kleinere linke Lappen liegt unter dem linken Rippengitter und ist oft auch dann nicht tastbar, wenn die Leber insgesamt vergrößert ist.

Die Untersuchung erfolgt von der rechten Seite des Patienten aus. Zur Palpation des Leberrandes unter dem Rippenbogen werden entweder die Fingerspitzen oder die Radialseite des Zeigefingers verwendet. Die Fingerspitzen von Zeige-, Mittel- und Ringfinger weisen nach proximal in Richtung des Leberrandes, wenn sie ungefähr auf der halben Strecke zwischen dem Rippenrand und dem Beckenkamm lateral vom M. rectus auf den Bauch gelegt werden (Abb. 8.46). Die Fingerspitzen drücken in den Bauch während der Patient tief einatmet. Kurz vor der maximalen Inspiration wird der ausgeübte Druck etwas vermindert. Die Finger werden dem nach unten gleitenden Leberrand entgegen geschoben, so daß gefühlt werden kann, wie der Leberrand unter den Fingern hinweggleitet. Dieses Manöver wird schrittweise näher am Rippenbogen begonnen, bis der Leberrand getastet wird. Gegebenenfalls kann dieser Vorgang etwas weiter lateral in der vorderen Axillarlinie durchgeführt werden, wenn der Leberrand nicht getastet werden kann. Bei schlanken Patienten kann der Leberrand normalerweise bei maximaler Inspiration genau unter dem rechten Rippenrand getastet werden. Die Palpation wird in der Mittellinie unter dem linken Rippenrand wiederholt, um zu prüfen, ob der

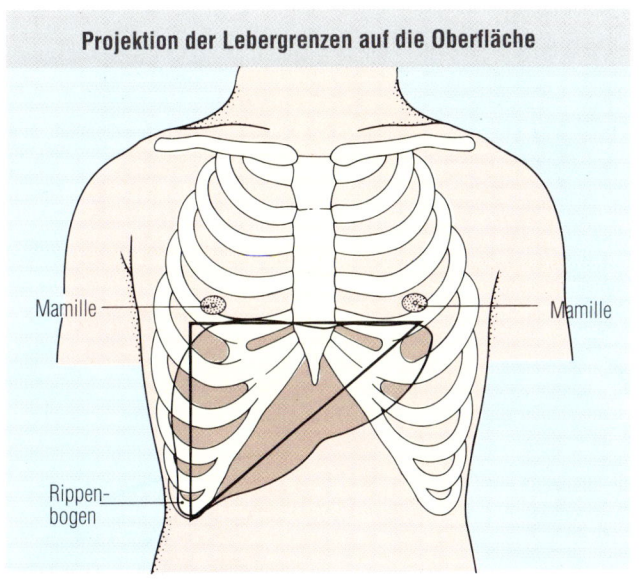

Abb. 8.45 Lage der Leber

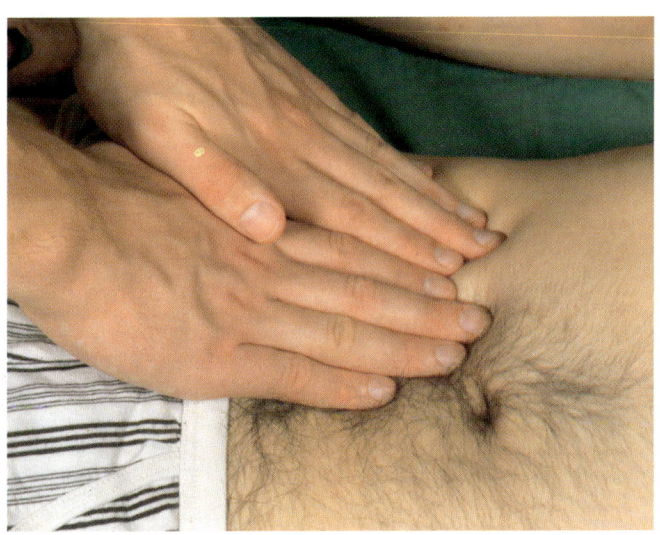

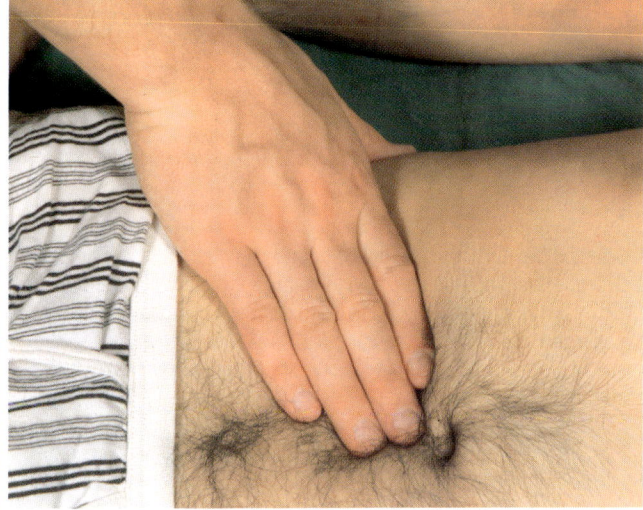

Abb. 8.46 Palpation der Leber. Bimanuelle (links, Verwendung der Fingerspitzen) und einhändige (rechts, Verwendung der Fingerkante) Technik zur Palpation des Leberunterrandes, wenn dieser bei der Inspiration nach kaudal wandert

Abdomen

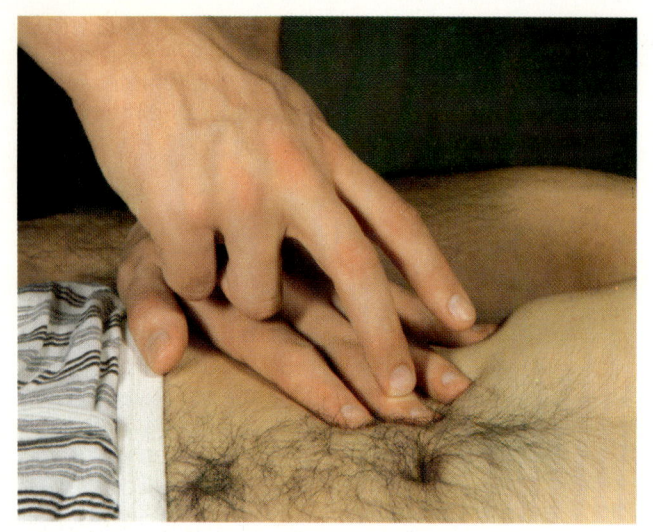

Abb. 8.47 Lage der Hand zur Perkussion des Leberunterrandes

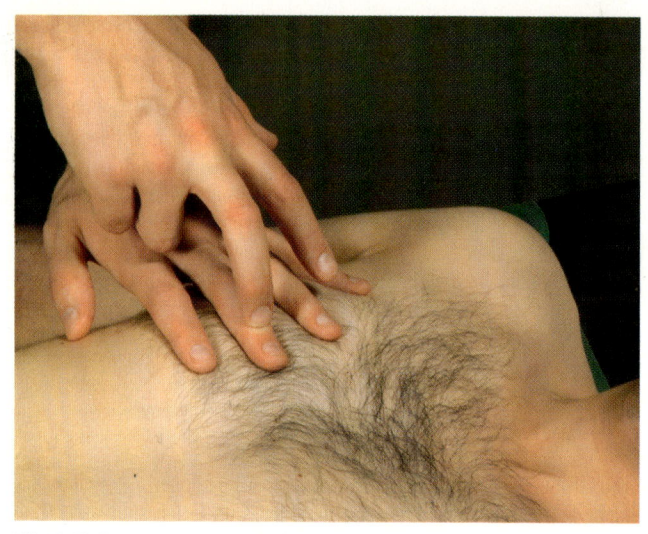

Abb. 8.48 Perkussion des Leberoberrandes

Durch Emphysem nach unten verlagerte Leber

überblähte Lungen
Rippenrand

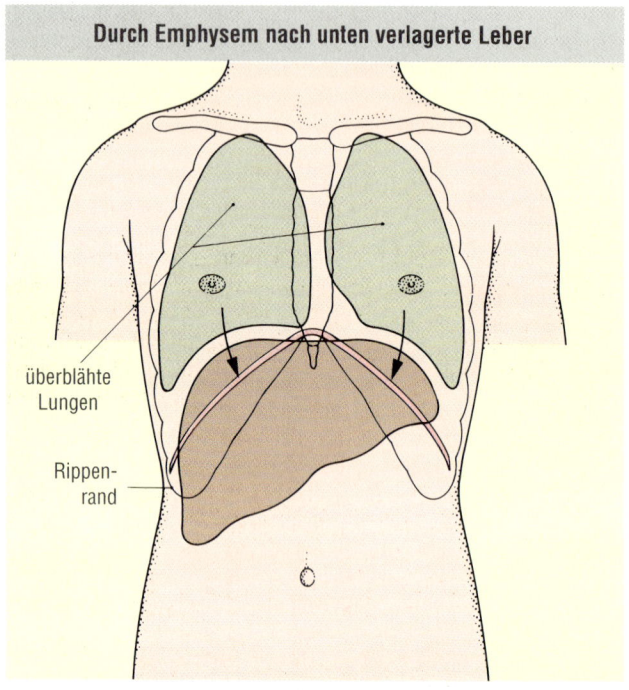

Abb. 8.49 Wenn die Lunge deutlich überbläht ist, wird die Leber nach unten gedrückt, so daß der Unterrand deutlich fühlbar wird, obwohl die Leber nicht vergrößert ist

Riedel-Lappen

normaler Leberrand
Riedel-Lappen

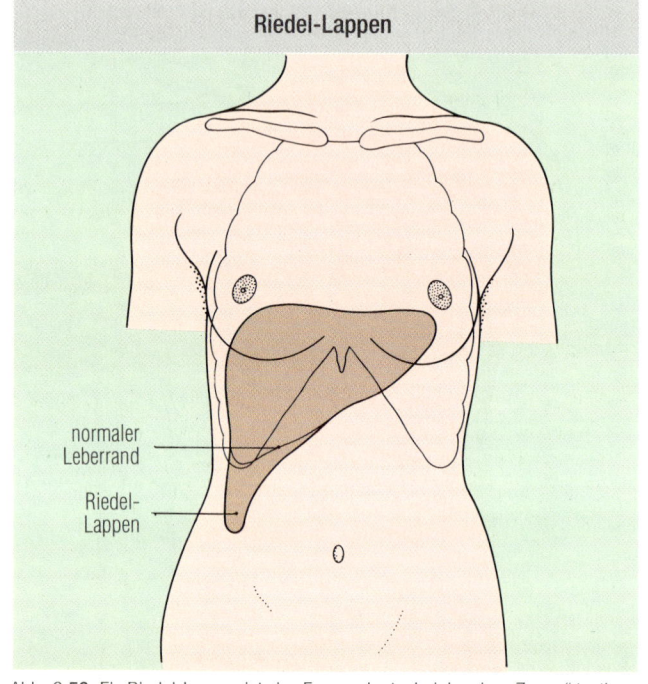

Abb. 8.50 Ein Riedel-Lappen ist eine Formvariante, bei der eine „Zunge" tastbar ist, die von einer Raumforderung unterschieden werden muß

Unterrand des mittleren und linken Lappens tastbar ist, was nicht der Fall sein sollte. Die Untersuchung kann auch mit einer Hand erfolgen (Abb. 8.46). Dazu wird die Radialseite des Zeigefingers parallel zum Rippenrand genau unter diesen gelegt. Mit dieser Oberfläche wird versucht, den Unterrand der Leber zu tasten, wenn er bei der Inspiration nach unten tritt.

Perkutorisch wird der Unterrand der Leber lokalisiert, indem die Längsachse des Mittelfingers parallel zum rechten Rippenbogen an die Stelle gelegt wird, an der mit der Palpation der Leber begonnen wurde (Abb. 8.47). Unter dieser Stelle liegt normalerweise Darm, daher sollte Resonanz bestehen. Die Perkussion wird schrittweise nach kranial fortgesetzt, bis eine Dämpfung auftritt. Diese sollte am Rippenbogen auftreten. Atmet der Patient tief ein, verlagert sich die Dämpfung nach kaudal, da die Leber absinkt.

Zur Bestimmung der Lebergröße muß der Oberrand der Leber lokalisiert werden. Dieser kann nicht palpiert werden, da er unter der Kuppel des Zwerchfells liegt. Er kann aber lokalisiert werden, indem perkutorisch die Resonanz über der Lunge von der Dämpfung über der Leber abgegrenzt wird. Der Oberrand der Leber liegt normalerweise unter dem 5. oder dem 6. Interkostalraum. Die Perkussion beginnt im 3. Interkostalraum und wird nach kaudal fortgesetzt, bis der Übergang von Resonanz zur Dämpfung erreicht wird (Abb. 8.48). Bei tiefer Inspiration sollte dieses Übergangsgebiet 1 bis 2 Interkostalräume weiter nach unten wandern, da sich die Lungen ausdehnen und die

Untersuchung des Abdomens

Glatte und unregelmäßige Leberoberfläche

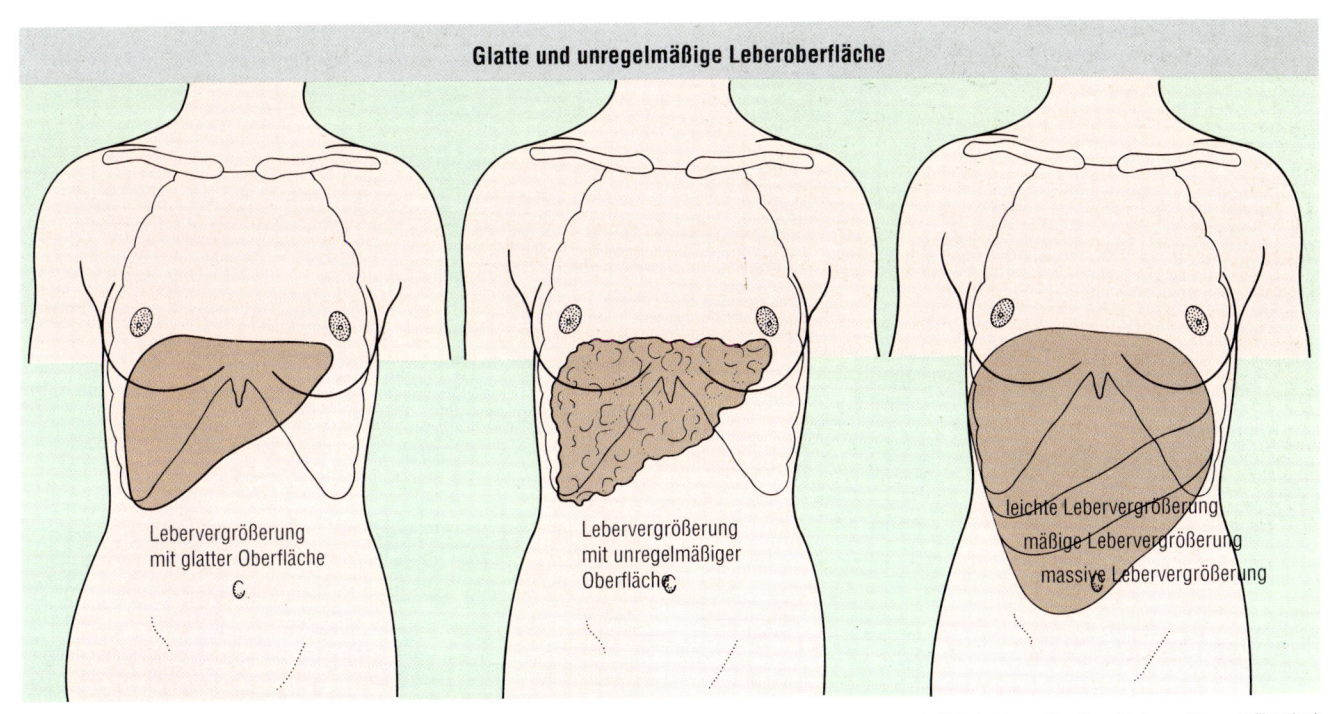

Abb. 8.51 Vergrößerung der Leber. Die Oberfläche der vergrößerten Leber kann glatt (z. B. Fettleber) oder unregelmäßig (z. B. großknotige Zirrhose, Tumorinfiltration) sein

Leber nach unten drücken. Die Lebergröße ist proportional zur Körpergröße und sollte in der Medioklavikularlinie bei Frauen 8 bis 10 cm, bei Männern 10 bis 12 cm betragen.

Kaudalverlagerung der Leber

Bei Patienten mit einem Emphysem ist das Zwerchfell abgeflacht, wodurch die Leber nach unten gedrückt wird und deren Unterkante etwas unterhalb des Rippenrandes tastbar ist (Abb. 8.49). Perkutorisch findet sich ebenfalls eine nach kaudal verlagerte Oberkante der Leber. Die Lebergröße ist normal.

Veränderungen der Leberform

Der rechte Leberlappen kann verschieden geformt sein, er kann sogar einen zungenähnlichen Ausläufer zum rechten Beckenkamm haben (Abb. 8.50). Diese Variante wird als Riedel-Lappen bezeichnet und ist bei Frauen häufiger als bei Männern. Er kann als bewegliche Raumforderung, die ihren Ursprung unterhalb des rechten Rippenbogens hat und atemsynchrone Verschiebungen zeigt, im rechten Abdomen getastet werden. Häufig wird er mit einer vergrößerten rechten Niere verwechselt. In Zweifelsfällen kann eine Ultraschalluntersuchung Klarheit bringen.

Vergrößerung der Leber

Eine Vergrößerung der Leber wird meist als gering, mittel oder stark angegeben (Abb. 8.51). Bei einer vergrößerten Leber sollte geprüft werden, ob die Leberränder glatt oder unregelmäßig, weich, fest oder derb sind, und ob die Leber druckschmerzhaft ist. Eine tastbare Milz kann auf eine Leberzirrhose mit Pfortaderhochdruck oder auf einen infiltrierenden Prozeß des retikuloendothelialen oder hämatopoetischen Systems hindeuten.

Verkleinerte Leber

Bei Fibrose oder Atrophie der Leber kann deren Unterrand nicht palpiert werden. Klinisch kann dies schwer zu entdecken sein, sollte aber vermutet werden, wenn der Leberrand nicht tastbar ist und die Dämpfung durch den unteren Leberrand deutlich kranial des Rippenbogens beginnt (Abb. 8.52). Die Leber kann entweder durch schwere, akute Schädigungen (fulminante Virushepatitis, Hepatotoxi-

Perkussion einer Schrumpfleber

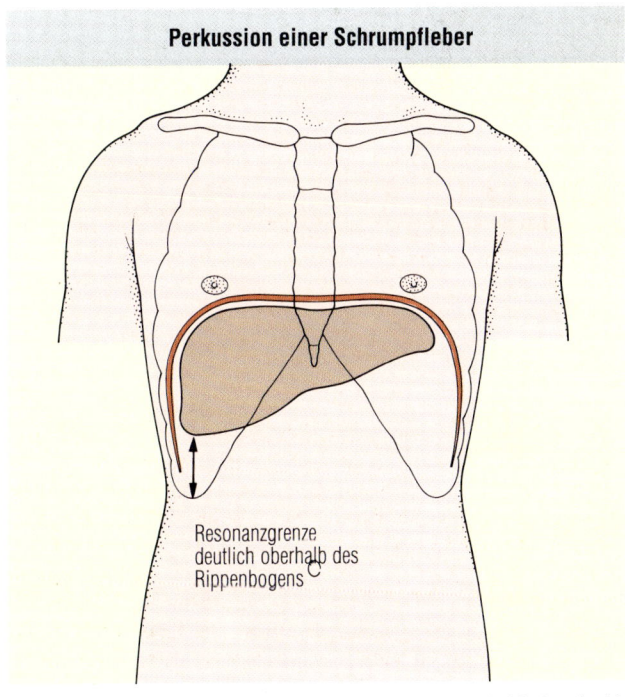

Abb. 8.52 Bei einer Schrumpfleber dehnt sich die Resonanz bei Perkussion bis über den Rippenbogen aus

Abdomen

ne) oder durch chronische Erkrankungen, die zur Fibrose und kleinknotigen Zirrhose (z. B. Alkoholzirrhose) führen, atrophieren.

Allgemeine Zeichen einer Lebererkrankung

Die Leber hat ausgeprägte funktionelle Reserven. Sind diese erschöpft, entstehen charakteristische Symptome einer Leberinsuffizienz (Abb. 8.53). Dazu gehört der Ikterus der Skleren, die normalerweise weiß sind. Ein leichter Ikterus kann bei künstlichem Licht oder bei dunkelhäutigen Patienten, deren Skleren leicht pigmentiert sein können, schwer zu entdecken sein. Mit zunehmenden Ikterus wird die Haut gelb. Bei chronischem, schwerem Verschlußikterus kann die Haut sogar grünlich werden.

Symptome einer Lebererkrankung
Kopf und Hals
Ikterus Xanthelasmen (Cholestase) Foetor hepaticus Parotisschwellung Spider naevi
Stamm/Abdomen
Gynäkomastie Splenomegalie Erweiterte Venen der Bauchdecke Aszites Hämatomneigung
Leiste
Hodenatrophie
Hände
Flapping-Tremor (Asterixis) Trommelschlegelfinger Weißnägel (Hypoproteinämie) Dupuytren-Kontraktur Palmarerythem

Abb. 8.53 Symptome bei chronischer Lebererkrankung

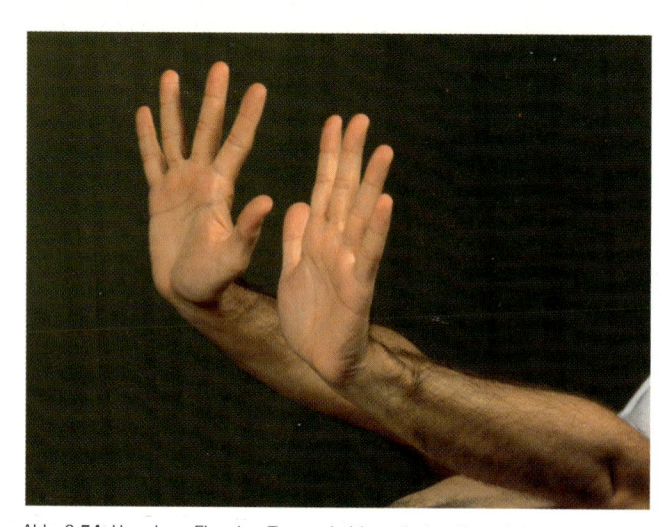

Abb. 8.54 Um einen Flapping-Tremor bei hepatischer Enzephalopathie deutlicher zu machen, streckt der Patient die Arme aus und hält die Hände im Handgelenk sowie die Finger in den Metakarpophalangealgelenken gestreckt und gespreizt. Diese Position wird 20s beibehalten

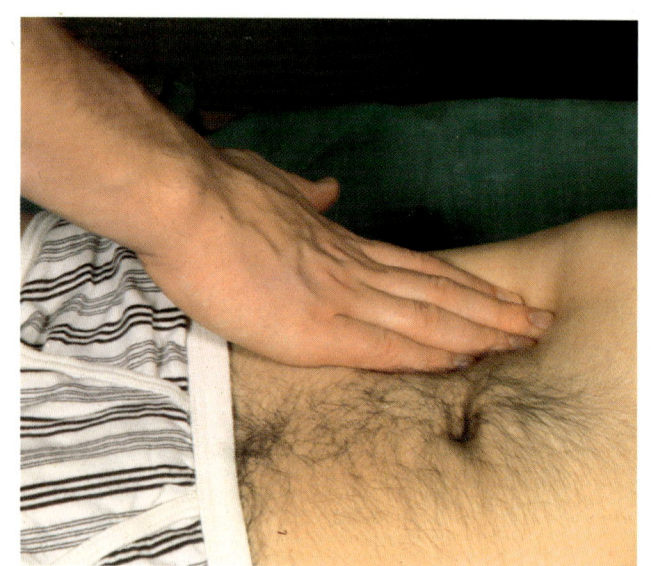

Abb. 8.55 Palpation der Gallenblase

Courvoisier-Zeichen

Stein im Ductus choledochus
erweiterte Gallenblase
fibrosierte Gallenblase mit Steinen
Verschluß des Gallenganges (Karzinom)

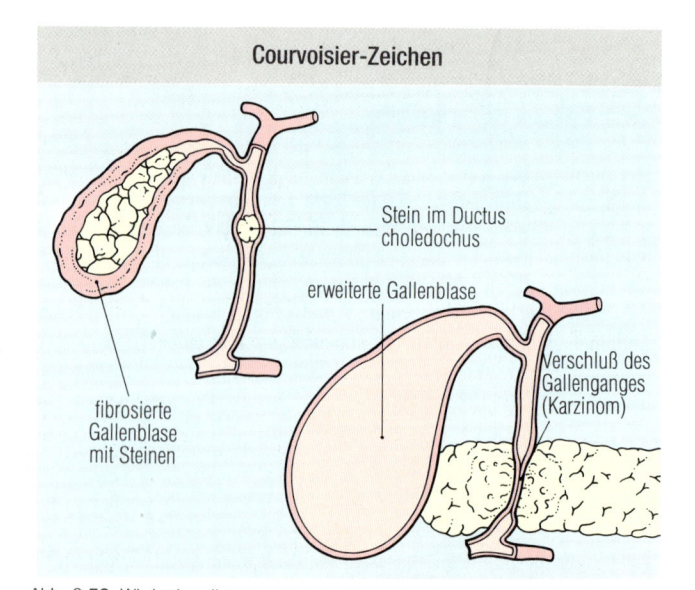

Abb. 8.56 Wird der Ikterus durch einen eingeklemmten Gallenstein im Gallengang verursacht, vergrößert sich die fibrosierte, steingefüllte Gallenblase nicht. Ist der Ikterus jedoch durch eine Gallengangsstriktur verursacht, vergrößert sich die gesunde Gallenblase und kann als weiche Masse, die sich unter der 9. Rippe nach vorne wölbt, getastet werden

Untersuchung des Abdomens

Bei Patienten mit chronischen Lebererkrankungen treten Gefäßerweiterungen (Spider naevi) auf. Diese bestehen aus einer zentralen Arteriole, von der ein Bündel kleinerer Gefäße ähnlich Spinnenbeinen ausgeht. Spider naevi finden sich im Zuflußgebiet zur V. cava superior. Häufige Lokalisationen sind Hals, Gesicht und Handrücken. Die zentrale Arteriole kann durch Druck verschlossen werden. Sobald der Druck weggenommen wird, kommt es zu einer schnellen Wiederfüllung des Gefäßgespinstes über die zentrale Arteriole.

Schwere hepatozelluläre Erkrankungen, die mit einem portosystemischen Shunt verbunden sind, können zur hepatischen Enzephalopathie führen. Oftmals bestehen zusätzlich Symptome des Pfortaderhochdruckes, wie Splenomegalie und Aszites, aber das Charakteristikum der hepatischen Enzephalopathie ist der „Flapping-Tremor". Wenn der Patient beide Arme ausstreckt, die Handgelenke hyperextendiert und die Finger spreizt (Abb. 8.54) kommt es zu einem groben, willkürlich nicht beeinflußbaren Flattern des Handgelenkes und der Metakarpophalangealgelenke. Außerdem besteht eine Schläfrigkeit, die bis zum Koma führen kann. Patienten mit hepatischer Enzephalopathie fällt es oft schwer, einen 5strahligen Stern zu malen oder ein einfaches Diagramm auszufüllen, bei dem mehrere Punkte miteinander durch Striche verbunden werden müssen.

Palpation der Gallenblase

Nach der Leber wird die Gallenblase palpiert. Der Fundus der Gallenblase liegt unterhalb der Stelle, an der der M. rectus abdominis den Rippenbogen überquert. Diese oberflächliche Marke fällt mit der Spitze der rechten 9. Rippe zusammen.

Zur Untersuchung der Gallenblase deuten die Fingerspitzen der Untersuchungshand in Richtung des Organs und üben einen leichten Druck aus, während der Patient tief einatmet (Abb. 8.55). Bei Entzündungen der Gallenblase (Cholezystitis) besteht eine deutliche Druckschmerzhaftigkeit und Abwehrspannung über der Gallenblase. Der Patient empfindet starken Schmerz, wimmert und beendet die Inspiration, sobald die Finger das absteigende Organ berühren (Murphy-Zeichen).

Die Gallenblase kann erst dann getastet werden, wenn sie durch Abflußhindernisse vergrößert ist. Die vergrößerte Gallenblase liegt dem Unterrand der Leber an und bewegt sich mit dieser bei der Atmung. Ohne gleichzeitig bestehendem Ikterus deutet eine tastbare Gallenblase auf eine Obstruktion des Ductus cysticus mit Ausbildung einer Mukozele hin. Wird der Gallengang durch einen Stein verlegt entsteht ein Ikterus, aber die Gallenblase ist kaum palpabel, da die Gallensteine durch eine chronische Reizung die Gallenblasenwand verdicken und fibrosieren ließen, so daß sich diese nicht mehr ausweiten kann. Besteht ein Ikterus zusammen mit einer tastbaren Gallenblase, liegt meist eine Gallengangsobstruktion durch ein Karzinom des Pankreaskopfes oder des Ductus hepaticus communis vor. Die nicht entzündlich veränderte Gallenblase kann sich erweitern (Courvoisier-Zeichen, Abb. 8.56). Man muß immer bedenken, daß es Ausnahmen von diesen Regeln gibt.

Palpation der Milz

Die Milz wird erst tastbar, wenn sich ihre Größe verdoppelt hat. Die Milz weitet sich vom Unterrand der linken Rippe nach unten in die rechte Fossa iliaca aus. Oft ist nur die Spitze der vergrößerten Milz tastbar. Bei mittelmäßiger oder deutlicher Splenomegalie wird das Organ unter dem Rippenbogen gut tastbar (Abb. 8.57).

Zur Palpation der Milz wird die Handfläche der linken Hand unterstützend um die Rückseite des unteren Rippengürtels gelegt. Die Untersuchung beginnt vom Gebiet des Nabels aus. Die Finger der

Unterscheidung zwischen linker Niere und vergrößerter Milz	
Niere	Vergrößerte Milz
Bewegt sich spät während der Inspiration	Bewegt sich früh während der Inspiration
Möglichkeit, über den oberen Pol aufzusteigen	Unmöglichkeit, über die Milz „aufzusteigen"
Glatte Oberfläche	Knotige Kante
Resonanz bei Perkussion	Dämpfung bei Perkussion im Traub-Raum
	Vergrößert sich in Richtung Nabel

Abb. 8.57 Unterscheidung zwischen linker Niere und Splenomegalie

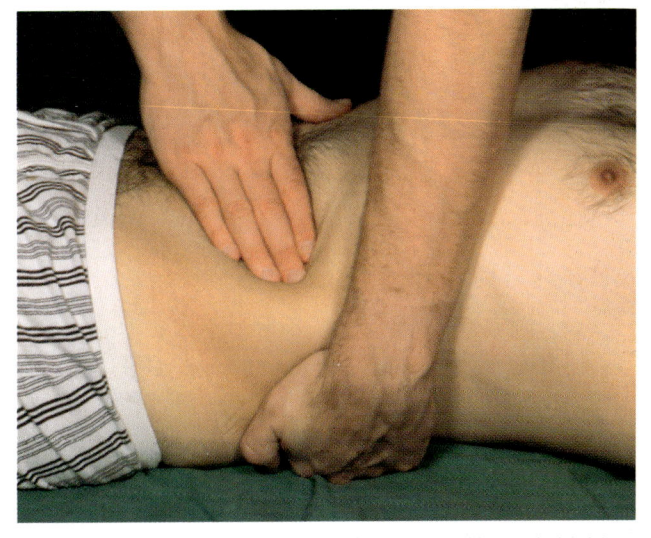

Abb. 8.58 Zur Palpation der Milz wird der Brustkorb von hinten mit der linken Hand unterstützt, während die Fingerspitzen der rechten Hand die Unterkante der Milz zu palpieren suchen

Abdomen

Perkussion der Milz

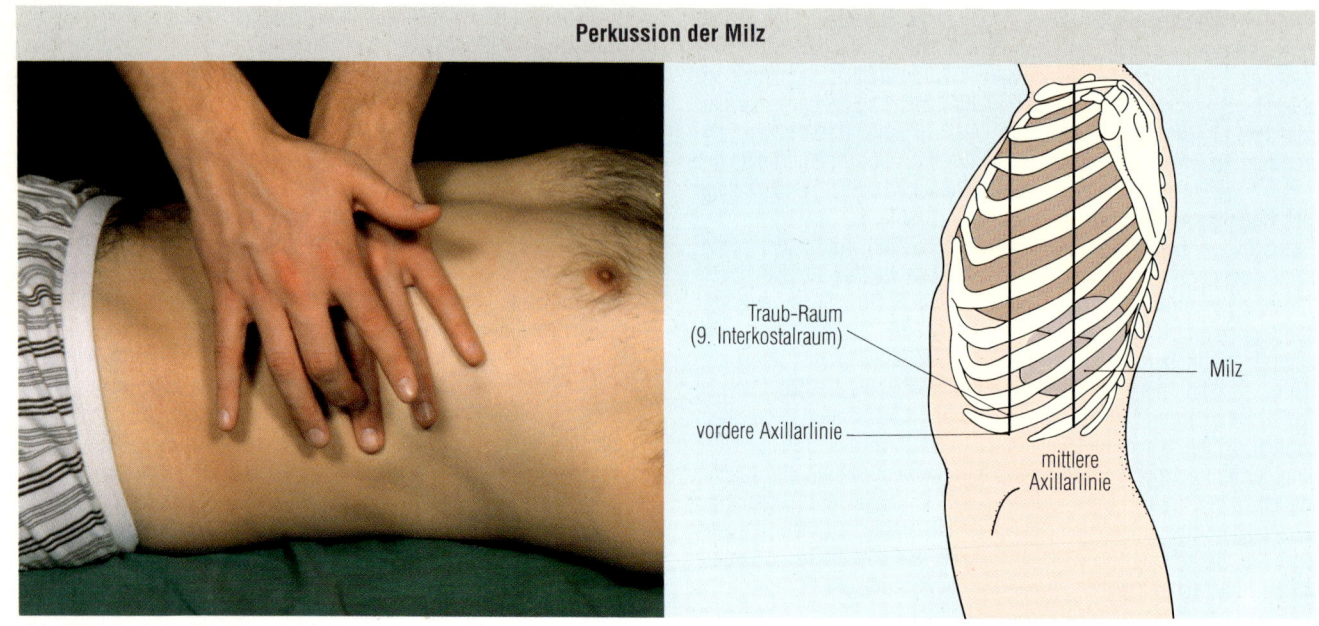

Abb. 8.59 Nach der Palpation wird perkutorisch im 9. Interkostalraum in der Medioklavikularlinie nach einer vergrößerten Milz gesucht

Beschreibung einer Splenomegalie

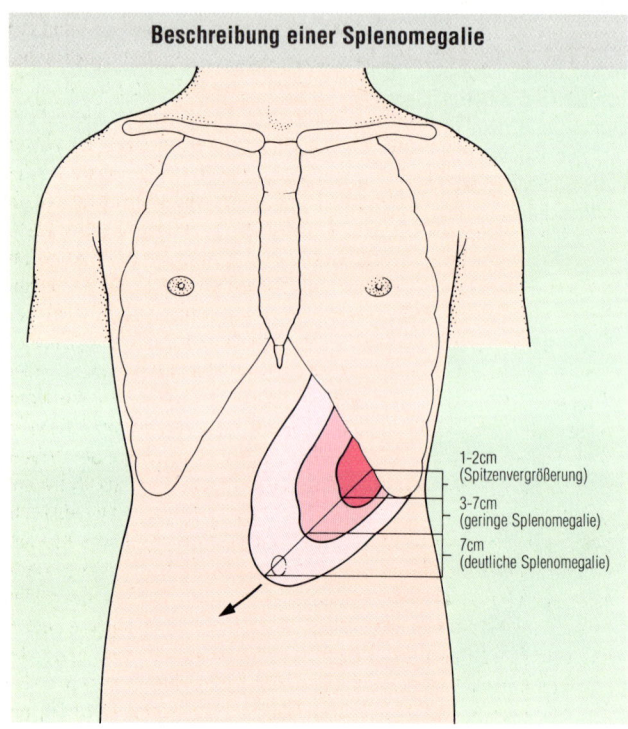

Abb. 8.60 Splenomegalie unterschiedlichen Ausmaßes

Projektion der Nieren auf die Oberfläche

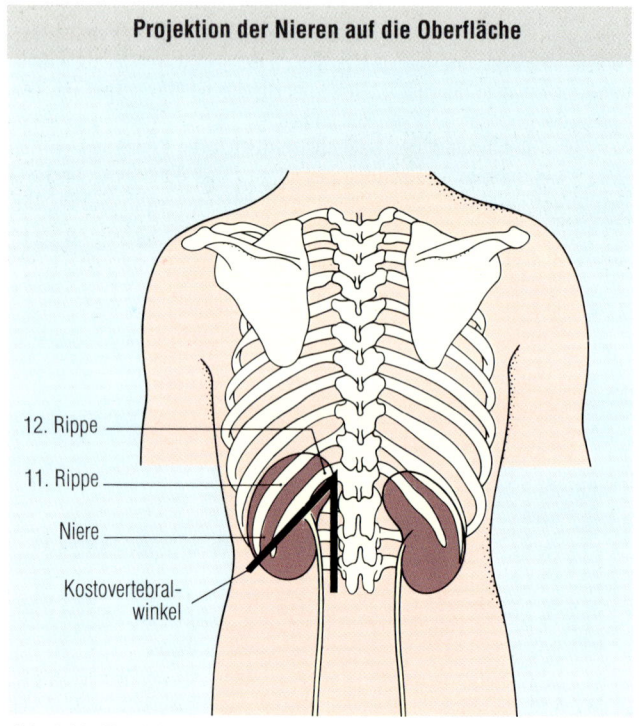

Abb. 8.61 Die klinische Anatomie der Nieren

rechten Hand werden schräg über das Abdomen gelegt, wobei die Fingerspitzen zum linken Rippenrand und zur Axilla deuten (Abb. 8.58). Die allgemeine Technik ähnelt der, die bei der Untersuchung der Leber beschrieben wurde. Der Zeige- und Mittelfinger wird mit leichtem Druck nach innen oben gedrückt und dort belassen während der Patient tief einatmet. In der Mitte der Inspiration wird der nach innen gerichtete Druck vermindert, der nach oben gerichtete Druck aber beibehalten, wodurch die Finger in die Richtung der nach unten wandernden Milz bewegt werden. Die Unterkante einer vergrößerten Milz kann gefühlt werden, wenn sie unter den Fingern vorbeigleitet. Ist die Milz nicht tastbar, werden die Fingerspitzen laufend näher in Richtung des linken Brustkorbes bewegt. Der letzte Versuch wird direkt am Rippenbogen unternommen, wobei die Finger in den Thorax gedrückt werden. Einige Kliniker tasten die Milz, wenn der Patient auf der rechten Seite liegt und die Knie angezogen hält, so daß die Bauchmuskulatur entspannt ist.

Als nächstes wird die Dämpfung über der Milz perkutorisch bestimmt. Die Spitze einer normalen Milz liegt hinter der vorderen Axillarlinie und wird nach vorne durch den luftgefüllten Magen und das Kolon begrenzt. Die Perkussion erfolgt im 9. Interkostalraum vor der vorderen Axillarlinie (Traub-Raum, Abb. 8.59). Über diesem Raum besteht normalerweise Resonanz, da er über dem Darm liegt. Wenn

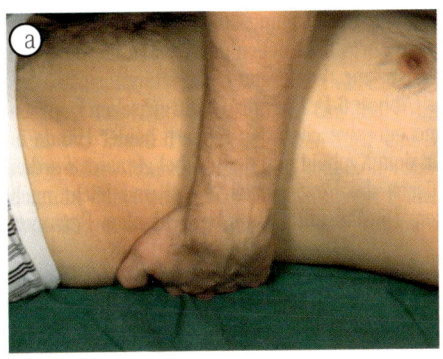

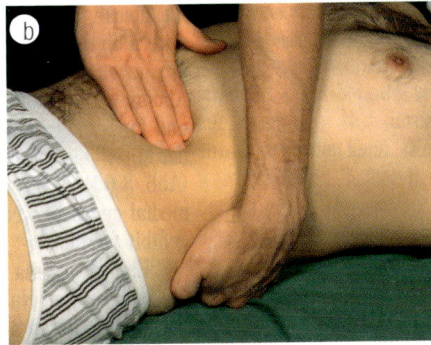

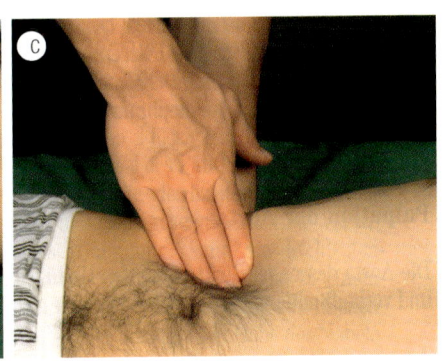

Abb. 8.62 (a) Zur Palpation der Niere wird die linke Hand hinter den Rücken des Patienten gelegt, wobei die Finger im Nierenwinkel liegen. Lage der Hände, wenn die linke (b) und (c) die rechte Niere getastet werden soll

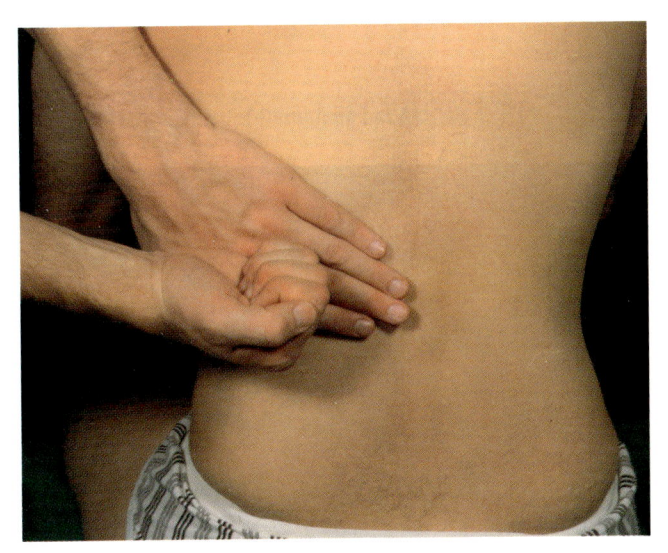

Abb. 8.63 Überprüfung der Klopfschmerzhaftigkeit über dem Nierenwinkel

sich die Milz vergrößert nimmt die Resonanz ab, bei ausgeprägter Splenomegalie kann sogar eine Dämpfung entstehen.

Eine vergrößerte Milz kann von anderen Organen in der Umgebung, z.B. der linken Niere, leicht unterschieden werden (Abb. 8.59). Es wird geprüft, ob Druckempfindlichkeit besteht und man bestimmt das Ausmaß der Vergrößerung, indem mit einem Maßband der Abstand zwischen dem linken Rippenrand und der Spitze der Milz gemessen wird (Abb. 8.60). Eine Splenomegalie kann durch Stimulation und Hypertrophie des retikuloendothelialen Systems (z.B. Infektion), durch Kongestion (z.B. Pfortaderhochdruck) oder durch Infiltration von pathologischen Zellen (z.B. Leukämie) vergrößert werden.

Palpation der Niere

Von Pol zu Pol reichen die Nieren vom Segment Th12 bis zum Segment L3. Der größere rechte Leberlappen verschiebt die rechte Niere im Vergleich zur linken 2 cm nach kaudal. Von dorsal betrachtet liegen die Nieren in einem Winkel, der von der 12. Rippe und dem Seitenrand der Wirbelsäule gebildet wird (Abb. 8.61). Die Nebennieren sitzen den oberen Polen jeder Niere auf.

Die Nieren sind meist durch die Dicke der Bauchwand und den Inhalt des Abdomens nicht tastbar, obwohl bei sehr dünnen Personen normalgroße Nieren gefühlt werden können. Die rechte Niere ist leichter zu palpieren, da sie tiefer liegt als die linke. Eine normale Niere ist fest und hat eine glatte Oberfläche. Zur Untersuchung der Nieren wird der Patient an den Rand des Bettes gelegt. Beide Nieren werden von der rechten Seite des Patienten aus untersucht, wobei man sich die Anatomie vor Augen halten sollte. Die Nieren liegen retroperitoneal und es ist eine tiefe bimanuelle Palpation erforderlich, um sie zu tasten. Zur Untersuchung der linken Niere wird die Handfläche der linken Hand hinter die linke Flanke des Patienten gelegt und die Fingerspitzen in den Rücken gedrückt (Abb. 8.62a). Die mittleren 3 Finger der rechten Hand werden unter den linken Rippenbogen neben den M. rectus abdominis und in gleicher Höhe wie die linke Hand gelegt (Abb. 8.62). Zur Untersuchung der rechten Niere wird die linke Hand hinter die rechte Flanke des Patienten und die Finger der rechten Hand unter den rechten Rippenbogen neben den M. rectus abdominis gelegt. Danach wird versucht den Unterrand jeder Niere zu palpieren. Das Ziel der Untersuchung ist es, den unteren Nierenpol zwischen den Fingern beider Hände zu tasten, wenn das Organ sich bei tiefer Atmung auf und ab bewegt. Die Milz ist eng mit dem Zwerchfell verbunden und bewegt sich deshalb während der Atmung, die Nieren dagegen liegen tiefer im Körper und wandern nur am Ende der Inspiration nach unten. Deshalb muß der Patient tief einatmen, wobei der Untersucher die Finger beider Hände fest aneinander preßt, um den unteren Nierenpol zu tasten, wenn er unter den Fingerspitzen durchschlüpft (Abb. 8.62c).

Die Niere kann druckempfindlich sein, besonders wenn sie akut entzündet (Pyelonephritis) oder gestaut (Hydronephrose) ist. Dies kann bei der bimanuellen Untersuchung deutlich werden, obwohl die Klopfschmerzhaftigkeit ein noch deutlicheres Symptom darstellt. Um diese zu prüfen, sitzt der Patient leicht nach vorne gebeugt. Die linke Hand wird in Höhe des Nierenbettes auf den Rücken des Patienten gelegt. Danach wird unter Ausübung mittlerer Kraft mit der Ulnarseite der zur Faust geballten rechten Hand auf den Handrücken der linken Hand geklopft (Abb. 8.63). Dieser Test wird auf beiden Seiten durchgeführt und dabei die Reaktion des Patienten beobachtet.

Es ist wichtig, vergrößerte Nieren von einer Splenomegalie (Abb. 8.59) auf der linken Seite und einer Hepatomegalie auf der

Weibliche Brust und Geschlechtsorgane

Die Geschlechtsorgane werden bei der Routineuntersuchung oft ausgespart, da deren Untersuchung sowohl dem Arzt als auch der Patientin peinlich ist. Anamnese und deren Untersuchung tangieren in diesem Fall das Intimleben der Patientin. Aus diesem Grund sollte die Untersuchung sorgfältig erklärt werden. Dies gilt vor allem dann, wenn die Patientin von einem Mann untersucht wird. In solchen Fällen sollte schon aus forensischen Gründen eine 3. Person (z. B. Krankenschwester) anwesend sein.

Die meisten Patientinnen sind bereit, sexuelle Probleme mit dem Arzt zu besprechen, da in unserer Kultur vorausgesetzt wird, daß Ärzte für alle Körperfunktionen kompetent sind, und daß die Arzt-Patient-Beziehung von Vertrauen und Professionalität geprägt ist. Während seiner Ausbildung muß sich der Arzt die entsprechenden Techniken aneignen, um eine sorgfältige Untersuchung durchführen zu können.

Normale Geschlechtsentwicklung

Mit Beginn der Pubertät erfolgt die schnelle physische Entwicklung vom Kind über die Heranwachsende zur Erwachsenen. In diesen Zeitraum fällt auch der Übergang von der pädiatrischen zur Erwachsenenmedizin. Es ist wichtig, die Variabilität des Wachstums während dieser Periode zu berücksichtigen. Um die Sexualanamnese und die Genitaluntersuchung gut durchführen zu können und bei der Patientin Vertrauen zu wecken, ist ein Verständnis der physiologischen Ereignisse der Pubertät, des Menstruationszyklus, der Funktion und Anatomie der Geschlechtsorgane und der Menopause erforderlich.

Pubertät

Der Übergang vom Kind zur Heranwachsenden wird durch Hormone der Hypothalamus-Hypophysen-Achse geregelt. Die Pubertät ist mit einem Wachstumsschub verbunden, der für ca. 25% der endgültigen Größe verantwortlich ist, es entwickeln sich sekundäre Geschlechtsmerkmale und das Geschlechtsbewußtsein erwacht.

Das Alter der Pubertät schwankt, und Eltern und Teenager machen sich oft unnötig Sorgen über einen vermeintlich verzögerten Wachstumsschub. Der Beginn der Pubertät wird von einer Reihe von Faktoren beeinflußt. Während der vergangenen 150 Jahre nahm das Alter, indem die 1. Periode (Menarche) auftritt, laufend ab. Man geht davon aus, daß dies die Auswirkungen verbesserter Ernährung und einer insgesamt besseren Gesundheit auf den Beginn der Pubertät zeigt. Das Körpergewicht ist ein wichtiger Auslöser für die Pubertät. Bei leicht übergewichtigen Mädchen beginnt die Pubertät früher als bei gleichaltrigen, schlanken Mädchen. Abnormer Gewichtsverlust (Anorexia nervosa, konsumierende Erkrankungen) führen zu einer verzögerten Menarche oder zu einer Unterbrechung bereits entwickelter Perioden (Amenorrhö).

Die Geschlechtsentwicklung kann anhand der von Tanner (Abb. 9.1) beschriebenen Merkmale bestimmt werden. Bei Mädchen orientieren sich diese an der Entwicklung der Mammae und dem Wachstum des Schamhaares. Die Pubertät beginnt bei Mädchen zwischen dem 8. und dem 13. Lebensjahr. Im Durchschnitt tritt die Menarche mit 12,5 Jahren auf. Die meisten Mädchen haben bereits menstruiert, bevor sie 14,5 Jahre alt sind.

Stadieneinteilung der Mammaentwicklung während der Pubertät nach Tanner

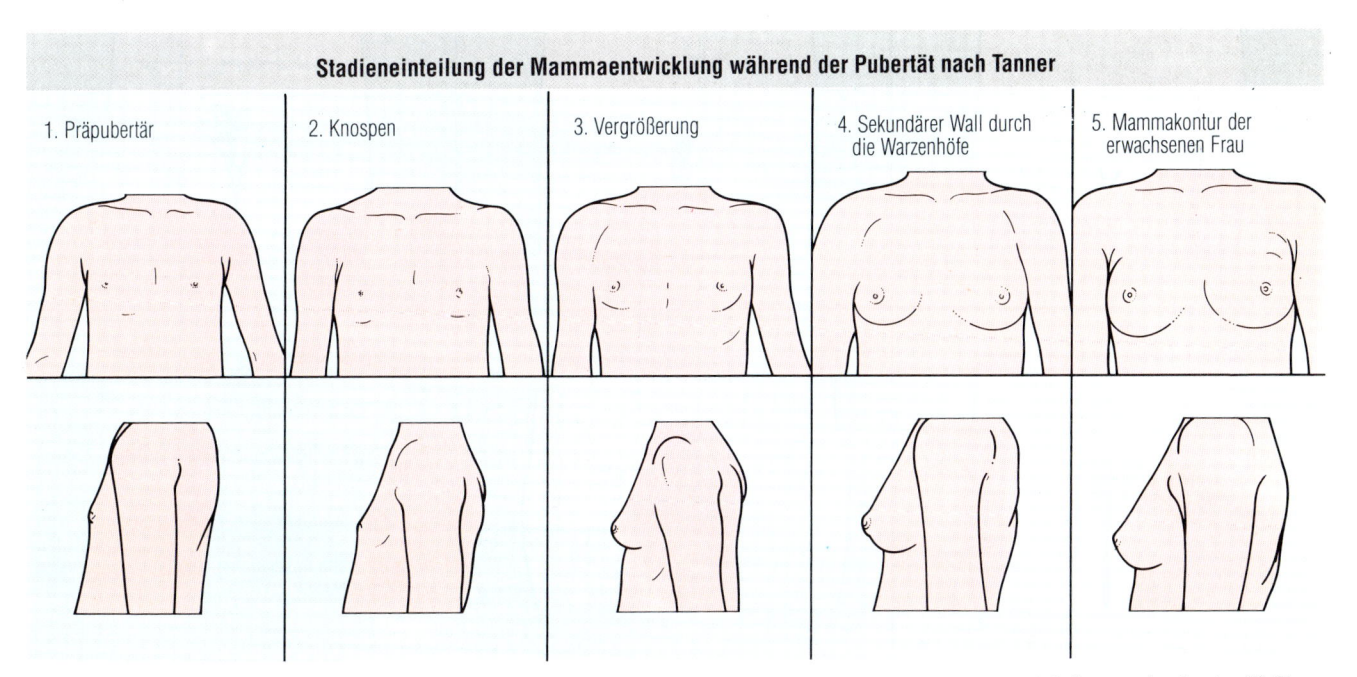

1. Präpubertär
2. Knospen
3. Vergrößerung
4. Sekundärer Wall durch die Warzenhöfe
5. Mammakontur der erwachsenen Frau

Abb. 9.1 Stadien der Mammaentwicklung. Am Anfang der Entwicklung (1) verbreitern sich die Warzenhöfe und das darunterliegende Drüsengewebe nimmt zu (2). Dieser Prozeß setzt sich fort (3, 4), bis die Mamma ihre endgültige Größe bei der erwachsenen Frau erreicht hat (5)

Weibliche Brust und Geschlechtsorgane

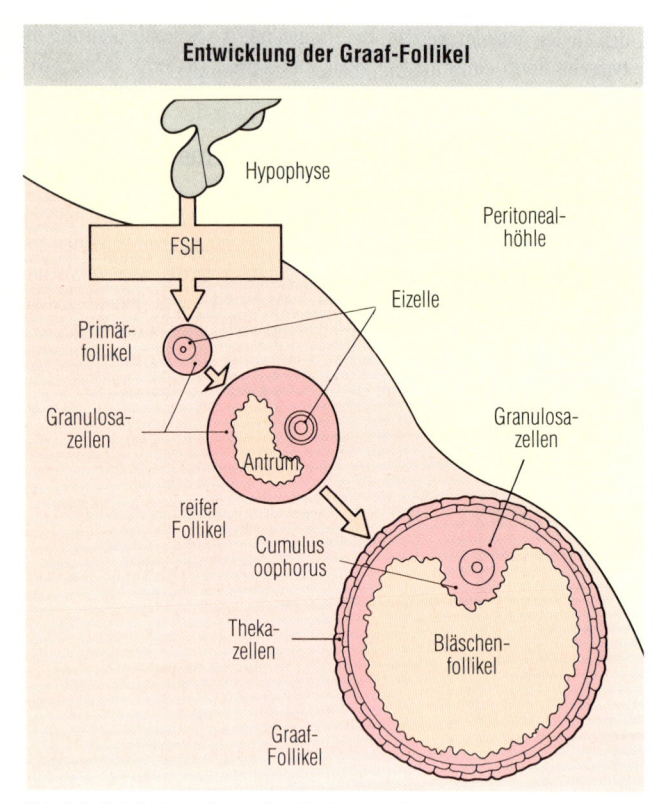

Abb. 9.5 Entwicklung eines reifen Follikels im Ovar

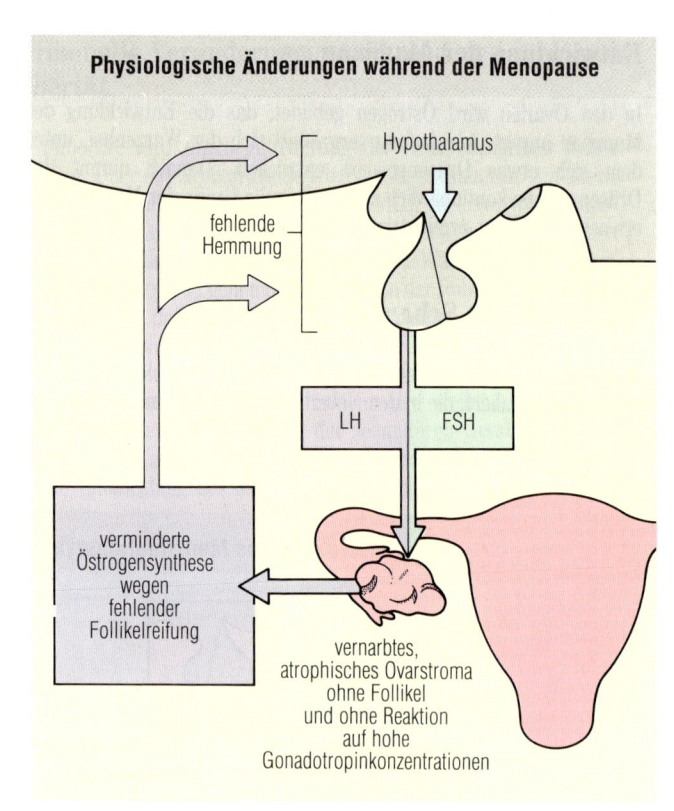

Abb. 9.6 Verlust der Hormonregulation während der Menopause. Der absinkende Östrogenspiegel bewirkt eine gesteigerte Bildung von FSH und LH im Hypothalamus

umgeben ist. In den wenigen Follikeln, die auf FSH reagieren, stimuliert dieses die Proliferation der Granulosazellen, die ein östradiolreiches Sekret bilden, das sich im Antrum des Follikels sammelt. Während des Wachstums ist der Follikel von einer Thekazellschicht umgeben, die sich vom Ovarialstroma ableitet. Der Follikel wächst bis auf eine präovulatorische Größe von 2 bis 3 cm. In der Zyklusmitte steigt sowohl das FSH als auch das LH (Abb. 9.4), wobei das LH den Eisprung auslöst. Im Ovar bleibt das Corpus luteum zurück (Abb. 9.4), das Progesteron als vorherrschendes Sexualhormon der 2. Phase des Ovulationszyklus bildet. Die Granulosazellen des Corpus luteum bilden Rezeptoren für das LH, die auch Choriogonadotropin (HCG), ein Hormon des fetalen Synzytiotrophoblasten, binden. Ohne Befruchtung erscheint kein HCG im Blutkreislauf, so daß ungefähr am 23. Zyklustag das Corpus luteum atrophiert. Dadurch sinken die Progesteronkonzentrationen und eine erneute Sekretion von FSH leitet einen neuen Zyklus ein. Erfolgte keine Befruchtung der Eizelle kommt es zur Menstruation, die durch einen Vasospasmus der Arteriolen ausgelöst wird, die oberflächliche Schichten des Endometriums mit Blut versorgen, was zur hypoxischen Gewebsnekrose führt. Das nekrotische Gewebe wird durch die Vagina abgestoßen.

Klimakterium und Menopause

Ungefähr mit 40 Jahren hat die Anzahl funktionsfähiger Oozyten so stark abgenommen, daß die Synthese der Sexualhormone abnimmt. Dies stellt den Beginn des Klimakteriums dar, das über Jahre hinweg zum Aufhören der Menstruation (Menopause) führt. Am Anfang sind die FSH-Konzentrationen reaktiv erhöht, später entwickeln sich anovulatorische Zyklen mit unregelmäßigen Menstruationsblutungen, bis schließlich im Alter von 50 Jahren die Menstruation ganz aufhört. Die Störung des hormonellen Regelkreises führt zu hohen FSH- und LH-Konzentrationen (Abb. 9.6), daher können sie als Test auf Klimakterium und Menopause verwendet werden. Durch den Abfall der Östrogenproduktion atrophieren die Mammae und die Genitalien und die Knochenmasse nimmt ab. Durch eine Instabilität der Vasomotoren kann es zu Hitzewallungen kommen.

Aufbau und Funktion der Mammae

Die Mammae liegen auf dem M. pectoralis major und dem M. serratus anterior. Sie reichen von der 2. bis zur 6. Rippe (Abb. 9.7).

Aufbau und Funktion der Mammae

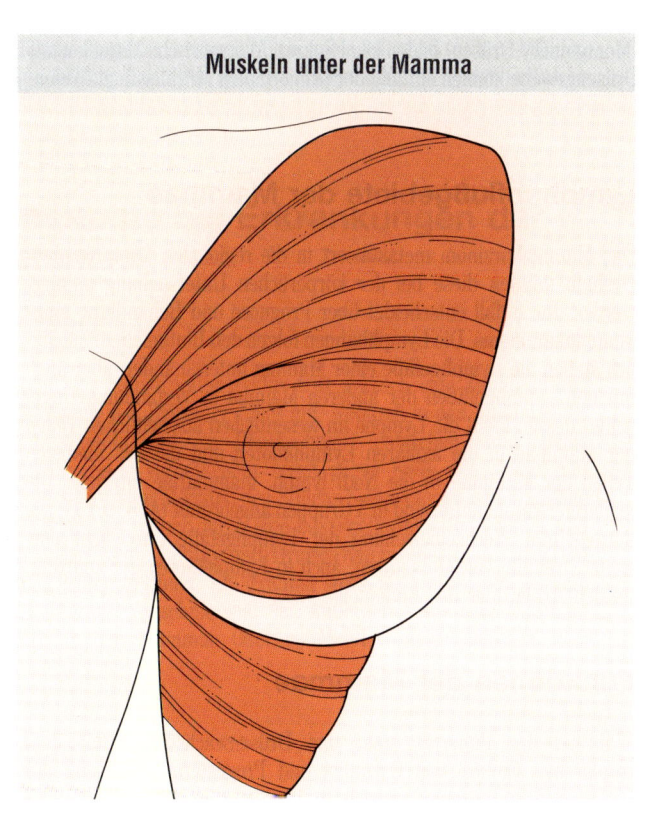

Muskeln unter der Mamma

Abb. 9.7 Die Mamma liegt über dem M. pectoralis major und dem M. serratus anterior

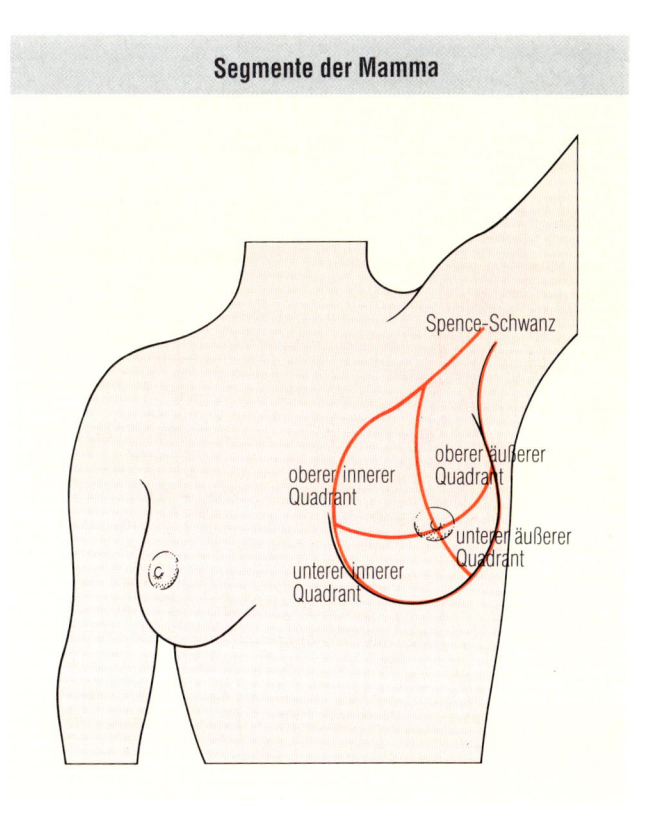

Segmente der Mamma

Abb. 9.8 Zur Angabe von Lokalisationen werden die Brüste in 4 Quadranten und in einen Ausläufer (Spence-Schwanz) eingeteilt

Aufbau der Mamma

Abb. 9.9 Die Mamma besteht aus Drüsen, deren Gänge einzeln in die Mamille münden. Die Form der Mamma wird durch Fettgewebe bestimmt. Fibröse Bänder (Cooper-Bänder) unterstützen sie

Üblicherweise werden die Mammae durch eine horizontale und eine vertikale Linie, die sich über der Mamille kreuzen, in 4 Quadranten geteilt (Abb. 9.8). Das Drüsengewebe kann sich vom oberen äußeren Quadranten in die Axilla ausdehnen (Spence-Schwanz).

Jede Mamma wird von 15 bis 20 Drüsenläppchen gebildet, die in Fett- und Bindegewebe eingebettet sind, das ihre Form bestimmt (Abb. 9.9). Bindegewebssepten (Cooper-Ligamente) trennen die Läppchen und festigen die Mammae. Sie reichen vom Subkutangewebe zur Muskelfaszie. Jedes Drüsenläppchen mündet mit einem Milchgang in die Mamille. Dieser Gang ist von myoepithelialen Zellen umgeben, die sich kontrahieren können, wodurch Milch aus den Gängen gepreßt wird. In der Mamille befinden sich glatte Muskeln, die sich auf sensible und taktile Stimuli hin kontrahieren, was zu deren Erektion führt. Die Mamille ist vom pigmentierten Warzenhof umgeben. Talgdrüsen

Weibliche Brust und Geschlechtsorgane

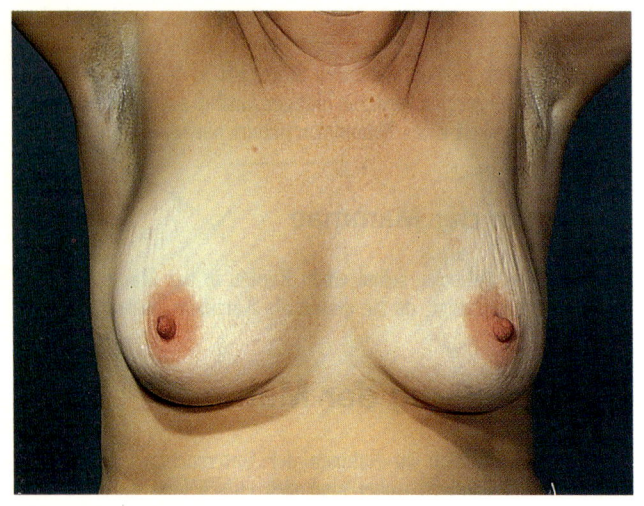

Abb. 9.14 Um Asymmetrien der Mammae deutlicher werden zu lassen, hebt die Patientin die Arme über den Kopf

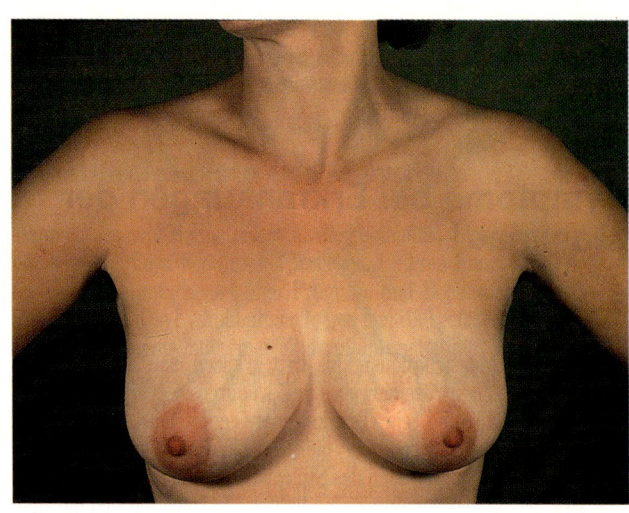

Abb. 9.15 Eine weitere Möglichkeit, die Konturen der Mammae deutlicher werden zu lassen, besteht darin, die Hände gegen die Hüften zu stemmen

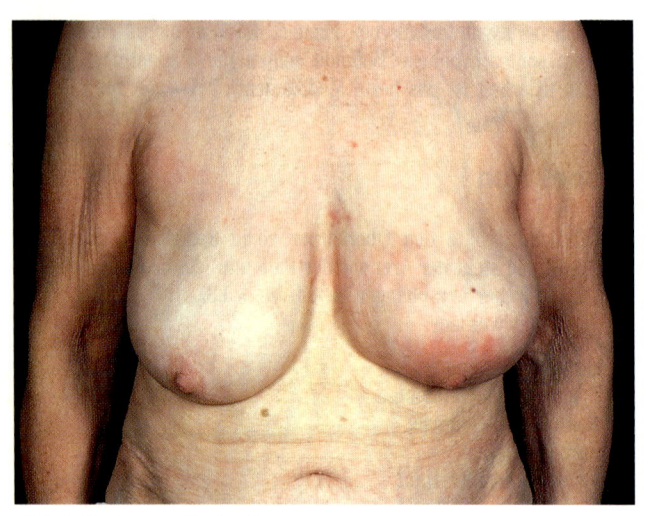

Abb. 9.16 Asymmetrie der Mammae

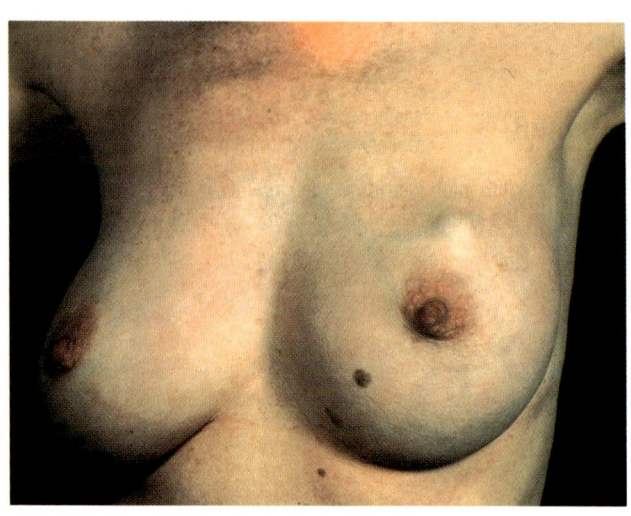

Abb. 9.17 Offensichtlicher Knoten in der linken Mamma

Frauen hat der Warzenhof eine rötliche Färbung, wird aber während der ersten Schwangerschaft dunkler. Anschließend hebt die Patientin zuerst die Arme über den Kopf und stemmt anschließend die Hände in ihre Hüften (Abb. 9.14 u. 9.15). Diese Bewegungen straffen die Ligamente, wodurch die Konturen der Mammae und eventuell Abnormalitäten deutlich erkennbar werden. Bei Männern sollte die Mamille flach auf dem M. pectoralis liegen.

Sichtbare Veränderungen

Bei gesunden Frauen kann eine gewisse Asymmetrie der Mammae und der Mamillen bestehen, wobei die Spannweite von einer einseitigen Hypoplasie zu einer geringen, aber deutlich sichtbaren Asymmetrie (Abb. 9.16) reichen kann. Es können ein offensichtlicher Knoten (Abb. 9.17), eine Einziehung oder deutliche Abweichung der Mamille (Abb. 9.18), eine deutlich sichtbare Venenzeichnung oder Ödeme mit Ausbildung einer Orangenhaut (Peau d'orange) auffallen. Rötung, Verdickung oder Ulzeration des Warzenhofes sollte an Morbus Paget,

einer besonderen Form des Mammakarzinoms, denken lassen (Abb. 9.19). Gynäkomastie ist ein wichtiges Symptom, das bei der Inspektion als Schwellung des Warzenhofes oder in ausgeprägten Fällen sogar durch deutliche Entwicklung einer Mamma auffällt (Kap. 10).

Palpation

Zur Untersuchung der Mammae liegt die Patientin auf der Untersuchungsliege, wobei ihre Arme bequem neben dem Körper liegen oder über den Kopf gehalten werden. Die Mammae werden mit den Fingerspitzen der mittleren 3 Finger palpiert. Dabei wird das Brustgewebe leicht kreisförmig massiert, um es auf die Thoraxwand zu pressen (Abb. 9.20). Üblicherweise wird jede Mamma mit konzentrisch oder parallel angeordneten Palpationspunkten untersucht, damit durch eine systematische Vorgehensweise kein Bereich der Mamma ausgelassen wird (Abb. 9.21). Eine sorgfältige und systematische Untersuchung des gesamten Mammagewebes stellt sicher, daß

Untersuchung der Mammae

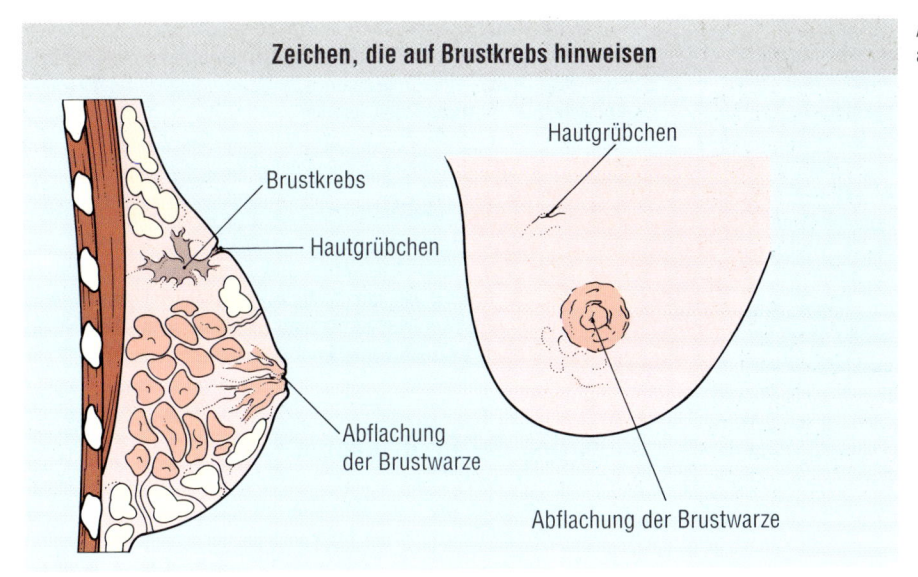

Zeichen, die auf Brustkrebs hinweisen

- Brustkrebs
- Hautgrübchen
- Abflachung der Brustwarze

Abb. 9.18 Die Brustwarzen können vorgewölbt, abgeflacht oder eingezogen sein

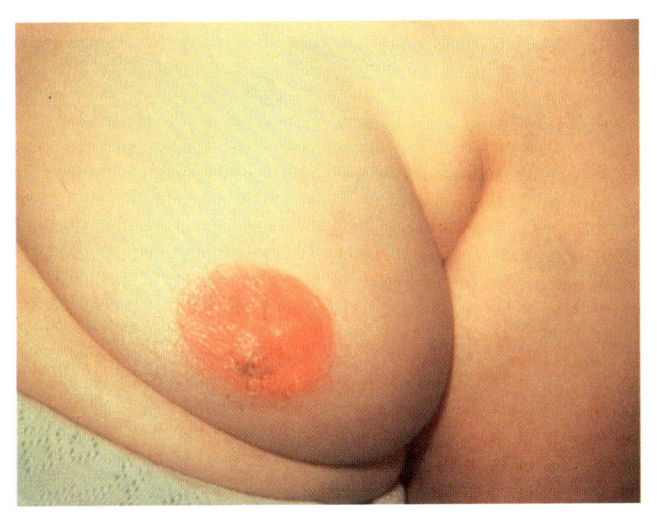

Abb. 9.19 Morbus Paget der Mamma mit Rötung und Schuppung der Haut des Warzenhofes

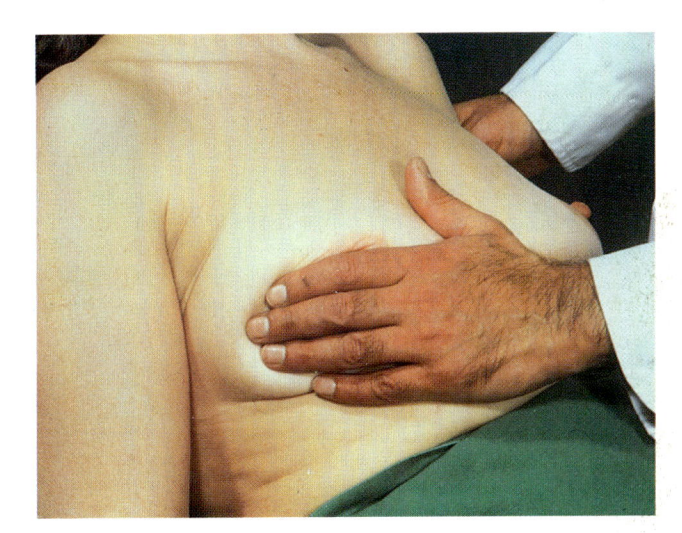

Abb. 9.20 Die Mammae werden mit den mittleren 3 Fingern kreisförmig unter leichtem Druck massiert

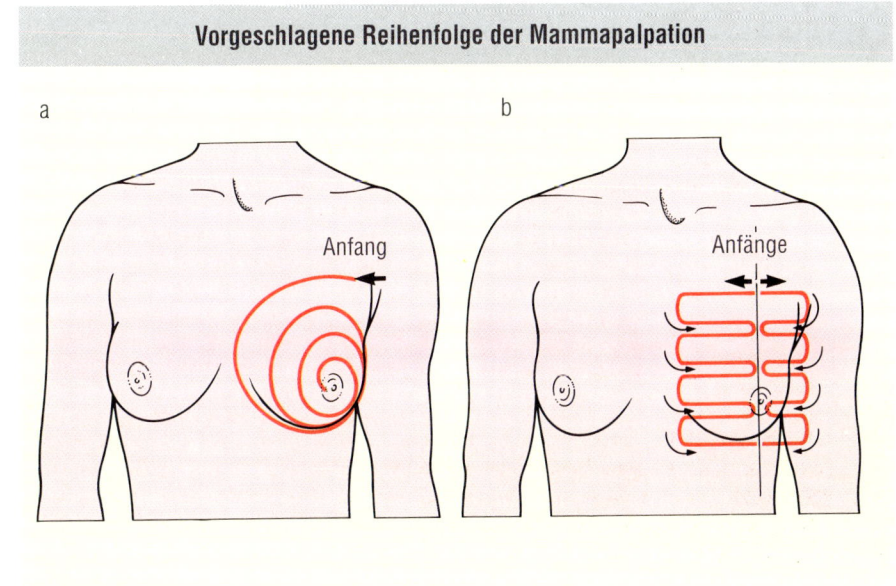

Vorgeschlagene Reihenfolge der Mammapalpation

a   b

Anfang   Anfänge

Abb. 9.21 Die Untersuchung sollte systematisch erfolgen (konzentrisch zirkulär [links] oder auf jeder Hälfte der Mamma von oben nach unten [rechts])

9.9

auch kleine Knötchen nicht übersehen werden. Ist die Mamma sehr groß oder hängt sie weit herab, wird sie mit einer Hand unterstützt, während mit der anderen Hand palpiert wird. Das normale Brustgewebe kann sich glatt, granulär oder knotig anfühlen. Nur durch Erfahrung kann das Spektrum von Normalbefunden erfaßt werden. Das Gewebe kann sich auch während des Menstruationszyklus ändern. Knötchen und Druckschmerzhaftigkeit entstehen oft gegen Zyklus- bzw. Menstruationsende. Von pathologischen Befunden können diese Veränderungen unterschieden werden, da sie meist symmetrisch in beiden Mammae auftreten.

Um den in die Axilla reichenden Ausläufer (Spence-Schwanz) untersuchen zu können, muß die Patientin die Arme über den Kopf heben. Zwischen Daumen und Fingerspitzen kann gefühlt werden, wie er sich vom äußeren oberen Quadranten in Richtung Axilla erstreckt (Abb. 9.22). Kann ein Knoten gefühlt werden, wird er palpiert, um seine Größe, Beschaffenheit, Beweglichkeit und eventuell vorhandene Druckschmerzhaftigkeit zu prüfen.

Bei Männern kann durch Palpation zwischen echter und Pseudogynäkomastie (Adipositas mit Fettbrüsten) unterschieden werden. Bei echter Gynäkomastie ist ein scheibenförmiger Bereich von Drüsengewebe unter dem Warzenhof fühlbar. Drüsengewebe kann von Fettgewebe durch seine läppchenförmige Anordnung und der Druckempfindlichkeit unterschieden werden.

Palpation der Mamille

Die Mamille wird zwischen Daumen und Zeigefinger leicht komprimiert, um zu prüfen, ob ein Ausfluß besteht (Abb. 9.23), und gegebenenfalls dessen Farbe zu bestimmen sowie einen Abstrich zur zytologischen und mikrobiologischen Untersuchung anzufertigen.

Palpation der Lymphknoten

Die Axilla kann an der liegenden oder sitzenden Patientin palpiert werden. Zur Untersuchung der linken Axilla der sitzenden Patientin

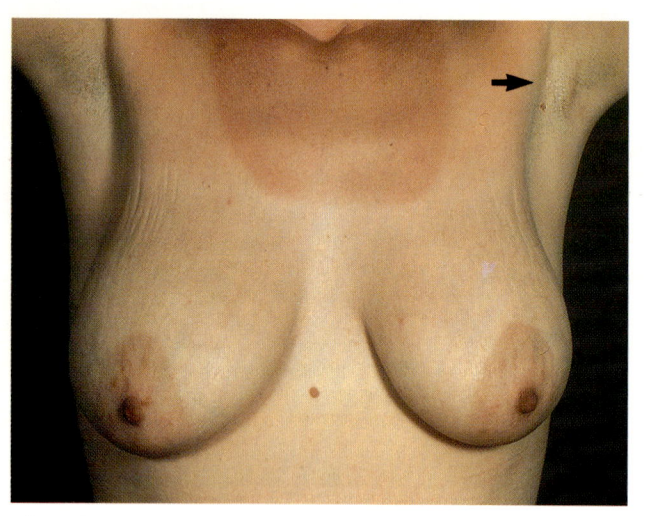

Abb. 9.22 Zur Untersuchung des Spence-Schwanzes hält die Patientin die Arme über den Kopf. Mit den Daumen und den ersten beiden Fingern wird das Brustgewebe zwischen äußerem oberen Quadranten und Axilla palpiert

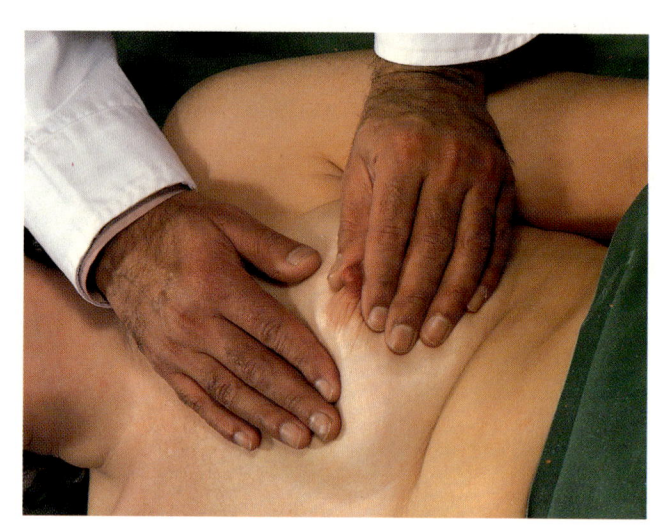

Abb. 9.23 Inspektion der Mamille

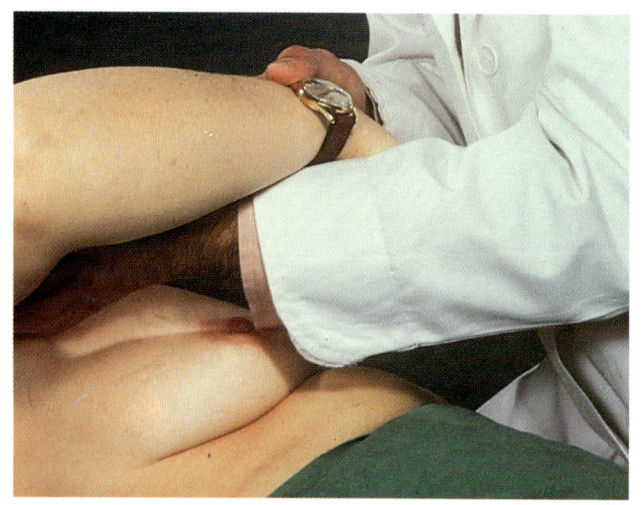

Abb. 9.24 Zur Untersuchung der Axilla wird der Arm abduziert und im Handgelenk unterstützt

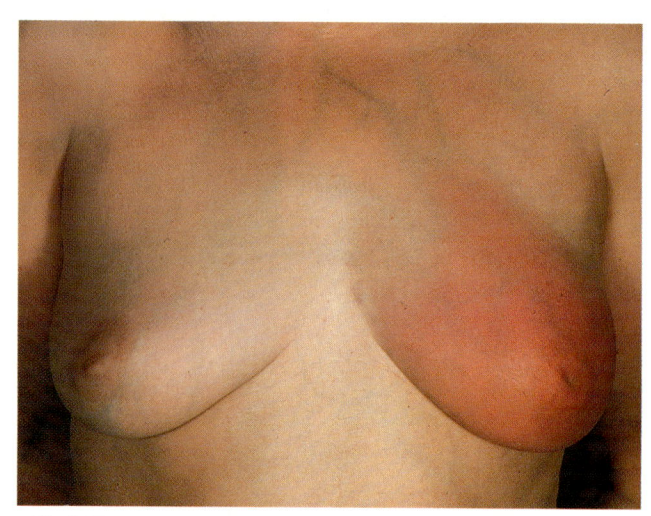

Abb. 9.25 Erythem der Haut bei Mastitis

kann diese die linke Hand auf die rechte Schulter des Untersuchers legen, während dieser die Axilla mit der rechten Hand untersucht. Alternativ kann der Arm der Patientin abduziert werden, indem ihr Handgelenk von der rechten Hand des Untersuchers leicht unterstützt und die Untersuchung mit der linken Hand vorgenommen wird (Abb. 9.24). Analog wird bei der Untersuchung der rechten Axilla verfahren. Die palpierende Hand sollte leicht gebeugt und in die Spitze der Axilla gedrückt werden, um die Spitzengruppe der Lymphknoten zu erfassen. Kleine Knötchen können nur durch eine kräftige massierende Bewegung der Fingerspitzen gefunden werden. Ebenso werden die Lymphknoten entlang der vorderen Axillarfalte, in der mittleren Axillarlinie und entlang der hinteren Axillarfalte geprüft. Zuletzt wird entlang der Oberarminnenseite, wodurch die laterale Gruppe der Lymphknoten erfaßt wird, und im infra- und supraklavikulären Raum palpiert. Jeder getastete Knoten wird hinsichtlich Größe, Form, Beschaffenheit, Beweglichkeit und Druckschmerzhaftigkeit überprüft.

Auffällige Palpationsbefunde

Knoten in der Brust

Obwohl es einige Merkmale gibt, die Knoten eher benigne als maligne erscheinen lassen, sollten alle Knoten der Brust histologisch auf mögliche Malignität untersucht werden. Häufige gutartige Knoten umfassen Fibrome, Fibroadenome, benigne Zysten und Fettnekrose. Fibrome sind meist als diskrete, feste und glatte Knoten zu tasten, die im umgebenden Gewebe verschiebbar sind („Brustmaus"). Bei Fibroadenomen bilden sich in beiden Mammae Knötchen, die besonders vor und während der Menstruation druckschmerzhaft sein können. Karzinomknötchen fühlen sich meist hart und unregelmäßig an und sind im Gegensatz zu gutartigen Knötchen mit der Haut oder der Muskelfaszie verwachsen. Durch Mammographie, Feinnadelaspiration und -biopsie kann die Dignität von Knoten geklärt werden.

Mammaabszeß (Mastitis)

Ein Abszeß der Mamma tritt gewöhnlich während der Stillperiode auf, entsteht im allgemeinen, wenn ein Milchgang verstopft ist, und äußert sich durch erhöhte Temperatur und entzündlich gerötete Haut (Abb. 9.25). Durch Palpation kann ein druckschmerzhaftes und verhärtetes Gebiet erkannt werden. Ein Abszeß kann meist als äußerst schmerzhafte, fluktuierende Masse getastet werden.

Veränderungen der Mamillen und Warzenhöfe

Ein bluttingierter Ausfluß aus der Mamille deutet auf ein intraduktal gelegenes Karzinom oder ein benignes Papillom hin. Einseitige Einziehung oder Verlagerung der Mamille läßt ebenfalls an eine mögliche Malignität denken, besonders wenn die Veränderung erst seit kurzem besteht. Ein roter, verkrusteter und schuppender Warzenhof einer Mamma deutet auf einen Morbus Paget (Abb. 9.19) hin. Verstopft eine Talgdrüse (Montgomery-Drüsen) können Retentionszysten entstehen.

Palpation der Lymphknoten

Auf Malignität sind alle Lymphknoten verdächtig, die hart, nicht druckschmerzhaft und fixiert sind. Eine Infektion der axillären Haarfollikel oder des Gewebes der Mammae kann eine druckschmerzhafte Lymphadenitis bedingen. In einem solchen Fall muß sorgfältig nach der Lokalisation der Infektion (z. B. Abschürfung durch Rasur der Axillabehaarung) gesucht werden. Gelegentlich können Patientinnen mit langdauernder Mastopathie geringe Vergrößerungen der axillären Lymphknoten aufweisen.

Anatomie des Genitaltraktes

Die weiblichen Genitalien umfassen Ovarien, Tuben, Uterus und Vagina. Diese Organe liegen tief im Becken (Abb. 9.26) zwischen dem

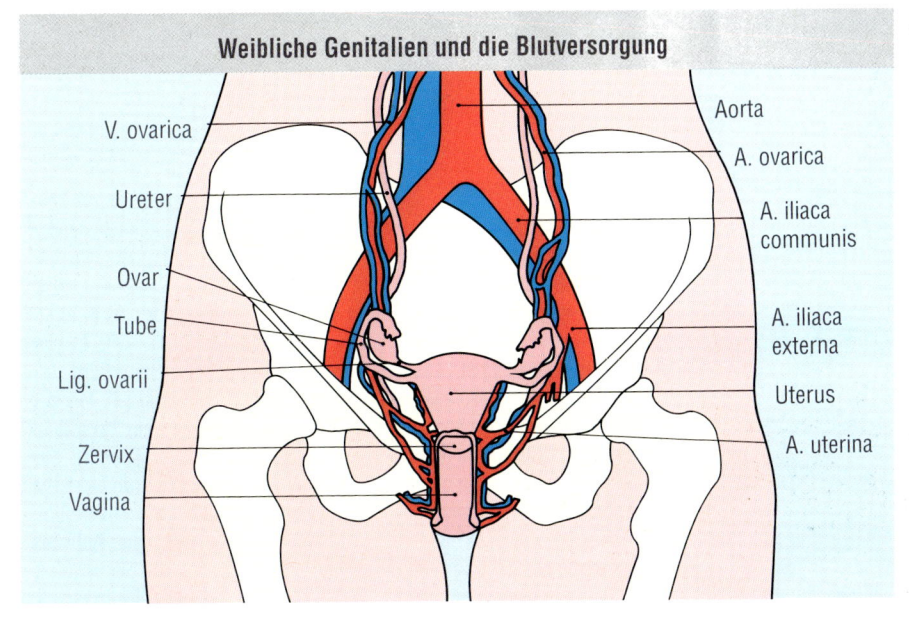

Abb. 9.26 Das weibliche Becken und die inneren Genitalien

Weibliche Brust und Geschlechtsorgane

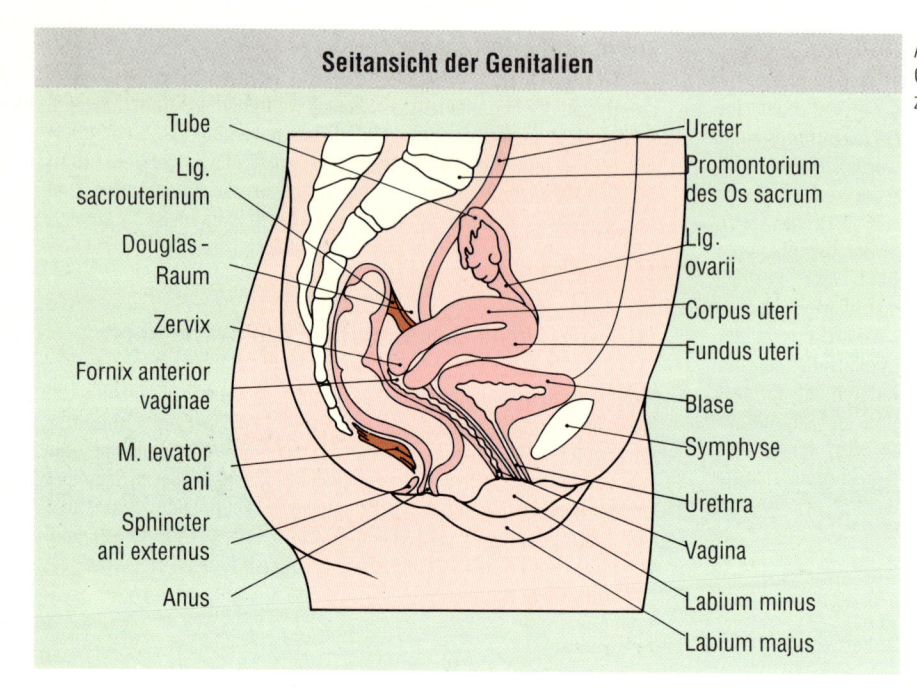

Abb. 9.27 Seitansicht der weiblichen inneren Genitalien mit Darstellung der anatomischen Beziehungen zum Rektum und zur Blase

Seitansicht der Genitalien

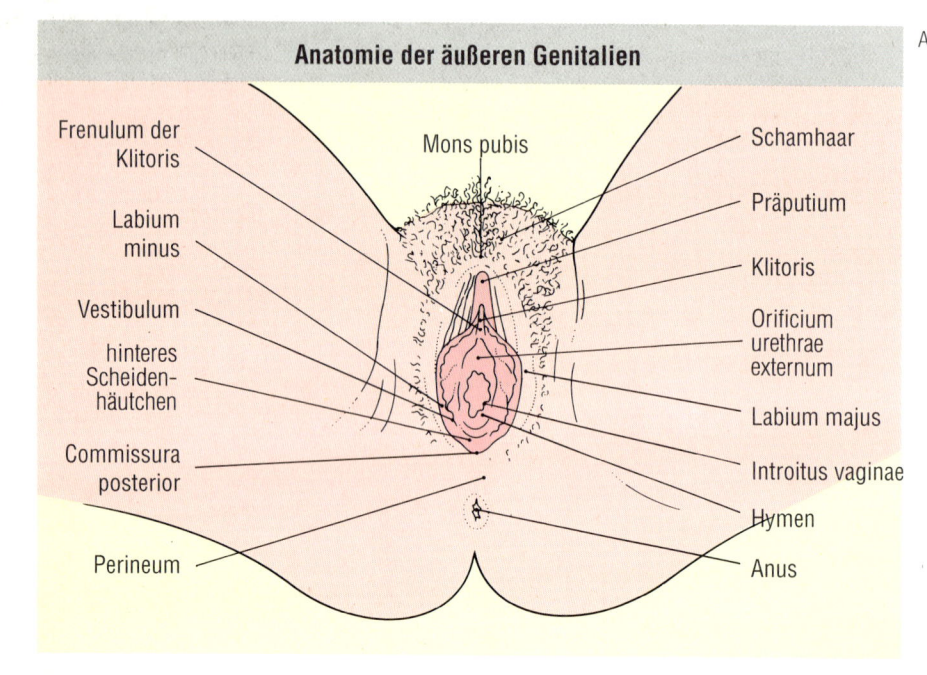

- Tube
- Lig. sacrouterinum
- Douglas-Raum
- Zervix
- Fornix anterior vaginae
- M. levator ani
- Sphincter ani externus
- Anus
- Ureter
- Promontorium des Os sacrum
- Lig. ovarii
- Corpus uteri
- Fundus uteri
- Blase
- Symphyse
- Urethra
- Vagina
- Labium minus
- Labium majus

Abb. 9.28 Das äußere weibliche Genitale

Anatomie der äußeren Genitalien

- Frenulum der Klitoris
- Labium minus
- Vestibulum
- hinteres Scheidenhäutchen
- Commissura posterior
- Perineum
- Mons pubis
- Schamhaar
- Präputium
- Klitoris
- Orificium urethrae externum
- Labium majus
- Introitus vaginae
- Hymen
- Anus

Rektum als hinterer und der Blase sowie der Ureteren als vorderer Begrenzung (Abb. 9.27). Die weiblichen inneren Genitalien können durch die Vagina inspiziert werden. Die Zervix kann direkt oder durch die vordere Rektumwand palpiert werden. Der Uterus, die Tuben und die Ovarien können mittels bimanueller Palpation untersucht werden.

Vulva

Das äußere Genitale der Frau wird Vulva genannt (Abb. 9.28) und besteht aus einem Fettpolster, das der Symphysis pubis anliegt (Mons pubis), einem Paar vorstehender, behaarter Hautfalten, die von jeder Seite des Mons pubis ausgehen und sich in der Mittellinie vor der Analfalte treffen (Labia majora) und einem Paar unbehaarter, flacher Hautfalten, die aneinander und medial der Labia majora (Labia minora) liegen. Die Labia minora vereinigen sich vor der Vaginalöffnung, wobei sich jede in 2 kleine Falten aufteilt, die sich in der Mittellinie vereinigen. Aus den vorderen Falten jeder Seite wird das Präputium gebildet, aus den hinteren das Frenulum. Ein Höcker erektilen Gewebes (Klitoris) liegt versteckt zwischen dem Frenulum und dem Präputium. Hinten vereinigen sich die Labia minora zur Fourchette. Die Labia minora trennen das Vestibulum, das den Meatus urethrae externus und die Vaginalöffnung enthält. Die Bartholini-Drüsen sind ein Paar bohnengroßer Schleimdrüsen, die in der Tiefe des Hinterrandes der Labia minora liegen. Sie entleeren ihr Sekret über einen Ausführungsgang in das Vestibulum, wodurch die Lubrikation,

Anatomie des Genitaltraktes

Beckenboden

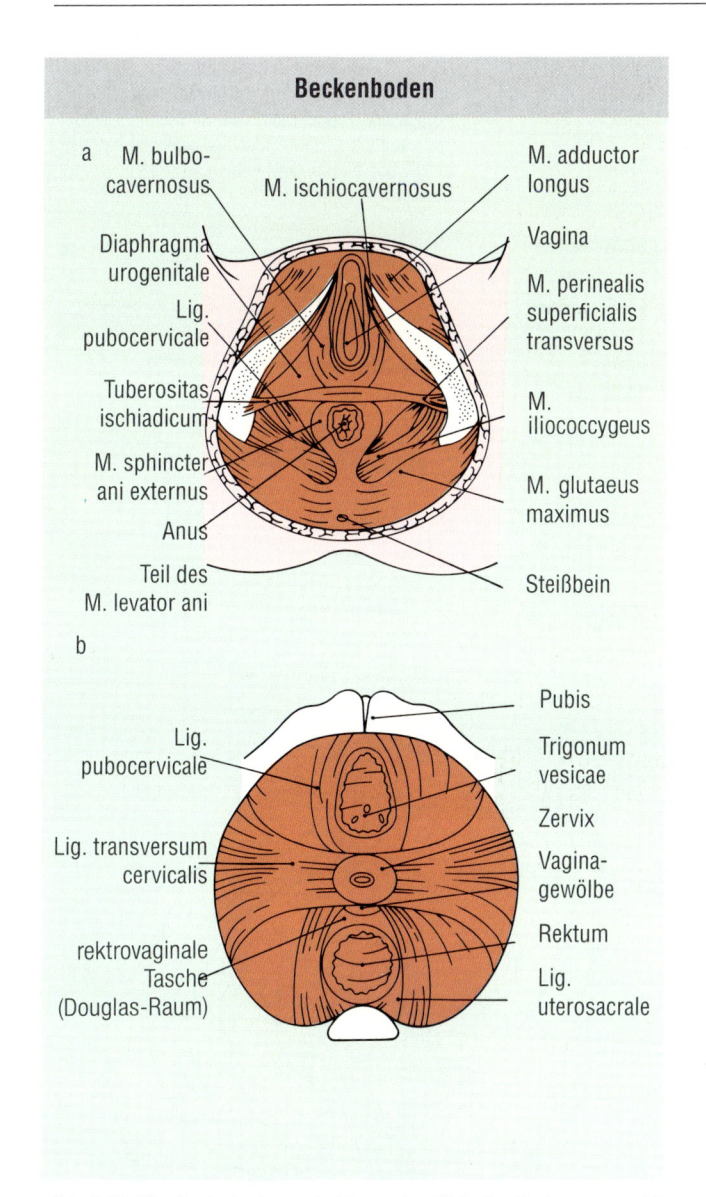

a
- M. bulbocavernosus
- M. ischiocavernosus
- Diaphragma urogenitale
- Lig. pubocervicale
- Tuberositas ischiadicum
- M. sphincter ani externus
- Anus
- Teil des M. levator ani
- M. adductor longus
- Vagina
- M. perinealis superficialis transversus
- M. iliococcygeus
- M. glutaeus maximus
- Steißbein

b
- Lig. pubocervicale
- Lig. transversum cervicalis
- rektrovaginale Tasche (Douglas-Raum)
- Pubis
- Trigonum vesicae
- Zervix
- Vaginagewölbe
- Rektum
- Lig. uterosacrale

Abb. 9.29 Die Beckenbodenmuskulatur unterstützt die Beckenorgane (a). Oberflächliche Perineummuskulatur, (b) Faszien und Ligamente

eine Anfeuchtung, des Introitus vaginae entsteht. Die Bartholini-Drüsen können sich infizieren, wenn die Gänge verstopfen, was zu einer schmerzhaften Schwellung und Abszeßbildung führt. Die Vulva liegt auf dem Beckenboden, der von einem Geflecht von Muskeln gebildet wird, die das Rektum, die Vagina und die Urethra unterstützen (Abb. 9.29).

Vagina

Die Vagina stellt eine röhrenförmige Verbindung zwischen der Vulva und der Cervix uteri dar. Ihre Öffnung in die Vulva (Introitus) liegt zwischen Urethra und Anus. Die Vagina verläuft nach kranial und dorsal. Ein bindegewebiges Septum trennt die Vagina ventral von der Basis der Blase und der Urethra und dorsal vom Rektum. Die Cervix uteri ragt in das obere Ende der Vagina, wodurch deren blindes Ende in ein vorderes, hinteres und seitliches Horn (Abb. 9.30) geteilt wird, durch deren dünne Wand die Beckenorgane leicht palpiert werden können.

Uterus

Der Uterus ist ein muskulöses, birnenförmiges Organ, das aus Zervix, Korpus und Fundus besteht (Abb. 9.31). Der Uterus der erwachsenen Frau ist in der Regel nach vorne aus der Ebene der Vagina (Anteversion) heraus gerichtet und ist am Übergang der Zervix in das

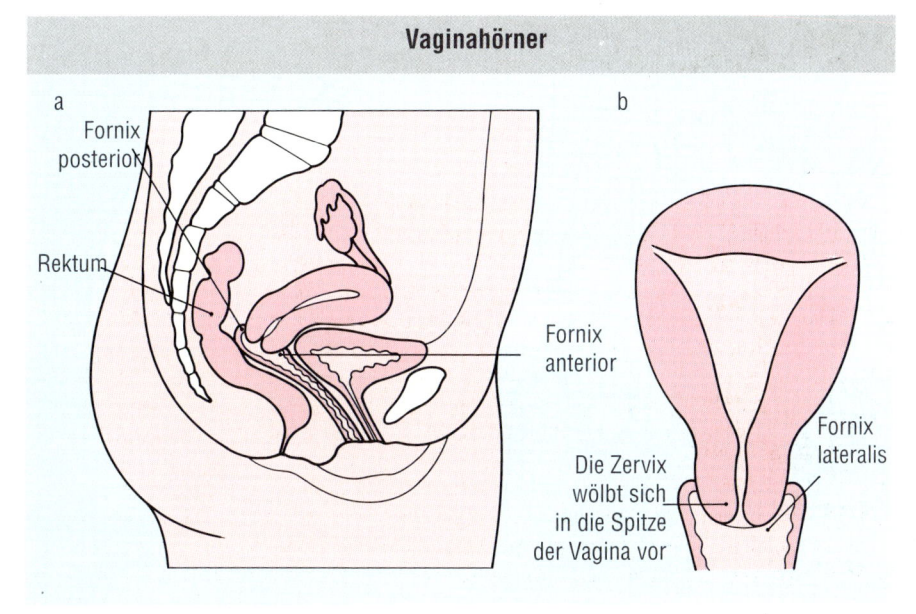

Vaginahörner

a
- Fornix posterior
- Rektum

b
- Fornix anterior
- Die Zervix wölbt sich in die Spitze der Vagina vor
- Fornix lateralis

Abb. 9.30 Die Zervix ragt in die Vagina, wodurch das vordere, hintere und die seitlichen Hörner (Fornizes) entstehen

Weibliche Brust und Geschlechtsorgane

Uterus

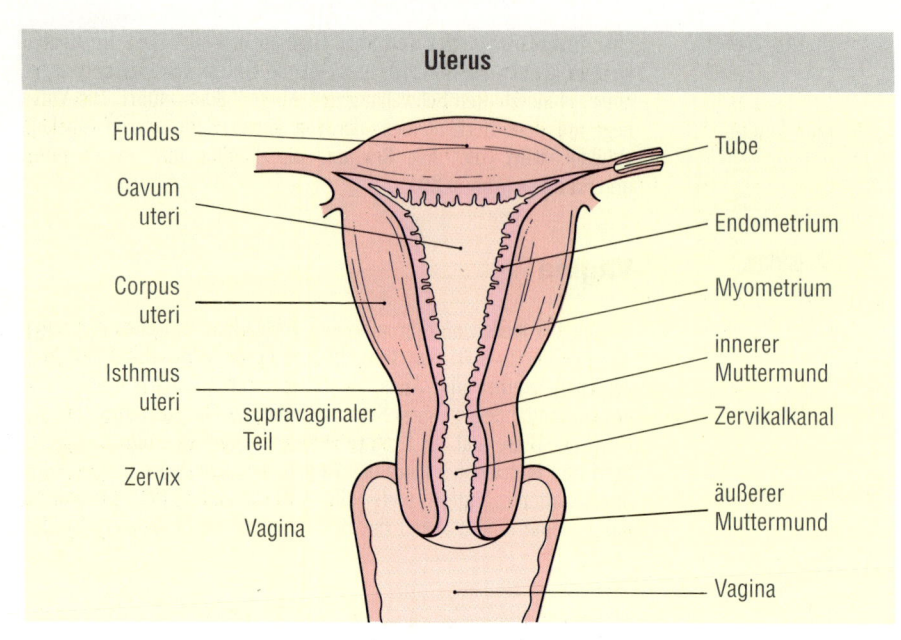

- Fundus
- Cavum uteri
- Corpus uteri
- Isthmus uteri
- supravaginaler Teil
- Zervix
- Vagina
- Tube
- Endometrium
- Myometrium
- innerer Muttermund
- Zervikalkanal
- äußerer Muttermund
- Vagina

Abb. 9.31 Querschnitt durch den birnenförmigen, muskulösen Uterus mit Zervix, Isthmus, Korpus und Fundus uteri. Die Schleimhaut wird Endometrium genannt. Der Zervikalkanal hat eine innere und eine äußere Öffnung

Unterschiedliche Lagen des Uterus

a Normal (Anteflexion, Anteversion)

b Retroflexion (Uterus antevertiert)

c Retroversion (Uterus anteflektiert)

d Retroversion, Retroflexion

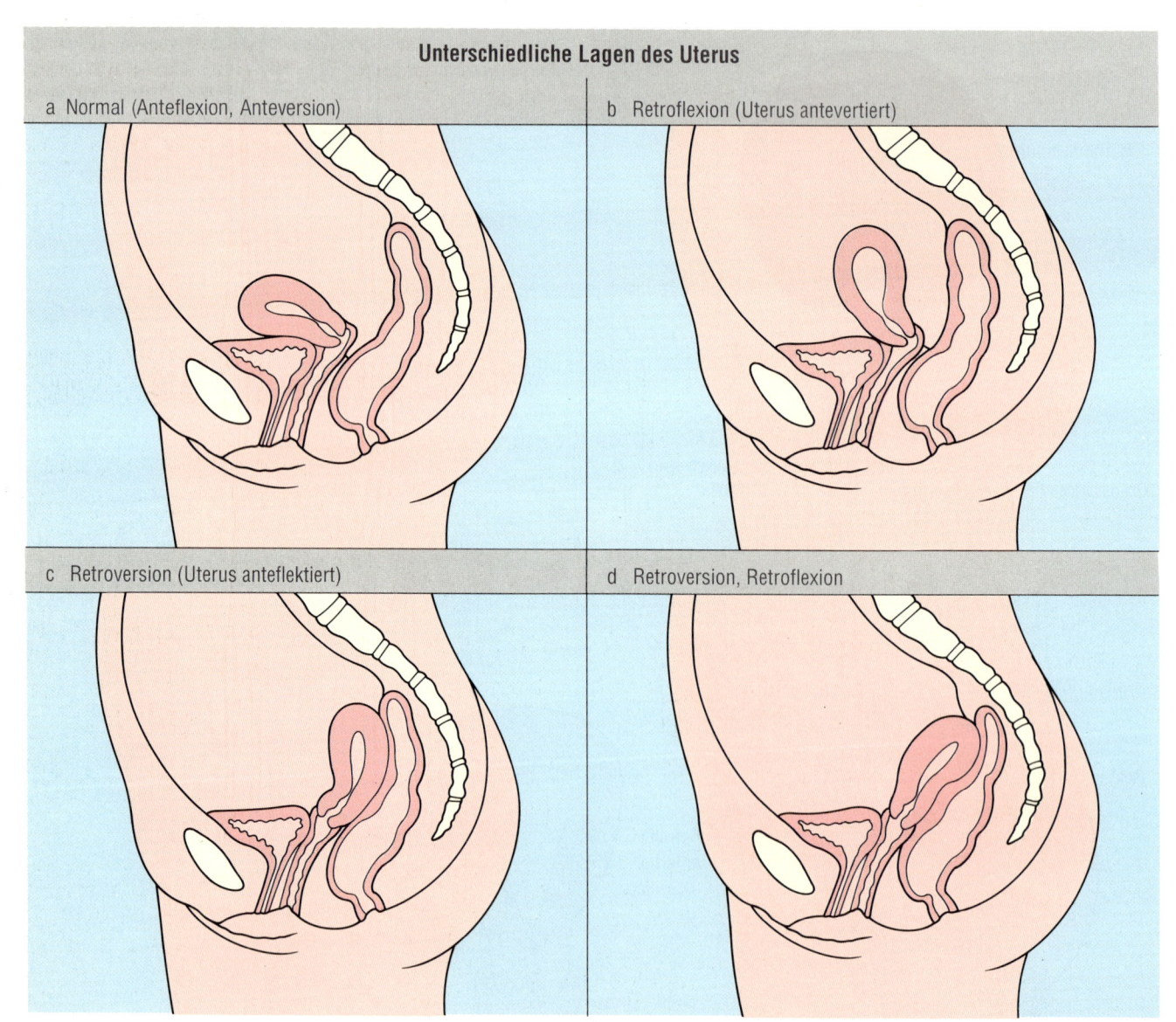

Abb. 9.32 Lage des Corpus uteri im Becken (a) Der normale Uterus weist nach ventral (Anteversion) und ist in sich nach ventral geknickt (Anteflexion). Andere Lagen sind: (b) Retroflexion, Anteversion, (c) Retroversion, Anteflexion, (d) Retroversion, Retroflexion

9.14

Anatomie des Genitaltraktes

Corpus in sich selbst nach vorne geneigt (Anteflexion, Abb. 9.**32a**). Bei einigen Frauen nimmt der Uterus andere Positionen ein: Ein antevertierter Uterus kann retroflektiert sein (Abb. 9.**32b**) und ein retrovertierter Uterus kann anteflektiert (Abb. 9.**32c**) oder retroflektiert sein (Abb. 9.**32d**).

Die der Vagina zugewendete Oberfläche des Zervix ist von einem mehrlagigen squamösen Epithel bedeckt. Der Uterus ist von Peritoneum, das ventral auf die Blase und dorsal auf das Rektum umschlägt sowie lateral breite Ligamente bildet, bedeckt. Das Peritoneum, das die Hinterwand des Uterus und der oberen Vagina bedeckt, greift auf die Vorderseite des Rektum über, wodurch ein Blindsack (Douglas-Raum) gebildet wird. Das Zylinderepithel, das den Uterus auskleidet (Endometrium), reagiert auf die Hormonveränderung während des Menstruationszyklus.

Adnexe

Die Adnexe umfassen Tuben, Ovarien und ihre bindegewebigen Anhanggebilde.

Tuben

Die Tuben münden seitlich in den oberen, äußeren Teil des Uterus (Cornu uteri) und verlaufen seitlich der freien Enden der Ligg. lata uteri, die um die Ovarien verlaufen (Abb. 9.**33**). Die Länge der Tuben beträgt 8 bis 14 cm. Zum Peritoneum öffnen sie sich mit dem trompetenförmigen Infundibulum (Ostium), das von fransenartigen Fimbrien umsäumt wird. Diese liegen über den Ovarien und helfen dabei das Ei zu fangen, wenn es in der Zyklusmitte vom Ovar ausgestoßen wird. Das Ei wird durch eine Kombination aus Peristaltik und Bewegung der Zilien, die auf den Schleimhautzellen sitzen, durch die Tube transportiert.

Ovarien

Jedes der beiden oval geformten Ovarien liegt in einer kleinen Einbuchtung seitlich im Becken. Das Ovar ist nicht vom Peritoneum bedeckt und ist ca. 3 cm lang, 2cm breit und 1cm dick. Das Lig. ovarii verbindet das Ovar mit dem Cornu uteri. Das bindegewebige Stroma des Ovars enthält die Graafschen Follikel verschiedener Entwicklungsstadien, das Corpus luteum, das sich nach der Ovulation entwickelt, und das Corpus albicans, das nach der Degeneration des Corpus luteum zurückbleibt.

Faszien und Ligamente des Beckens

Das Bindegewebe, das die Muskeln des Beckenbodens bedeckt, verdickt sich zu Ligamenten, die die Beckenorgane durch Anheftung an das Becken stabilisieren und unterstützen. Die Hauptligamente (Mackenrodt-Ligamente) reichen nach lateral und verbinden Zervix und obere Vagina mit dem knöchernen Becken. Das Lig. cardinale verläuft vom Uterus zur seitlichen Wand des kleinen Beckens. Weitere

Ligamente der Ovarien und Adnexe

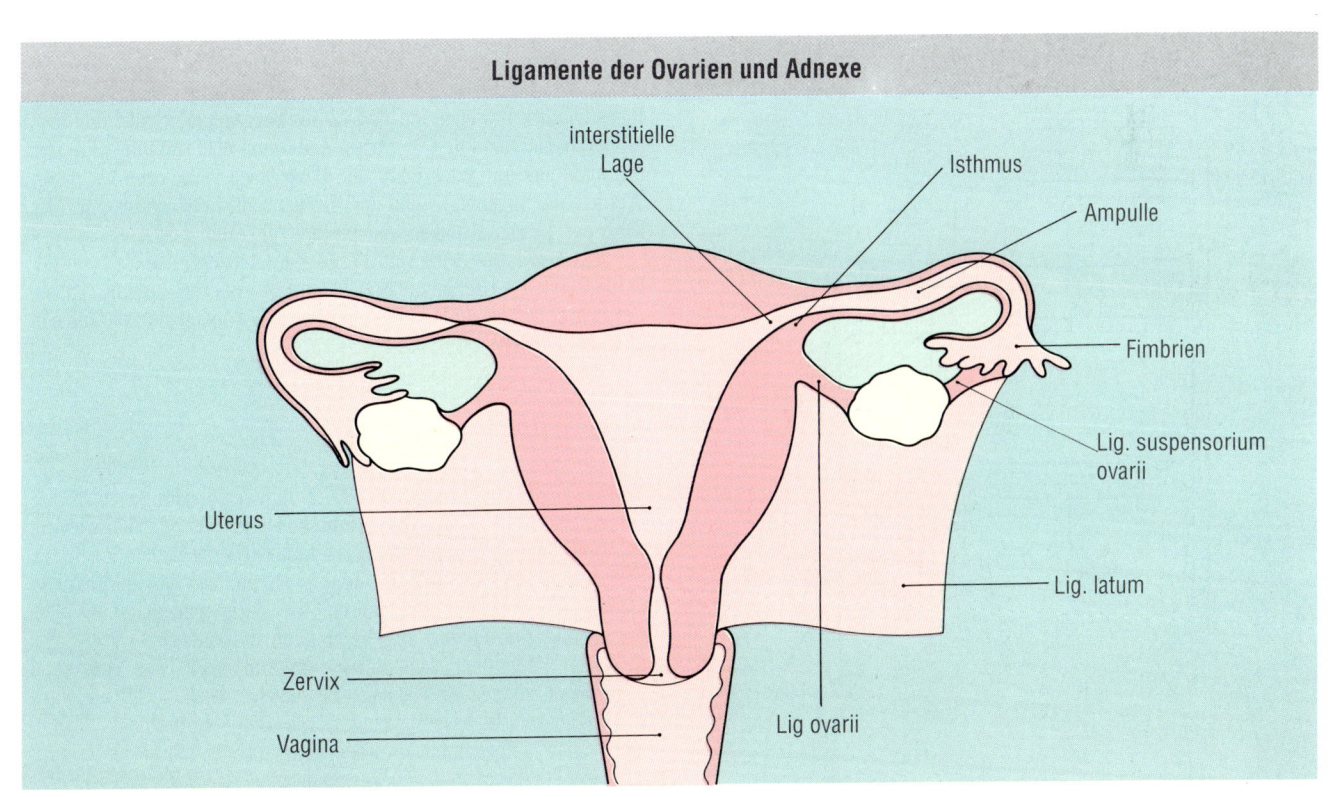

Abb. 9.**33** Querschnitt des Uterus und der Tuben mit Darstellung der an den Ovarien ansetzenden Ligamente

Weibliche Brust und Geschlechtsorgane

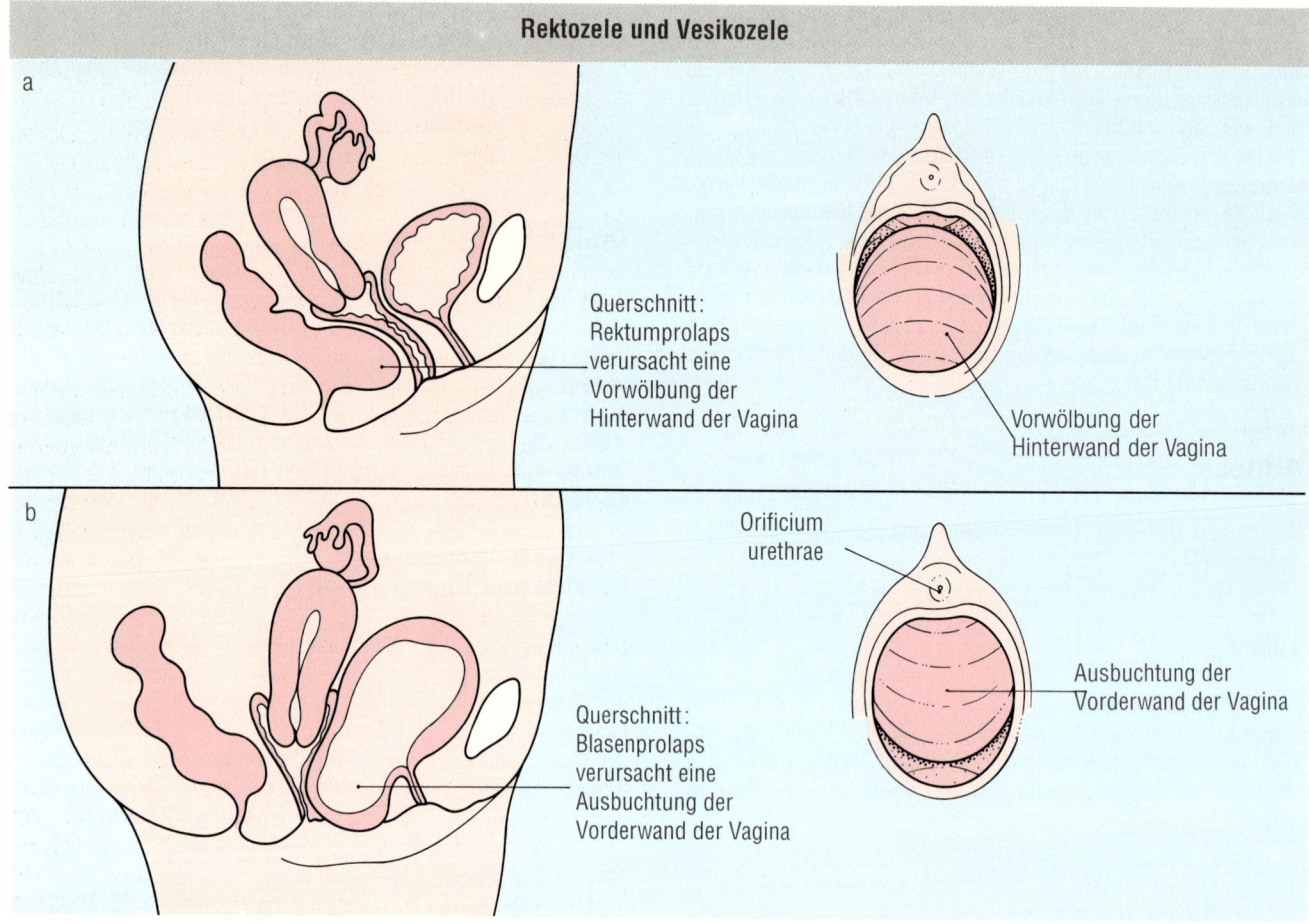

Rektozele und Vesikozele

Abb. 9.34 Untersuchung des Beckenbodens. (a) Rektumprolaps verursacht eine Vorwölbung der Hinterwand, (b) Blasenprolaps verursacht eine Ausbuchtung der Vorderwand der Vagina

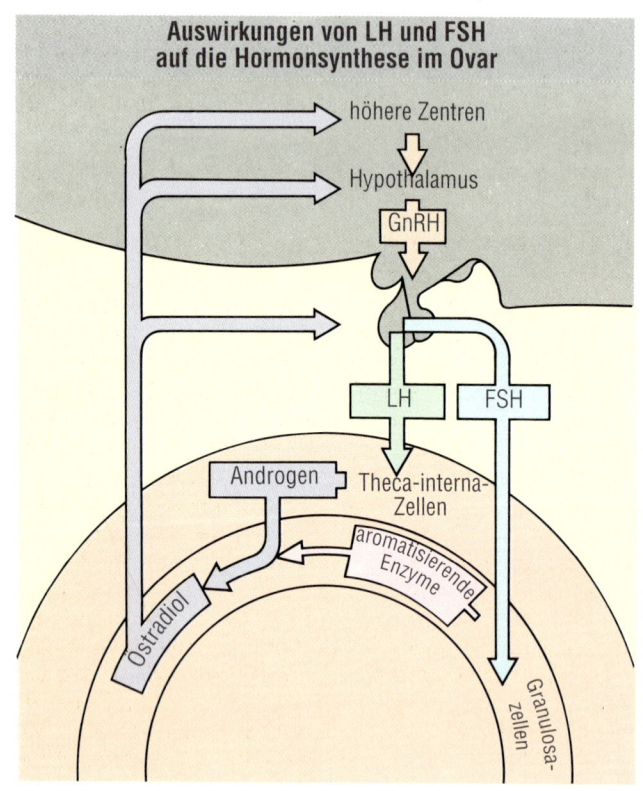

Auswirkungen von LH und FSH auf die Hormonsynthese im Ovar

Abb. 9.35 Auswirkung der Gonadotropine auf Theca-interna-Zellen und Granulosazellen, die die ovarialen Hormone bilden

Befestigungen bestehen am Periost der Sakroiliakalgelenke und dem mittleren Os sacrum. Die Fascia pubocervicalis verläuft vom Lig. cardinale aus auf jeder Seite der Blase nach vorne zum Os pubis. Werden die Ligamente und die Beckenbodenmuskulatur schwach, kann der Uterus absinken und prolapieren (Abb. 9.51).

Das Lig. latum wird vom Peritoneum gebildet, das sich von der Seitenwand des Uterus zur Seitenwand des Beckens spannt. Tuben, Lig. ovarii, Uterus- und Ovarialgefäße sowie Lymphgefäße verlaufen in diesem Ligament (Abb. 9.34).

Sexualanamnese

Eine anfängliche Abneigung, Genitalerkrankungen oder Sexualstörungen zu besprechen, sollte durch Einfühlsamkeit überwunden werden. Der Umfang einer Sexualanamnese hängt von deren Bedeutung für die Symptome der Patientin ab. Organische und psychische Einflüsse können die Sexualfunktion stören, was sich seinerseits auf eine bestehende Erkrankung auswirken kann, wenngleich es nicht von zentraler Bedeutung sein dürfte. Erkrankungen von Herz und Atemwegen können ein normales Sexualleben beeinträchtigen. Nach einem Herzinfarkt besteht häufig Sorge, daß kein normales Sexualleben mehr aufgenommen werden kann. Häufig führen akute oder chronische Erkrankungen zu Verminderung oder Verlust der Libido. Patienten mit psychischen Erkrankungen, wie Anorexia nervosa oder Depression, können primär über Libidoverlust oder Menstruationsstörungen klagen. Im Gegensatz dazu klagen Patienten, die primär an sexuellen Problemen leiden, über somatische Symptome, z. B. Bauchschmerzen, wodurch die zugrundeliegenden sexuellen Probleme verborgen bleiben können.

Die Anamnese hinsichtlich Genitalfunktion bzw. Sexualität schließt sich meist an die Miktionsanamnese an. Fragen nach früheren Schwangerschaften oder dem Menstruationszyklus können eine nützliche Basis für detaillierte Fragen sein (Abb. 9.35).

Menstruationsanamnese

Menarche

Da das Alter, in dem die Menarche auftritt, stark streut, können sich sowohl die Eltern als auch das Mädchen unnötig darüber Sorgen machen, daß sie noch nicht eintrat. Die meisten europäischen und nordamerikanischen Mädchen beginnen im mittleren Alter von 14,5 (Spannweite 9 bis 16) Jahre mit der Menstruation. Das Körpergewicht scheint eine Rolle zu spielen und beträgt im Durchschnitt 48 kg, wenn die Menarche auftritt. Bei Sorgen wegen einer verzögerten Menarche oder einer primären Amenorrhö sollte erfragt werden, ob bereits eine Schambehaarung bzw. Axillarbehaarung besteht, und ob die Mammaentwicklung schon begonnen hat. Im Alter von 14 Jahren sollten diese sekundären Sexualmerkmale vorhanden sein. Ist die Menarche noch nicht eingetreten und es fehlen auch andere Zeichen der Sexualentwicklung, sollte an organische Ursachen einer primären Amenorrhö, wie Gonadendysgenesie (Turner-Syndrom), angeborene anatomische Abnormalitäten des Genitaltraktes (z. B. Aplasie, Uterus- oder Vaginahypoplasie), polyzystische Ovarien oder Hypophysen- bzw. Hypothalamustumoren gedacht werden. Sind dagegen die sekundären Geschlechtsmerkmale vorhanden, sollte die Patientin beruhigt werden. Eine Untersuchung ist meist nur erforderlich, wenn die Menarche bis zum 16. Lebensjahr nicht aufgetreten ist.

Menstruationszyklus

In welchem Alter trat die erste Blutung (Menarche) auf?

In welchem Alter begann sich die Mamma zu entwickeln (Thelarche)?

Betreiben Sie Kontrazeption oder hormonelle Substitutionstherapie?

Wie lange dauert bei Ihnen ein Zyklus?

Wie viele Tage dauert Ihre Menstruation?

Wieviele Tampons/Binden benötigen Sie pro Tag?

Entstehen Blutgerinnsel?

Menstruationszyklus

Die Frauen sollten angeleitet werden, den Beginn jeden Menstruationszyklusses genau anzugeben (z. B. das Datum, an dem die Blutung auftritt). Der Beginn des aktuellen Zyklusses sollte dokumentiert werden. Die Dauer eines Menstruationszyklusses umfaßt die Zeit vom 1. Tag der Blutung des aktuellen Zyklus bis zum 1. Tag der Blutung des folgenden Zyklus und kann bei gesunden Frauen zwischen 21 und 35 Tagen schwanken, beträgt aber im Durchschnitt 28 Tage. Die meisten gesunden, fruchtbaren Frauen haben einen regelmäßigen Zyklus, dessen Dauer nur um 1 bis 2 Tage variiert. Sobald regelmäßige Perioden bestehen, können Abweichungen von der Norm beachtenswert sein.

Der Blutverlust bei der Menstruation beträgt im Mittel ca. 70 ml. Die genaue Menge ist schwer festzustellen, indirekte Hinweise auf den Blutverlust lassen sich aber leicht finden. Bei Frauen mit starken Blutungen ist der Tampon bzw. die Binde blutgetränkt, nicht nur von Blut befleckt. Der Abgang von mehreren großen Gerinnseln deutet auf eine extrem starke Blutung hin. Die einzige Möglichkeit den Blutverlust bei der Menstruation genau festzustellen besteht darin, die Binden oder Tampons vor und nach jedem Wechsel zu wiegen.

Jede Änderung oder Auffälligkeit des Menstruationszyklus sollte anhand folgender Fragen geklärt werden:

- Sind die Zyklen regelmäßig?
- Wie lange dauert ein Zyklus?
- Wie stark sind die Regelblutungen?

Dabei ist zu beachten, daß der körpereigene Rhythmus nicht erkennbar sein kann, wenn die Patientin Kontrazeptiva einnimmt oder eine Hormonsubstitutionstherapie durchgeführt wird. Die häufigste Zyklusunregelmäßigkeit besteht darin, daß die Menstruation nicht zum erwarteten Zeitpunkt erfolgt (sekundäre Amenorrhö). Die Zyklen können selten auftreten und nur geringe Blutungen verursachen (Oligomenorrhö), sie können aber auch ungewöhnlich häufig (Polymenorrhö), außergewöhnlich stark (Menorrhagie) oder außergewöhnlich häufig und stark (Polymenorrhagie) sein. Eine Blutung nach dem Geschlechtsverkehr wird als postkoitale Blutung bezeichnet. Werden regelmäßige Zyklen durch Tage von geringem Blutverlust oder von einem blutigen Ausfluß unterbrochen, wird diese als intermenstruelle Blutung bezeichnet.

Sekundäre Amenorrhö

Durch die Anamnese sollten mögliche Ursachen einer sekundären Amenorrhö erfaßt werden (Abb. 9.36). Schwangerschaft und Stillzeit sind die häufigsten Ursachen. Vermutet die Patientin, daß sie schwanger ist, sollte nach Begleitsymptomen (frühmorgendliche Übelkeit und Erbrechen, Miktionsfrequenz, druckschmerzhafte Vergrößerung der Mammae) gefragt werden. Streß, Angst, Depression, Trauer und eine Veränderung der Umgebung können die zyklische Freisetzung der Sexualhormone aus dem Hypothalamus bzw. der Hypophyse stören. Man sollte auch an die Angst vor einer Schwangerschaft denken, dem häufigsten Grund einer verzögerten Menstruation. Nicht nur Patientinnen mit ausgesprochen starkem Gewichtsverlust bzw. Anorexia nervosa, sondern auch Leistungssportlerinnen können eine Amenorrhö entwickeln. Die Methoden der Schwangerschaftsverhütung sollten erfragt werden, da eine Amenorrhö nach Einnahme von Kontrazeptiva auftreten kann. Bei Frauen ab 40 bis 50 Jahren sollte auch an die Menopause gedacht werden, der oft eine Veränderung des Zyklus, eine verminderte Blutmenge und die

Ursachen der sekundären Amenorrhö

Physiologisch
  Schwangerschaft
  Stillzeit
 	
Psychisch
  Anorexia nervosa
  Depression
  Angst vor Schwangerschaft
 	
Hormonell
  Postkontrazeptive Pille
  Hypophysentumor
  Hyperthyreose
  Nebennierentumor
 	
Ovarial
  Polyzystische Ovarien
  Ovarialtumor
  Tuberkulose der Ovarien
 	
Konstitutionell
  Schwere akute Krankheit
  Chronische Krankheit / Infektion
  Autoimmunerkrankung

Abb. 9.36 Sekundäre Amenorrhö

Ursachen der vaginalen Ausflusses

Physiologisch
  Schwangerschaft
  Sexuelle Stimulation
  Menstruationszyklus
 	
Pathologisch
  Vaginal
    Kandidose (Soor)
    Trichomonadeninfektion
    Gardenellainfektion
    Andere Bakterien (z.B. durch Reste eines Tampons)
    Postmemopausale Vaginitis
 	
  Zervikal
    Gonorrhö
    Unspezifische Genitalinfektion
    Herpes
    Zervixektopie
    Zervixneoplasma (z.B. Polyp)
    Intrauterine kontrazeptive Vorrichtungen

Abb. 9.37 Vaginaler Ausfluß

Symptome der „Wechseljahre", wie Hitzewallungen und Trockenheit des Introitus vaginae, vorausgehen. Findet sich keine Ursache für die Amenorrhö, sollte an Erkrankungen des Hypothalamus, der Hypophyse und des Ovars gedacht werden.

Auffällige Blutungsmuster

Oligomenorrhö

Mit Oligomenorrhö wird eine seltene oder gering ausgeprägte Menstruationsblutung bezeichnet. Zwischen Menarche und dem Beginn regelmäßiger Menstruationen kann, ebenso wie im Klimakterium, physiologischerweise eine Oligomenorrhö bestehen. Bei einigen Frauen bleibt die Oligomenorrhö auch während des Erwachsenenalters bestehen. Es ist wichtig zu klären, ob die seltenen, geringen Blutungen eine Veränderung des normalen Musters oder das individuelle Muster, das seit der Pubertät besteht, widerspiegeln. Gegebenenfalls müssen alle Faktoren berücksichtigt werden, die in der Differentialdiagnose einer sekundären Amenorrhö eine Rolle spielen.

Dysfunktionelle Uterusblutung

Dieser Ausdruck wird verwendet, um eine häufig auftretende Blutung oder einen übermäßigen Blutverlust bei der Menstruation zu beschreiben, der keinen Uteruserkrankungen zuzuschreiben ist (z. B. Fibrome, entzündliche Erkrankungen des Beckens, Karzinome, Polypen). Wichtig ist die Klärung, ob die auffällige Menstruation regelmäßig oder unregelmäßig ist. Regelmäßig auftretende dysfunktionelle Blutungen können als Menorrhagie, Epimenorrhö oder Polymenorrhö vorkommen. Die Regelmäßigkeit dieser auffälligen Zyklen legt nahe, daß eine Ovulation erfolgt, obwohl das eigentlich zu bestätigen wäre. Unregelmäßige dysfunktionelle Blutungen deuten darauf hin, daß keine Ovulation auftritt. Der Menstruationsrhythmus fehlt und das zyklische Muster wird durch eine nicht vorhersehbare Menstruation unterschiedlichen Ausmaßes ersetzt.

Zwischenblutungen und Postmenopausenblutungen

Vaginalblutungen können unerwartet zwischen den normalen Perioden oder nach der Menopause auftreten. Diese können als Abbruchblutung

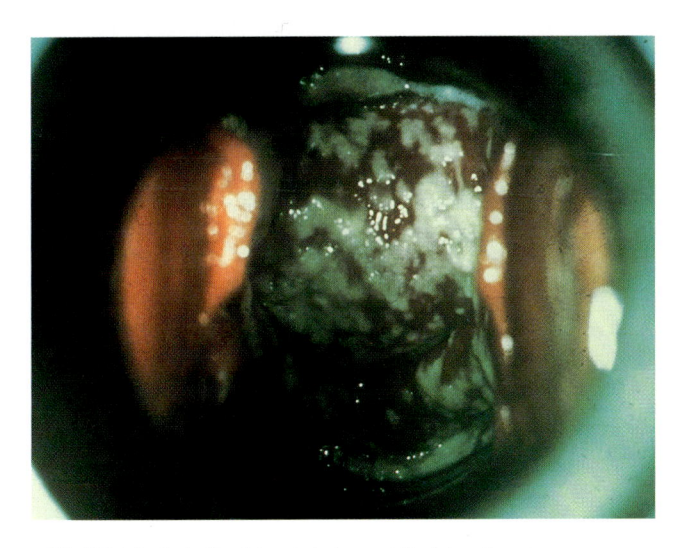

Abb. 9.38 Vaginale Kandidose hat ein quarkähnliches Aussehen

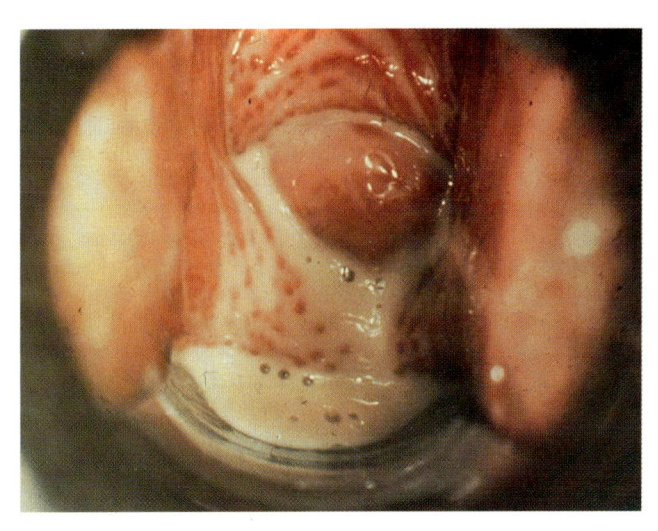

Abb. 9.39 Trichomonadeninfektion

nach Hormonbehandlungen auftreten, daher muß nach einer Therapie mit Sexualhormonen gefragt werden. Erkrankungen von Uterus und Zervix können sich durch abnorme Blutungen äußern, weshalb Erkrankungen der Mukosa (z. B. Endometriose, Karzinom, Polypen) oder der Submukosa (z. B. submuköse Leiomyome, Fibrome) berücksichtigt werden müssen. Postkoitale Blutungen deuten meist auf eine Erkrankung von Zervix oder Uterus (Karzinom, Zervixpolyp) hin.

Ausfluß

Bei Frauen im gebärfähigen Alter kommt Ausfluß aus der Vagina häufig vor (Abb. 9.**37**), was sie am Abend an verschmutzter Unterwäsche bemerken. Dies kann als normale physiologische Reaktion des Drüsengewebes im Genitaltrakt auf zyklische Veränderungen während der Schwangerschaft zunehmen. Der geringe, physiologisch auftretende Ausfluß ist schleimartig und geruchlos. Pathologischer Ausfluß entsteht meist durch Infektionen mit Trichomonaden oder Candida. Der Ausfluß kann die Haut der Vulva reizen, was zu Juckreiz (Pruritus vulvae) oder Brennen führt. Um die Menge des Ausflusses zu klären, sollte gefragt werden, ob dadurch die Unterwäsche nur befleckt wird oder ob er so stark ist, daß Binden getragen werden müssen.

Das Aussehen des Ausflusses kann diagnostisch helfen. Bei einer Vaginitis, die durch Candida albicans ausgelöst wird, ist der Ausfluß weiß, hat ein Aussehen und eine Zusammensetzung wie Quark (Abb. 9.**38**) und löst starken Juckreiz aus. Wird die Vaginitis dagegen durch Trichomonas vaginalis verursacht, ist der Ausfluß meist sehr trüb oder cremefarben, schaumig und hat einen typischen Fischgeruch (Abb. 9.**39**). Er kann zu einer Irritation der Vulva und des Meatus urethrae externus führen und wird deshalb gelegentlich von Brennen bei der Miktion begleitet. Hat der Ausfluß einen stark fauligen Geruch, sollte an einen Fremdkörper (z. B. Tampon) gedacht werden. Infektionen der Cervix uteri (Gonorrhö, Chlamydia trachomatis, unspezifische Zervizitis) können auch von Ausfluß begleitet sein, sind aber im Gegensatz zur Vaginitis nur selten von Juckreiz oder Brennen der Vulva begleitet.

Ausfluß aus der Vagina

Wie lange besteht der Ausfluß?

Haben Sie wenig oder viel Ausfluß?

Führt der Ausfluß nur zur Beschmutzung der Unterwäsche oder benötigen Sie Tampons/Binden?

Wie ist der Ausfluß gefärbt, und wie sieht er aus?

Riecht der Ausfluß?

Ist der Ausfluß bluttingiert?

Bestehen gleichzeitig Schmerzen im Unterbauch oder Fieber?

Besteht Juckreiz oder Brennen der Vulva?

Schmerz

An gynäkologische Erkrankungen sollte bei allen Frauen gedacht werden, die sich mit Schmerzen im Unterleib vorstellen. Die wahrscheinlichste Ursache für Schmerzen, die voraussagbar unmittelbar vor oder während der Menstruation auftreten, ist eine Dysmenorrhö. Dieser Schmerz wird suprapubisch lokalisiert, als bohrend oder krampfartig empfunden und tritt 1 bis 2 Tage vor der Menstruation oder im Zusammenhang mit der Menstruation (Uteruskontraktion während des Abstoßens des Endometriums) auf. Eine ausgeprägte Dysmenorrhö sollte als Hinweis auf eine Endometriose gewertet

Weibliche Brust und Geschlechtsorgane

werden, bei der zyklische Veränderungen (einschließlich der Abbruchblutung) in ektop (Tuben, Peritoneum) liegendem Endometriumgewebe ablaufen.

Bei der Ovulation kann in der Fossa iliaca (einseitig) oder suprapubisch ein einige Stunden dauernder Schmerz auftreten. Bei einem starken Schmerz in der Fossa iliaca sollte an die Möglichkeit einer Einblutung in eine Ovarialzyste oder eine gedrehte Zyste gedacht werden. Falls Schmerzen ohne vorherige Menstruation auftreten, muß auch daran gedacht werden, daß eine ektop eingenistete, befruchtete Eizelle rupturiert sein könnte. Meist besteht dann gleichzeitig ein Schock. Falls neben Schmerzen im Unterleib ein Ausfluß aus der Vagina, Fieber, Anorexie und Übelkeit besteht, sollte eine akute Infektion der Tube (akute Salpingitis) in Betracht gezogen werden.

Dyspareunie

Schmerzen, die beim Geschlechtsverkehr (Dyspareunie) auftreten, können entweder durch psychische oder organische Störungen ausgelöst werden. Es sollte zwischen vaginalem Spasmus, der das Eindringen des Penis erschwert (Vaginismus), und Schmerz, der auftritt sobald der Penis eingedrungen ist, unterschieden werden. Wird der Schmerz mehr oberflächlich empfunden, ist die Ursache meist in der Vulva oder in psychischen Problemen zu suchen. Wird er eher in der Tiefe empfunden, deutet das auf entzündliche oder maligne Erkrankungen von Zervix, Uterus oder Adnexe hin. Nach der Menopause atrophiert das Epithel der Vulva und der Vagina und verliert seine Feuchtigkeit, wodurch der Geschlechtsverkehr schmerzhaft werden kann.

Psychosexuelle Anamnese

Ein zufriedenstellendes Sexualleben ist für eine gesunde emotionale Beziehung wichtig, daher sollten alle Frauen nach bestehendem Geschlechtsverkehr gefragt werden. Als Symptome können Libidoverlust, Unfähigkeit einen Orgasmus zu empfinden, Schmerzen oder Schwierigkeiten beim Geschlechtsverkehr ebenso wie bisexuelle Neigungen bestehen, die sich oft hinter somatischen Symptomen, wie unspezifische Bauchschmerzen, Depressionen oder Müdigkeit verbergen. Häufig können derartige Sexualprobleme nur durch feines, klinisches Gefühl und taktvolle Anamneseerhebung erkannt werden.

Perkussionsbefunde bei Tumor und Aszites

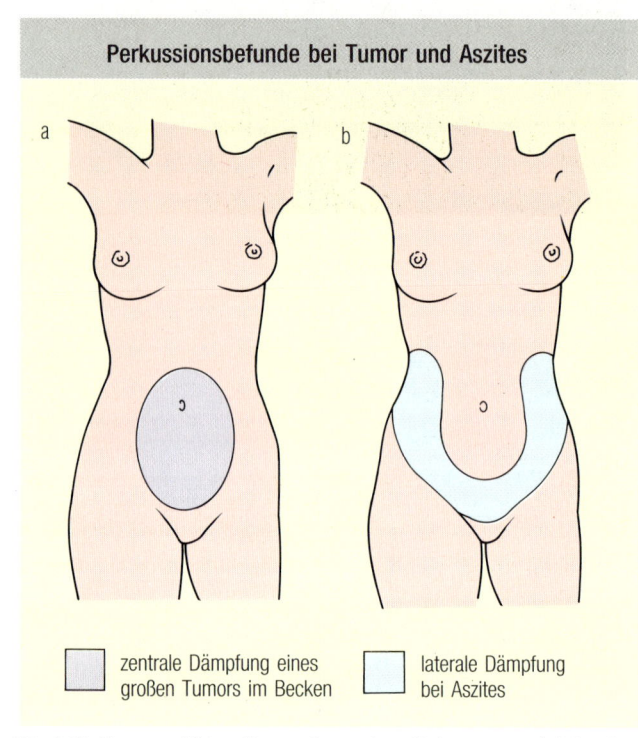

□ zentrale Dämpfung eines großen Tumors im Becken
□ laterale Dämpfung bei Aszites

Abb. 9.**40** Eine sorgfältige Untersuchung des Abdomens ermöglicht die Unterscheidung zwischen großen Ovarialzysten und Aszites. (**a**) Eine Ovarialzyste verdrängt den Darm zur Seite, das Zentrum des Abdomens bietet bei Perkussion Dämpfung, die Flanken Resonanz. (**b**) Im Gegensatz dazu besteht bei Aszites in den Flanken Dämpfung und im Zentrum des Abdomens Resonanz

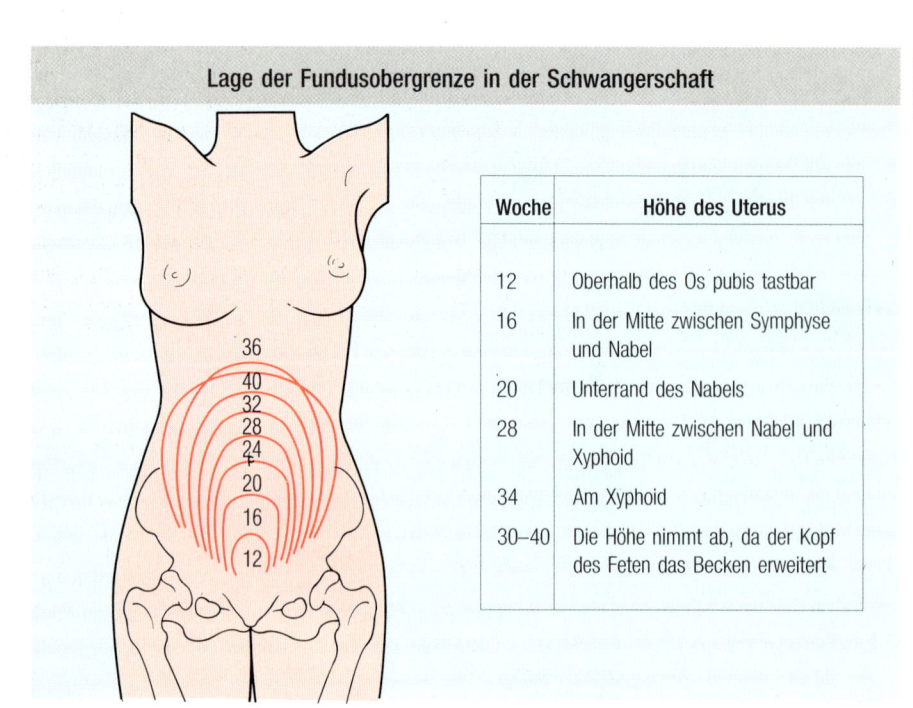

Lage der Fundusobergrenze in der Schwangerschaft

Woche	Höhe des Uterus
12	Oberhalb des Os pubis tastbar
16	In der Mitte zwischen Symphyse und Nabel
20	Unterrand des Nabels
28	In der Mitte zwischen Nabel und Xyphoid
34	Am Xyphoid
30–40	Die Höhe nimmt ab, da der Kopf des Feten das Becken erweitert

Abb. 9.**41** Der Verlauf einer Schwangerschaft kann durch Bestimmung der Obergrenze des Fundus geschätzt werden

Psychosexuelle Anamnese

Sind Sie in der Lage, befriedigende Gefühlsbeziehungen herzustellen?

Haben Sie befriedigende körperliche Beziehungen?

Sind Sie heterosexuell, homosexuell oder bisexuell?

Benutzen Sie Kontrazeptiva und gegebenenfalls welche?

Bestehen Schwierigkeiten sexuell erregt zu werden?

Empfinden Sie einen Orgasmus?

Schwangerschaften

Die Information, ob die Patientin jemals schwanger war oder ob Fertilitätsprobleme bestehen, ist ebenso wichtig, wie die Anzahl ausgetragener Schwangerschaften, Abgänge oder Abtreibungen. Falls ein Abgang auftrat, muß erfragt werden, in welchem Schwangerschaftsmonat sich dieser ereignete. Es kann wichtig sein zu wissen, ob bisher Komplikationen (z. B. Hypertonie, Diabetes) bei der Schwangerschaft oder der Entbindung bzw. Kindbettperiode (Puerperium) auftraten.

Schwangerschaftsanamnese

Waren Sie jemals schwanger und wenn ja, wie oft?

Hatten Sie Probleme, schwanger zu werden?

Wieviele Kinder haben Sie?

Hatten Sie Abgänge und wenn ja, in welchem Schwangerschaftsmonat?

Traten während der Schwangerschaft Komplikationen auf (z.B. Hypertonus oder Diabetes)?

War die Entbindung problemlos oder war eine Zangenentbindung oder ein Kaiserschnitt nötig?

Gynäkologische Untersuchung

Die Untersuchung der Genitalien bedeutet ein Eindringen in den Intimbereich. Obwohl die meisten Frauen psychisch darauf vorbereitet sind, sobald sie wegen einer gynäkologischen Erkrankung den Arzt aufsuchen, sollte ihnen während der Anamnese die Untersuchung erläutert werden.

Wichtig ist es, der Patientin zu versichern, daß die Untersuchung so schonend wie möglich erfolgt und nicht vermeidbare Schmerzen so gering wie möglich gehalten werden. Bei Vaginitis oder entzündlichen Erkrankungen des Beckens können Schmerzen nicht immer vermieden werden, worauf die Patientin hingewiesen werden sollte. Außerdem sollte sie gebeten werden, sich sofort zu melden, wenn Schmerzen auftreten. Bei der gynäkologischen Untersuchung sollte eine Schwester als Assistenz (Abstriche, Spekulumuntersuchung) und aus forensischen Gründen anwesend sein.

Vor der Untersuchung soll die Patientin ihre Blase entleeren, wodurch die Untersuchung angenehmer und die Differentialdiagnose einer suprapubischen Schwellung erleichtert wird. Selbstverständlich muß ein sauberes Laken auf dem Untersuchungsstuhl liegen und es muß die Möglichkeit bestehen, daß sich die Patientin hinter einem Sichtschutz entkleiden und ihre Garderobe aufhängen kann.

Allgemeine Untersuchung

Vor der Untersuchung des Genitaltraktes sollte eine allgemeine Untersuchung erfolgen. Vermehrte Gesichtsbehaarung (Hirsutismus) kann konstitutionell sein, deutet bei sehr starker Ausprägung aber auf endokrine Störungen hin. Durch Menstruationsstörungen kann eine Anämie auftreten und bestimmte Syndrome (z. B. Thyreotoxikose, Myxödem, Cushing-Syndrom, Anorexia nervosa, schwere chronische Erkrankungen) können mit Menstruationsstörungen verbunden sein. Die ersten Hinweise können bereits anhand der Untersuchung der Mammae und der sekundären Geschlechtsmerkmale gewonnen werden.

Untersuchung des Abdomens

Das Abdomen wird vollständig untersucht, bevor Vulva und Vagina untersucht werden. Erkrankungen von Uterus und Adnexen können sich oberhalb des Os pubis widerspiegeln, obwohl diese Organe tief im Becken liegen. Bei Entzündungen im Becken kann eine Druckschmerzhaftigkeit im Unterbauch entstehen und eine Vergrößerung von Uterus oder Ovarien kann mit tastbaren Resistenzen im Unterbauch einhergehen. Große Ovarialzysten können sogar das ganze Abdomen ausfüllen, was häufig als Aszites mißdeutet wird. Durch sorgfältige Perkussion des Abdomens können beide voneinander unterschieden werden. Während eine große Ovarialzyste den Darm nach lateral verdrängt, was zu einer zentralen Dämpfung und Resonanz in der Flanke führt (Abb. 9.**40**), findet sich beim Aszites perkutorisch zentral Resonanz und in den Flanken Dämpfung.

Weibliche Brust und Geschlechtsorgane

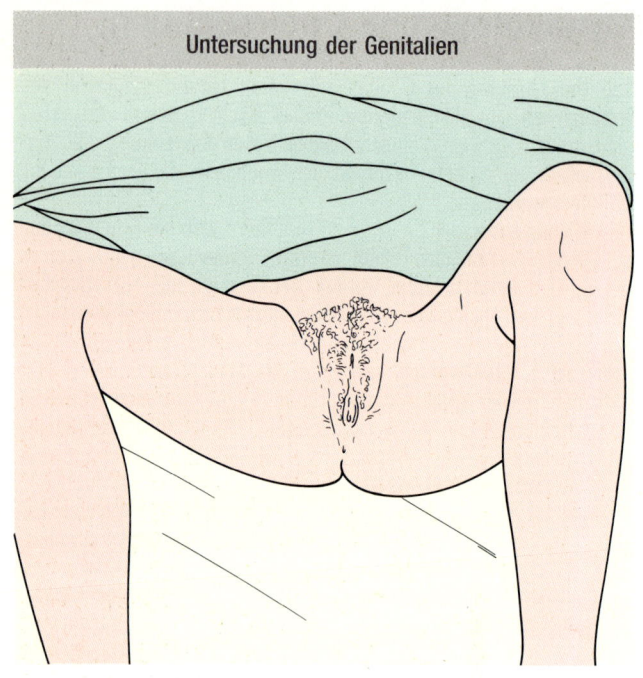

Abb. 9.42 Lagerung der Patientin vor der Untersuchung der Genitalien

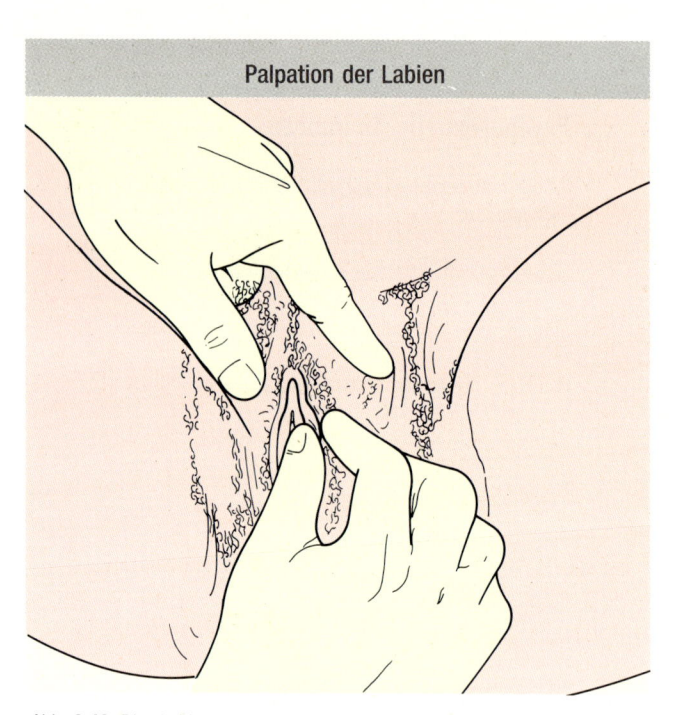

Abb. 9.43 Die Labia majora werden zwischen Zeigefinger und Daumen palpiert

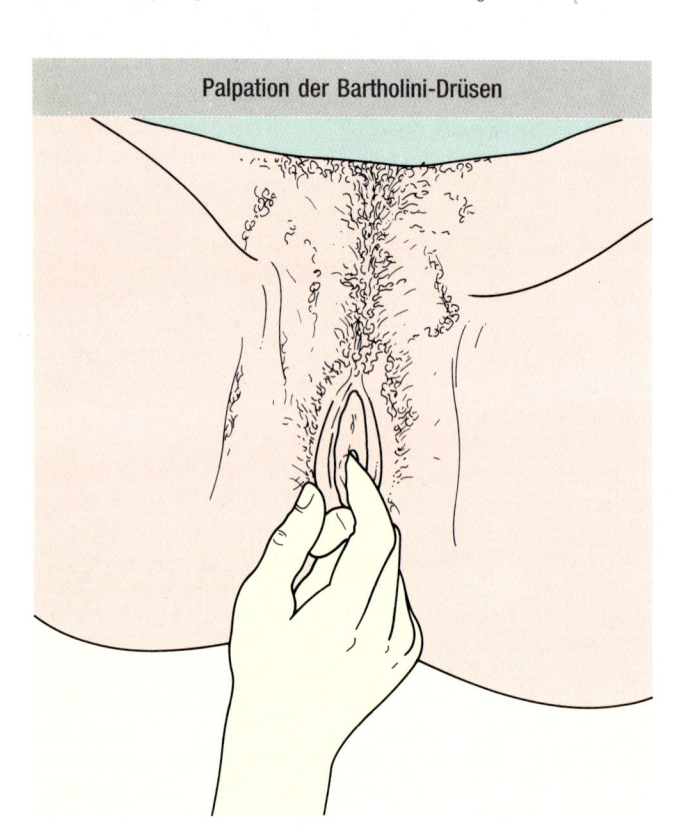

Abb. 9.44 Die Bartholinischen Drüsen werden mit dem Zeigefinger palpiert, der im Introitus vaginae liegt, und dem Daumen, der auf der Außenseite der Labia majora liegt

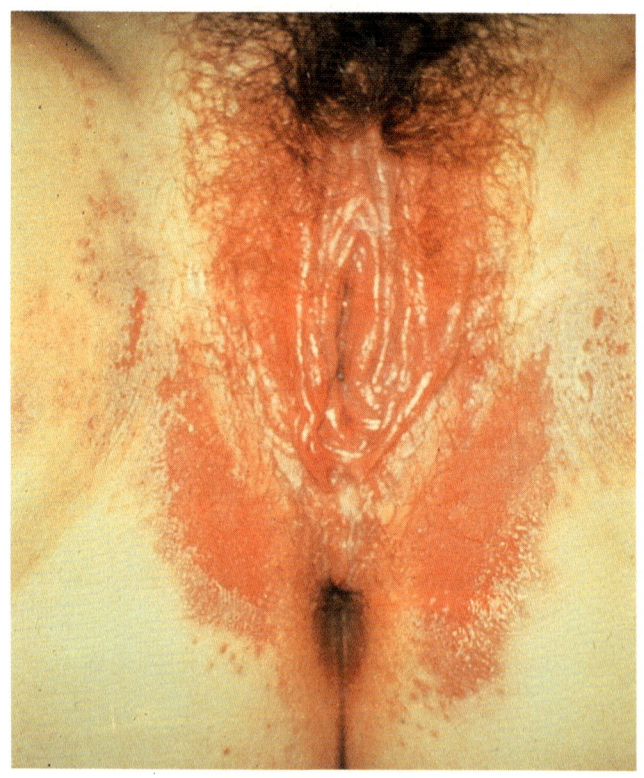

Abb. 9.45 Primäre Kandidiasis der Vulva

Abdomen in der Schwangerschaft

Nach der 12. Schwangerschaftswoche wird der Uterus über der Symphyse tastbar, so daß die Reifung des Fetus anhand der Höhe des Uterusfundus festgelegt werden kann (Abb. 9.41).

Untersuchung der äußeren Genitalien

Die Untersuchung der äußeren Genitalien sollte in Anwesenheit einer Schwester erfolgen. Die Patientin liegt dazu mit in Hüfte und Knie gebeugten Beinen auf einer Untersuchungsliege, wobei die Fersen aneinander liegen. Um die äußeren Genitalien freizulegen (Abb. 9.42)

Gynäkologische Untersuchung

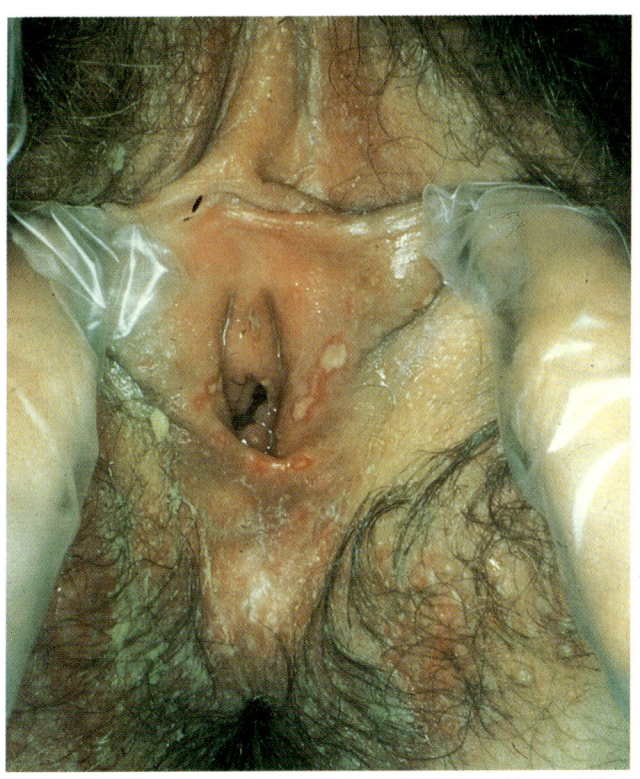

Abb. 9.46 Herpes-simplex-Bläschen der Perianalregion, des hinteren Scheidenhäutchens und der Innenseite der Labia minora

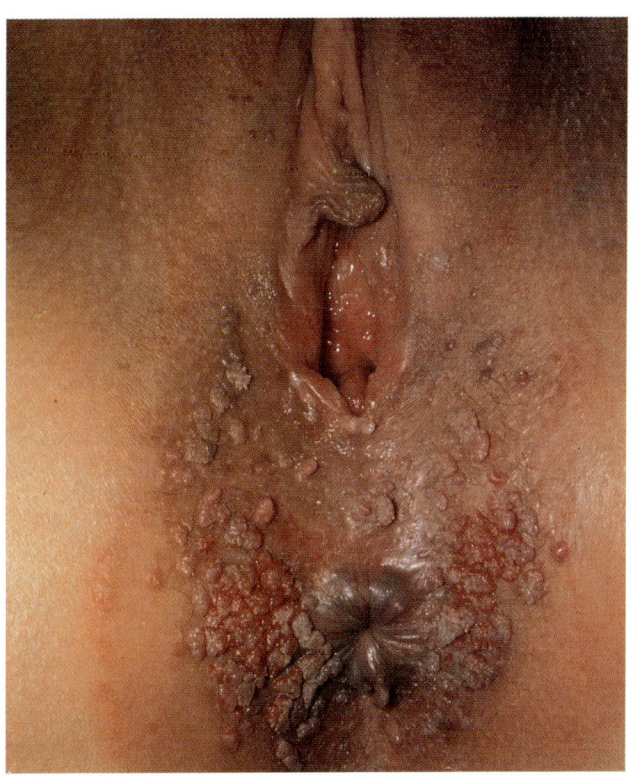

Abb. 9.47 Multiple perianale Warzen (Condylomata acuminata) mit Ausbreitung auf die Labien

werden die Oberschenkel abduziert. Mit einer Decke oder einem Tuch werden Abdomen und Mons pubis bedeckt. Eine helle Beleuchtung ist erforderlich, zusätzlich kann mit einer Lampe bei der Untersuchung Licht auf die Vulva fokussiert werden. Die Untersuchung erfolgt mit Einmalhandschuhen.

Inspektion und Palpation der Vulva

Der Untersuchungsvorgang sollte der Patientin erklärt werden und während der Untersuchung sollte ab und zu Augenkontakt mit der Patientin gesucht werden. Der Mons pubis wird entblößt. Die Behaarung des Mons pubis gibt Hinweise auf die Sexualentwicklung. Am Ende der Pubertät sollten Mons pubis und Außenseiten der Labia majora behaart sein. Inspektion und Palpation erfassen Labia majora, Labia minora, Introitus vaginae, Urethra und Klitoris.

Die Labia majora liegen beidseits direkt neben der Mittellinie. Sie werden vorsichtig mit den Fingern der linken Hand gespreizt, wodurch sich rote, leicht feuchte Haut zeigen sollte. Mit dem Zeigefinger werden sie in ihrer gesamten Länge palpiert (Abb. 9.43), wobei sie sich elastisch, fleischig anfühlen sollten. Als nächstes werden die Bartholini-Drüsen zwischen Zeigefinger und Daumen untersucht (Abb. 9.44), die nur bei Erkrankungen tastbar werden. Dazu palpiert der rechte Zeigefinger vom Eingang der Vagina aus, während der Daumen die Außenseite des hinteren Teils der Labia majora tastet.

Um das Vestibulum einzusehen werden die Labia minora gespreizt, wodurch die Öffnungen von Vagina und Urethra sichtbar werden. Das Gewebe sollte weich und etwas feucht sein.

Nach der Menopause atrophieren Haut und Subkutangewebe der äußeren Genitalien und die Schleimhaut verliert ihre Feuchtigkeit. Diese involutionären Veränderungen sind normal und resultieren aus der Abnahme der Ovarialhormone.

Befunde bei Erkrankungen der Vulva

Ein konfluierender, juckender, roter Ausschlag an der Oberschenkelinnenseite, der auf die Labien übergreift, deutet auf eine Kandidiasis hin (Abb. 9.45), bei der häufig auch ein Ausfluß aus der Vagina besteht. Sie sollte an einen Diabetes mellitus oder eine kürzlich erfolgte Behandlung mit einem Breitspektrumantibiotikum denken lassen. Ein Ausfluß aus der Vagina, der durch eine Candida- oder Trichomonadeninfektion verursacht ist, kann die Haut der Vulva reizen und dadurch zur Rötung und Druckschmerzhaftigkeit (Vulvitis) der Vulva führen.

An der Vulva bilden sich häufig Furunkel, die bei der Palpation druckschmerzhaft sind. Sie müssen von Talgdrüsen unterschieden werden, die fest, rund, gelblich und nicht druckschmerzhaft sind und an ihrer Spitze einen Punkt haben, der die Öffnung des verstopften Ganges markiert.

Viele papelartige Effloreszenzen der Vulva werden durch sexuell übertragene Infektionen verursacht. Kleine, schmerzhafte Bläschen an Vulva und Perineum, die ulzerieren, deuten auf eine Herpessimplex-Infektion hin (Abb. 9.46). Multiple Genitalwarzen (Condylomata acuminata) können konfluieren und große, unregelmäßig geformte Effloreszenzen bilden (Abb. 9.47 u. 9.48). Die meisten Genitalwarzen werden durch ein menschliches Papillomavirus verur-

Weibliche Brust und Geschlechtsorgane

sacht. Die Effloreszenzen treten meist am hinteren Scheidenhäutchen auf und können sich auf Labien, Vagina und Perineum ausdehnen. Flache, runde oder ovale Papeln, die von einem grauen Exsudat bedeckt sind, deuten auf das Sekundärstadium einer Syphilis (Condylomata lata) hin (Abb. 9.49). Als Ursache für Ulzerationen der Vulva kommen in Frage:

- Karzinom,
- mazerierte Warzen bei Herpes,
- Behçet-Syndrom (Ulzeration der Vulva, des Mundes und der Zunge; entzündete, rote Augen),
- Primärstadium der Syphilis (harter Schanker; festes, schmerzloses Ulkus),
- Sekundärstadium der Syphilis (flächige, feuchte Ulzeration mit grauem Belag),
- Granuloma inguinale (durch Chlamydia trachomatis bei Frauen aus den Tropen/Subtropen mit Knoten der Vulva und vergrößerten Nodi lymph. inguinales sowie eingerollten Ulkusrändern),
- Ulcus molle (durch Haemophilus ducreyi).

Die Leukoplakie stellt eine potentiell maligne hypertrophe Hauterkrankung der Labien, der Klitoris und des Perineums dar. Die Haut wird dick und hart und ist im Unterschied zum umgebenden Gewebe weiß. Die Bartholini-Drüsen können getastet werden, wenn ihre Ausführungsgänge verstopft sind, was zu einer schmerzlosen zystischen Resistenz oder zu einem akuten Abszeß mit geröteter, heißer, druckschmerzhafter Schwellung im posterolateralen Abschnitt der Labia majora und in der Tiefe des hinteren Abschnitts der Labia minora führt (Abb. 9.50).

Untersuchung der inneren Genitalien

Untersuchung der Vagina

Hat die Patientin noch ein intaktes Hymen, kann die Genitaluntersuchung durch das Rektum (indirekt) erfolgen. Benutzt die Patientin Tampons kann in der Regel die Vaginaluntersuchung mit einem Finger durchgeführt werden.

Vor der Untersuchung sollten die Labien gespreizt werden, um das Vestibulum sichtbar zu machen, und die Patientin sollte pressen, um einen nach unten gerichteten Druck auf die Vulva auszuüben. Dadurch kann die Stabilität des Beckenbodens getestet werden, der sich beim Pressen nicht vorwölben sollte. Besteht eine Schwäche der Beckenbodenmuskulatur kann die hintere Blasenwand kollabieren, wodurch eine Ausstülpung (Zystozele) der Vorderwand der Vagina entsteht (Abb. 9.34). Prolabiert das Rektum, kann eine Vorwölbung der Hinterwand der Vagina auftreten (Rektozele) (Abb. 9.51).

Zur vollständigen vaginalen Untersuchung gehört die Inspektion mit dem Spekulum, die bimanuelle Untersuchung des Uterus und der Adnexe.

Spekulumuntersuchung

Das Spekulum ist zum Zweck der Inspektion der Wände von Zervix und Vagina gestaltet. Zusätzlich ermöglicht es den Zugang zur Zervix und zu den Cornu uteri, um Abstriche für Bakteriologie oder Zytologie zu gewinnen. Wenn Abstriche geplant sind, sollte als Gleitmittel für den behandschuhten Finger und das Spekulum Wasser verwendet werden, da sonstige Gleitmittel mit Aufarbeitung und Untersuchung des Abstriches interferieren können.

Am häufigsten werden zur Inspektion der Vagina Spekula mit 2 Tranchen verwendet (Abb. 9.52). Die Handhabung des Spekulums sollte dem Arzt vertraut sein, bevor er eine Patientin untersucht. Das Instrument ist entweder aus rostfreiem Stahl oder Plastik und ist in unterschiedlichen Größen verfügbar. Es besteht aus 2 stumpfen, abgerundeten, länglichen Tranchen, die an einem Ende verbunden sind. Ist es geschlossen liegen beide Tranchen einander an, wodurch es ohne Verletzungsgefahr durch den schlitzförmigen Eingang in die Vagina geschoben werden kann. Die Tranchen öffnen sich, wenn auf das Daumenstück gedrückt wird (Abb. 9.53). In dieser Stellung können sie mit einer Schraube fixiert werden.

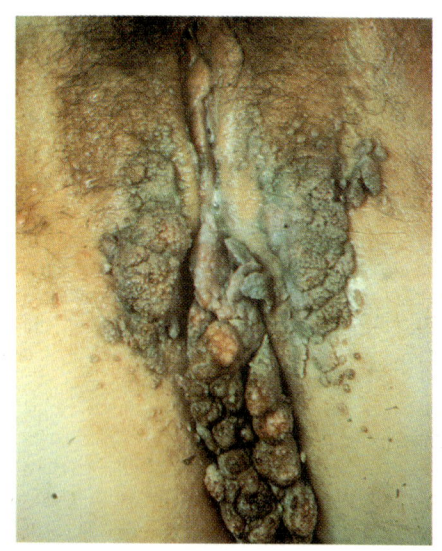

Abb. 9.48 Perianalwarzen

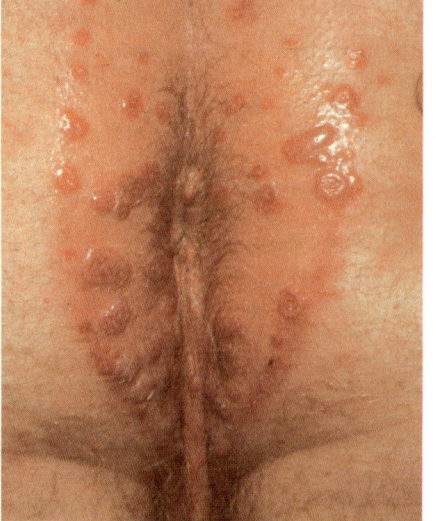

Abb. 9.49 Condylomata lata beim Sekundärstadium der Syphilis treten in feuchten Bereichen des Körpers auf und sind besonders im Gebiet der Vulva und perianal vorhanden

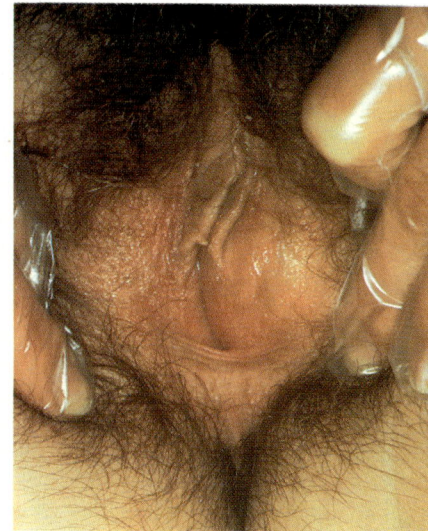

Abb. 9.50 Schwellung des posterolateralen Perineums durch einen Abszeß der Bartholini-Drüsen

Gynäkologische Untersuchung

Uterusprolaps

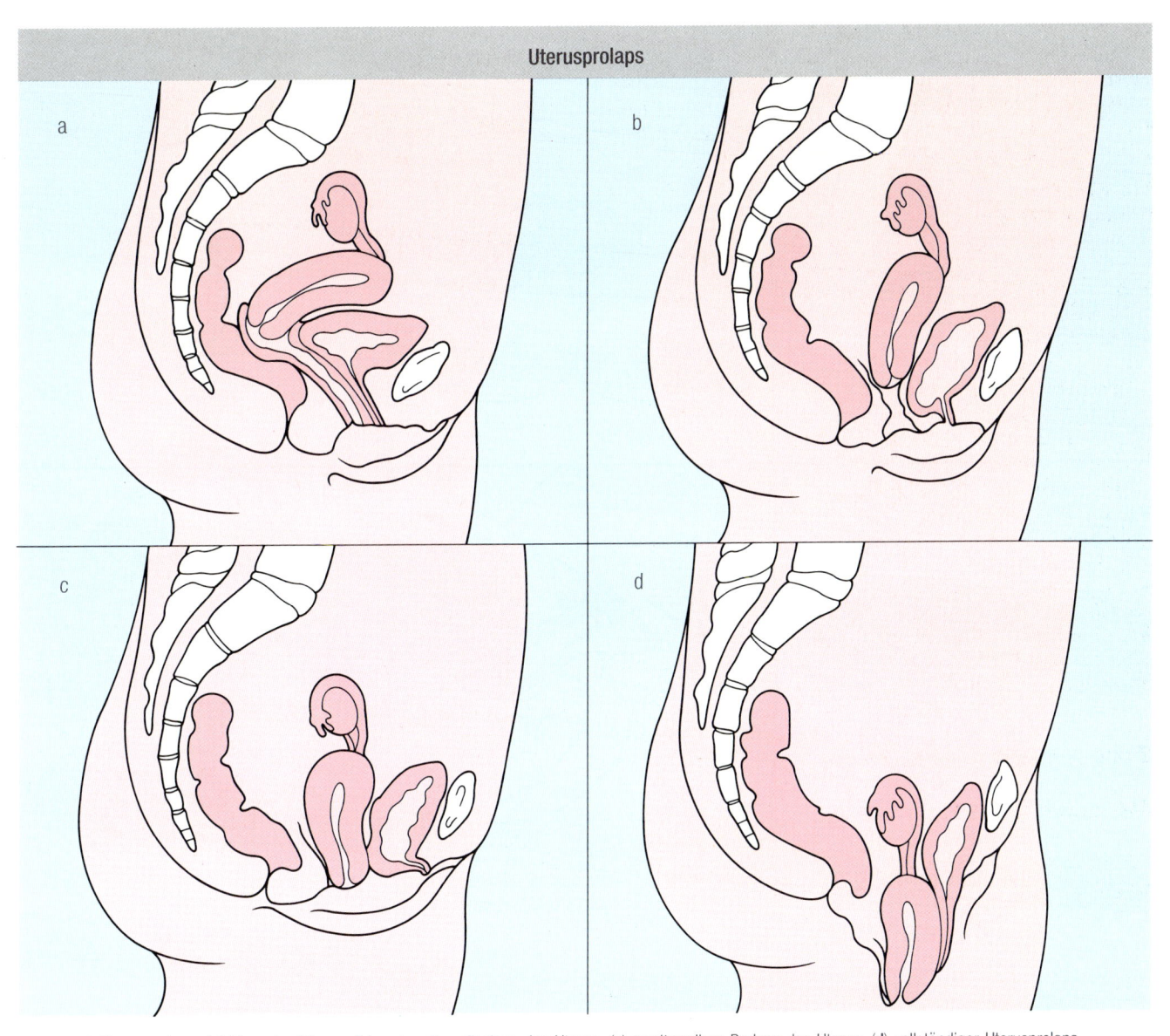

Abb. 9.51 Uterusprolaps. (**a**) Normaler Uterus, (**b**) erstgradiger Prolaps des Uterus, (**c**) zweitgradiger Prolaps des Uterus, (**d**) vollständiger Uterusprolaps

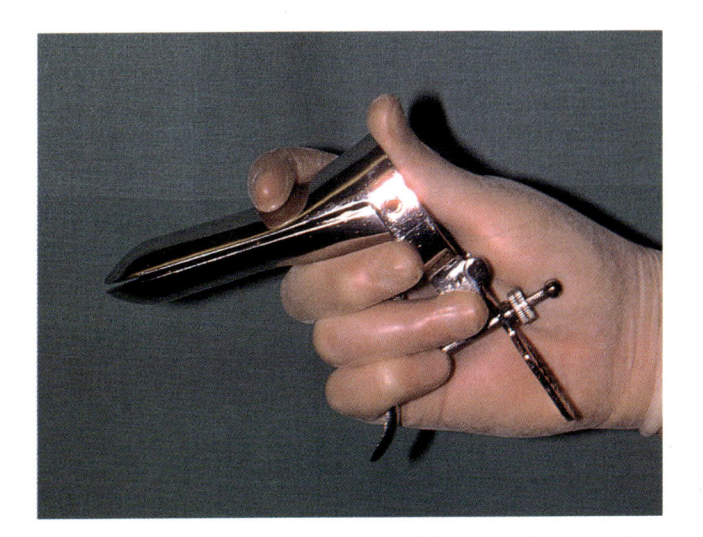

Abb. 9.52 Ein Spekulum mit 2 Tranchen zur Untersuchung der Vaginawände und der Zervix

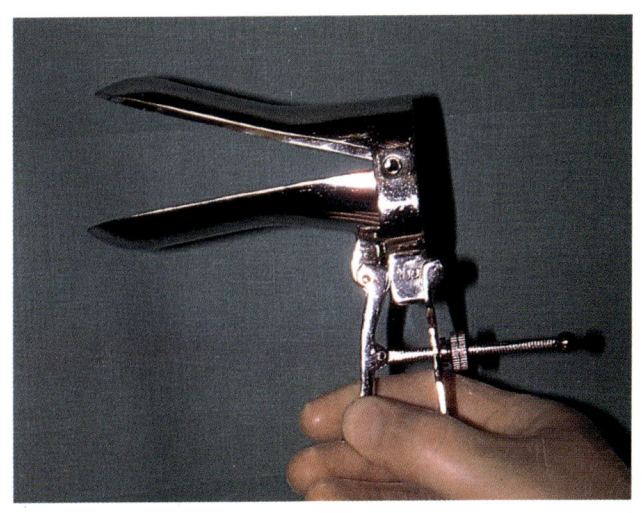

Abb. 9.53 Spekulum in geöffneter Stellung mit verschlossener Schraube

Weibliche Brust und Geschlechtsorgane

Spreizung der Vaginalöffnung

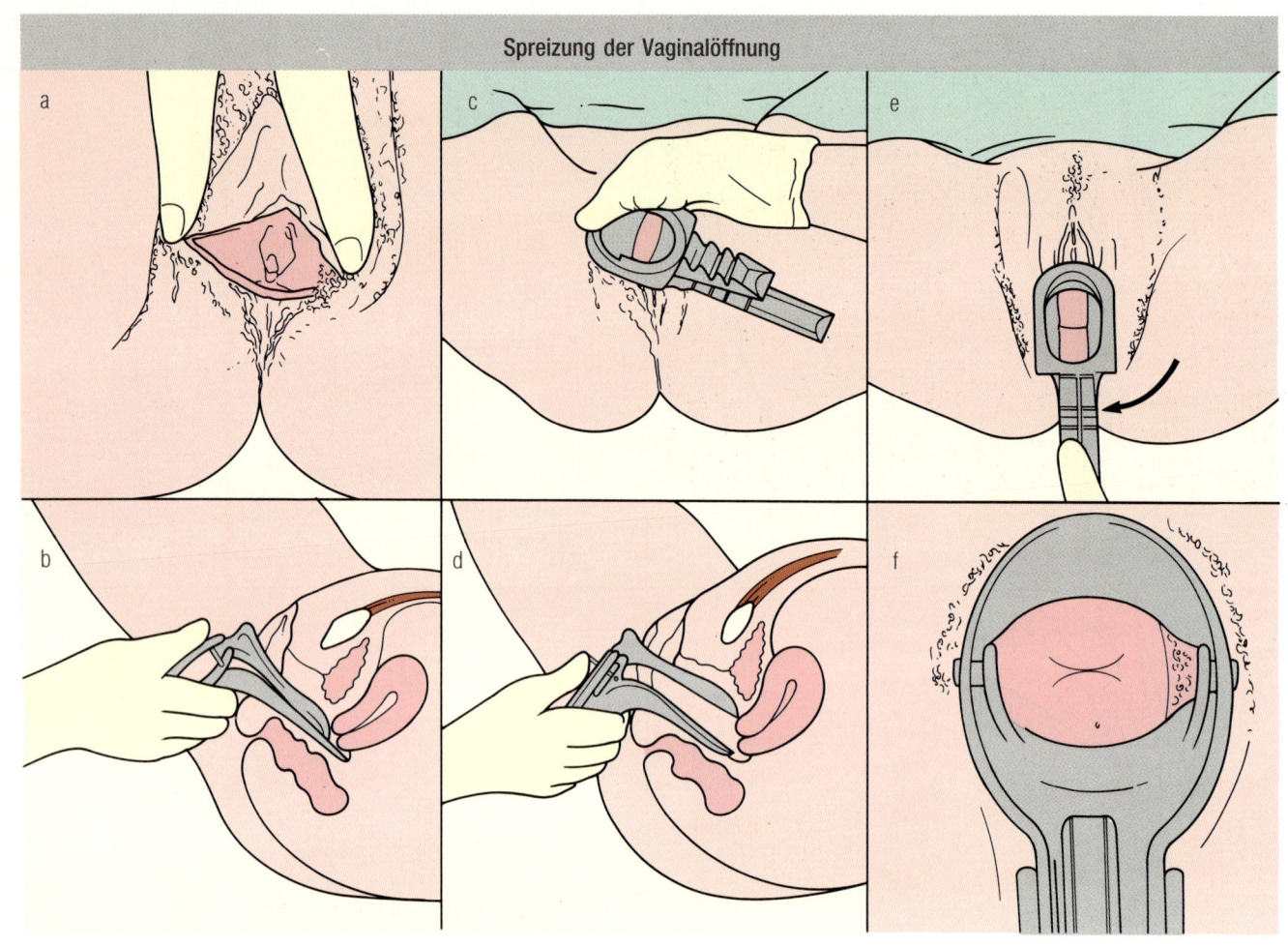

Abb. 9.54 (**a**) Spreizung der Vaginalöffnung. (**b**) Das geschlossene Spekulum wird in die Vagina eingeführt (**c**) und um deren Längsachse gedreht. (**d**) Die endgültige Lage des komplett eingeführten Spekulums. (**e**) Die Blätter werden geöffnet (**f**) und Zervix und Muttermund inspiziert

Muttermund

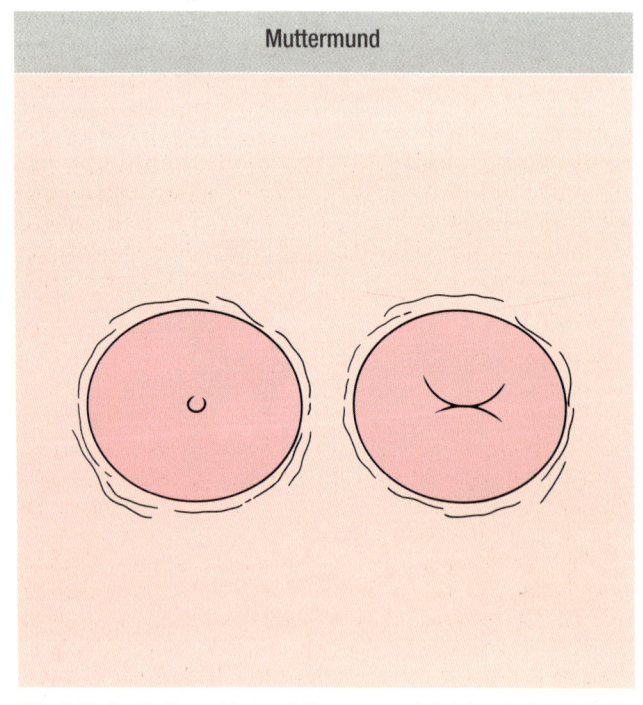

Abb. 9.55 Bei Nullipara ist der Muttermund rund (links) und wird nach der Geburt eines Kindes schlitz- oder sternförmig (rechts)

Vor der Untersuchung wird das Spekulum unter lauwarmem Wasser angewärmt. Der Patientin wird gesagt, wann das Spekulum eingeführt wird, und daß der Vorgang schmerzfrei sein sollte. Mit Zeige- und Mittelfinger der freien Hand werden die Labien gespreizt und der Introitus vaginae freigelegt (Abb. 9.54a). Beide Finger werden in den Introitus vaginae eingeführt, wobei ein leichter Druck auf das Perineum ausgeübt wird. Die geschlossenen Tranchen des Spekulums werden schräg über die Finger in den Introitus vaginae eingeführt. Dabei folgen sie der Längsachse der Vagina unter Beibehaltung eines nach hinten offenen Winkels von ca. 45 Grad (Abb. 9.54b). Beim Einführen wird das Instrument im Uhrzeigersinn gedreht bis die Tranchen der vorderen und hinteren Wand der Vagina anliegen. Die Handstücke weisen dann in Richtung Anus (Abb. 9.54c, d). Der nach unten gerichtete Druck des Spekulums wird beibehalten, wenn das Daumenstück gedrückt wird, um die Tranchen zu öffnen (Abb. 9.52e), wodurch das Vaginalgewölbe und der Zervix freigelegt werden (Abb. 9.54f).

Mit einer Lichtquelle wird die Vagina ausgeleuchtet. Ist die Zervix nicht sofort sichtbar, werden die Tranchen des Spekulum nach vorne gedrückt. Kann die Zervix trotzdem nicht eingesehen werden, muß das Spekulum etwas zurückgezogen und mehr horizontal gehalten werden. Durch feine Lagekorrekturen wird die optimale Position gesucht, mit der die Zervix sichtbar gemacht werden kann. In dieser Position werden die Schrauben des Spekulums fixiert.

Gynäkologische Untersuchung

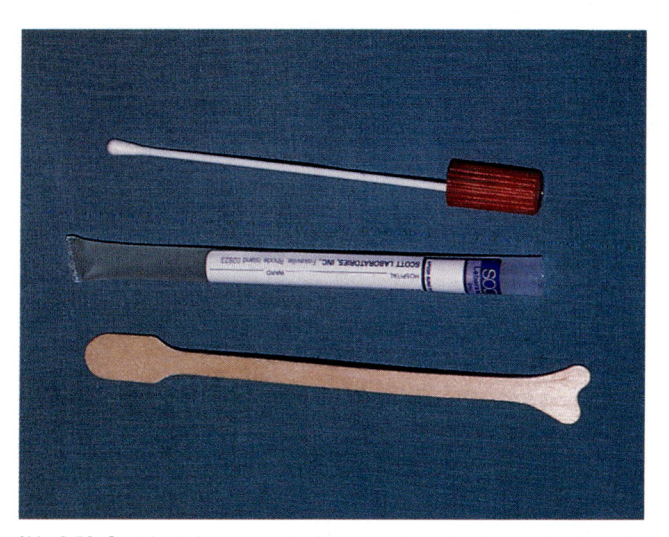

Abb. 9.**56** Spatel mit einem zweischwänzigen Ende zur Zervixzytologie. Abstrich und Transportmedium für die Mikrobiologie

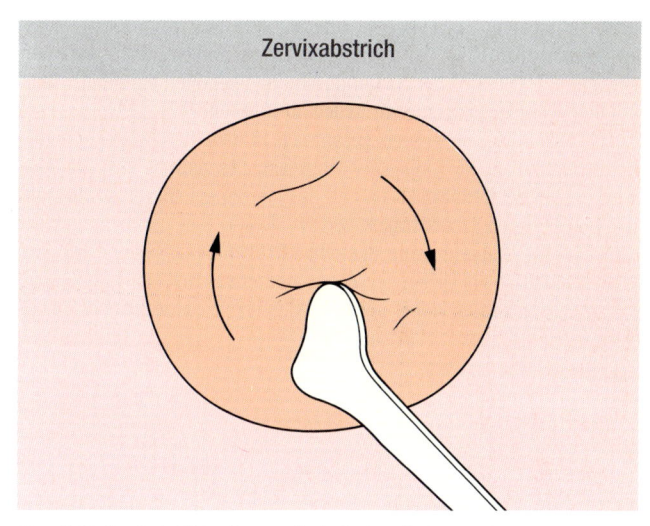

Abb. 9.**57** Zervixabstrich. Das zweischwänzige Ende des Spatels wird zum Muttermund vorgeführt und die Zellen des Zervix werden durch Drehung des Spatels um den Muttermund gesammelt

Untersuchung der Zervix

Die Lage der Zervix wird in bezug zur Lage des Uterus (Abb. 9.**32**) angegeben. Sie ist normalerweise nach dorsal gerichtet, während der Uterus nach ventral weist (Anteversion). Die Zervix kann auch nach ventral gerichtet sein und der Uterus retrovertiert sein. Zwischen beiden Extremen gibt es alle denkbaren Zwischenpositionen. Die Zervix sollte mittelständig in der Längsachse der Vagina liegen und 1 bis 3 cm in diese hineinragen. Die äußere Zervixöffnung ändert nach einer Geburt das Aussehen. Bei Nullipara ist sie rund, nach der Geburt eines Kindes ist sie schlitz- oder sternförmig (Abb. 9.**55**).

Die Farbe der Zervix muß beurteilt werden. Sie hängt davon ab, an welcher Stelle das Plattenepithel der Vagina in die Schleimhaut des Uterus übergeht, was meist am äußeren Muttermund erfolgt. Die Zervix ist normalerweise rosa und vom glatten und regelmäßig angeordneten Epithel der Vagina bedeckt. In der Frühschwangerschaft ist die Zervix bläulich verfärbt, da sie vermehrt vaskularisiert ist (Chadwick-Zeichen). Während der Schwangerschaft verschiebt sich der Übergang des Epithels zur Schleimhaut in den Zervixkanal und kehrt einige Monate nach der Geburt wieder auf den äußeren Muttermund zurück. Nach einer Schwangerschaft gehen Plattenepithel und Schleimhaut des Übergangsgebietes unter, wodurch eine Erosion (Ektopie) entsteht. Erfolgt diese Regression während der Schwangerschaft nicht, kann beim Geburtsvorgang eine Erosion entstehen. Erosionen der Zervix sind eigentlich keine Ulzera, der Ausdruck wird aber verwendet, um den Aspekt zu beschreiben, den das Epithel der Zervix bietet, wenn es sich auf die Außenfläche der Zervix ausdehnt. Das Epithel der Zervix ist erdbeerrot und liegt kreisförmig um die Öffnung oder auf der vorderen oder hinteren Lippe des Muttermundes. Zervikale Ektopien können nicht sicher von Frühstadien eines Zervixkarzinoms unterschieden werden, daher sollte immer eine Zytologie angefertigt werden.

Befunde bei Erkrankungen der Zervix

Eine exzentrisch liegende Zervix deutet auf Erkrankungen des Uterus oder der Adnexe hin. Naboth-Zysten können entstehen, wenn die Ausführungsgänge der Zervixdrüsen verstopfen und als kleine runde, erhobene, weiße oder gelbe Läsionen sichtbar sind. Diese haben aber keine Bedeutung, solange sie sich nicht infizieren. Hat ein Ausfluß aus der Zervix einen scharfen Geruch, sollte an eine Infektion gedacht und ein Abstrich angefertigt werden. Ein mukopurulenter Ausfluß aus einer entzündeten Zervix oder eine Schleimauflagerung auf die Zervix sind typisch für eine akute oder chronische Zervizitis. Die Schleimhaut ist eher rot als rosa. Wenn die Zervizitis nach einer Schwangerschaft entsteht, kann die Schleimhaut der Zervix (Ektropion) zerreißen und aufgeworfen sein. Kirschrote Polypen können aus der Zervix wachsen und stellen eine Ursache einer Vaginalblutung nach dem Geschlechtsverkehr dar. Ulzerationen und Wucherungen deuten auf ein Zervixkarzinom.

Zervixabstrich

Zytologisch können im Abstrichmaterial prämaligne und maligne Zellen erkannt werden. Deshalb wird routinemäßig bei der Spekulumuntersuchung ein Abstrich der Zervix angefertigt. Liegen prämaligne Zellen vor, bestehen ausgesprochen gute Therapiemöglichkeiten.

Zur Vorbereitung müssen 3 saubere Objektträger vorbereitet und exakt beschriftet werden. Dazu sind solche mit einem einseitig geätztem Glas von Vorteil, da auf dieses der Name der Patientin und die Nummer sowie die Art des Untersuchungsmaterials (Zervixabstrich) geschrieben werden kann. Nachdem die Patientin über die Untersuchung informiert und die Zervix inspiziert wurde, erfolgt der Abstrich mit einem speziellen, hölzernen Einmalspatel, dessen eines

Weibliche Brust und Geschlechtsorgane

Ende zweigeteilt, das andere abgerundet ist (Abb. 9.56). Das zweischwänzige Ende wird verwendet, um Zellen der Zervix zu gewinnen. Dazu wird der Spatel durch das Spekulum eingeführt und mit der zweischwänzigen Seite an den Muttermund gelegt (Abb. 9.57). Abschilfernde Zellen werden gesammelt, indem der Spatel um die Zervixöffnung und die Lippen des Muttermundes gedreht wird. Danach wird der Spatel herausgezogen und das gewonnene Material wird auf die beschrifteten Objektträger verteilt, indem jede Seite des zweischwänzigen Endes entlang des Objektträgers gestrichen wird. Am Glas sollten danach Zellen der Zervix und etwas Schleim haften. Die Objektträger werden sofort mit Fixierflüssigkeit besprüht oder durch 95% Alkohol fixiert.

Vaginalabstrich

Besteht ein Ausfluß aus der Vagina, wird bei der Spekulumuntersuchung ein Vaginalabstrich für mikrobiologische Untersuchungen angefertigt. Hierzu kann das übliche Rachenabstrichbesteck verwendet werden. Der Tupfer wird in das Sekret eingetaucht und solange gewartet, bis sich die Spitze damit vollgesaugt hat. Danach wird der Tupfer in ein geeignetes Transportmedium gelegt und die Probe wird sofort zur Weiterverarbeitung ins Labor geschickt.

Entfernung des Spekulums

Nach der Inspektion der Zervix wird die Schraube des Spekulums gelöst und dieses gleichzeitig zurückgezogen, wobei die geöffneten Tranchen entgegen dem Uhrzeigersinn gedreht werden. Auf diese Weise können beim Zurückziehen Vorder- und Hinterwand der Vagina inspiziert werden. Die Tranchen des Spekulums werden erst kurz vor Erreichen des Introitus vaginae aneinander gelegt, wobei darauf geachtet werden muß, daß weder Labien noch Haare eingeklemmt werden.

Innere Untersuchung des Uterus

Nach der Spekulumuntersuchung erfolgt die vaginale Untersuchung. Der Patientin sollte erklärt werden, daß nur damit Uterus, Tuben und Ovarien untersucht werden können. Nachdem der Introitus vaginae gespreizt wurde, werden der behandschuhte und gleitfähig gemachte rechte Zeige- und Mittelfinger in die Vagina eingeführt. Dabei ist zu beachten, daß die Vagina nach dorsal in Richtung Os sacrum weist. Durch Abduktion des Daumens können Zeige- und Mittelfinger maximal tief eingeführt werden. Bei der Untersuchung werden Ringfinger und kleiner Finger in die Handfläche gelegt (Abb. 9.58). Während die Finger eingeführt werden, wird die Vaginalwand palpiert, die sich etwas rauh, elastisch und feucht anfühlt.

Zervix

Die Lage der Zervix wird mit den Fingerspitzen bestimmt. Sie sollte sich fest, abgerundet und glatt anfühlen. Die Beweglichkeit der Zervix wird geprüft, indem gleichzeitig die Cornu uteri getastet und die Zervix bewegt wird. Dabei sollten keine Schmerzen auftreten.

Veränderungen der Zervix

Während der Schwangerschaft lockert sich die Zervix auf (Hegar-Zeichen). Treten Schmerzen auf, wenn die Zervix bewegt wird (Bewegungsdruckschmerz), muß an eine Infektion des Uterus oder der Adnexe gedacht werden. Bei starken Schmerzen muß eine ektope Schwangerschaft ausgeschlossen werden. Ulzera oder Tumoren, die bereits bei der Spekulumuntersuchung erkannt wurden, können tastbar sein.

Größe und Lage des Uterus

Mit der bimanuellen Technik der Palpation wird Größe und Lage des Uterus geprüft (Abb. 9.59). Dazu wird die Handfläche einer Hand ca.

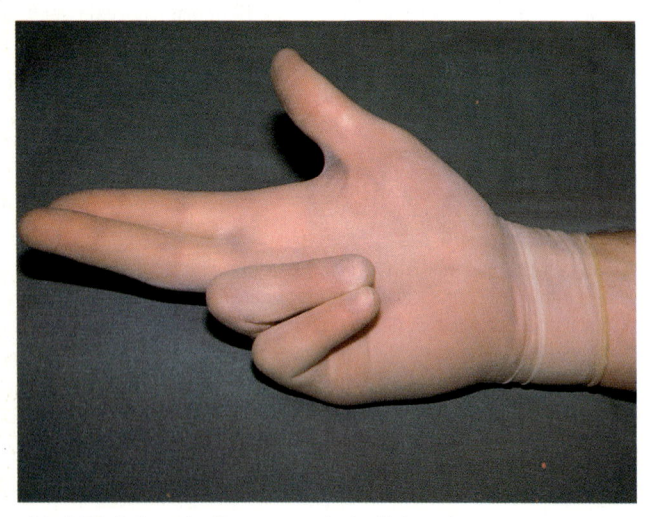

Abb. 9.58 Haltung der Finger zur vaginalen Untersuchung

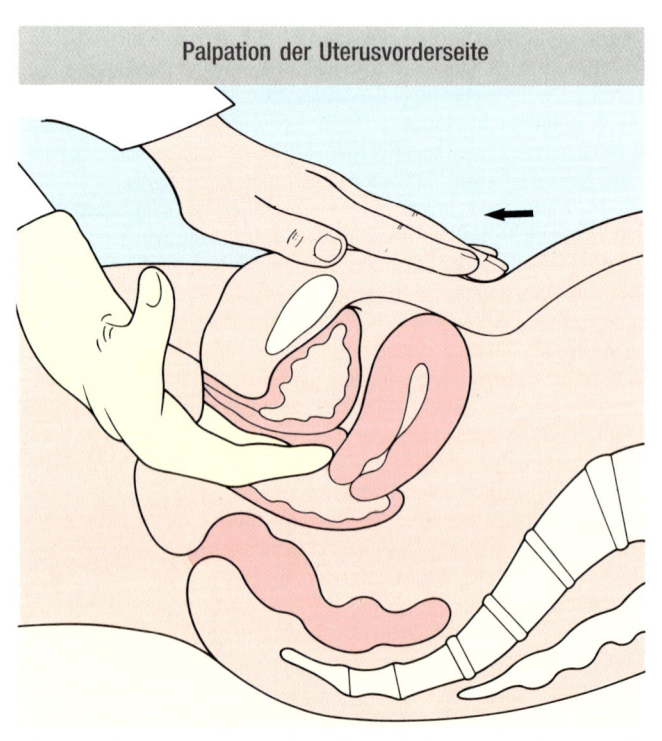

Abb. 9.59 Durch Plazierung der Finger in die Fornix anterior vaginae kann die Vorderseite des Uterus untersucht werden

Gynäkologische Untersuchung

4 cm über der Symphyse auf die vordere Bauchwand gelegt. Mit den Fingern, die in die Vagina eingeführt wurden, werden die Zervix und der Uterus in Richtung der auf dem Bauch liegenden Hand gedrückt, während mit deren Fingern ein Druck in Richtung auf die in der Vagina liegenden Finger ausgeübt wird. Durch dieses Manöver kann ein antevertierter Fundus uteri am Oberrand der Symphyse getastet und seine Größe, Beschaffenheit und Verschiebbarkeit bestimmt werden, wobei auf Resistenzen und Druckschmerz geachtet wird.

Werden die Finger in den vorderen Fornix der Vagina geschoben (Abb. 9.60), können diese die Vorderseite des Uterus tasten, während die Finger der auf dem Abdomen liegenden Hand dessen Hinterwand tasten. Am retrovertierten Uterus kann der Fundus nur schwer durch die Bauchdecke getastet werden. Die in die Vagina eingeführten Finger können ihn tasten, wenn sie in die hintere Fornix plaziert werden.

Erkrankungen des Uterus

Ein gleichmäßig vergrößerter Uterus tritt bei Schwangerschaft, Myomen oder Tumoren im Endometrium auf. Myome sind häufige benigne Tumoren des Uterus, die einzeln oder multipel auftreten und wechselnd groß sein können. Einzelne, große Myome des Uterus imponieren bei der Untersuchung des Abdomens als derbe, nicht druckschmerzhafte, klar begrenzte runde Resistenzen im Becken. Bei der bimanuellen Untersuchung scheinen sie mit der Zervix zusammenzuhängen, da sich beide Strukturen gemeinsam bewegen. Multiple Myome lassen den Uterus gelappt erscheinen. Gelegentlich sind die Myome gestielt und als bewegliche Resistenz im Becken tastbar, die leicht mit Raumforderungen, die der Adnexe entspringen, verwechselt werden kann.

Untersuchung der Adnexe

Die Palpation der Adnexe ist bei adipösen Frauen schwer. Zur Untersuchung werden die Finger der auf dem Abdomen liegenden Hand über der Fossa iliaca plaziert, während die in die Vagina eingeführten Finger in deren seitliche Fornix geschoben und in Richtung der auf das Abdomen drückenden Finger gerichtet werden (Abb. 9.61). Durch einen nach innen und kaudal gerichteten Druck der auf dem Abdomen liegenden Finger und einem seitlich und kranial gerichteten Druck der in der Vagina liegenden Finger werden beide aufeinander zubewegt, wobei die Adnexe getastet werden können. Dabei sollte ihre Größe, Form, Beweglichkeit und Druckschmerzhaftigkeit geprüft werden. Die oval geformten Ovarien fühlen sich normalerweise derb an. Die Untersuchung ist praktisch schmerzlos, obwohl die Ovarien druckempfindlich sein können.

Erkrankungen der Adnexe

Die häufigsten Ursachen für vergrößerte Ovarien sind benigne Zysten (z. B. follikuläre Zysten, Zysten des Corpus luteum) und maligne Ovarialtumoren. Ovarialtumoren können ein- oder beidseitig auftreten. Zysten fühlen sich glatt an und sind komprimierbar. Manche Ovarialtumoren sind groß genug, um bei der Untersuchung des Abdomens getastet werden zu können. Sie können den Unter- und den Mittelbauch ausfüllen, wodurch ein Aszites vorgetäuscht wird.

Bei akuten Infektionen der Tuben (Salpingitis) ist der Unterbauch druckempfindlich, es besteht eine reflektorische Schutzhaltung und bei der Vaginaluntersuchung besteht eine deutliche Druckschmerzhaftigkeit der seitlichen Fornizes und der Zervix selbst. Der akute Schmerz

Bimanuelle Palpation des Uterus

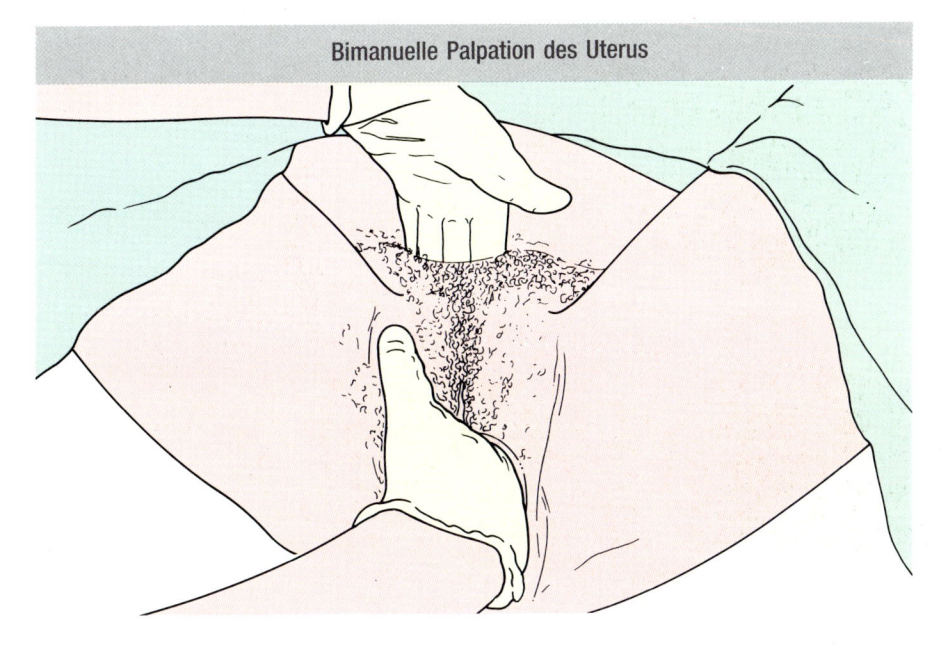

Abb. 9.60 Die bimanuelle Untersuchungstechnik zur Untersuchung des Uterus. Die Finger in der Vagina heben die Zervix an, während die Hand auf dem Abdomen nach unten und innen drückt, um den Fundus zu tasten

erschwert die Palpation der Adnexe. Bei chronischer Salpingitis sind das untere Abdomen und die seitlichen Fornices vaginae druckschmerzhaft. Uterus und Adnexen können aber untersucht werden. Bei einem retrovertierten und durch Verklebungen fixierten Uterus können die Tuben in ihrem Verlauf zu den Ovarien verdickt und geschwollen sein. Durch einen Verschluß der Tuben kann eine zystische Schwellung (Hydrosalpinx) und eine purulente Infektion der Tuben (Pyosalpinx) auftreten.

Nach der bimanuellen Untersuchung werden die Finger aus der Vagina gezogen und der Handschuh auf Blut oder Sekrete untersucht. Daran anschließend kann sich die Patientin wieder ankleiden. Die Befunde können danach im Sprechzimmer besprochen werden.

Palpation der Adnexe

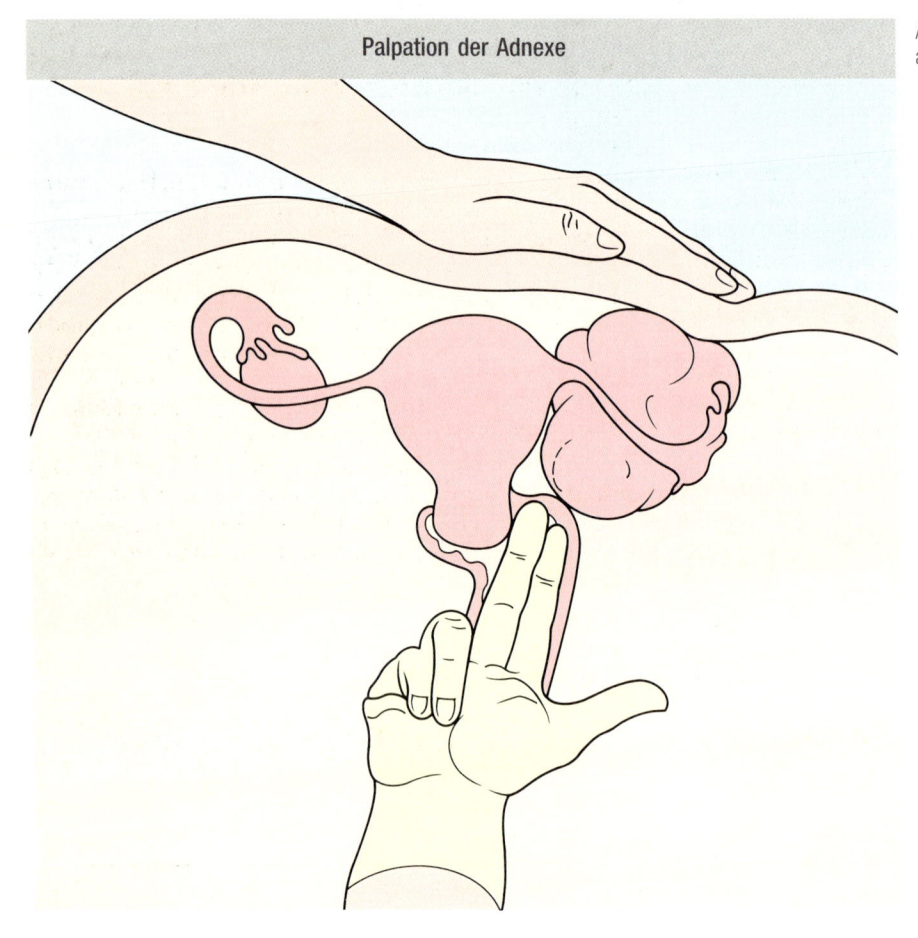

Abb. 9.**61** Position der Finger in der Vagina und auf dem Abdomen zur Palpation der Adnexe

Männliche Genitalien 10

Im Gegensatz zu den weiblichen Genitalien sind die männlichen Genitalien bei der Untersuchung leicht zugänglich. Die Erhebung einer Sexualanamnese und die Untersuchung der Geschlechtsorgane wird von vielen Männern als peinlich und zu sehr die Intimsphäre verletzend empfunden, daher ist viel Taktgefühl und Einfühlungsvermögen erforderlich.

Aufbau und Funktion

Die männlichen Genitalien bestehen aus Penis, Skrotum, Testes, Epididymides, Samenbläschen und Prostata (Abb. 10.1). Im Penis liegt die Harnröhre, durch die sowohl der Urin als auch die Samenflüssigkeit nach außen fließt. Während der Fetalentwicklung entstehen die Hoden in der Nähe der Nieren und wandern nach kaudal. Im 8. Monat erreichen sie den inneren Inguinalring und im 9. Monat das Skrotum. Bei der Wanderung zieht der Hoden seine Nerven-, Gefäß- und Lymphversorgung aus der Nachbarschaft der Niere durch den Inguinalkanal bis in das Skrotum. Deshalb werden Nierenschmerzen oft in das Skrotum projiziert und Hodentumoren metastasieren lymphogen in die paraaortalen Lymphknoten, seltener in die inguinalen Lymphknoten.

Normale Geschlechtsentwicklung

Bei Jungen beginnt die Pubertät ungefähr 1 bis 2 Jahre später als bei Mädchen und ist durch eine Vergrößerung der Hoden gekennzeichnet. Ungefähr 1 Jahr später erfolgt ein Wachstumsschub und eine Zunahme der Muskelmasse.

Hormonelle Veränderungen während der Pubertät

Durch Testosteron wird über die Hypophysen-Hypothalamus-Achse die Freisetzung des luteinisierenden Hormons (LH) und des follikelstimulierenden Hormons (FSH) gehemmt. Dieser Rückkopplungsmechanismus ist während der Kindheit besonders empfindlich, so daß sehr niedrige Spiegel der zirkulierenden Geschlechtshormone dazu ausreichen. Die Pubertät wird dadurch eingeleitet, daß der Hypothalamus erst durch höhere Konzentrationen zirkulierender Geschlechtshormone gehemmt wird. Durch die erhöhte Schwelle des Hypothalamus für diesen Rückkopplungsmechanismus wird mehr FSH und LH freigesetzt, die auf die Hodenzellen trophisch wirken.

Während der männlichen Pubertät nimmt LH stetig (Abb. 10.2) zu, während FSH am Anfang der Pubertät schnell, danach verlangsamt ansteigt. FSH stimuliert die Sertoli-Zellen und reguliert das Wachstum der Tubuli seminiferi und die Spermatogenese. Da die

Abb. 10.1 Das männliche Genitale umfaßt die äußeren Geschlechtsorgane, die Vesiculae seminales und die Prostata

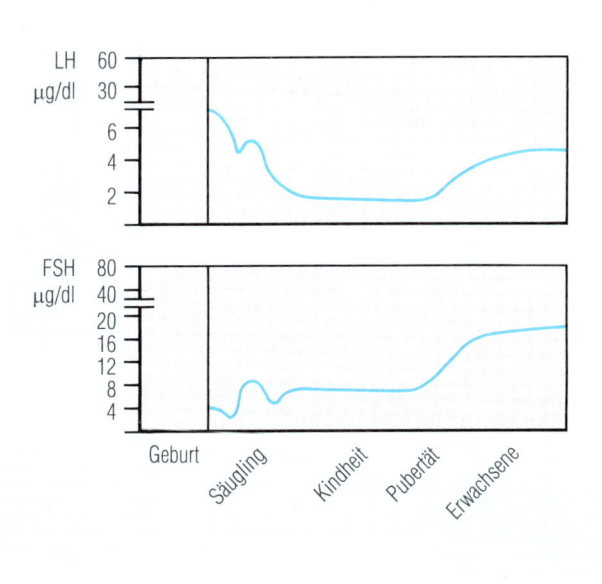

Abb. 10.2 Veränderungen von LH- und FSH-Sekretion vor, während und nach der Pubertät

10.1

Männliche Genitalien

Tubuli seminiferi den größten Teil des Hodens ausmachen, steht die Vergrößerung des Hodens während der Pubertät zum größten Teil unter der Kontrolle von FSH. LH stimuliert in den Leydig-Zwischenzellen die Bildung von Testosteron aus Cholesterin (Abb. 10.3). Im Blut bindet Testosteron an das sexualhormonbindende Globulin (SHBG), dessen Synthese durch Östrogen reguliert wird. Der Wachstumsschub erfolgt unmittelbar nach dem Anstieg des Testosterons (Abb. 10.4). Ein Teil des Testosterons wird in den Leydig-Zwischenzellen und anderen extragonadalen Geweben zu Östradiol umgewandelt, dessen Bedeutung für den Mann unklar ist.

Entwicklung der sekundären Geschlechtsmerkmale

Die Pubertätsentwicklung eines Jungen kann nach der Stadieneinteilung von Tanner anhand der Entwicklung der Genitalien und des Wachstums der Schamhaare bestimmt werden (Abb. 10.5). Am

Testosteronsynthese

Stimulation der Entwicklung der sekundären Geschlechtsmerkmale

Kontrolle der Libido

Anabole Wirkung: Zunahme der Muskelmasse und Bildung von Fettdepots

Stimulation des Längenwachstums des Heranwachsenden (zusammen mit Wachstumshormon)

Stimulation der Erythropoese (zusammen mit Erythropoietin)

Abb. 10.4 Wirkungen des Testosterons

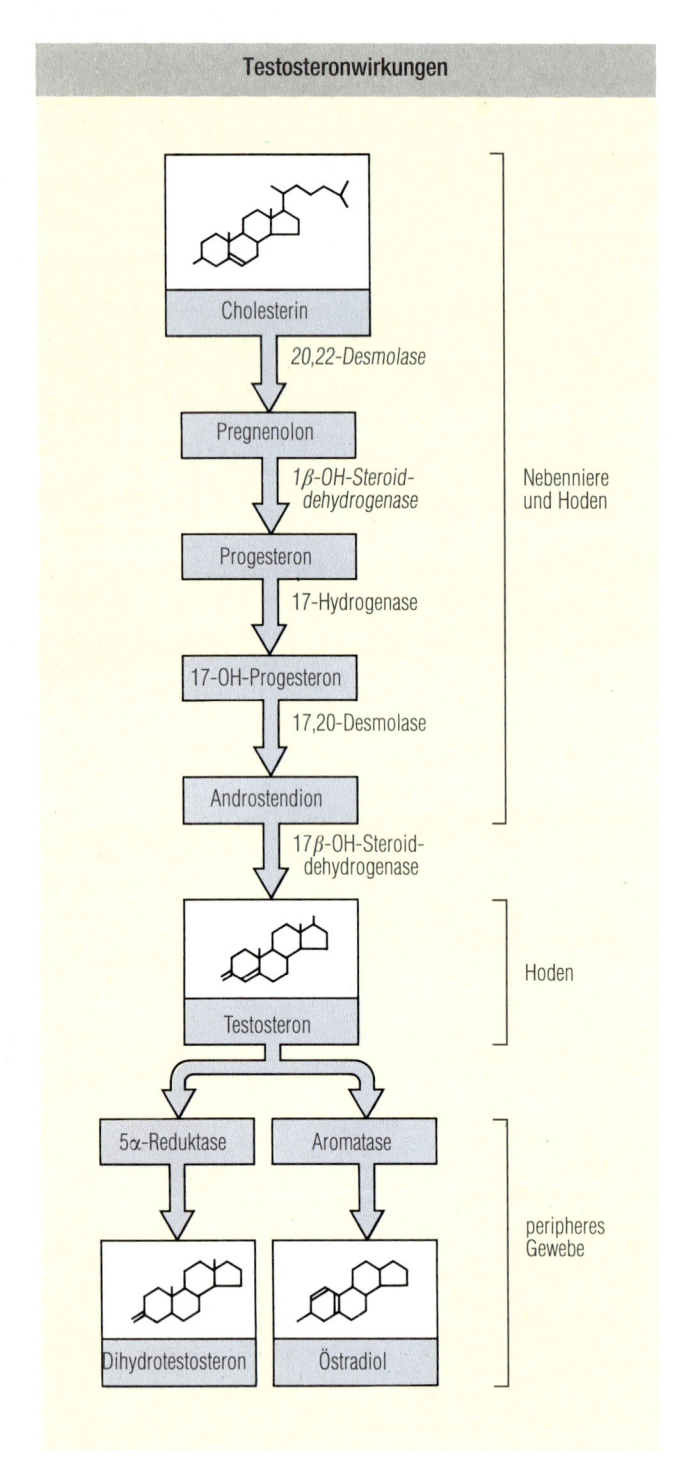

Abb. 10.3 Syntheseweg des Testosteron aus Cholesterin

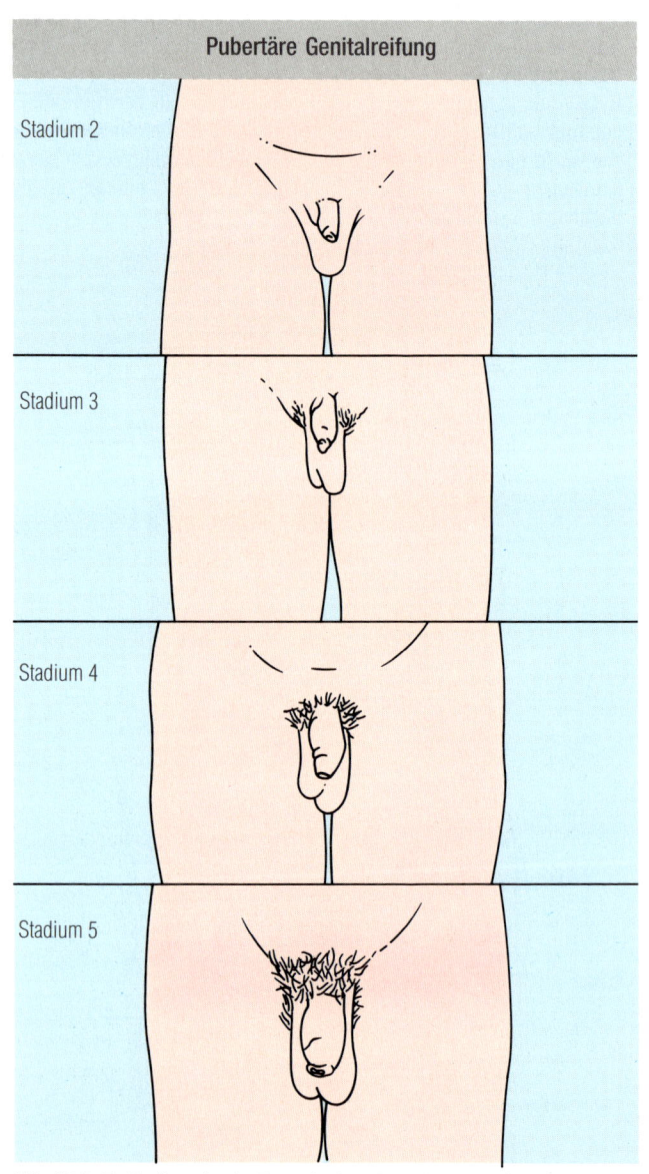

Abb. 10.5 5 Stadien (nach Tanner) der Genitalreifung (Stadium 1 der Präadoleszenz nicht dargestellt)

Anfang der Pubertät werden die Hoden größer und die Haut des Skrotums wird dünner und rot (Stadium 2). Danach vergrößert sich der Penis während des Wachstumsschubes und die Haut des Skrotums wird dicker, entwickelt Falten und wird pigmentiert (Stadium 3). Die erhöhten Konzentrationen der Androgene, die in den Gonaden und in den Nebennieren gebildet werden, führen zum Wachstum des Schamhaares, der Axillarbehaarung und der Bartentwicklung. Die Entwicklung des Schamhaares beginnt mit einzelnen, langen, leicht gekräuselten Haaren, die an der Basis des Penis wachsen (Stadium 4). Später wächst das rauhe, gekräuselte Schamhaar von der Symphysis pubis und der Oberschenkelinnenseite entlang der Linea alba (männlicher Habitus, Stadium 5) bis zum Nabel (und höher).

Männliche Fruchtbarkeit

Der Hoden besteht aus einem Netzwerk eng verschlungener, nebeneinander liegender Tubuli seminiferi, die über das Rete testis in den Nebenhoden münden. Spermatozoen entwickeln sich aus den Stammzellen der Tubuli seminiferi, die nahe bei den Leydig-Zwischenzellen und den Sertoli-Zellen liegen (Abb. 10.6). LH bindet an die Leydig-Zwischenzellen und regt deren Bildung von Testosteron aus Cholesterin an. LSH bindet an die Sertoli-Zellen, wo es die Synthese von Inhibin, einem Peptidhormon, induziert, das die Bildung von FSH in der Hypophyse hemmt (Abb. 10.6). Innerhalb von 72 Tagen entwickeln sich reife Spermatozoen aus unreifen Spermatogonien. Während der folgenden 14 Tage passiert das Spermium den Nebenhoden und erreicht die Ductuli ejaculatorii, wobei sie beweglich werden.

Die Spermatogenese erfolgt am besten bei einer Temperatur von 36 °C. Um dieses Temperaturoptimum zu gewährleisten wird die Lage der Hoden abhängig von der Umgebungstemperatur durch Kontraktion oder Erschlaffung der glatten Muskulatur des Skrotums und des Samenstranges relativ zum äußeren Inguinalring verändert (Abb. 10.7).

Penis

Der Penis besteht aus 2 gekammerten Zylindern (Corpora cavernosa), die ihn seitlich und oben begrenzen, und dem Corpus spongiosum, das in einer knospenartigen Auftreibung (Glans penis) endet (Abb. 10.8). Die Urethra verläuft im Corpus spongiosum. Die Haut des Penis bildet das Präputium, das die Glans penis bedeckt. Taktile und psychische Stimuli führen zur sexuellen Erregung. Ein parasympathischer Reflex steigert die arterielle Durchblutung von Seitenästen der A. pudenda, wodurch sich die Corpora spongiosa mit Blut füllen und die Erektion erfolgt. In diesem Zustand kann der Penis in die Vagina eingeführt

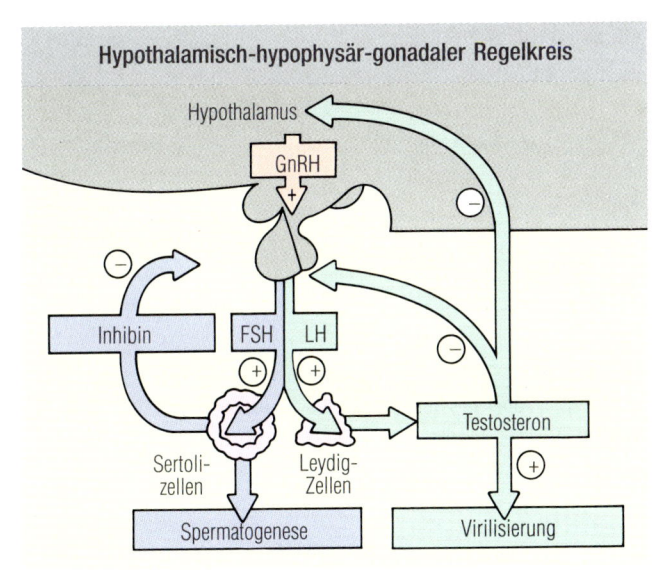

Abb. 10.6 Der hypothalamisch-hypophysär-gonadale Regelkreis. Die stoßweise Freisetzung von GnRH stimuliert die Freisetzung von LH und FSH aus dem Hypophysenvorderlappen, das die Leydig-Zwischenzellen bzw. die Sertoli-Zellen stimuliert

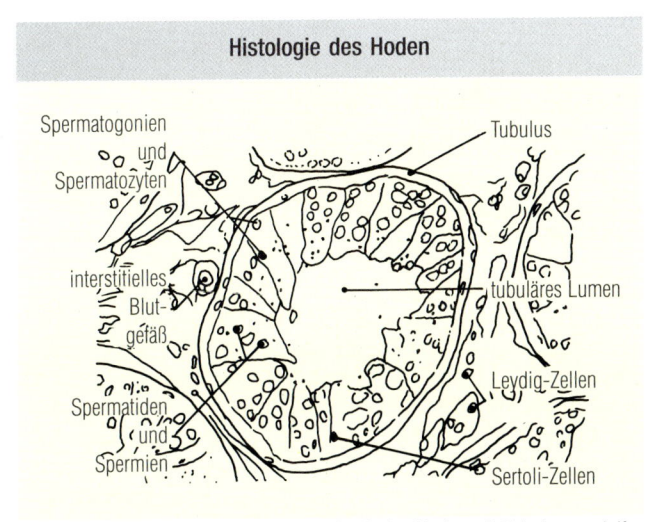

Abb. 10.7 Schematischer Querschnitt durch den Hoden mit Tubulus seminiferus und Spermien verschiedener Reifungsstadien sowie Leydig-Zellen und Sertoli-Zellen

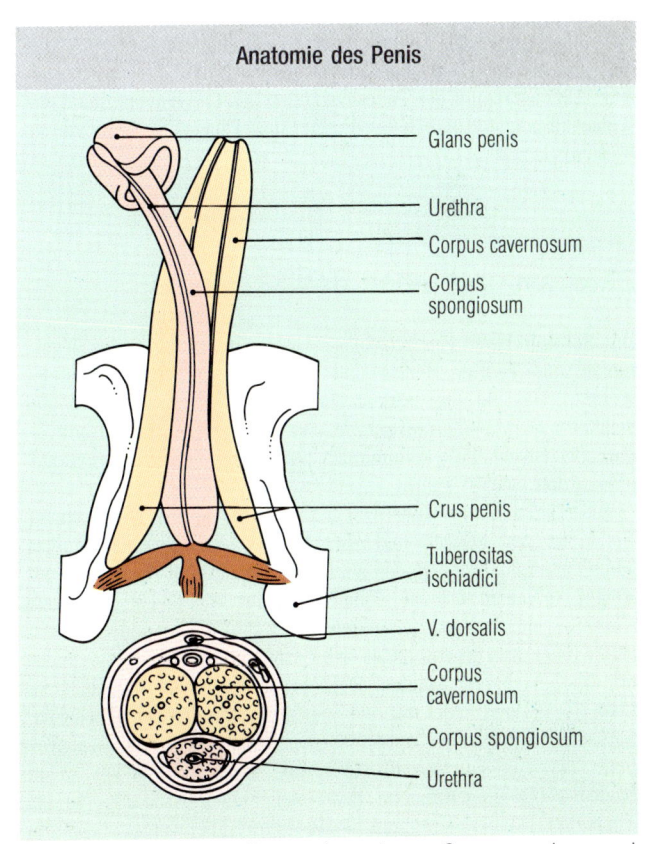

Abb. 10.8 Penisschaft und Glans penis werden von Corpus spongiosum und Corpus cavernosum gebildet

Männliche Genitalien

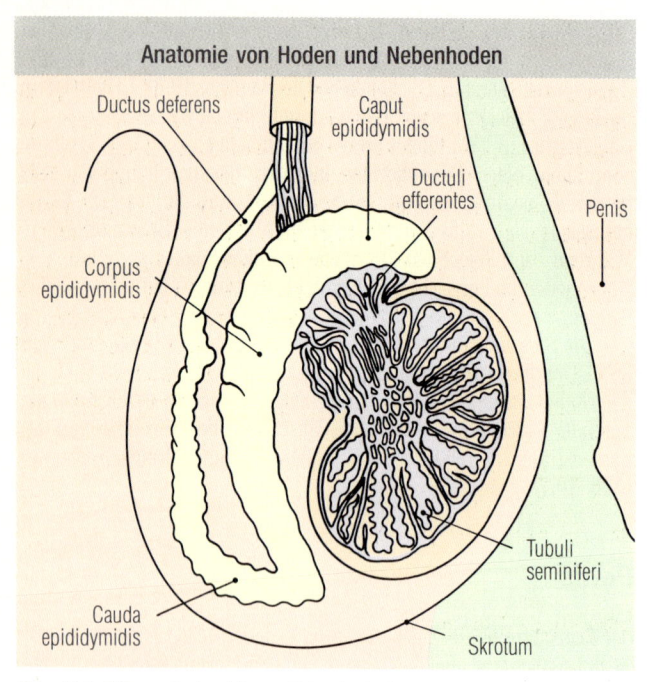

Abb. 10.9 Schematischer Längsschnitt durch den Hoden. Dargestellt sind die Tubuli seminiferi, die sich zu den Ductuli efferentes vereinigen, die ihrerseits Caput, Korpus und Cauda des Nebenhodens und das Vas deferens bilden

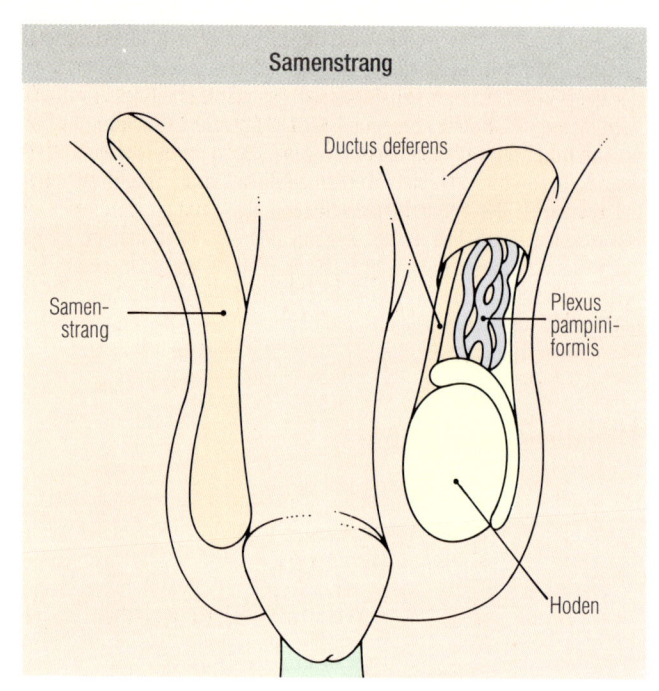

Abb. 10.10 Das Vas deferens läuft als Samenstrang durch den Inguinalkanal und mündet in die Samenbläschen. Der Plexus pampiniformis umgibt den Samenstrang

werden. Der Reflex wird durch eine Stimulation des Sympathikus abgeschlossen, die zur Kontraktion der Ductuli ejaculatorii sowie des Blasenhalses und danach beim Orgasmus zur Ejakulation von Samen führt. Danach nimmt der Tonus der Arteriolen und der Sinusoide der Schwellkörper zu, wodurch das Blut aus dem Penis abfließt und dieser erschlafft.

Skrotum und Inhalt des Skrotums

Das Skrotum bildet eine muskulöse Tasche, in der die Hoden liegen. Linker und rechter Hoden sind durch ein Septum voneinander getrennt. Das Skrotum besteht aus der dünnen, pigmentierten und gefalteten Skrotalhaut und dem M. cremaster, durch dessen Kontraktion oder Erschlaffung die optimale Temperatur für die Spermatogenese erzielt werden kann.

Der linke Hoden hängt fast immer tiefer als der rechte. Jeder Hoden ist oval geformt und etwa $4 \times 3 \times 2$ cm groß. Die Tunica albuginea umhüllt den Hoden als fibröse Kapsel. Am Hinterrand der Hoden vereinigen sich die Tubuli seminiferi und bilden die Tubuli efferentes, durch deren Vereinigung das Caput epididymidis entsteht (Abb. 10.9). Aus diesem bildet sich Corpus und Cauda epididymidis, die am Vas deferens enden. Dieses tritt durch den Inguinalkanal (Abb. 10.10) und bildet mit den Samenbläschen den Ductus ejaculatorius. Der Nebenhoden liegt entlang des Hinterrandes und des oberen Poles des Hodens. Sowohl Hoden als auch Nebenhoden haben bindegewebig umgewandelte Reste der Fetalentwicklung, die als Appendix testis bzw. Morgagni-Hydatide bezeichnet werden. Bei deren Torsion können schwere Hodenschmerzen auftreten. Die Lymphe aus Penis und Skrotum fließt in die Nodi lymph. inguinales, daher gehört die Palpation dieser Lymphknoten stets zur Untersuchung der Genitalien, ist aber besonders dann von Bedeutung, wenn ein Ulkus an oder ein Ausfluß aus den Genitalien besteht.

Prostata

Die Anatomie der Prostata ist in Kap. 8 beschrieben. Sie umgibt den Anfang der Urethra und die Ductuli ejaculatorii aus den Samenbläschen münden in der Prostata in die Urethra. Die Prostata bildet eine Flüssigkeit zur Verbesserung der Gleitfähigkeit des Penis vor dem Geschlechtsverkehr, die auch das Volumen des Ejakulates vergrößert.

Symptome und Befunde bei Genitalerkrankungen

Männer können ebenso wie Frauen Symptome direkt oder indirekt angeben und dem Arzt kann es peinlich sein, heikle Fragen zum Sexualleben, zur Sexualfunktion, zu Geschlechtskrankheiten und zu einer möglichen HIV-Infektion zu stellen. Trotzdem sollten unter Wahrung des nötigen Taktgefühls direkte Fragen gestellt werden, wobei der Eindruck vermittelt werden muß, daß lediglich eine weitere physiologische Körperfunktion besprochen wird.

Durch die Anamnese ist bereits geklärt, ob der Patient ledig oder verheiratet ist und ob er Kinder hat. Die Sexualanamnese ergibt sich ungezwungen aus der urologischen Anamnese (Kap. 8) und umfaßt Fragen nach

- Ausfluß aus dem Penis,
- Schmerzen oder Schwellung der Hoden,
- Fähigkeit, normale Sexualbeziehungen aufzunehmen.

Symptome und Befunde bei Genitalerkrankungen

Derartige Fragen können es gehemmten Patienten erleichtern, Beschwerden hinsichtlich Sexualleben oder Genitalien zu äußern. Gegebenenfalls kann ausdrücklich auf die ärztliche Schweigepflicht hingewiesen werden. Abhängig von der Art der bestehenden Symptome kann die Frage nach homosexuellem Kontakt sinnvoll sein. Auch wenn eine derartige Frage unangenehm ist, besteht nicht zuletzt wegen AIDS bei den meisten Patienten Verständnis dafür und sie stören sich nicht an Fragen wie

- „Hatten oder haben Sie einen homosexuellen Partner?"
- „Benutzen Sie beim Geschlechtsverkehr ein Kondom?"

Ausfluß aus der Urethra

Kann eine Infektion mit einer Geschlechtskrankheit erfolgt sein?

Wie lange liegt die mögliche Infektion zurück (Inkubationszeit)?

Hatte die Geschlechtspartnerin Ausfluß aus der Vagina?

Hatten Sie Gelenkschmerzen oder verklebte, rote Augen?

Hatten Sie kürzlich eine Gastroenteritis?

Ausfluß aus der Urethra

Ausfluß aus der Urethra kann viele Ursachen haben (Abb. 10.11), muß aber klar von einer Absonderung von Smegma aus dem Präputium abgegrenzt werden. Besteht eine Urethritis, fällt dem Patienten meist die Verschmutzung seiner Unterwäsche oder ein Brennen beim Wasserlassen auf. Geschlechtserkrankungen verursachen häufig einen Ausfluß aus der Urethra. Patienten, die befürchten, eine Geschlechtskrankheit zu haben, bringen dies in der Regel zur Sprache. Wenn die Angaben trotzdem unzulänglich sind, sollte der Patient direkt auf die Möglichkeit einer Geschlechtskrankheit angesprochen werden. In diesem Zusammenhang sollte auch nach Gastroenteritiden gefragt werden, da auf diese nach einigen Wochen eine Urethritis folgen kann. Das Reiter-Syndrom (Abb. 10.12) zeigt diesen Zusammenhang am deutlichsten. Es umfaßt

- Ausfluß aus der Urethra,
- Balanitis,
- schmerzhafte Gelenke (Arthritis, Tendinitis).

Genitalulzera

Ulzera lassen stets an eine Geschlechtskrankheit denken, was den Patienten ängstigen kann. Allerdings sind Ulzera nicht immer durch Geschlechtskrankheiten verursacht, daher muß mit Taktgefühl erfragt werden, ob eine Infektion mit Geschlechtskrankheiten möglich ist. Ebenso muß geklärt werden, ob das Ulkus schmerzhaft ist und wie schnell es sich entwickelt hat. Ulzera bei Herpes simplex neigen zu Rezidiven, denen ein Prickeln oder sogar Schmerz in den Leisten vorausgehen kann. Manchmal zeigt die Anamnese, daß der Sexualpartner eine Herpesinfektion hat, wobei die Infektion den Mund, den After oder den Penis betreffen kann. In den Tropen gibt es weitere, bei uns seltene Geschlechtskrankheiten, bei denen Ulzera entstehen, aufgrund dessen ist auch die Frage nach Fernreisen und dabei eingegangene sexuelle Kontakte sinnvoll.

Ursachen eines Ausflusses aus der Urethra

Physiologisch

Sexuelle Erregung

Pathologisch

Gonokokkenurethritis

Nichtgonorrhöische Urethritis

Chlamydia trachomatis

Trichomonas vaginalis

Candida

Idiopathische unspezifische Urethritis

Nach Blasenkatheter

Reiter-Syndrom: Gastroenteritis, Arthritis (große Gelenke und Sakroiliakalgelenke), Konjunktivitis

Abb. 10.11 Ursachen eines Ausflusses aus der Urethra

Hodenschmerzen

Ging dem Schmerz ein Trauma voraus?

Wie rasch entwickelte sich der Schmerz?

Ging dem Schmerz Fieber oder eine Schwellung der Speicheldrüsen (Mumps) voraus?

Ging dem Schmerz ein Brennen bei der Miktion oder ein Ausfluß aus der Urethra voraus?

Männliche Genitalien

Hodenschmerz

Entzündung oder Trauma des Hodens verursacht einen intensiven Viszeralschmerz, der in die Leiste und in das Abdomen ausstrahlen kann, als in der Tiefe liegend und bohrend empfunden wird sowie von Übelkeit begleitet ist. Zusätzlich kann der Hoden geschwollen sein. Der Schmerz wird durch Bewegung oder leichtes Berühren des Hoden verstärkt. Häufigste Ursachen sind Traumata, Infektionen (Orchitis) oder eine Hodentorsion. Eine schmerzlose Schwellung des Hodens sollte an eine Zyste oder ein Malignom denken lassen.

Impotenz

Dieser Ausdruck umfaßt verschiedene sexuelle Störungen, die vom Libidoverlust über die Unfähigkeit zur Erektion bis zur Unfähigkeit zum Orgasmus reichen. Impotenz ist oftmals Folge einer emotionalen Störung. Deshalb sollte geklärt werden, ob der Patient depressiv ist, Angst vor Sexualkontakten hat oder wegen emotionaler Aspekte der Beziehung besorgt ist. Angst vor einer Schwängerung der Partnerin oder vor Infektionen (z. B. AIDS) können zur Impotenz führen. Daneben ist eine sorgfältige Medikamenten- und Alkoholanamnese wichtig, da Alkoholismus und viele häufig verschriebene Medikamente impotent machen können (Abb. 10.13). Eine offensichtliche Beziehung zur Krankheit kann bei Patienten mit Symptomen von Herz-Kreislauf-, Atemwegs- oder neurologischen Erkrankungen bestehen.

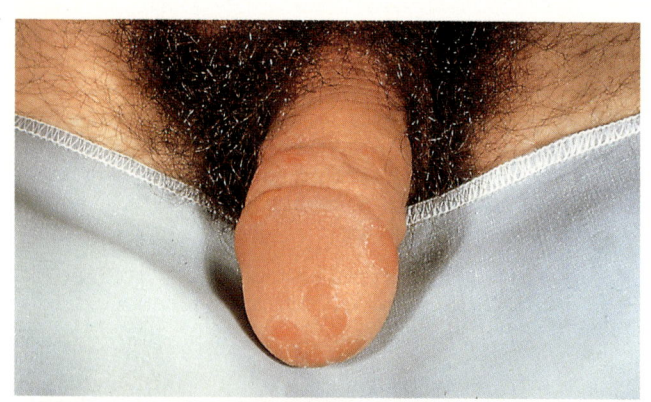

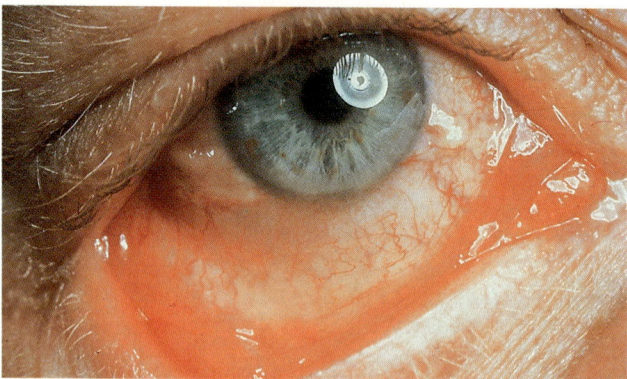

Abb. 10.12 Reiter-Syndrom. Charakteristisch sind eine Balanitis circinata (oben) und eine Konjunktivitis (unten)

Zeugungsunfähigkeit

Wurde Ihre Geschlechtspartnerin jemals schwanger?

Haben Sie Schwierigkeiten eine Erektion zu erreichen oder aufrecht zu erhalten?

Haben Sie eine Ejakulation?

Sind Ihnen die Zusammenhänge zwischen Ovulation und fruchtbarer Periode klar?

Nehmen Sie Medikamente ein, die zur Impotenz oder Dysfunktion des Spermas führen können (z.B. Salazosulfapyridin)?

Hat sich Ihr Bartwuchs verändert?

Wurden Sie mit Zytostatika behandelt?

Unfruchtbarkeit

Primäre Unfruchtbarkeit beschreibt die Unmöglichkeit einer Befruchtung, während sekundäre Unfruchtbarkeit für Schwierigkeiten oder Unfähigkeit zur Befruchtung bei Patienten steht, denen früher Befruchtungen möglich waren. Männliche Unfruchtbarkeit ist für ungefähr $1/3$ der kinderlosen Ehen verantwortlich. Deshalb werden beide Partner untersucht, wenn eine kinderlose Partnerschaft besteht. Wichtig ist es zu klären, wie lange die Unfruchtbarkeit besteht und ob der Patient früher Kinder gezeugt hat. Da nur ein geringes Wissen über die Bestimmung des Zeitpunktes des Eisprunges und der Befruchtbarkeit bei den Patienten besteht, sollte ausführlich nach der Häufigkeit, den Zeitpunkten des Geschlechtsverkehrs und nach Versuchen, den Geschlechtsverkehr in Einklang mit der fruchtbaren Periode der Frau zu bringen, gefragt werden. Zusätzlich muß eine Medikamentenanamnese hinsichtlich Antimetaboliten (Tumorbehandlung) oder Sulfasalazin (Behandlung der Colitis ulcerosa) erhoben werden, da diese die Zeugungsfähigkeit mindern.

Untersuchung der männlichen Genitalien

Die Untersuchung der Genitalien schließt sich an die Untersuchung des Abdomens an, da die Genitalregion mit der Untersuchung der Leiste und der Bruchpforten bereits erreicht wurde. Eine ausführliche Untersuchung der Genitalien wird meist nur dann vorgenommen, wenn der Patient entsprechende Symptome angibt. Es ist aber empfehlenswert, routinemäßig die Hoden zu untersuchen, da dadurch Hodentumoren entdeckt werden können, was dem Patienten erklärt werden sollte. Auch sollte er darauf hingewiesen werden, daß die Untersuchung schnell und schmerzfrei abläuft. Die Untersuchung der Genitalien zeigt, ob der Arzt fundierte Kenntnisse der Anatomie und Physiologie hat. Für Ärztinnen ist es empfehlenswert, die Untersuchung im Beisein einer Schwester durchzuführen. Üblicherweise wird

Untersuchung der männlichen Genitalien

Medikamente, die zur Impotenz führen

Tranquillanzien (Phenothiazine)

Lithium

Sedativa (Barbiturate, Benzodiazepine)

Antihypertensiva (Methyldopa, Clonidin)

Alkohol

Östrogene

Drogenabusus (Heroin, Methadon)

Abb. 10.13 Medikamente die zur Impotenz führen

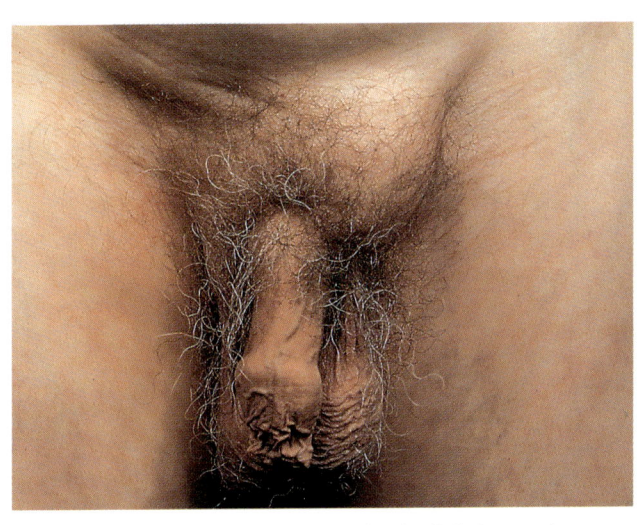

Abb. 10.14 Hernien sind am besten am stehenden Patienten zu erkennen

Ursachen einer Gynäkomastie

Physiologisch
   Pubertät
   Alter
Hypogonadismus
Leberzirrhose
Medikamente (Spironolacton, Digoxin, Östrogene)
Tumoren (Bronchialkarzinom, Nebennierenkarzinom, Hodentumoren)
Thyreotoxikose

Abb. 10.15 Ursachen einer Gynäkomastie

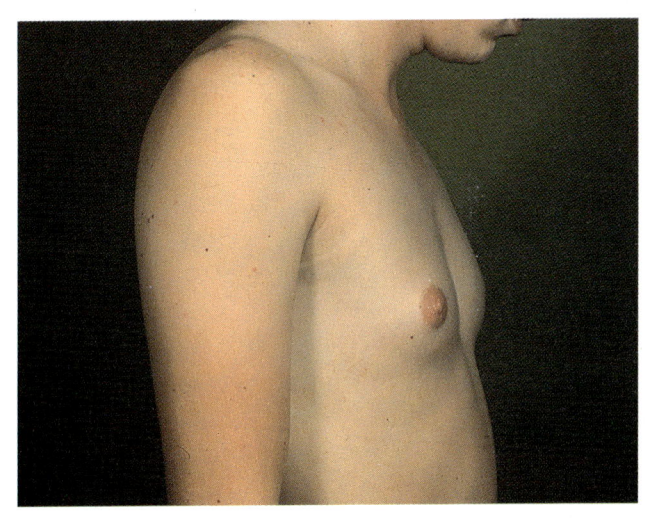

Abb. 10.16 Typisches Aussehen bei Gynäkomastie

aus hygienischen Gründen und um den rein klinischen Zweck dieses Vorgangs zu demonstrieren, die Untersuchung der Genitalien mit Einmalhandschuhen durchgeführt. Die Genitalien werden meist am liegenden Patienten untersucht. Varikozelen und Skrotalhernien können gegebenenfalls nur am stehenden Patienten sichtbar werden. Deshalb ist es ratsam, unklare Schwellungen des Skrotums zu kontrollieren, wenn der Patient steht (Abb. 10.14). Um den Patienten nicht vollständig nackt zu lassen, sollten einige Decken zur Verfügung stehen.

Allgemeine Untersuchung

Bei Unterfunktion des Hodens (Hypogonadismus) können folgende Merkmale auftreten:

- Verlust der Axillarbehaarung,
- weibliches Verteilungsmuster der Schambehaarung,
- typischer Gesichtsausdruck mit perioraler Faltenbildung,
- Gynäkomastie (Abb. 10.15 u. 10.16).

Untersuchung des Penis

Länge und Umfang des Penis zeigen eine große Spannbreite und haben nichts mit Potenz oder Fruchtbarkeit zu tun. Die V. dorsalis penis ist meist deutlich auf der Dorsalseite in der Mittellinie des Penis zu erkennen. Bei der Untersuchung wird die Vorhaut (Präputium) vorsichtig zurückgezogen, um die Glans penis freizulegen. Die Vorhaut sollte dehnbar sein, wodurch ein glattes und schmerzloses Zurückstreifen möglich ist. Häufig finden sich unter der Vorhaut Spuren des geruchlosen, quarkähnlichen Smegma. Das Orificium urethrae externum, eine schlitzförmige Öffnung, die vom Ventralpol der Spitze der Glans penis ausgeht, wird untersucht, indem der Meatus mit Zeigefinger und Daumen sanft aufgedrückt wird. Es sollte eine glänzende, rötliche Schleimhaut sichtbar werden. Gibt der Patient Ausfluß aus der Urethra an, sollte versucht werden, Sekret zu provozieren, wozu der Patient oder der Arzt den Schaft des Penis von dessen Basis ausgehend melkt. Läßt sich dadurch ein Ausfluß provozieren, wird dieser mit einem sterilen Tupfer abgestrichen und in einem Transportmedium zur schnellen Untersuchung in ein mikrobiologisches Labor transportiert.

Männliche Genitalien

Hypospadie

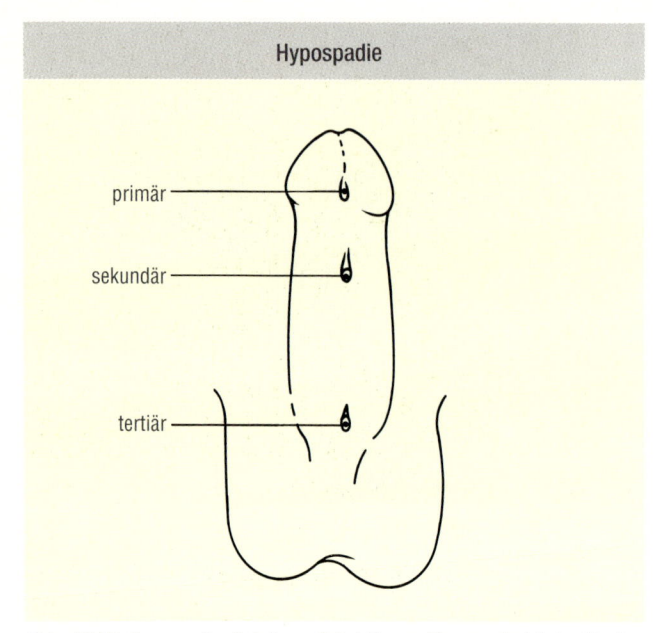

- primär
- sekundär
- tertiär

Abb. 10.17 Hypospadie. Bei dieser Entwicklungsstörung mündet der Meatus urethrae externus auf der Ventralseite des Penis

Ursachen für Genitalulzera

Infektionen
  Herpes genitalis
  Syphilis (harter Schanker, Schleimhautflecken, Gummata)
  Tropische Ulzera

Balanitis
  Schwere Kandidiasis
  Balanitis circinata (Reiter-Syndrom)

Medikamentenallergie
  Umschriebene Medikamentenallergie
  Generalisierte Medikamentreaktion
  (Stevens-Johnson-Syndrom)

Karzinom

Morbus Behçet

Abb. 10.18 Ursachen für Genitalulzera

Erkrankungen des Penis

Präputium

Das Präputium kann zu eng sein, um es über die Glans penis streifen zu können (Phimose). Verklemmt sich ein enges Präputium, nachdem es über die Glans penis gestreift wurde, kann ein entstehendes Ödem das Zurückschieben der Vorhaut unmöglich machen (Paraphimose) und ohne Behandlung zum Gangrän der Glans penis führen.

Glans penis

Bei der Hypospadie (Abb. 10.17), die eine Entwicklungsstörung darstellt, mündet der Meatus urethrae auf der Unterseite der Glans penis (primäre Hypospadie), des Penis (sekundäre Hypospadie) oder dem Perineum (tertiäre Hypospadie). Balanitis bezeichnet eine Entzündung der Glans penis (Abb. 10.12). Eine Entzündung von Glans penis und Präputium wird als Balanoposthitis bezeichnet. Auf der Glans penis können Warzen auftreten.

Ausfluß aus der Urethra

Diese häufigste Störung im Genitalbereich des Mannes beruht auf einer Entzündung der Urethra (Urethritis). Das Aussehen des Ausflusses gibt keine zuverlässigen Hinweis auf die Ursache, obwohl für die Gonorrhö ein deutlich purulenter Ausfluß typisch ist. Eine Urethritis anderer Genese kann durch eine Infektion der Urethra bedingt oder mit dem Reiter-Syndrom assoziiert sein.

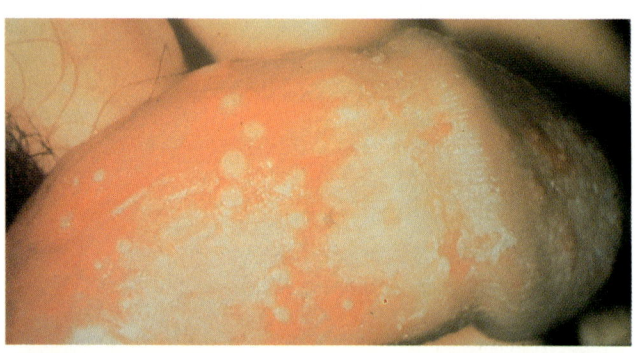

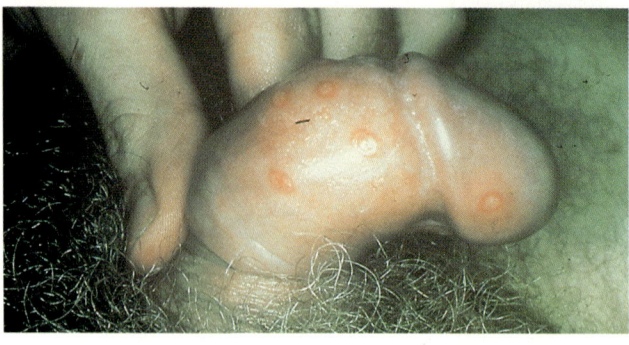

Abb. 10.19 Nach einer Inkubationszeit von 4 bis 5 Tagen entstehen kaum schmerzhafte Herpesbläschen auf dem Penis (oben). Die Bläschen platzen auf und es entstehen schmerzhafte Erosionen mit typischem, rötlichem Halo (unten)

Ulzera am Penis

Treten Ulzerationen bei verschiedenen Krankheiten meist an der Glans penis, seltener am Penisschaft, auf, müssen diese untersucht und die Leisten palpiert werden, um vergrößerte inguinale Lymphknoten zu erkennen, da die Lymphe aus der Haut des Penis in diese Lymphknoten abfließt. Die häufigste Ursache ist ein Herpes (Abb. 10.18) bei dem typische, schmerzlose Bläschen innerhalb von 4

Untersuchung der männlichen Genitalien

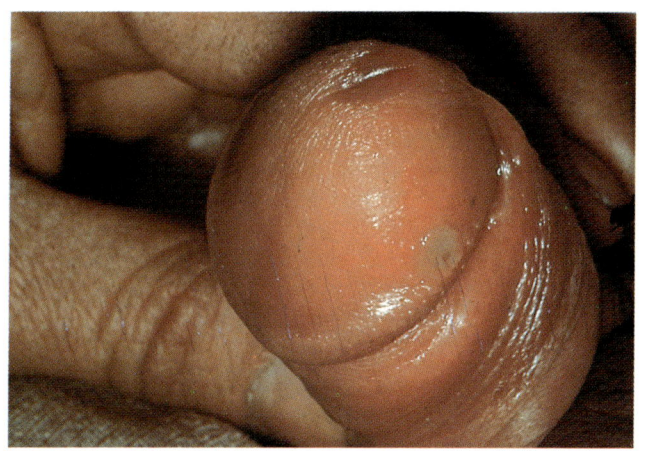

Abb. 10.20 Bei Syphilis kann der Schanker an der Glans penis, dem Präputium oder dem Penisschaft auftreten

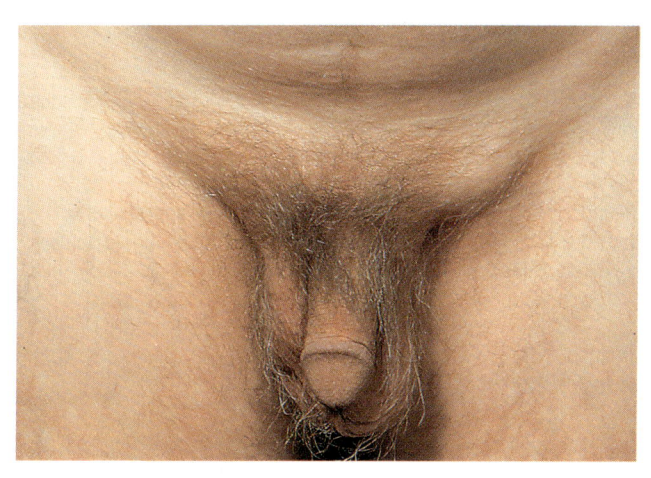

Abb. 10.21 Der linke Hoden hängt meist tiefer als der rechte

Palpation des Hodens

Palpation des Nebenhodens

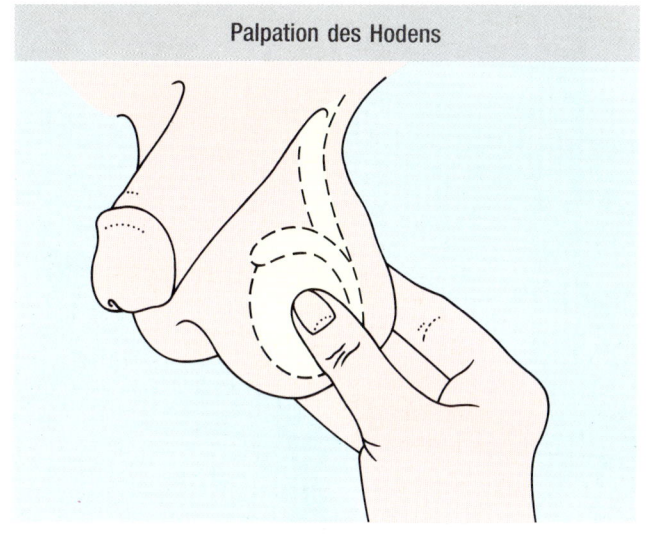

Abb. 10.22 Palpation des Hodens zwischen Daumen und den ersten beiden Fingern

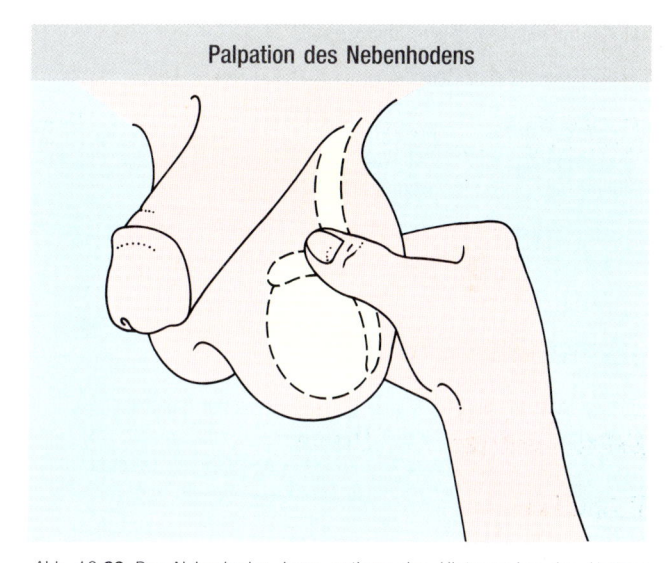

Abb. 10.23 Der Nebenhoden kann entlang des Hinterrandes des Hodens getastet werden

bis 5 Tagen nach dem Sexualkontakt auftreten (Abb. 10.19), die häufig platzen, wodurch schmerzhafte Erosionen mit einem typischen rötlichen Halo entstehen. Aus den Erosionen können Ulzerationen entstehen, die sekundär infiziert werden können. Der Meatus urethrae kann beteiligt sein, wodurch eine Dysurie entstehen kann. Geschlechtskrankheiten müssen immer in Betracht gezogen werden. In erster Linie wäre an Syphilis (primärer Schanker, Abb. 10.20) und in den Tropen an ein Ulcus molle, ein Lymphogranuloma venerum oder ein Granuloma inguinale zu denken. Selten führen Allergien gegen Medikamente zu Ulzerationen am Penis. Ein Peniskarzinom kann als Ulkus imponieren.

Priapismus

Eine schmerzhafte und langdauernde Erektion wird Priapismus genannt. Meistens gibt es dafür keinen ersichtlichen Grund. Es sollte aber an prädisponierende Faktoren wie Leukämie, Hämoglobinopathien (z. B. Sichelzellanämie) und Medikamente (Aphrodisiaka) gedacht werden.

Untersuchung des Skrotums

Verglichen mit der sonstigen Haut ist die Skrotalhaut stärker pigmentiert. Der linke Hoden hängt tiefer als der rechte. Der Tastbefund beider Hoden ist aber gleich (Abb. 10.21). Der Tonus des M. cremaster wird von der Umgebungstemperatur bestimmt, daher ist der Tastbefund des Skrotums temperaturabhängig. Zur Untersuchung des Hodens sollten die Hände warm sein und es sollte ein sanfter Druck ausgeübt werden, der dem Patienten keine Schmerzen bereitet, daher empfiehlt es sich, den Gesichtsausdruck des Patienten bei dieser Untersuchung zu beobachten. Beide Hoden werden miteinander verglichen, da viele Erkrankungen nur einen Hoden betreffen. Größe und Konsistenz der Hoden werden bestimmt, indem sie zwischen Daumen und den ersten beiden Fingern (Abb. 10.22) gehalten werden. Der gesunde Hoden ist elastisch, gummiähnlich und nur wenig druckempfindlich. Der Nebenhoden ist als glatte, längliche Struktur entlang des hinteren und seitlichen Randes des Hodens zu tasten (Abb. 10.23). Seine breiteste Stelle ist das Caput. Das Vas deferens verläuft von der Cauda epididymidis zum äußeren Inguinalring. Es ist glatt, nicht druckempfindlich und kann zwischen Nebenhoden und äußerem Inguinalring getastet werden.

Männliche Genitalien

Erkrankungen des Skrotums

Ist eine Hälfte des Skrotums glatt und unterentwickelt, sollte an einen Maldescensus testis auf dieser Seite (Kryptorchismus) gedacht werden, der von einem Gleithoden unterschieden werden muß, bei dem der Hoden im Skrotum liegt, aber in Richtung des äußeren Inguinalringes gezogen wird, so daß er schwer zu tasten sein kann. Die Haut des Skrotum ist bei einer Candidainfektion rot und entzündlich verändert (Abb. 10.**24**). Kleine gelbliche Knötchen sind häufig und deuten meist auf Talgdrüsen des Skrotums hin.

Schwellungen des Skrotums

Um eine indirekte Inguinalhernie von einer Vergrößerung der im Skrotum liegenden Strukturen zu unterscheiden ist zu beachten, daß es bei einer Hodenschwellung, nicht aber bei einer Hernie, möglich ist, eine Obergrenze zu tasten (Abb. 10.**25**). Schwellungen von Strukturen, die im Skrotum liegen, umfassen:

- Vergrößerung des Hodens,
- Vergrößerung des Hodenanhangsgebildes,
- Vergrößerung des Nebenhodens,
- Ansammlung von Flüssigkeit in der Tunica vaginalis (2fache Membran, in der die Hoden liegen).

Die Schwellung wird zwischen Daumen und den ersten beiden Fingern getastet, um zu entscheiden, ob sie solide oder zystisch ist.

Zystische Schwellung

Eine Zyste entsteht, wenn sich Flüssigkeit in der Tunica vaginalis (Hydrozele) oder in einer Nebenhodenzyste ansammelt. Sie ist typischerweise fluktuierend. Die Masse wird zwischen Daumen und den ersten beiden Fingern einer Hand stabilisiert, und mit dem Zeigefinger der anderen Hand wird versucht sie in einer anderen Ebene einzudrücken (Abb. 10.**26**). Eine prall mit Flüssigkeit gefüllte Zyste fluktuiert bei der Druckveränderung zwischen Finger und Daumen und ist meist lichtdurchlässig. Um die Transillumination zu prüfen, wird der Raum abgedunkelt und Licht auf die Schwellung gerichtet. Eine flüssigkeitsgefüllte Zyste führt zu einem hellen, rötlichen Glühen, wodurch diese von einem soliden Tumor unterschieden werden kann. Die Lichtdurchlässigkeit kann fehlen, wenn die Zystenwand abnorm verdickt oder der Flüssigkeit Blut beigemengt ist. Um eine Hydrozele von einer Nebenhodenzyste unterscheiden zu können muß berücksichtigt werden, daß eine Zyste des Nebenhodens als umschriebene Schwellung hinter dem Hoden tastbar ist (Abb. 10.**27**), eine Hydrozele dagegen den Hoden umgibt, so daß dieser nicht mehr tastbar ist (Abb. 10.**28**). Diese Unterscheidung kann schwierig sein und beide Symptome können zusammen auftreten.

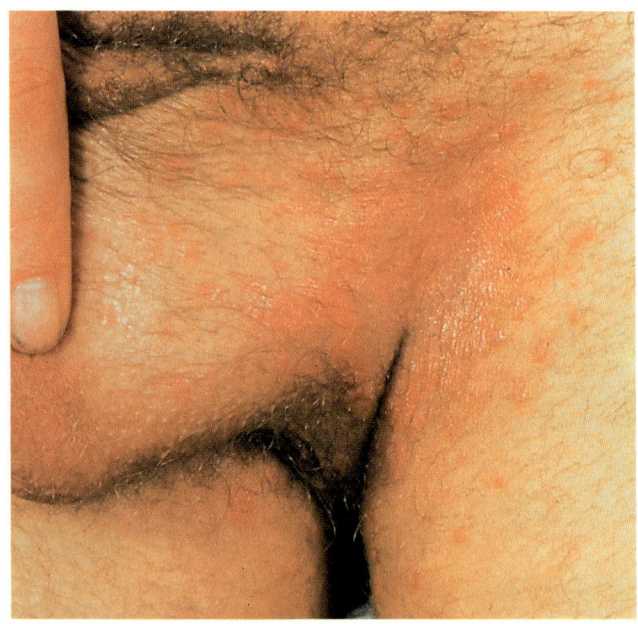

Abb. 10.**24** Kandidiasis des Skrotums, die sich auf Leiste und Oberschenkel ausbreitet

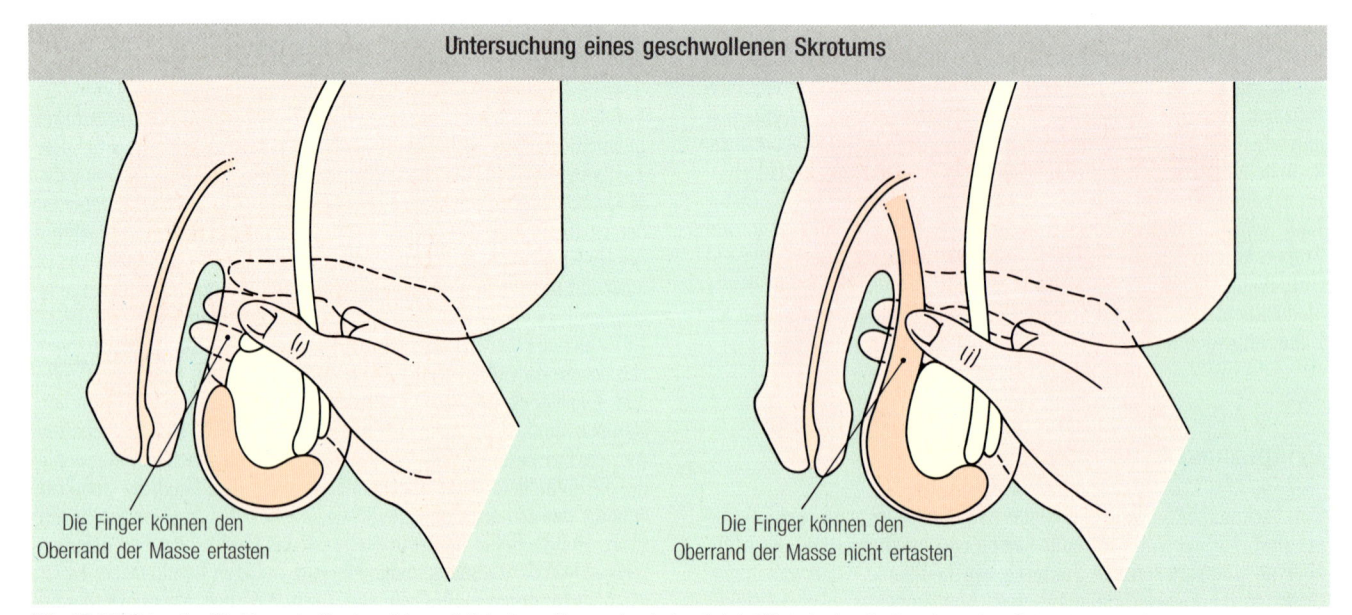

Untersuchung eines geschwollenen Skrotums

Die Finger können den Oberrand der Masse ertasten

Die Finger können den Oberrand der Masse nicht ertasten

Abb. 10.**25** Schwellen Strukturen im Skrotum, ist es möglich, deren Oberrand zu tasten (links). Führt eine Inguinalhernie zu einer Schwellung des Skrotums, ist dies nicht möglich (rechts)

Untersuchung der männlichen Genitalien

Varikozele

Varikozelen treten bei 5 bis 8% der gesunden Männer, meist linksseitig (Abb. 10.29) auf. Eine Varikozele entsteht, wenn die Venen des Plexus pampiniformis (Gefäßgespinst um den Samenstrang) durch Schädigungen des Klappenmechanismus an der Einmündung der V. testicularis sinistra in die V. renalis sinistra (die rechte Vene mündet direkt in die V. cava inferior) varikös werden. Die meisten Varikozelen sind symptomlos und werden zufällig entdeckt. Jedoch können auch Schwellungen des Skrotums, Schmerzen oder Zeugungsunfähigkeit bestehen. Am stehenden Patienten fühlt sich eine Varikozele wie ein „Sack voller Würmer" an, der sich leert, sobald der Patient auf dem Rücken liegt. Da der intraabdominale Druck ungehindert auf die Varikozele übertragen wird, ist ein deutlicher Hustenimpuls fühlbar. Die Varikozele hat keine Verbindung zum Hoden. Der ipsilaterale Hoden ist meist verkleinert.

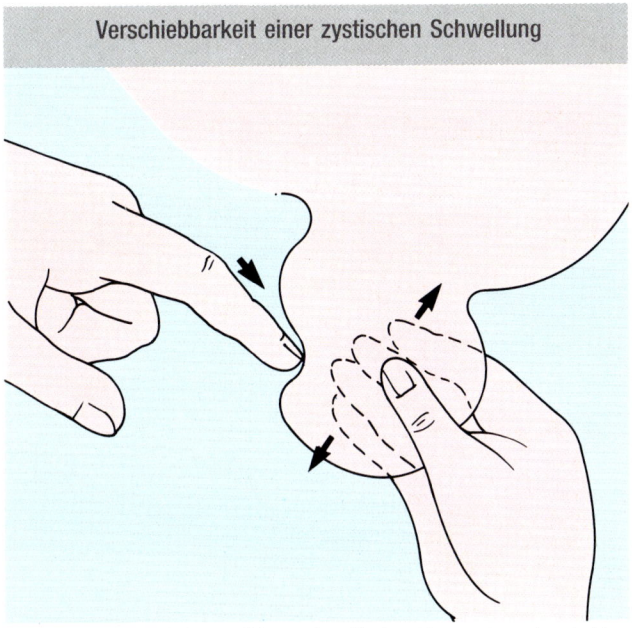

Abb. 10.26 Um zwischen soliden und zystischen Massen zu unterscheiden, wird die Schwellung zwischen Daumen und Fingern einer Hand gehalten, während mit dem Zeigefinger der anderen Hand versucht wird, die Schwellung im rechten Winkel einzudrücken

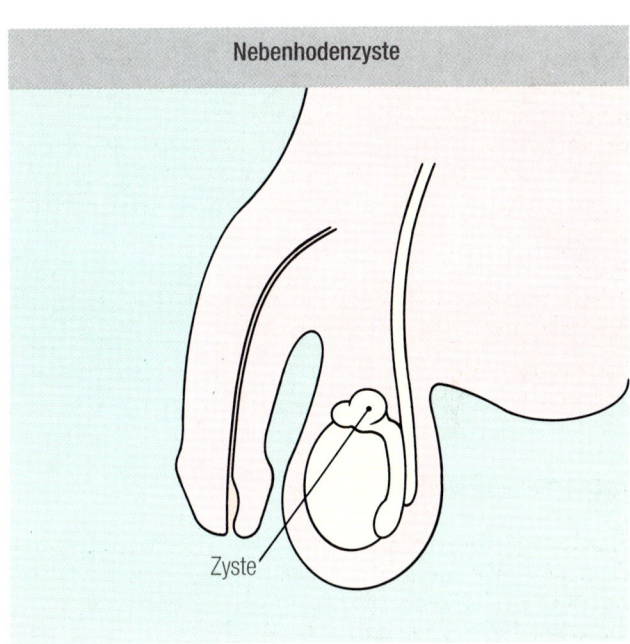

Abb. 10.27 Eine Nebenhodenzyste liegt vom Hoden getrennt an dessen Hinterrand

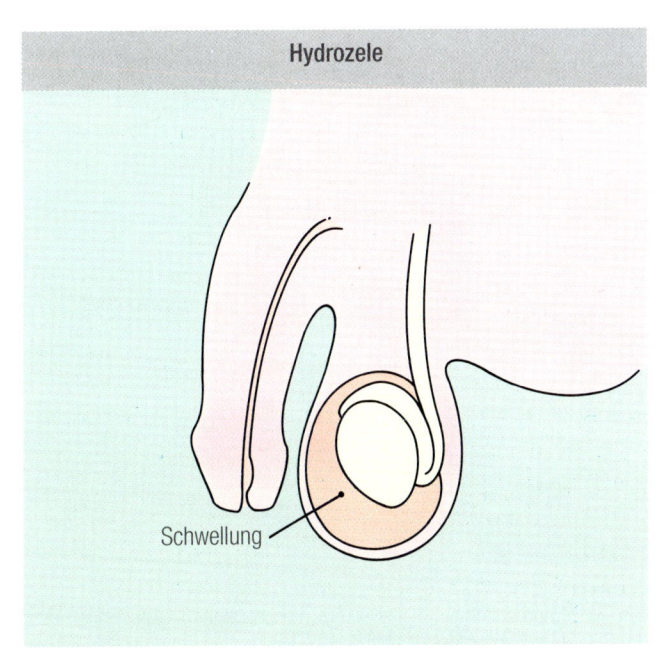

Abb. 10.28 Eine Hydrozele umgibt den Hoden, daher kann dieser nicht mehr getastet werden

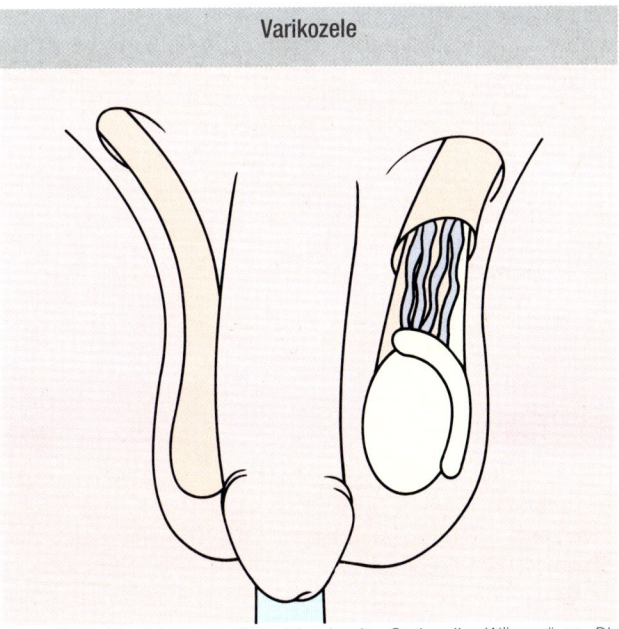

Abb. 10.29 Eine Varikozele fühlt sich wie ein „Sack voller Würmer" an. Die Masse ist vom Hoden und Nebenhoden getrennt

10.11

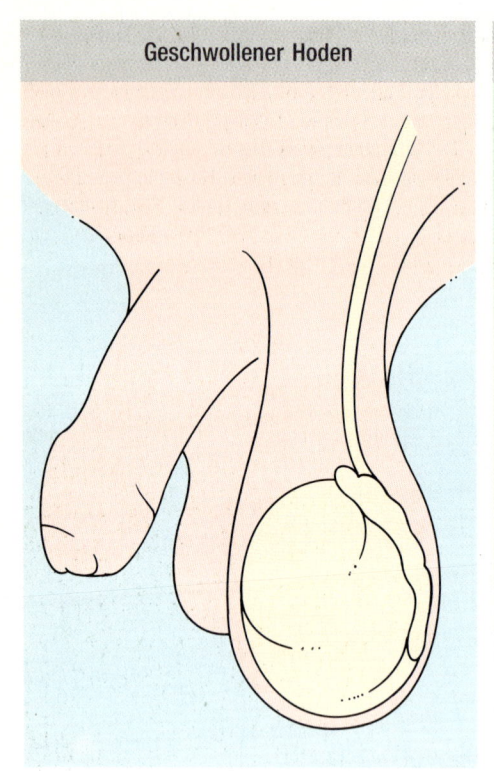

Männliche Genitalien

Geschwollener Hoden

Abb. 10.**30** Bei einer Orchitis ist der Hoden prall geschwollen und druckempfindlich. Meist ist nur ein Hoden betroffen

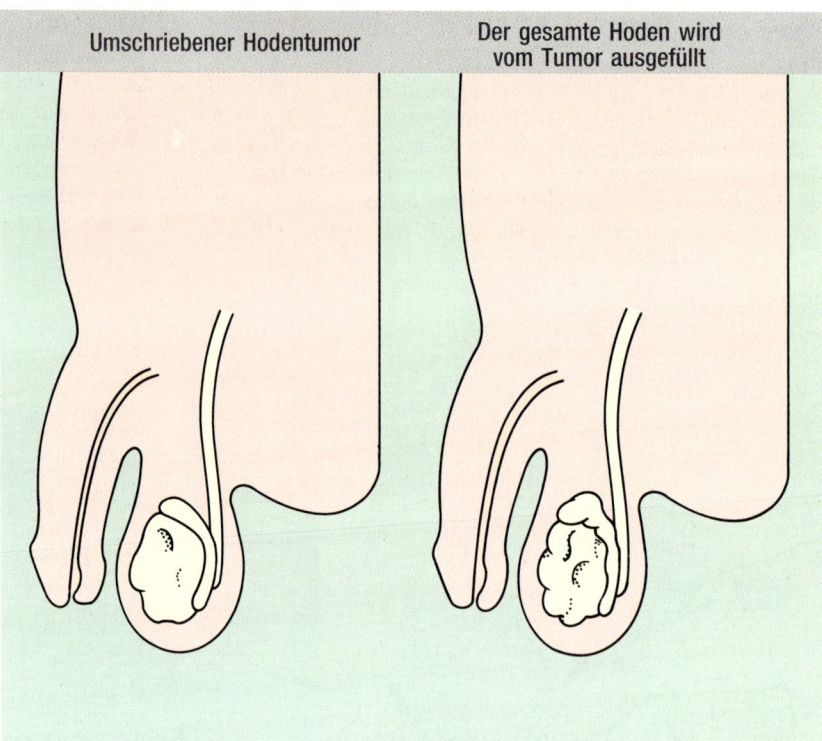

Umschriebener Hodentumor | **Der gesamte Hoden wird vom Tumor ausgefüllt**

Abb. 10.**31** Ein Karzinom kann sich als diskrete Masse innerhalb eines Hodens äußern (links) oder den ganzen Hoden betreffen (rechts)

Verdickte Hodenanhangsgebilde bei tuberkulöser Epididymitis

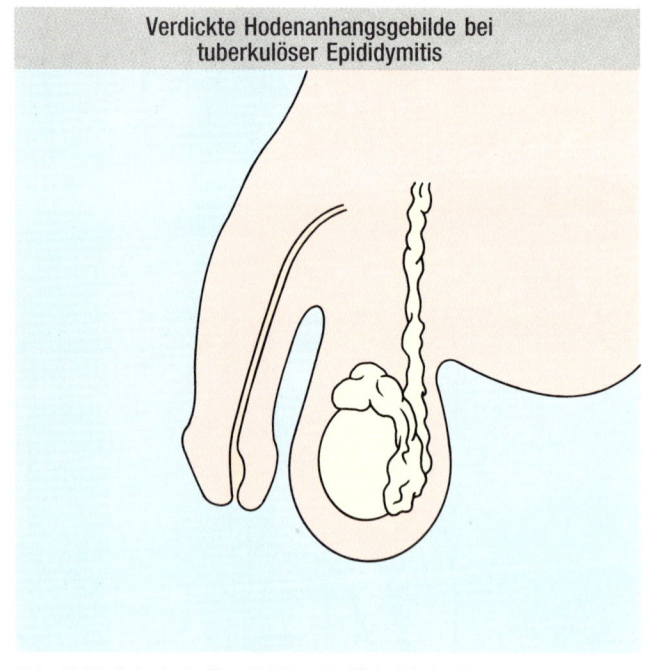

Abb. 10.**32** Bei tuberkulöser Epididymitis fühlt sich der Nebenhoden derb und verdickt und der Samenstrang wie eine Perlenkette an

Solide Schwellungen

Wie bei Zysten können anatomisch vom Hoden ausgehende solide Schwellungen von solchen, die vom Nebenhoden ausgehen, unterschieden werden. Eine diffuse, schmerzhafte Schwellung tritt bei akuten Entzündungen wie Orchitis (Abb. 10.**30**) oder bei einer Hodentorsion auf. Diese akuten Notfälle sind leicht von Schwellungen des Hodens zu trennen. Solide Massen können glatt oder höckrig bzw. druckempfindlich oder schmerzlos sein. Als wichtigste Differentialdiagnose muß an ein Karzinom (Abb. 10.**31**), an Tuberkulome und an syphilitische Gummata gedacht werden. Solide Tumoren des Nebenhodens werden durch chronische Entzündungen (meist tuberkulöse Epididymitis) hervorgerufen und sind meist gutartig. Der Nebenhoden fühlt sich dabei hart und höckerig (Abb. 10.**32**) an und ist druckschmerzhaft.

Hodentorsion

Eine Hodentorsion tritt meist in der Kindheit auf und wird durch starke Schmerzen im Skrotum, die in die Inguinalregion und in den Unterbauch ausstrahlen, gekennzeichnet. Die Haut über dem betroffenen Hoden kann gerötet sein, und der betroffene Hoden steht höher als der nichtbetroffene Hoden (Abb. 10.**33**). Der betroffene Hoden kann sehr druckempfindlich sein. Der nichtbetroffene Hoden kann auffällig liegen, da nicht selten beide Hoden abnorm liegen. Die Befunde können mit einer Orchitis verwechselt werden.

Skrotalödem

Ein Skrotalödem begleitet meist ein diffuses Ödem (Anasarka), das durch eine schwere Herzinsuffizienz oder Hypoproteinämie (nephrotisches Syndrom) hervorgerufen wird. Das Skrotalgewebe wird dadurch gedehnt und mit Grubenbildungen der Haut gestrafft.

10.12

Untersuchung der Lymphgefäße

Die Lymphe von der Haut des Penis und des Skrotum fließt zu den Nodi lymph. inguinales. Deshalb sollten alle Genitaluntersuchungen eine Palpation dieser Lymphknoten, die in der Tiefe der Inguinalfalte zu tasten sind, beinhalten. Aus dem Hoden erfolgt der Lymphabfluß in die intraabdominellen Lymphknoten. Besondere Untersuchungsverfahren (CT, Lymphangiographie) sind nur nötig, um den Lymphabfluß des Hodens darzustellen.

Vergrößerte Nodi lymphatici inguinales

Vergrößerte Nodi lymph. inguinales treten bei entzündlichen und maligen Erkrankungen der Haut von Penis und Skrotum auf. Der Primärkomplex der Syphilis ist meist mit einer Lymphadenopathie verbunden. Die Lymphknoten sind typischerweise beweglich, fühlen sich gummiartig an und sind nicht druckschmerzhaft. Floride Formen einer inguinalen Lymphadenopathie bestehen bei Patienten mit Lymphogranuloma venerum (Abb. 10.34).

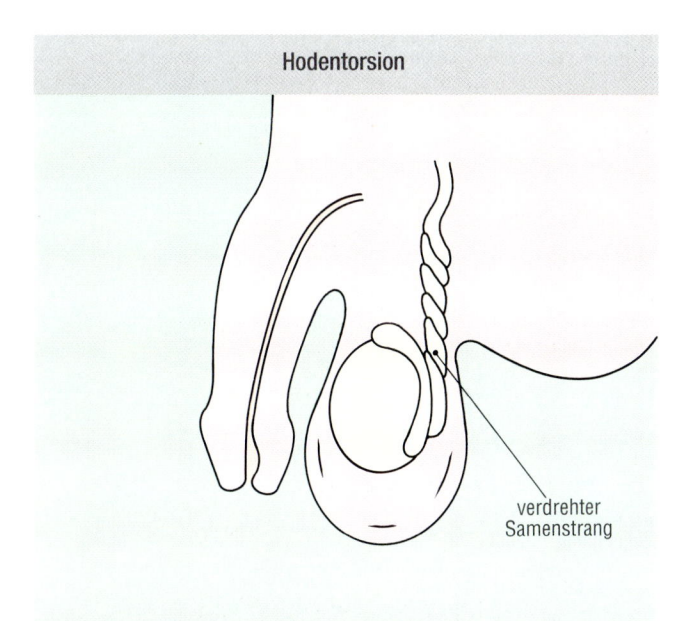

Abb. 10.33 Durch eine Hodentorsion wird die Blutversorgung des Hodens verschlechtert, dadurch schwillt der betroffene Hoden an und wird druckschmerzhaft und er steht höher als erwartet. Die darüberliegende Haut des Skrotum ist meist gerötet und ödematös

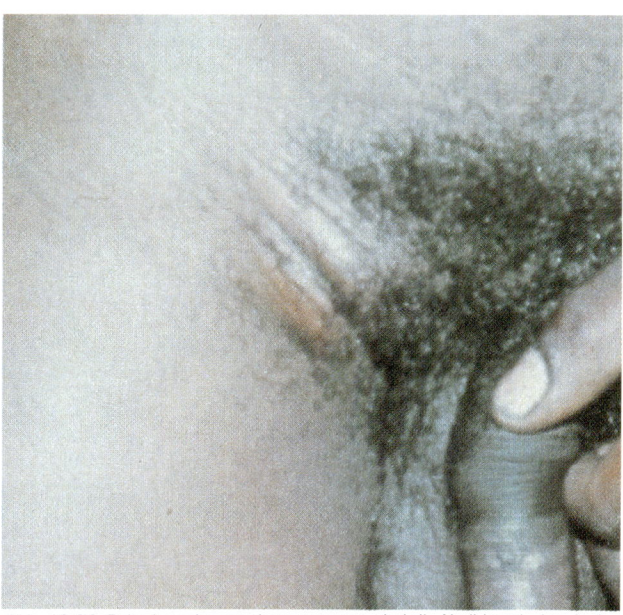

Abb. 10.34 Beim Lymphogranuloma venerum sind die Nodi lymph. inguinales vergrößert

Knochen, Gelenke und Muskulatur

Das Skelett bietet den inneren Organen Schutz und stabilisiert die Extremitäten. Die Gelenke der Extremitäten und der Wirbelsäule ermöglichen die Bewegung der sonst steifen Strukturen. Zwischen den Knochen, die ein Gelenk bilden, liegen Knorpel, die Kräfte abfedern, die durch die Bewegung hervorgerufen werden. Das Gelenk wird durch Bänder stabilisiert, die entweder Bestandteil der Gelenkkapsel oder davon unabhängig sind. Die Gelenke können bewegt werden, indem sich die sie überschreitenden Muskeln kontrahieren.

Aufbau und Funktion

Knochen

Die äußere Schicht (Kompakta) der hohlen Röhrenknochen besteht an der Oberfläche aus flachen Lamellenschichten und in der Tiefe aus konzentrischen Ringen, die von längsverlaufenden Gängen verbunden werden (Havers-Kanäle, Abb. 11.1). Das Innere eines Röhrenknochens wird vom Knochenmark ausgefüllt. Beide Enden des Röhrenknochens bestehen aus einem Netzwerk von Knochenbälkchen (spongiöser Knochen) zwischen denen Knochenmark liegt. Die Anordnung dieses Netzwerkes wird durch die auf den Knochen einwirkenden Kräfte bestimmt. Zwischen benachbarten Havers-Kanälen und den sie umgebenden konzentrischen Ringen sind die Knochenlamellen mehr zufällig angeordnet und enthalten in ihren Zwischenräumen die Osteozyten.

Knochen wird von Osteoblasten auf- und von Osteoklasten abgebaut. Die Osteozyten, die sich von den Osteoblasten ableiten, sind für den Calciumaustausch zwischen Knochen und Extrazellulärflüssigkeit verantwortlich. Collagen bildet den größten Teil der Knochenmatrix und wird von Osteoblasten und Fibroblasten gebildet. Das Calcium des Knochens liegt hauptsächlich in Form von Hydroxylapatitkristallen vor und nur ca. 1% des Calciums bzw. Phosphates des Knochens stehen im Fließgleichgewicht mit der Extrazellulärflüssigkeit. Der Rest kann nur durch Osteoklastenaktivität aus dem Knochen gelöst werden. Der Austausch von Calcium zwischen Knochen und Extrazellulärflüssigkeit wird durch Parathormon und Calcitriol, dem Wirkmetaboliten von Vitamin D_3, kontrolliert.

Durch den Aufbau des Röhrenknochens wird eine maximale Biegefestigkeit bei minimalem Gewicht erzielt. Die Anordnung der Trabekel des spongiösen Knochens markiert die Richtungen der Krafteinwirkungen. Markante Punkte bzw. Konturen des Knochens werden von einwirkenden Kräften und den Ursprüngen von Sehnen und Bändern bestimmt.

Knorpel besteht aus runden Zellen (Chondroblasten), die in eine Matrix eingebettet sind. Es gibt 3 Haupttypen: hyaline, elastische und fibröse Knorpel. Hyaline Knorpel bilden Gelenkoberflächen, Rippenknorpel, Larynx, Trachea und Bronchien. Sie kombinieren Elastizität mit Widerstandsfähigkeit. Mit zunehmendem Alter nimmt der Wassergehalt des Knorpels ab, wodurch dessen Biegefestigkeit und Widerstand gegen Bruch und Ermüdung vermindert ist. Fibröser Knorpel besteht hauptsächlich aus Fasern und findet sich an Sehnenansätzen (Scharpey-Fasern) und in einigen Gelenken. Elastischer Knorpel wird aus einem konzentrierten Netzwerk elastischer Fasern gebildet, wodurch dessen Formveränderlichkeit bewirkt wird. Er ist auch Bestandteil der Ohrmuschel und einiger Larynxknorpel.

Gelenke

Die Gelenke können entsprechend ihrer Beweglichkeit eingeteilt werden:

- Gelenke mit freier Beweglichkeit (Diarthros),
- fixierte Gelenke (Synarthros),
- Gelenke mit eingeschränkter Beweglichkeit (Amphiarthros).

Beim Diarthros (Synovialgelenk) sind die Knochenoberflächen gegeneinander beweglich und durch einen Spalt voneinander getrennt (Abb. 11.2). Die Gelenke können auch anhand ihres Bewegungsumfanges in Scharniergelenk, Kugelgelenk und Sattelgelenk eingeteilt werden. Ein Synovialgelenk ist von einer Kapsel aus kollagenen Fasern umgeben, die in einem gewissen Abstand vom Gelenk am Knochen fixiert sind. Die Innenseite der Gelenkkapsel ist von einer Membran (Synovia) bedeckt, die Flüssigkeit bilden kann. In die Kapsel können

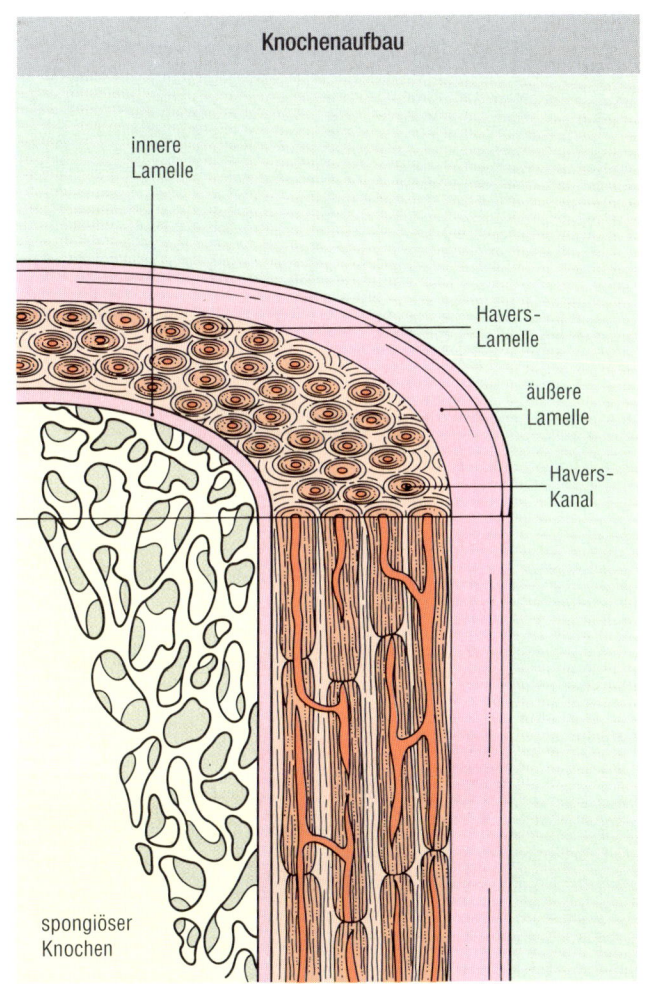

Abb. 11.1 Darstellung der Knochenstruktur

Knochen, Gelenke und Muskulatur

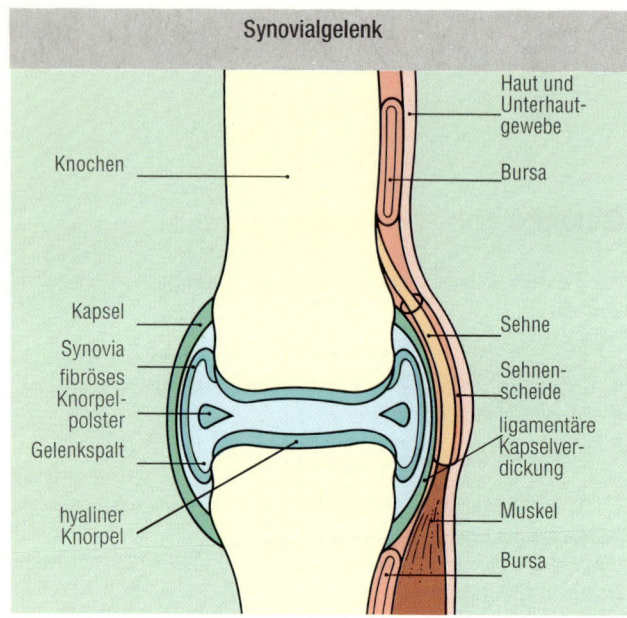

Abb. 11.2 Gelenkquerschnitt

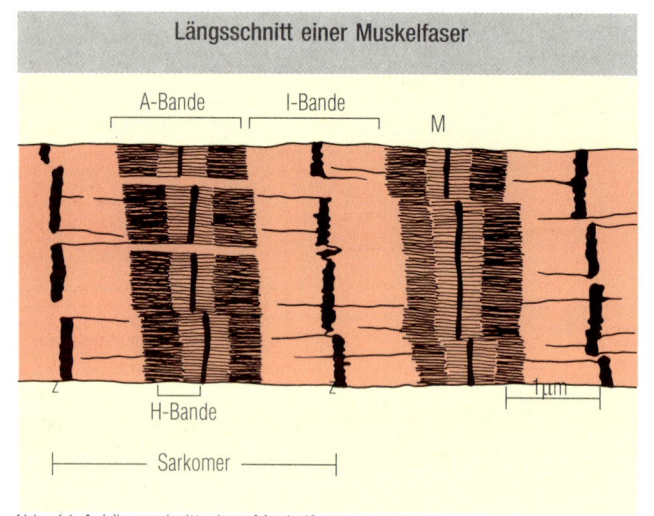

Abb. 11.4 Längsschnitt einer Muskelfaser

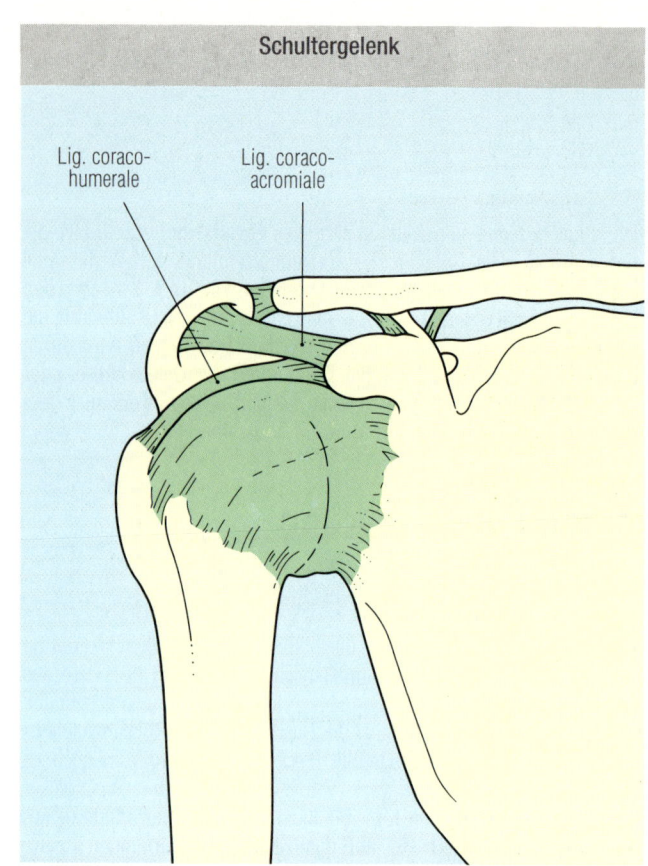

Abb. 11.3 Schultergelenk mit Verbindungen des Lig. coracohumerale

Bänder, deren eines Ende am Knochen fixiert ist, als umschriebene Verdickungen integriert sein (Abb. 11.3). Bänder können aber auch die gelenkbildenden Knochen miteinander verbinden ohne mit der Gelenkkapsel in Kontakt zu stehen.

Die Synovialmembran ist eine Zellschicht. Eine Zellart nimmt Fremdkörper auf, die in das Gelenk eingedrungen sind, eine andere bildet die Synovialflüssigkeit, deren Zusammensetzung einem Plasmadialysat entspricht, dem Hyaluronproteoglykan zugefügt wird. Die Konzentration eines bestimmten Proteins in der Synovialflüssigkeit wird von dessen Molekülgröße bestimmt. Die Synovialflüssigkeit sichert sowohl die Ernährung des Gelenkknorpels als auch die Gleitfähigkeit der Gelenkoberflächen.

Die Epiphysenfugen der Röhrenknochen sind während des Wachstums Synarthrosen (Synchondrosen). Die Suturae der Schädelknochen sind dauerhafte Synarthrosen, wobei aneinander grenzende Knochen durch Bindegewebe miteinander verbunden sind.

Amphiarthrosen sind dauerhafte Gelenke. Ein gutes Beispiel dafür sind die Bandscheiben der Wirbelsäule, bei denen eine äußere Lage dichter, konzentrisch angeordneter Collagenbündel (Anulus fibrosus) ein Zentrum mit hydriertem, kompaktem Gewebe (Nucleus pulposus) umgibt.

Muskeln

Ein einzelnes Motoneuron innerviert 100 bis 1000 Skelettmuskelfasern. Die Skelettmuskelfaser besteht aus sich wiederholenden, anatomischen Strukturen, den Sarkomeren. Diese setzen sich aus dünnen (Aktin) und dicken Filamenten (Myosin) zusammen (Abb. 11.4), die sich bei Kontraktion und Erschlaffung der Muskeln relativ zueinander bewegen. Alle Muskelfasern einer einzelnen motorischen Einheit haben ähnliche Eigenschaften und werden entsprechend ihrer Kontraktionsgeschwindigkeit in schnelle und langsame (Typ I und Typ II) eingeteilt, obwohl beim Menschen kontinuierliche Übergänge bestehen.

Langsam kontrahierende Fasern werden von langsam leitenden Nervenfasern innerviert, die eine niedrige Schwelle und eine niedrige Innervationsfrequenz haben. Schnell kontrahierende Fasern werden von Axonen innerviert, die schnell leiten, aber eine hohe Reizschwelle haben. Die Stärke einer Muskelkontraktion kann entweder durch die Anzahl der aktivierten Motoneurone oder durch Änderung ihrer Innervationsfrequenz beeinflußt werden. Ausgehend von kleineren Einheiten werden zunehmend größere zugeschaltet. Die Innervationsfrequenzen reichen von 10 bis 20 Hz (langsame Fasern) bis zu 100 Hz (schnelle Fasern). Muskeln, die sich langsam kontrahieren, haben

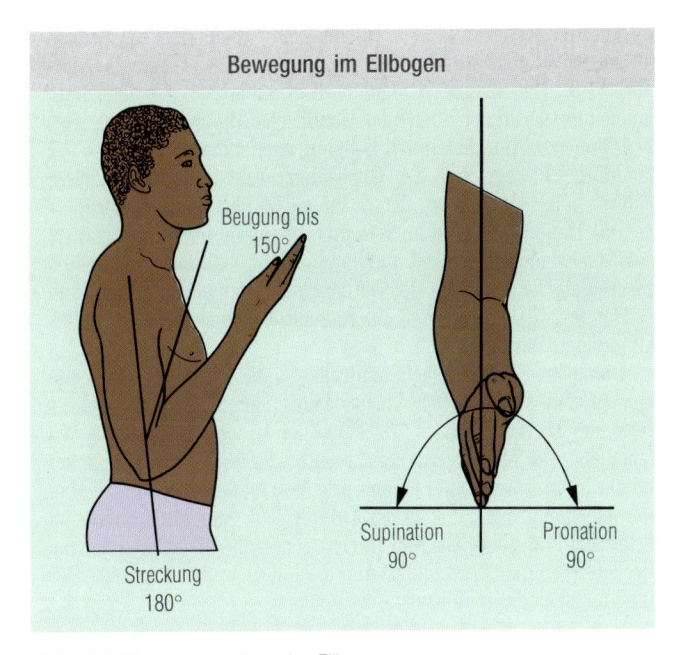

Abb. 11.5 Bewegungsumfang des Ellbogens

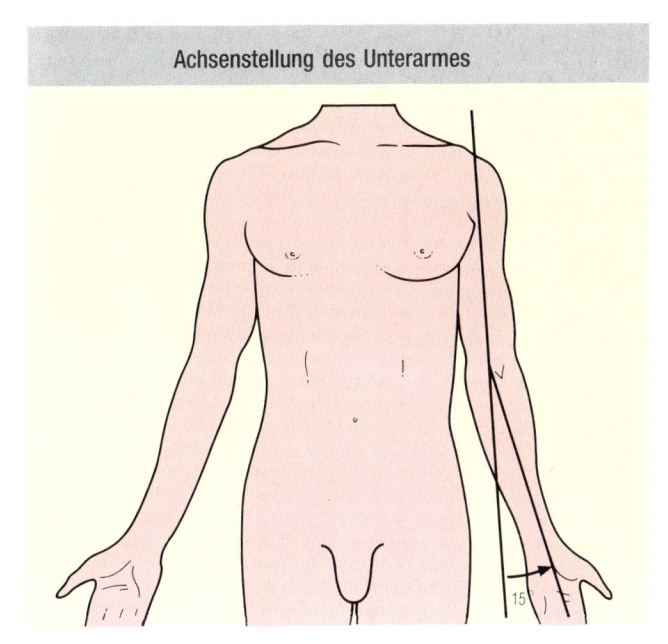

Abb. 11.6 Achsenstellung des Unterarmes

einen hohen Myoglobingehalt, wodurch sie rötlich erscheinen. Sie bilden ihre Energie aerob. Schnell kontrahierende Fasern bilden durch Glykolyse Energie. Langsam kontrahierende Muskeln ermüden nicht, schnell kontrahierende Muskeln ermüden rasch. In der Regel sind die langsamen Einheiten für den Muskeltonus über längere Zeit (z. B. Lagestabilisierung), die schnellen Einheiten für kurzdauernde Muskelkontraktionen verantwortlich.

Aufbau und Funktion in verschiedenen Körperregionen

Wirbelsäule

Die primären Krümmungen der thorakalen und sakralen Wirbelsäule entstehen durch unterschiedlich hohe Vorder- und Hinterkanten der entsprechenden Wirbelkörper. Die sekundären Krümmungen der zervikalen und lumbalen Wirbelsäule sind eher durch verschieden hohe Vorder- und Hinterseiten der Zwischenwirbelscheiben bedingt. Einwirkende Kräfte werden durch den Nucleus pulposus gleichmäßig auf den Anulus fibrosus und die hyaline Schicht der Wirbelkörper verteilt. An Beugung und Streckung sind alle Abschnitte der Wirbelsäule beteiligt. Die stärkste Beweglichkeit besteht am Übergang zwischen Atlas und Hinterkopf und in der Lenden- bzw. Halsregion. Im Atlantookzipitalgelenk ist die stärkste Seitwärtsbeugung möglich. Sie ist in gewissem Umfang auch in den lumbalen und zervikalen, sehr wenig dagegen in den thorakalen Abschnitten möglich. Anders als im Atlantoaxialgelenk wird die Fähigkeit der Wirbelsäule zur Rotation durch die Form der Wirbelkörpergelenke bestimmt und ist in der Brustwirbelsäule am stärksten.

Schulter

Die Bewegung der Schulter findet sowohl im glenohumeralen als auch im skapulothorakalen Gelenk statt. Die ersten 90 Grad der Abduktion erfolgen im Glenohumeralgelenk durch Kontraktion des M. supraspinatus (0 bis 30 Grad) und des M. deltoideus (30 bis 90 Grad). Eine stärkere Abduktion der Schulter ist erst möglich, wenn die Skapula durch Kontraktion des M. trapezius gedreht wird. Eine Adduktion der Schulter bewirken der M. pectoralis major und der M. latissimus dorsi. Durch den M. pectoralis major und die vorderen Anteile des M. deltoideus kann die Schulter nach vorne gebeugt, durch den M. latissimus dorsi, den M. pectoralis major und die hinteren Anteile des M. deltoideus gestreckt werden. Die Schulter wird durch den M. supraspinatus nach außen, durch den M. pectoralis major, den M. latissimus dorsi und den vorderen Anteilen des M. deltoideus nach innen gedreht. Direkt oberhalb des Glenohumeralgelenkes liegt die Bursa subacromialis und die Rotatorenmanschette, die von den Sehnen des M. scalenus, M. supraspinatus, M. infraspinatus und M. subscapularis gebildet wird.

Ellbogen

Der Ellbogen besteht aus 2 Gelenken. In dem aus Humerus, Radius und Ulna gebildeten Gelenk sind Beugung und Streckung im Umfang von insgesamt ca. 150 Grad möglich. Das aus den proximalen Enden von Radius und Ulna gebildete Gelenk ermöglicht eine Rotation des Unterarmes (Pronation-Supination) um 180 Grad (Abb. 11.5). Bei Männern liegt der Unterarm nur leicht außerhalb der vom Humerus gebildeten Achse, bei Frauen bilden Unterarm und Humerus einen Winkel von ca. 15 Grad (Abb. 11.6). Der M. biceps beugt den supinierten Unterarm. Unabhängig von Supination oder Pronation wird der Unterarm durch den M. brachioradialis und den M. brachialis gebeugt. Der M. triceps und in gewissem Umfang der M. anconaeus (Abb. 11.7) strecken den Unterarm im Ellbogen. Supination erfolgt durch Kontraktion des M. supinator, Pronation durch Kontraktion des M. pronator teres und des M. pronator quadratus.

Handgelenk und Hand

Im Handgelenk sind Beugung, Streckung, Ulnarabduktion und Radialadduktion (Abb. 11.8) möglich. Die Finger können sowohl in den Metakarpophalangeal- als auch in den Interphalangealgelenken gebeugt und gestreckt werden. In den Metakarpophalangealgelenken ist außerdem eine Abduktion der gestreckten Finger möglich (Abb. 11.9). Der abduzierte Daumen liegt außerhalb, der adduzierte Daumen innerhalb der Ebene der Handfläche. Durch Streckung wird der Daumen nach radial, durch Beugung nach ulnar in die Ebene der Handfläche bewegt. Bei der Opposition dreht sich der Daumen, wodurch seine Fingerbeere den 5. Finger berührt (Abb. 11.10).

Das Handgelenk wird im wesentlichen durch den M. flexor carpi radialis bzw. ulnaris gebeugt und durch den M. extensor carpi ulnaris bzw. radialis longus gestreckt. Da die langen Beuger der Finger und des Daumens das Handgelenk überqueren, haben sie auch auf dieses eine geringe Wirkung.

Die kleinen Handmuskeln kontrollieren die Feinbewegungen von Daumen und Fingern. Den Thenar bilden der M. abductor pollicis brevis, der M. flexor pollicis brevis und der M. opponens pollicis, den Hypothenar der M. abductor digiti minimi, der M. flexor digiti minimi und der M. opponens digiti minimi. Die Mm. lumbricales und die Mm. interossei beugen die Finger im Grundgelenk und strecken sie im Mittel- und Endgelenk. Die Mm. interossei dorsales abduzieren und die Mm. interossei palmares adduzieren die Finger im Grundgelenk. Der M. adductor pollicis adduziert den Daumen.

Hüfte

Die Hüfte ist ein Kugel- und Scharniergelenk, in dem Beugung, Streckung, Abduktion, Adduktion und Rotation nach innen und außen möglich sind. Der Femurkopf bildet mit dem Femurschaft einen Winkel von ca. 130 Grad.

Die Hüftgelenkmuskulatur wirkt zusätzlich auf die Wirbelsäule oder das Knie. Der M. psoas major reicht von der Lendenwirbelsäule zum Trochanter minor femoris und beugt die Hüfte und die Lendenwirbelsäule. Der M. iliacus reicht von der Fossa iliaca zum

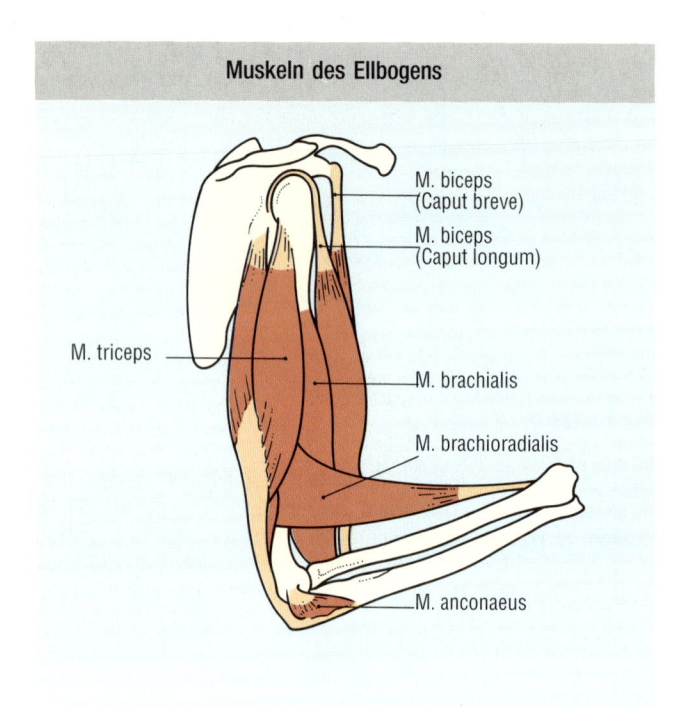

Abb. 11.7 Beuger und Strecker des Ellbogens

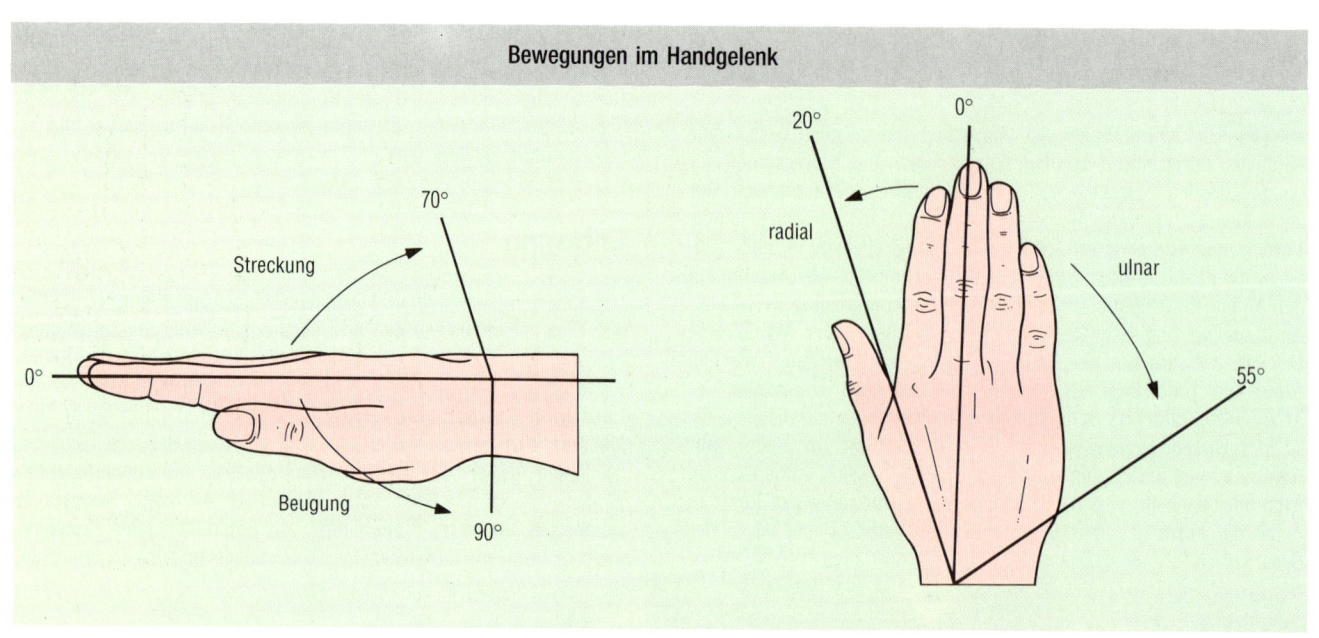

Abb. 11.8 Bewegungen im Handgelenk

Aufbau und Funktion in verschiedenen Körperregionen

Fingerbewegungen

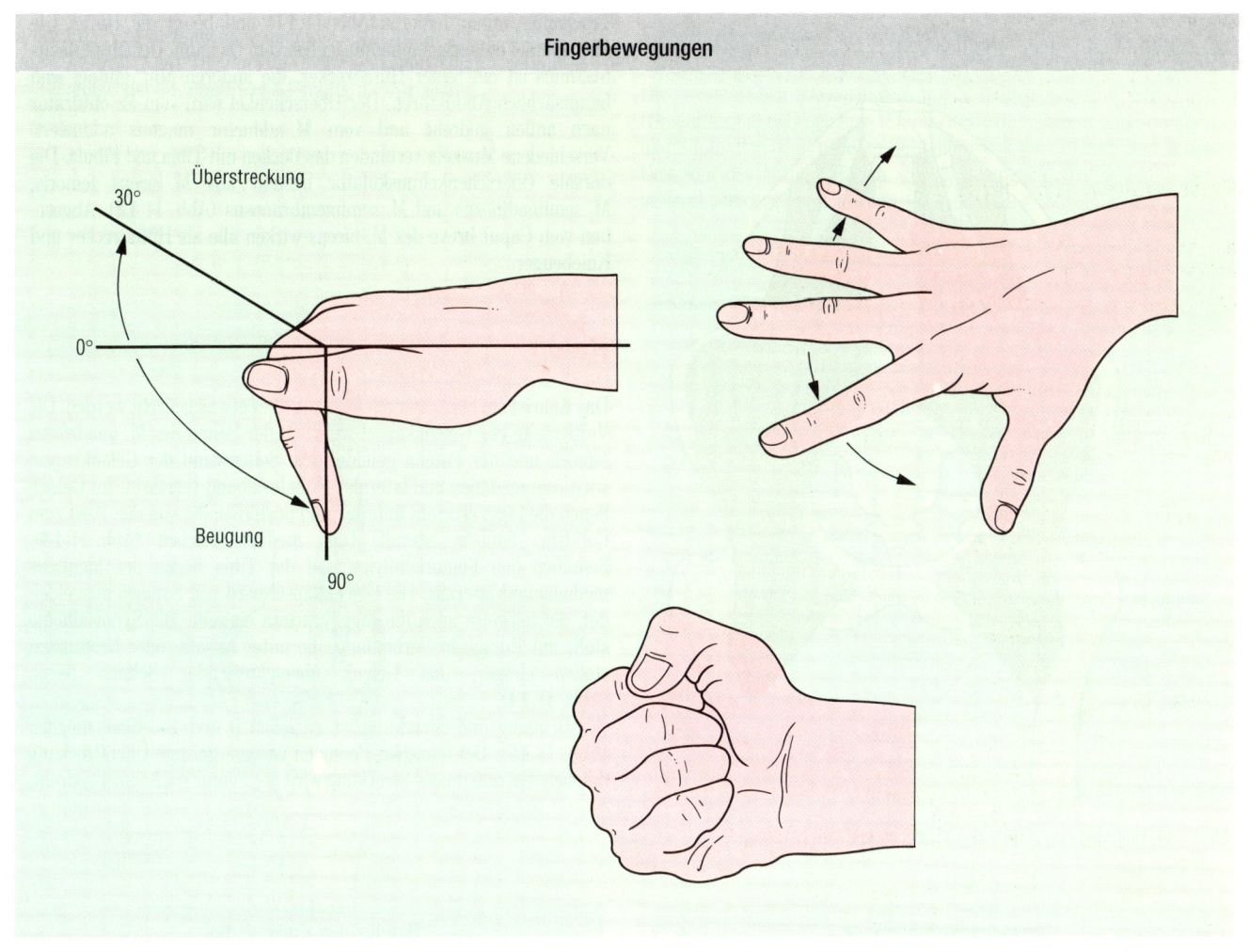

Abb. 11.**9** Fingerbewegungen in den Metakarpophalangealgelenken (links und rechts) und Interphalangealgelenken (unten)

Daumenbewegungen

Streckung — Beugung — Adduktion — Opposition

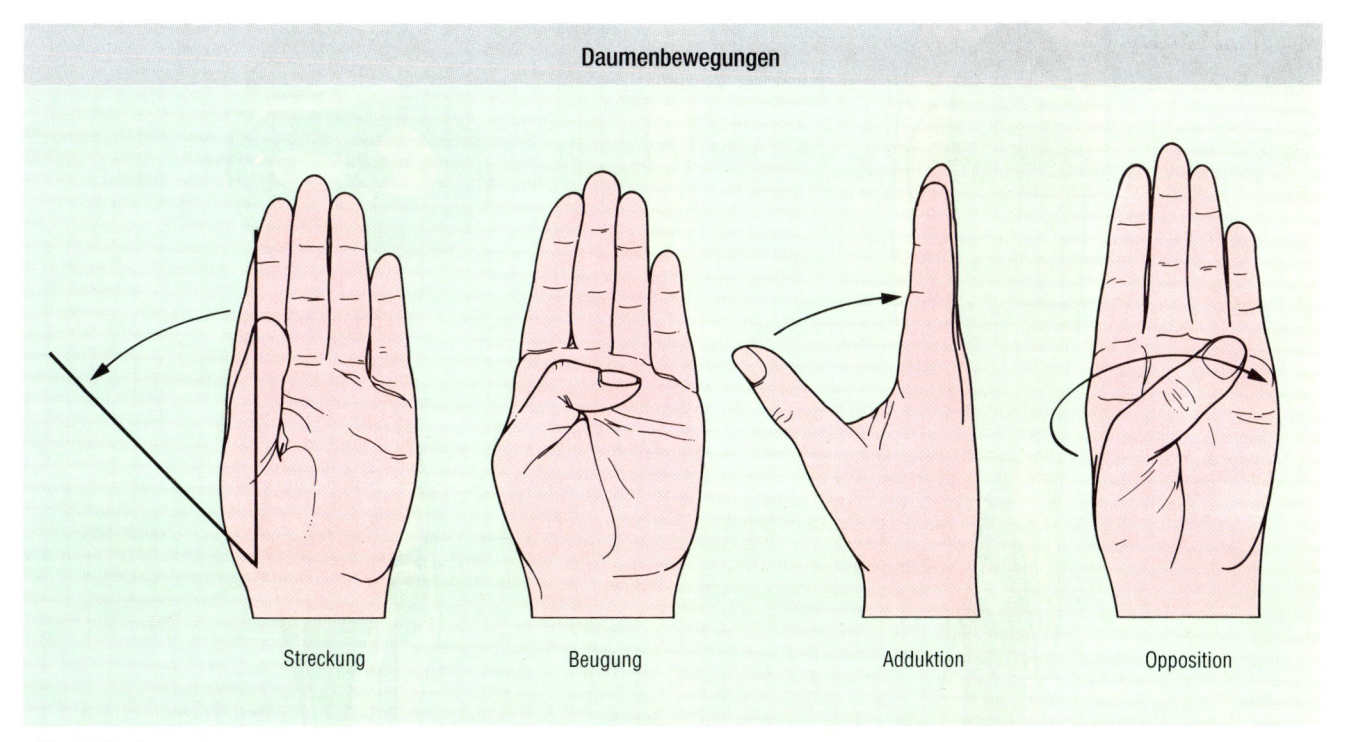

Abb. 11.**10** Daumenbewegungen

11.5

Die wichtigsten Muskeln des Unterschenkels sind der M. soleus und der M. gastrocnemius. Der M. soleus ist ein reiner Beuger im Sprunggelenk, der M. gastrocnemius wirkt als Beuger des Sprunggelenkes und des Knies. Der M. tibialis posterior supiniert den Fuß, während der M. flexor digitorum longus die Zehen und der M. flexor hallucis longus die Großzehe beugen (Abb. 11.17).

Die Schienbeinmuskulatur besteht aus dem M. tibialis anterior, dem M. extensor digitorum longus und dem M. extensor hallucis longus (Abb. 11.18). Der M. tibialis anterior supiniert und dorsalflektiert den Fuß im Sprunggelenk. Der M. extensor digitorum longus bzw. der M. extensor hallucis longus dorsalflektieren Zehen und Großzehe. Die Mm. peronaei pronieren und plantarflektieren den Fuß.

Symptome von Knochen-, Gelenk- und Muskelerkrankungen

Knochen

Knochenschmerz wird als in der Tiefe liegend und quälend empfunden. Der Schmerz ist bei Knochentumoren oder Infektionen umschrieben, bei Allgemeinerkrankungen (z. B. Osteoporose, Abb. 11.19) diffus. Der scharfe, stechende Frakturschmerz wird durch Bewegung verstärkt und läßt in Ruhe nach.

Gelenke

Gelenksymptome können Schmerz, Schwellung, Reibegeräusch und Blockierung sein.

Schmerz

Schmerz ist das dominierende Symptom bei Arthritis. Wichtig sind folgende Fragen:

- Wo besteht der Schmerz?
- Wie stark ist der Schmerz?
- Trat der Schmerz akut auf oder ist er chronisch?
- Wird der Schmerz durch Ruhe oder durch Belastung verändert?
- Wird der Schmerz durch bestimmte Bewegungen ausgelöst?

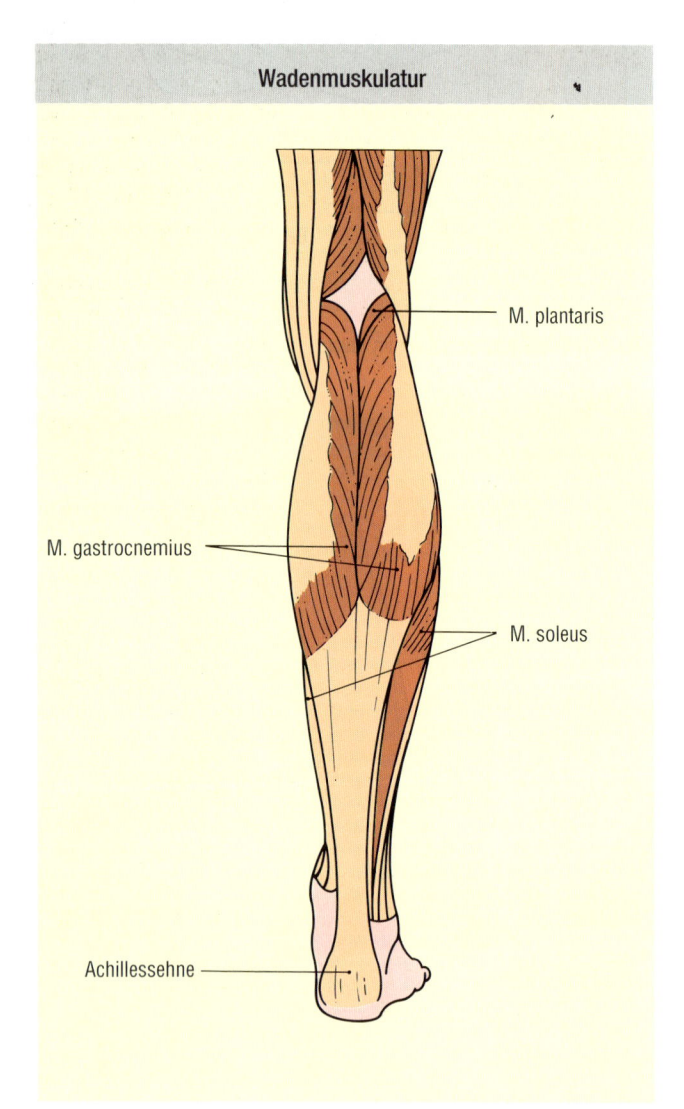

Abb. 11.17 Wadenmuskulatur

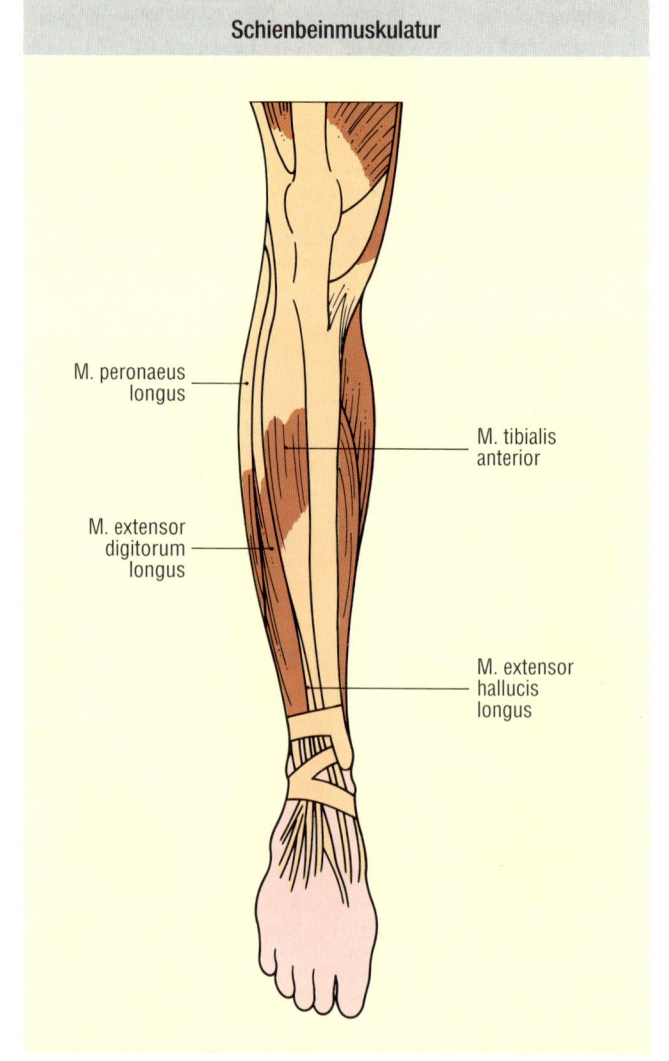

Abb. 11.18 Schienbeinmuskulatur

Symptome von Knochen-, Gelenk- und Muskelerkrankungen

Ursachen von Knochenschmerzen	
Lokalisierte Schmerzen	Diffuse Schmerzen
Fraktur/Trauma	Malignom
Infektionen	Morbus Paget
Malignom	Osteomalazie
Morbus Paget	Osteoporose
Osteom	Metabolische Knochenerkrankung

Abb. 11.19 Ursachen von Knochenschmerzen

Gelenkschmerz

Wo ist der Schmerz am stärksten?

Verändern sich die Schmerzen während des Tages?

Bestehen die Schmerzen seit kurzem oder seit langem?

Läßt der Schmerz bei Bewegung nach oder wird er stärker?

Der Patient soll den Ort der maximalen Schmerzempfindung angeben. Reizung von Strukturen in Hautnähe führen zu einem deutlich umschriebenen Schmerz, Erkrankungen tiefer gelegener Strukturen lösen Schmerzen aus, die schlecht lokalisierbar sind und segmental verteilt sein können. Die Segmente, auf die der Schmerz projiziert wird (analog Sklerotomen), unterscheiden sich geringfügig von den Dermatomen. Daher können Schmerzen, die durch Erkrankungen tiefer Strukturen ausgelöst werden, an davon entfernten Stellen empfunden werden (projizierter Schmerz). Ebenso kann bei Gelenkerkrankungen der Ort der Erkrankung mißdeutet werden (Abb. 11.20). Rückenschmerzen können auch auf Projektion beruhen. Erkrankungen der oberen Halswirbelsäule können Schmerzen über der Okzipitalregion auslösen. Erkrankungen der unteren Lendenwirbelsäule können zu Rückenschmerzen im oberen Lendenbereich führen, da das Lig. longitudinale posterius durch Nerven des oberen Lendenmarkes innerviert wird.

Die Stärke von Gelenkschmerzen zu beurteilen ist schwer, da die Persönlichkeit des Patienten dabei eine Rolle spielt. Arthrose und rheumatische Arthritis führen typischerweise zu chronischen Schmerzen, die sich periodisch verschlimmern. Bei septischer Arthritis oder Gicht sind die Gelenke akut stark schmerzhaft.

Bei entzündlichen Gelenkerkrankungen treten am Anfang einer Bewegung Schmerzen auf, die sich während der Bewegung bessern und in Ruhe zurückkehren (Abb. 11.21). Bei degenerativen Gelenkerkrankungen (z. B. Arthrose) verschlechtern sich die Schmerzen während des Tages, besonders bei Bewegung.

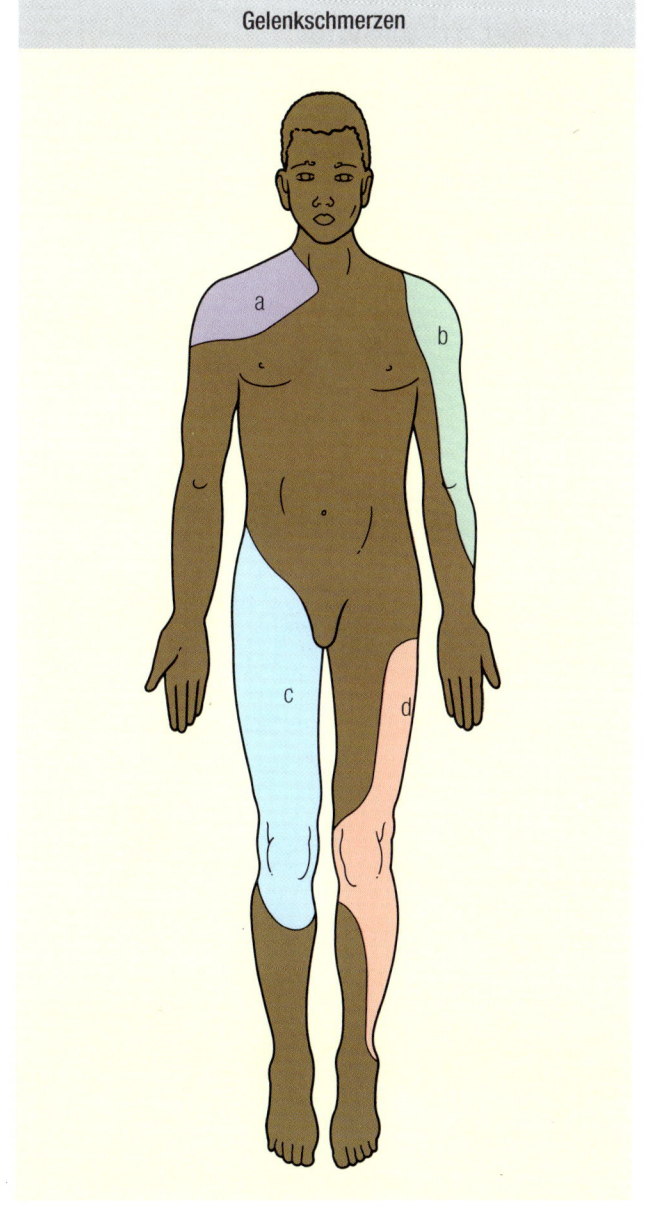

Abb. 11.20 Schmerzverteilung bei verschiedenen Ursachen: (a) Akromioklavikular- oder Sternoklavikulargelenk, (b) Skapulohumeralgelenk, (c) Hüftgelenk, (d) Kniegelenk

Ursachen von Gelenkschmerzen	
Entzündlich	Rheumatische Arthritis Spondylitis ankylosans
Mechanisch	Osteoarthritis
Infektion	Pyogen Tuberkulose Brucellose
Traumatisch	

Abb. 11.21 Ursachen von Gelenkschmerzen

Bei einigen Gelenkerkrankungen (z. B. Schulter) tritt der Schmerz nur bei bestimmten Bewegungen auf. Dies kann wegen der Spezifität differentialdiagnostisch wertvoll sein, wenn der Schmerz bei der Untersuchung auslösbar ist.

Schwellung und Reiben

Besteht eine Gelenkschwellung, sollte man folgende Punkte klären:

- Wie lange besteht die Schwellung?
- Ist die Schwellung schmerzhaft?
- Ist die Schwellung wechselnd stark?

Geräusche, die bei der Bewegung eines Gelenkes entstehen, müssen nicht unbedingt pathologisch sein. Patienten, die stark in sich hineinhören, neigen fälschlicherweise dazu, ein periodisches Klicken in einem nicht schmerzhaften Gelenk als pathologisch anzusehen. Das Reibegeräusch ist unangenehm. Es kann sowohl hörbar als auch fühlbar sein. Leichte Reibegeräusche können besser gefühlt als gehört werden. Reibegeräusche bei fortgeschrittener Degeneration der großen Gelenke (z. B. Hüften) sind deutlich zu hören.

Gelenkblockierung

Ein Gelenk blockiert, wenn ektopes Material zwischen die Gelenkflächen gerät. Besonders häufig sind dadurch Schädigungen der Menisken. Es muß geklärt werden, ob die Blockierung bei bestimmten Gelenkstellungen auftritt.

Muskeln

Symptome von Muskelerkrankungen können Schmerz und Steifigkeit, Schwäche, Muskelschwund, pathologische Spontanbewegungen und Krämpfe sein.

Schmerz und Steifigkeit

Muskelschmerz wird als in der Tiefe liegend empfunden, ist gleichbleibend und schlecht lokalisierbar. Beruht er auf einer umschriebenen Muskelerkrankung, wird er meist durch Kontraktion des betroffenen Muskels ausgelöst und läßt in Ruhe nach (Abb. 11.22).

Ursachen von Muskelschmerzen	
Entzündlich	Polymyositis Dermatomyositis
Infektion	Pyogen Zystizerkose
Traumatisch	
Polymyalgia rheumatica	
Neuropatisch	Guillain-Barré-Syndrom

Abb. 11.22 Ursachen von Muskelschmerzen

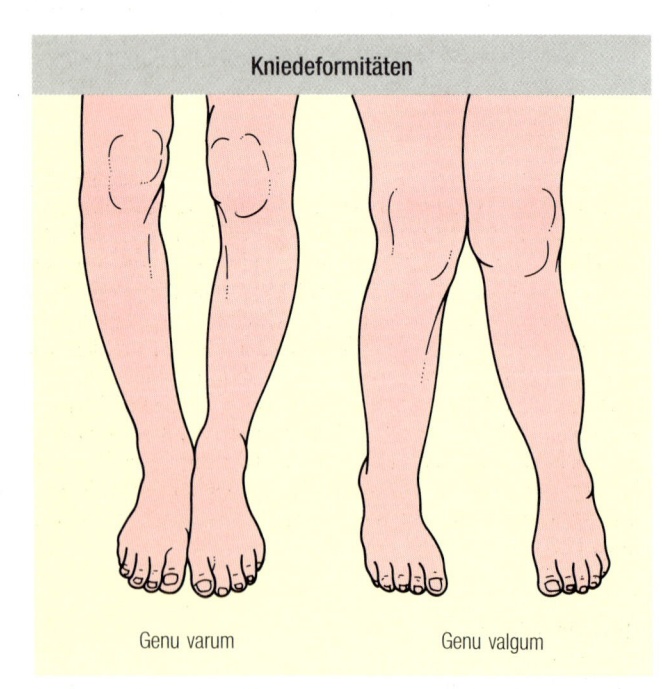

Abb. 11.23 Genu varum (links) und Genu valgum (rechts)

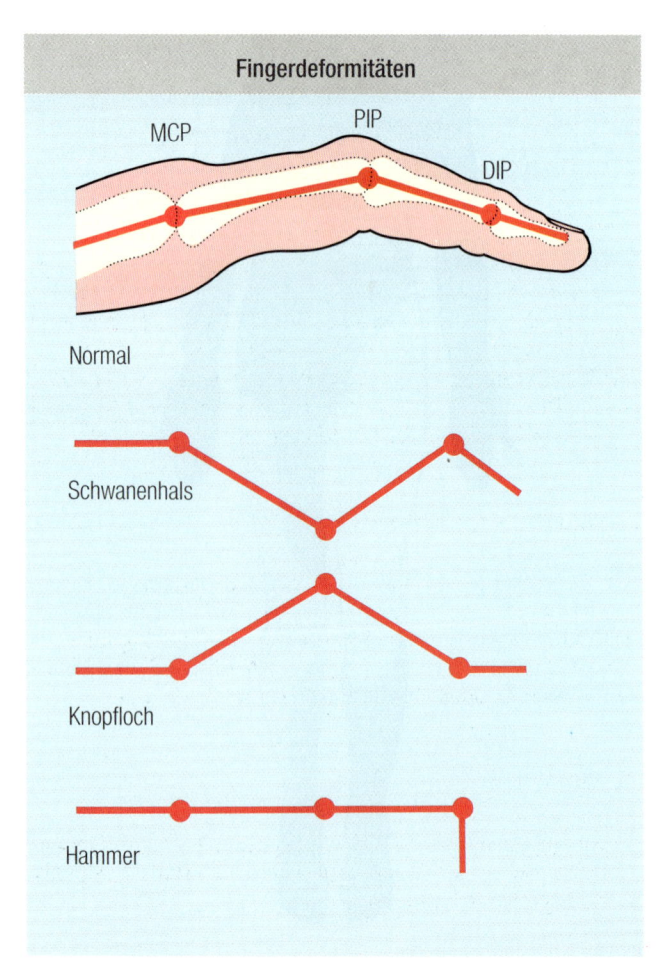

Abb. 11.24 Fingerdeformitäten bei rheumatischer Arthritis

Klagt der Patient über Muskelsteifigkeit (besonders der unteren Extremität), weniger über Schmerzen, sollte an die Möglichkeit einer Spastik bei Schädigung der Motoneurone gedacht werden.

Schwäche

Klagen über allgemeine Schwäche entspringen eher neurotischen Persönlichkeiten als Patienten mit neurologischen Störungen. Dabei sind folgende Fragen wichtig:

- Wie ist die Schwäche verteilt?
- Bestehen in einer Extremität gleichzeitig Schwäche und Schmerzen?
- Ist die Schwäche wechselnd stark?
- Bleibt die Schwäche unverändert oder nimmt sie zu?

Muskelschwäche

Ist die Schwäche generalisiert oder umschrieben?

Ist die Schwäche sekundär wegen eines schmerzhaften Gelenkes entstanden?

Schwankt das Ausmaß der Schwäche?

Nimmt die Schwäche zu?

Falls die Schwäche hauptsächlich proximal besteht, sollte an eine primäre Muskelerkrankung (z. B. Polimyositis, Myopathie) gedacht werden. Besteht hauptsächlich eine distale Schwäche, ist die Ursache eher in einer Neuropathie zu suchen. Bei zunehmender Schwäche sollte an eine Myasthenia gravis gedacht werden, besonders dann, wenn die Schwäche bei körperlicher Arbeit zunimmt. Schwäche, die auf einer Schädigung peripherer Nerven beruht (z. B. traumatische Radialisparese), bleibt gleich oder bessert sich im Laufe der Zeit. In anderen Fällen schreitet sie fort (z. B. Schädigung des Motoneurons).

Muskelschwund und Faszikulation

Bei der Untersuchung sollte zwar auf beide Symptome geachtet werden, meist werden sie aber bereits bei der Anamnese vom Patienten angegeben. Beobachtet der Patient ein Muskelzittern muß geklärt werden, ob dieses in verschiedenen Muskeln auftritt oder ob es auf ein Gebiet (am häufigsten Unterschenkel) beschränkt ist.

Krämpfe

Krämpfen kommt selten ein Krankheitswert zu. Meist sind sie auf die Unterschenkel beschränkt und können durch eine starke Kontraktion des Muskels ausgelöst werden.

Allgemeine Prinzipien der Untersuchung

Knochen

Jede zu untersuchende Stelle muß völlig unbekleidet und der Patient bequem gelagert sein:

- Besteht eine abnorme Winkelbildung?
- Ist die Extremität verkürzt?
- Besteht Druckschmerz bei leichtem Betasten der Knochen?

Gelenke

Bei der Gelenkuntersuchung sollte man eine strenge Reihenfolge einhalten, die aus Inspektion, Palpation und Prüfung der Beweglichkeit besteht.

Inspektion

- Ist das Gelenk geschwollen?
- Ist das Gelenk deformiert?
- Ist die Haut verändert?
- Wie sieht die Umgebung aus?

Schwellung

Ursachen einer Gelenkschwellung sind:

- Ergüsse,
- verdicktes Synovialgewebe,
- verdickte knöcherne Ränder des Gelenkes.

Durch Palpation können diese Ursachen voneinander getrennt werden. Besteht der Verdacht, daß ein Gelenk geschwollen ist, sollte dieses mit dem kontralateralen verglichen werden. Es ist besonders darauf zu achten, ob das Gelenk selbst oder das umliegende Gewebe geschwollen ist.

Deformität

Eine Deformität entsteht entweder durch eine Fehlstellung der Knochen, die das Gelenk bilden, oder durch Verschiebungen der Gelenkflächen. Eine Abweichung des distalen Teiles weg von der Mittellinie wird als Valgusdeformität und eine Abweichung zur Mittellinie als Varusdeformität bezeichnet (Abb. 11.**23**). Es muß geklärt werden, ob die Deformität fixiert oder veränderlich ist. Ein teilweiser Kontaktverlust der Gelenkflächen wird Subluxation, ein kompletter Verlust Dislokation genannt. Obwohl diese meist traumatisch verursacht sind, können sie auch bei entzündlichen Gelenkerkrankungen (insbesondere bei rheumatoider Arthritis) beobachtet werden. Schwanenhalsdeformität, Knopflochdeformität und Hammerbildung sind beschreibende Ausdrücke, die für die Abweichungen der Metakarpo- und Interphalangealgelenke verwendet werden (Abb. 11.**24**).

Hautveränderungen

Die Haut über dem Gelenk sollte palpiert werden, um deren Temperatur zu bestimmen, da die Farbe irreführend sein kann. Jede

Knochen, Gelenke und Muskulatur

Arten der Gelenkbewegungen

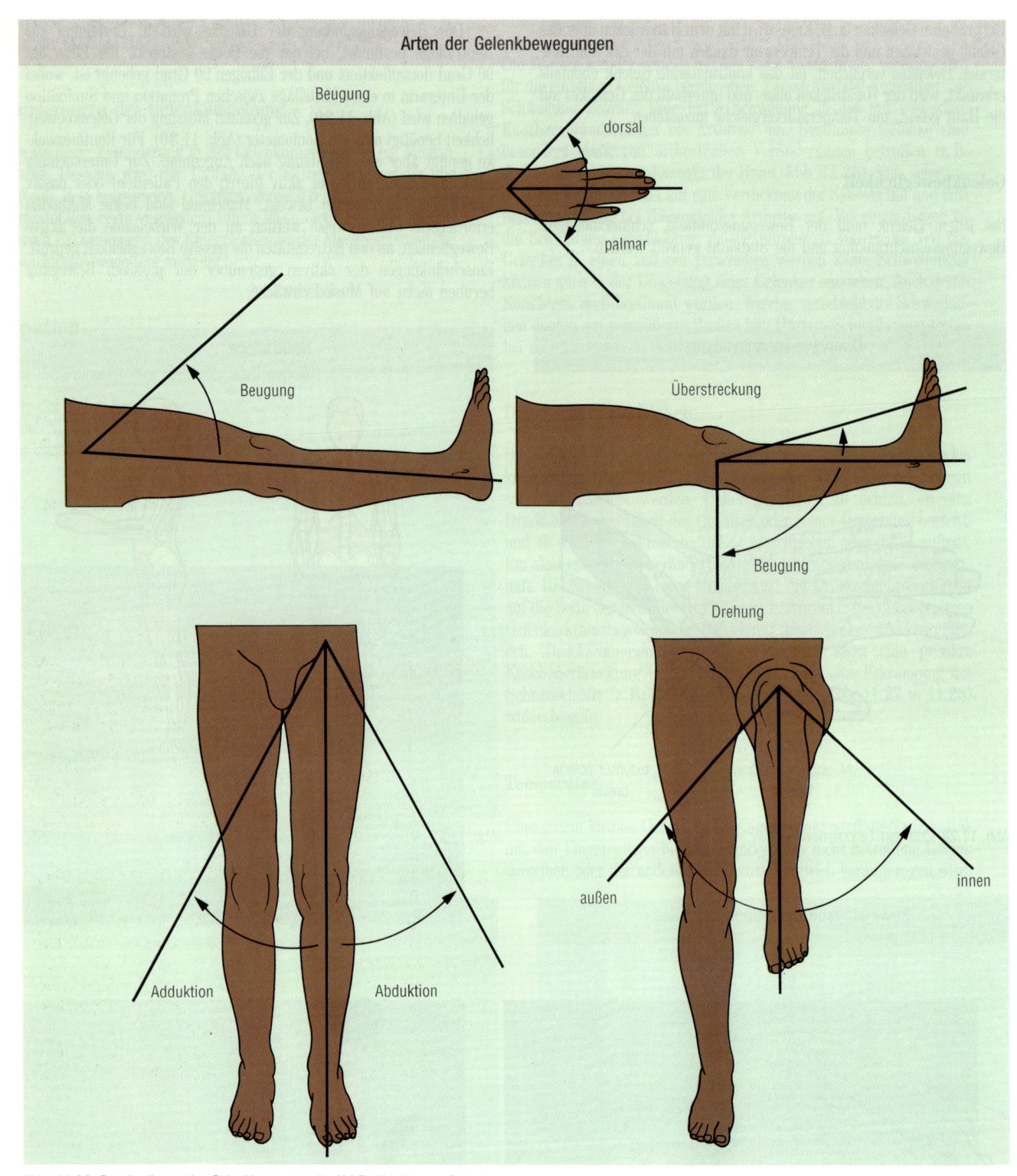

- Beugung
- dorsal / palmar
- Beugung
- Überstreckung
- Beugung
- Drehung
- Adduktion / Abduktion
- außen / innen

Abb. 11.**32** Beschreibung der Gelenkbewegung in Abhängigkeit vom Gelenk

Ausgehend von der Neutralposition wird dokumentiert, um wieviel Grad eine Beugung und Streckung des Gelenkes möglich ist. Kann bei der Untersuchung ein Gelenk, das normalerweise nicht gestreckt werden kann (z. B. Knie), gestreckt werden, wird dieser Befund als Hyperextension in Grad angegeben. Manchmal besteht eine Einschränkung des Bewegungsumfanges. Kann z. B. das Knie nur bis 30 Grad gestreckt werden, wird dieser Befund als Beugedeformität von 30 Grad oder als Streckungsdefizit von 30 Grad beschrieben (Abb. 11.**31**). Für das Sprung- und das Handgelenk wird die Streckung als Dorsalflexion und die Beugung als Plantar- bzw. Palmarflexion bezeichnet. Für ein Kugel- und Scharniergelenk muß das Ausmaß der Flexion, Extension, Abduktion, Adduktion sowie Rotation nach innen und außen angegeben werden (Abb. 11.**32**). Das Ausmaß der Gelenkbeweglichkeit variiert interindividuell, so daß eine außergewöhnlich große Beweglichkeit konstitutionell, aber auch pathologisch sein kann. Sorgfältig muß darauf geachtet werden, ob bei der Gelenkbewegung Schmerz auftritt. Bei Gelenkerkrankungen ist meist die gesamte Bewegung schmerzhaft. Bei bestimmten Erkrankungen in der Gelenkumgebung (z. B. Bänder, Bursae) kann der Schmerz auf einen bestimmten Teil oder eine bestimmte Art der Bewegung beschränkt bleiben. Schädigung der Gelenkknorpel oder der Bänder führt zu einem instabilen Gelenk. Dies wird dadurch entdeckt, daß das Gelenk in ungewöhnliche Stellungen gebracht werden kann oder indem (insbesonders beim Kniegelenk) das Gelenk beobachtet wird, während der Patient geht.

Muskeln

Die Untersuchungsmethoden einzelner Muskeln werden im Abschnitt der an der Anatomie orientierten Untersuchung beschrieben. Zuerst erfolgt stets die Inspektion und Palpation der Muskeln, daran schließt sich die Prüfung der groben Muskelkraft an.

Inspektion

- Besteht Muskelschwund?
- Ist die Muskelmasse abnorm groß/klein?
- Treten Spontankontraktionen auf?

Muskelschwund

Eine Gelenkerkrankung kann von einem deutlichen Muskelschwund begleitet sein (z. B. Muskelschwund der kleinen Handmuskeln bei rheumatoider Arthritis oder des M. quadriceps bei fast jeder Erkrankung des Kniegelenkes). Besteht keine offensichtliche Gelenkerkrankung, deutet Muskelschwund (wenn kein deutlicher Gewichtsverlust besteht) entweder auf eine primäre Muskelerkrankung oder auf eine Erkrankung des Motoneurons hin. Dabei ist Alter und Beruf des Patienten zu berücksichtigen. Im Alter atrophiert die Handmuskulatur teilweise ohne schwächer zu werden. Ein Muskelschwund der Extremitäten kann erfaßt werden, indem der Umfang einer Extremität mit dem der kontralateralen Seite verglichen wird. Dazu wird z. B. der Umfang beider Oberschenkel 20 cm oberhalb des Innenmeniskus des Kniegelenkes gemessen.

Vermehrte Muskelmasse

Eine abnorm große Muskelmasse deutet meist auf die fixe Idee des Patienten hin, seinen Körperbau verbessern zu müssen (meist handelt es sich um Männer). Nur einige seltene Erkrankungen führen zu einer Muskelhypertrophie. Eine Muskelvergrößerung durch eine größere Muskelmasse wird echte Hypertrophie genannt und kommt beispielsweise bei Myotonia congenita vor. Ist die Muskelvergrößerung durch Fetteinlagerung bedingt (der Muskel ist relativ schwach), wird sie als Pseudohypertrophie bezeichnet. Dieser Befund ist für bestimmte Muskeldystrophien (z. B. Morbus Duchenne) typisch.

Spontankontraktionen

Die Muskelpartie, die auf Spontankontraktionen untersucht werden soll, muß völlig unbekleidet sein. Der Patient sollte warm gehalten werden, und er muß entspannt sein. Schüttelfrost kann man nur schwer von einer Faszikulation unterscheiden. Spontanbewegungen können sowohl bei Schädigungen der zentralen als auch der peripheren Motoneurone auftreten. Beim erstgenannten Fall kann, insbesondere wenn die Schädigung auf der Rückenmarksebene liegt, entweder ein Spasmus der Beuger oder der Strecker von Hüften oder Knie auftreten.

Die Bewegungen können spontan oder beim Versuch, den Patienten zu bewegen, ausgelöst werden und sind oft schmerzhaft. Die episodischen Muskelzuckungen bei der Faszikulation können in kleinen Muskeln sehr schwach sein. Dabei handelt es sich um ein Merkmal von Läsionen der peripheren Motoneurone, kann aber auch bei gesunden Personen beobachtet werden. Faszikulation tritt intermittierend auf, weshalb der Muskel einige Minuten lang beobachtet werden sollte, um entscheiden zu können, ob eine Faszikulation besteht. Es ist besonders wichtig zu bestimmen, ob die Faszikulation auf einen einzelnen Muskel beschränkt ist oder ob sie weit verbreitet auftritt. Im ersten Fall kann sie Folge einer zervikalen Radikulopathie oder physiologisch sein (besonders, wenn sie auf die Unterschenkel beschränkt ist). Im letztgenannten Fall deutet sie auf eine Erkrankung der Motoneurone hin.

Palpation

Die Palpation der Muskeln hat nur begrenzten Wert. Ein infiltrierter oder entzündeter Muskel ist meist druckschmerzhaft. Abgesehen von Ausnahmen (z. B. akute Myopathie bei Alkoholikern) sind Myopathien schmerzlos. Muskeln können bei neurogenen Störungen druckschmerzhaft sein (z. B. periphere Neuropathie bei Thiaminmangel mit deutlichem Wadendruckschmerz).

Prüfung der groben Kraft

Man sollte der MRC-Klassifikation (Abb. 12.**36**) folgen, wenn diese Untersuchung durchgeführt und die Muskelkraft dokumentiert wird. Dabei ist Alter, Geschlecht und Statur des Patienten zu berücksichtigen. Bei Schmerzen im Muskel selbst oder im entsprechenden Gelenk ist die grobe Kraft eingeschränkt. Verteilungsmuster der Muskelschwäche sind für neurologische Diagnosen besonders wichtig.

- Besteht eine globale Muskelschwäche?
- Besteht die Muskelschwäche vorwiegend distal oder proximal?
- Entspricht die Verteilung einem peripheren Nerv oder einer Nervenwurzel?

Manchmal schwankt die grobe Muskelkraft stark: abwechselnd wird plötzlich nachgegeben und effektiv gegengehalten. Obwohl dieser Befund bei Myasthenia gravis auftreten kann ist er meist Ausdruck einer nichtorganischen Erkrankung. Ist die muskuläre Ermüdung das vorherrschende Symptom, sollte sie objektiviert werden. Um beispielsweise den M. deltoideus zu prüfen, muß der Patient den Arm um 90 Grad abduzieren. Die Kraft wird sofort und nachdem der Patient diese Stellung 60 Sekunden beibehalten hatte geprüft.

Die grobe Muskelkraft wird nur an ausgewählten Gelenken geprüft, wobei die Beschwerden und Symptome des Patienten maßgebend sind.

Untersuchung bestimmter Körperregionen

Temporomandibulargelenk

Zur Untersuchung öffnet und schließt der Patient den Mund, wobei bei schwachen Temporomandibulargelenken eine deutliche Bewegung des Unterkiefers von einer Seite zur anderen auftritt. Die Gelenkränder werden palpiert, indem die Finger direkt vor und unter den Tragus gelegt werden. Öffnet der Patient den Mund kann das Köpfchen der Mandibula getastet werden, wie es sich nach vorne unten bewegt. Bei

Knochen, Gelenke und Muskulatur

Wirbelsäulenverformungen

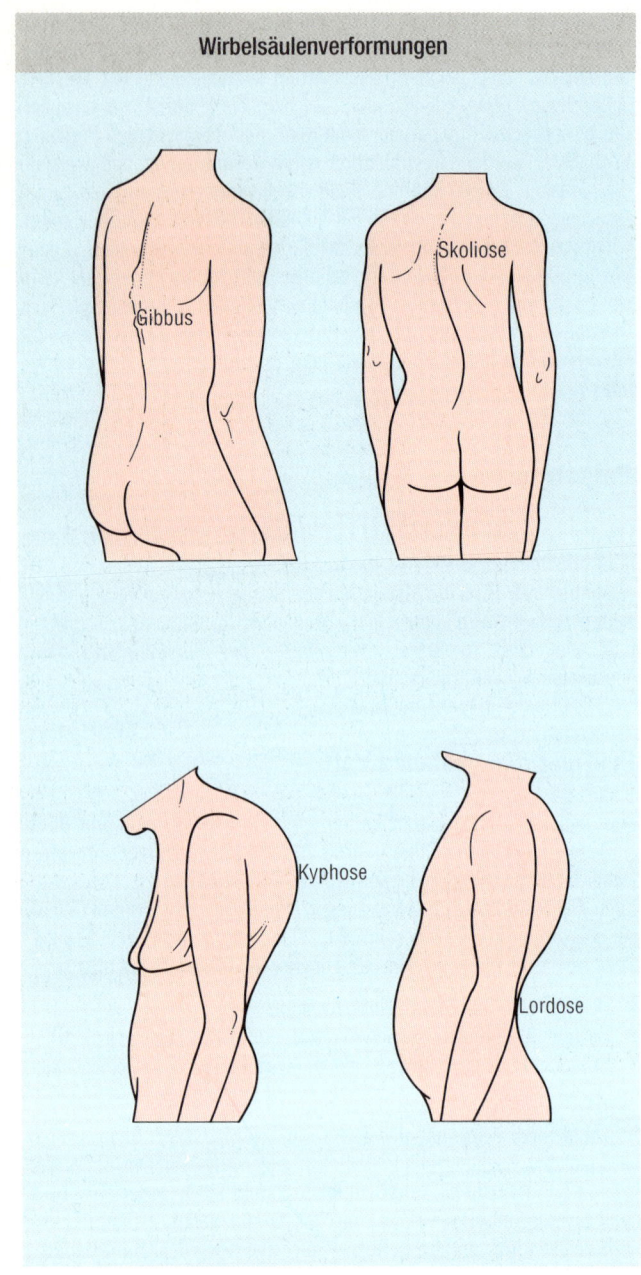

Abb. 11.33 Wirbelsäulenverformungen

Halswirbelsäule

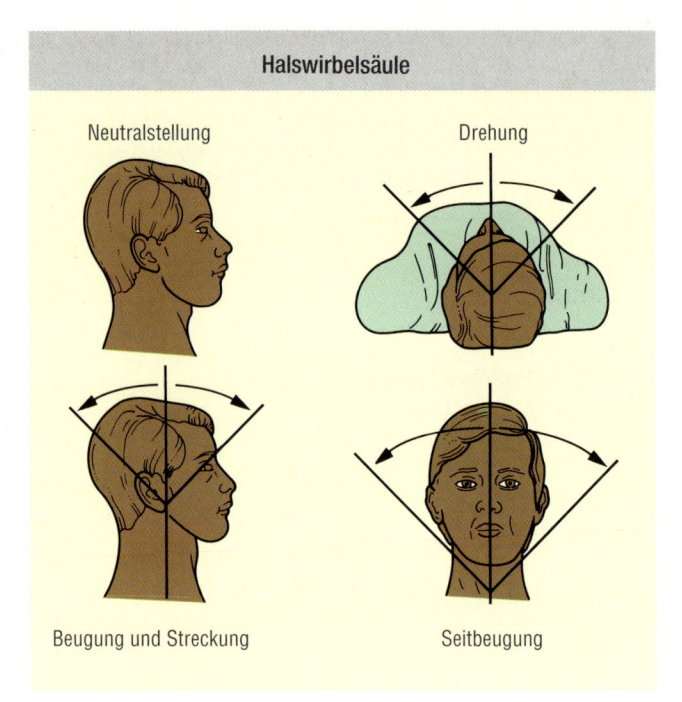

Neutralstellung — Drehung
Beugung und Streckung — Seitbeugung

Abb. 11.34 Bewegungen der Halswirbelsäule

Erkrankungen des Temporomandibulargelenkes ist die Gelenkkapsel druckschmerzhaft und das Kauen bereitet Schmerzen. Bei allgemeiner Arthritis ist dieses Gelenk selten betroffen.

Wirbelsäule

Zur Untersuchung ist der Patient bis auf die Unterwäsche entkleidet und steht aufrecht. Bevor Einzelheiten untersucht werden, wird die Form der gesamten Wirbelsäule begutachtet. Eine verstärkte Beugung wird Kyphose, eine vergrößerte Streckung Lordose und eine seitliche Krümmung Skoliose genannt. Ein Gibbus entsteht durch eine umschriebene Beugungsdeformität (Abb. 11.33). Die Lage der Processus spinosi läßt den Grad der Skoliose meist unterschätzen, da die Wirbelkörper zur Mitte gedreht sind. Eine Skoliose wird deutlicher, wenn sich der Patient nach vorne beugt.

Jede Etage der Wirbelsäule wird zuerst inspiziert, darauf folgend palpiert, um Druckschmerzhaftigkeiten zu erkennen. Erst danach wird das Ausmaß der Beweglichkeit geprüft und untersucht, ob diese schmerzbedingt eingeschränkt ist.

Halswirbelsäule

Die Untersuchung erfolgt am besten, wenn der Patient sitzt. Jede sichtbare Deformität wird dokumentiert, danach werden die Processus spinosi palpiert. In der Fossa supraclavicularis kann eine Halsrippe tastbar sein. Wenn der Radialispuls nicht mehr tastbar ist, sobald der Arm nach unten gezogen wird, kann daraus nicht mit letzter Sicherheit geschlossen werden, daß dafür eine Halsrippe oder ein Ligament verantwortlich ist.

Zuerst wird die aktive, danach die passive Bewegung untersucht. Die Beugung wird geprüft, indem der Patient den Kopf beugt bis der Unterkiefer die Brust berührt. Die Streckung wird geprüft, indem der Patient den Kopf soweit wie möglich nach rückwärts legt. Beide Bewegungen werden von der Seite betrachtet. Die Beugung zur Seite wird geprüft, indem der Patient zuerst auf einer, dann auf der anderen Seite versucht mit dem Ohr die gleichseitige Schulter zu berühren während der Untersucher vor bzw. hinter ihm steht. Die Möglichkeit den Kopf zu drehen wird geprüft, indem der Patient versucht zuerst über eine, dann über die andere Schulter nach hinten zu blicken, wobei der Untersucher vor oder am Kopfende des Patienten steht (Abb. 11.34). Falls bei diesen Kopfbewegungen keine umschriebenen oder im Arm empfundene Schmerzen auftreten, kann eine Wiederholung der Bewegungen zu Schmerzen oder Parästhesien im Arm führen, wenn gleichzeitig ein schwacher Druck auf den Scheitel des Patienten ausgeübt wird, wodurch kritisch verengte Foramina intervertebralia (Abb. 11.35) den Nerv komprimieren können.

Untersuchung bestimmter Körperregionen

Druck auf den Schädel

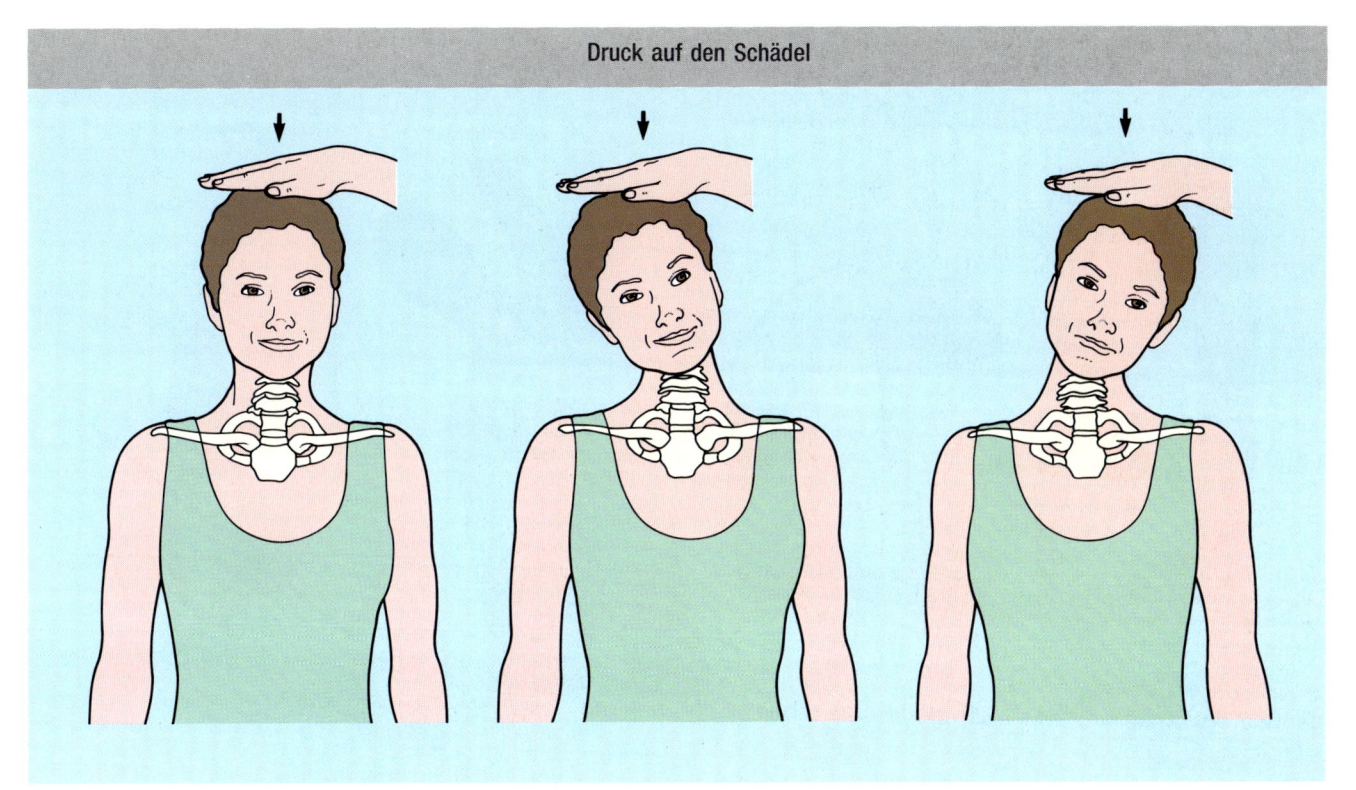

Abb. 11.35 Durch Druck auf den Scheitel kann ein Wurzelschmerz in der Halswirbelsäule ausgelöst werden. Druckausübung bei Neutralstellung des Kopfes (links) oder Seitbeugung nach rechts (Mitte) ist schmerzlos. Wird der Kopf nach links gebeugt (rechts), wo die Wurzelkompression besteht, tritt beim Ausüben von Druck auf den Scheitel Schmerz auf

Beugung in der Lendenwirbelsäule

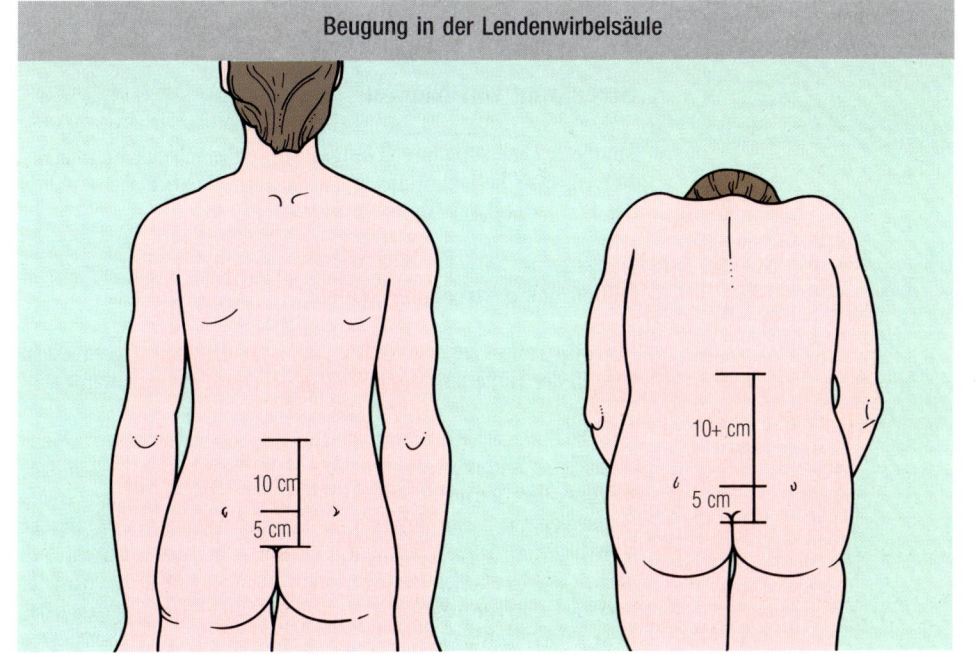

Abb. 11.36 Bestimmung der Beugung in der Lendenwirbelsäule

Brustwirbelsäule

Der Patient sitzt bei der Untersuchung mit über der Brust gefalteten Armen und beugt sich soweit wie möglich zuerst auf eine, dann auf die andere Seite. Der Umfang der Bewegung ist am besten von oben zu beurteilen. Danach wird die Dehnbarkeit des Brustkorbes bestimmt, die wenigstens 5 cm betragen sollte. Die Dehnbarkeit bietet Hinweise auf die Beweglichkeit der Kostovertebralgelenke. Die Processus spinosi werden palpiert, um Druckschmerzhaftigkeit und jede Deformität zu erkennen.

Lendenwirbelsäule

Nach Inspektion und Prüfung auf Druckschmerzhaftigkeit wird die Beweglichkeit der Lendenwirbelsäule geprüft, wozu der Untersucher am günstigsten neben dem Patienten steht. Dieser versucht die Zehen bei gestreckten Knien zu berühren. Um den Beitrag der Lendenwirbelsäule an der Beugung zu bestimmen, wird die Wirbelsäule am lumbosakralen Übergang, 10 cm darüber und 5 cm darunter markiert. Bei der Beugung nach vorne wird der Abstand zwischen den beiden oberen Marken ungefähr 4 cm größer, der Abstand zwischen den

11.17

Knochen, Gelenke und Muskulatur

Brustwirbelsäule/Lendenwirbelsäule

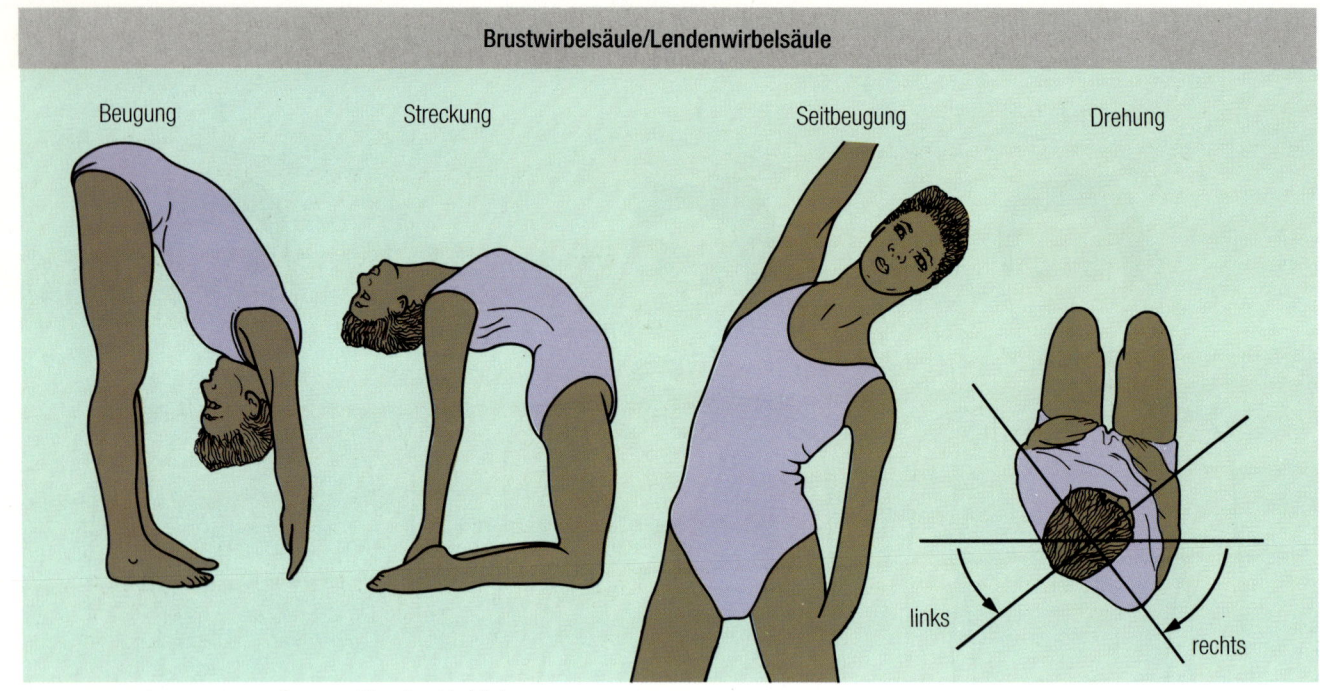

Beugung — Streckung — Seitbeugung — Drehung
links — rechts

Abb. 11.37 Bewegungen in der Brust- und Lendenwirbelsäule

Sakroiliakalgelenk

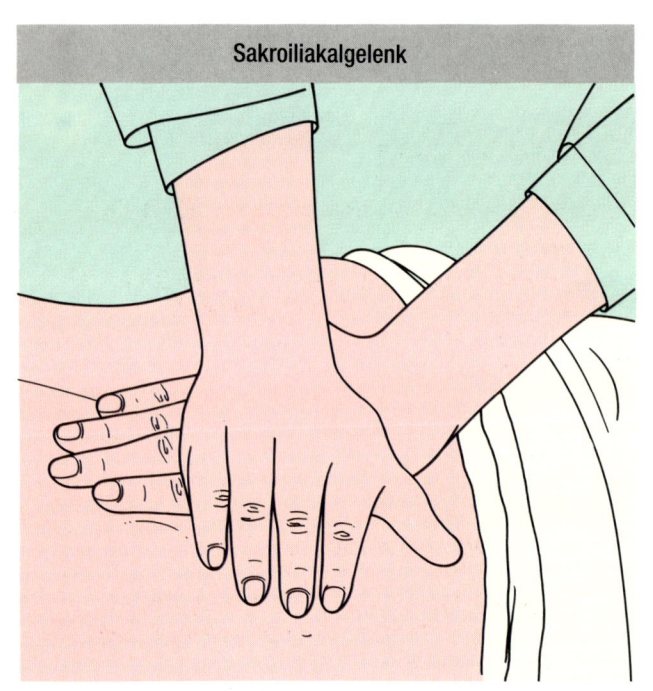

Abb. 11.38 Überprüfung des Sakroiliakalgelenkes

beiden kaudalen Marken bleibt unverändert (Abb. 11.36). Danach wird die Extensionsfähigkeit und die Beugung zur Seite geprüft, indem der Patient versucht, seine Hände entlang der Außenseite des Beines zuerst auf einer, dann auf der anderen Seite nach unten gleiten zu lassen (Abb. 11.37).

Sakroiliakalgelenke

Die Sakroiliakalgelenke werden palpiert und hinsichtlich Druckschmerzhaftigkeit geprüft. Dazu wird über der Mittellinie in Höhe des Os sacrum kräftig nach unten gedrückt, wobei der Patient liegt (Abb. 11.38). Danach wird dem auf dem Rücken liegenden Patienten kräftig eine Hüfte gebeugt, während die andere extendiert gehalten wird.

Streckung von Nerven

Mit dieser Untersuchung soll festgestellt werden, ob eine Reizung der Nervenwurzel besteht, wofür in der Regel ein Bandscheibenvorfall in der Ledenwirbelsäule verantwortlich ist.

Heben des gestreckten Beines

Wenn der Patient auf dem Rücken liegt, kann das Bein mit gestrecktem Knie in der Hüfte um ungefähr 80 bis 90 Grad gebeugt werden.

Die Beweglichkeit kann sowohl bei Erkrankungen der Wirbelsäule als auch bei Erkrankungen der Hüfte eingeschränkt sein. Besteht eine Reizung der Nervenwurzel in Höhe von L4 oder tiefer, treten Schmerzen auf, wenn das gestreckte Bein angehoben wird, da der N. ischiadicus gedehnt wird (Abb. 11.39). Wird zusätzlich der Fuß nach dorsal gedrückt, nimmt der Schmerz zu (Bragard-Test). Wird der Fuß wieder in Neutralstellung gebracht und das Knie gebeugt kann das Bein in der Hüfte weiter gebeugt werden bevor erneut Schmerzen auftreten. Sobald aus der dann erreichten Endstellung des Beines heraus das Knie erneut gestreckt wird, wird der Schmerz stärker (Lasègue-Test).

Dehnung des Nervus femoralis

Zur Untersuchung liegt der Patient auf dem Bauch und das Bein wird im Knie gebeugt. Tritt dabei kein Schmerz auf wird es zusätzlich in der Hüfte gestreckt. Rückenschmerzen, die auf die Vorderseite des Oberschenkels ausstrahlen, deuten auf eine Reizung der 2., 3. oder 4. ipsilateralen lumbalen Nervenwurzel hin (Abb. 11.40).

Untersuchung bestimmter Körperregionen

Dehnungstests

a) Neutrallage; Nervenwurzeln sind entspannt

b) Heben des gestreckten Beines ist durch die Zerrung der Wurzel über dem Bandscheibenvorfall begrenzt

c) Der Schmerz nimmt bei Dorsalflexion des Fußes zu (Bragard-Test)

d) Der Schmerz läßt nach, wenn das Knie gebeugt wird

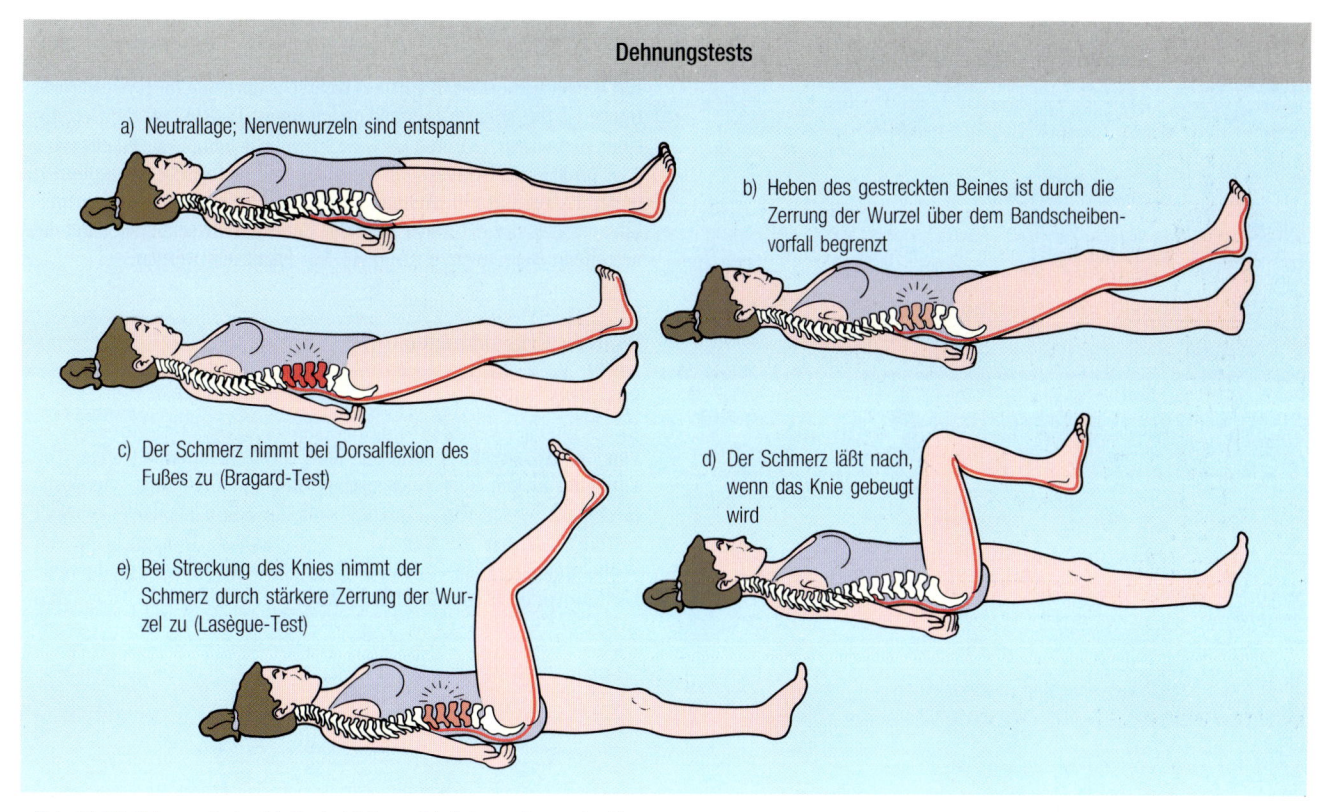

e) Bei Streckung des Knies nimmt der Schmerz durch stärkere Zerrung der Wurzel zu (Lasègue-Test)

Abb. 11.39 Dehnungstests. (a) Neutralstellung, (b) Hebung des gestreckten Beines, (c) Bragard-Test, (d) Kniebeugung und (e) Lasègue-Test

Dehnung des N. femoralis

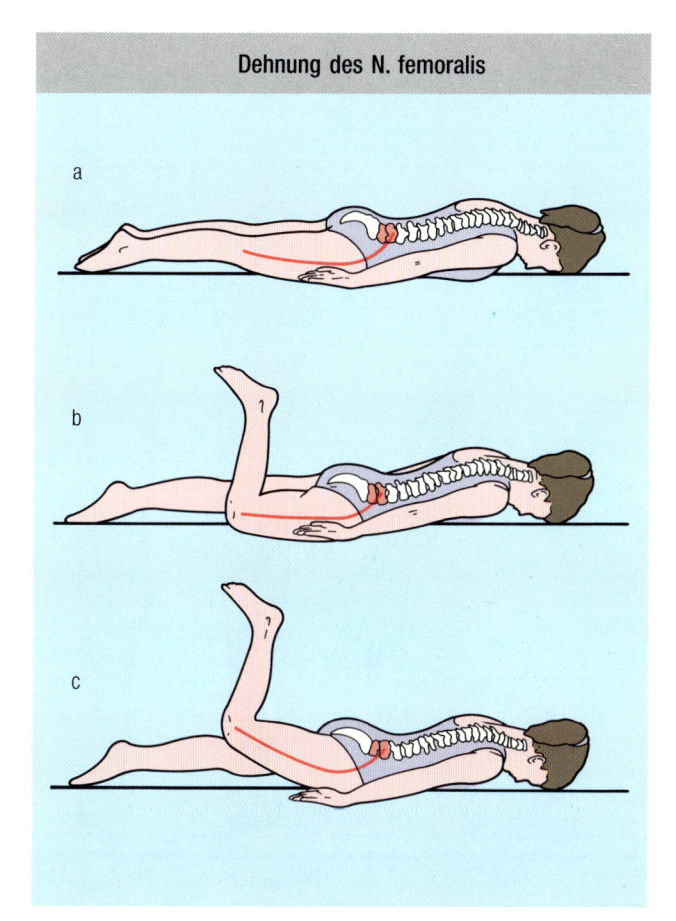

Abb. 11.40 (a) Dehnung des N. femoralis. Der Schmerz kann durch (b) Beugung des Knies alleine oder durch gleichzeitige (c) Hüftstreckung ausgelöst werden

Klinische Bedeutung

Ursachen für Rückenschmerzen können sein (Abb. 11.41):

- Krankheitsprozesse der Wirbelkörper,
- degenerative Veränderungen der Intervertebralgelenke,
- degenerativer oder akuter Bandscheibenvorfall,
- Bänderzerrungen,
- Myogelosen.

Rückenschmerzen

Ist der Schmerz auf den Rücken beschränkt oder strahlt er in die oberen bzw. unteren Extremitäten aus?

Wird der Schmerz durch Husten oder Schneuzen verstärkt?

Begann der Schmerz plötzlich oder allmählich?

Knochen, Gelenke und Muskulatur

Ursachen von Rückenschmerzen

- Muskelverspannungen oder Bänderzerrungen
- Bandscheibenschäden
- Spondylolisthesis
- Arthritis
  - Osteoarthritis
  - Rheumatische Arthritis
  - Spondylitis ankylosans
- Knocheninfektion
  - Pyogen
  - Tuberkulose
- Trauma
- Tumor
- Osteochondrose
- Metabolische Knochenerkrankung

Abb. 11.**41** Ursachen von Rückenschmerzen

Bandscheibenvorfall

Ein Bandscheibenvorfall tritt am wahrscheinlichsten im HWS-Bereich (meist C5/C6) oder im Lumbalbereich (meist L5/S1) auf. Bei Reizung einer Nervenwurzel treten als wahrscheinliche Symptome lokalisierter oder projizierter Schmerz mit sensiblen und motorischen Symptomen in der Extremität auf. Anhand des Verteilungsmusters des Sensibilitätsausfalles, der Schwäche oder der Reflexabschwächungen kann die betroffene Nervenwurzel (Abb. 11.**42**) lokalisiert werden.

Weitere Erkrankungen

Spondylitis ankylosans

Von der Spondylitis ankylosans sind meist Männer betroffen. Die Patienten klagen über Rückenschmerzen und Steifigkeit, die durch Bewegung besser wird. Anfangs sind die Sakroiliakalgelenke nicht betroffen. Durch zunehmend eingeschränkter Beweglichkeit der Wirbelsäule kann eine thorakale Kyphose entstehen und die lumbale Lordose verloren gehen (Abb. 11.**43**).

Wurzelsyndrome

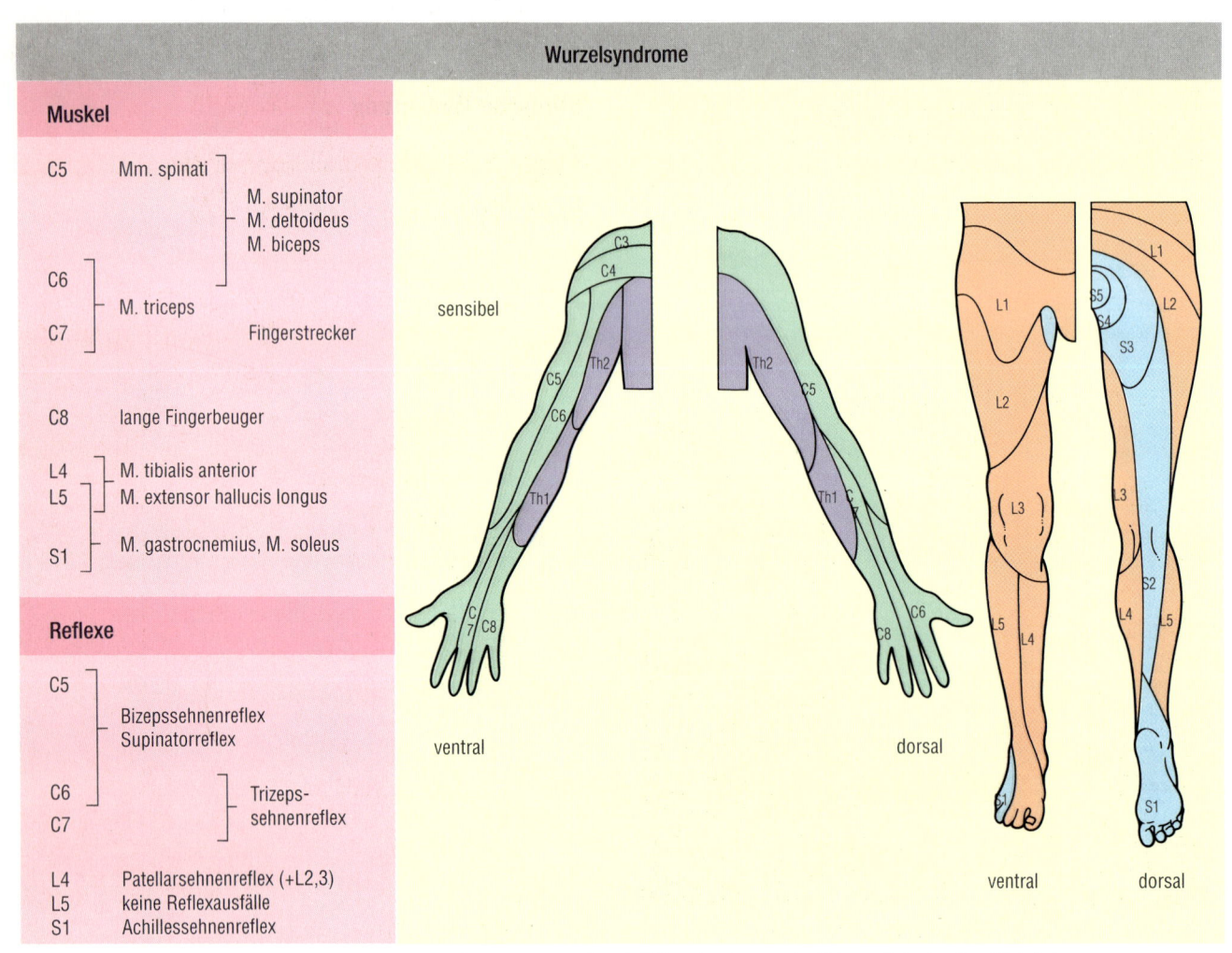

Muskel

- C5 — Mm. spinati
  - M. supinator
  - M. deltoideus
  - M. biceps
- C6 — M. triceps
- C7 — Fingerstrecker
- C8 — lange Fingerbeuger
- L4 — M. tibialis anterior
- L5 — M. extensor hallucis longus
- S1 — M. gastrocnemius, M. soleus

Reflexe

- C5
  - Bizepssehnenreflex
  - Supinatorreflex
- C6 / C7 — Trizepssehnenreflex
- L4 — Patellarsehnenreflex (+L2,3)
- L5 — keine Reflexausfälle
- S1 — Achillessehnenreflex

Abb. 11.**42** Beeinträchtigungen der Sensibilität, Motorik und Muskeleigenreflexe bei Wurzelsyndromen der Hals- und der Lendenwirbelsäule

Rheumatische Arthritis

Meist ist die obere Halswirbelsäule betroffen. Wenn das Lig. cruciatum von der Synovitis erfaßt wird, kann der Dens axis subluxieren, das obere Rückenmark komprimieren und zur Tetraparese führen (Abb. 11.44).

Tumoren der Wirbelsäule

Tumoren der Wirbelsäule sind meist Metastasen von Prostata-, Mamma-, Bronchial- oder Nierentumoren. Anfangs besteht ein umschriebener, starker Ruheschmerz. Wird eine Nervenwurzel komprimiert, kann auch ein projizierter Schmerz auftreten. Später treten fokale neurologische Symptome auf.

Tuberkulose

Am häufigsten werden Brust- und Lendenwirbelsäule durch eine Tuberkulose befallen. Die Infektion beginnt an der Vorderkante des Wirbelkörpers. Der Intervertebralraum ist frühzeitig beteiligt. Zusätzlich können die Wirbelkörper zusammenbrechen, wodurch ein Gibbus entsteht und sich ein paraspinaler Abszeß entwickelt. Als Symptome treten Rückenschmerzen und Verformungen der Wirbelsäule mit Kompression des Rückenmarkes auf.

Schulter

Inspektion und Palpation

Die Kontur der Schulter und die ihr benachbarten Strukturen werden inspiziert. Kleine Ergüsse im Schultergelenk sind schwer zu entdecken. Eine Schulterdislokation nach ventral entsteht durch eine nach vorne unten gerichtete Verschiebung, wodurch sich die Schulterkontur verändert (Abb. 11.45). Eine Dislokation nach dorsal ist leicht zu erkennen. Eine Fraktur des Schlüsselbeines und eine Verschiebung des Sternoklavikulargelenkes nach ventral sind meist deutlich sichtbar. Es wird geprüft, ob eine Atrophie des M. deltoideus besteht, und ob die Muskeln in der Umgebung der Skapula verändert sind, wobei der Muskelwulst des M. supraspinatus und des M. infraspinatus gut sichtbar ist. Schulter und Sternoklavikulargelenke werden palpiert um zu prüfen, ob sie druckschmerzhaft sind.

Bewegung im Gelenk

An den meisten Schulterbewegungen sind sowohl das Glenohumeralgelenk als auch die sich über dem Thorax verschiebende Skapula

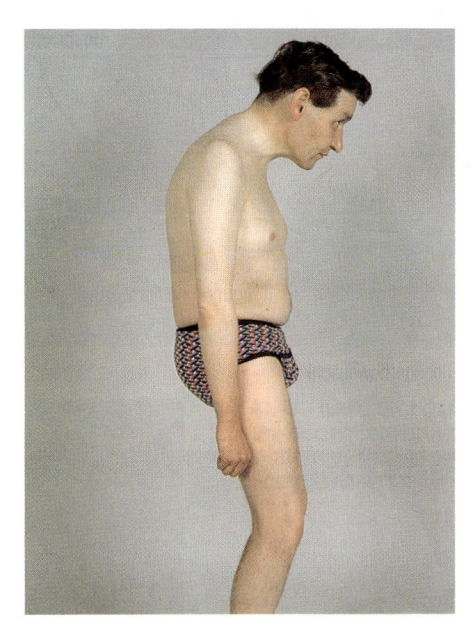

Abb. 11.43 Fortgeschrittene Spondylitis ankylosans

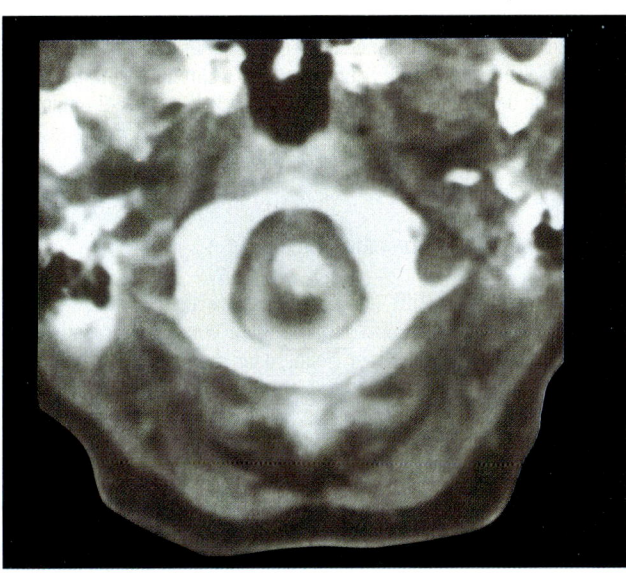

Abb. 11.44 Subluxation im Atlantoaxialgelenk. Die CT-Myelographie zeigt die Rückenmarkskompression

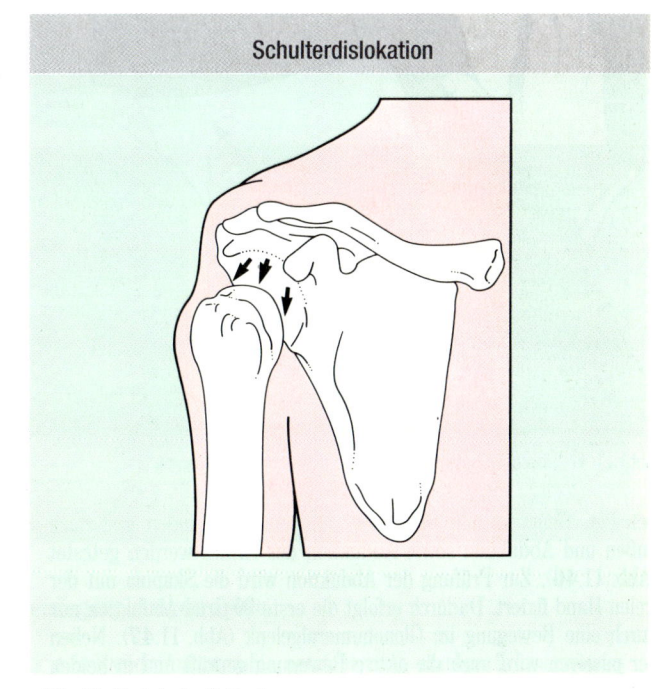

Abb. 11.45 Schulterdislokation

Knochen, Gelenke und Muskulatur

Lähmungen

Lähmungen der Schultermuskulatur sind selten. Eine proximale Humerusfraktur kann den N. circumflexus schädigen, woraus eine Schwäche des M. deltoideus und ein kleines gefühlloses Gebiet seitlich an der Schulter entstehen.

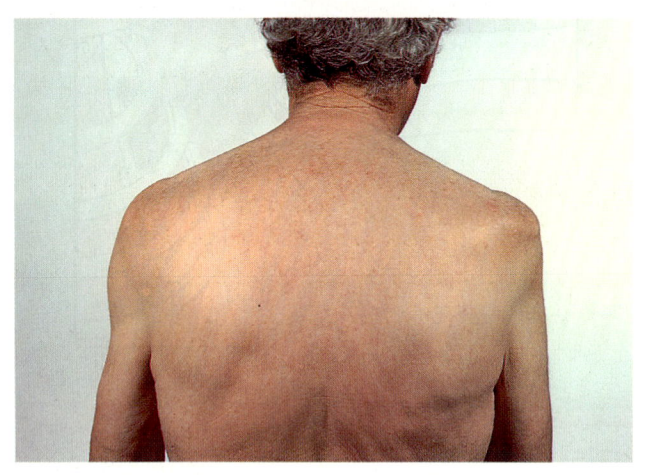

Abb. 11.**50** Atrophie des M. deltoideus, M. infraspinatus und M. supraspinatus bei Schädigung der rechten Wurzel C5

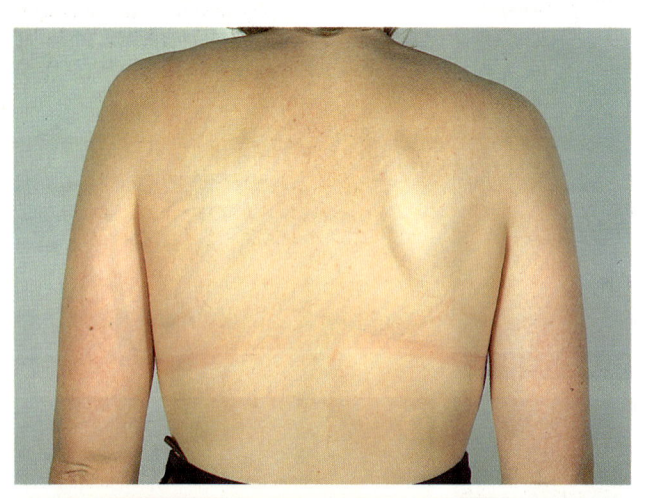

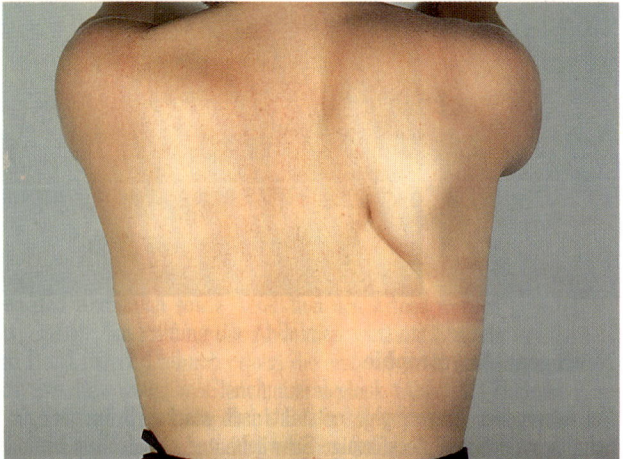

Abb. 11.**51** Abstehende Skapula bei Druck nach vorne

Ellbogen

Inspektion und Palpation

Beide Ellbogen werden von dorsal vergleichend inspiziert. Ein Erguß führt zur Schwellung einer Seite des Olekranons. Eine Schwellung der Bursa olecrani kann nach einem Trauma oder im Zusammenhang mit rheumatischer Arthritis entstehen. Der unter der Haut tastbare Rand der Ulna wird palpiert, da dort häufig Rheumaknötchen auftreten (Abb. 11.**52**). Danach wird der Epicondylus lateralis und der Epicondylus medialis palpiert (Abb. 11.**53**). Sind die Sehnenansätze an diesen Stellen (Tennis- und Golferellbogen) entzündet, bestehen Schmerzen. Die Schmerzen können durch starke Streckung des Handgelenkes (Tennisellbogen) bzw. durch starke Beugung des Handgelenkes (Golferellbogen) verstärkt werden. Entlang des Epicondylus medialis verläuft der Sulcus ulnaris, in dem der N. ulnaris getastet werden kann, der auch bei Gesunden an dieser Stelle oft verdickt ist.

Bewegung des Ellbogens

Beugung und Streckung erlauben einen Bewegungsumfang im Ellbogen von ca. 160 Grad. Sowohl Supination als auch Pronation sind um ca. 90 Grad möglich.

Muskelfunktion

Die wesentlichen Muskeln, die an Beugung und Streckung des Ellbogens sowie an Pronation und Supination des Unterarmes beteiligt sind, werden geprüft (Abb. 11.**54**). Eine Schädigung der Nervenwurzel C6 ist häufig (Abb. 11.**55**) und betrifft den M. biceps, den M. brachioradialis, den M. supinator und den M. triceps. Klinisch ist die Schwäche des M. triceps mit vermindertem oder fehlendem Trizepssehnenreflex am auffälligsten. Am Daumen und am Zeigefinger können Sensibilitätsausfälle entstehen.

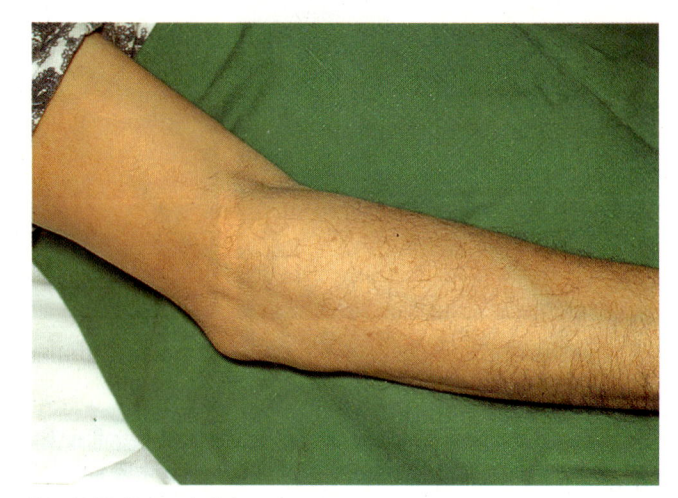

Abb. 11.**52** Rheumaknötchen

Unterarm und Handgelenk

Inspektion und Palpation

Der Umfang beider Unterarme wird verglichen, wobei zu berücksichtigen ist, daß der Unterarm der dominanten Seite meist kräftiger ist. Beide Handgelenke werden hinsichtlich Größe, Schwellungen oder Stellungsanomalien geprüft. Nach einer distalen Fraktur (Colles-Fraktur) kommt es zu einer Fehlstellung in Extension. Trat ein Trauma des Handgelenkes auf, muß das Gebiet der Tabatiere sorgfältig palpiert werden. Eine umschriebene Druckschmerzhaftigkeit an dieser Stelle deutet auf eine Fraktur des Os scaphoideum hin. Bei der de Quervain-Tendosynovitis bewirkt die Entzündung der Sehnen des M. abductor pollicis longus und des M. extensor pollicis brevis Schmerzen im Handgelenk, eine umschriebene Druckschmerzhaftigkeit und ein Knacken, wenn sich die Sehne in ihrer Sehnenscheide bewegt (Abb. 11.28).

Bewegung im Handgelenk

Ausgehend von der Neutrallage werden Beugung (ca. 90 Grad) und Streckung (ca. 70 Grad) im Handgelenk geprüft. Das Ausmaß der Dorsalflexion beider Hände kann am leichtesten verglichen werden, wenn der Patient beide Handflächen aneinanderpreßt und die Ellbogen hebt, so daß die Unterarme in einer Linie liegen. Das Ausmaß der

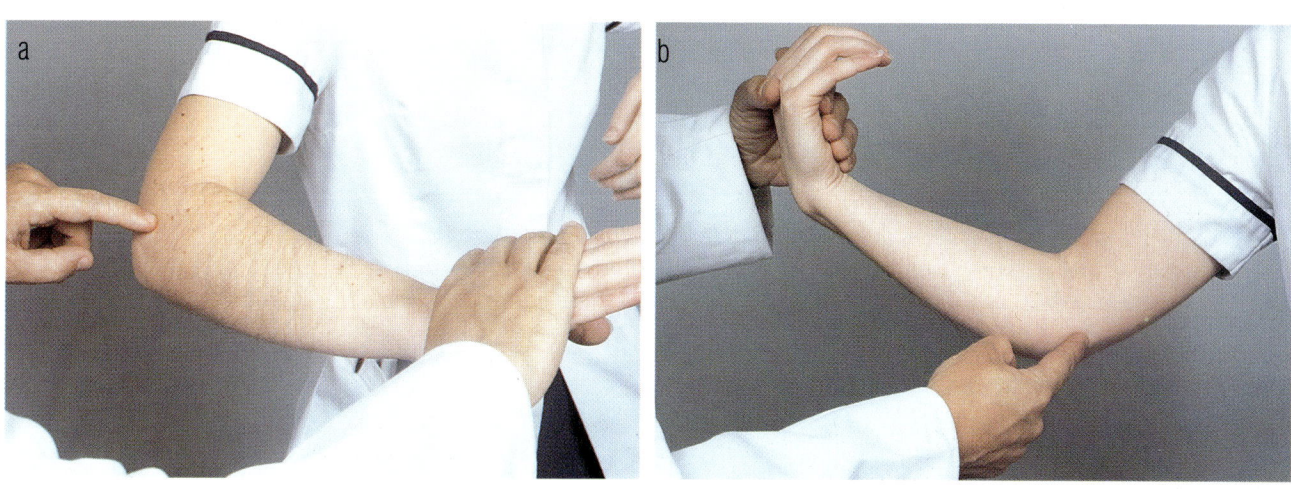

Abb. 11.53 Nachweis von Druckschmerzhaftigkeit bei (a) Epicondylitis lateralis und (b) Epicondylitis medialis

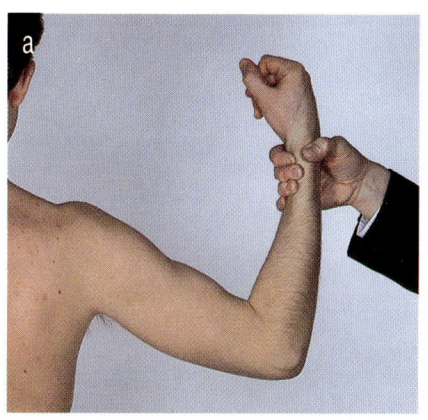

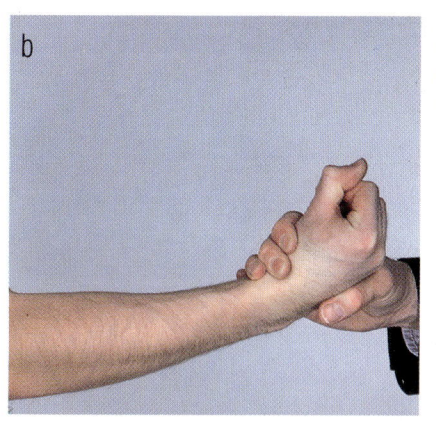

Abb. 11.54 Prüfung der Muskeln, die am oder in der Umgebung des Ellbogens wirken: (a) M. biceps, (b) M. brachioradialis, (c) M. triceps, (d) M. supinator und (e) M. pronator

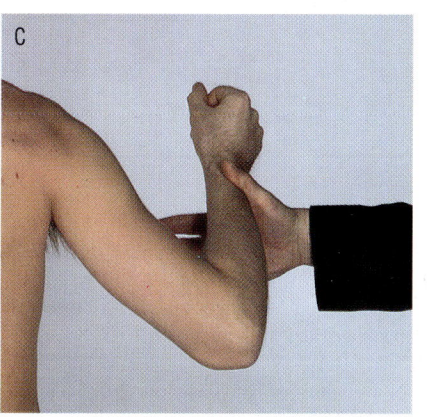

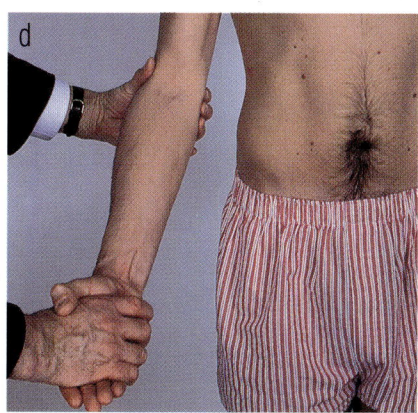

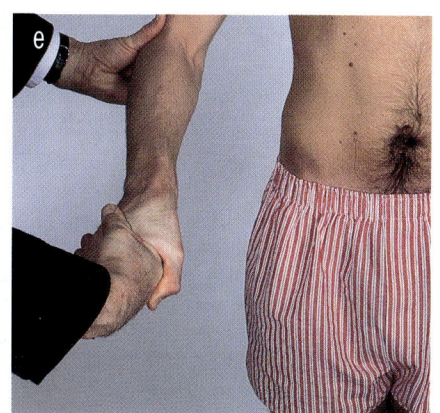

Knochen, Gelenke und Muskulatur

Wurzel C6		
Betroffene Muskeln	**Betroffenes Dermatom**	**Reflexveränderungen**
M. biceps M. brachioradialis M. supinator M. triceps		(Bizepssehnenreflex) Trizepssehnenreflex

Abb. 11.55 Wurzelsyndrom C6

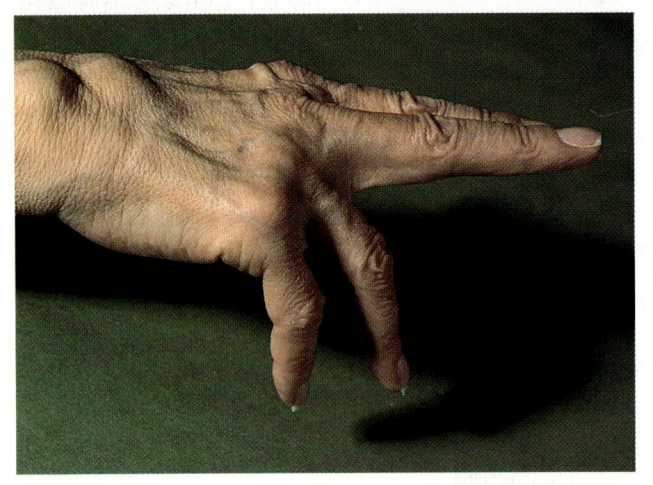

Abb. 11.56 Anhebung des Ulnaköpfchens bei rheumatischer Arthritis. Die Beugedeformität des 4. und 5. Fingers beruht auf der Ruptur der entsprechenden Extensorensehnen

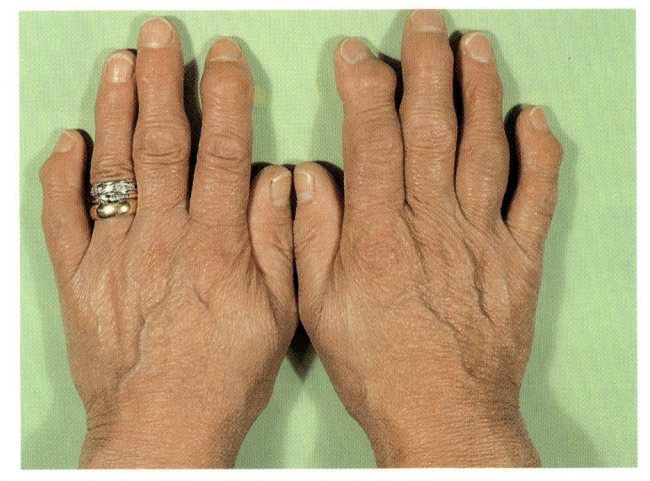

Abb. 11.57 Rautenhand bei Osteoarthritis

Palmarflexion kann in ähnlicher Weise verglichen werden, wenn die Handrücken beider Hände zusammengepreßt werden. Zusätzlich werden Radial- und Ulnardeviation im Handgelenk geprüft. Das Handgelenk ist bei rheumatischer Arthritis häufig beteiligt. Neben Schmerzen und Bewegungseinschränkung kann das Ulnaköpfchen nach oben subluxieren, wenn das ulnare Kollateralband gespannt wird (Abb. 11.56). Eine Arthritis betrifft meist die Karpometakarpalgelenke des Daumens, wodurch in Kombination mit Veränderungen der distalen Interphalangealgelenke das Bild der Rautenhand entsteht (Abb. 11.57).

Muskelfunktion

Geprüft werden die Muskeln, die das Handgelenk bewegen (Abb. 11.58), und die langen Beuger und Strecker (Abb. 11.59).
Eine Schädigung der Wurzel C7 wirkt sich auf den M. triceps und die Streckung des Handgelenkes und der Finger aus. Der Trizepssehnenreflex kann fehlen und über dem Mittelfinger tritt ein Sensibilitätsverlust auf.
Eine Lähmung des N. radialis entsteht häufig durch Schädigungen des Nerven im Canalis spiralis. Dadurch entsteht eine Schwäche

Untersuchung bestimmter Körperregionen

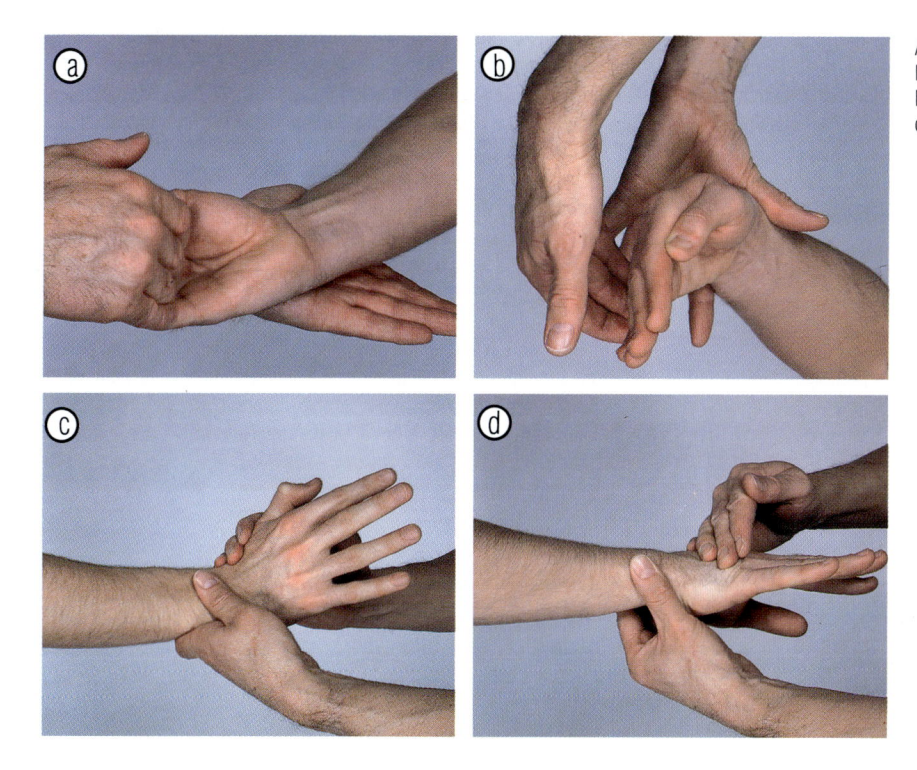

Abb. 11.**58** Prüfung einiger Unterarmmuskeln: (**a**) M. flexor carpi radialis, (**b**) M. flexor carpi ulnaris, (**c**) M. extensor carpi radialis longus und (**d**) M. extensor carpi ulnaris

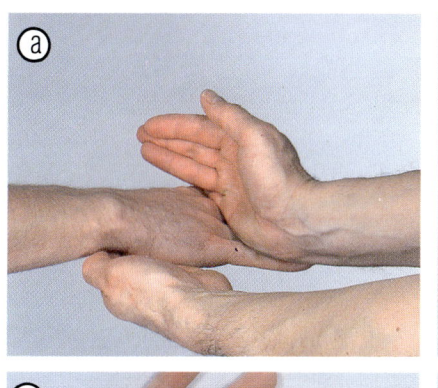

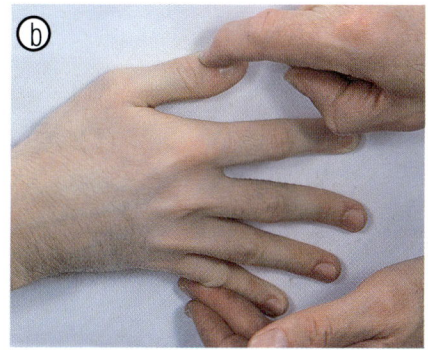

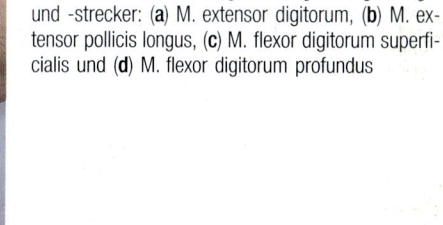

Abb. 11.**59** Untersuchung der langen Fingerbeuger und -strecker: (**a**) M. extensor digitorum, (**b**) M. extensor pollicis longus, (**c**) M. flexor digitorum superficialis und (**d**) M. flexor digitorum profundus

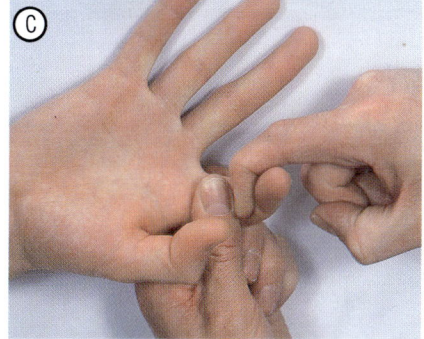

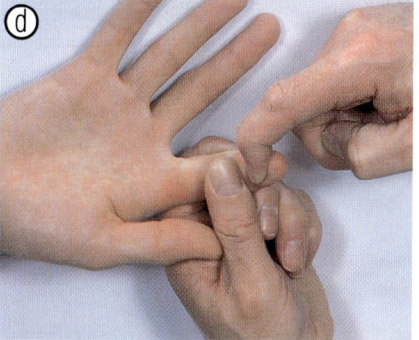

des M. supinator, des M. brachioradialis und der Streckung des Handgelenkes und der Finger (Abb. 11.**60**). Die Komponente des M. brachioradialis am Supinatorreflex fehlt. Der Sensibilitätsverlust ist meist gering und betrifft hauptsächlich die Haut der Tabatiere.

Hand

Gelenk- und Muskelfunktion der Hand werden am besten getrennt untersucht.

Gelenke der Hand

Inspektion und Palpation

Sowohl die Gelenke als auch die Muskelfunktionen an der Hand lassen sich gut untersuchen, wenn der Patient seine Hände mit gespreizten Fingern auf eine flache Oberfläche legt. Bei der Inspektion wird darauf geachtet, ob die Gelenke deformiert sind, und ob die Verformung generalisiert oder umschrieben besteht. Bei umschriebenen Gelenkdeformitäten muß geklärt werden, welche anderen Gelenke mitbetroffen

Knochen, Gelenke und Muskulatur

sind. Bei der Inspektion der Gelenke sollte auch auf den Zustand der Haut und auf Deformitäten der Nägel geachtet werden. Danach werden die Hände umgedreht, damit die Handflächen betrachtet werden können. An den Handflächen wird besonders darauf geachtet, ob die Sehnen verdickt sind.

Anschließend werden die Gelenke sorgfältig palpiert und geprüft, ob sie druckschmerzhaft sind. Besteht eine Schwellung (Abb. 11.61), ist deren Art zu dokumentieren. Entlang der Sehnenscheiden wird geprüft, ob Knötchen vorliegen.

Bei Frühstadien der rheumatischen Arthritis besteht eine geringe druckschmerzhafte Schwellung der proximalen Interphalangealgelenke (Abb. 11.62). In späteren Stadien entstehen deutliche Deformitäten und die kleinen Handmuskeln atrophieren (Abb. 11.24). Betreffen die Veränderungen vorwiegend das distale Interphalangealgelenk, sind die Fingernägel sorgfältig auf Zeichen einer Psoriasis zu untersuchen (Abb. 11.63). Bei Osteoarthritis treten typische Knötchen (Heberden-Knötchen) am distalen Interphalangealgelenk auf, können aber auch am proximalen Interphalangealgelenk entstehen (Bouchard-Knötchen, Abb. 11.64). Bilden sich Knötchen über der Flexorensehne kann diese durch die Einengung der Sehnenscheide einklemmen, was zum Bild des schnellenden Fingers führt. Dabei handelt es sich um eine Beugedeformität, die nur eine gewaltsame Streckung des Fingers erlaubt (Abb. 11.65).

Bewegung

Der Bewegungsumfang des Daumens und der Finger wird geprüft. Zur Abschätzung des Grades der Abduktion und Adduktion der Finger werden deren Umrisse auf Papier markiert und mit der Neutralposition verglichen.

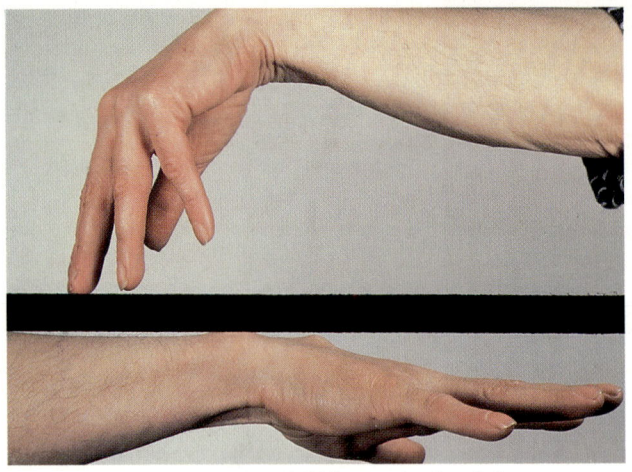

Abb. 11.60 Typische Handhaltung bei Lähmung des N. radialis

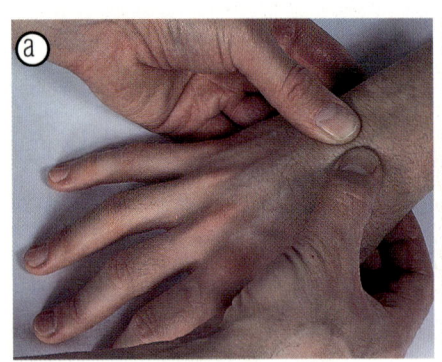

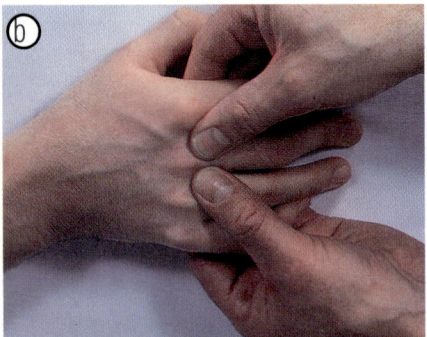

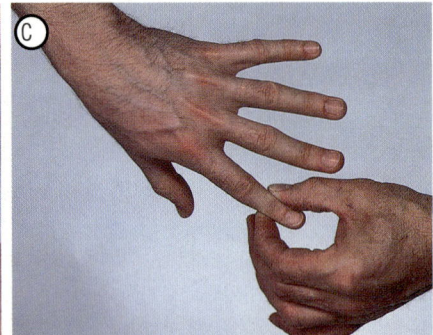

Abb. 11.61 Palpation des (a) Handgelenkes, der (b) Metakarpophalangeal- und der (c) Interphalangealgelenke

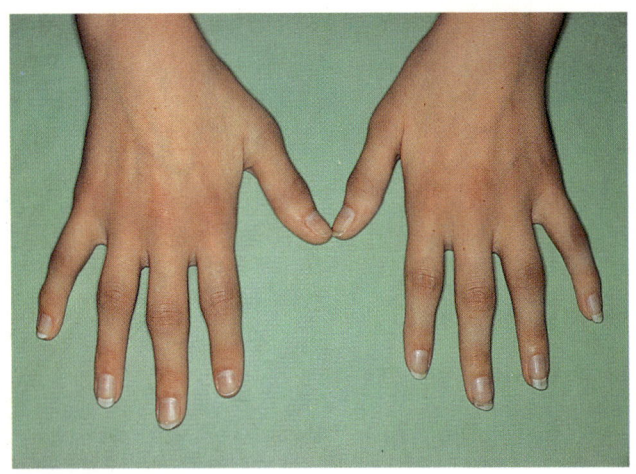

Abb. 11.62 Frühes Stadium der rheumatischen Arthritis. Leichte Verdickung der PIP-Gelenke

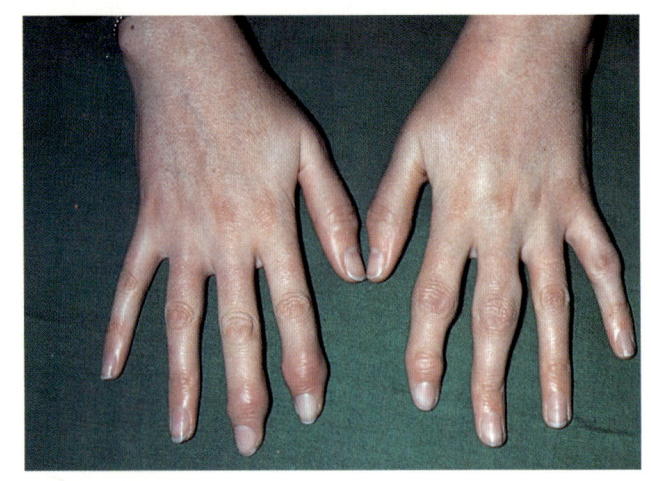

Abb. 11.63 Arthropathia psoriatica

11.28

Handmuskulatur

Muskel- und Gelenkfunktionen können nicht immer streng voneinander getrennt werden. Eine Gelenkerkrankung (z. B. rheumatische Arthritis) kann zum allgemeinen Muskelschwund der kleinen Handmuskulatur (mangelnde Bewegung) oder zum umschriebenen Muskelschwund (Schädigung eines Nervs, z. B. N. medianus) führen.

Inspektion

Die Inspektion beginnt am Handrücken, wo alle sichtbaren Muskeln vom N. ulnaris innerviert werden. Beim älteren Patienten atrophieren die Muskelwülste der Hand, ohne daß eine Schwäche auftritt. Der Muskelschwund führt zu einer Aushöhlung zwischen den Extensorensehnen und zwischen dem Zeigefinger und dem Daumen sowie zu einem Verlust der Konvexität des Hypothenarwulstes. Außerdem sollte darauf geachtet werden, ob Faszikulationen bestehen. Danach werden die Hände umgedreht und die Handflächen inspiziert, wo die Muskelwulst des Thenars betrachtet wird, die vom N. medianus innerviert wird. Durch die bisherige Untersuchung wurde geprüft, ob die kleine Handmuskulatur atrophisch ist, ob die Atrophie beidseitig oder einseitig ist, und ob sie generalisiert oder auf das Innervationsgebiet des N. medianus oder des N. ulnaris beschränkt ist.

Kraftprobe

Zuerst wird ein Muskel geprüft, der vom N. ulnaris innerviert wird. Es bietet sich der erste M. interosseus dorsalis an (Abb. 11.66).

Falls eine Schwäche dieses Muskels besteht, werden der M. adductor pollicis und der M. abductor digiti minimi, die beide ebenfalls vom N. ulnaris innerviert werden, geprüft. Danach werden der M. abductor pollicis brevis und der M. oppenens pollicis geprüft, die vom N. medianus innerviert werden (Abb. 11.67).

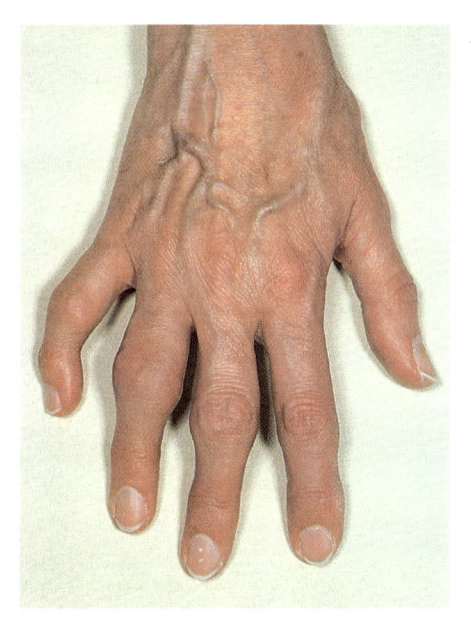

Abb. 11.64 Osteoarthritis der PIP-Gelenke

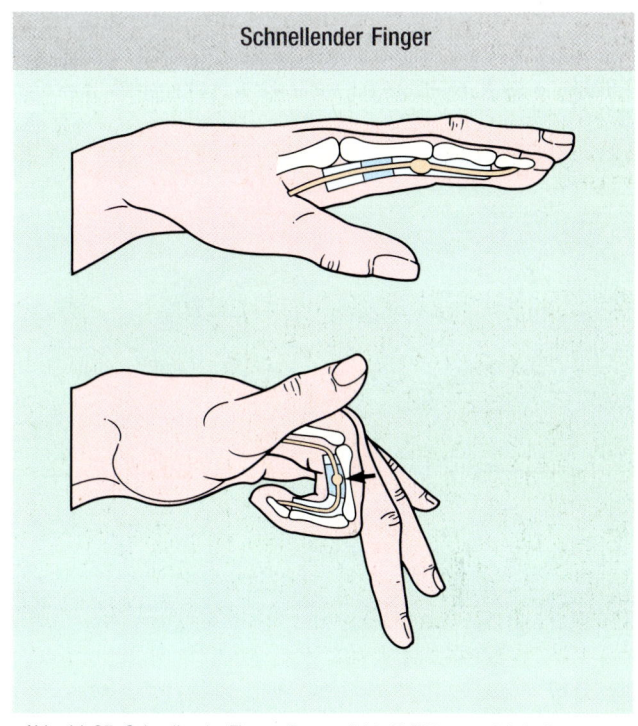

Abb. 11.65 Schnellender Finger. Der verdickte Teil klemmt sich in die verengte Sehnenscheide ein (Pfeil)

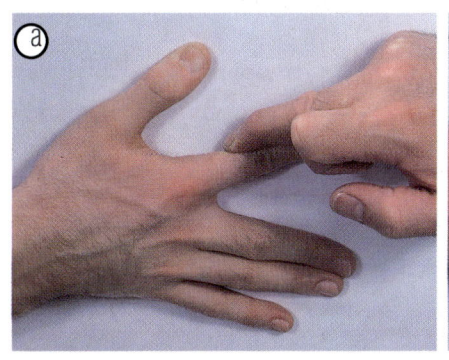

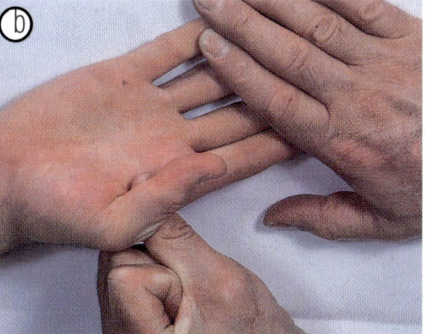

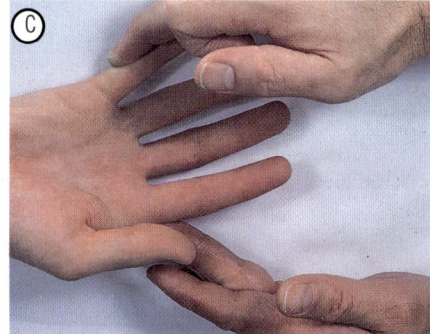

Abb. 11.66 Prüfung der kleinen Handmuskeln, die vom N. ulnaris versorgt werden. (a) Mm. interossei dorsales: Der Patient versucht den Zeigefinger gegen einen Widerstand zu abduzieren, wobei die anderen Finger gestreckt bleiben; (b) M. adductor pollicis: Der Patient adduziert den Daumen gegen Widerstand zur Unterseite des Zeigefingers; (c) M. abductor digiti minimi: Der Patient abduziert den kleinen Finger gegen Widerstand

Schwäche der Hand

Wird die Schwäche von Gelenkschmerzen begleitet?

Ist die Schwäche auf Muskeln beschränkt, die vom N. medianus bzw. vom N. ulnaris innerviert werden?

Sind bei globaler Schwäche beide Hände oder nur eine Hand betroffen?

Besteht gleichzeitig ein Sensibilitätsverlust?

Klinische Bedeutung

Besteht nur eine Schwäche der Thenarmuskulatur, liegt eine distale Schädigung des N. medianus vor, wofür das Karpaltunnelsyndrom die häufigste Ursache darstellt. Eine Muskelschwäche mit oder ohne Atrophie der Thenarmuskulatur ist dadurch gekennzeichnet, daß der Daumen bei dem Versuch ihn zu opponieren nicht gedreht werden kann (Abb. 11.68). Das Karpaltunnelsyndrom tritt besonders häufig bei Frauen auf und wird oft durch eine Schwangerschaft ausgelöst. Obwohl es meist idiopathisch entsteht, kann es auch durch rheumatische Arthritis, Akromegalie, Myxödem und eine früher aufgetretene Handgelenksfraktur ausgelöst werden. Typischerweise klagt der Patient über nächtliche Schmerzen und Parästhesien in der Hand. Die Symptome werden oft diffus empfunden. Sie treten häufiger in der Hand und im Unterarm als in den Fingern auf, die vom N. medianus innerviert werden. Ein Verlust der Sensibilität fällt oft nicht auf. Um diesen zu prüfen, muß der Patient die Berührungsempfindung auf beiden Seiten des Ringfingers miteinander vergleichen. Führt ein Beklopfen des N. medianus am Handgelenk zu einem Kribbeln in den Fingern (Tinel-Zeichen), wird der Nerv wahrscheinlich am Ort der Perkussion komprimiert. Dieser Test ist jedoch häufig negativ, auch wenn die Diagnose gesichert ist.

Ist die Schwäche auf die Muskeln beschränkt, die vom N. ulnaris innerviert werden, wird der Ort der Schädigung in dessem Verlauf gesucht. Am häufigsten entsteht eine Schädigung des N. ulnaris im Sulcus ulnaris des Ellbogens nach einem Trauma. Betroffen sind die Mm. interossei, die Muskeln des Hypothenars und die Mm. lumbrica-

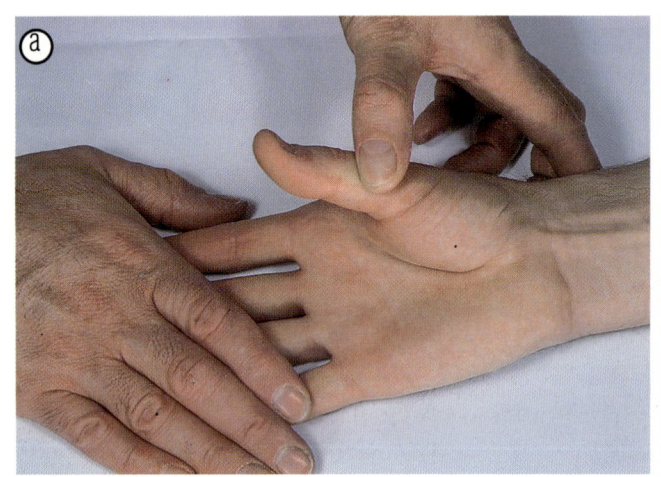

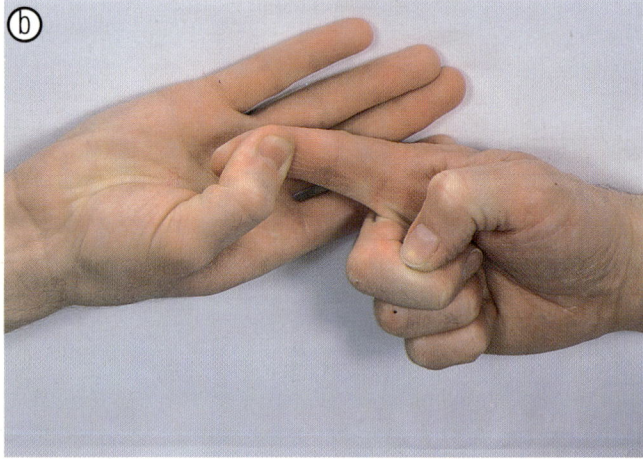

Abb. 11.67 Prüfung der Thenarmuskulatur. (a) M. abductor pollicis brevis: Der Patient hebt den Daumen gegen Widerstand senkrecht aus der Ebene der Handfläche. (b) M. opponens pollicis: Gegen Widerstand versucht der Patient mit dem Daumen den kleinen Finger zu berühren

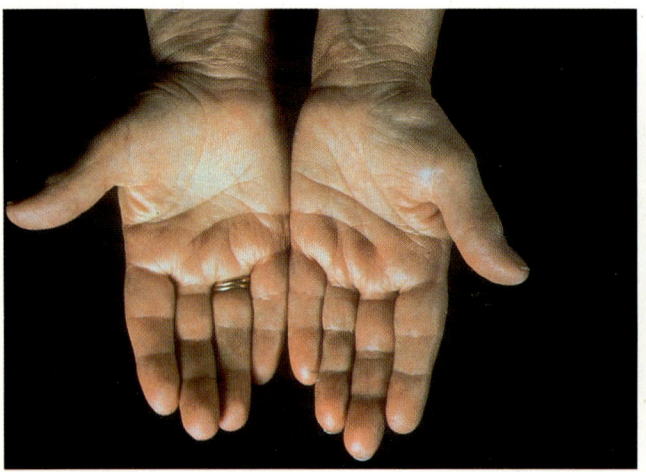

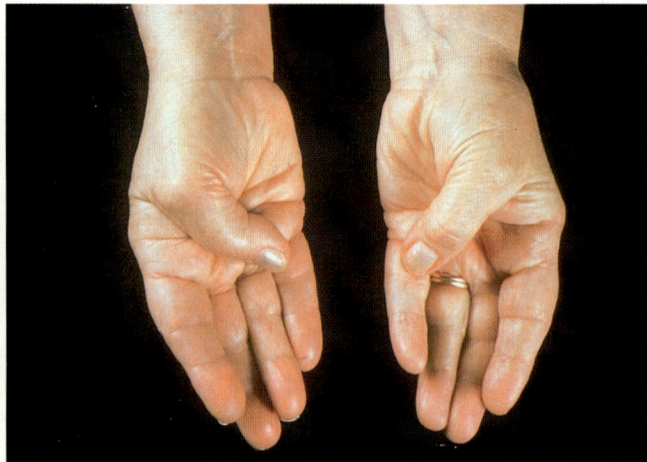

Abb. 11.68 Karpaltunnelsyndrom. Atrophie des linken Thenars (links). Unmöglichkeit den linken Daumen zu opponieren (rechts)

Untersuchung bestimmter Körperregionen

les 3 und 4. Eine typische Deformität entsteht am 4. und 5. Finger (Abb. 11.**69**). Theoretisch sollten Schwächen des M. flexor carpi ulnaris und des M. flexor digitorum profundus des 4. und 5. Fingers bestehen. Diese langen Muskeln sind aber manchmal auch bei einer proximalen Schädigung des N. ulnaris ausgespart. Distale Schädigungen des N. ulnaris können zu einem Muskelschwund im Hypothenar führen, ohne daß ein Sensibilitätsverlust besteht.

Sind alle kleinen Handmuskeln schwach, liegt wahrscheinlich eine proximale Schädigung des Nervs vor. Eine kombinierte Schädigung von N. medianus und N. ulnaris sind selten. Ist die andere Hand unauffällig, sollte die Schädigung in Höhe des Plexus brachialis oder der Wurzel Th1 gesucht werden. Der Plexus brachialis kann durch ein Trauma oder durch einen einwachsenden Tumor geschädigt werden.

Schädigungen der oberen Teile des Plexus betreffen das 5. und 6. Halssegment, Schädigungen der mittleren Teile betreffen hauptsächlich die Fasern, die den N. radialis bilden, und Schädigungen der unteren Teile führen zu einer allgemeinen Schwäche der Handmuskulatur. Sind die sympatischen Fasern in der Wurzel Th1 beteiligt, kann begleitend ein Horner-Syndrom (Abb. 11.**70**) bestehen.

Das Syndrom einer Halsrippe entsteht durch Kompression der Wurzel C8 bzw. Th1 oder des unteren Bündels des Plexus durch ein Ligament, das vom Processus transversus des 7. Halswirbels zur ersten Rippe zieht. Die Muskeln des Thenars sind stärker geschwächt als jene, die vom N. ulnaris innerviert werden. Ein typisches radiologisches Merkmal ist eine Ausziehung des Processus transversus in Höhe von C7 (Abb. 11.**71**). Besteht eine beidseitige Schwäche, mit oder ohne Atrophie der kleinen Handmuskeln, ist ein diffuser Prozeß dafür verantwortlich, da beidseitige Schädigungen des Plexus brachialis selten sind. Ferner muß an eine periphere Neuropathie oder eine Schädigung der Vorderhornzellen (z. B. Syringomyelie, Erkrankung der Motoneurone, Abb. 11.**72**) gedacht werden.

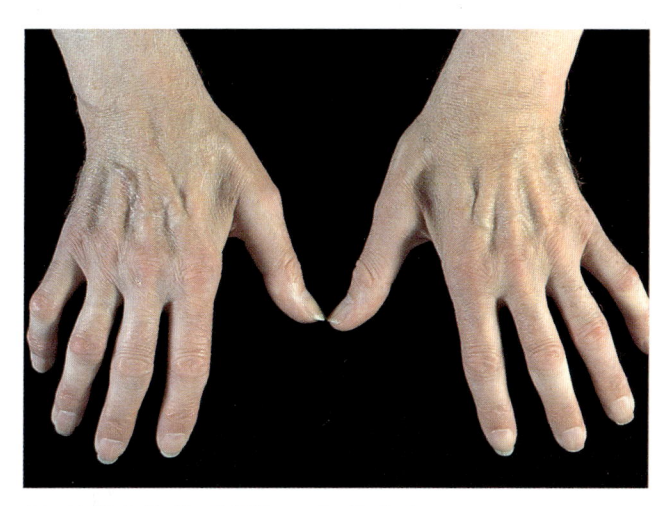

Abb. 11.**69** Beidseitige Schädigung des N. ulnaris

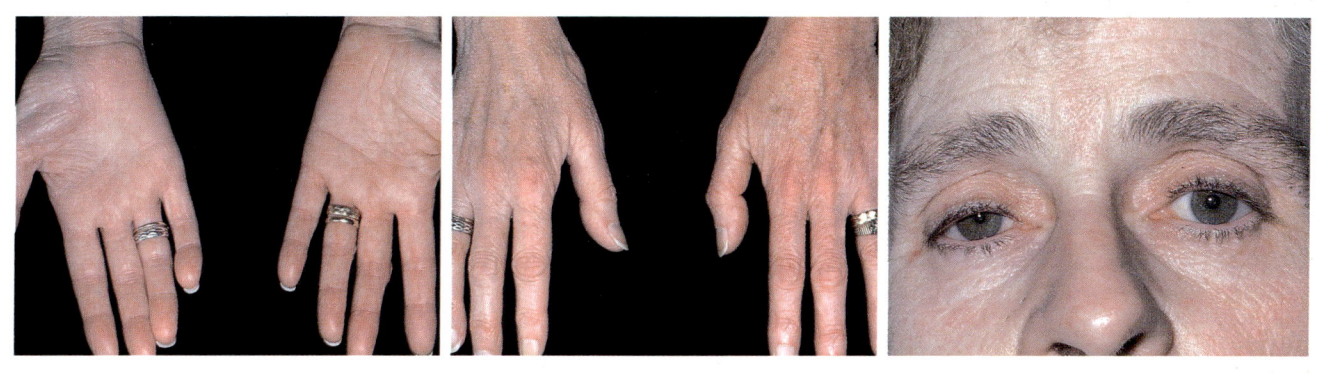

Abb. 11.**70** Globale Atrophie der rechten Handmuskulatur (links, Mitte) in Kombination mit einem Horner-Syndrom (rechts) bei Einwachsen eines Malignoms in den unteren Anteil des Plexus brachialis und der Wurzel Th1

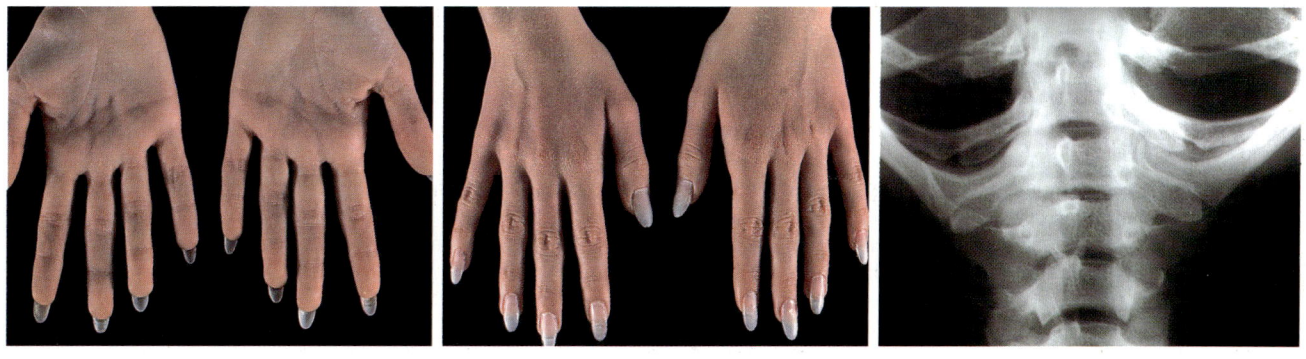

Abb. 11.**71** Atrophie der kleinen Muskeln der rechten Hand (links, Mitte) bei Fraktur des Processus transversus von C7 (rechts)

Knochen, Gelenke und Muskulatur

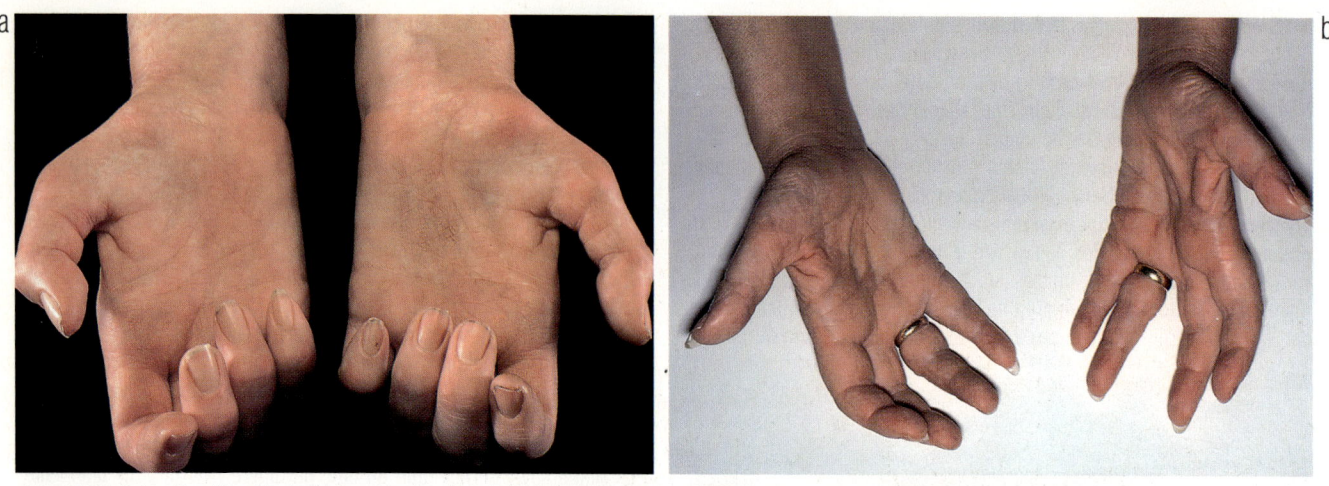

Abb. 11.72 Beidseitige Atrophie der kleinen Handmuskeln bei (a) erblicher sensomotorischer Neuropathie und (b) Erkrankung der Motoneurone

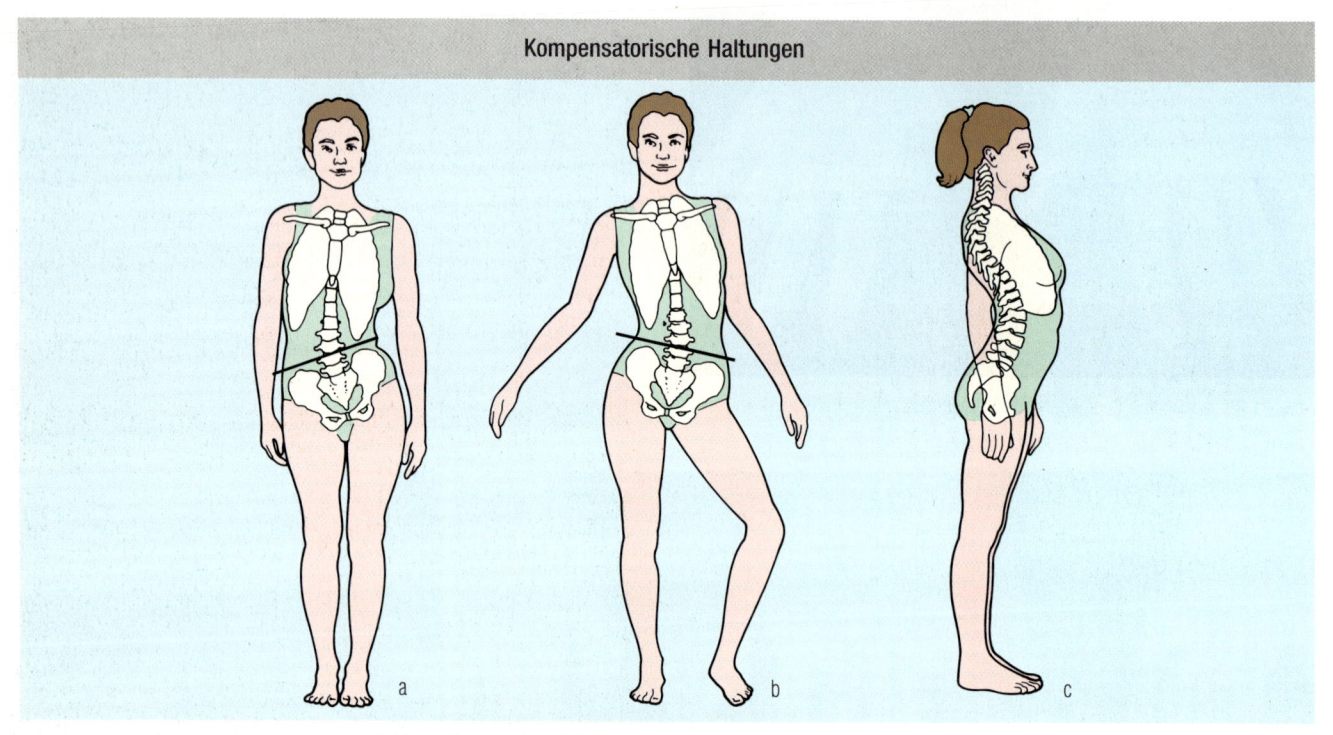

Abb. 11.73 Kompensatorische Haltungen bei (a) Verkürzung eines Beines, (b) Adduktionsdeformität des rechten Beines und (c) Beugedeformität der Hüften

Hüfte

Inspektion und Palpation

Zur Untersuchung des Hüftgelenkes sollte der Patient bis auf die Unterwäsche entkleidet sein. Am stehenden Patienten wird darauf geachtet, ob eine Beinverkürzung besteht, die durch eine skoliotische Fehlhaltung oder durch Beugung des längeren Beines ausgeglichen wird. Eine Abduktionsdeformität wird durch Beugung des gleichseitigen, eine Adduktionsdeformität durch Beugung des gegenüberliegenden Knies kompensiert (Abb. 11.73). Eine Beugedeformität wird durch eine Hyperlordose ausgeglichen.

Die Stabilität der Hüftgelenke und die diese umgebenden Muskeln werden geprüft, indem der Patient sich zuerst auf ein, dann auf das andere Bein stellt (Trendelenburg-Test). Normalerweise wird bei der Hebung des Fußes das Becken gleichartig nach oben verschoben. Besteht eine Schädigung des Hüftgelenkes oder eine Schwäche der Muskeln, sinkt das Becken dagegen nach unten (Abb. 11.74).

Am liegenden Patienten wird geprüft, ob die Beckenschaufeln gleich hoch und im rechten Winkel zur Wirbelsäule stehen (Abb. 11.75). Andernfalls besteht eine Abduktions- oder Adduktionsdeformität einer oder beider Hüften. Man sollte aber bedenken, daß eine Beugedeformität der Hüfte an der ausgleichenden Lendenlordose nicht alleine dadurch erkannt werden kann, daß der Patient flach liegt. Dazu wird die gegenüberliegende Hüfte maximal gebeugt und die Lordose untersucht. Besteht eine Beugedeformität, wird das betroffene Bein die Hüfte beugen (Thomas-Test, Abb. 11.76). Das Hüftgelenk liegt so tief, daß ein Erguß nur schwer erkannt werden kann. Um das Gelenk auf Druckschmerzhaftigkeit zu prüfen wird über der Mitte des Lig. inguinale palpiert.

Untersuchung bestimmter Körperregionen

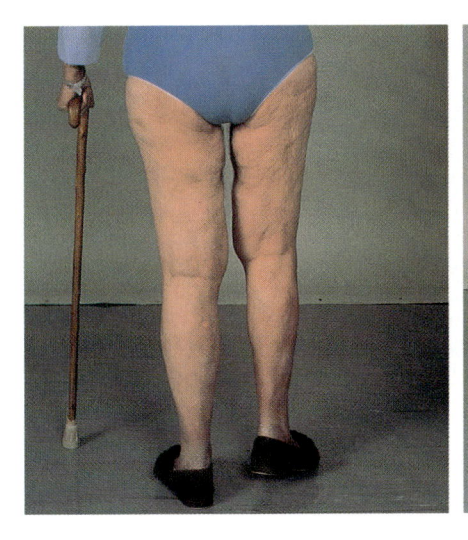

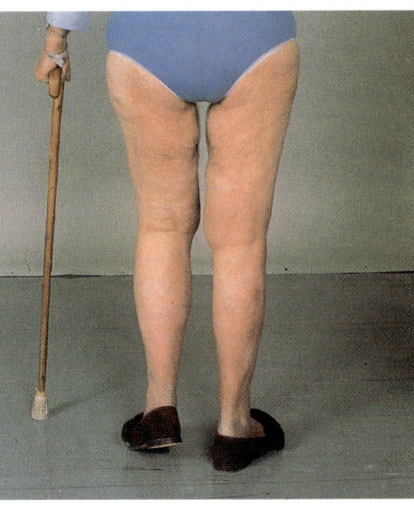

Abb. 11.**74** Trendelenburg-Zeichen. Steht die Patientin auf dem gesunden linken Bein neigt sich die Hüfte nach links (links), steht sie auf dem rechten Bein, auf dessen Seite eine Osteoarthritis der Hüfte besteht, senkt sich das Becken nicht nach rechts

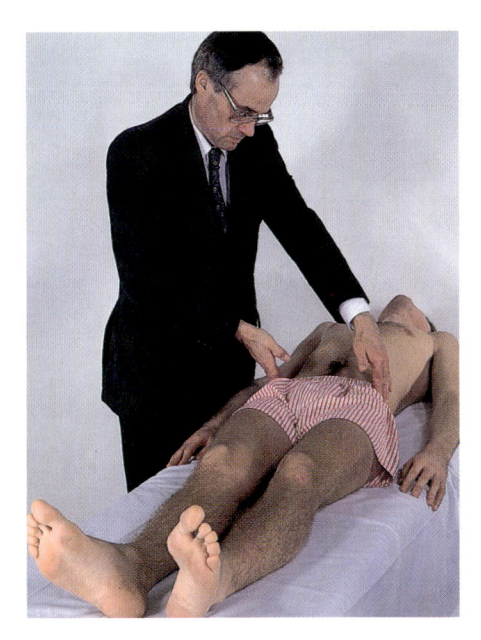

Abb. 11.**75** Lagerung des Beckens

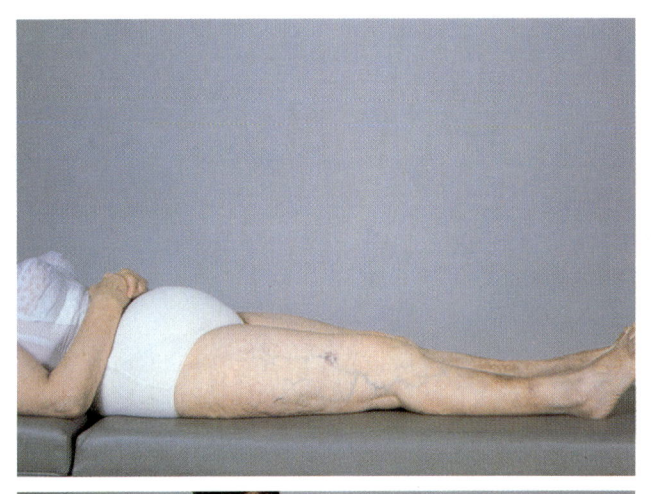

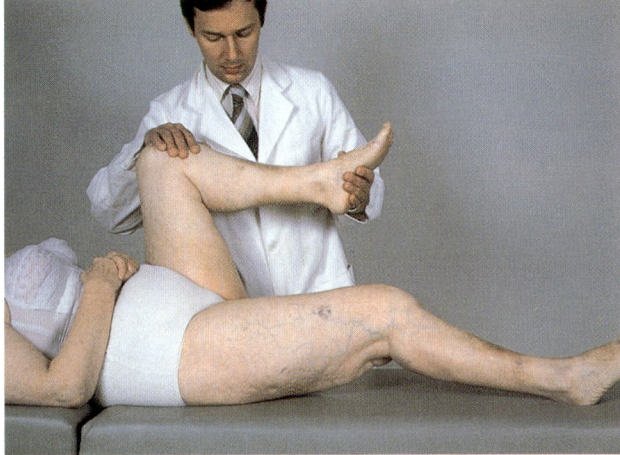

Abb. 11.**76** Thomas-Test. Die fixierte Beugedeformität der rechten Hüfte kann durch eine kompensatorische Lordose der Lendenwirbelsäule verborgen bleiben (oben). Wird die Lordose durch Beugung der linken Hüfte ausgeglichen, wird das rechte Bein angehoben (unten)

Messung der Länge der Extremitäten

Bei der Messung der Extremitätenlänge sollte zwischen wahrer und scheinbarer Verkürzung unterschieden werden. Durch Messung sollte vorher geklärt werden, ob beide Hüftgelenke vergleichbar liegen. Die wahre Länge des Beines wird von der Spina iliaca anterior superior zum Malleolus medialis (Abb. 11.**77**) gemessen. Ist ein Bein kürzer als das andere, sollte an eine Erkrankung des ipsilateralen Hüftgelenkes gedacht werden. Die scheinbare Länge wird vom Nabel zum Malleolus medialis gemessen. Eine Differenz der scheinbaren Beinlängen ohne gleichzeitige Differenz der wahren Beinlängen deutet auf einen Beckenschiefstand hin, der am häufigsten auf einer Adduktionsdeformität der Hüfte beruht.

Gelenkbewegung

Um den Bewegungsumfang des Hüftgelenkes bestimmen zu können, muß das Becken eben liegen bleiben. Um dies sicherzustellen wird die freie Hand des Untersuchers auf die Spina iliaca anterior superior gelegt, so daß jede Bewegung der Hüfte erkannt werden kann.

Um die Beugung zu prüfen, wird das Bein mit gebeugtem Knie auf das Abdomen gebeugt. Die Streckung kann am besten geprüft werden, wenn der Untersucher hinter dem Patienten steht und dessen Bein nach hinten zieht bis sich das Becken zu drehen beginnt. Die Abduktion wird gemessen indem das Bein nach außen bewegt wird bis sich das

11.33

Knochen, Gelenke und Muskulatur

Beinlänge

scheinbare Beinlänge

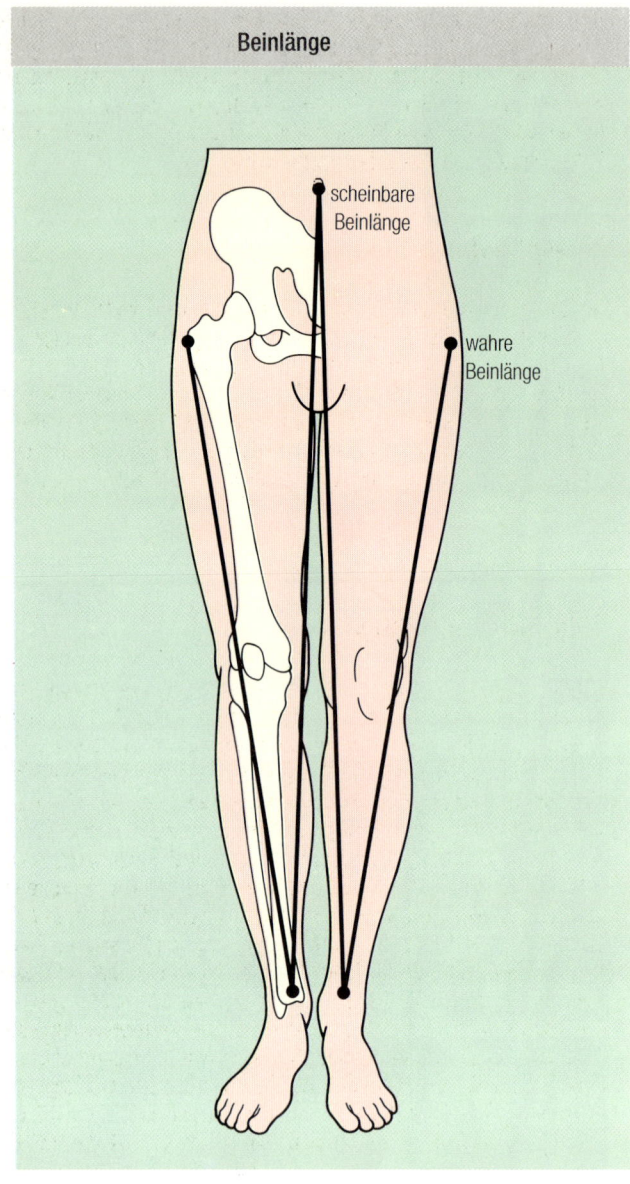

wahre Beinlänge

Abb. 11.77 Wahre und scheinbare Beinlänge

Becken zu bewegen beginnt, was mit der freien Hand gefühlt werden kann. Die Innen- und Außenrotation wird bei gebeugtem Hüftgelenk und um 90 Grad gebeugtem Knie geprüft (Abb. 11.78).

Die Häufigkeit verschiedener Ursachen einer schmerzhaften Hüfte hängt vom Alter des Patienten ab (Abb. 11.79).

Schenkelhalsfrakturen sind beim älteren Patienten häufig. Dabei wird das Bein nach außen rotiert, adduziert und ist verkürzt.

Dislokationen des Hüftkopfes sind selten. Sie entstehen durch starke Krafteinwirkung und erfolgen meist nach hinten. Eine Lösung der Femurepiphyse ereignet sich hauptsächlich im 2. Lebensjahrzehnt, ist schmerzhaft und führt zu Humpeln. Der Schmerz kann in das Knie ausstrahlen (Abb. 11.20). Typischerweise sind Beugung, Abduktion und Innenrotation eingeschränkt. Bei Osteoarthritis ist häufig das Hüftgelenk beteiligt. Der Schmerz tritt entweder umschrieben oder

Hüftdrehung

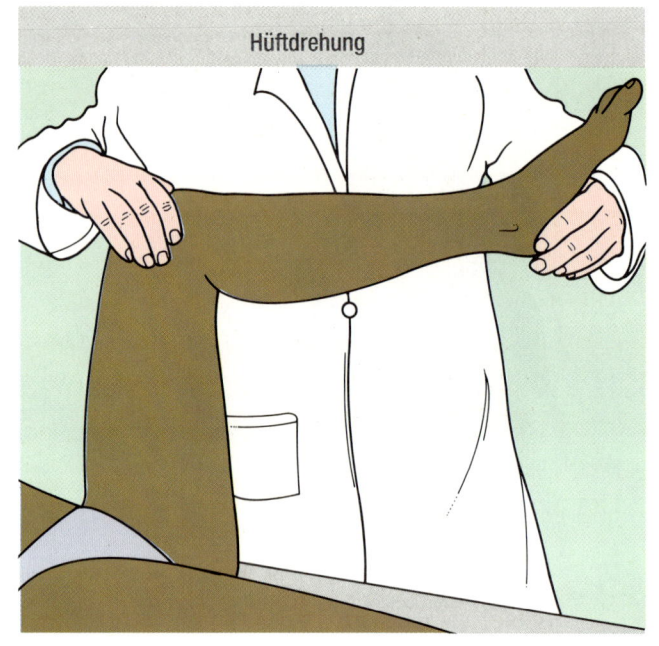

Abb. 11.78 Bestimmung der Hüftdrehung

Ursachen von Hüftschmerzen	
Trauma	Fraktur Dislokation
Arthritis	Osteoarthritis Rheumatische Arthritis
Epiphysiolyse des Femur	
Osteochondritis (Morbus Perthes)	
Infektion	Osteomyelitis

Abb. 11.79 Ursachen von Hüftschmerzen

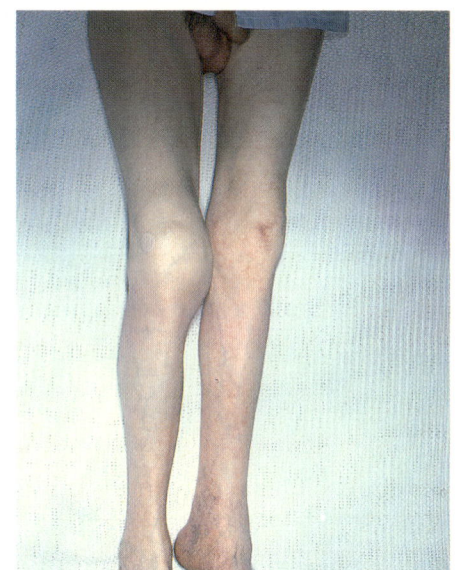

Abb. 11.80 Fortgeschrittene Osteoarthritis der linken Hüfte. Das Bein ist verkürzt und außenrotiert

Untersuchung bestimmter Körperregionen

projiziert auf, die Beweglichkeit des Gelenkes ist eingeschränkt und schmerzhaft. Im fortgeschrittenen Stadium tritt eine Verkürzung des Beines mit einer Außenrotation auf (Abb. 11.**80**). Leistenzerrungen sind bei sportlich aktiven Patienten häufig. Der Schmerz ist meist dumpf, wird durch jede Bewegung der Hüfte verstärkt und ist meist Folge von Muskelfaserschädigungen der Hüftbeuger.

Muskelfunktion

Geprüft wird die grobe Kraft der Hüftbeugung, der Hüftstreckung, der Abduktion und der Adduktion (Abb. 11.**81**). Eine Lähmung des N. ischiadicus kann durch ein Beckentrauma, Verletzungen des Gesäßes oder der Oberschenkel sowie durch Tumorinfiltration entstehen. Die Muskeln, die vom seitlichen Kniekehlenast des Nervs innerviert werden, sind stärker betroffen als diejenigen, die vom mittleren Kniekehlenast des Nervs innerviert werden (Abb. 11.**82**).

Knie

Inspektion und Palpation

Die Inspektion läßt am stehenden Patienten Kniedeformitäten erkennen, die als X-Bein (Genu valgum) oder O-Bein (Genu varum) bezeichnet werden. Die weitere Inspektion erfolgt am auf dem Rücken liegenden Patienten. Die Dicke des M. quadriceps ist ein empfindliches Maß für eine bestehende Veränderung des Kniegelenkes. Falls nötig, wird der Oberschenkelumfang jedes Beines an vergleichbaren Stellen gemessen. Außerdem wird geprüft, ob ein Gelenkerguß besteht, der sich ab einer bestimmten Größe als Schwellung von der Suprapatellarregion beidseits der Patella nach unten erstreckt (Abb. 11.**83**). Kleinere Ergüsse können nur durch Palpation gefunden werden. Dazu wird das Ballottement (Patelladrucktest) geprüft, indem mit der linken Hand die gesamte Flüssigkeit aus der Suprapatellartasche gepreßt und danach die Patella mit dem 2. und 3. Finger der rechten Hand auf den Femur gedrückt wird. Besteht ein nennenswerter Erguß, federt die Patella gegen die Finger zurück (Abb. 11.**84a**). Bei kleineren Ergüssen sollte nach dem Vorwölbezeichen gesucht werden. Dazu wird die Flüssigkeit aus der Suprapatellartasche gedrückt und die Patella

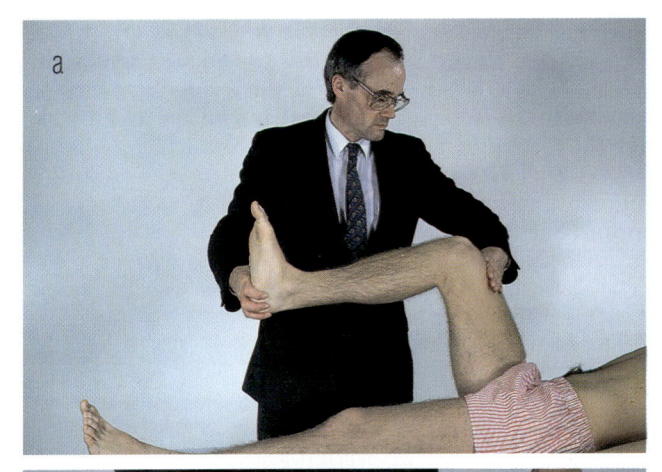

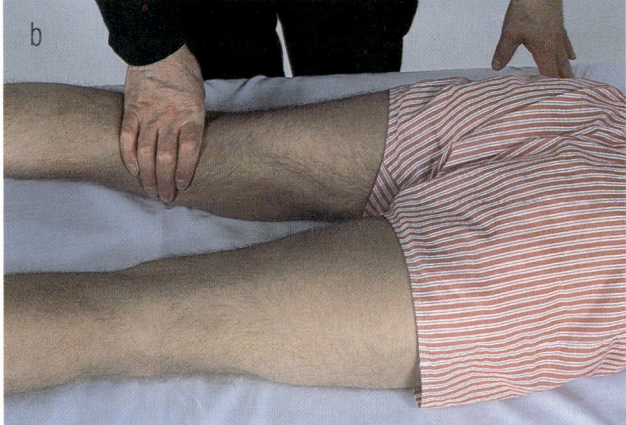

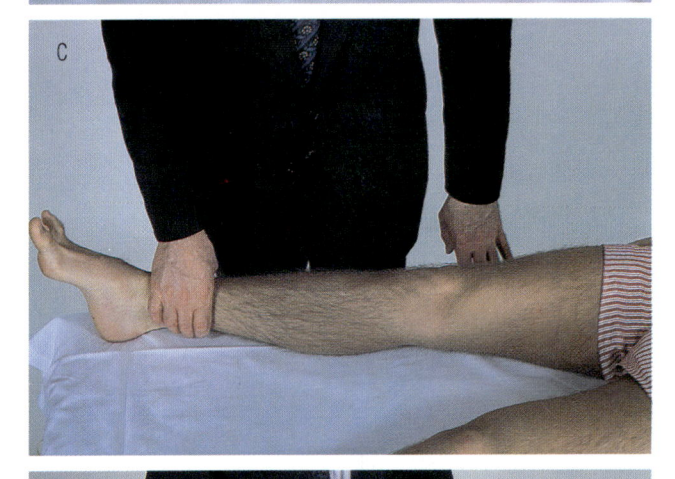

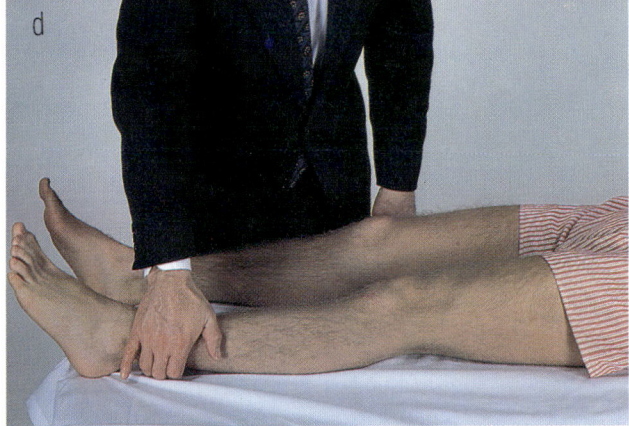

Abb. 11.**81** Prüfung der Muskeln, die auf das Hüftgelenk wirken

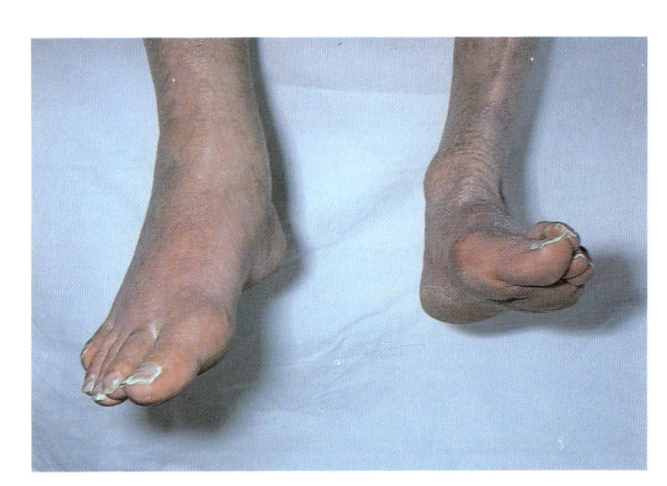

Abb. 11.**82** Lähmung des N. ischiadicus rechts

11.35

Knochen, Gelenke und Muskulatur

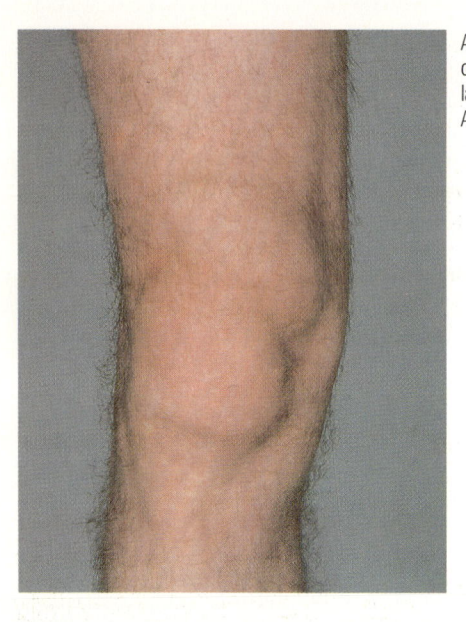

Abb. 11.83 Erguß in der Bursa suprapatellaris bei rheumatischer Arthritis

gleichzeitig mit dem Zeigefinger derselben Hand festgehalten. Danach wird zwischen Patella und Femurkondylen beidseits nach unten perkutiert. Besteht ein Erguß, entsteht während des Manövers eine Vorwölbung auf der gegenüberliegenden Seite des Knies (Abb. 11.84b).

Bei der Palpation des Gelenkes und der, dieses umgebenden Strukturen, wird auf Druckempfindlichkeit und Schwellungen geachtet (Abb. 11.85). Bei Arthrose besteht häufig eine periartikuläre Druckempfindlichkeit, insbesonders an den Insertionsstellen der Kapsel und der Kollateralbänder, was einen wichtigen diagnostischen Hinweis gibt. In späteren Stadien sind Knochenauftreibungen in der Umgebung des Gelenkes und eine sekundäre Atrophie des M. quadriceps häufig (Abb. 11.86). Die Rückseite des Gelenkes (Fossa poplitea) muß ebenfalls untersucht werden. Nach hinten reichende Vorwölbungen der Synovia (Baker-Zysten) sind dort sichtbar und können neben Ergüssen, Synovialschwellungen und Deformitäten eine Komplikation der rheumatischen Arthritis darstellen (Abb. 11.87).

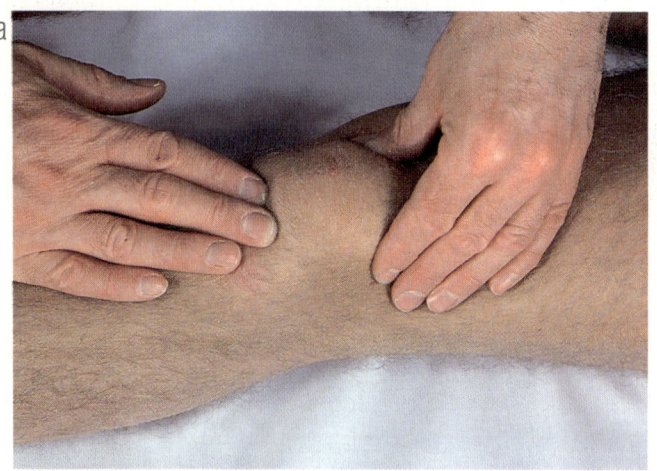

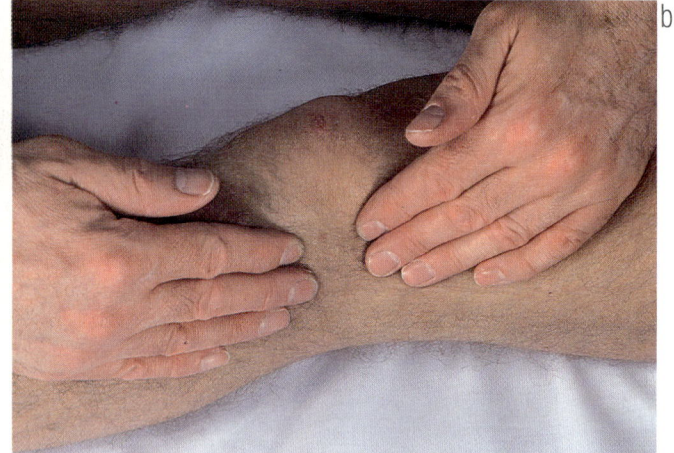

a b

Abb. 11.84 Nachweis eines Ergusses: (a) Patelladruckzeichen, (b) Vorwölbungszeichen

Ursachen von Knieschmerzen	
Trauma	Fraktur Dislokation Bänderriß Meniskusschaden
Arthritis	Osteoarthritis Rheumatische Arthritis
Osteochondrosis dissecans	
Infektion	Osteomyelitis
Knochentumoren	
Projizierter Schmerz	Zum Beispiel von der Hüfte

Abb. 11.85 Ursachen von Knieschmerzen

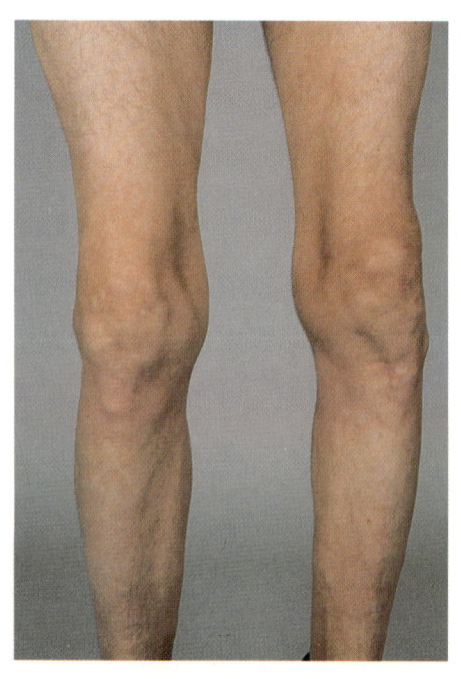

Abb. 11.86 Osteoarthritis des Knies. Knochenschwellung und Atrophie des M. quadriceps

Untersuchung bestimmter Körperregionen

Knieschmerzen

Besteht der Schmerz ein- oder beidseitig?

Bemerkte der Patient eine Gelenkschwellung?

Blockiert das Knie in bestimmten Stellungen?

Untersuchung der Menisken

Die Menisken sind häufig geschädigt. Um dies zu prüfen werden Hüfte und Knie um 90 Grad gebeugt und die Ferse mit der rechten Hand erfaßt, während mit der linken Hand nacheinander auf den medialen und den lateralen Meniskus gedrückt wird (Abb. 11.90). Dann wird die Tibia nach außen und nach innen rotiert, während das Knie gestreckt bleibt. Ist ein Meniskus geschädigt, führt seine dabei auftretende Einklemmung zwischen Tibia und Femur zu starkem Schmerz, einem Geräusch und manchmal zu akuter Blockierung des Gelenkes (McMurray-Test).

Bewegung des Kniegelenkes

Der Bewegungsumfang des Kniegelenkes wird am liegenden Patienten geprüft. Es kann bis ungefähr 135 Grad gebeugt werden und bei einigen Personen ist eine geringe Streckung (10 Grad) möglich. Bei der Untersuchung wird auf Reibegeräusche im Knie geachtet. Zusätzlich wird die Patella zur Seite und nach innen über die Femurkondylen bewegt und geprüft, ob dabei Schmerzen oder Reibegeräusche auftreten.

Stabilität

Um die Stabilität der Kollateralbänder zu prüfen, wird versucht, den Unterschenkel zu abduzieren bzw. zu adduzieren. Besteht eine Instabilität, wird deren Ausmaß dokumentiert (Abb. 11.88). Zur Prüfung der Kreuzbänder wird das Knie leicht gebeugt, der Fuß fixiert (z. B. kann sich der Untersucher auf den Fuß des Patienten setzen, was diesem vorher gesagt werden sollte) und der Unterschenkel nach vorne und nach hinten gedrückt. Ist ein Kreuzband geschädigt, besteht eine verstärkte Beweglichkeit (Abb. 11.89). Die Kreuzbänder werden fast immer traumatisch geschädigt. Reißt eines dieser Bänder, tritt ein blutiger Erguß im Kniegelenk auf. Sobald auch die Synovia geschädigt ist, kann Blut aus dem Gelenk austreten.

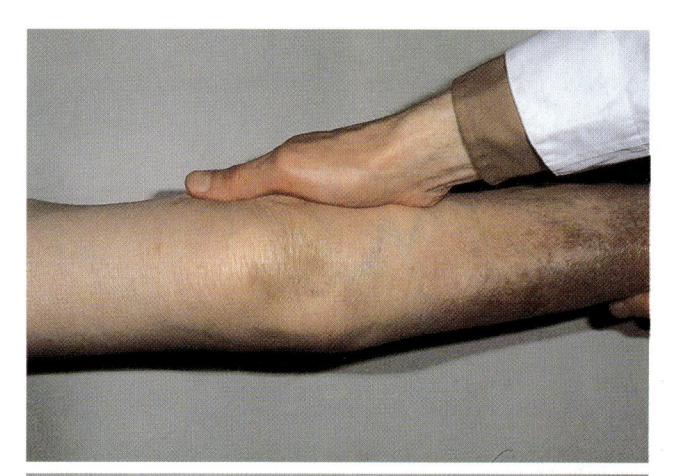

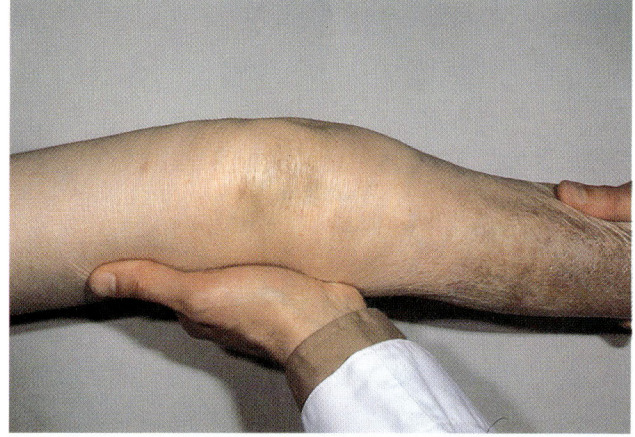

Abb. 11.88 Überprüfung der Kollateralbänder des Knies

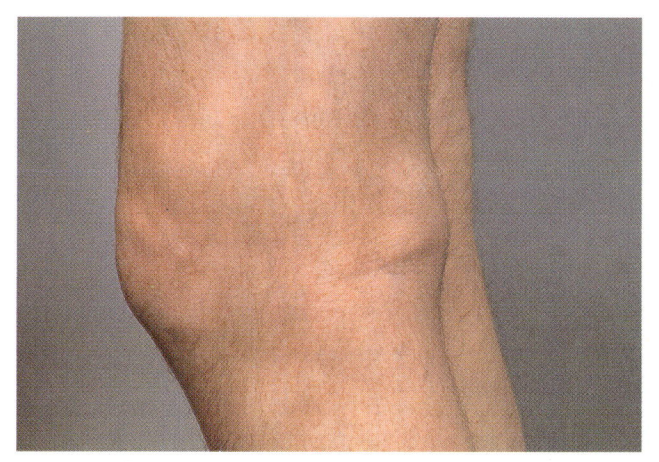

Abb. 11.87 Eine Baker-Zyste ist teilweise in die Wade durchgebrochen

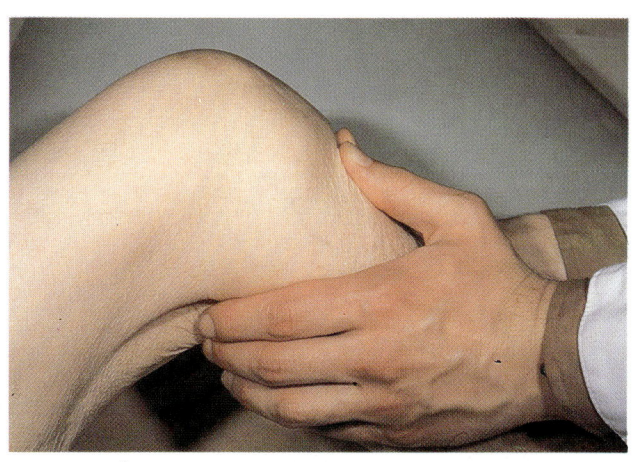

Abb. 11.89 Überprüfung der Kreuzbänder

Knochen, Gelenke und Muskulatur

Muskelfunktion

Untersucht werden die Muskeln, die für die Streckung und Beugung im Knie (ventrale und dorsale Oberschenkelmuskulatur) verantwortlich sind (Abb. 11.91). Eine Gelenkerkrankung kann sowohl von einer Schwäche als auch von einer Atrophie des M. quadriceps begleitet sein. Falls keine Erkrankung des Kniegelenkes vorliegt, deutet eine einseitige Schwäche des M. quadriceps entweder auf eine Neuropathie des N. femoralis oder auf ein Wurzelsyndrom in Höhe von L3 hin. Im letztgenannten Fall besteht eine Schwäche beider Mm. quadriceps und der Hüftadduktoren. Außerdem fehlt der Patellarsehnenreflex und die Sensibilität ist an der Innenseite des Oberschenkels und des Knies gestört (Abb. 11.92). Eine Schädigung des N. femoralis kann durch

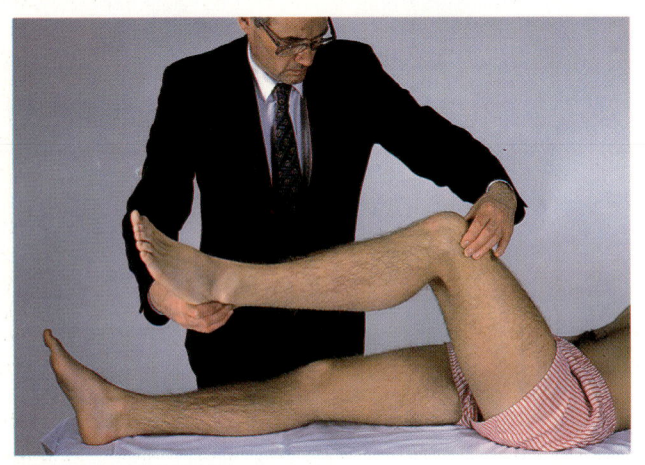

Abb. 11.**90** McMurray-Test

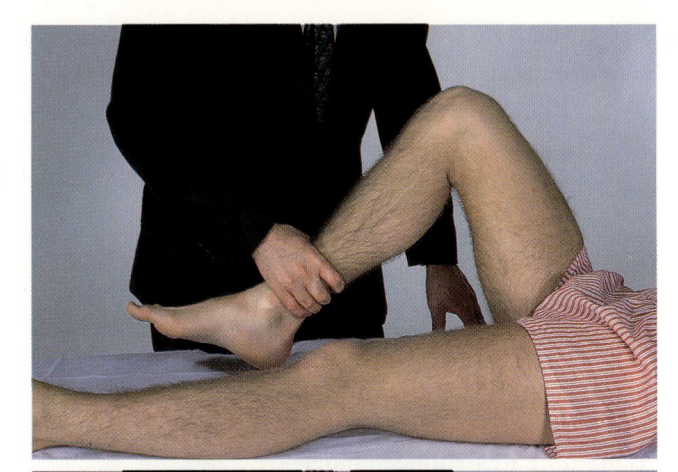

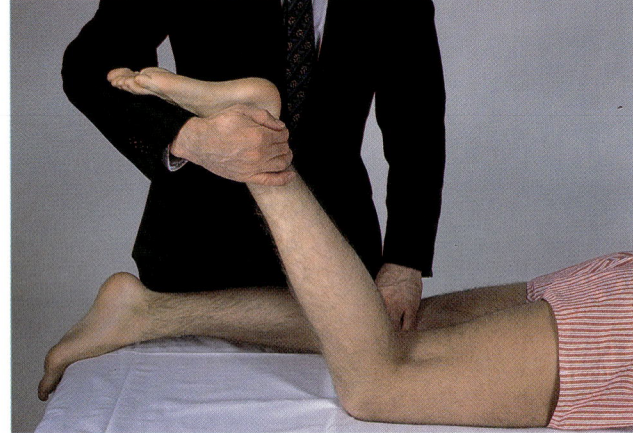

Abb. 11.**91** Überprüfung der Streckung (oben) und Beugung (unten) des Knies

L3-Syndrom		
Muskelschwäche	Segmentaler Sensibilitätsverlust	Reflexabschwächung
M. quadriceps Adduktoren der Hüfte		Patellarreflex

Abb. 11.**92** Wurzelsyndrom L3. Ausfälle von Motorik, Sensibilität und Muskeleigenreflexen

ein Oberschenkeltrauma oder eine Blutung in die Psoasscheide entstehen. Bei Diabetes mellitus ist eine Atrophie der Oberschenkelmuskulatur häufiger Folge einer Ischämie der lumbalen Nervenwurzeln als einer Schädigung des N. femoralis. In diesem Fall sind auch die Oberschenkeladduktoren betroffen. Eine Schädigung des N. femoralis führt zu Schwäche und Atrophie des M. quadriceps, Verlust des Patellarsehnenreflexes und Beeinträchtigungen der Sensibilität der Oberschenkelvorderseite und der Unterschenkelinnenseite (Abb. 11.93). Ist der Nerv in der Höhe der Psoasscheide geschädigt, ist die Beugung der Hüfte ebenfalls beeinträchtigt. Eine Lähmung des M. obturator kann durch eine Operation oder eine Beckenfraktur, aber auch sekundär bei einer Obturatorhernie entstehen. In diesem Fall ist die Schwäche auf die Oberschenkeladduktoren beschränkt und es besteht eine Störung der Sensibilität an der Oberschenkelinnenseite.

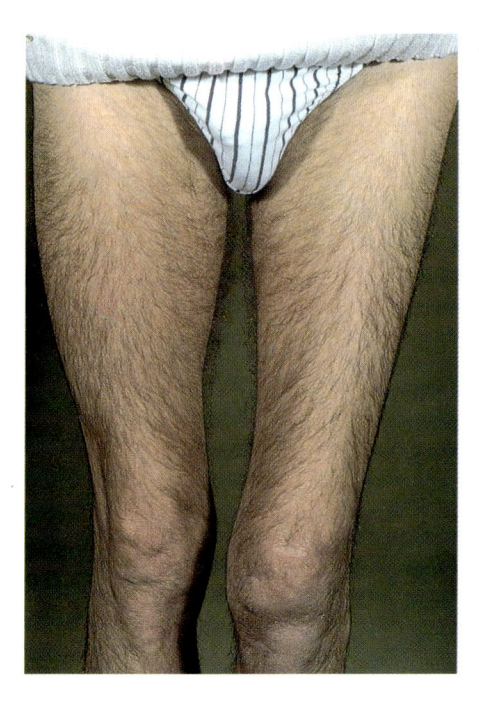

Abb. 11.93 Neuropathie des linken N. femoralis nach Profundaplastik

Man muß hier auch die Meralgia paraesthetica erwähnen, bei der der Patient über Schmerzen, Muskelzuckungen und Sensibilitätsausfall der Anterolateralseite des Oberschenkels klagt. Daneben bestehen keine anderen Symptome. Sie wird durch Kompression des N. cutaneus lateralis des Oberschenkels in Höhe der Leiste verursacht.

Sprunggelenk und Fuß

Inspektion und Palpation

Um die Einbettung des Fußes in die Subtalargelenke zu prüfen, wird der stehende Patient von dorsal inspiziert. Bei Varusstellung weicht der Fuß nach innen, bei Valgusstellung nach außen von der Neutralstellung ab. Die Inspektion erfaßt auch Fußdeformitäten. Es wird darauf geachtet, ob das Fußgewölbe übermäßig stark ausgebildet ist oder fehlt, und ob Deformitäten oder Schwellungen der Zehengelenke bestehen. Auch die Fußsohle sollte inspiziert und die Umgebung des Sprunggelenkes palpiert werden. Bei einer entzündlichen Arthropathie ist bei Druck und Bewegung meist das gesamte Gelenk schmerzhaft. Wurde das Sprunggelenk nur überanstrengt, ist es meist nur einseitig druckempfindlich, wobei Schmerzen hauptsächlich bei Bewegung des Gelenkes in eine bestimmte Richtung auftreten. Anschließend werden Hacken und Achillessehne palpiert. An der Achillessehne treten häufig Rheumaknötchen auf. Um die Metatarsophalangealgelenke auf Druckempfindlichkeit zu prüfen, wird jedes dieser Gelenke zwischen Daumen und Finger gedrückt (Abb. 11.94). Um Schädigungen der Achillessehne zu erkennen, wird die Wade unterhalb ihres maximalen Umfanges zusammengedrückt. Bei intakter Sehne wird der Fuß plantar flektiert. Ist die Sehne gerissen, bewegt sich der Fuß nicht.

Fußdeformitäten sind häufig. Beim Plattfuß ist die Längswölbung des Fußes abgeflacht, wodurch die Fußsohle als ganzes oder großteils dem Boden aufliegt (Abb. 11.95a). Beim Hohlfuß ist die Fußwölbung verstärkt mit einer begleitenden Überstreckung der Zehen (Abb. 11.95b). Ein Hallux valgus kommt vor allem bei Frauen vor und

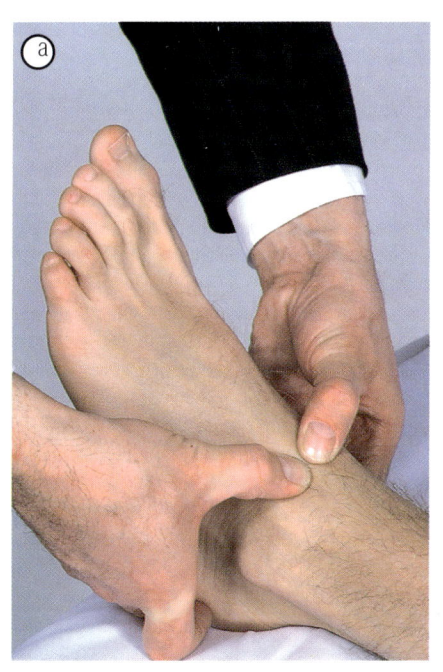

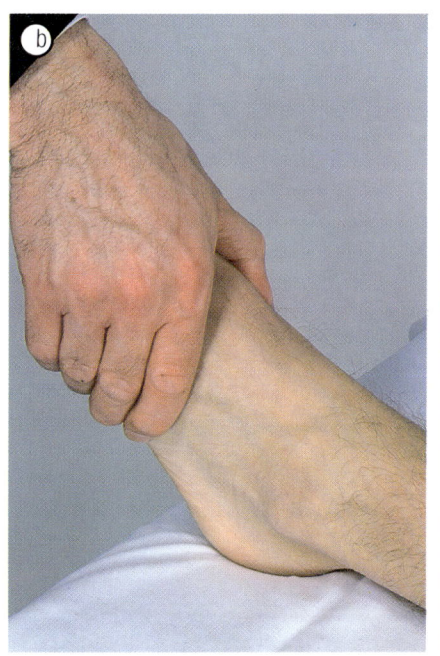

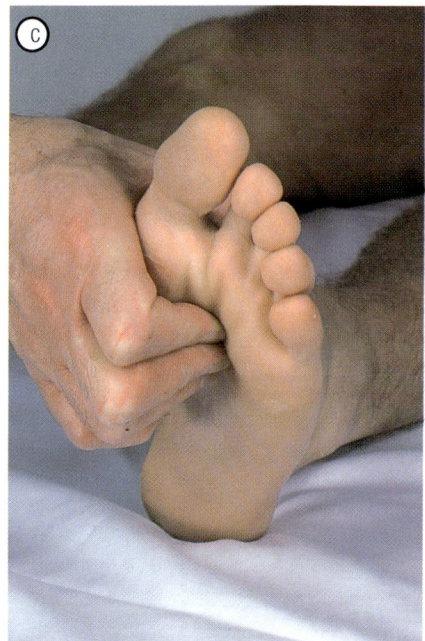

Abb. 11.94 Palpation (a) der Vorderseite des Sprunggelenkes und Überprüfung (b, c) der Metatarsophalangealgelenke auf Druckschmerzhaftigkeit

Knochen, Gelenke und Muskulatur

Fußdeformitäten

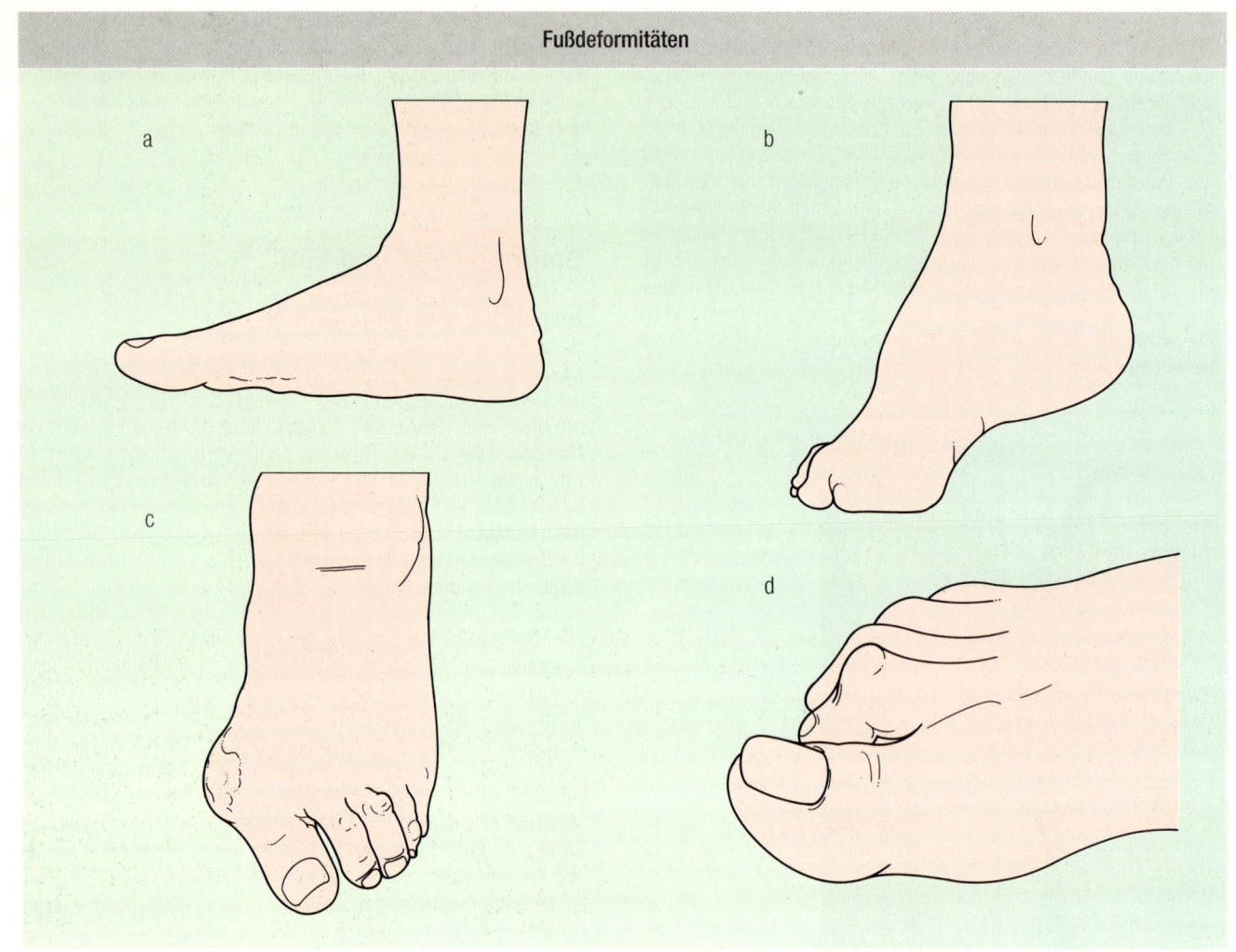

Abb. 11.95 Fußdeformitäten. (**a**) Plattfuß, (**b**) Spitzfuß, (**c**) Hallux valgus und (**d**) Hammerzehe

ist durch eine abnorme Adduktion der Großzehe im Metatarsophalangealgelenk und Entwicklung einer Bursa am Druckpunkt über dem Köpfchen des 1. Os metatarsale (Abb. 11.**95c**) gekennzeichnet. Eine Hammerzehe ist durch eine Überstreckung im Metatarsophalangealgelenk und eine Beugung im Interphalangealgelenk charakterisiert. Hornhaut entsteht an Druckstellen (z. B. über den proximalen Interphalangealgelenken, Abb. 11.**95d**).

Fußdeformitäten

Besteht die Deformität seit Geburt?

Sind beide Füße betroffen?

Bestehen gleichzeitig Gelenkschmerzen oder Druckschmerzhaftigkeit?

Bewegung des Sprunggelenkes

Das Sprunggelenk ist an der Plantar- und Dorsalflexion beteiligt. Die Drehung des Fußes nach innen und außen erfolgt sowohl im Subtalargelenk als auch durch Verschiebung der Tarsalknochen. Um diese Bewegung zu prüfen, wird die Ferse mit einer Hand festgehalten, während der Fuß mit der anderen Hand nach innen und nach außen gedreht wird. Zusätzlich wird der Umfang von Beugung und Streckung in den Metatarsophalangealgelenken geprüft.

Eine Osteoarthritis kann sowohl das Sprunggelenk als auch den Fuß betreffen. Die Beteiligung des Metatarsophalangealgelenkes führt zur Deformität (Hallux valgus) oder zur Fixation der Großzehe (Hallux rigidus). Typischerweise ist auch bei Gicht das Großzehengrundgelenk betroffen. Bei einem akuten Gichtanfall ist das Gelenk stark schmerzhaft, geschwollen und die Haut gerötet (Abb. 11.**95**). Die Symptome entstehen durch Ablagerungen von Uraten im Bindegewebe. Bei nicht ausreichend behandelter Hyperurikämie treten Uratablagerungen im periartikulären und im Subkutangewebe auf. Typische Lokalisationen sind neben dem 1. Metatarsophalangealgelenk Ellbogen, Achillessehne und Ohrmuschel (Abb. 11.**96**).

Bei rheumatischer Arthritis sind sowohl das Sprunggelenk als auch der Fuß beteiligt. Im akuten Schub der Krankheit kann das Metatarsophalangealgelenk subluxieren und eine Beugefehlstellung

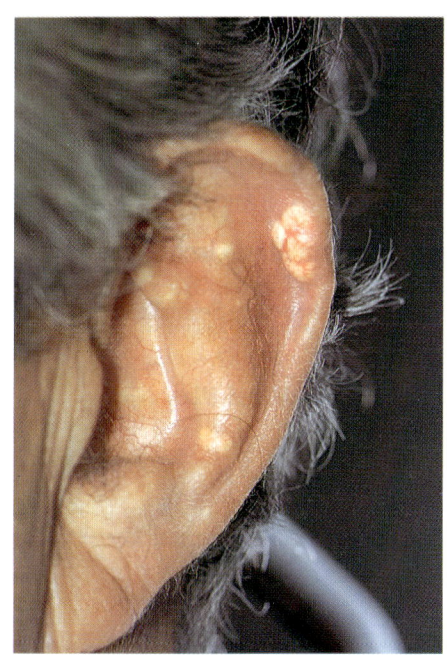

Abb. 11.96 Gichttophi an der Ohrmuschel

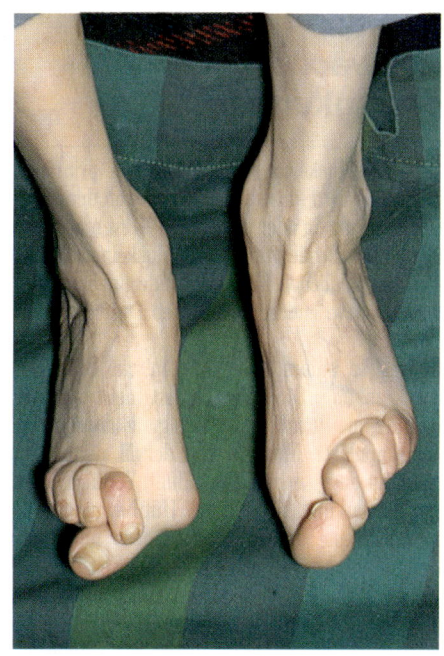

Abb. 11.97 Rheumatische Arthritis der Füße

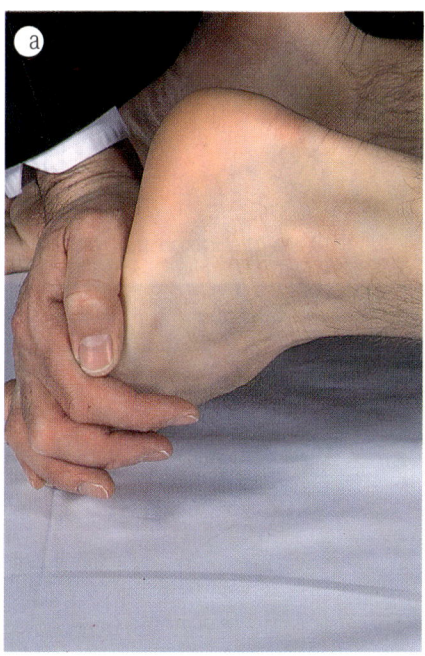

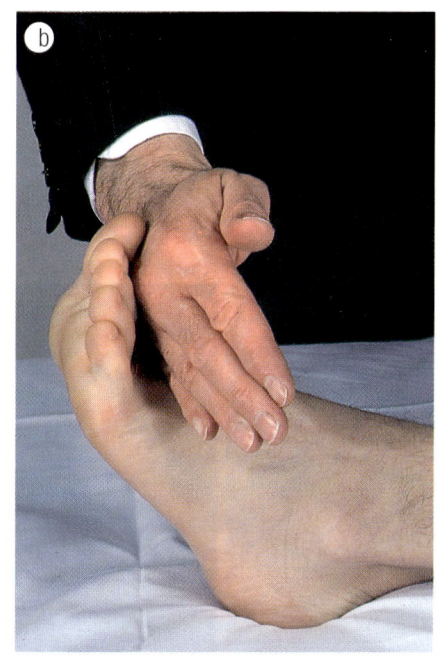

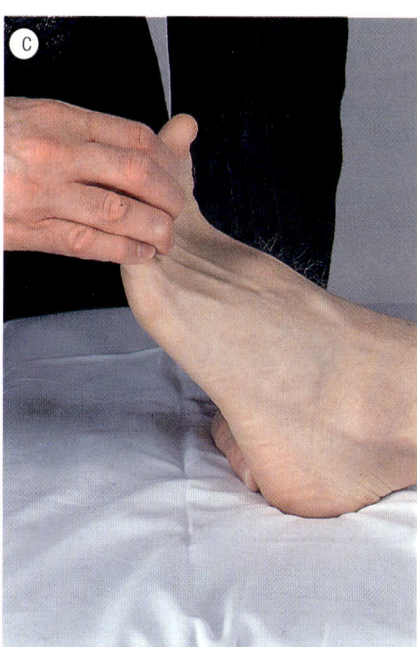

Abb. 11.98 Überprüfung der (a) Plantarflexion und Dorsalflexion des (b) Sprunggelenkes und (c) der Zehen

der proximalen Interphalangealgelenke entstehen (Abb. 11.97). Eine Vielzahl anderer entzündlicher Reaktionen kann Bänder und Sehnenansätze in der Umgebung der Ferse befallen. Auslösend können Traumata und eine seronegative Arthritis sein.

Muskelfunktion

Die Muskeln, die an der Bewegung des Sprunggelenkes und des Fußes beteiligt sind, werden geprüft. Begonnen wird mit den Plantar- und Dorsalflexoren des Sprunggelenkes und der Zehen. Getrennt getestet wird der M. extensor hallucis longus (Abb. 11.98, 11.99). Zuletzt werden die Muskeln geprüft, die den Fuß nach innen oder außen drehen.

Eine Spondylose der Lendenwirbelsäule wirkt sich meist auf die Nervenwurzeln L5 und S1 aus. Die motorischen Ausfälle bei Schädigung von L5 sind oft auf den M. extensor hallucis longus beschränkt. Die Muskeleigenreflexe bleiben erhalten, es können aber Sensibilitätsstörungen über der Innenseite des Fußes auftreten. Bei einem Wurzelsyndrom in Höhe von S1 ist die Plantarflexion des Fußes abgeschwächt (potentiell besteht auch eine Schwäche der Unterschenkel- und der Gesäßmuskulatur), der Achillessehnenreflex ist abgeschwächt oder fehlt und die Sensibilität der Fußaußenkante ist gestört (Abb. 11.100).

Bei Lähmung des N. peronaeus ist die Dorsalflexion des Fußes und der Zehen sowie die Drehung des Fußes nach außen eingeschränkt. Der Sensibilitätsausfall ist oft relativ gering und auf ein kleines Gebiet des Fußrückens zwischen 1. und 2. Zehe beschränkt. Reflexausfälle treten nicht auf.

Knochen, Gelenke und Muskulatur

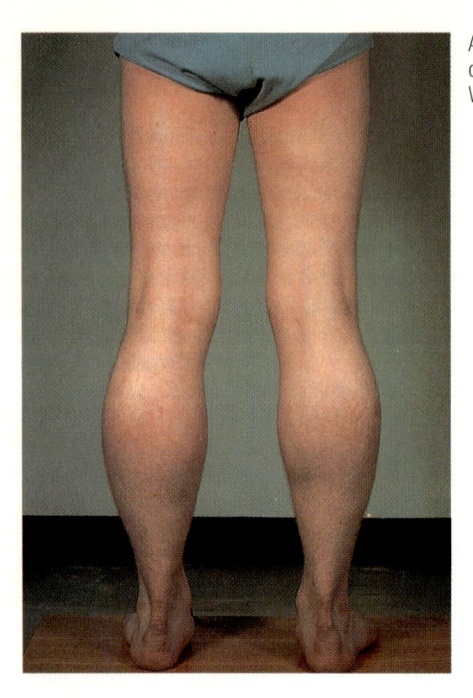

Abb. 11.102 Pseudohypertrophie der Waden

Spastischer Gang (Abb. 11.103a)

Bei Hemiplegie wird der Arm gebeugt und abduziert und das Bein gestreckt gehalten. Um das Bein zu bewegen, hebt der Patient das Becken, wodurch eine halbkreisförmige Bewegung des Beines (Zirkumduktion) entsteht. Da der Fuß nicht nach dorsal gebeugt werden kann, schleift er dabei über den Boden. Sind beide Beine spastisch, z. B. durch eine Rückenmarkserkrankung, ist die gesamte Bewegung steif, der Rumpf wird ruckartig bewegt und unterstützt dadurch die Fortbewegung.

Steppergang (Abb. 11.103b)

Ein hängender Fuß kann einseitig oder beidseitig auftreten. Bei einseitigem Auftreten ist dafür meist eine Schädigung des N. peronaeus, bei beidseitigem Auftreten meist eine Neuropathie verantwortlich. Durch eine verstärkte Beugung in der Hüfte und im Knie kann der nach plantar gebeugte Fuß vom Boden abgehoben werden.

Ataktischer Gang (Abb. 11.103c, d)

Ein ataktischer Gang weist entweder auf einen Verlust der Sensibilität des Fußes oder auf eine Schädigung des Kleinhirns hin. Im erstgenannten Fall drückt der Patient den Fuß nach unten, um die Unsicherheit auszugleichen und geht im Dunkeln oder mit geschlossenen Augen unsicher (positiver Romberg-Test).

Erkrankungen des Zerebellums führen zu einem breitbeinigen Gang, der nicht von der Verfügbarkeit visueller Informationen beeinflußt wird. Durch den Verlust der Lagekontrolle des Oberkörpers treten fehlerhafte Körperbewegungen auf und der Patient fällt bei einseitigen Zerebellarschädigungen auf die betroffene Seite.

Watschelgang

Patienten mit einer relevanten Schwäche der proximalen Muskeln der Beine (meist bei Myopathien) watscheln beim Gehen von einer Seite zur anderen, da sie das Becken nicht zusammen mit dem Bein heben können. Meist besteht eine Hyperlordose der Lendenwirbelsäule.

Parkinson-Gang (Abb. 11.103e)

Patienten mit Morbus Parkinson entwickeln eine zunehmende Beugehaltung. Der Schritt wird kleiner und die Arme schwingen beim Gehen nicht mehr mit. Den Patienten fällt es häufig schwer mit dem Gehen anzufangen oder aufzuhören und sich umzudrehen, wozu eine vermehrte Anzahl von Schritten erforderlich ist.

Gang

Schon beim Betreten des Sprechzimmers kann der Gang des Patienten geprüft werden. Eine systematische Untersuchung kann erfolgen, sobald die Extremitäten und Gelenke untersucht wurden, da Erkrankungen von Bein- bzw. Fußgelenken den Gang beeinträchtigen können. Bestehen anamnestische Hinweise auf nennenswerte Beeinträchtigungen des Gehens, sollte dieses nur untersucht werden, wenn eine Unterstützung des Patienten gesichert ist. Der Patient wird gebeten einige Meter in üblicher Weise zu gehen, sich danach umzudrehen und zum Untersucher zurückzukehren. Dabei sollte sowohl das Muster der Beinbewegung als auch die Haltung der Arme im Zusammenhang mit der Rumpfkontrolle beobachtet werden. Erscheint der Gang normal, soll der Patient gehen, indem er einen Fuß vor den anderen setzt (Gehen wie auf dem Drahtseil). Gegebenenfalls geht der Untersucher dabei neben dem Patienten her.

Gang

Stolpert der Patient?

Ist ein Schuh stärker abgenutzt als der andere?

Fällt der Patient auf eine bestimmte Seite?

Verletzt sich der Patient selten, obwohl deutliche Ataxie besteht?

Apraktischer Gang

Bei bestimmten Erkrankungen (z. B. normotoner Hydrozephalus) ist die Koordination beim Gehen beeinträchtigt, selbst wenn bestimmte Bewegungen des Beines unbeeinträchtigt bleiben. Patienten sind in solchen Fällen nicht fähig eine Bewegung zu beginnen.

Hysterischer Gang

Hierbei treten Gangunsicherheiten auf, die nicht vorhersehbar sind. Der Patient stolpert wild umher, häufig begleitet von übertriebenen Armbewegungen. Stürze und Verletzungen schließen keineswegs eine hysterische Konversionsreaktion aus. Oft besteht ein lebhaft positiver Romberg-Test, den der Patient selbständig ausgleicht.

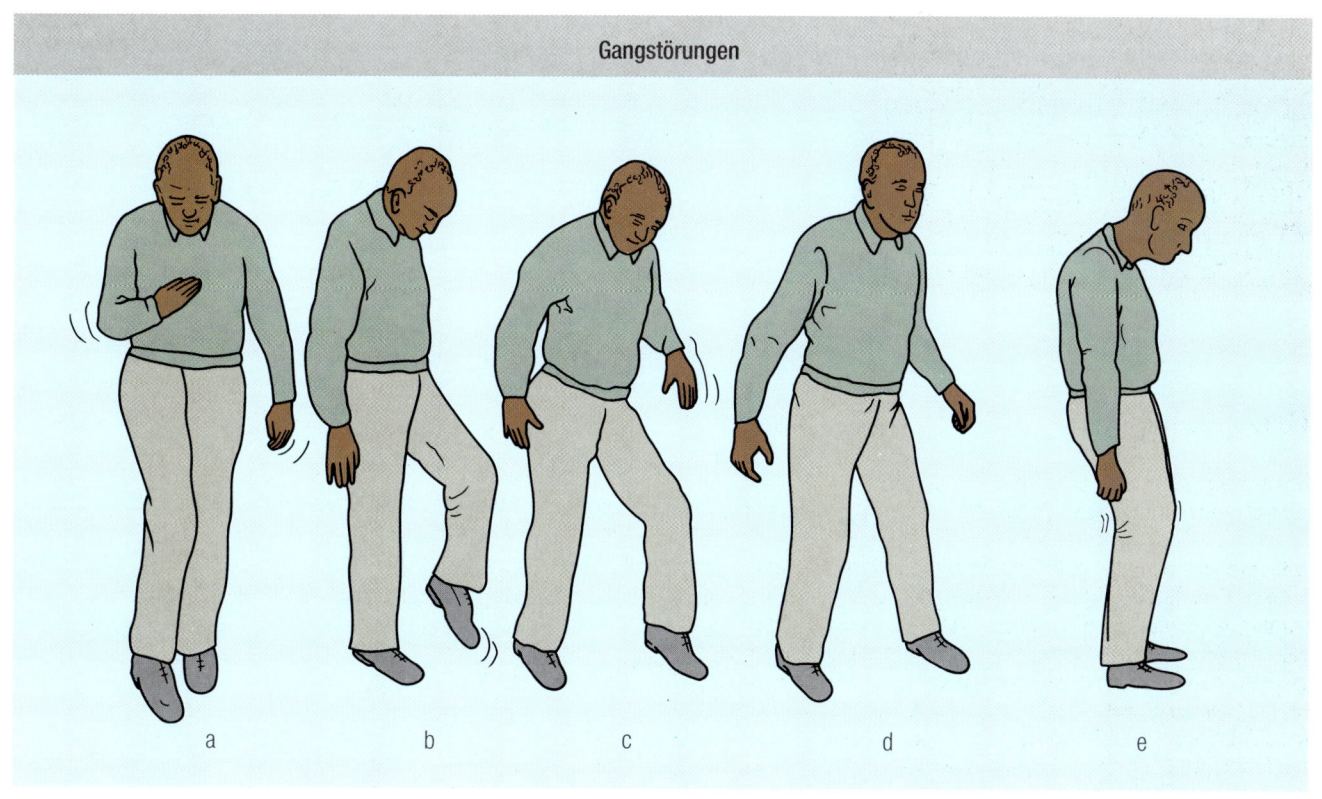

Abb. 11.103 Gangstörungen bei (a) Hemiplegie, (b) hängendem Fuß auf einer Seite, (c) sensibler Ataxie, (d) zerebellärer Ataxie und (e) Parkinsonismus

Nervensystem 12

Medizinstudenten haben oftmals Angst davor, eine neurologische Untersuchung durchzuführen. Das Nervensystem ist äußerst komplex, und es ist deshalb oft schwierig bestehende Symptome neuroanatomisch zu lokalisieren. Das Problem des Studenten ist häufig, daß er nicht gelernt hat, wie Symptome neurologischer Schädigungen erkannt oder ausgelöst werden können, wodurch Fehlinterpretationen und falsche Diagnosen vorprogrammiert sind.

In diesem Kapitel wird die Untersuchungstechnik sowohl für das zentrale als auch für das periphere Nervensystem zusammengefaßt. In der Praxis ist es allerdings nur selten erforderlich, alle besprochenen Untersuchungen durchzuführen. Die Auswahl wird von der Anamnese und von der Kooperationsfähigkeit des Patienten (Bewußtseinsklarheit, Müdigkeit) bestimmt. Einige Untersuchungstechniken fordern dem Patienten und dem Untersucher ein hohes Maß an Konzentration und Willensstärke ab. Deshalb ist es besser, die komplette oder Teile der neurologischen Untersuchung zu verschieben, wenn die Konzentration nachläßt. Die Versuchung ist für den Studenten und den Arzt groß, nur die Körperregionen zu untersuchen, die leicht zugänglich sind, wenn der Patient auf dem Rücken liegt. Aber erst wenn sich der Patient auf den Bauch legt, können Wirbelsäule und Schulter- sowie Beckengürtelmuskulatur untersucht werden. Alle erhobenen Befunde müssen vollständig dokumentiert und mißverständliche Abkürzungen (z. B. PSLA für „Pupillenreaktion seitengleich für Licht und Akkomodation") vermieden werden. Falls kein vollständiger Neurostatus erhoben wurde, sollten alle durchgeführten Untersuchungen angegeben und Aussagen wie „ZNS o.B." vermieden werden. Da sich Symptome teilweise auch rasch verändern, können Wiederholungsuntersuchungen Einblick in den Pathomechanismus einiger Erkrankungen geben.

Kortex

Aufbau und Funktion

Die Großhirnrinde kann anhand unterschiedlicher Histologie in bestimmte Gebiete eingeteilt werden (Abb. 12.1). Innerhalb des Kortex sind efferente Bahnen (Pyramidenbahn), afferente Bahnen (thalamokortikale Projektionen), Assoziationsfasern (Verbindung von ipsilateralen Regionen des Kortex) und Kommisurfasern (Verbindung von kontralateralen Regionen des Kortex) in Nervensträngen zusammengefaßt. Die kortikalen Assoziationsfelder liegen in der Nachbarschaft der klassischen primären kortikalen Felder für Bewegung, Sensibilität und Sehen. Projektionen aus dem Corpus geniculatum laterale laufen nicht nur zum visuellen Kortex (Area 17) sondern auch zur Area 18 und 19, die Teile des visuellen Assoziationskortex darstellen (Abb. 12.1).

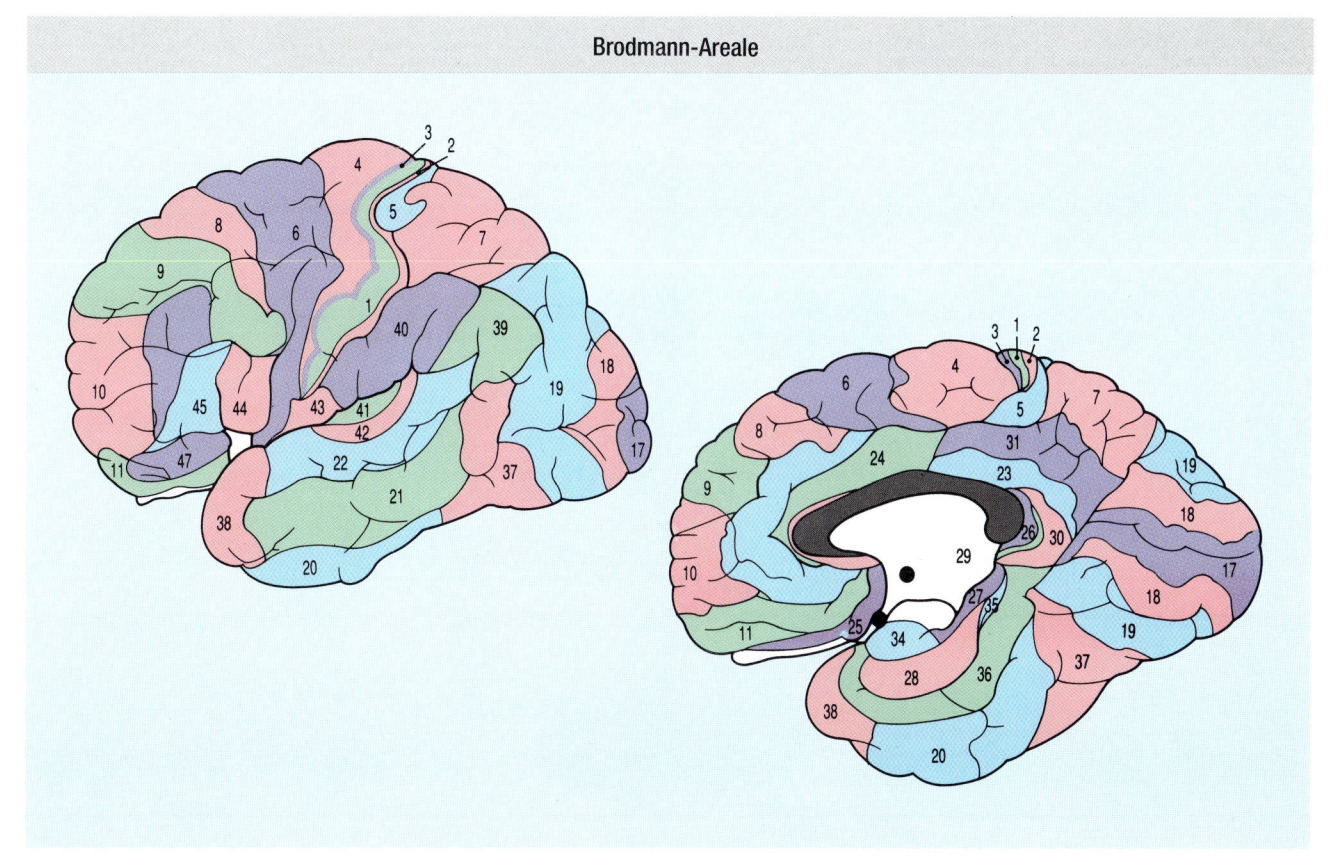

Abb. 12.1 Lateral- und Medialansicht der Hirnhemisphären mit Darstellung der Brodmann-Areale

Nervensystem

Das Frontalhirn wird vom Parietalhirn dorsal durch den Sulcus centralis (Rolandi) getrennt. Das Temporalhirn liegt unterhalb des Sulcus lateralis (Sylvii). Parietal-, Temporal- und Okzipitalhirn werden nicht durch einen definierten Sulcus voneinander getrennt (Abb. 12.**2**).

Die Blutversorgung des Gehirns erfolgt über 4 Arterien: den paarigen Aa. vertebrales und Aa. carotides internae. Die Aa. vertebrales enden in den Aa. cerebri anteriores und den Aa. cerebri mediae. Die Aa. cerebri anteriores werden durch die A. comunicans anterior miteinander verbunden. Die Aa. vertebrales vereinigen sich zur A. basilaris, die in den Aa. cerebri posteriores endet (Abb. 12.**3**). Die Teile dieses Gefäßsystems der Schädelbasis werden durch Anastomosen (Circulus arteriosus Willisi) miteinander verbunden. Der seitliche Kortex wird hauptsächlich von der A. cerebri media versorgt. Die A. cerebri anterior versorgt die Oberkante des Kortex und die A. cerebri posterior versorgt das Okzipitalhirn und die Unterseite des Temporallappens (Abb. 12.**4**). Der physiologische zerebrale Blutfluß beträgt ca. 55 ml/100 g/min, was ungefähr einem Anteil von 15% am Herzzeitvolumen entspricht. Er wird zum größten Teil vom pCO$_2$ des

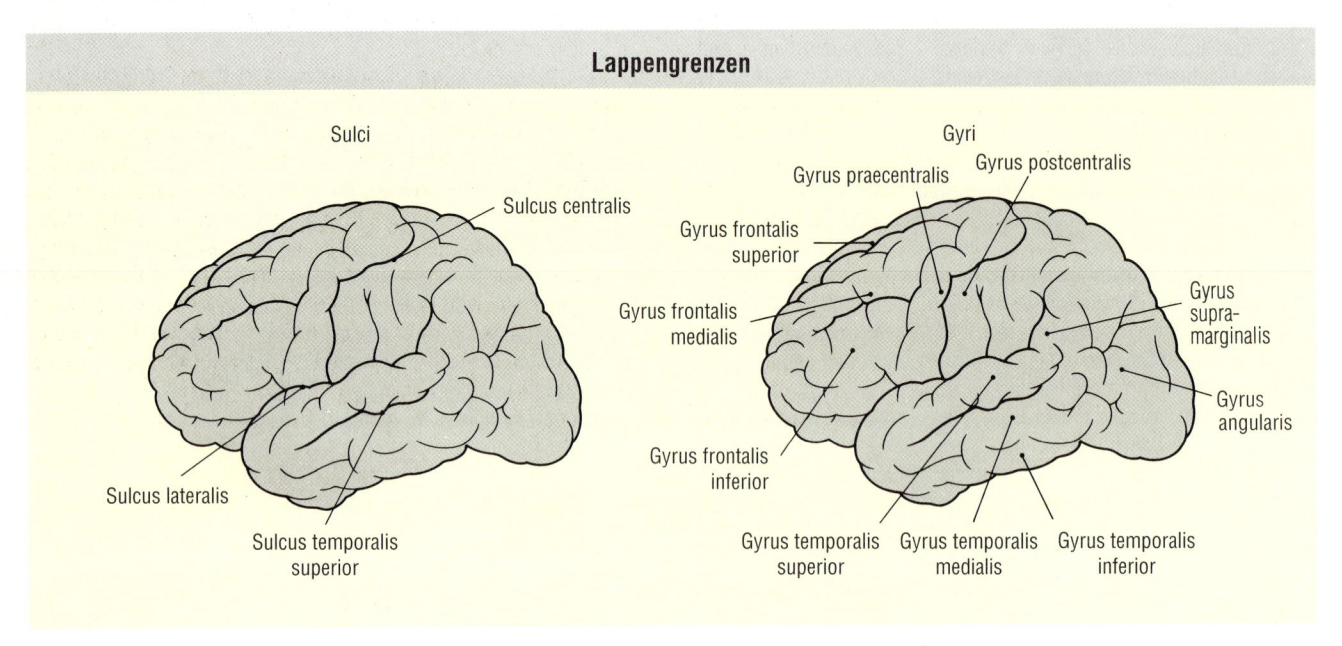

Abb. 12.**2** Seitenansicht der Hirnhemisphäre

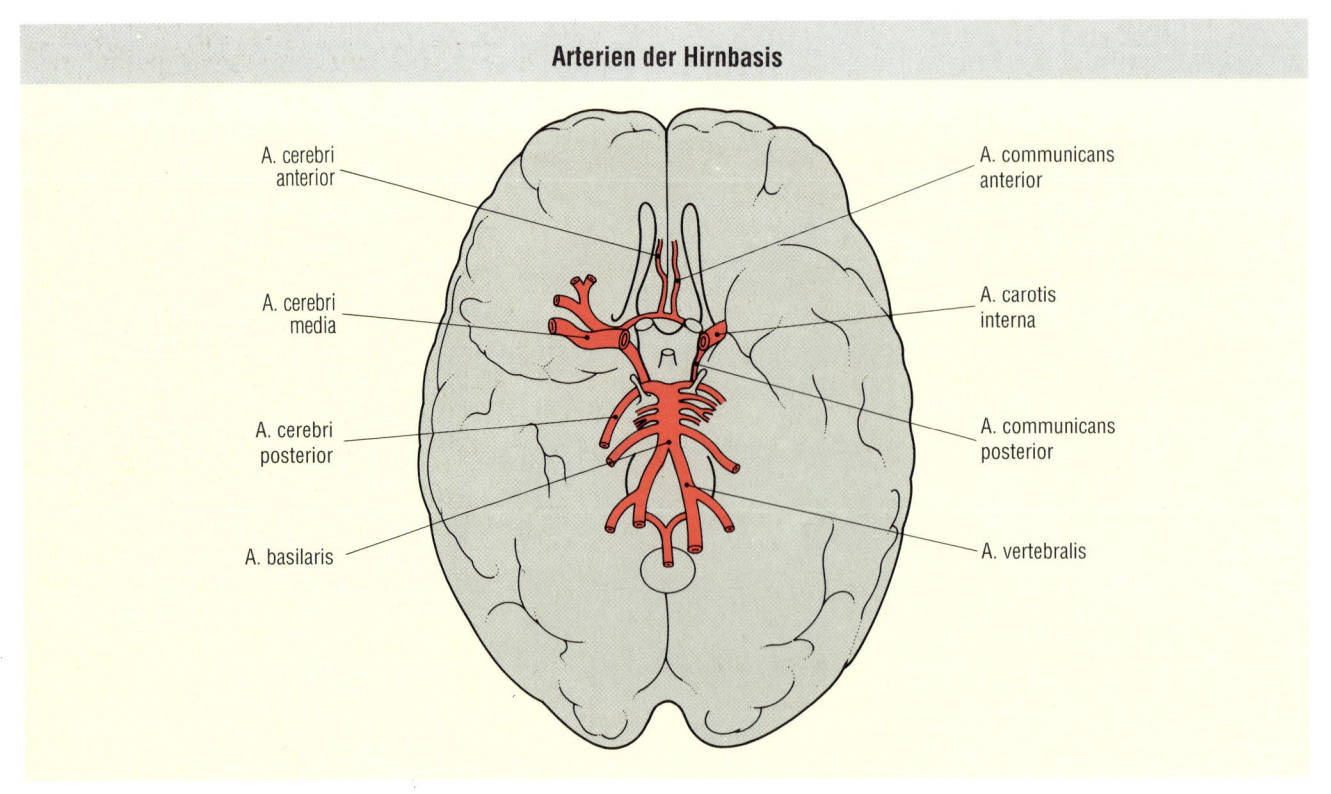

Abb. 12.**3** Arterien der Hirnbasis

Kortex

arteriellen Blutes bestimmt. Steigt der pCO_2 erweitern sich die Gefäße und der Blutfluß steigt. Beim Sprechen, Blicken, Hören oder Bewegen nimmt der Blutfluß in dem dafür verantwortlichen, umschriebenen Hirnbereich zu.

Das Ventrikelsystem enthält die Zerebrospinalflüssigkeit (CSF), die hauptsächlich von den Plexus choroideus der Seitenventrikel gebildet wird und über den 3. Ventrikel und den Aquädukt zum 4. Ventrikel fließt. Dort tritt sie durch Foramina des 4. Ventrikels aus, wird aber zum Teil von den Villae arachnoidae resorbiert. Innerhalb von 24 Stunden werden ca. 120 ml Liquor neu gebildet.

Obwohl bestimmte Funktionen (z. B. Sprache und räumliches Sehen) in bestimmten Bereichen des Kortex lokalisiert werden können, sind andere höhere Funktionen des Kortex diffus verteilt. Abstraktes Denken erfolgt wahrscheinlich hauptsächlich okzipital. Die Fähigkeit zu rechnen ist bei Schädigungen der dominanten Hemisphäre stärker beeinträchtigt als bei Schädigung der nichtdominanten Hemisphäre.

Die Bildung von Engrammen erfordert mehrere Schritte. Im Kurzzeitgedächtnis werden alle visuellen und verbalen Daten zeitweilig aufgezeichnet. Die Speicherung im Langzeitgedächtnis erfolgt durch einen selektionierenden aktiven Prozeß. Die Gedächtnisinhalte werden dann durch aktives Suchen ins Bewußtsein gebracht. Üblicherweise wird das Gedächtnis in Ultrakurzzeit-, Kurzzeit- und Langzeitgedächtnis aufgeteilt, obwohl keine scharfe Trennung möglich ist. Das Ultrakurzzeit- und Kurzzeitgedächtnis umfaßt einige Sekunden, das Kurzzeitgedächtnis einige Stunden oder Tage und das Langzeitgedächtnis enthält auch Erinnerungen an weit zurückliegende Ereignisse wie z. B. die Jugendzeit. Am Lernvorgang sind insbesonders der Hippocampus, die Corpora mamillaria und die Nuclei dorsomediales des Thalamus beteiligt, die als limbisches System zusammengefaßt werden. Da das Langzeitgedächtnis jedoch auch dann noch aktiviert werden kann, wenn diese Strukturen geschädigt sind, scheinen seine Engramme hauptsächlich im Assoziationskortex gespeichert zu sein, was einer Erinnerungsassoziation dienlich ist.

Die visuell-räumliche Orientierung hängt hauptsächlich von der Intaktheit des Parietalhirns ab. Bei Schädigung des Parietallappens entsteht eine Konstruktionsapraxie die stärker ausgeprägt ist, wenn die nichtdominante Hemisphäre betroffen ist, als wenn die dominante Seite geschädigt ist.

Die Sprechfertigkeit ist bei über 99% der Rechtshänder in der linken Hemisphäre lokalisiert. Bei ungefähr 60% der Linkshänder ist die linke Hemisphäre, bei ca. 40% die rechte Hemisphäre dominant. Ungefähr 80% aller Linkshänder haben keine dominante Hemisphäre, so daß ihre Sprechfertigkeit in beiden Hemisphären repräsentiert ist. Innerhalb der dominanten Hemisphäre erfolgt das Sprachverständnis in einem dorsal liegenden Gebiet (Wernicke-Areal), die Sprachbildung in einem ventral liegenden Gebiet (Broca-Areal). Beide Gebiete werden durch den Fasciculus arcuatus (Abb. 12.5) miteinander verbunden. Die Integration der Informationen vom Gehör und Auge, die zum Lesen und Schreiben erforderlich sind, erfolgt durch den Gyrus angularis (Area 39, Abb. 12.1).

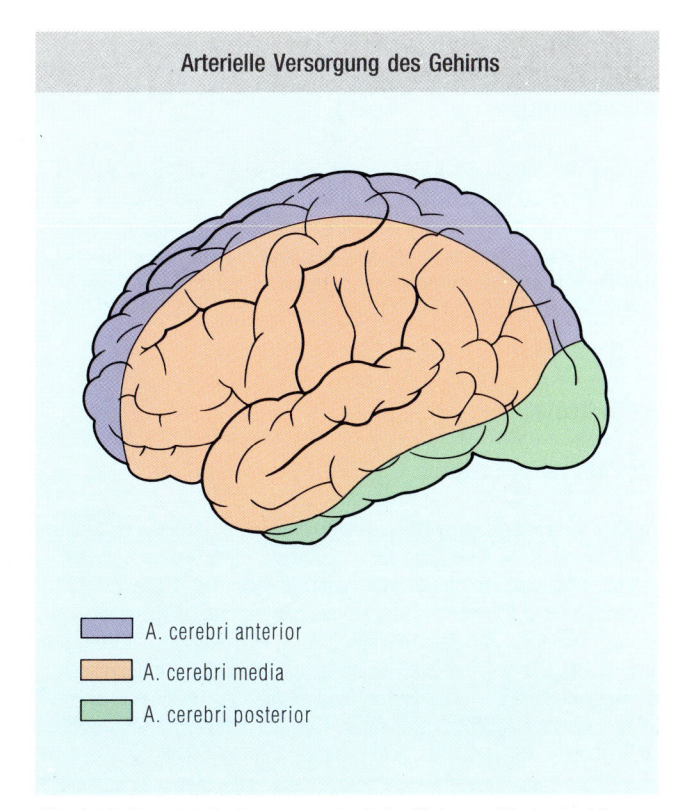

Abb. 12.4 Die arterielle Versorgung der Seitenfläche der Hirnhemisphären

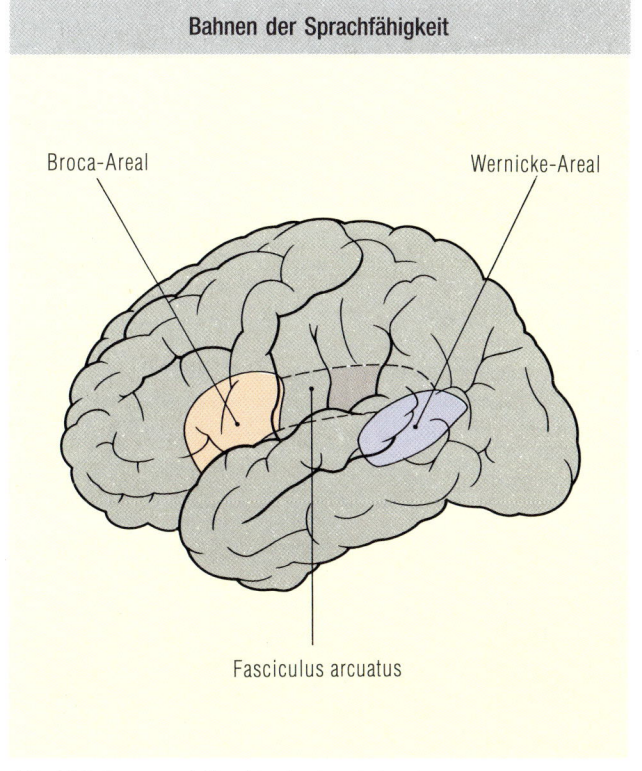

Abb. 12.5 Broca- und Wernicke-Areal und der sie verbindende Fasciculus arcuatus

Nervensystem

Symptome

Wenn höhere Gehirnfunktionen beeinträchtigt sind, fallen die auftretenden Symptome eher nahen Bekannten oder Verwandten des Patienten als diesem selbst auf. Die Untersuchung sollte folgende Punkte umfassen:

> **Höhere Hirnfunktionen**
>
> Hat sich Ihre Stimmung verändert?
>
> Hat sich Ihr Gedächtnis verschlechtert?
>
> Haben Sie Wortfindungsschwierigkeiten?
>
> Haben Sie sich jemals auf einem bekannten Weg verlaufen?
>
> Haben Sie Schwierigkeiten beim Ankleiden?

Stimmung

Durch direkte Befragung, aber auch durch Beobachtung des Patienten, können folgende Fragen beantwortet werden:

- Paßt die Stimmung zur Anamnese?
- Ist der Patient passiv, offensichtlich desinteressiert oder negiert er sogar seine Beeinträchtigungen?
- Besteht offensichtlich Angst oder ist der Patient beunruhigt?
- Ist er deshalb ruhelos oder hat er einen Rededrang?
- Gibt die Anamnese Hinweise auf Wahnvorstellungen oder Halluzinationen?

Gedächtnisverlust

Oftmals verleugnen demente Patienten ihren Gedächtnisverlust. In Frühstadien können die Patienten jedoch ihre Erinnerungsschwierigkeiten erkennen und eingestehen, daß ihr Langzeitgedächtnis lückenhaft ist.

Aphasie

Aphasische Patienten haben Wortfindungsstörungen, derer sie sich meist bewußt sind. Die Störung kann so ausgeprägt sein, daß es unmöglich ist eine Anamnese zu erheben. Bereits die Anamnese erlaubt es den Grad der Sprachflüssigkeit einzuschätzen. Meist werden die Patienten begleitende Probleme beim Lesen (Dyslexie) oder Schreiben (Dysgraphie) zugeben.

Orientierung zum Ort

Erste Zeichen einer Beeinträchtigung der Orientierung zum Ort können auftreten, wenn der Erkrankte einen bekannten Weg geht. Bei schwerer Ausprägung dieses Symptoms können sich die Patienten in der eigenen Wohnung verlaufen. Das Ausmaß dieser Störung wird allerdings eher von den Angehörigen als vom Patienten selbst erkannt.

Kleidung

Der Patient wird gefragt, ob ihm das Ankleiden schwer fällt, wobei die Schwierigkeiten, die er damit hat, meist von Verwandten besser als von ihm selbst erkannt werden. Manchmal ist es offensichtlich, daß der Patient das Gefühl für eine sinnvolle Reihenfolge beim Ankleiden verloren hat.

Untersuchung

Die Prüfung der psychischen Verfassung des Patienten beginnt, wenn er das Sprechzimmer betritt. Während der Anamneseerhebung werden Veränderungen der Stimmung, Störungen des Verstehens oder der Sprachproduktion und seiner Einsichtsfähigkeit offensichtlich. Die physische Erscheinung kann dabei helfen. Demente Patienten machen oft einen verwirrten Eindruck und wundern sich über das, was sie gerade tun. Offensichtliche Selbstvernachlässigung wird meist durch die Unterstützung von Freunden oder Verwandten ausgeglichen. Die Art, in der der Patient auf Fragen reagiert, ist von diagnostischem Wert. Demente, aber auch depressive Patienten können geistig unbeweglich oder apathisch sein.

Orientierung

Um die Orientierung des Patienten zu Zeit und Ort zu prüfen wird er nach seinem Alter, der Uhrzeit, dem Datum, dem Namen des Krankenhauses, in dem er sich befindet, oder danach gefragt, wie lange er sich im Krankenhaus befindet oder wie lange die Anamnese dauerte. Gesunde können diese Fragen sofort beantworten.

Gedächtnis

Ultrakurzzeitgedächtnis

Um das Gedächtnis zu prüfen, kann man vom Patienten Zahlen wiederholen lassen. Aber auch normale Antworten erfordern Aufmerksamkeit und angemessenes Verstehen seitens des Patienten. Es werden 2 oder 3 Ziffern ohne erkennbare Sequenz im Abstand von 1 s genannt. Gesunde Personen können eine 5- bis 7stellige Ziffernfolge wiederholen. Die Wiederholung einer Anzahl von Ziffern in umgekehrter Reihenfolge ist schwieriger und erfordert eher psychische Funktionen als Gedächtnisleistungen. Gesunde können so eine 4- bis 5stellige Zahl wiederholen. Die Leistungsfähigkeit bei sukzessiver Subtraktion (von 100 ausgehend wird jeweils 7 subtrahiert) hängt von vielen Faktoren ab, so daß dabei auftretende Fehler nicht spezifisch für Patienten mit Demenz sind.

Kurzzeitgedächtnis (Lernfähigkeit)

Zunächst wird der Patient über aktuelle Ereignisse befragt, wobei die Interpretation der Antworten die Intelligenz des Patienten vor der Krankheit und sein soziales Umfeld berücksichtigen muß. Anschließend werden dem Patienten 4 Wörter oder alternativ ein Name, eine Adresse und eine Blume genannt, die er sich merken soll. Der Patient wiederholt die Begriffe sofort nachdem er sie gehört hat, um zu gewährleisten, daß er sie klar verstanden hat. Danach wird der Patient 10 Minuten abgelenkt, damit er die Begriffe nicht wiederholen kann, und anschließend wird er gebeten die Begriffe zu nennen. Die meisten gesunden Personen können alle Begriffe korrekt angeben. 70% der Patienten sind dazu noch nach 30 Minuten in der Lage. Zu weiterführenden Untersuchungen des Erinnerungsvermögens wird dem Patienten eine Kurzgeschichte erzählt, die eine bestimmte Anzahl von Informationen enthält, die der Patient wiederholen soll.

Das visuelle Gedächtnis kann geprüft werden, indem Zeichnungen jeweils 5 Sekunden gezeigt werden und der Patient diese 10 Sekunden später reproduzieren soll. Patienten mit visuell-räumlichen Störungen machen dabei Fehler, selbst wenn ihr visuelles Gedächtnis intakt ist. Die Reproduktionen des Patienten können anhand einer 4-Punkte-Skala eingeteilt werden. Ein Score von 2 entspricht einer erkennbaren Reproduktion mit wenig Fehlern, ein Score von 3 einer nahezu perfekten Reproduktion. Im Durchschnitt erreichen Gesunde altersunabhängig einen Score von 2 oder 3 (Abb. 12.6).

Langzeitgedächtnis

Um das Langzeitgedächtnis zu prüfen, wird der Patient nach seiner Schulzeit, seiner Kindheit, seiner Berufsanamnese, seiner Hochzeit und dem Alter seiner Kinder gefragt. Ob die Angaben zutreffen, kann meist nur durch Verwandte bestätigt werden. Das Langzeitgedächtnis leidet auch bei Personen mit geringgradiger Hirnschädigung, geht aber bei Patienten mit Demenz unabänderlich verloren.

Intelligenz

Wissen und Abstraktionsfähigkeit des Patienten können nur geprüft werden, wenn das soziale Umfeld des Patienten berücksichtigt wird. Zur Interpretation aller Intelligenztests ist eine Abschätzung der Fähigkeiten des Patienten vor Beginn seiner Krankheit erforderlich.

Wissensstand

Beispiele von Testfragen enthält die Abb. 12.7. Sie müssen entsprechend des Herkunftslandes des Patienten modifiziert werden. Im Durchschnitt können von gesunden Personen mindestens 6 Fragen beantwortet werden.

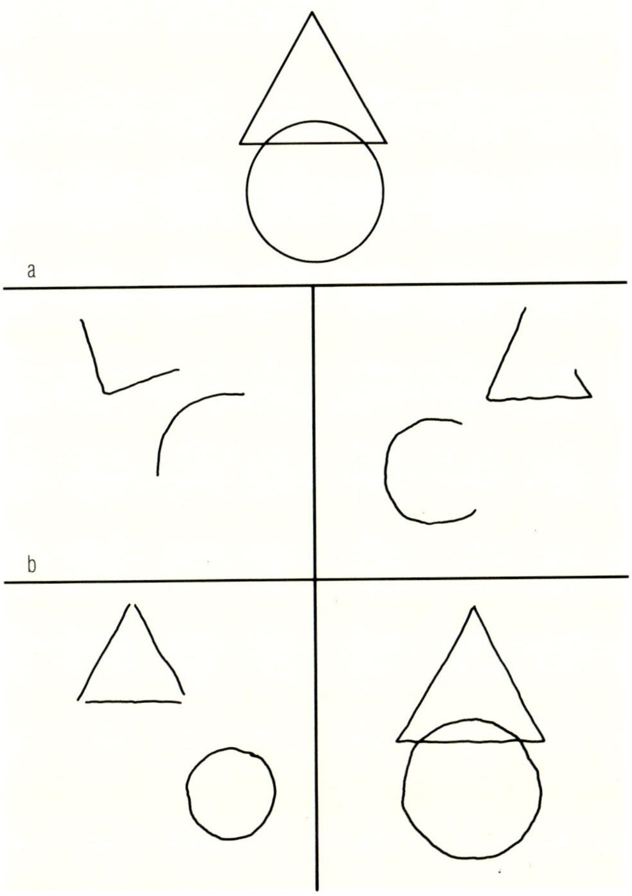

Abb. 12.6 (a) Standardanordnung und (b) Reproduktionen mit einer Bewertung von 0 bis 3

Überprüfen des Wissensstandes

Frage	Akzeptable Antworten
1. Wieviele Wochen hat das Jahr?	52
2. Warum haben Menschen Lungen?	Um Sauerstoff von der Luft zum Blut zu transportieren; zum Atmen
3. Nennen Sie 4 Personen, die seit 1945 Premierminister von Großbritannien waren.	Atlee, Churchill, Eden, Macmilan, Home, Wilson, Heath, Callaghan, Thatcher, Major
4. Wo ist Dänemark?	In Skandinavien
5. Wie weit ist London von Edinburgh entfernt?	Jede Längenangabe zwischen 200 und 300 Meilen
6. Warum sind hellfarbige Kleidungsstücke im Sommer kühler als dunkle?	Hellfarbige Kleidungsstücke reflektieren die Hitze der Sonne, während dunkle Farben die Hitze absorbieren
7. Wie heißt die Hauptstadt von Spanien?	Madrid
8. Was verursacht Rost?	Oxidation: Eine chemische Reaktion von Metall, Sauerstoff und Feuchtigkeit
9. Wer schrieb die Odyssee?	Homer
10. Was ist die Akropolis?	Ort des Panthenon in Athen

Abb. 12.7 Fragen zur Prüfung des Wissensstandes

Nervensystem

Konstruktionstest

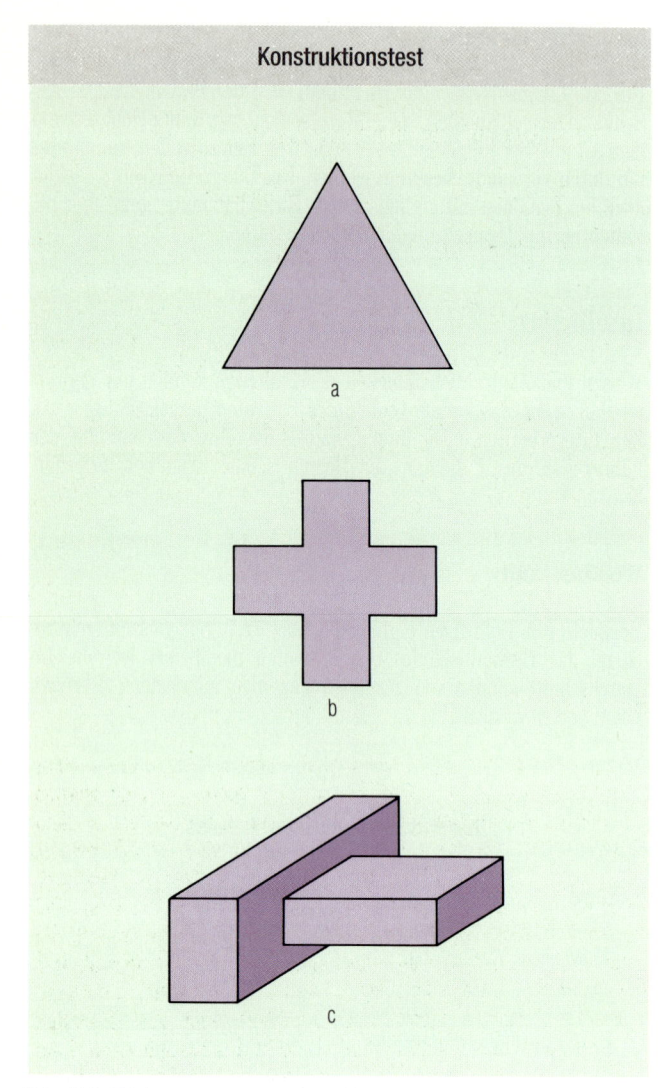

a

b

c

Abb. 12.8 Zeichnungen von zunehmender Komplexität, die vom Patienten wiedergegeben werden müssen

Störungen der geographischen Orientierung

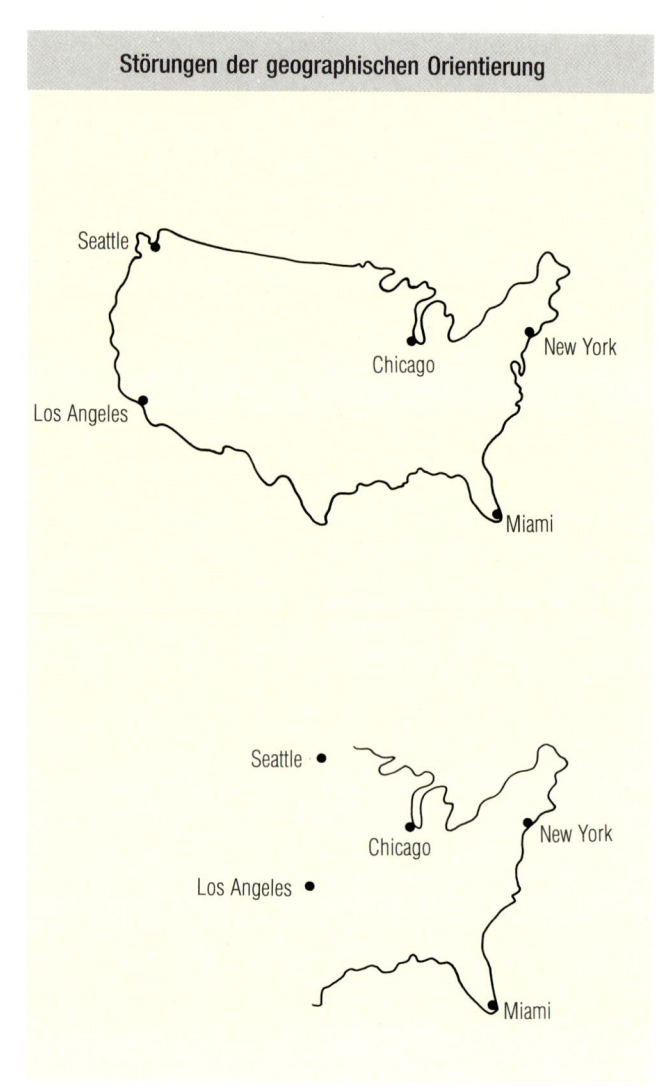

Seattle · Chicago · New York · Los Angeles · Miami

Seattle · Chicago · New York · Los Angeles · Miami

Abb. 12.9 Landkarte. Kontrolle (oben), Patient mit linksseitigem „Neglect" (unten)

Rechenfähigkeit

Dazu soll der Patient einfache Additionen, Subtraktionen, Multiplikationen und Divisionen durchführen. Schriftliche Tests können folgen. Rechenschwierigkeiten können für bestimmte Funktionsstörungen typisch sein. Bei der Interpretation der Ergebnisse muß die Bildung des Patienten berücksichtigt werden.

Interpretation von Sprichwörtern

Die Interpretation von Sprichwörtern testet sowohl das Allgemeinverständnis als auch die Fähigkeit zu abstraktem Denken. Dazu werden dem Patienten Sprichwörter zunehmender Komplexität vorgelesen und es wird aufgezeichnet, wie er diese interpretiert. Ein einfach zu interpretierendes Sprichwort wäre „Ein Spatz in der Hand ist besser als eine Taube auf dem Dach", schwieriger wäre z.B. „Wer im Glashaus sitzt, soll nicht mit Steinen werfen". Patienten, die nicht von der wörtlichen Aussage des Sprichwortes abstrahieren können, geben dementsprechende Antworten. Für das 2. Beispiel wäre eine solche Antwort z.B., daß das Glas zerbrechen kann, wenn mit Steinen geworfen wird. Weitere Tests zur Abstraktionsfähigkeit erfordern die Fähigkeit, Ähnlichkeiten zwischen 2 Objekten oder Situationen zu erkennen oder die Fähigkeit, Buchstaben- bzw. Zahlenkolonnen zu vervollständigen.

Konstruktionsfähigkeit

Um die Konstruktionsfähigkeit zu testen soll der Patient Muster zunehmender Komplexität kopieren (Abb. 12.8). Deutliche Fehler weisen auf eine Hirnschädigung hin. Unvollständige Zeichnungen des Patienten können auf einen einseitigen „Neglect" und damit auf ein kontralaterales Schläfenlappensyndrom hinweisen.

Geographische Orientierung

Hinweise auf Störungen der geographischen Orientierung können während der Anamneseerhebung auftauchen, sollten aber spezifisch getestet werden, indem der Patient einen Umriß seines Herkunftslandes zeichnet und dann die Lage einiger großer Städte angibt. Die angefertigte Skizze zeigt, ob bei dem Patienten eine Störung der geographischen Orientierung oder ein „Neglect" einer Gesichtsfeldhälfte besteht (Abb. 12.9).

Sprache und Sprachstörungen

Um die Händigkeit des Patienten zu klären ist die Frage nach der Hand, mit der geschrieben wird, nicht ausreichend, da einige Linkshänder umerzogen wurden, mit der rechten Hand zu schreiben. Deshalb ist es besser den Patienten zu fragen, in welche Hand er ein Messer, einen Kamm oder einen Schraubenzieher bzw. einen Tennisschläger nimmt. Im Rahmen der Familienanamnese sollte auch die Händigkeit der Verwandten beachtet werden.

Dysarthrie

Unter Dysarthrie wird eine Schädigung der Artikulation ohne jegliche Störung der Sprachfunktion verstanden. Dysarthrische Patienten haben eine normale Sprechfähigkeit und schreiben fehlerlos. Die Artikulation bestimmter Konsonanten hängt von verschiedenen Teilen des Sprechapparates ab. P und B sind Labiale, D und T sind Linguale. Zur Untersuchung wird der Patient aufgefordert, bestimmte Geräusche zu machen. Zur Bestimmung der Phonation soll der Patient mit offenem Mund summen und zur Prüfung der Artikulation soll er flüstern.

Eine Bulbärlähmung betrifft Lippen, Zunge und Gaumen. Sobald der Gaumen gelähmt ist, wird die Sprache näselnd und klingt ähnlich der bei verstopfter Nase. Bei einer Pseudobulbärparalyse kann die Artikulation stark gestört sein (Anarthrie). Weniger schwere Schädigungen führen zu einer zögernden Sprache mit explosionsartiger bzw. würgender Artikulation. Bei Lähmung eines Stimmbandes ist die Sprache heiser und leise, bei Lähmung beider Stimmbänder geht sie ganz verloren. Sobald sich die Stimmbänder einander nähern entsteht ein inspiratorischer Stridor, dessen Klang leicht nachahmbar ist. Patienten mit zerebellärer Dysarthrie können keinen normalen Sprachrhythmus einhalten und Stimmvolumen sowie Stimmodulation schwanken stark. Eine Stakkatosprache entsteht bei schweren Schädigungen.

Dysphonie

Unter Dysphonie wird eine verminderte Lautstärke der Sprache verstanden. Sie beruht meist auf einer Störung der Atemmuskulatur oder der Stimmbandmuskulatur. Die spastische Dysphonie ist eine lokalisierte Dystonie, bei der überschießende Muskelkontraktionen die Sprache angestrengt und gepreßt klingen lassen.

Dysphasie

Unter Dysphasie wird eine Schädigung der Sprachfunktion verstanden, bei der ein abnormes Verstehen oder eine abnorme Produktion der Sprache oder beides gleichzeitig besteht. Die wichtigsten Aspekte zur Sprechfertigkeit und zum Sprachverständnis des Patienten werden bei der Anamnese nebenbei geprüft. Nur in Ausnahmefällen sprechen Patienten nicht spontan, obwohl Patienten mit bestimmten Formen einer Dysphasie in ihren Äußerungen kurz angebunden sein und sinnlose Sätze bilden können. Der aphasischen Sprache fehlt ein grammatikalischer Inhalt, es bestehen Wortfindungsschwierigkeiten und Wörter oder Buchstaben werden ersetzt (Paraphrasie). Bei einer Paraphrasie werden ganze Wörter (Bsp. verbale Paraphrasie: Brot für Tisch) oder Buchstaben (Bsp. literale Paraphrasie: Maus für Haus) ausgetauscht oder völlig sinnlose Worte (Bsp. Neologismen: Thersch) gebildet.

Überprüfung der Dysphasie

Ist der Patient Links- oder Rechtshänder?

Spricht er fließend oder stockend?

Wie gut ist das Sprachverständnis?

Kann der Patient Wörter oder Sätze wiederholen?

Kann der Patient Gegenstände benennen?

Sprachfluß

Als Sprachfluß kann die Sprachmenge definiert werden, die in einer bestimmten Zeit gebildet wird. Bei einer stockenden Sprache werden nur wenige Wörter aneinandergereiht. Typischerweise fällt es dem Patienten schwerer zu sprechen, die Artikulation ist oft gestört (Dysarthrie) und die Länge eines einzelnen Satzes ist begrenzt. Dadurch geht der Rhythmus und die Satzmelodie verloren. Bei Dysphasie spricht der Patient normal viel oder sogar vermehrt, die Satzmelodie ist erhalten und die Länge der Sätze ist normal. Der Patient ist aber nicht in der Lage, kritische, mit Bedeutung unterlegte Worte zu bilden und spricht unzusammenhängend. Eine derartige Sprache ist verworren und besteht großteils aus Paraphrasien. Eine stockende Sprache entsteht bei Schädigung des Vorderhirns, ansonsten sind Sprachstörungen mit einer Schädigung des Hinterhirns vergesellschaftet. Der Wortfluß kann geprüft werden, indem der Patient möglichst viele Objekte einer bestimmten Kategorie während einer bestimmten Zeitspanne aufzählt (z. B. Früchte, Gemüse).

Sprachverständnis

Zur Prüfung des Sprachverständnisses werden dem Patienten zunehmend komplexe Fragen gestellt, die allerdings alle mit „ja" oder mit „nein" beantwortbar sein müssen. Die Ja- und Neinantworten müssen in der Verteilung zufällig sein, um ein Raten des Patienten ausschließen zu können. Es ist nicht sinnvoll dem Patienten eine erlernte Tätigkeit abzuverlangen, da er diese bei bestehender Apraxie nicht ausführen kann, auch wenn er die Aufforderung versteht.

Fähigkeit, Gesprochenes zu wiederholen

Bei Dysphasie kann die Fähigkeit, Gesprochenes zu wiederholen selektiv ausgespart oder beteiligt sein, weshalb diese getrennt geprüft werden muß. Zunächst wiederholt der Patient einfache Worte, danach zunehmend komplexe Sätze. Patienten mit Störungen der Sprachwiederholung fällt es oft schwer komplexere Satzkonstruktionen, z.B. mit Nebensätzen, zu wiederholen. Gesunde können aus 19 Wörtern bestehende Sätze wiederholen.

Benennung von Gegenständen

Bei den meisten Dysphasien bestehen Störungen bei der Benennung von Gegenständen. Um diese Fähigkeit zu prüfen, werden dem Patienten verschiedene Gegenstände gezeigt, die er benennen soll. Dabei sollten bekannte und weniger bekannte Gegenstände aus verschiedenen Kategorien (z. B. Körperteile, Kleidungsstücke, Geräte usw.) verwendet werden.

Lesen

Die Überprüfung der Lesefertigkeit muß die Bildung des Patienten berücksichtigen. Dazu liest der Patient zunächst einen Text laut vor. Daran anschließend wird getestet, was er davon verstanden hat, indem Fragen gestellt werden, die mit „ja" oder „nein" beantwortet werden können.

Schreiben

Aphasie ist stets von Agraphie begleitet. Zunächst wird die Fähigkeit zu schreiben getestet, indem der Patient zuerst spontan, dann nach Diktat, erst einzelne Wörter, danach Sätze schreibt. Überprüft wird neben dem Sinngehalt des Geschriebenen, ob es auf einer Seite des Blattes zusammengepreßt ist, was auf einen einseitigen „Neglect" hindeuten kann.

Apraxie

Bei Apraxie sind erlernte Bewegungen gestört, ohne daß dafür eine Muskelschwäche, eine Koordinationsstörung, ein Sensibilitätsverlust oder ein Problem des Verstehens vorliegt. Die Bewegungsschwierigkeit kann auf die Extremitäten, den Stamm oder die Gesichtsmuskulatur beschränkt sein. Bei einer ideomotorischen Apraxie kann eine bestimmte gelernte Bewegung nicht erfolgen. Bei der ideationalen Apraxie können komplexere aufeinanderfolgende Bewegungen nicht ausgeführt werden.

Zu Beginn soll der Patient eine spezifische Aufgabe erfüllen (z. B. demonstrieren, wie er einen Schraubenzieher verwendet). Kann der Patient dies nicht, wird ihm gezeigt, wie es funktioniert, und er soll es dann nachmachen. Ist der Patient auch dazu nicht in der Lage, wird ihm der Gegenstand, den er verwenden soll (z. B. Schraubenzieher) in die Hand gegeben und der Patient soll dann demonstrieren, wie er ihn verwendet. In der angegebenen 3fachen Abstufung sollte es dem apraktischen Patienten zunehmend leichter fallen, die Aufgabe zu erfüllen. Relevante Bewegungen können getestet werden, indem der Patient folgendermaßen aufgefordert wird:

- „Strecken Sie die Zunge heraus."
- „Tun Sie so, als ob Sie pfeifen."
- „Grüßen Sie."
- „Zeigen Sie, wie Sie eine Zahnbürste verwenden."
- „Zeigen Sie, wie Sie eine Haarbürste verwenden."

Um den ganzen Körper betreffende Bewegungen zu prüfen, soll der Patient eine Habachtstellung einnehmen oder sich aufstellen, als ob er zu tanzen beginnen würde. Eine komplexere Bewegungssequenz wird getestet, indem der Patient nacheinander eine Reihe von miteinander in Beziehung stehenden Bewegungen ausführt (z. B. den Verschluß von einer Zahnpastatube abschrauben, die Zahnpasta aus der Tube auf die Zahnbürste drücken und danach die Tube wieder zuschrauben).

Rechts-links-Orientierung

Manche gesunden Personen haben Probleme mit der Rechts-links-Orientierung. Patienten mit Dysphasie verstehen möglicherweise die Anweisungen nicht. Zur Untersuchung werden am Anfang einfache Aufgaben gestellt (z. B. „Zeigen Sie mir Ihre rechte Hand"), danach wird deren Komplexität schrittweise gesteigert (z. B. „Legen Sie Ihre linke Hand auf Ihr rechtes Ohr").

Agnosie

Patienten mit visueller Agnosie können Gegenstände nicht erkennen, obwohl die Sehbahnen und die Sprechfähigkeit nicht beeinträchtigt sind. Um diese Störung zu erkennen, werden dem Patienten Gegenstände gezeigt, die er benennen soll. Treten dabei Schwierigkeiten auf, darf der Patient den Gegenstand berühren, wodurch dieser leichter erkannt werden kann. Bei bestimmten Formen der Agnosie können einzelne Finger nicht benannt oder erkannt (Fingeragnosie) bzw. Farben nicht erkannt werden (Farbagnosie).

Überprüfung höherer Hirnfunktionen

Orientierung
1. Welches Jahr, Jahreszeit, Datum, Monat, Tag haben wir? (1 Punkt für jede korrekte Antwort)
2. Wo sind wir? Land, Landkreis, Stadt, Krankenhaus, Etage? (1 Punkt für jede zutreffende Antwort)

Aufmerksamkeit
3. Es werden 3 Objekte genannt, für jedes wird 1 Sekunde zur Nennung verwendet, danach soll der Patient diese wiederholen. Er erhält 1 Punkt für jede zutreffende Antwort.
Die Fragen werden wiederholt, bis der Patient alle 3 gelernt hat.

Aufmerksamkeit und Rechenfähigkeit
4. Sukzessive Addition von 7. 1 Punkt für jede korrekte Antwort. Nach 5 Antworten wird beendet. Alternativ: Das Wort Welt soll rückwärts buchstabiert werden.

Erinnerung
5. Man fragt nach den Namen der Objekte, die in Frage 3 genannt wurden. 1 Punkt für jede zutreffende Antwort.

Sprache
6. Man zeigt auf einen Stift und eine Uhr. Kann der Patient beide benennen? 1 Punkt für jede zutreffende Antwort.
7. Der Patient soll Ausdrücke wie: nein, falls, und, oder wiederholen. 1 Punkt.
8. Der Patient soll einer 3stufigen Anordnung folgen: „Nimm das Papier in die rechte Hand, falte das Papier zur Hälfte, lege das Papier auf den Fußboden." 3 Punkte.
9. Der Patient soll lesen und durchführen: Schließen Sie Ihre Augen (dies ist in großen Buchstaben zu schreiben). 1 Punkt.
10. Der Patient soll einen Satz eigener Wahl aufschreiben. (Der Satz muß ein Subjekt und ein Objekt enthalten und sinnvoll sein.) Rechtschreibfehler sollen nicht beachtet werden. 1 Punkt.
11. Der Patient soll 2 überlappende Pentagone mit gleichen Seiten malen. 1 Punkt wird gegeben, wenn alle Seiten und Winkel erhalten sind, und wenn die überschneidenden Seiten ein Viereck bilden.

Maximalscore = 30 Punkte

Abb. 12.10 Minitest zur Prüfung höherer Hirnfunktionen

Abb. 12.11 Primitive Reflexe

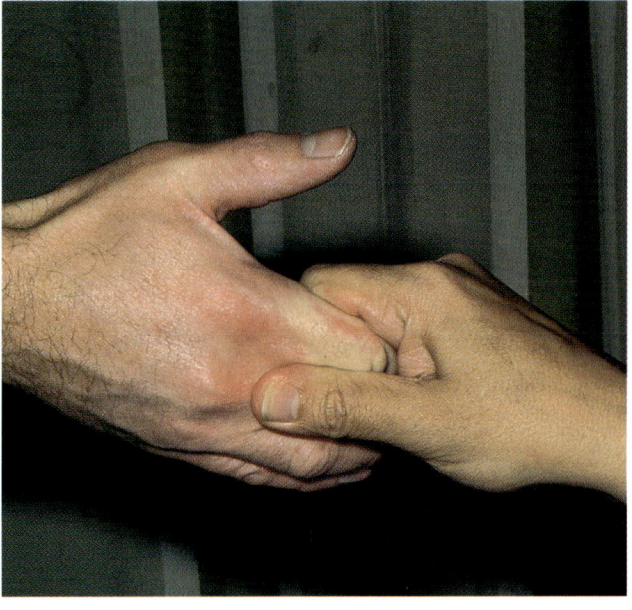

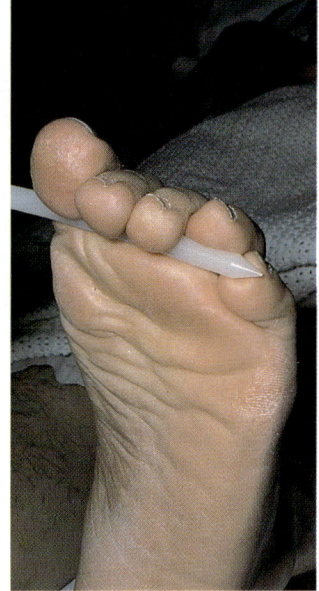

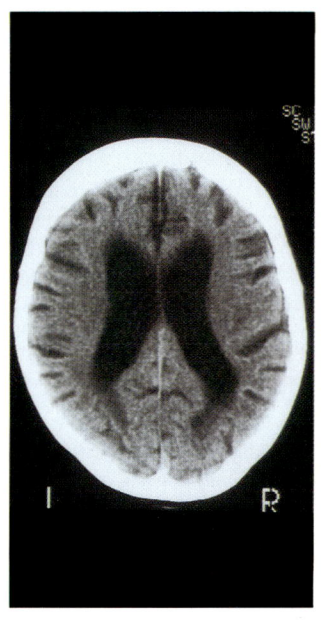

Abb. 12.12 CT eines Patienten mit Demenz

Schlußfolgerung

Die bisher aufgezeigten Tests sprengen allerdings jeden Rahmen einer Untersuchung, wenn sie stets vollständig durchgeführt werden würden. Deshalb wurden Screeningtests entwickelt, die eine rasche und grobe Prüfung der höheren zerebralen Funktionen ermöglichen. Solche Tests (z. B. Minimental-Status-Test, Abb. 12.10) sind für Screeningzwecke nützlich, wenn sich der Untersucher der Einschränkungen bewußt ist. Ein dabei erzielter Score von 20 oder darunter deutet auf die Möglichkeit einer kognitiven Störung, insbesondere einer Demenz, hin.

Primitive Reflexe

Vor der Prüfung der Hirnnerven wird getestet, ob einige der Primitivreflexe (Abb. 12.11) auslösbar sind.

Glabellareflex

Um den Reflex auszulösen, wird wiederholt mit der Spitze des Zeigefingers auf die Glabella geklopft, woraufhin der Patient blinzelt. Normalerweise hört der Patient ab dem 3. oder 4. Klopfen auf zu blinzeln. Bei einigen Erkrankungen, insbesonders bei Demenz und Morbus Parkinson, blinzelt er, solange geklopft wird.

Palmomentaler Reflex

Bei positivem Ausfall dieses Reflexes bildet sich am Kinn eine Falte, wenn ein fester, ziemlich starker Druck entlang des Thenars auf die Handfläche ausgeübt wird, da sich der ipsilaterale M. mentalis kontrahiert.

Lippenreflex und Saugreflex

Bei positivem Lippenreflex werden diese vorgewölbt, wenn sie mit dem Zeigefinger leicht beklopft werden. Bei positivem Saugreflex bewegen sich die Lippen saugend, wenn der Mundwinkel stimuliert wird.

Greifreflex

Der Reflex ist positiv, wenn die Finger des Patienten die Hand des Untersuchers umklammern, mit der er kräftig von radial nach ulnar über die Handfläche des Patienten streicht. Der Griff ist häufig so kräftig, daß er kaum gelöst werden kann. Am Fuß kann ein Greifreflex durch Bestreichen der Fußsohle mit dem Griff des Reflexhammers oder einem Spatel in Richtung der Zehen ausgelöst werden. Der Reflex ist positiv, wenn die Zehen nach plantar bewegt werden.

Klinische Relevanz

Demenz

Meist besteht bei Patienten mit Demenz ein Morbus Alzheimer oder eine senile Demenz vom Typ Alzheimer. Andere Ursachen können zerebrovaskuläre Erkrankungen oder Mischpathologien sein. In den Frühstadien der Demenz sind Apathie und Konzentrationsschwäche in Verbindung mit schlechtem Gedächtnis und verminderter Leistungsfähigkeit die vordergründig sichtbarsten Symptome. In fortgeschrittenen Stadien treten Wortfindungsstörungen mit gestörtem Verständnis und Paraphrasien auf und der Patient wird apraktisch. Es besteht eine überraschend schlechte Korrelation zwischen bestehender Demenz und der Tiefe der Sulci des Gehirns, wie CT-Bilder zeigen. Die Korrelation mit der Größe der Hirnventrikel ist besser (Abb. 12.12).

Gedächtnis

Wenn das limbische System geschädigt ist, können neue Gedächtnisinhalte nicht mehr erlernt werden (anterograde Amnesie) und das Kurzzeitgedächtnis ist gestört (retrograde Amnesie). In einigen Fällen, besonders zu Beginn der Erkrankung, konfabuliert der Patient. Das Ultrakurzzeitgedächtnis bleibt erhalten. Auslöser können Herpessimplex-Enzephalitis und Alkoholismus sein. Einseitige Schädigungen des Temporallappens scheinen einen selektiven Effekt auf das verbale oder visuelle Gedächtnis zu haben, je nachdem ob die dominante oder die nichtdominante Hemisphäre betroffen ist.

Dyskalkulie

Dyskalkulie kann bei bilateraler oder unilateraler Schädigung auftreten. Im allgemeinen ist aber die Dyskalkulie stärker, wenn die dominante Hemisphäre betroffen ist.

Konstruktionsfähigkeit und geographische Orientierung

Konstruktionsschwierigkeiten sind teilweise mit Schädigungen des Schläfenlappens der nichtdominanten Hemisphäre assoziiert und treten relativ früh beim Morbus Alzheimer auf. Eine geographische Desorientierung hat eine ähnliche topographische Zuordnung.

Aphasie

Einige Aphasiesyndrome wurden auf der Basis von Befunden beschrieben, bei denen die Sprechflüssigkeit, das Verstehen und die Wiederholung von Namen geprüft wurden (Abb. 12.13).

Broca-Aphasie

Diese Form der Aphasie ist dadurch gekennzeichnet, daß die Sprachbildung stockend und meist dysarthrisch, das Sprachverständnis dagegen, abgesehen von komplexen Sätzen, ungestört ist. Außerdem werden Namen verwechselt. Die Schädigung ist in und um die Area 44 (Abb. 12.1) des Frontallappens lokalisiert und kann vaskulär oder neoplastisch bedingt sein.

Transkortikale motorische Aphasie

Es besteht eine gewisse Ähnlichkeit mit der Broca-Aphasie. Der Patient behält aber seine Leistungsfähigkeit nur auf der Basis von Wiederholungen. Der pathologische Prozeß (meist vaskulär oder neoplastisch) liegt oberhalb oder vor dem Broca-Areal.

Wernicke-Aphasie

Bei dieser Form der Aphasie spricht der Patient flüssig und hat keine Artikulationsprobleme, verwendet aber häufig Paraphrasien, so daß die Bedeutung eines Satzes verloren geht. Das Sprachverständnis und die Fähigkeit etwas zu wiederholen sind schwer gestört und beim Versuch Dinge zu benennen entstehen Paraphrasien. Wenn die Schädigung auf das Wernicke-Areal beschränkt ist, ist das Wortverständnis schwer geschädigt. Ist dagegen der Parietallappen geschädigt, bleibt das Verständnis einzelner Wörter erhalten.

Leitungsaphasie

Die Sprache ist bei bestehender Leitungsaphasie nicht so flüssig wie bei der Wernicke-Aphasie. Häufig wird der Sprachrhythmus unterbrochen, es besteht aber keine Dysarthrie. Gegenstände können nicht immer korrekt benannt werden, das Sprachverständnis ist aber gut. Schwer gestört ist dagegen die Fähigkeit Wörter zu wiederholen. Auch lautes Lesen und das Schreiben sind gestört. Die häufigsten Ursachen einer Leitungsaphasie sind zerebrovaskuläre Erkrankungen, die zu einer Unterbrechung der Leitung im Fasciculus arcuatus, der den hinteren Schläfenlappen mit dem motorischen Assoziationskortex verbindet (Abb. 12.13), oder zu Schädigungen des Wernicke-Areales führen.

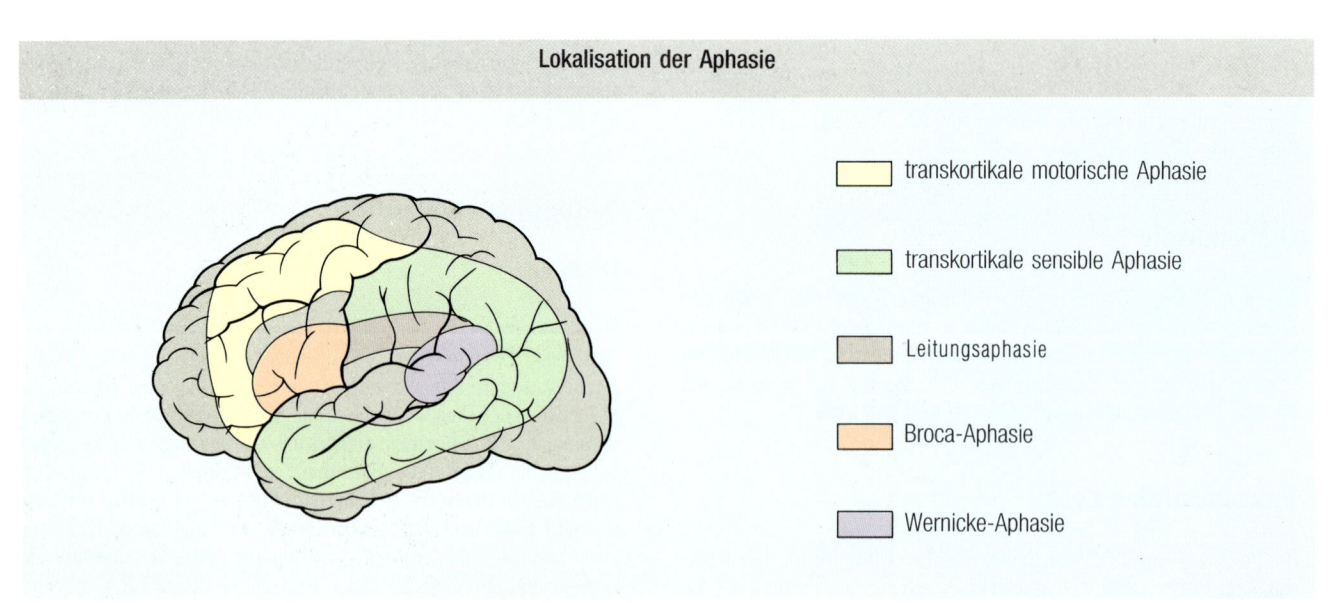

Lokalisation der Aphasie

Abb. 12.13 Anatomische Entsprechung bei verschiedenen Aphasieformen

Transkortikale sensorische Aphasie

Patienten mit transkortikaler sensorischer Aphasie sprechen flüssig, unterbrechen aber häufig die Sätze durch Wiederholung von Wörtern oder Sätzen, die sie gehört haben (Echolalie). Trotz der flüssigen Sprache und der korrekten Wiederholung vorgegebener Wörter ist das Sprachverständnis des Patienten schwer gestört. Es bestehen Probleme bei der Benennung von Gegenständen und beim Verstehen von Gelesenem. Die dafür verantwortliche Schädigung ist weniger gut lokalisierbar als bei den anderen Aphasien, befindet sich aber im Grenzgebiet zwischen Temporal- und Parietallappen der dominanten Hemisphäre.

Anomische Aphasie

Bei der anomischen Aphasie ist die Sprache flüssig und eher durch Pausen als durch Paraphrasien unterbrochen. Das Sprachverständnis ist relativ gut erhalten, die Fähigkeit Wörter zu wiederholen ist gut und die Fähigkeit Gegenstände zu benennen ist unterschiedlich stark beeinträchtigt. Die Schädigung läßt sich anatomisch nicht lokalisieren. Sie kann am Ende der Erholungsphase von anderen Formen der Aphasie stehen und sowohl bei anatomischen als auch metabolischen Störungen des Gehirns auftreten.

Globale Aphasie

Die globale Aphasie betrifft alle Aspekte der Sprachfunktion. Die Sprache ist nicht flüssig, das Sprachverständnis und die Fähigkeit Wörter zu wiederholen, die Fähigkeit Gegenstände zu benennen, das Lesen und das Schreiben sind häufig schwer beeinträchtigt. Anatomisch läßt sich eine Schädigung eines großen Teiles des Sprachzentrums der dominanten Hemisphäre, häufig als Folge eines großen Infarktes im Versorgungsgebiet der A. cerebri media, nachweisen.

Dyslexie und Alexie

Der Ausdruck Dyslexie wird im allgemeinen für Störungen des Lesevermögens, der Begriff Alexie für Störungen des Lesens, die sekundär durch erworbene Gehirnschädigungen entstehen, verwendet. Alexie tritt zusammen mit Agraphie auf, wenn der Gyrus angularis der dominanten Hemisphäre geschädigt ist. Alexie ohne begleitende Agraphie entsteht bei Schädigungen, die sowohl den linken Okzipitallappen als auch das Splenium des Corpus callosum betreffen. Die häufigste Ursache dafür ist ein Verschluß der A. cerebri posterior der dominanten Hemisphäre.

Agraphie

Während fast alle Patienten mit Aphasie auch eine Agraphie haben, besteht bei vielen Patienten mit Agraphie keine Aphasie. Die Fähigkeit zu schreiben wird durch Störungen der Motorik, der visuell-räumlichen Orientierung und durch unwillkürlich auftretende Bewegungen eingeschränkt.

Apraxie

Um erlernte Bewegungen nach Aufforderung ausführen zu können, müssen Erregungen vom Assoziationskortex des Gehöres der dominanten Hemisphäre in den Assoziationskortex des Schläfenlappens, danach zum prämotorischen Kortex und schließlich zum Motorkortex selbst geleitet werden. Jede Unterbrechung dieses Weges führt zu einer ideomotorischen Apraxie, die sowohl die dominante als auch die nichtdominante Hand betrifft (Abb. 12.14). Die Verbindung des dominanten und des nichtdominanten prämotorischen Kortex (D-D) verläuft durch das vordere Corpus callosum. Eine dort auftretende Schädigung führt zu einer Apraxie, die auf die linke Hand beschränkt ist. Bei ausgeprägter ideomotorischer Apraxie einer Extremität ist die Körperbewegung insgesamt stark eingeschränkt. Eine ideationale Apraxie tritt meist bei einer Schädigung beider Hemisphären auf.

Rechts-links-Desorientierung

Eine Rechts-links-Desorientierung ist am wahrscheinlichsten Folge einer Schädigung des hinteren Teils der dominanten Hemisphäre. Das Gerstmann-Syndrom umfaßt neben der Rechts-links-Desorientierung eine Fingeragnosie, eine Dysgraphie und eine Dyskalkulie. Wenn alle 4 Komponenten bestehen, ist die Ursache mit hoher Wahrscheinlichkeit im Parietallappen der dominanten Hirnhälfte zu suchen.

Erregungsleitung beim Ausführen erlernter Bewegungsabläufe

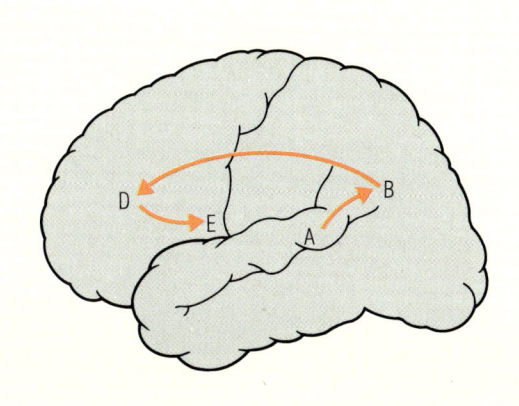

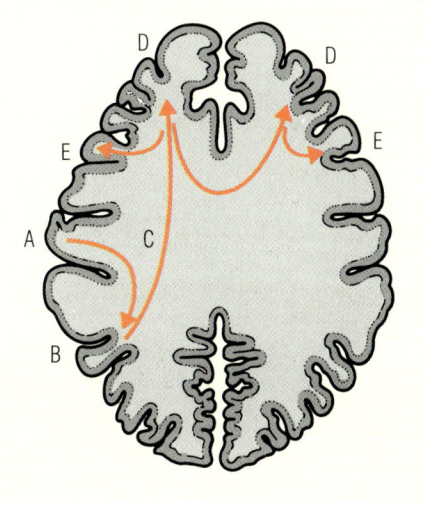

Abb. 12.14 Bahnen, die an der Formulierung und Durchführung erlernter Bewegungsabläufe beteiligt sind

Visuelle Agnosie

Bei einer Form der visuellen Agnosie ist die Verbindung zwischen dem visuellen Kortex und dem Sprachzentrum unterbrochen. Patienten können Gegenstände erkennen und deren Gebrauch zeigen, sie aber nicht benennen. Die häufigste Ursache dafür ist eine beidseitige Schädigung des Temporookzipitallappens. Bei einer anderen Form visueller Agnosie werden Gegenstände nicht erkannt, ihr Gebrauch kann aber demonstriert werden, wenn den Patienten der Gegenstand in die Hand gegeben wird, so daß durch die Tastempfindung der Ausfall der visuellen Erkennung, die auf einer Schädigung des visuellen Assoziationskortex beruht, kompensiert werden kann.

Primitive Reflexe

Der Palmomentalreflex kann bei Gesunden beidseits auftreten, sein einseitiges Auftreten deutet aber auf eine Schädigung des kontralateralen Stirnhirnes hin. Lippenwölb- und Saugreflexe sind bei Patienten mit diffuser beidseitiger Hemisphärenschädigung zu finden. Beidseits auftretende Greifreflexe haben nur geringe Bedeutung für die Lokalisation von Krankheitsprozessen, weisen aber bei einseitigem Auftreten auf eine Schädigung des kontralateralen Stirnhirns hin. Ein Greifreflex des Fußes oder ein tonischer Plantarreflex können ein frühes Zeichen einer Frontalhirnschädigung sein.

Psychiatrische Untersuchung

Symptome

Als wichtigster Teil der psychiatrischen Untersuchung wird während der Anamneseerhebung die Stimmung und die Persönlichkeit des Patienten abgeschätzt. Viele Symptome werden häufig sowohl durch physische als auch durch psychische Störungen ausgelöst, andere weisen auf spezifische psychiatrische Erkrankungen hin.

Somatische und psychische Symptome von Angst und Depression		
	Angst	Depression
Somatisch	Palpitationen	Appetitveränderungen
	Tremor	Verstopfung
	Atemnot	Kopfschmerzen
	Schwindel	Erschöpfung
	Müdigkeit	Müdigkeit
	Diarrhö	
	Schwitzen	
Psychisch	Gefühl der Anspannung	Apathie
	Erregbarkeit	Konzentrationsschwäche
	Einschlafschwierigkeiten	Zu frühes Erwachen am Morgen
	Angst	Stimmungsschwankungen während des Tages
		Retardierung
	Depersonalisation	Schuldgefühle

Abb. 12.15 Somatische und psychische Symptome von Angst und Depression

Psychiatrische Untersuchung

Fühlen Sie sich grundlos ängstlich oder niedergeschlagen?

Müssen Sie bestimmte Tätigkeiten immer wieder durchführen?

Haben Sie das Gefühl, daß Personen gegen Sie sind?

Haben Sie jemals Dinge gehört oder gesehen, die es nicht gibt?

Hatten Sie jemals das Gefühl, nicht Sie selbst zu sein oder sich in einer fremden Umgebung zu befinden?

Angst

Meist klagen Patienten konkret über bestehende Angst. Manchmal steht aber auch deren somatische Manifestation (z. B. Palpitationen, Schwitzen, Zittrigkeit) im Vordergrund (Abb. 12.15). Die Angst kann chronisch, akut oder durch spezifische Umstände ausgelöst (Phobie) sein.

Depression

Die somatische Manifestation einer Depression ist oft ebenso augenfällig wie die Stimmung selbst. Der Patient kann ein Abflachen seiner Stimmung mit Interessenverlust und Konzentrationsschwäche bemerken. Die Stimmung kann während des Tages schwanken, obwohl die Patienten meist eine unspezifische Traurigkeit und ein tristes Lebensgefühl beschreiben. Suizidale Gedanken werden manchmal spontan zugegeben, ansonsten müssen diese erfragt werden.

Euphorie

Kaum ein Patient wird über Euphorie, einem Gefühl der unbegrenzten physischen und geistigen Energie, klagen. Meist ist die Euphorie an der zwanghaften, manieartigen Sprechweise und der begleitenden physischen Unruhe erkennbar.

Zwang

Der zwanghafte Patient ist ein Opfer ritueller Gedanken oder Handlungen. Bei Konversion in Aktivitäten werden diese Rituale (z. B. Waschen) regelmäßig in unveränderlicher Reihenfolge wiederholt. Beispiele von Zwangsgedanken sind die Überzeugung, daß eine bestimmte Person feindliche Gefühle hegt, oder daß die Ehefrau untreu ist.

Wahnvorstellungen

Wahnvorstellungen können vom Patienten nicht verdrängt werden, selbst wenn sie offensichtlich falsch sind. Oftmals scheinen sie Bezug zum Patienten zu haben. Handlungen oder Wörter werden als spezifisch auf den Patienten bezogen empfunden, selbst wenn sie allgemein gehalten sind (z. B. Radiomeldungen). Paranoide Zwangsgedanken enthalten ein Element der Verfolgung. Ein vermindertes Selbstwertgefühl tritt besonders in Verbindung mit Depressionen auf.

Abnorme Wahrnehmung

Illusionen sind Fehlinterpretationen der Realität. Sie sind meist visueller Art und können Gesunde und Patienten mit psychiatrischen Störungen ähnlich betreffen. Halluzinationen sind Wahrnehmungen, denen der reale Bezug fehlt. Sie sind vor allem optischer oder akustischer Art. Andere Formen von Halluzinationen (z. B. Geruch, Geschmack) können auftreten, sind aber besonders häufig mit komplexen fokalen Krampfanfällen assoziiert.

Visuelle Halluzinationen

Diese können strukturlos sein (z. B. nicht definierbares Lichtmuster) oder Formen von Individuen oder Tieren haben, die häufig erschreckend aussehen. Optische Halluzinationen sind meist Zeichen eines organischen Hirnsyndroms (z. B. Delirium tremens) und kommen bei Funktionspsychosen (z. B. Schizophrenie) seltener vor.

Akustische Halluzinationen

Akustische Halluzinationen sind entweder strukturlos oder werden als Klang erkannt. Manchmal kann der Patient sogar eine Stimme erkennen. Akustische Halluzinationen treten meist bei Funktionspsychosen, seltener bei organischen Hirnerkrankungen auf. Bei Schizophrenie verfolgen die Stimmen meist den Patienten, bei Depression klagen sie ihn an.

Déja vu und Jamais vu

Déja vu und Jamais vu beschreiben das Gefühl, etwas zu kennen bzw. eine gewohnte Umgebung als fremd zu empfinden. Beide Empfindungen können im täglichen Leben auftreten, deuten aber auch auf eine Epilepsie als mögliche Ursache hin.

Depersonalisation und Derealisation

Als Depersonalisation wird das Gefühl bezeichnet, daß der eigene Körper fremd erscheint. In der Maximalausprägung meint der Patient außerhalb seines Körpers zu stehen und diesen zu beobachten. Unter Derealisation wird der Verlust des Realitätsbezuges verstanden. Beide Störungen werden bei depressiven und Angstzuständen von den Patienten erfahren.

Anamnese

Das Konzept einer psychiatrischen Untersuchung muß in einem größeren Zusammenhang erklärt werden. Die körperliche Untersuchung ist dazu erforderlich, aber die wesentlichen diagnostischen Einzelheiten erhält man durch eine Erforschung der psychischen Situation des Patienten, die sich zu gleichen Teilen aus der Anamnese und aus Antworten auf spezifische Fragen ergibt. Die Erhebung der Anamnese bei psychiatrischen Patienten erfolgt anhand der Empfehlungen des Kap. 1, wobei einige Gebiete ausführlicher berücksichtigt werden.

Familienanamnese

Genetische Faktoren sind für die Schizophrenie und manisch depressive Psychosen relevant. Zusätzlich spielt die familiäre Umgebung bei vielen psychiatrischen Störungen eine Rolle. Es sollte auch erfragt werden, ob die Eltern des Patienten noch am Leben sind oder wie alt der Patient war, als sie starben, und ob deren Ehe intakt war, da dies Rückschlüsse auf die Entwicklung des Patienten erlaubt.

Persönliche Anamnese

Eine ausführliche persönliche Anamnese ist zeitaufwendig. Sie muß die Kindheit des Patienten, sein Heranwachsen und seine Schulbildung, seine sexuelle Entwicklung und seinen derzeitigen Bildungsstand bzw. Beruf umfassen. Relevante Einzelheiten schließen neurotische Entwicklungen in der Kindheit (z. B. Bettnässer, Unfähigkeit zu engen Beziehungen in der Kindheit, häufiges Schwänzen der Schule), häufigen Arbeitsplatzwechsel und Beziehungsprobleme zu anderen Erwachsenen, einschließlich des Ehepartners, ein. Mehrere Anamneseerhebungen können nötig sein, bevor heikle Themen angesprochen werden.

Anamnese weit zurückliegender Ereignisse

Die Anamnese sollte nicht nur frühere psychiatrische Erkrankungen und deren psychiatrische Therapie erfassen, sondern auch Episoden somatischer Krankheiten als potentielle Auslöser psychischer Störungen.

Medikamentenanamnese

Obwohl kaum ein Alkoholiker eine korrekte Antwort gibt, sollte versucht werden das Ausmaß des Alkoholabusus zu bestimmen. Hinweise auf eine Alkoholabhängigkeit sind:

- Trinken am frühen Morgen,
- morgendliches Erbrechen,
- Trinken vor der Anamnese,
- Fehler bei der Arbeit,
- Trinken bei Einsamkeit.

Es sollte nach Einnahme von Narkotika, weichen Drogen (z. B. Cannabis) oder Tranquilanzien gefragt werden. Nimmt der Patient Codeinderivate ein, sollte geprüft werden, warum und in welcher Dosis.

Persönlichkeitsprofil

Eine offensichtlich veränderte Persönlichkeit oder Stimmung wird häufig von Kollegen, Verwandten oder Freunden besser als vom Patienten selbst erkannt. Zur Einschätzung der Persönlichkeit wurden Fragebögen entwickelt. Meist liefern aber die Meinungen des

Patienten, sein Verhalten bei der Arbeit, seine sozialen Beziehungen, seine persönlichen Vorlieben und Motive, sein Grad der Unabhängigkeit und seine Autorität sowie seine Reaktionen auf Streßsituationen Hinweise auf seine Persönlichkeit.

Klinische Relevanz

Organische Hirnfunktionsstörungen

Bei organischen Hirnfunktionsstörungen besteht eine pathogenetische Basis für die zerebralen Störungen. Zu den akuten Formen gehören alle Verwirrtheitszustände bei Intoxikationen. Diese sind charakterisiert durch

- Veränderungen des Bewußtseinsgrades,
- gestörte Wahrnehmung (z. B. optische Halluzinationen),
- Ruhelosigkeit,
- Denkstörungen.

Fast jede morphologische oder metabolische Störung kann diese Reaktion auslösen (z. B. Enzephalitis, Schädel-Hirn-Trauma, Alkoholentzug). Die typische chronische organische Hirnfunktionsstörung ist die Demenz.

Funktionelle Hirnleistungsstörungen

Hier kann keine ursächliche pathologische oder metabolische Veränderung gefunden werden. Bei Psychosen verliert das Individuum die Einsichtsfähigkeit, bei Neurosen bleibt sie erhalten. Eine klare Trennung ist nicht immer möglich, daher sollten diese Ausdrücke vermieden werden. Bei affektiven Störungen ist die Veränderung der Stimmung das Hauptmerkmal der Erkrankung und schließt Angst, Depression und Manie ein.

Phobien

Phobien sind eine besondere Form der Angst, die von einer bestimmten Umgebung oder durch bestimmte Umstände ausgelöst werden. Unter Agoraphobie wird die Furcht verstanden, das Haus zu verlassen, besonders wenn dies das Betreten oder Überqueren überfüllter Plätze erforderlich macht.

Depression

Depressionen können primär durch genetische bzw. konstitutionelle Faktoren (endogen) oder durch widrige äußere Umstände (reaktiv) ausgelöst werden.

Manie und Hypomanie

Manie und Hypomanie (schwächere Ausprägung der Manie) stellen den der Depression entgegengesetzten Pol der Spannweite des Gefühlslebens dar. Es besteht ein Rededrang und eine vermehrte körperliche Aktivität. Den Patienten fehlt die Krankheitseinsicht und sie reagieren aggressiv, wenn ihre großartigen Vorstellungen hinterfragt werden. Bei manisch-depressiver Krankheit schwankt die Stimmung zwischen beiden Extremen.

Schizophrenie

Die Schizophrenie wird unterschiedlich klassifiziert, aber keine der definierten Gruppen ist klar von den anderen abgrenzbar. Der Zustand ist charakterisiert durch:

- Vorliegen von Gedankenstörungen,
- emotional abgestumpfte Antworten,
- Neigung zur Paranoia,
- Wahrnehmungsstörungen.

Die Denkstörungen führen zu irrationalen Verwechslungen, durch die eine Entwicklung von Ideen entweder blockiert wird oder plötzlich in nicht zusammenhängende Bahnen gerät. Die Emotionen sind abgestumpft und der Patient wirkt zunehmend zurückgezogen. Desillusionen herrschen vor und enthalten häufig paranoide Elemente. Akustische Halluzinationen sind für die Schizophrenie kennzeichnend.

Zwänge

Die Zwänge beherrschen das Denken und Tun des Patienten. Eine Zwangspersönlichkeit zeigt diese Merkmale auch, aber nicht so weitgehend, daß sie mit den Aktivitäten des täglichen Lebens interferieren. Bei Zwangspsychosen sind Zwangsgedanken oder Zwangshandlungen so stark, daß sie auch durch den Widerstand seitens Teilen der Persönlichkeit des Patienten nicht eingedämmt werden können. Zwänge können aber auch Zeichen anderer psychischer Erkrankungen sein.

Angst

Werden die Symptome in bestimmten Umgebungen ausgelöst?

Depression

Hat der Patient suizidale Gedanken?

Schizophrenie

Traten akustische Halluzinationen auf?

Hat der Patient das Gefühl, daß seine Gedanken von anderen kontrolliert werden?

Hysterie (Konversionshysterie)

Bei der Hysterie bestehen körperliche Symptome ohne erkennbaren Grund, die eine Exploration dem Patienten unbewußter Probleme erfordert. Viele Symptome werden dabei dem Nervensystem zugeordnet (z. B. Gedächtnisverlust, Paralyse, Unstetigkeit, Sehstörungen). Simulanten arbeiten ihre Symptome andererseits sorgfältig aus.

Hysterische Persönlichkeit

Die hysterische Persönlichkeit unterscheidet sich von dem Symptom Hysterie, obwohl die Persönlichkeitsveränderung zu Konversionsreaktionen führen kann. Sie ist durch Oberflächlichkeit und oberflächliche emotionale Reaktionsfähigkeit in Verbindung mit einer theatralisch übertriebenen Reaktion auf Ereignisse gekennzeichnet.

Hirnnerven

Nervus olfactorius (I. Hirnnerv)

Aufbau und Funktion

Das Riechepithel enthält spezialisierte Rezeptoren und freie Nervenendigungen, wobei sich die letztgenannten vom 1. und 2. Ast des Trigeminus ableiten. Nichtmyelinisierte Axone der Rezeptoren verlaufen durch die Lamina cribriformis und bilden im Bulbus olfactorius Synapsen. Von hier verläuft der Tractus olfactorius nach dorsal und teilt sich im Gebiet der Lamina cribriformis in einen lateralen und einen medialen Ast. Der wichtigste Ast verläuft zum Uncus des ipsilateralen Temporallappens.

Moleküle von Geruchsstoffen werden in der Schleimhaut, die das Riechepithel bedeckt, gelöst. Von hier aus diffundieren die Moleküle unterstützt durch Zilienbewegung zu den Rezeptorendigungen und werden dort gebunden. Dadurch entstehen Aktionspotentiale des N. olfactorius, deren Frequenz mit der Stärke des Reizes korreliert.

Frauen haben einen empfindlicheren Geruchssinn als Männer. Bei beiden Geschlechtern kann die Geruchswahrnehmung nach dem 5. Lebensjahrzehnt vermindert sein. Vielen Menschen fällt es schwer, sich die Qualität eines bestimmten Geruches vorzustellen oder diesen zu beschreiben, selbst wenn sie ihn von anderen Gerüchen unterscheiden können. Der diagnostische Wert eines bestimmten Riechstoffes zur Funktionsprüfung des N. olfactorius wird davon bestimmt, ob er nur die spezialisierte Rezeptorzelle oder auch die freien Nervenendigungen des N. trigeminus stimuliert. Der N. trigeminus wird unter anderem durch Pfefferminz, Ammoniak, Menthol und Anis stimuliert. Der N. olfactorius wird hoch selektiv durch β-Phenyläthylalkohol, Methylcyclopenthenolon und Isovaleriansäure stimuliert. Kaffee, Zimt und Schokolade sind nützliche alltägliche Gerüche, mit denen der Geruchssinn am Bett geprüft werden kann.

Untersuchung

Am angenehmsten kann der Geruchssinn geprüft werden, indem man kleine Druckfläschchen mit einem Schlauch jeweils in ein Nasenloch steckt. Der Patient soll den Geruch entweder identifizieren oder seine Qualität beschreiben. Quantitative Messungen sind im Rahmen einer Routineuntersuchung überflüssig, können aber erfolgen, indem zunehmend höhere Verdünnungen eines bestimmten Geruches auf einem Filterpapierstreifen angeboten oder indem sie in ein unterschiedliches Luftvolumen gegeben werden.

Klinische Relevanz

Der Geruchssinn ist meist bei Infektionen der oberen Atemwege oder Veränderungen der Nase gestört (Abb. 12.16). Hyposmie kann nach einem banalen Virusinfekt bestehen bleiben oder durch eine Kopfverletzung entstehen. Bei Demenz ist die Geruchsempfindlichkeit vermindert. Eine einseitige Hyposmie stellt selten das vorherrschende Symptom eines subfrontalen Meningeoms dar. Geruchshalluzinationen treten bei komplexen fokalen Krampfanfällen auf (Temporallappenepilepsie).

Nervus opticus (II. Hirnnerv)

Aufbau und Funktion

Der Mensch hat 2 Typen von Lichtrezeptoren, die Stäbchen und die Zapfen. In der Fovea sind nur Zapfen, in der Peripherie herrschen Stäbchen vor. Die Nervenfasern der nasalen Seite der Fovea führen direkt und die von ober- und unterhalb der Fovea fast direkt zur Makula, während Nervenfasern von temporalen Anteilen zunächst fast vertikal verlaufen um danach um die anderen, von der Fovea ausgehenden Nervenfasern herum zur Makula zu ziehen (Abb. 12.17). Axone des papillomakulären Bündels haben ihren Ursprung in den Zapfen der Fovea und beanspruchen einen großen Teil der Temporalseite der Makula. Nervenfasern, die von oben bzw. unten aus der Peripherie der Retina kommen, belegen entsprechende Teile des N. opticus. In Höhe des Chiasma opticum tritt das papillomakuläre Bündel nach zentral. Die kreuzenden nasalen, aus der Makula kommenden Fasern belegen den zentralen und hinteren Teil des Chiasma. Der Faseranteil, der von der oberen, nasalen Peripherie

Ausdrücke für Riechstörungen	
Hyposmie	Teilweiser Verlust des Riechens
Anosmie	Kompletter Verlust des Riechens
Hyperosmie	Übertriebene Empfindlichkeit auf Gerüche
Dysosmie	Gestörter Riechsinn

Abb. 12.16 Ausdrücke zur Beschreibung von Riechstörungen

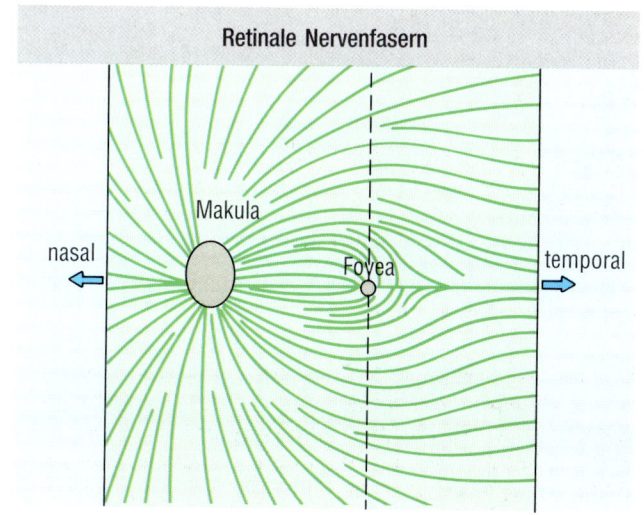

Abb. 12.17 Darstellung des Nervenfaserverlaufes in der Retina

Nervensystem

kommt, kreuzt weiter hinten als die vorderen Fasern, die leicht geschwungen in den hinteren Teil des kontralateralen N. opticus münden (Abb. 12.18). Im Tractus opticus liegen die makulären Anteile der Nervenfasern dorsolateral, die Nervenfasern der oberen Retinaanteile dorsomedial und die der unteren Retinaanteile ventrolateral. Gekreuzte und ungekreuzte Nervenfasern liegen im Corpus geniculatum laterale in verschiedenen Schichten. Die Sehstrahlung erstreckt sich vom Corpus geniculatum laterale zum visuellen Kortex (Striatum, Area 17, Abb. 12.1). Die ventralen Fasern der Sehstrahlung schwingen nach vorne zur Spitze des Temporallappens. Die Sehrinde liegt entlang der oberen und unteren Grenzen der Fissura calcarina und dehnt sich ungefähr 1,5 cm über den hinteren Pol aus. Die Makula wird nach hinten projiziert, wobei die hinteren bzw. vorderen Anteile der Retina über bzw. unter der Fissura calcarina liegen. Die nichtpaarigen äußeren 30 Grad des temporalen Gesichtsfeldes sind in der kontralateralen Hemisphäre am Vorderrand des Striatums repräsentiert (Abb. 12.19).

Bei gutem Licht (photopisch) werden die Zapfen aktiviert, wodurch eine hohe räumliche Auflösung und farbiges Sehen möglich ist. Bei geringer Lichtintensität (skotopisch) werden die Stäbchen aktiviert. Die rezeptiven Felder einer Ganglionzelle sind als ein Gebiet der Retina definiert, bei dessen Stimulation eine Aktivität dieser Zelle ausgelöst werden kann. Jedes Gebiet der Retina projiziert zu einer bestimmten Stelle in der primären Sehrinde. Nervenfasern, die in der Retina nasal von der Fovea entspringen, verlaufen großteils gekreuzt, während jene, die aus der Retina temporal von dem vertikalen Meridian entspringen, überwiegend ungekreuzt verlaufen. Innerhalb eines dünnen Streifens entlang des vertikalen Meridians sind photosensible Zellen, die ipsilateral, mit solchen, die kontralateral projizieren, vermischt.

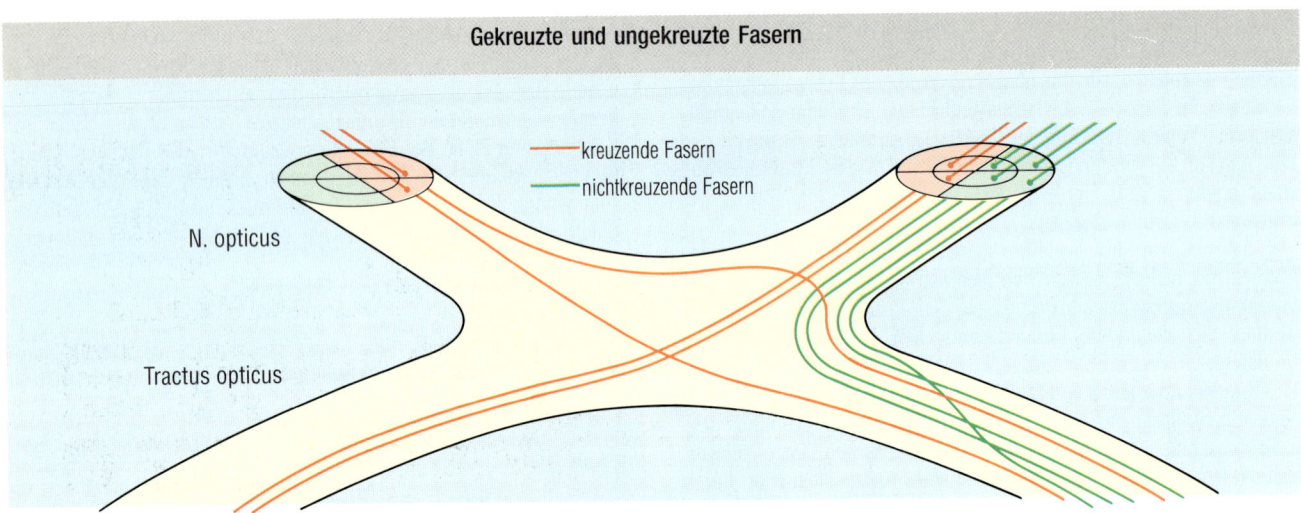

Abb. 12.18 Schematische Darstellung gekreuzter und ungekreuzter Nervenfasern der Makula und der peripheren Retina

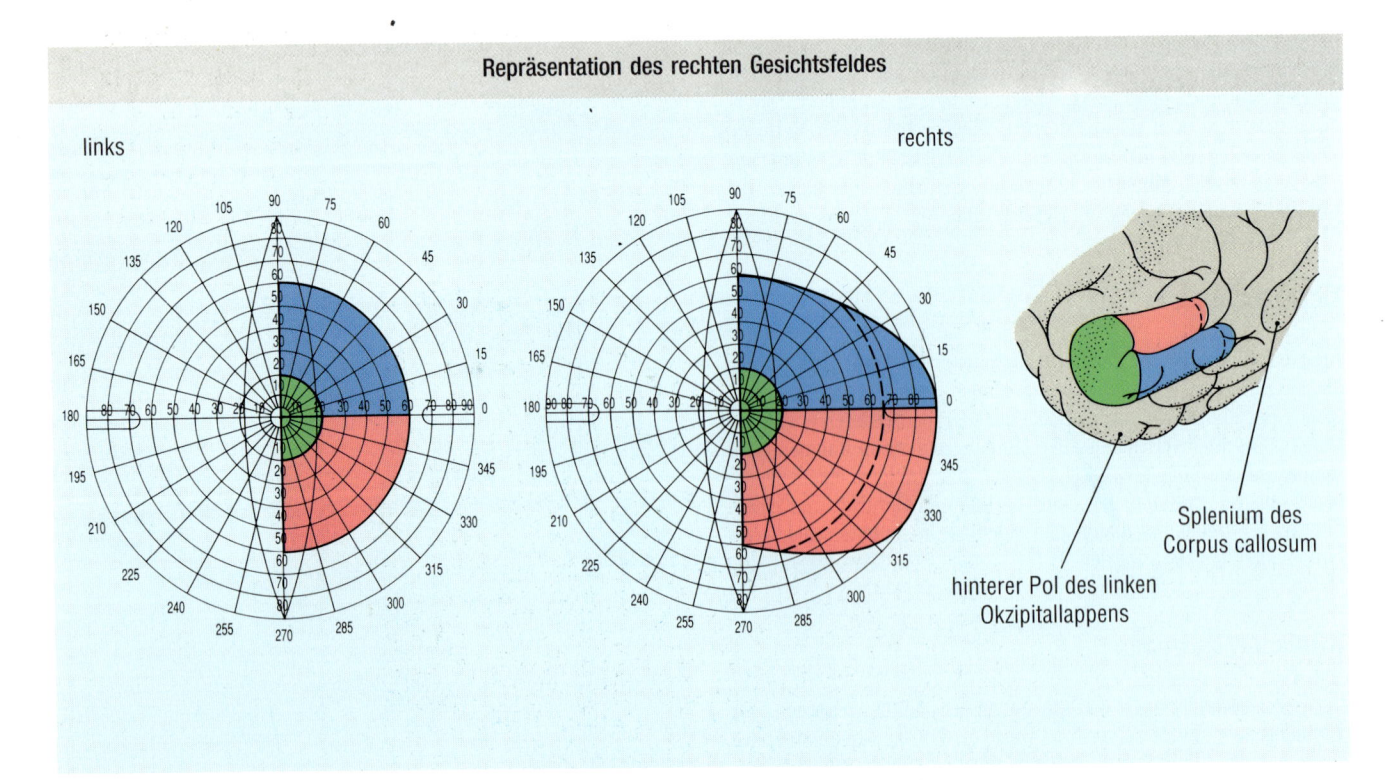

Abb. 12.19 Repräsentation des rechten Gesichtsfeldes im linken okzipitalen Kortex

Untersuchung

Sehschärfe

Die Sehschärfe wird bei hellem Licht getestet, damit die Funktion der Zapfen erfaßt wird. Zur Prüfung des Sehens in die Ferne wird die Snellen-Tafel verwendet, bei der jeder Buchstabe einem Winkel (Sehwinkel) von 5 Grad und jede einzelne Komponente eines Buchstabens einem Winkel von 1 Grad entspricht, wenn der Patient in der über den entsprechenden Linien angegebenen Entfernung von der Sehtafel steht (Abb. 12.20).

Der Patient sitzt oder steht 6 m vor der Tafel. Abwechselnd wird ein Auge mit der Handfläche abgedeckt und die Linie mit den kleinsten Buchstaben, die er ohne Probleme lesen kann, bestimmt. Die Sehschärfe wird als Verhältnis aus dem tatsächlichen Abstand des Patienten von der Tafel (meist 6 m) und dem theoretisch passenden Abstand von der Tafel, um die Buchstaben in der nächst oberen Linie in passendem Sehwinkel zu sehen, angegeben. Eine Sehschärfe von 6/18 bedeutet, daß der Patient bei einer tatsächlichen Entfernung von der Tafel von 6 m nur in der Lage ist, die Linie, die in 18 m Entfernung gelesen werden müßte, zu lesen. Benötigt der Patient eine Brille, sollte sie bei diesem Test getragen werden. Patienten, die nicht lesen können, sollen die Lage jedes einzelnen Buchstabens (Abb. 12.21) angeben. Kann ein Patient die 60-m-Linie aus 6 m nicht lesen, kann er näher an die Tafel herantreten (z. B. 3 m). Kann der Patient dann gerade die 60-m-Linie lesen, ist die Sehschärfe für das betreffende Auge 3/60. Eine Sehschärfe unter 1/60 kann geprüft werden, indem die Zahl der gezeigten Finger, die Art einer Handbewegung oder die Wahrnehmung von Licht angegeben werden. Das Nahsehen wird anhand von Leseproben getestet (Abb. 12.22). Die Sehschärfe in der Nähe korreliert nicht notwendigerweise mit der Sehschärfe in die Ferne.

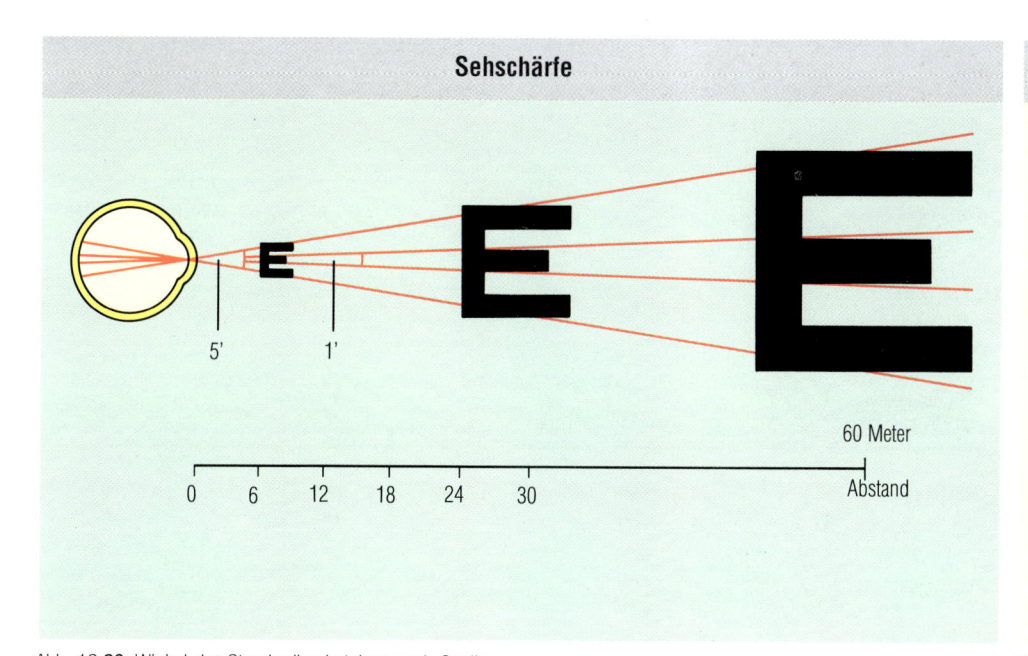

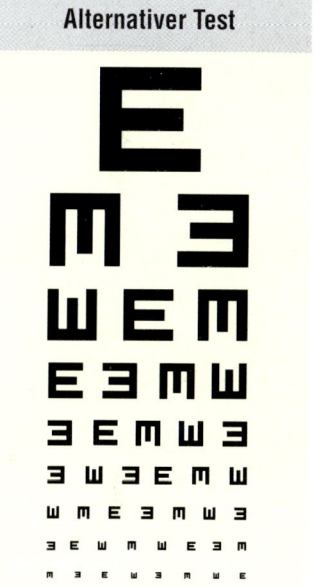

Abb. 12.20 Winkel der Standardbuchstaben nach Snellen

Abb. 12.21 Alternativer Test für Leseunkundige

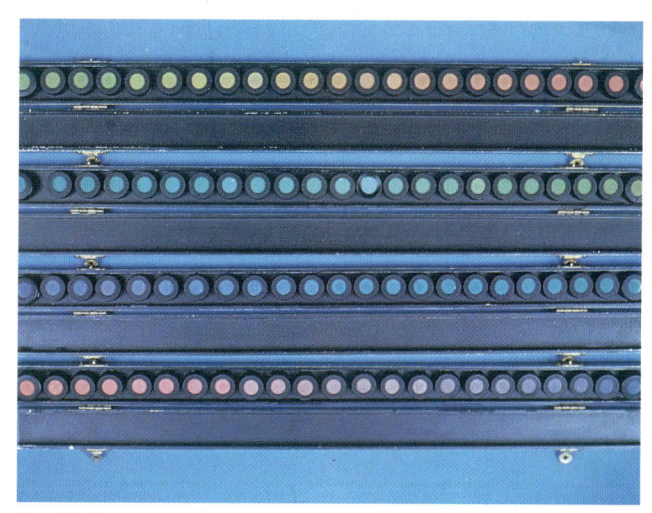

Abb. 12.22 Seite einer Standardlesetafel

Abb. 12.23 Farbtest nach Farnsworth-Munsell

Nervensystem

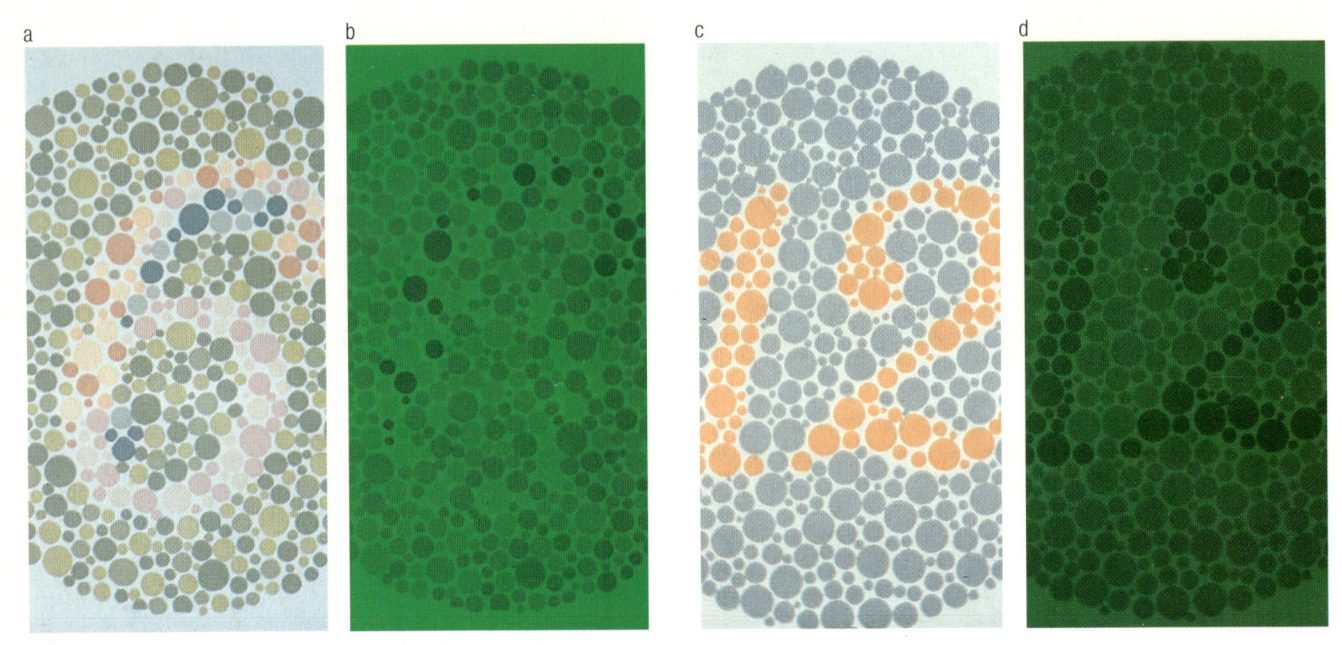

Abb. 12.**24** 2 Tafeln der Ishihara-Serie. Ein Patient mit normaler Farbtüchtigkeit liest sowohl (**a**) als auch (**c**) ohne Schwierigkeiten. Bei einer Rot-grün-Schwäche kann der Patient die 6 (**b**) nicht lesen, ist aber in der Lage die 12 (**d**) korrekt zu lesen

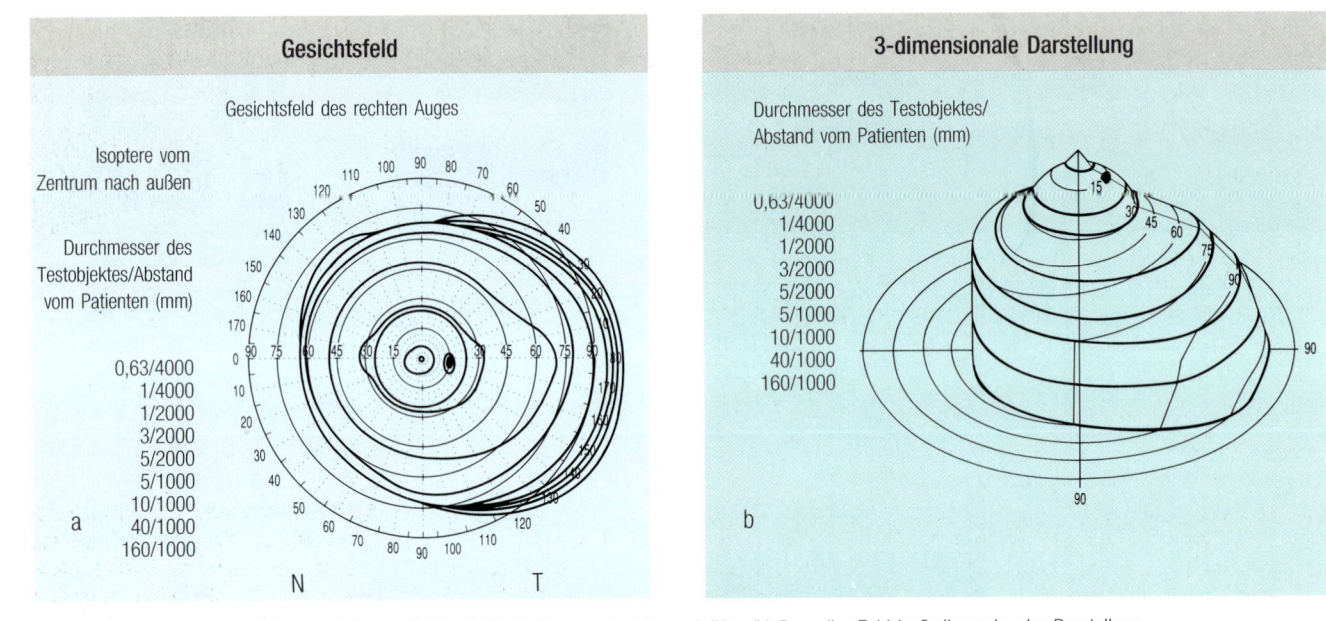

Abb. 12.**25** (**a**) Gesichtsfeld auf einem Bjerrum-Schirm bei Objekten verschiedener Größe. (**b**) Dasselbe Feld in 3-dimensionaler Darstellung

Farbensehen

Die Prüfung des Farbsinnes beruht darauf, daß es 3 Arten von Zapfen gibt, deren spektrale Empfindlichkeit die Spannweite des Farbsehens abdeckt. Tests am Bett sind prinzipiell geeignet, um angeborene Störungen des Farbsinnes zu erkennen. Der Farnsworth-Munsell-Test (Abb. 12.23) erfordert, daß der Patient die Farbintensität von 84 farbigen Hütchen angibt. Eine Rot-grün-Schwäche kann schneller mit der Ishihara-Testtafel erkannt werden (Abb. 12.24), wobei die Prüfung bei Tageslicht erfolgen muß, da künstliches Licht die Schattierungen der Farben beeinflussen kann. Die Tafeln werden ca. 75 cm vor das Auge gehalten und der Patient liest die Tafeln 1 bis 15.

Wenn mindestens 13 Tafeln korrekt gelesen werden, kann der Farbsinn als normal betrachtet werden.

Gesichtsfeld

Die Empfindlichkeit der Retina nimmt mit zunehmendem Abstand von der Fovea ab. Die Überprüfung des Gesichtsfeldes definiert Stellen, an denen ein Objekt bestimmter Größe oder Helligkeit entdeckt wird. Ein Isopter ist die Linie, die man erhält, wenn diese Stellen miteinander verbunden werden. Meist wird das Gesichtsfeld für 1 oder 2 Objekte

Hirnnerven

Gesichtsfelder

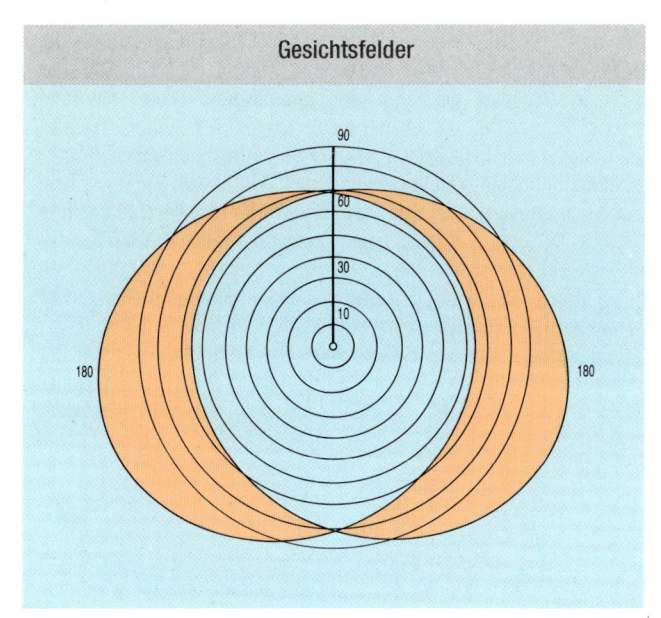

Abb. 12.26 Übereinander gelegte Gesichtsfelder, die binokulare und monokulare Komponenten darstellen

Überprüfung des Gesichtsfeldes

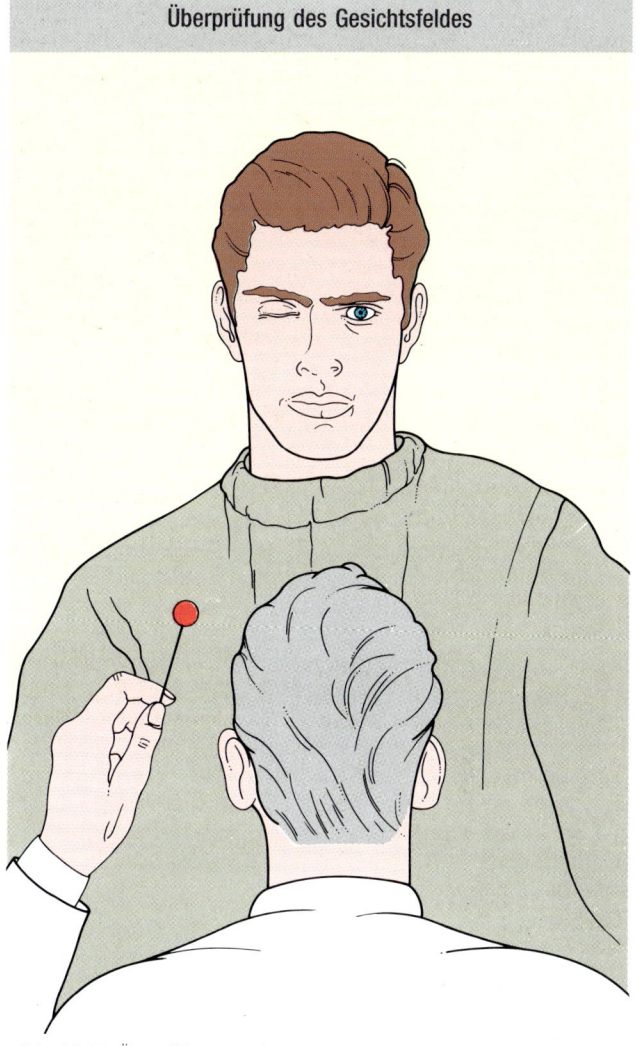

Abb. 12.27 Überprüfung des Gesichtsfeldes

aufgezeichnet. Werden mehrere Objekte verwendet, ergibt sich ein Bild, das einer Konturkarte ähnelt (Abb. 12.25). Das Gesichtsfeld ist nicht symmetrisch. Es dehnt sich nach oben und nach medial ca. 60 Grad, nach temporal ca. 100 Grad und nach unten ca. 75 Grad aus. Der blinde Fleck entspricht der Makula und liegt ca. 15 Grad temporal des Fixationspunktes. Das Gesichtsfeld ist für ein farbiges Objekt, das die Funktion der Zapfen prüft, kleiner als das eines weißen Objektes derselben Größe. Nur die zentralen Anteile beider Gesichtsfelder überlappen, da sie von beiden Augen abgedeckt werden. Die temporalen Gesichtsfeldränder repräsentieren nur jeweils ein Auge (Abb. 12.26). Mit der statischen Perimetrie wird geprüft, an welchen Stellen ein unbewegliches Objekt unterschiedlicher Helligkeit erkannt wird. Mit der kinetischen Perimetrie wird geprüft, an welchen Stellen bewegliche Objekte erkannt werden.

Sehprüfung

Zur Prüfung des Gesichtsfeldes am Bett sitzt der Untersucher ca. 1 m vom Patienten entfernt. Die Auswahl des Objektes hängt unter anderem vom Alter des Patienten, von seiner Kooperationswilligkeit und von der erwarteten Art des Gesichtsfeldausfalles ab. Bei Kindern oder wenig kooperativen Erwachsenen wird eventuell keine verwertbare Reaktion erhalten oder kann nur als Schreckreaktion erhalten werden (plötzliche, unerwartete Handbewegung). Bei kooperativen Erwachsenen und älteren Kindern werden entweder ein bewegter Finger oder farbige Objekte verwendet. Wenn das linke Gesichtsfeld getestet wird, muß das rechte Auge mit der rechten Hand abgedeckt werden. Der Untersucher deckt dabei sein eigenes linkes Auge ab (Abb. 12.27). Bei der Untersuchung muß das linke Auge des Patienten auf das rechte Auge des Untersuchers fixiert bleiben. Die Grenzen des Gesichtsfeldes können bestimmt werden, indem der bewegte Finger der rechten Hand in die 4 Quadranten des Gesichtsfeldes bewegt wird. Hand- oder Fingerbewegungen stellen zu grobe Reize dar, um Ausfälle des zentralen Gesichtsfeldes prüfen zu können, daher sollte hierfür ein kleiner farbiger Gegenstand verwendet werden. Zuerst sollte der blinde Fleck gesucht werden, damit die Aussagekraft der Methode und die Mitarbeit des Patienten geprüft werden kann. Eine Nadel mit einem ca. 1 cm großen, roten Kopf wird entlang des horizontalen Meridians in das temporale Gesichtsfeld gehalten. Dem Patienten wird erklärt, daß er angeben muß, wann das Nadelköpfchen nicht mehr und wann es wieder sichtbar ist. Sobald die Lage des blinden Flecks bekannt ist kann seine Form bestimmt werden. Dabei ist zu bedenken, daß der blinde Fleck des Patienten mit dem des Arztes nur zusammenfällt, wenn beide exakte gleiche Kopfhaltungen haben, daher weicht in der Regel Lage und Größe des blinden Fleckes beim Patienten von der des Untersuchers ab. Anschließend wird das zentrale Gesichtsfeld untersucht.

Gesichtsfeldausfälle

Skotome

Ein Skotom ist ein Gebiet verminderten Sehens, in dessen Umgebung die Sehfähigkeit mehr oder weniger unbeeinträchtigt ist. Ein absolutes zentrales Skotom besteht im Gebiet um den Fixationspunkt, in dem kein optischer Stimulus wahrgenommen wird. Ein relatives zentrales Skotom ist ein Gebiet, in dem Gegenstände zwar gesehen werden, aber deren Farbe schwach oder weniger gesättigt erscheint als in der

12.19

Umgebung (Abb. 12.**28**). Ein zentrozäkales Skotom dehnt sich vom Fixationspunkt bis zum blinden Fleck nach temporal aus.

Bitemporale Hemianopie

Bei der bitemporalen Hemianopie fehlen die temporalen Hälften der Gesichtsfelder. Sie entsteht durch Schädigungen im Chiasma opticum. In Frühstadien ist der Gesichtsfeldausfall nur zu entdecken, wenn ein farbiger Gegenstand über den vertikalen Meridian bewegt wird. Bewegt sich der Gegenstand vom intakten nasalen Gesichtsfeld in das geschädigte temporale Gesichtsfeld, wird seine Farbe schwächer (Abb. 12.**29**).

Homonyme Hemianopie

Bei einer homonymen Hemianopie besteht ein Gesichtsfeldausfall der linken oder rechten Hälfte des Gesichtsfeldes. Bei einer kompletten rechtsseitigen homonymen Hemianopie fehlt deshalb das temporale Gesichtsfeld des rechten Auges und das nasale Gesichtsfeld des linken Auges. Homonyme Hemianopien können, abhängig von ihrer Größe, entdeckt werden, indem das Gesichtsfeld mittels eines bewegten Fingers oder farbiger Gegenstände geprüft wird. Bestehen halbseitige Gesichtsfeldausfälle, sollte der Gegenstand, mit dem das Gesichtsfeld geprüft wird (meist der bewegte Finger) in beiden peripheren Gesichtsfeldhälften gleichzeitig präsentiert werden. Bei Läsionen des Parietallappens, besonders auf der nichtdominanten Hemisphäre, wird ein Gegenstand, der einzeln im kontralateralen Gesichtsfeld gezeigt wird, nur solange wahrgenommen, bis ein vergleichbarer Gegenstand auch im ipsilateralen Gesichtsfeld präsentiert wird (visuelle Unterdrückung, Unaufmerksamkeit, Abb. 12.**30**).

Spiegelung des Augenhintergrundes

Meist ist es nicht erforderlich Mydriatika zu geben, um den zentralen Fundus zu spiegeln. Besteht eine Miosis oder ist die Hintergrundbeleuchtung zu hoch, wird der Patient zur Spiegelung des Augenhintergrundes in einen abgedunkelten Raum gebracht. Erst wenn dann die Pupillen immer noch nicht ausreichend weit sind kann ein Mydriatikum in das Auge getropft werden. Bei bewußtlosen Patienten darf dies nicht erfolgen. Bei bewußtseinsklaren Patienten muß dies in die Krankenakte aufgenommen werden. Bei Patienten mit Glaukom sollen keine Mydriatika verwendet werden. Am Ende der Untersuchung kann der Effekt des Mydriatikums durch die Gabe von 2prozentigem Pilocarpin antagonisiert werden.

Bei der direkten Ophthalmoskopie wird Licht über einen Spiegel auf die Retina gelenkt. Durch eine Serie von Linsen unterschiedlicher Brechkraft wird das reflektierte Licht auf der Retina des Arztes fokusiert. Das Gesichtsfeld umfaßt ca. 6,5 Grad und das Bild steht aufrecht. Trägt der Patient eine Brille mit relevanter Korrektur, wird die Untersuchung manchmal erleichtert, wenn er die Brille bei der Untersuchung trägt. Während der Untersuchung soll der Patient ein entferntes Ziel fixieren (Abb. 12.**31**).

Zuerst wird die Makula untersucht, um deren Form, Farbe und Begrenzung zu bestimmen. Der temporale Rand der Papille ist etwas blasser als der nasale Rand. Die physiologische Muldenbildung kann verschieden groß sein, dehnt sich aber selten bis zum temporalen, nie bis zum nasalen Rand der Makula aus. Die Blutgefäße verlaufen unverändert über die Ränder der Makula hinweg (Abb. 12.**32**).

Die Arterien sind schmäler und heller als die Venen. Sie weisen einen längsverlaufenden blassen Streifen als Folge der Lichtreflexion ihrer Wand auf. Die Venen der Retina sollten an der Stelle, wo sie in die Papille übergehen, genauer betrachtet werden. Bei ca. 80% der gesunden Personen pulsieren die Venenwände. Diese Pulsation verschwindet, sobald der intrakranielle Druck über 200mm Wassersäule steigt. Deshalb ist diese Pulsation ein sehr empfindlicher Hinweis auf einen normalen intrakraniellen Druck. Um dieses physiologische Zeichen zu erkennen ist Übung erforderlich. Es erspart aber zahllose Hinweise auf den „Verdacht einer Papillenschwellung". Der Fundus wird auf Hämorrhagien und Exsudate untersucht, deren Lage am besten durch ein kleines Diagramm oder durch Beschreibung (die Makula wird dazu als Zifferblatt betrachtet), dokumentiert wird (Bsp.: „Große Hämorrhagie bei 6 Uhr, einen Makuladurchmesser von der Makula entfernt"). Zuletzt kann das Muster der Nervenfasern in der Retina bestimmt werden, indem Licht ohne Rotanteil verwendet wird.

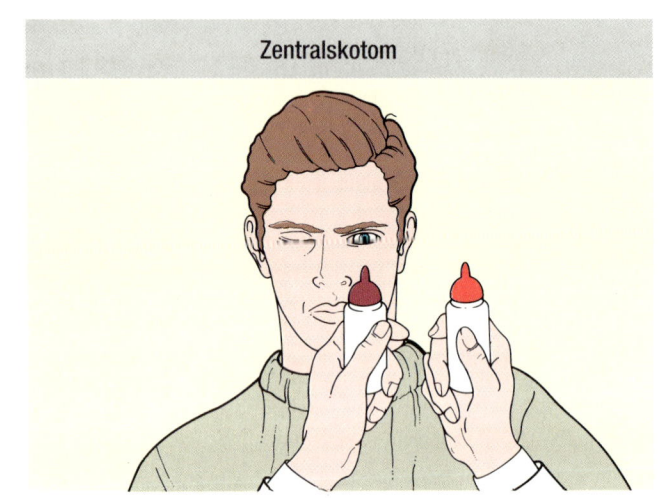

Abb. 12.**28** Vergleich der Farbtüchtigkeit zwischen zentralem und peripherem Gesichtsfeld. Im dargestellten Beispiel eines Patienten mit einem zentralen Skotom erscheint das rote Objekt im zentralen Feld braun

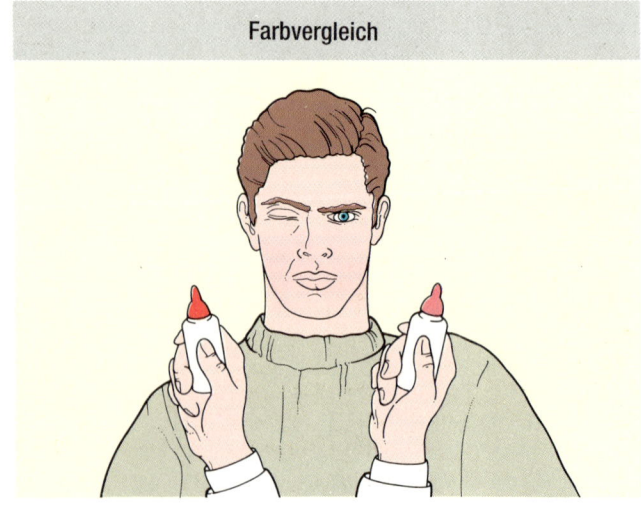

Abb. 12.**29** Vergleich farbiger Objekte im Nasal- und Temporalfeld

Klinische Relevanz

Optikusatrophie

Eine Optikusatrophie entsteht immer dann, wenn die Ganglienzellen oder die Axone zwischen der Nervenfaserschicht der Retina und dem Corpus geniculatum laterale zerstört werden. Sie ist mit dem Verlust eines Großteils des Nervs verbunden. In der Vergangenheit wurden die Bezeichnungen primäre, sekundäre und konsekutive Optikusatrophie verwendet. Da diese Bezeichnungen aber nicht übereinstimmend verwendet werden, sollten sie vermieden werden.

Eine Optikusatrophie kann an einer Abblassung der Papille erkannt werden (Abb. 12.33). Die Abblassung beruht wahrscheinlich auf einer verminderten Vaskularisation und auf der Bildung von Glia durch Veränderungen der Struktur der Nervenfaserbündel in der Makula. Die Abblassung kann diffus oder segmental sein. Eine temporale Abblassung ist die häufigste Form der segmentalen Atrophie, da das papillomakuläre Nervenfaserbündel am leichtesten degeneriert, wenn der N. opticus durch Kompression oder metabolische Störungen geschädigt wurde. Eine Atrophie der Nervenfaserschicht der Retina im Gebiet der Makula führt zu dunklen Streifen, durch die die normale Streifung der Retina verloren geht (Abb. 12.34).

Visuelle Unterdrückung

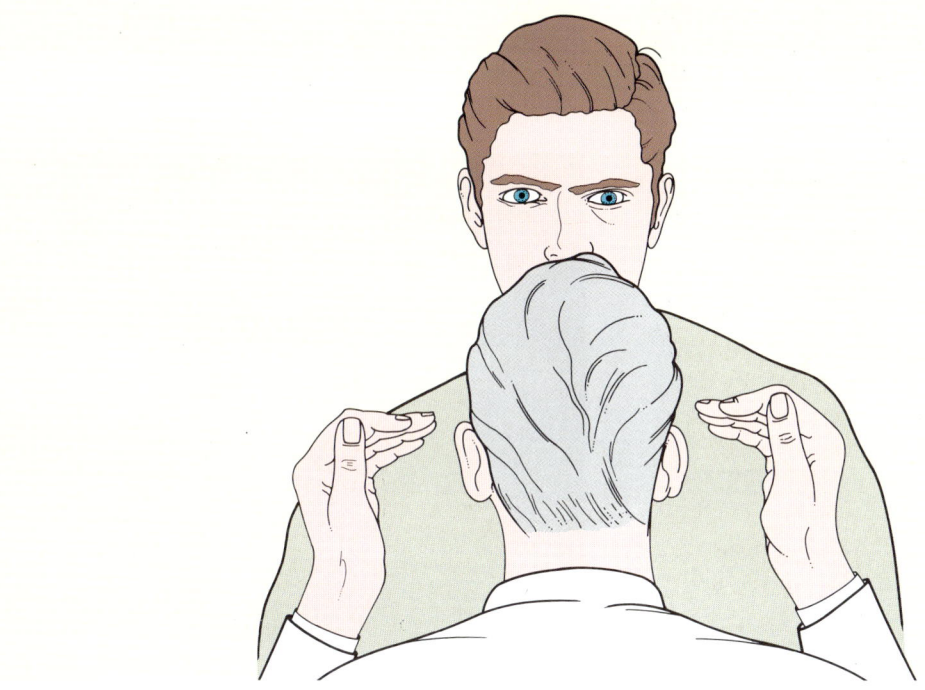

Abb. 12.**30** Gleichzeitige Fingerbewegungen in beiden Halbfeldern

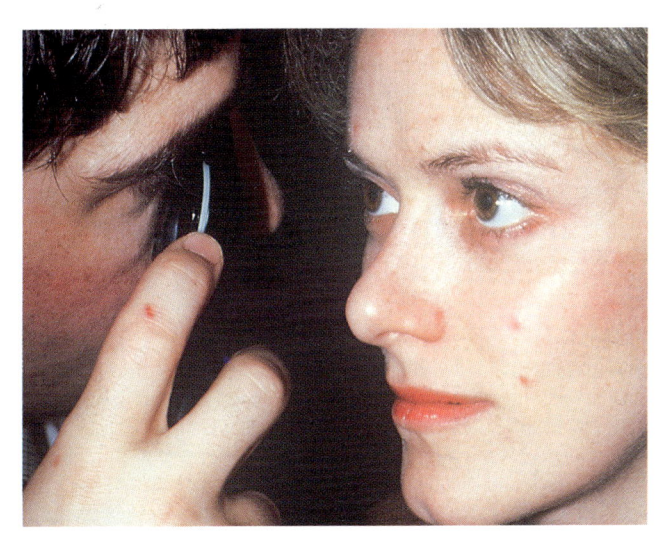

Abb. 12.**31** Direkte Funduskopie

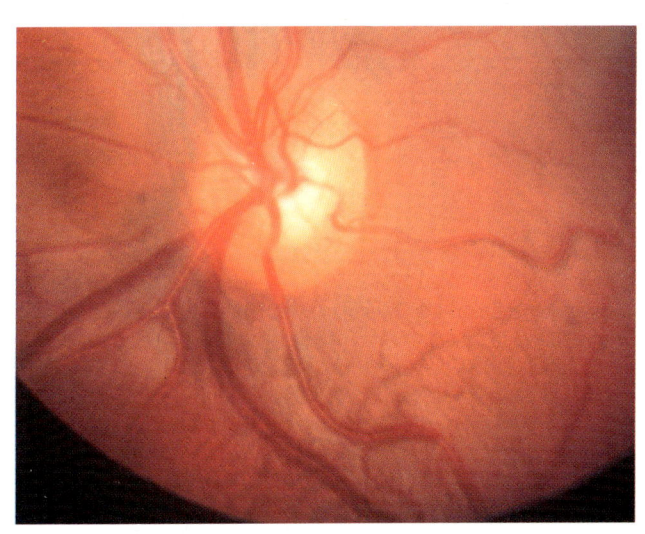

Abb. 12.**32** Normaler Fundus

Nervensystem

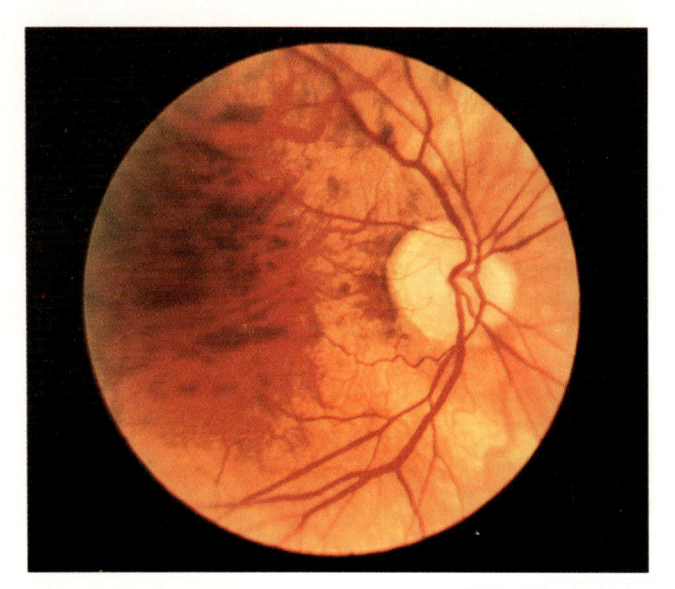

Abb. 12.33 Optikusatrophie

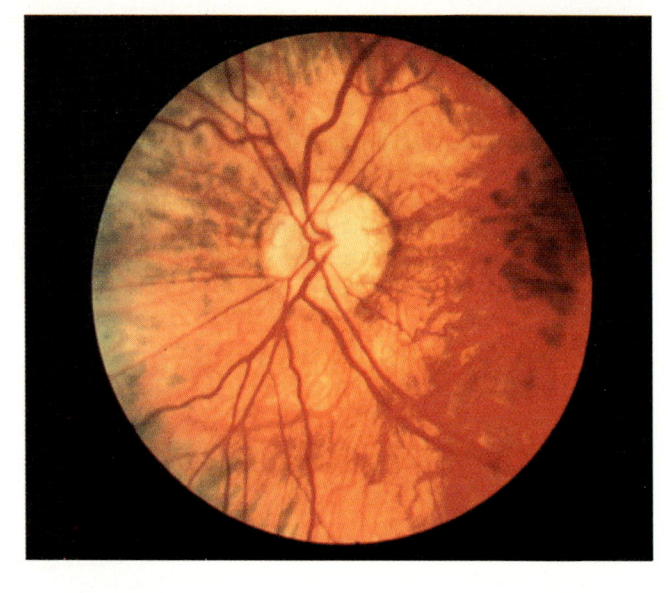

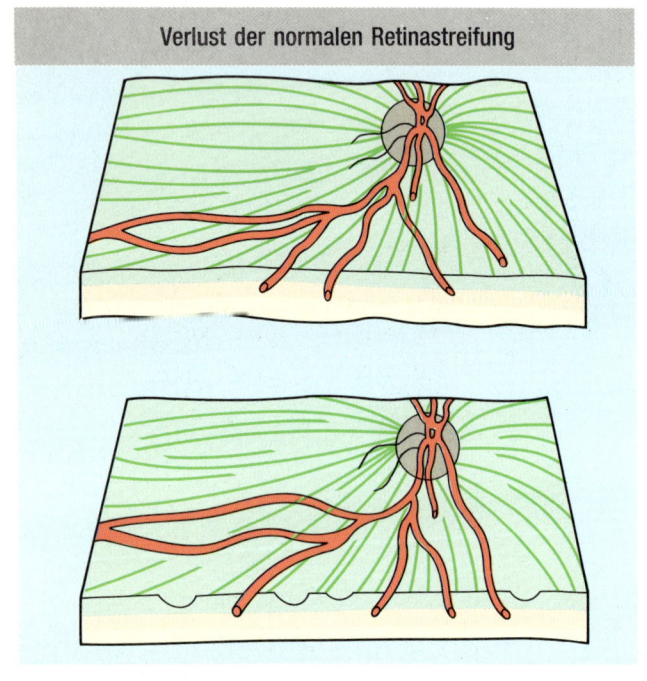

Abb. 12.34 Schematische Darstellung normaler (oben) und atrophischer retinaler Nervenfasern (unten)

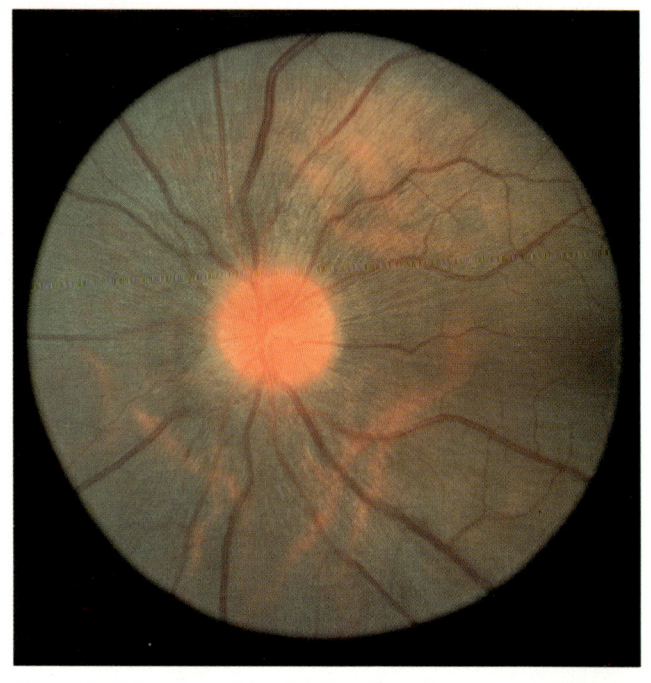

Abb. 12.35 Frühes Papillenödem. Erweiterte Nervenfaserbündel, oberflächliche Blutungen und eine Hyperämie der Makula

Die Farbe der Makula ist schon physiologischerweise interindividuell unterschiedlich, so daß die ophthalmoskopische Diagnose einer Optikusatrophie subjektiv beeinflußt wird. Deshalb sollte eine Optikusatrophie nie diagnostiziert werden, wenn es keine anderen Hinweise auf eine Schädigung des N. opticus gibt. Als weitere Kriterien für eine Optikusatrophie wurden die Zahl der sichtbaren Kapillaren auf der Makula oder das Vorliegen von Nervenfaseratrophien in der Retina empfohlen. Das erstgenannte Kriterium konnte bisher nicht bestätigt werden und um das letztgenannte Kriterium zu erkennen, ist eine große Erfahrung nötig. Die Inspektion der Retinagefäße ist wertvoll. Dünne Arteriolen deuten auf eine sekundäre Optikusatrophie infolge von Ischämie oder eines Zentralarterienverschlusses hin.

Papillenödem

Häufig haben Patienten trotz Papillenödem keine Sehstörungen, obwohl einige von diesen über eine passagere Abdunklung, die spontan auftritt oder durch Lageveränderungen ausgelöst wird, berichten. Papillenödeme treten meist beidseitig auf, können dabei aber unterschiedlich stark ausgeprägt sein. Die Pathogenese bleibt unklar. Der Ausdruck Papillenödem sollte solchen Fällen vorbehalten bleiben, bei denen die Papille sekundär infolge erhöhten intrakraniellen Druckes schwillt. Indem der intrakranielle Druck über den Subarachnoidalraum auf den N. opticus übertragen wird, entsteht eine

Hirnnerven

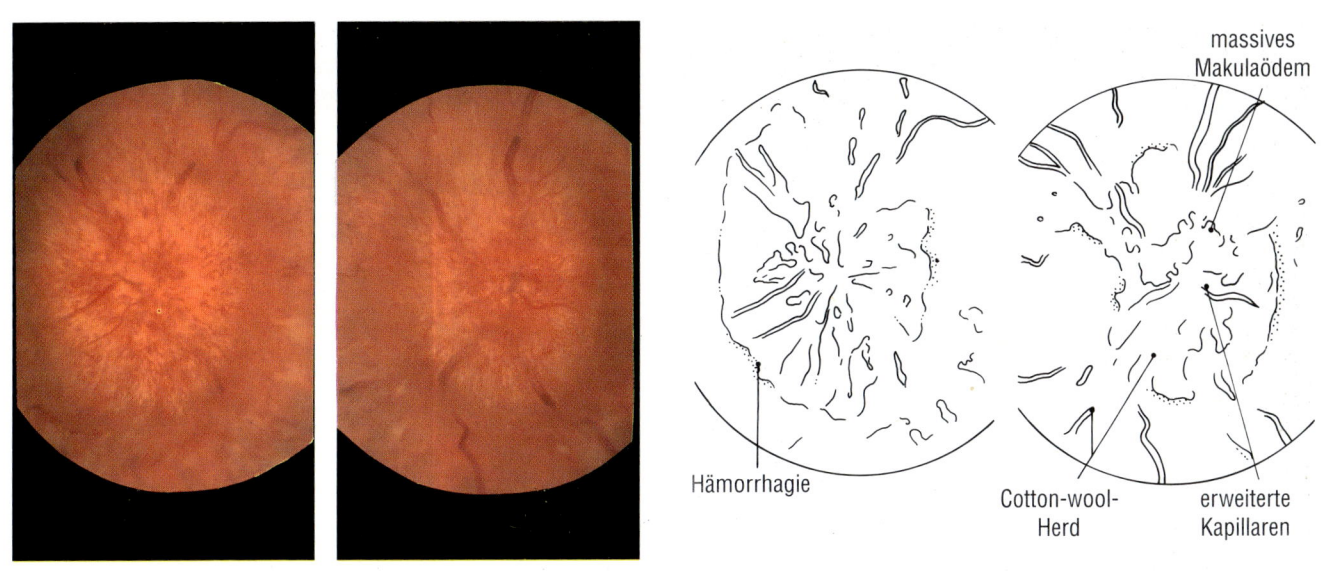

Abb. 12.36 Chronisches Papillenödem. Geschwollene Makula, erweiterte Kapillaren, Hämorrhagien und Cotton-wool-Herde

Vergrößerter blinder Fleck

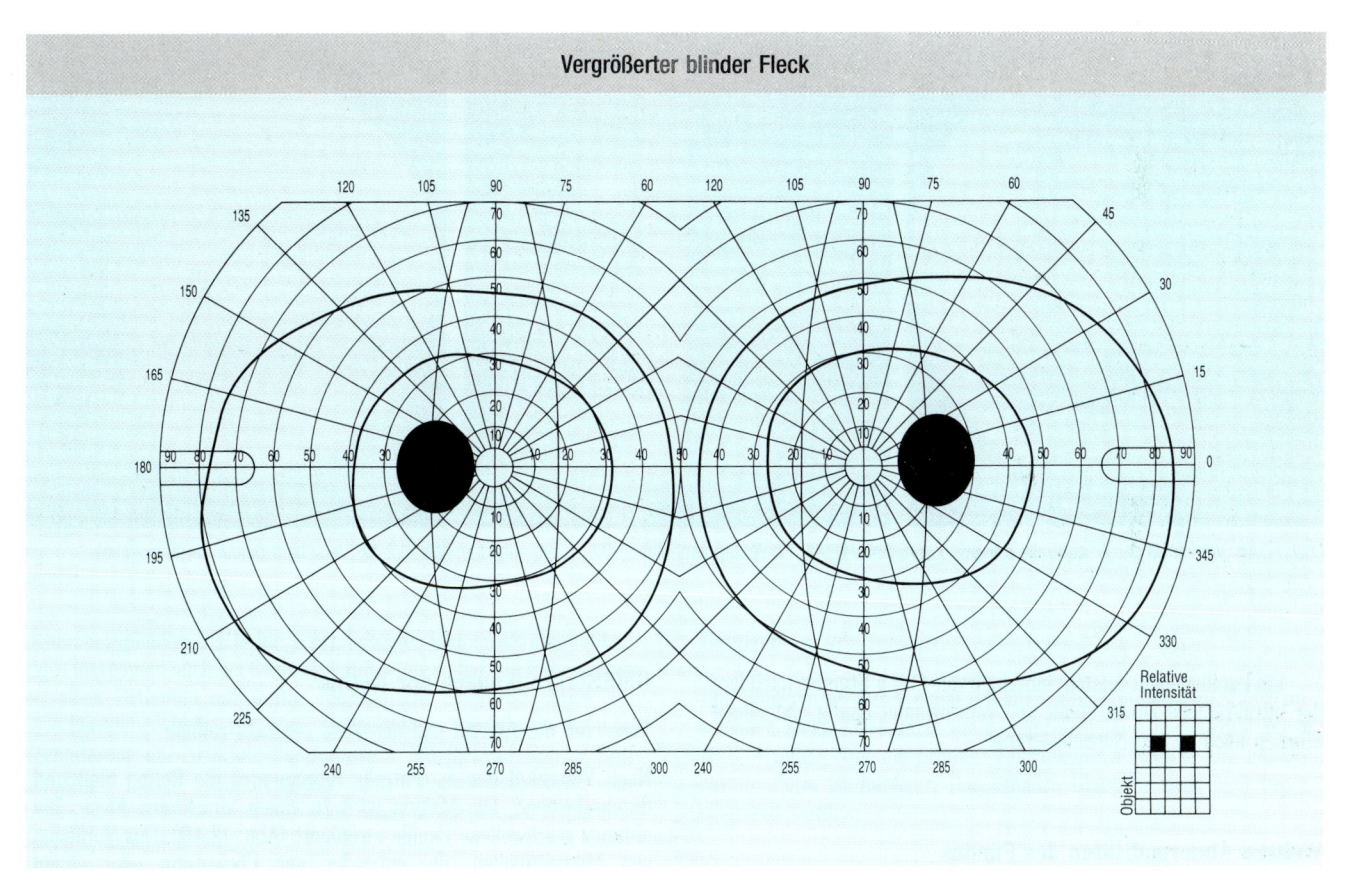

Abb. 12.37 Papillenödem. Gesichtsfelder mit beidseits vergrößertem blindem Fleck

venöse Stase und es wird sowohl der schnelle als auch der langsame axonale Fluß im N. opticus unterbrochen.

Die Entwicklung des Papillenödems führt zu einer Schwellung der Nervenfaserschicht (am besten mit Licht ohne Rotanteil sichtbar) und dann zu Hämorrhagien. Die Papille wird durch Erweiterung der Kapillaren hyperämisch, ihre Begrenzung wird unscharf und die Venen pulsieren nicht mehr (Abb. 12.35). Bei voll ausgeprägtem Papillenödem sind die Venen der Retina prall gefüllt, die Papillenränder sind abgedunkelt und flammenförmige Hämorrhagien sowie Cotton-wool-Flecke (Folge des Retinainfarktes) entstehen. Die Gefäße verlaufen geschlängelt (Abb. 12.36). Oftmals kann in diesem Stadium bei der Prüfung des Gesichtsfeldes lediglich ein vergrößerter blinder Fleck gefunden werden (Abb. 12.37). In späteren Stadien des Papillenödems entstehen harte Exsudate in der Papille, die atrophiert. Weitere Einschränkungen des Gesichtsfeldes entstehen durch Schädigungen der Fibrae arcuatae und Verengungen in der Peripherie.

Nervensystem

Schädigungen des Nervus opticus

Schädigungen des N. opticus führen zu einseitigen Sehstörungen. Die Sehschärfe ist meist vermindert und die Farbwahrnehmung gestört (besonders für rot und grün). Es besteht eine Störung im afferenten Schenkel des Pupillenreflexes. Am häufigsten entsteht dabei ein zentrales Skotom (Abb. 12.48). Bei Kompression des N. opticus atrophiert dieser erst relativ spät, es kann aber ein Exophthalmus auftreten, wenn der ursächliche Prozeß die Orbita betrifft.

Läsionen des Chiasma opticum

Die meisten Chiasmasyndrome entstehen durch Kompression (Hypophysentumoren, Meningeome, Kraniopharyngeome) und äußern sich als bitemporale Hemianopie, wobei allerdings Unterschiede im Ausmaß des Gesichtsfeldausfalles bestehen, die von der genauen Lokalisation der Raumforderung in bezug auf das Chiasma abhängen. Typischerweise ist der Gesichtsfeldausfall asymmetrisch (Abb. 12.49). Patienten klagen häufig über Sehen von Doppelbildern, da die

Zentralskotom

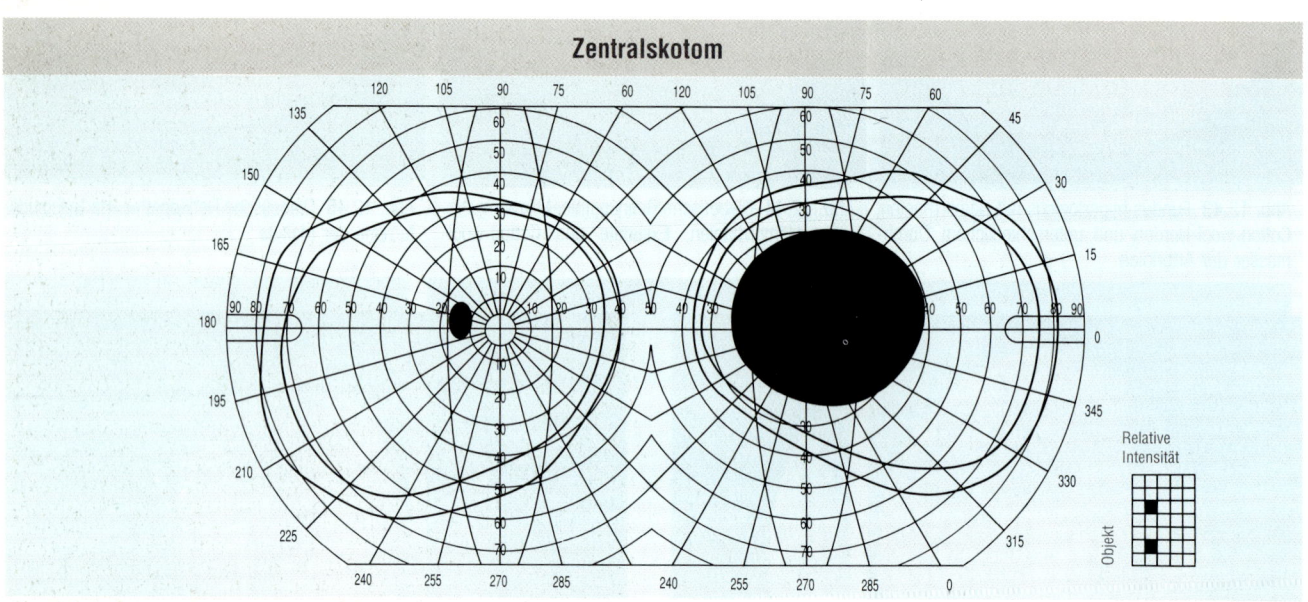

Abb. 12.48 Großes Zentralskotom rechts

Kompression des Chiasma opticum

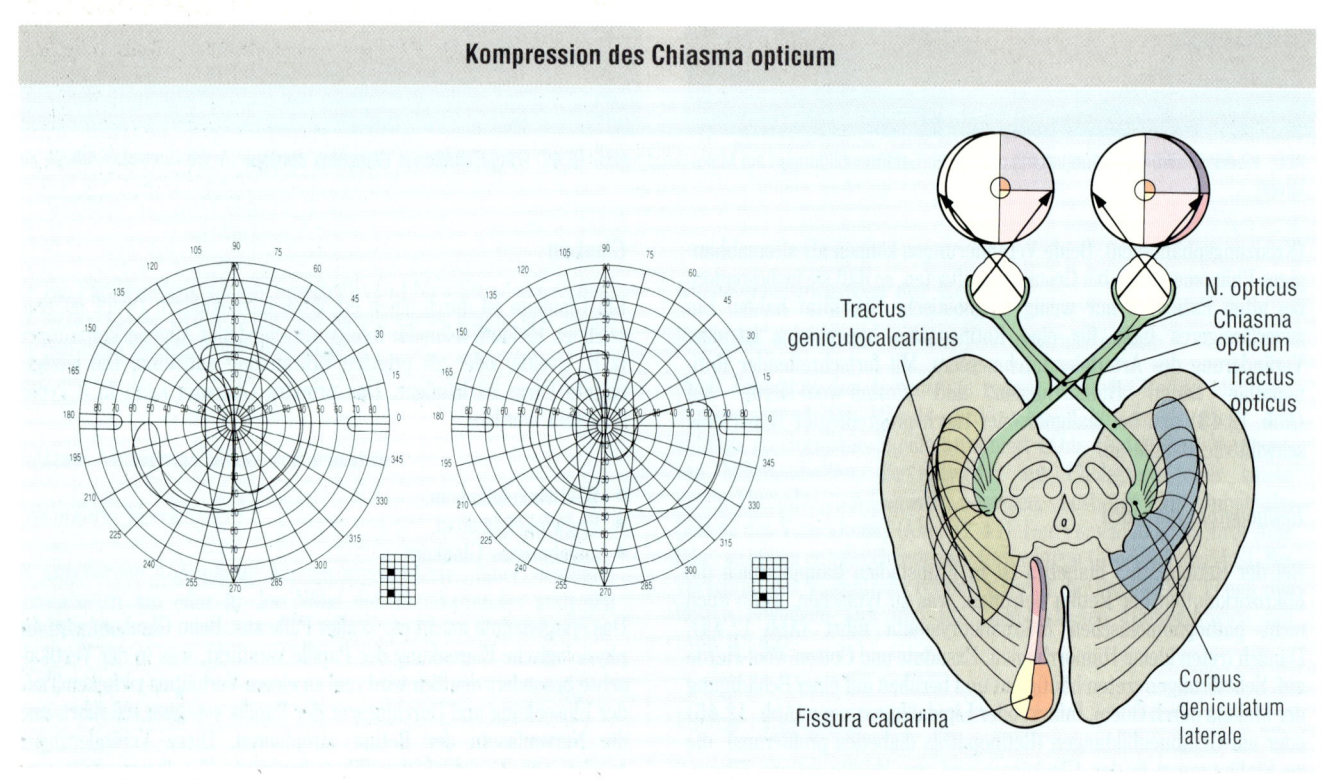

Abb. 12.49 Sehbahn (links) mit einem Gesichtsfeldausfall durch Kompression des Chiasma opticum (rechts)

12.26

Integration der nasalen Gesichtsfelder nicht mehr gelingt. Eine Optikusatrophie kann Jahre verzögert auftreten. Da die nasalen Nervenfasern der Retina, die das temporale Gesichtsfeld repräsentieren, horizontal in die Papille münden, betrifft die Atrophie vorwiegend einen beidseits der Papille liegenden Sektor um den horizontalen Meridian (Abb. 12.50).

Läsionen des Tractus opticus und des Corpus geniculatum laterale

Derartige Schädigungen sind selten. Eine Schädigung des vorderen Teiles des Tractus opticus (vor Eintritt der homonymen Nervenfasern) führt zu einer homonymen Hemianopie, bei der die Gesichtsfeldausfälle auf beiden Seiten nicht gleich sind (Abb. 12.51). Bei einer Optikusatrophie infolge von Schädigungen des Tractus opticus sind die nasalen Anteile des kontralateralen und die temporalen Anteile des ipsilateralen Auges betroffen.

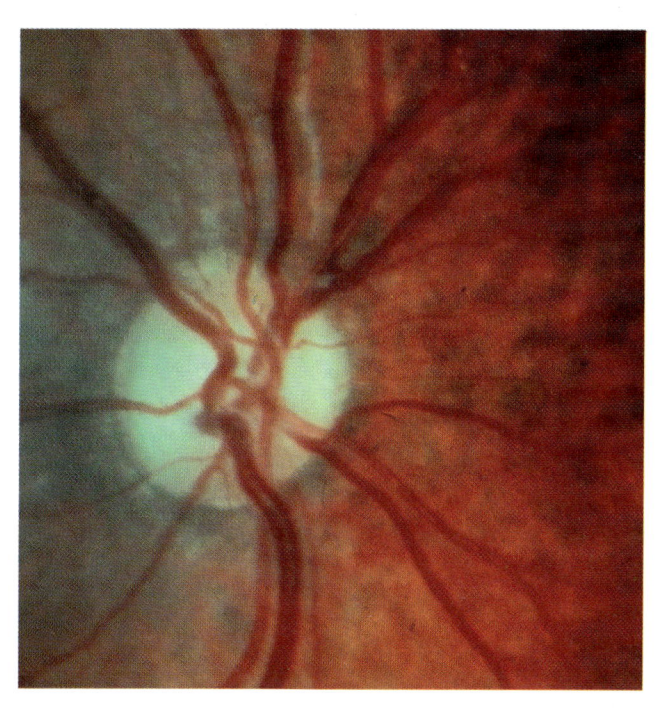

Abb. 12.50 Muster der Atrophie des Sehnervs bei Kompression des Chiasma opticum. Anfangs sind die temporalen und nasalen horizontalen Sektoren betroffen

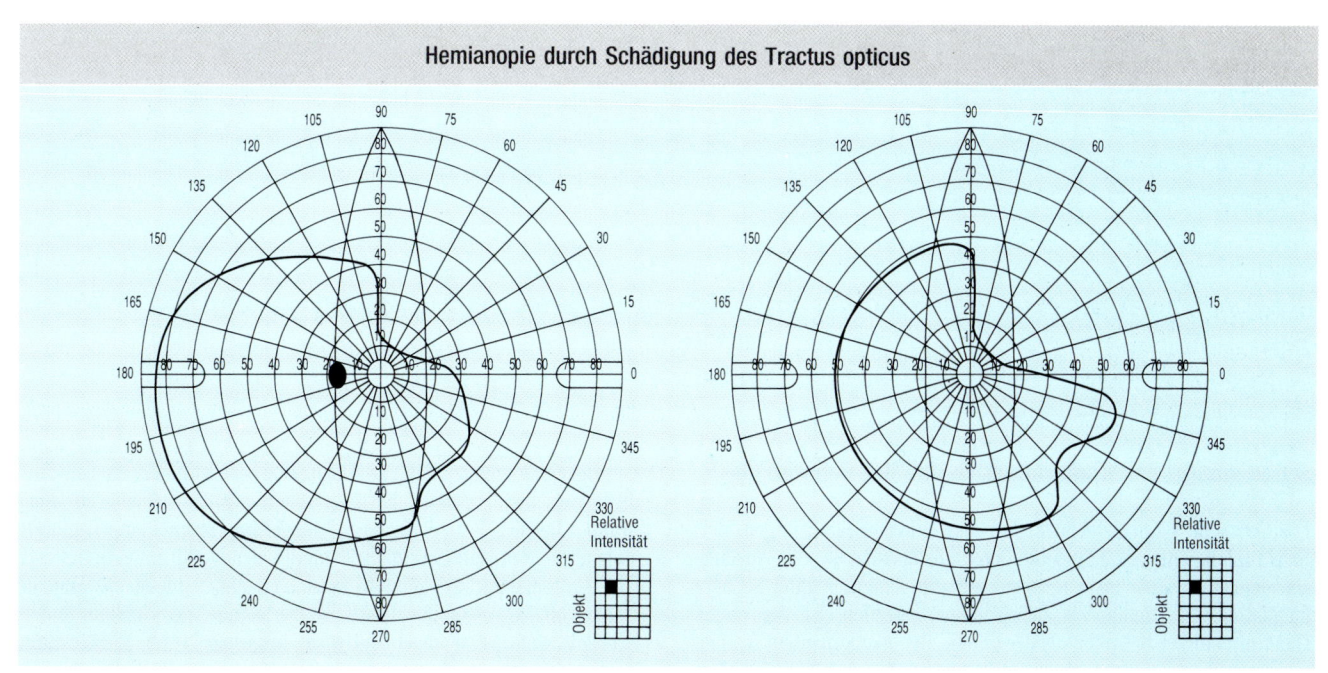

Abb. 12.51 Inkongruente homonyme Hemianopie rechts bei Schädigung des linken Tractus opticus

Nervensystem

Homonyme Hemianopie des oberen Quadranten

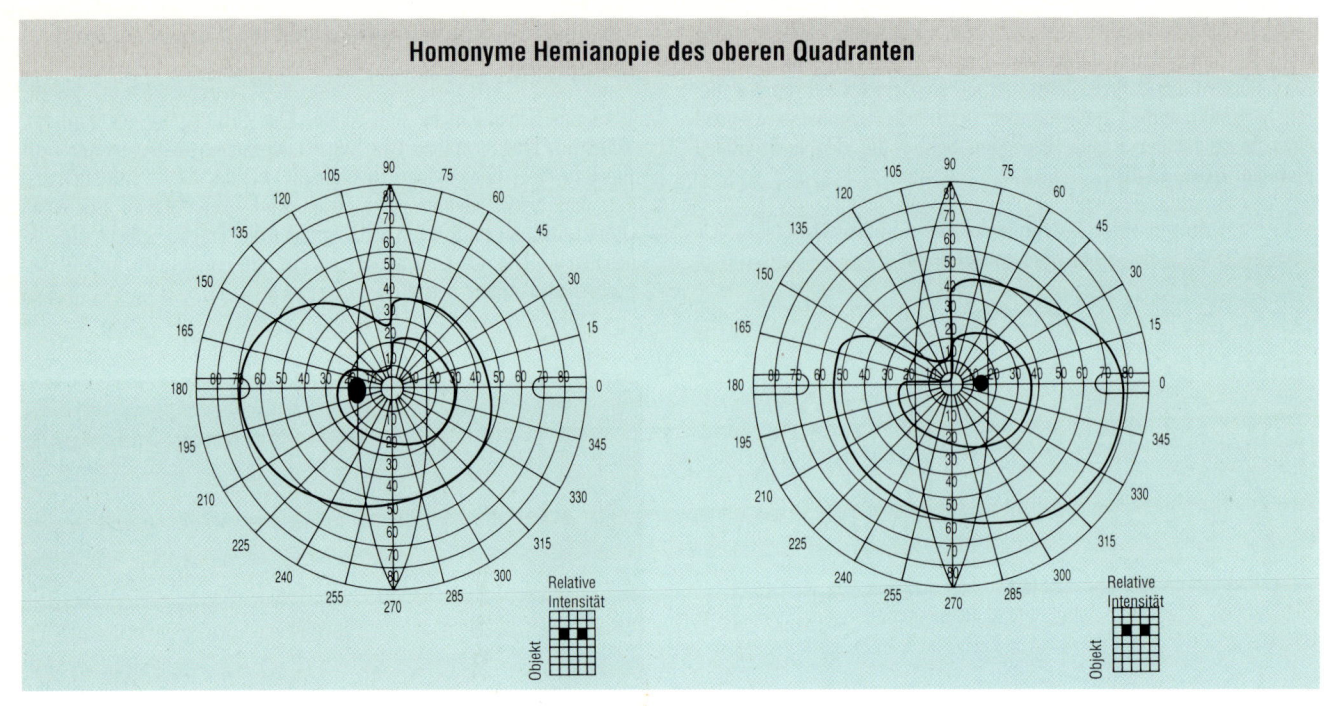

Abb. 12.**52** Inkongruente homonyme Hemianopie des linken oberen Quadranten bei Schädigung des temporalen Teiles der rechten Sehstrahlung

Rechtsseitige homonyme Hemianopie

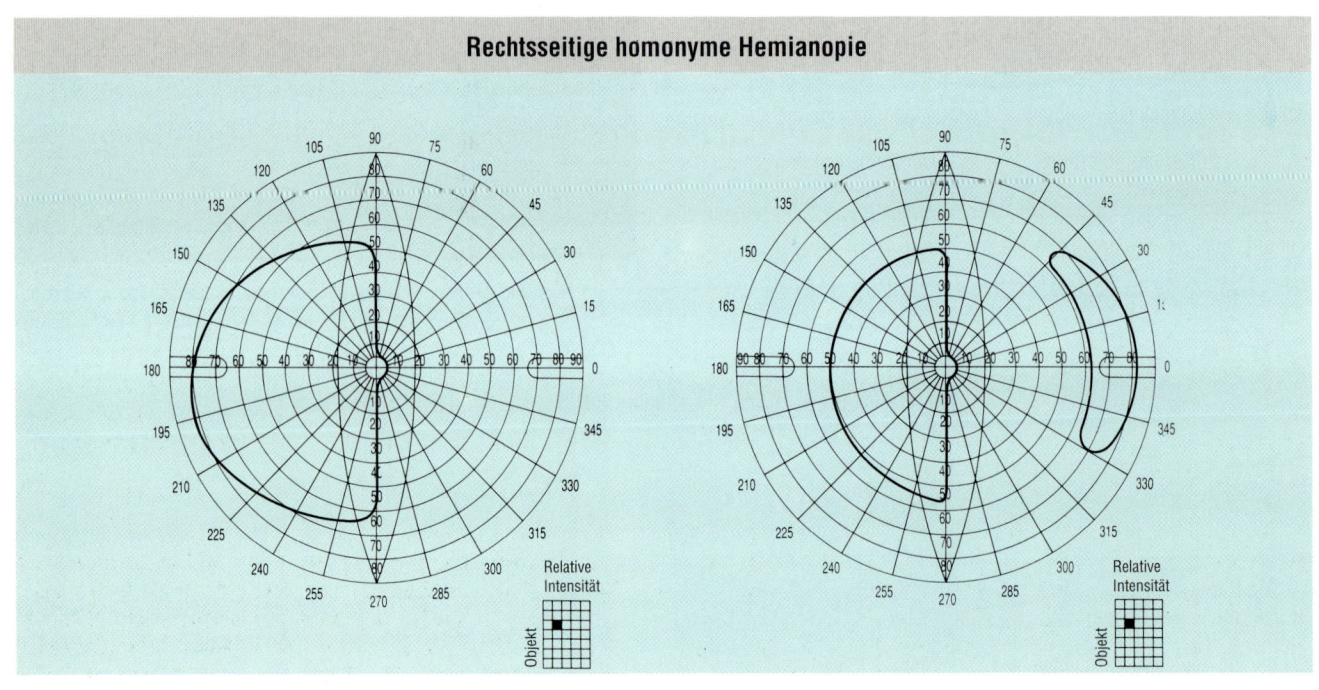

Abb. 12.**53** Homonyme Hemianopie rechts unter Aussparung der Makula und des temporalen, peripheren Halbmondes des rechten Auges

Schädigungen der Radiatio optica und des Sehzentrums

Die Art des Gesichtsfeldausfalles, die durch Schädigungen der Sehstrahlung entsteht, hängt von deren Lokalisation ab. Alle Ausfälle sind homonym, aber nicht notwendigerweise kongruent. Bei Schädigungen, die die temporale Sehstrahlung betreffen, ist der obere Quadrant stärker betroffen als der untere. Bei inkongruentem Ausfall ist das nasale Gesichtsfeld des ipsilateralen Auges stärker als das temporale Gesichtsfeld des kontralateralen Auges eingeschränkt (Abb. 12.**52**).

Bei Schädigungen des Parietallappens besteht häufig ein vollständiger Gesichtsfeldausfall, der aber selten primär die unteren Quadranten betrifft. Pathologische Störungen im Okzipitallappen führen zu kongruenten Defekten, die vollständig, den Quadranten betreffend oder skotomartig sein können. In einigen Fällen bleibt die Makula wahrscheinlich wegen der dualen Blutversorgung des Gebietes in der Sehrinde, auf das sie abgebildet wird, ausgespart (Abb. 12.**53**). Eine isolierte homonyme Hemianopie entsteht meist in der Sehrinde und beruht fast immer auf einer Gefäßerkrankung. Bei Schädigungen des Temporal- oder Parietallappens, die zu Gesichtsfeldausfällen führen,

Hirnnerven

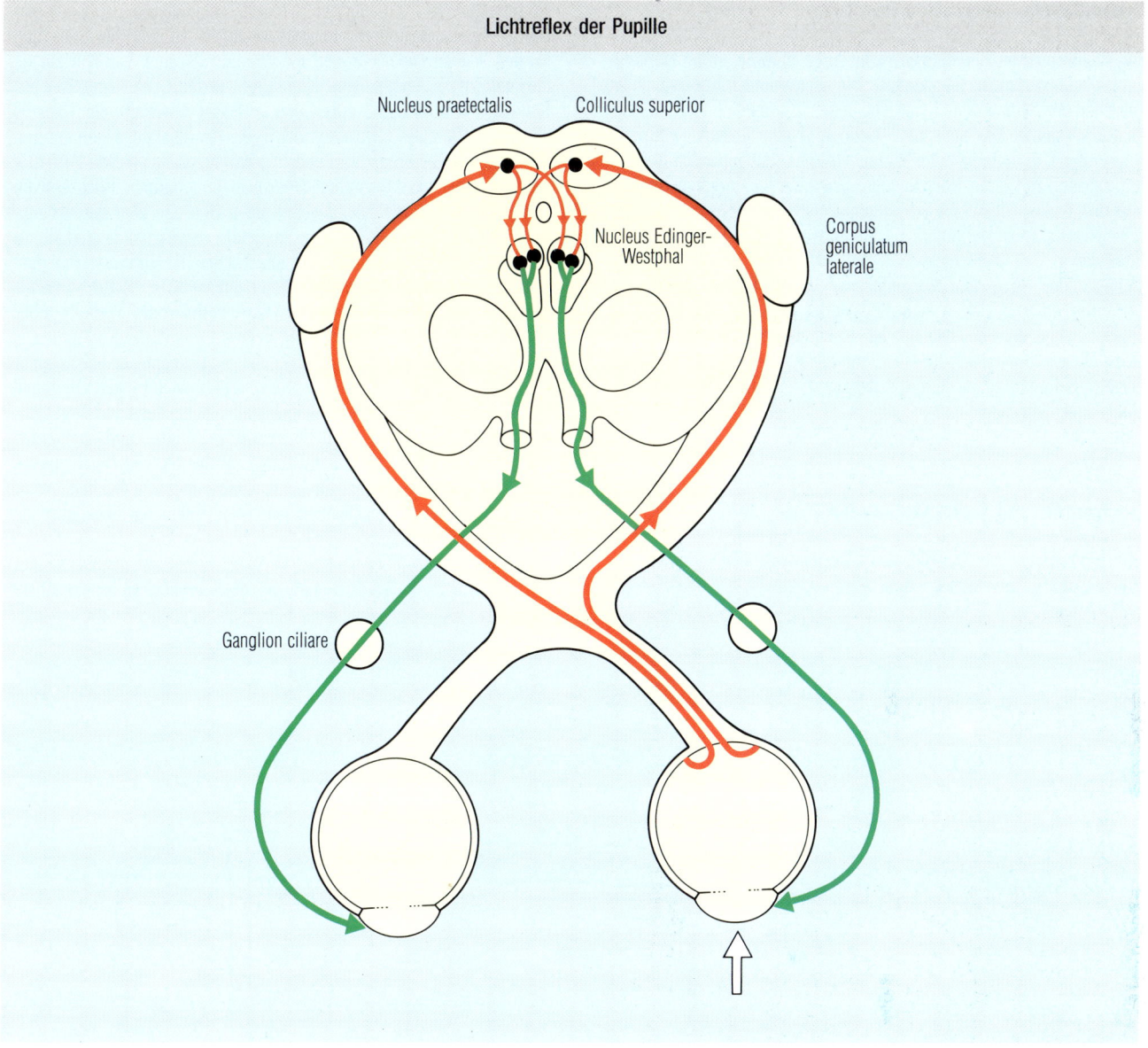

Lichtreflex der Pupille

Abb. 12.54 Reflexbogen der Pupillenreaktion auf Licht. Die Nervenfasern des linken Auges kreuzen im Chiasma opticum und münden in beide Kerne des III. Hirnnervs

treten meist weitere Symptome auf. Außerdem ist der pathologische Prozeß häufiger neoplastischer als vaskulärer Genese.

Ein beidseitiger Infarkt der Sehrinde führt zur „Rindenblindheit". Die Pupillenreflexe bleiben erhalten. Manchmal tritt eine Negierung der Sehstörung auf und visuelle Details werden konfabuliert (Anton-Syndrom).

Nervus oculomotorius, Nervus trochlearis und Nervus abducens (III., IV. und VI. Hirnnerv)

Aufbau und Funktion

Reflexbahn der Pupillenreaktion auf Licht

Die Reflexbahn für die Pupillenreaktion auf Licht beginnt in den Stäbchen und Zapfen. Die Nervenfasern dieser Rezeptoren kreuzen teilweise im Chiasma opticum und verlassen den Tractus opticus bevor dieser das Corpus geniculatum laterale erreicht. Sie verlaufen weiter über das Brachium colliculi superioris und den prätektalen Kernkomplex zum Nucleus Edinger-Westphal (Abb. 12.54). Jeder Lichtstimulus für ein Auge löst in beiden Augen einen symmetrisch auftretenden Pupillenreflex aus. Die für die Pupillenmotorik verantwortlichen Nervenfasern liegen im N. oculomotorius oberflächlich, bevor sie sich dessen inferiorem Teil bei ihrem Verlauf zum Ganglion ciliare anlagern. Nach synaptischer Umschaltung verlaufen die Nervenfasern in den Nn. ciliares breves weiter.

Konvergenzreaktion

Die Konvergenzreaktion besteht aus einer Verengung der Pupillen, einer Konvergenz der Augen und einer verstärkten Akkomodation. Die Akkomodation wird vom rostralen und mittleren Teil des Nucleus Edinger-Westphal kontrolliert. Die Efferenzen verlaufen im N. oculomotorius über das Ganglion ciliare zu den Nn. ciliares breves.

Nervensystem

Sympathische Innervation des Auges

Die sympathischen Nervenfasern zum Auge entspringen im Hypothalamus und verlaufen ungekreuzt. Die Neurone 1. Ordnung enden zwischen den Segmenten C8 und Th2 in den intermediolateralen Zellen im Rückenmark. Alle Neurone 2. Ordnung haben ihren Ursprung im Rückenmark in der ventralen Wurzel von Th1 und verlaufen über die unteren und mittleren Halsganglien, bevor sie im Ganglion cervicale superior enden (Abb. 12.55). Sudomotorische und vasokonstriktorische Nervenfasern verlaufen mit Ästen der A. carotis externa und innervieren den Gesichtsbereich mit Ausnahme eines schmalen Gebietes der Stirn. Die Nervenfasern, die die Pupille innervieren, verlaufen entlang der A. carotis interna und über Äste des R. ophthalmicus des N. trigeminus. Die Augenlider werden durch Nervenfasern innerviert, die mit Ästen der A. ophthalmica verlaufen. Diese versorgen den M. dilatator iridis und die glatte Muskulatur der Ober- und Unterlider.

Horizontal- und Vertikalsakkaden

Die Nervenfasern zur Kontrolle der Augenbewegungen verlaufen über supranukleäre, internukleäre und infranukleäre Wege. Ein Teil der supranukleären Nervenfasern steuert sakkadische (Refixations-) Bewegungen, ein anderer Folgebewegungen. Horizontale Sakkaden werden sowohl von Neuronen im Frontal- als auch von solchen im Parietalhirn eingeleitet. Vom Frontalhirn verläuft der hauptsächliche Reflexbogen absteigend durch den vorderen Abschnitt der Capsula interna, entlang des ventrolateralen Teiles des Thalamus zum unteren Mittelhirn, wo er kreuzt und über die paramediane pontine Formatio reticularis die exzitatorischen Neuronen im pontinen Blickzentrum erreicht (Abb. 12.56). Von dort verlaufen Neurone über den ipsilateralen Nucleus abducens und den Fasciculus longitudinalis medialis zu dem Teil des kontralateralen Kerngebietes des III. Hirnnervs, von dem ausgehend der M. rectus medialis innerviert wird. Der Reflexbogen für vertikale Sakkaden ist weniger klar definierbar, verläuft aber wahrscheinlich über den rostralen Nucleus interstitialis des Fasciculus medialis longitudinalis (Abb. 12.57), der am Übergang des Mittelhirns in den Thalamus liegt. Dieser Kern erhält weitere aszendierende Innervation über den Fasciculus longitudinalis medialis und direkt aus der paramedianen pontinen Formatio reticularis und stellt den Ausgangspunkt des nach kaudal zum Kern des III. und IV. Hirnnervs verlaufenden Reflexbogens für nach unten gerichtete Sakkaden dar. Der Reflexbogen für nach oben gerichtete Sakkaden überquert die Commissura posterior.

Sowohl horizontale als auch vertikale Folgebewegungen werden über einen Reflexbogen gesteuert, dessen Nervenfasern im parietook-

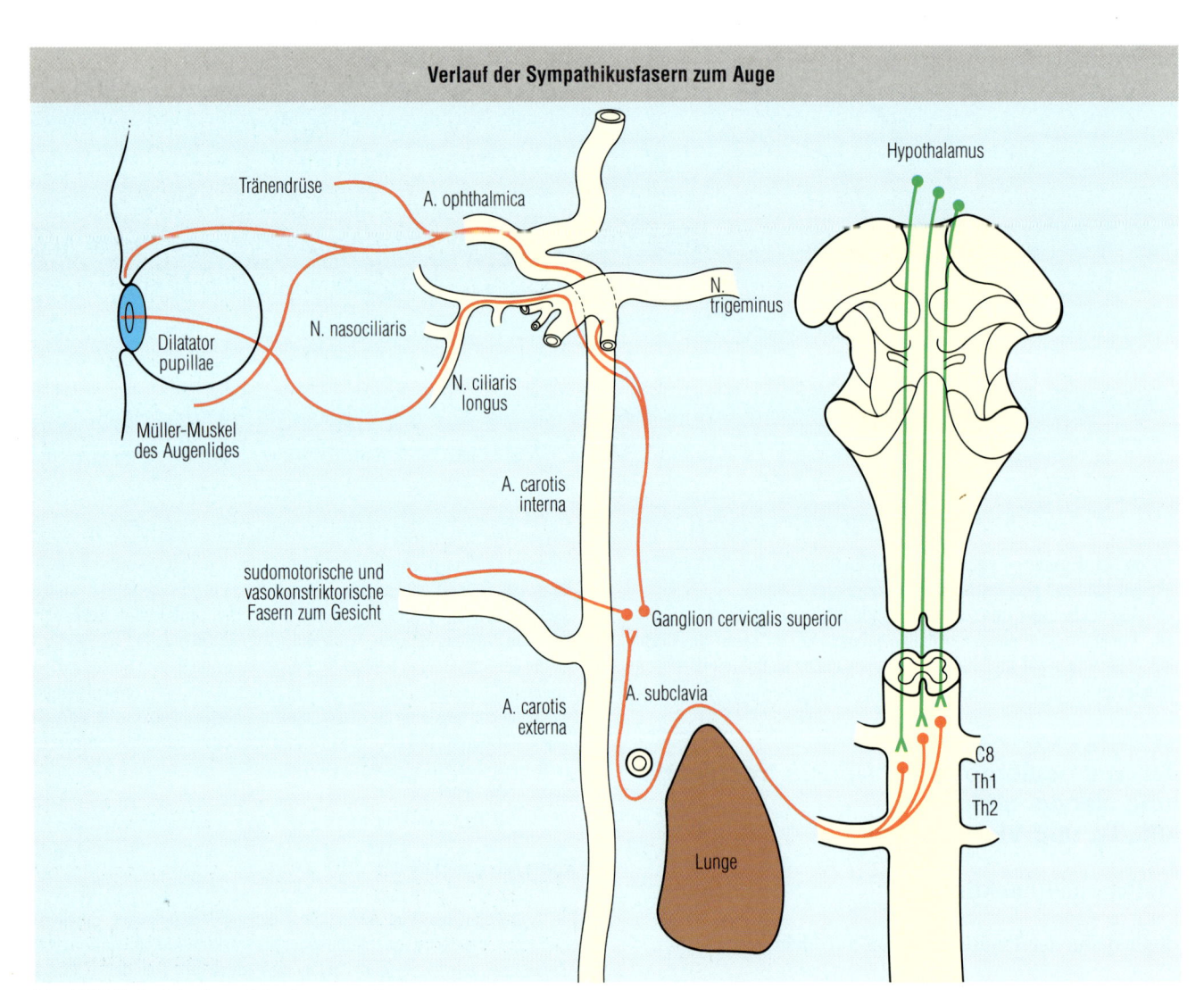

Abb. 12.55 Verlauf der Sympathikusfasern zum Auge

zipitalen Kortex entspringen. Von dort verlaufen sie ungekreuzt nach kaudal, wobei sie nicht genau lokalisiert werden können. Die Nervenfasern für horizontale Folgebewegungen verlaufen durch die paramediane pontine Formatio reticularis, die für vertikale Folgebewegungen verlaufen zumindest teilweise durch den rostralen Teil des Fasciculus longitudinalis medialis.

Der Bulbus wird nach Abweichungen von der Ruhestellung sofort wieder in seine primäre Lage zurückbewegt. Deshalb müssen die relevanten Muskeln für die horizontale oder vertikale Augenbewegung nach einer initialen Aktivierung zur Blickbewegung tonisch weiter innerviert werden, wenn die Blickrichtung beibehalten werden soll. Exzitatorische Neurone initiieren die Sakkade und werden ansonsten durch inhibitorische Neurone gedämpft. Gleichzeitig werden die Neurone, die den kontralateralen antagonistisch wirkenden Augenmuskel innervieren, gehemmt. Um die Blickrichtung beizubehalten ist eine tonische Innervation durch Neurone erforderlich, die zwar die gleiche Endstrecke benutzen wie die exzitatorischen Neurone, im Gegensatz zu diesen aber durch das Zerebellum und den Nucleus medialis vestibularis beeinflußt werden. Eine vergleichbare tonische Innervation besteht auch für andere Augenbewegungen.

Sakkadenförmige Augenbewegungen mit Geschwindigkeiten bis 700 Grad/s ermöglichen eine schnelle Blickrefixation von einem Objekt zum anderen, während durch Folgebewegungen Objekte, die sich mit Geschwindigkeiten bis 50 Grad/s bewegen, verfolgt werden können. Durch vestibuläre Reizung initiierte Augenbewegungen entstehen entweder durch Verlagerungen der Bogengänge infolge von Kopfbewegungen oder reflektorisch durch kalorische Stimulation. Durch diese Augenbewegungen bleibt die Wahrnehmung der Umgebung während Körperbewegungen stabil.

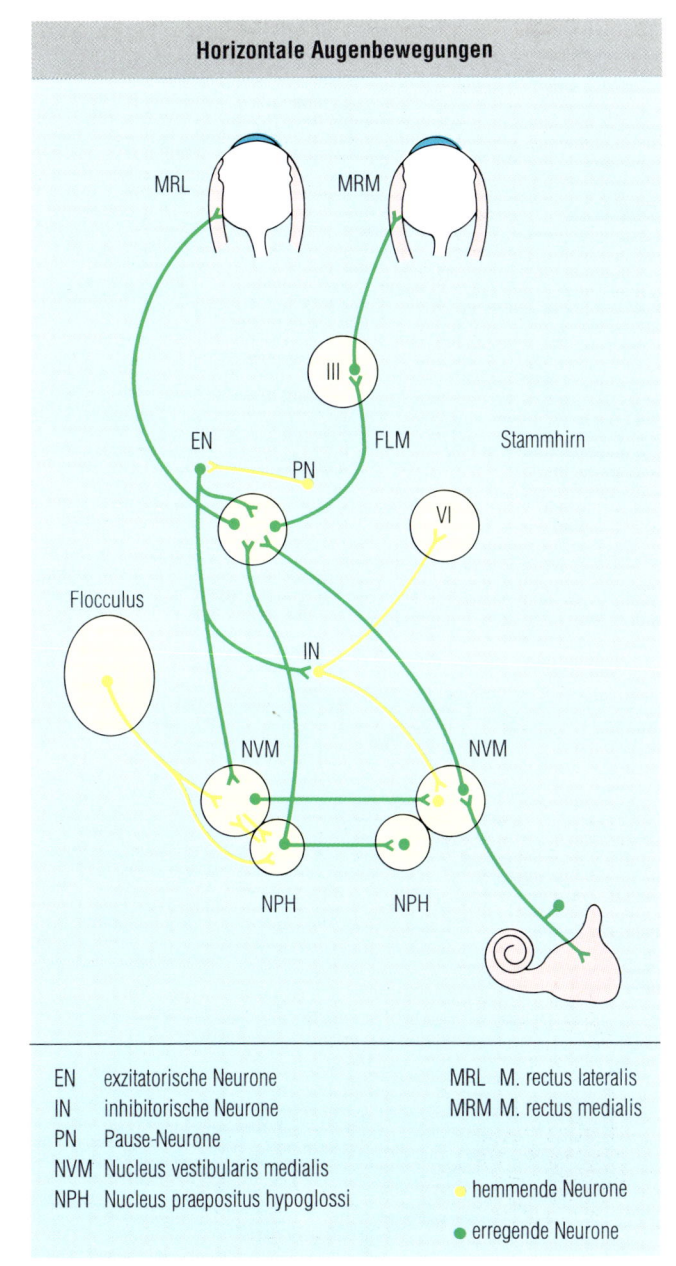

Abb. 12.56 Koordination horizontaler Augenbewegungen

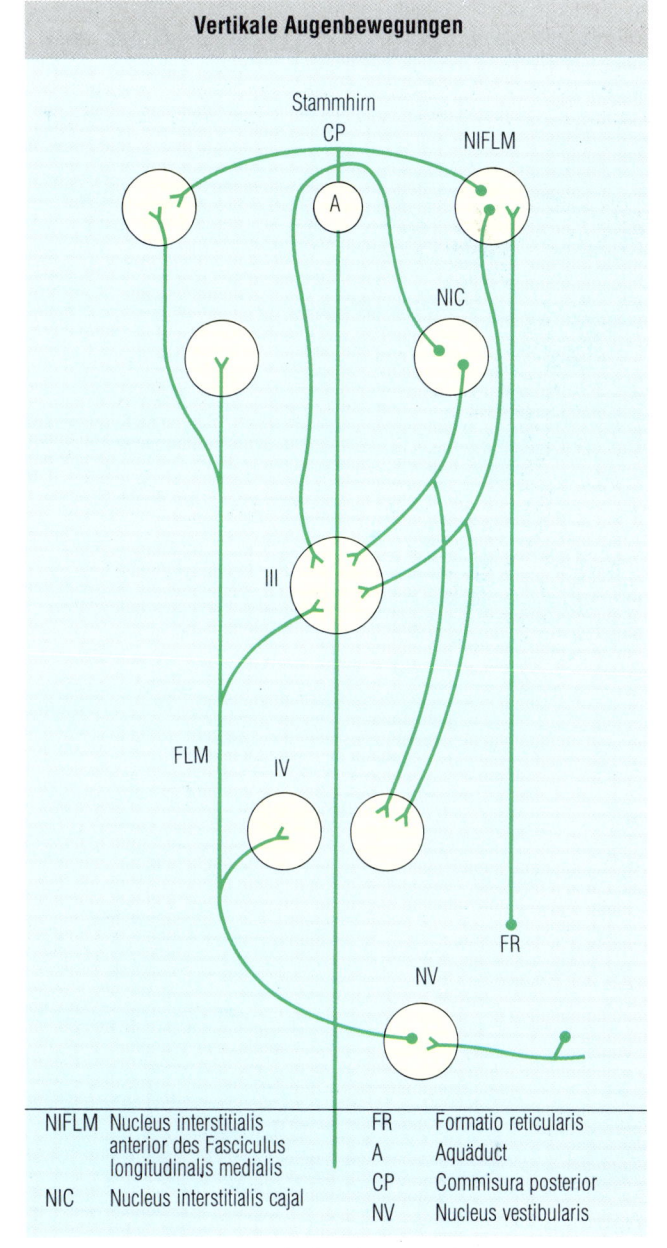

Abb. 12.57 Koordination vertikaler Augenbewegungen

Nervensystem

III. Hirnnerv

Der Kern des III. Hirnnervs liegt im Mittelhirn in Höhe des Colliculus superior. Abgesehen von den Neuronen, die den kontralateralen M. rectus superior innervieren, bleiben alle von diesem Kern entspringenden Neurone ipsilateral (Abb. 12.**58**). Die Innervation der Muskeln, die das Oberlid heben, geht von einem einzelnen in der Mitte liegenden Kern aus. Der III. Hirnnerv entspringt im vorderen Teil des Mittelhirns und verläuft zunächst in der Nachbarschaft der A. communicans posterior, dann entlang der oberen Seitenwand des Sinus cavernosus (Abb. 12.**59**) und teilt sich in einen oberen und einen unteren Ast auf. Der untere Ast enthält Fasern für die Pupillenmotorik.

IV. Hirnnerv

Der IV. Hirnnerv kreuzt bereits im Mittelhirn. Er entspringt aus dessen hinterem Teil und innerviert den kontralateralen M. obliquus superior. Im Sinus cavernosus verläuft er direkt unterhalb des III. Hirnnervs und gelangt zusammen mit den anderen Nerven, die die Augenmuskulatur innervieren, durch die Fissura orbitalis superior in die Orbita.

VI. Hirnnerv

Der VI. Hirnnerv entspringt vom Unterrand der Pons, verläuft unterhalb des Lig. petroclinoidale und danach zusammen mit der A. carotis interna im mittleren Teil des Sinus cavernosus. Er innerviert den M. rectus lateralis.

Nystagmus

Als Nystagmus wird eine repetitive Hin- und Herbewegung der Augen bezeichnet. Beim Pendelnystagmus sind die Phasen gleich schnell, beim phasischen Nystagmus unterscheiden sie sich: Die langsame Phase kann linear oder nichtlinear verlaufen. Zentrale oder periphere vestibuläre Störungen stellen übliche Ursachen für einen phasischen Nystagmus mit linear verlaufender langsamer Phase dar. Bei blickinduziertem Nystagmus driften die Augen von einer exzentrischen Stellung mit nichtlinearer Geschwindigkeit zurück, auf die eine sakkadische Korrektur folgt. Diese Nystagmusform wird als Folge einer Dysfunktion der neuronalen Integration betrachtet, die eine tonische Innervation während des exzentrischen Blickes aufrechterhält (Abb. 12.**60**).

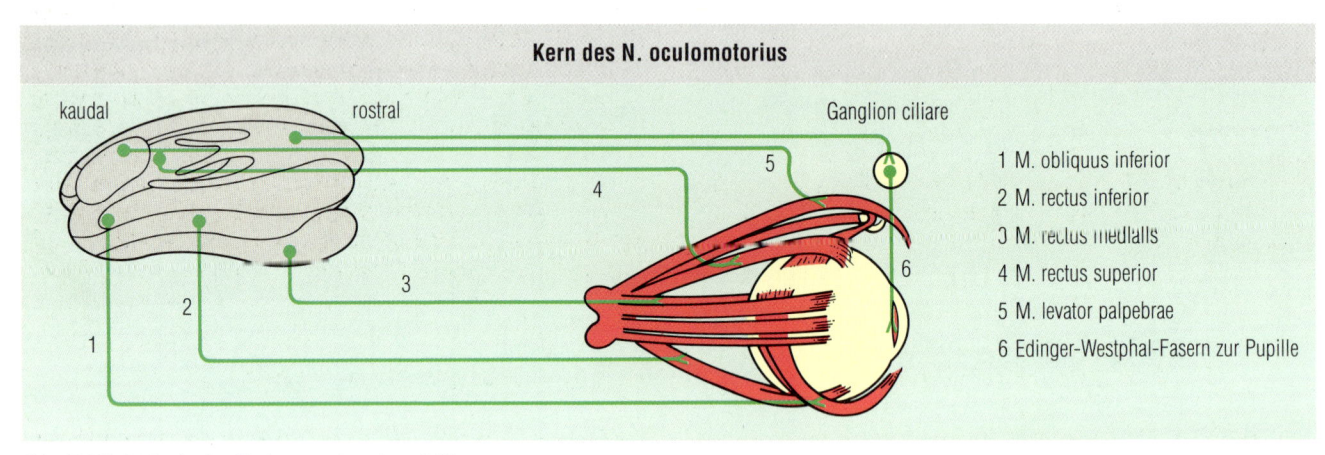

Abb. 12.**58** Anatomie des Nucleus nervi oculomorii (III)

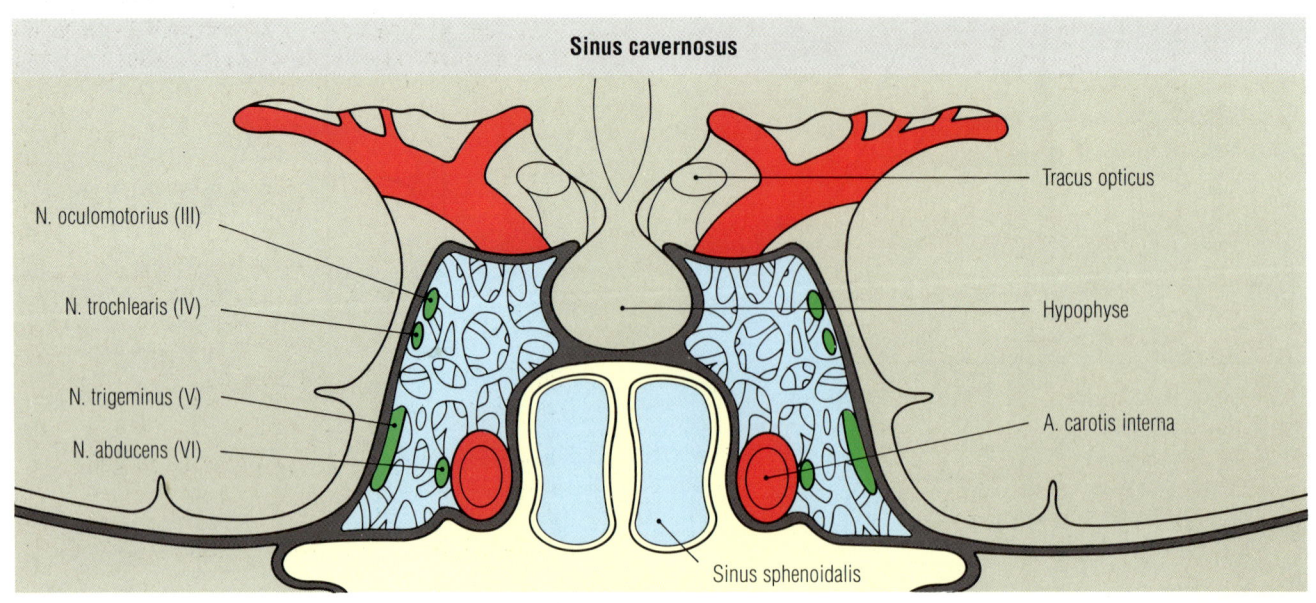

Abb. 12.**59** Querschnitt der Sinus cavernosi

Untersuchung

Inspektion der Augenlider und der Pupillen

Die Haltung der Augenlider wird inspiziert. Bei Ptosis wird geprüft, ob diese ermüdbar ist, indem der Patient für mindestens 1 Minute nach oben blickt. Die Pupillen sind normalerweise rund und symmetrisch. Kleine Unterschiede der Größe (Anisokorie) von bis zu 2mm bestehen bei ca. 20% der Bevölkerung. Falls eine geringe Größendifferenz zwischen beiden Pupillen besteht, wird der Patient in einen abgedunkelten Raum gebracht. Handelt es sich um eine physiologische Anisokorie, bleibt sie dadurch unbeeinflußt. Eine unregelmäßig begrenzte Pupille ist meist Folge einer Iriserkrankung, daher muß der Patient in solchen Fällen nach Traumata oder Infektionen des Auges gefragt werden. Falls die Größe beider Pupillen deutlich verschieden ist, muß geklärt werden, ob der Patient ein Mydriatikum oder Miotikum für ein Auge anwendet.

Lichtreaktion der Pupillen

Zur Untersuchung der Lichtreaktion der Pupillen wird ein helles Licht verwendet. Die Umgebungsbeleuchtung sollte gering sein und der Patient sollte ein entferntes Objekt fixieren, um keine Konvergenzreaktion zu induzieren. Die direkte (ipsilaterale) und die konsensuelle (kontralaterale) Lichtreaktion werden beobachtet. Ein einseitiges Fehlen der Lichtreaktion der Pupille kann offensichtlich sein, aber eine Störung der afferenten Pupillenbahn kann am besten abgeschätzt werden, wenn die Lampe von einem Auge zum anderen schwingt. Ging beispielsweise die konsensuelle Lichtreaktion des linken Auges verloren, kontrahiert sich dessen Pupille sofort wieder, wenn das Licht vom rechten zum linken Auge schwingt, obwohl sich dessen Pupille wegen Ausfalls des konsensuellen Lichtreflexes bereits wieder zu erweitern begann.

Konvergenzreaktion

Bei unauffälliger Lichtreaktion muß die Konvergenzreaktion nicht geprüft werden. Die Konvergenzreaktion wird geprüft, indem der Patient einen Gegenstand fixiert (z. B. den Zeigefinger) während dieser auf die Augen zubewegt wird. Vielen, besonders älteren Patienten fällt es schwer die Konvergenz aufrechtzuerhalten. Trotzdem muß dies über mindestens 1 Minute versucht werden, wenn keine sofortige Reaktion erfolgt, um zu prüfen, ob die Reaktion verzögert auftritt. Die Konvergenzreaktion kann bei heller Beleuchtung geprüft werden, da sie zur Lichtreaktion additiv wirkt.

Inspektion der Augenbewegungen

Konjugierte Augenbewegungen

Um die konjugierten Augenbewegungen zu prüfen, soll der Patient einen langsam in der Horizontalebene, danach in der Vertikalebene bewegten Gegenstand mit den Augen langsam verfolgen. Sind die Folgebewegungen verlangsamt, müssen Sakkaden eingestreut werden, um mit den Augen das Ziel festzuhalten, und es resultiert eine eher springend als glatt ablaufende Bewegung. Die Augenfolgebewegung kann in eine oder in mehrere Richtungen verlangsamt sein. Um die sakkadischen Bewegungen zu prüfen, soll der Patient schnell abwechselnd 2 Gegenstände in derselben Ebene fixieren. Sakkaden können hinsichtlich ihrer Geschwindigkeit, Exaktheit oder Dauer unphysiologisch sein. Überschießende oder zu gering ausgeprägte Sakkaden werden bei Refixationsbewegungen leicht entdeckt. Verlangsamte Sakkaden können zu Beginn oder während der Augenbewegung in der Horizontal- oder Vertikalebene auftreten. Unangemessene Sakkaden können die Fixation unterbrechen. Treten sie konstant auf und bleiben auf die Horizontalebene beschränkt, werden sie als Augenflattern, weisen sie in verschiedene Richtungen, werden sie als Opsoklonus bezeichnet.

Puppenkopfphänomen (okulozephaler Reflex)

Reagieren die Augen nicht auf einen Stimulus, der zu Sakkaden oder zu Folgebewegungen führen würde, wird das Puppenkopfphänomen geprüft. Dazu muß der Patient die Augen des Untersuchers fixieren während dieser den Kopf des Patienten faßt und zuerst in der Horizontal-, dann in der Vertikalebene dreht. Normalerweise (Maß der vestibulären Kontrolle der Augenbewegung) kann der Patient mit den Augen weiterhin die des Untersuchers fixieren (Abb. 12.**61**).

Diplopie

Verschwinden die Doppelbilder, wenn ein Auge abgedeckt wird?

Sind die Doppelbilder horizontal, vertikal oder schräg verschoben?

Nehmen die Doppelbilder bei einer bestimmten Blickrichtung zu?

Bestehen die Doppelbilder wechselnd oder dauernd?

Formen des Nystagmus

— vestibulärer Nystagmus – langsame Phase linear
— blickinduzierter Nystagmus – nichtlineare langsame Phase
— Pendelnystagmus

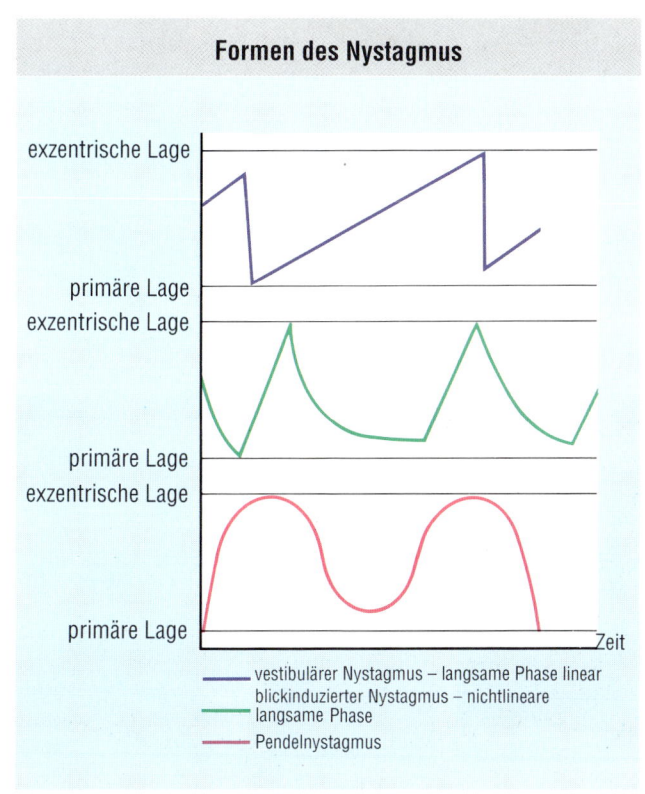

Abb. 12.**60** Formen des Nystagmus

Nervensystem

Prüfung einzelner Augenmuskeln

Die Funktionsfähigkeit der einzelnen Augenmuskeln muß besonders dann geprüft werden, wenn der Patient über Doppelbilder klagt (Diplopie).

Bei Strabismus (Schielen) stehen die Augenachsen nicht mehr parallel, sondern verlaufen konvergent oder divergent. Ein Begleitstrabismus liegt vor, wenn der Abweichungswinkel während der Augenbewegung gleich bleibt. In den übrigen Fällen verändert sich der Winkel der Abweichung abhängig von der Augenbewegung. Letzteres ist meist Folge einer Parese eines oder mehrerer Augenmuskeln. Beim Abdecktest bewegt sich das schielende Auge, um die Fixierung zu übernehmen, wenn das fixierende Auge abgedeckt wird (sofern die Sehkraft des schielenden Auges nicht stark gemindert ist, Abb. 12.**62**).

Bei Begleitschielen klagen die meisten Patienten nicht über Diplopie, die den Verdacht auf eine Schädigung eines oder mehrerer Augenmuskeln oder deren Innervation nahelegt. Nach Lähmung eines Augenmuskels führt das veränderte Kontraktionsmuster seiner Agonisten und Antagonisten zu typischen Abweichungen, wenn die Augen abwechselnd abgedeckt werden. Bei Schwäche des rechten M. rectus lateralis fixiert der Patient mit dem linken Auge, während das rechte Auge wegen der fehlenden Antagonisierung des M. rectus medialis nach innen weist (primäre Abweichung). Wird anschließend das linke Auge bedeckt, versucht der Patient mit dem rechten Auge zu fixieren, indem er die Innervation steigert, die den Agonisten (M. rectus medialis des linken Auges) miterfaßt, wodurch dieses Auge verstärkt adduziert wird (sekundäre Abweichung). Beim Lähmungsschielen ist die sekundäre Abweichung größer als die primäre (Abb. 12.**63**).

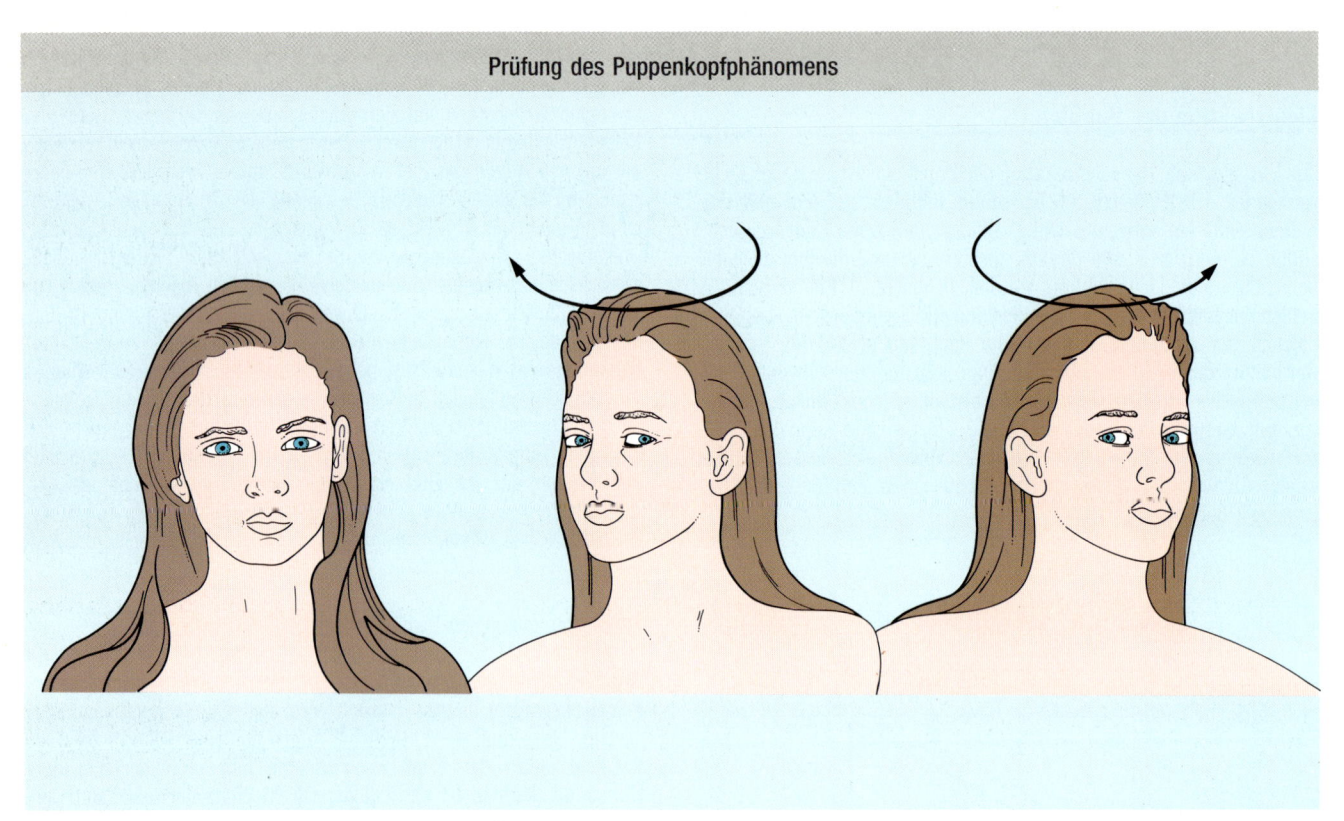

Abb. 12.**61** Prüfung des Puppenkopfphänomens in der Horizontalebene

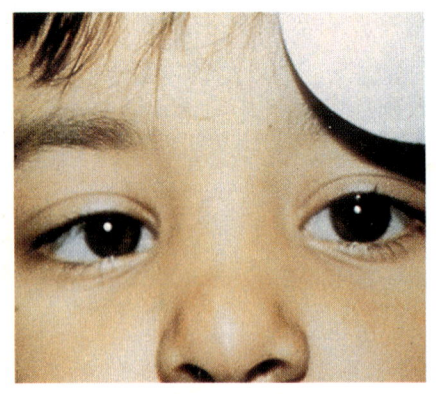

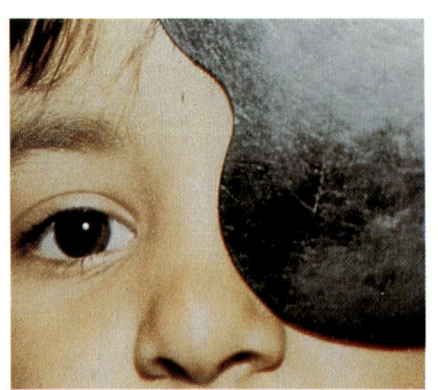

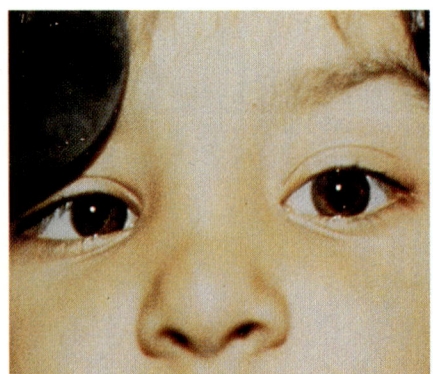

Abb. 12.**62** Abdeckprüfung. Es besteht eine rechtsseitige Esotropie, die sich vorübergehend bessert, wenn das linke Auge abgedeckt wird

Besteht der Verdacht auf eine Augenmuskelparese, kann durch Befragung des Patienten der wahrscheinlich gelähmte Muskel erkannt werden. Bei horizontalen Doppelbildern sind entweder der M. rectus medialis oder der M. rectus lateralis, bei schräg liegenden oder vertikalen Doppelbildern einer der anderen Augenmuskeln gelähmt. Bei binokulärer Diplopie (die Doppelbilder verschwinden, wenn eines der Augen abgedeckt wird) soll der Patient in die 6 Richtungen, die in der Abb. 12.64 dargestellt sind, blicken. Die Parese eines Augenmuskels führt zu einer zunehmenden Diplopie, wenn das Auge in Zugrichtung des gelähmten Muskels bewegt wird. Das Doppelbild ist oft vom Original nicht zu unterscheiden, kann aber auch verschwommen sein, befindet sich seitlich des wahren Bildes und kann dem betroffenen Auge zugeordnet werden (Abb. 12.65). Um das Doppelbild einem Auge zuordnen zu können, werden die Augen nacheinander abgedeckt. Manchmal fällt auch eine unphysiologische Kopfhaltung des Patienten auf, die er einnimmt, um die Diplopie auszugleichen. Wie lange diese Fehlhaltung des Kopfes besteht, kann anhand alter Photographien bestimmt werden. Stets sollte auch die Möglichkeit bedacht werden, daß eine veränderliche, schwer interpretierbare Diplopie auf eine Myastenia gravis hinweisen kann.

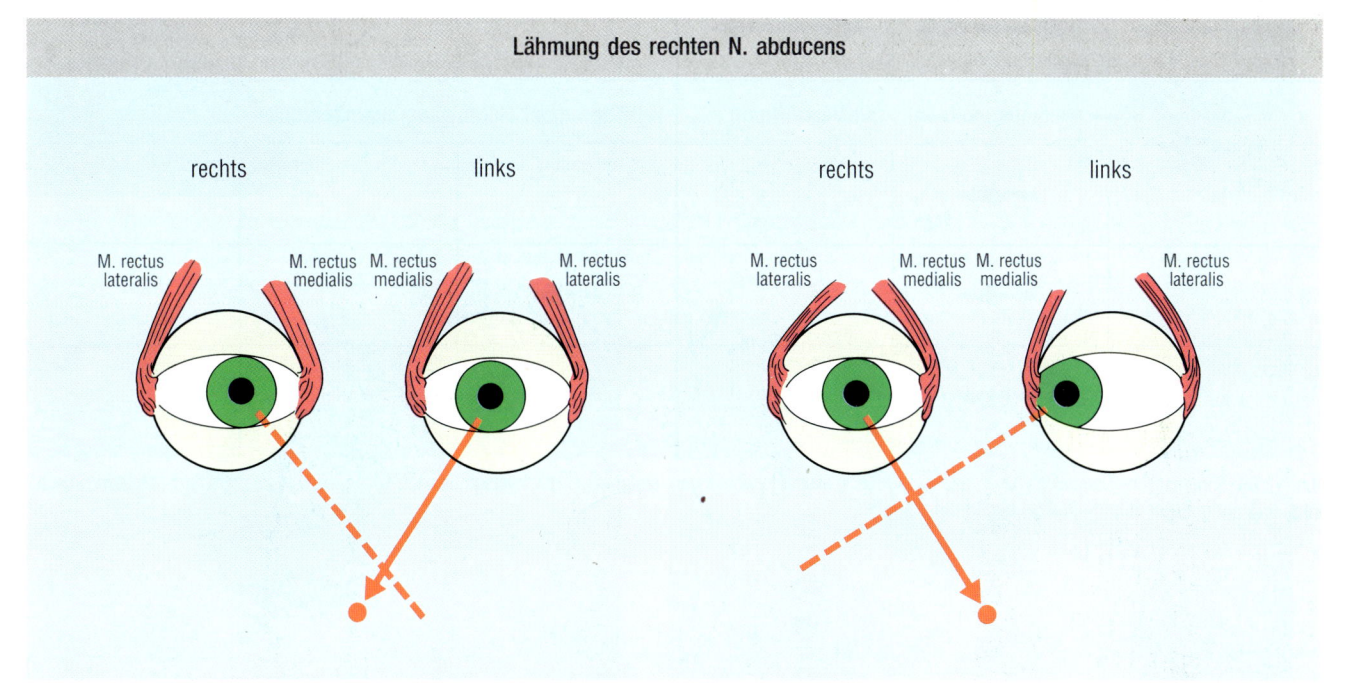

Abb. 12.63 Lähmung des rechten N. abducens. Das rechte Auge neigt zur Konvergenz, besonders wenn das linke Auge fixiert. Versucht das rechte Auge zu fixieren, kommt es zu einer überschießenden Aktivität des linken M. rectus medialis

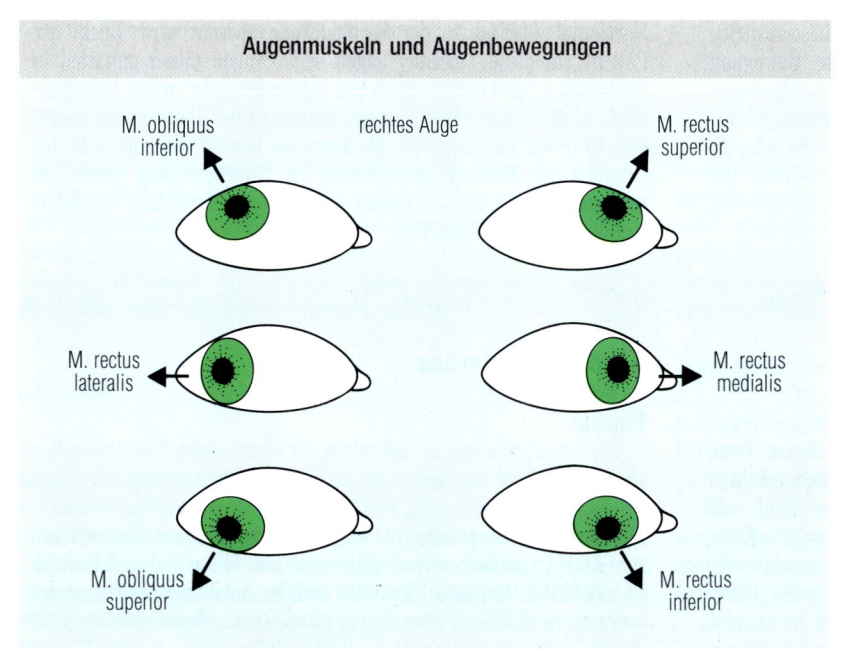

Abb. 12.64 Augenmuskeln und Augenbewegungen

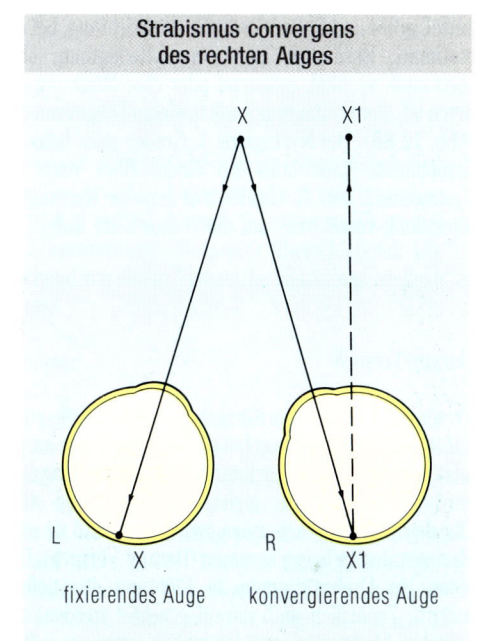

Abb. 12.65 Strabismus convergens des rechten Auges. Das rechte Auge projiziert fälschlicherweise das Objekt X in die Lage X1

Nervensystem

Relativer afferenter Pupillendefekt

Ein relativer afferenter Pupillendefekt entsteht, wenn die Bahn des afferenten Lichtreflexes zwischen Retina und Tractus opticus geschädigt ist. Er tritt bei Erkrankungen der Linse oder des Glaskörpers nicht auf. Das Leitungssystem der Nn. optici kann am besten miteinander verglichen werden, indem sie mit einer zwischen beiden Augen pendelnden Lampe geprüft werden. Besteht eine einseitige Schädigung des N. opticus (z. B. Optikusneuritis) wird die betroffene Pupille weiter, wenn die Lampe vom gesunden Auge kommend auf das erkrankte Auge zu schwingt (Abb. 12.71).

Hippus

Unter Hippus wird eine rhythmische Veränderung der Pupillengröße verstanden, die bei vielen Menschen zu finden und ohne Bedeutung ist.

Störungen der Augenbewegungen

Blickparese

Bei einer akuten Schädigung des Stirnhirns sind die sakkadischen horizontalen Augenbewegungen des kontralateralen Auges unterdrückt oder fehlen, und es besteht eine Lähmung der Extremitäten ipsilateral zur auftretenden Blickstarre (Abb. 12.72). Sowohl die Folgebewegung als auch der okulozephale Reflex sind vermindert. Sakkaden entstehen wieder, werden dann aber vom kontralateralen Stirnhirn ausgelöst. Schädigungen des Stirnhirnes führen zu einer vollständigen Lähmung der horizontalen Sakkaden. Eine Schädigung in Höhe der paramedianen pontinen Formatio reticularis führt zu einer ipsilateralen Blickparese sowohl für sakkadische als auch für Folgebewegungen (Abb. 12.73). Kontralateral tritt eine Parese der Augenlider auf. Eine ipsilaterale Parese der Folgebewegungen tritt bei Erkrankungen der hinteren Hemisphäre auf und wird von einer kontralateralen homonymen Hemianopie begleitet.

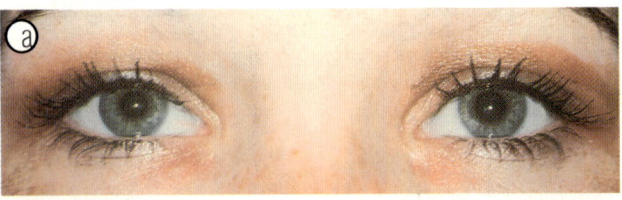

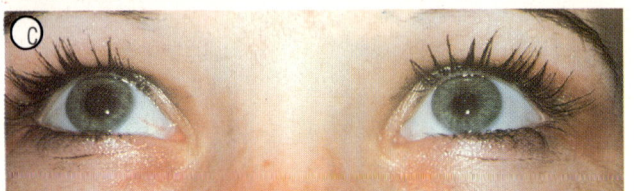

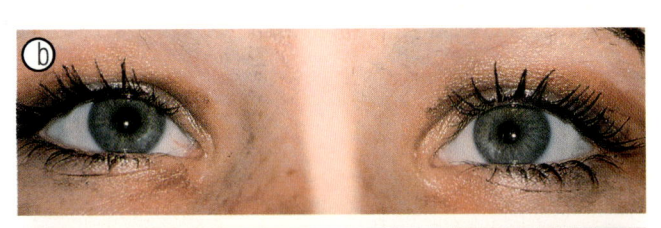

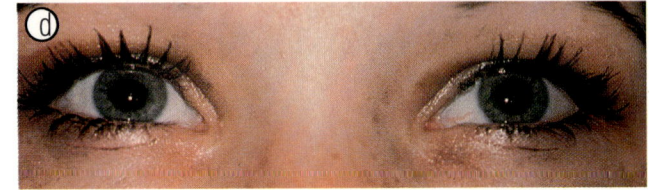

Abb. 12.69 Pupillotonie. (**a**) Erweiterte linke Pupille, (**b**) nach 1 Minute Akkomodation, (**c**) teilweise Erweiterung 15 Sekunden nach Entspannung, (**d**) nach 60 Sekunden immer noch unvollständig

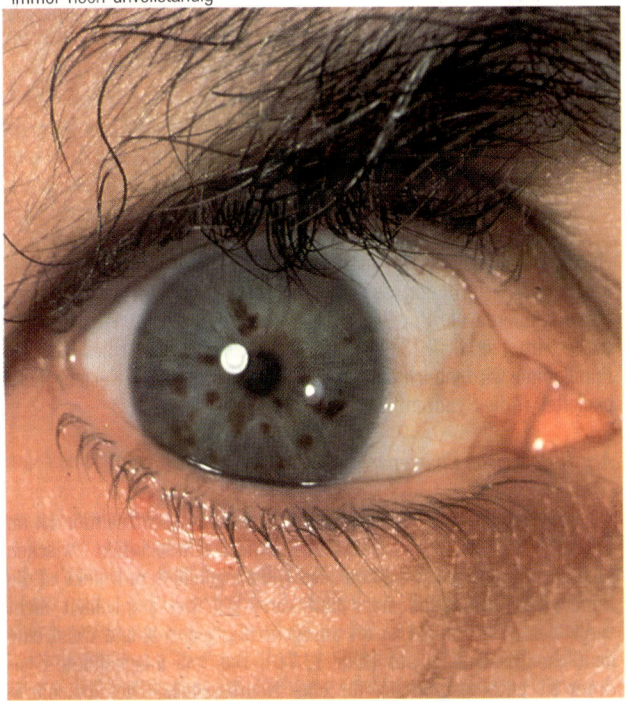

Abb. 12.70 Argyll-Robertson-Phänomen

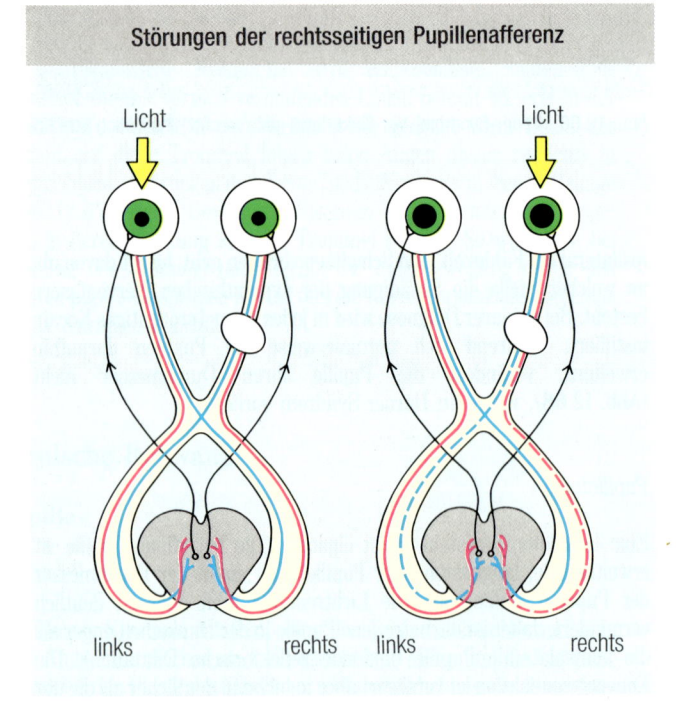

Abb. 12.71 Rechtsseitiger Defekt der Pupillenafferenz. Eine Kontraktion beider Pupillen tritt auf, wenn das Licht in das linke Auge gelangt. Wird das Licht zur rechten Seite gedreht, erweitert sich die rechte Pupille, da der konsensuelle Reflex fehlt

Eine Parese der Aufwärtssakkaden, anfangs mit einem relativen Weiterbestehen der Folgebewegungen, kennzeichnet das hintere Mittelhirnsyndrom (Parinaud-Syndrom, Abb. 12.74). Außerdem ist die Konvergenzreaktion gestört und die erweiterten Pupillen reagieren dissoziiert auf Licht und Konvergenz. Im fortgeschrittenen Stadium ist die Folgebewegung nach oben und nach unten ebenfalls betroffen. Ursachen dafür sind unter anderem vaskuläre Schädigungen und Pinealome.

Weitere Störungen von Sakkaden und Folgebewegung

Verlangsamte Sakkaden werden von einer unorganisierten Folgebewegung begleitet und können sowohl beim Morbus Huntington als auch beim Morbus Parkinson auftreten. Bei fortgeschrittener supranukleärer Lähmung fallen zuerst die Sakkaden nach unten und die Folgebewegungen aus, danach sind auch die Aufwärtsfolgesakkaden und zuletzt die Horizontalbewegungen betroffen. Das Puppenkopfphä-

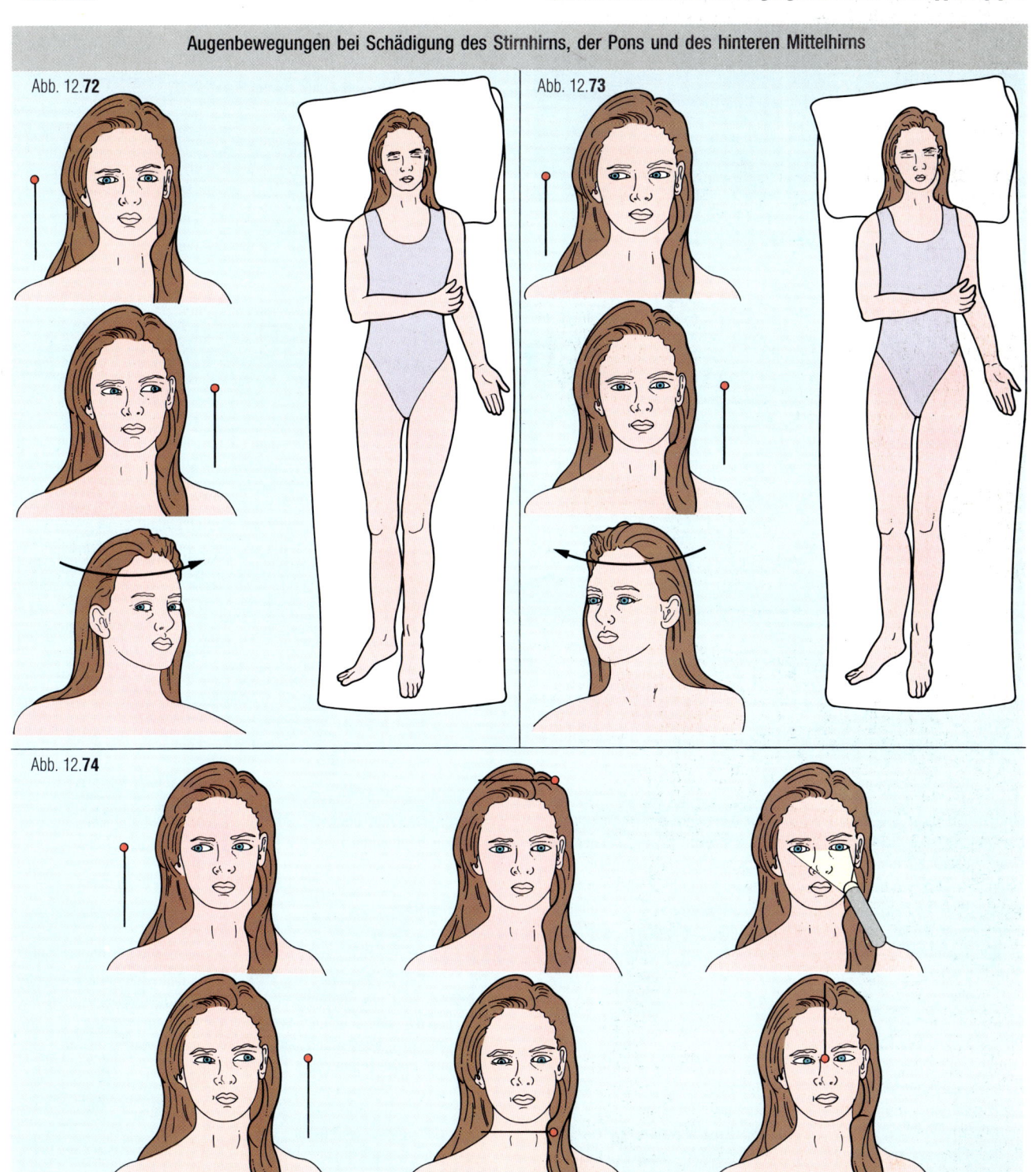

Augenbewegungen bei Schädigung des Stirnhirns, der Pons und des hinteren Mittelhirns

Abb. 12.**72**

Abb. 12.**73**

Abb. 12.**74**

Abb. 12.**72** Schädigung des linken Frontallappens. Fehlende Sakkaden nach rechts, erhaltene Sakkaden nach links; erhaltenes Puppenkopfphänomen; Hemiparese rechts (links). Abb. 12.**73** Linksseitige Läsion der Pons. Fehlende Sakkaden, Folgebewegung, Puppenkopfphänomen nach links. Rechtsseitige Hemiparese (rechts). Abb. 12.**74** Hinteres Mittelhirnsyndrom. Erhaltene horizontale und abwärts gerichtete Sakkaden; fehlende Aufwärtssakkaden. Leichte Dissoziation bei Konvergenz (unten)

Nervensystem

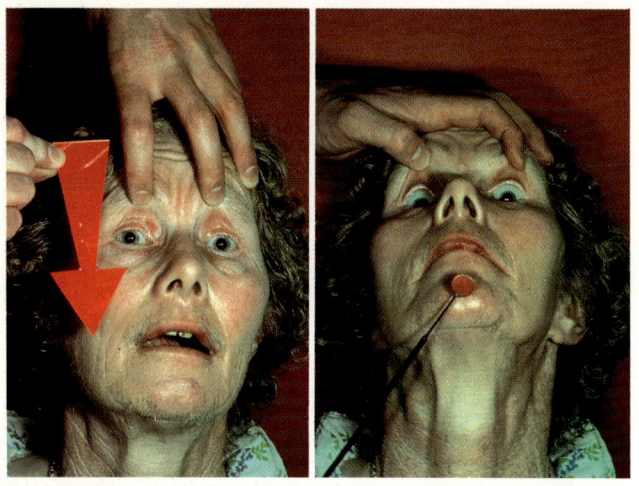

Abb. 12.**75** Fortschreitende supranukleäre Lähmung. Unfähigkeit nach unten zu blicken (links) wird durch das Puppenkopfphänomen (rechts) verbessert

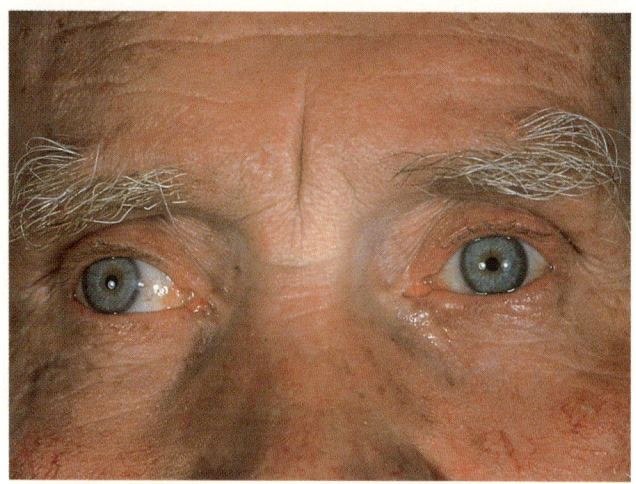

Abb. 12.**76** Internukleäre Ophthalmoplegie links. Unfähigkeit der Adduktion des linken Auges beim Blick nach rechts

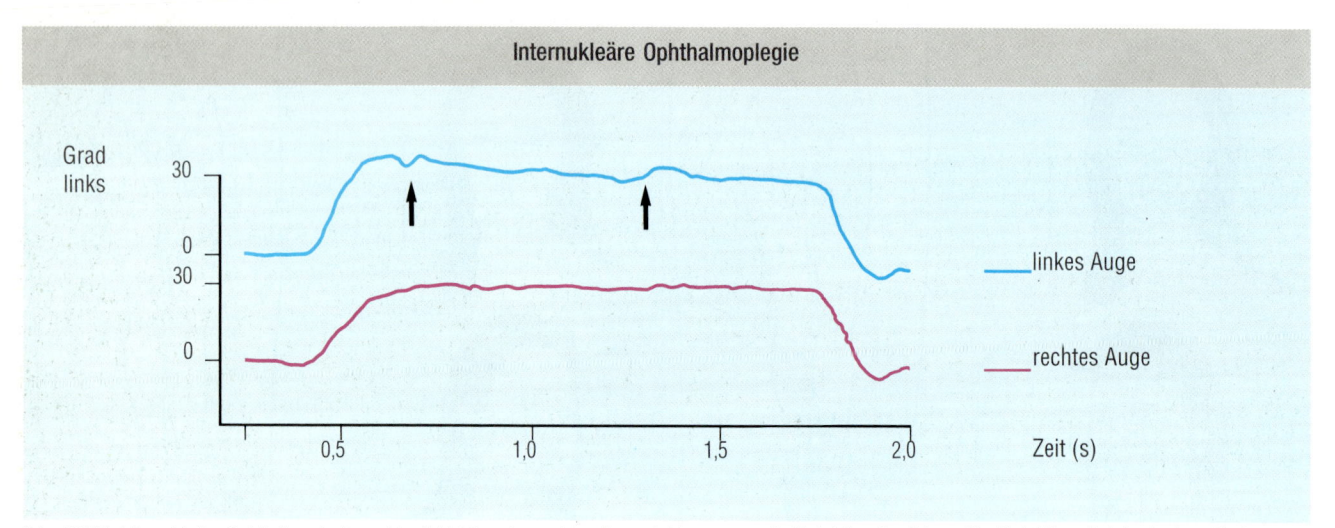

Abb. 12.**77** Internukleäre Ophthalmoplegie rechts. Adduktion des rechten Auges ist langsamer als Abduktion des linken. Die Abduktion wird durch einen Nystagmus unterbrochen (Pfeile)

nomen tritt nicht auf (Abb. 12.**75**). Eine Verzögerung des Sakkadenbeginns tritt bei vielen extrapyramidalen Störungen auf. Überschießende sowie zu schwach ausgelöste Sakkaden (Hypermetrie und Hypometrie) treten bei Zerebellarerkrankungen auf. Große oder kleine unangemessene Sakkaden können die Fixation stören. Sie können bei multipler Sklerose und Erkrankungen des Zerebellums auftreten. Verlangsamte Folgebewegung finden sich am häufigsten, wenn Sedativa eingenommen werden.

Internukleäre Ophthalmoplegie

Eine Schädigung des Fasciculus longitudinalis medialis führt zu einer Abschwächung oder einer völligen Lähmung des M. rectus medialis beim Blick zur Seite (Abb. 12.**76**). Die Abschwächung betrifft alle Bewegungen (sakkadische Bewegungen, Folgebewegungen und Reflexe). Um eine geringe Abschwächung feststellen zu können, wird die relative Geschwindigkeit beider Augen bestimmt, während der Patient schnell zwischen 2 Zielen fixiert. Es besteht meist ein begleitender Nystagmus des abduzierenden Auges (Abb. 12.**77**). Eine beidseitige internukleäre Ophthalmoplegie wird von einem aufwärtsschlagenden Vertikalnystagmus begleitet. Multiple Sklerose ist die bei jüngeren Patienten häufigste Ursache, Gefäßerkrankungen bei älteren.

„Eineinhalb-Syndrom"

Falls sich die Schädigung, die für eine einseitige internukleäre Ophthalmoplegie verantwortlich ist, in das Blickzentrum der Pons ausbreitet, tritt ein deutlicher Verlust der Augenbeweglichkeit auf (Abb. 12.**78**). Als einzige normale Horizontalbewegung ist die Abduktion des kontralateralen Auges möglich (Abb. 12.**79**). Der Befund ist meist Folge einer Gefäßerkrankung.

Parese des Nervus abducens

Eine Schädigung des Kerns des VI. Hirnnervs führt eher zu einer Blickparese als zu einer isolierten Schwäche des M. rectus lateralis. Eine Schwäche des M. rectus lateralis ist meist Folge einer Schädigung des VI. Hirnnervs während seines zentralen oder peripheren Verlaufes, kann aber auch durch Myasthenie oder Krankheitsprozesse in der

Hirnnerven

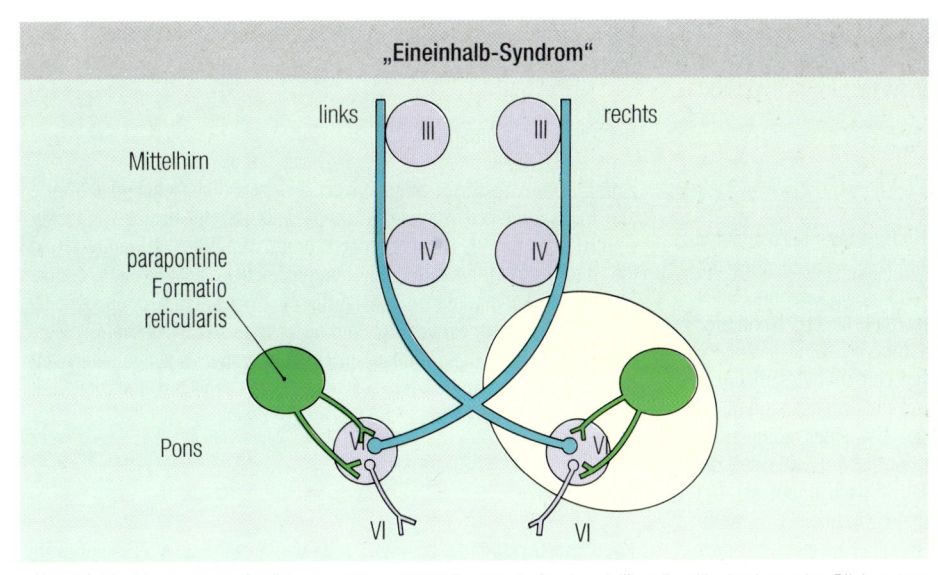

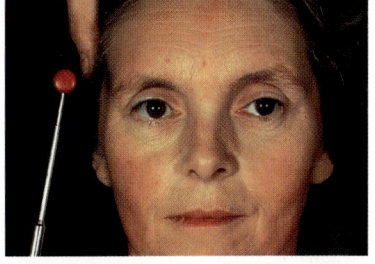

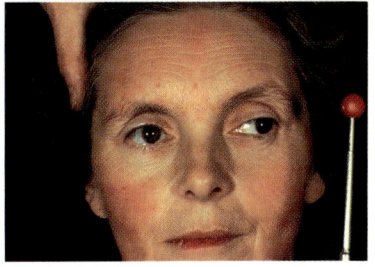

Abb. 12.78 Diagramm der Schädigung, die zu einem „Eineinhalb-Syndrom" führt. Beteiligt ist das rechte Blickzentrum der Pons und der Fasciculus longitudinalis medialis, der die Nervenfasern für den M. rectus medialis des rechten Kerns des III. Hirnnervs enthält

Abb. 12.79 „Eineinhalb-Syndrom". Rechtsseitige Blickparese und rechtsseitige internukleäre Ophthalmoplegie

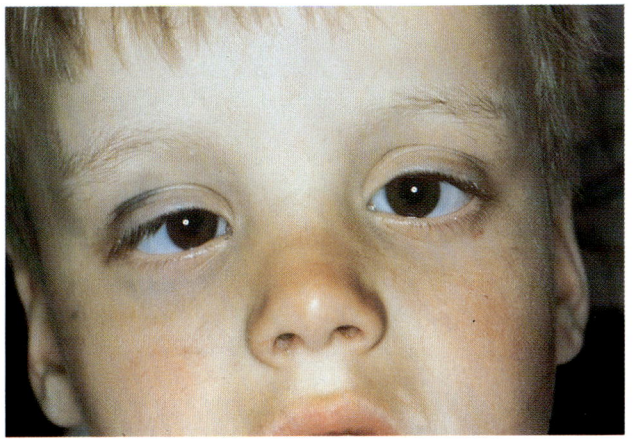

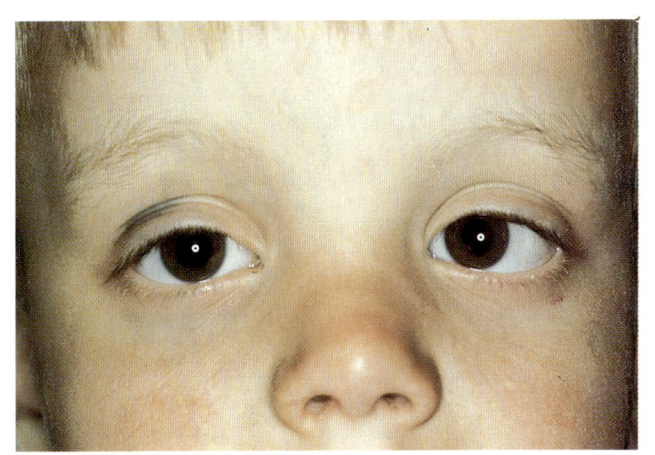

Abb. 12.80 Lähmung des linken VI. Hirnnervs. Unfähigkeit der Abduktion des linken Auges (links) und linksseitige Esotropie bei Blick geradeaus (rechts)

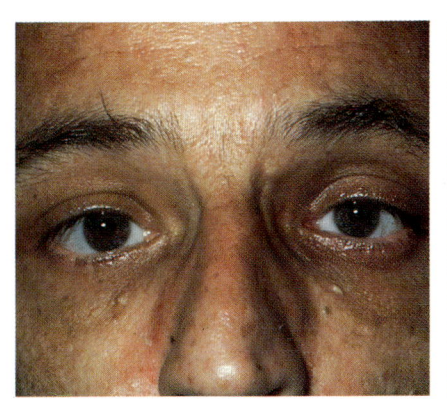

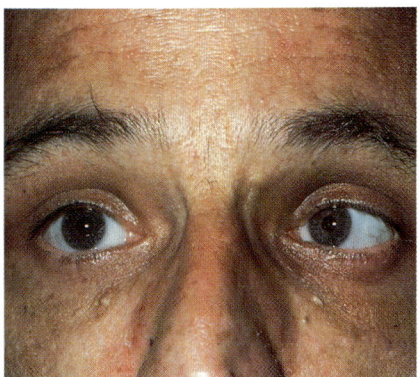

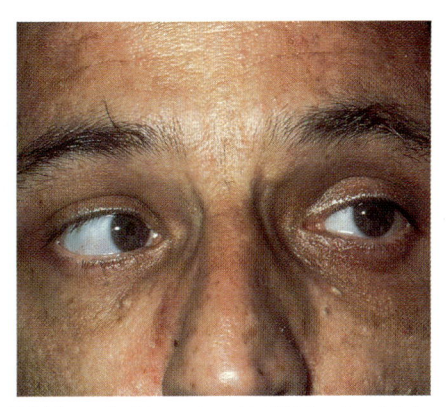

Abb. 12.81 Lähmung beider VI. Hirnnerven. Beide Augen konvergieren beim Blick nach vorne (links), mit einer Abduktionsschwäche nach rechts (Mitte) und nach links (rechts)

Orbita bedingt sein. Das Auge kann nicht abduziert werden. Bei vollständiger Lähmung des M. rectus lateralis kann ein Strabismus convergens auftreten, da der gleichseitige M. rectus medialis überwiegt (Abb. 12.80). Einseitige oder beidseitige Lähmungen des VI. Hirnnerven entstehen manchmal aufgrund erhöhten intrakraniellen Druckes (Abb. 12.81).

Lähmung des Nervus trochlearis

Eine Schwäche des M. obliquus superior ist meist Folge einer Schädigung des N. trochlearis, kann aber auch bei Myasthenia gravis oder im Rahmen der Ophthalmopathie bei Schilddrüsenfunktionsstörungen auftreten. Eine isolierte Lähmung des N. trochlearis entsteht manchmal durch eine geschlossene Hirnverletzung. Der Kopf wird in diesem Fall auf die dem betroffenen Auge gegenüberliegende Seite geneigt und der Patient klagt über Doppelbilder, besonders wenn er nach unten blickt, da das Bild des adduzierten Auges nicht unterdrückt wird (Abb. 12.82).

Lähmung des Nervus oculomotorius

Lähmungen des N. oculomotorius, die in Höhe seines Kerngebietes entstehen, können komplett oder inkomplett sein, sparen aber die Pupillen aus. Die Ursache für eine vollständige Lähmung des III. Hirnnervs kann nicht in dessem Kerngebiet liegen, wenn der kontralaterale M. rectus superior nicht gelähmt ist. Eine periphere Schädigung des III. Hirnnervs ist meist Folge von Diabetes mellitus. Die Parese ist typischerweise schmerzhaft und die Pupillen sind in ca. 50% der Fälle nicht betroffen (Abb. 12.83). Bei einer kompletten Lähmung des III. Hirnnervs besteht eine deutliche Ptose und die Stellung des Auges weicht zur Seite und leicht nach unten ab. Bei Kompression des N. oculomotorius (z. B. Aneurysma der A. communicans posterior) ist die ipsilaterale Pupille meist erweitert (Abb. 12.84). Zur Prüfung des IV. Hirnnervs bei kompletter Lähmung des III. Hirnnervs blickt der Patient nach unten. Ist der M. obliquus superior funktionsfähig, wird das abduzierte Auge leicht nach innen rotiert.

Kombinierte Lähmungen

Krankheitsprozesse im Sinus cavernosus schädigen eher gleichzeitig alle 3, das Auge versorgende Hirnnerven als einzelne davon. Gefährdet sind III., IV. und VI. Hirnnerv, der 1. und 2. Ast des N. trigeminus und die das Auge innervierenden sympathischen Fasern. Ein Sinus-cavernosus-Aneurysma ist die häufigste Ursache für Kompressionsvorgänge an dieser Stelle. Eine komplexe, gemischte Ophthalmoplegie ohne Beteiligung der Pupillen spricht mit großer Wahrscheinlichkeit für eine Myasthenie oder für eine Schilddrüsendysfunktion mit Augensymptomen (Abb. 12.85).

Nystagmus

Ein Pendelnystagmus ist meist angeboren, wird aber manchmal im Zusammenhang mit vaskulären Erkrankungen des Stammhirns oder multipler Sklerose beobachtet. Ein vestibulärer Nystagmus auf dem

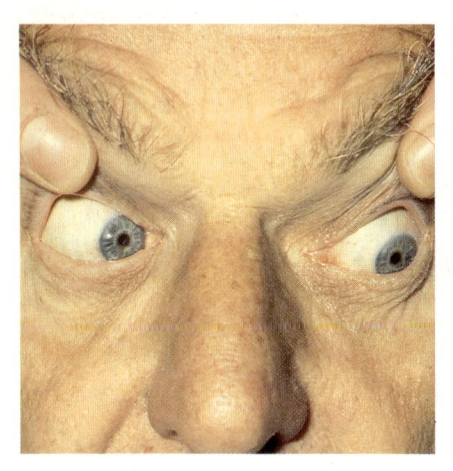

Abb. 12.82 Lähmung des M. obliquus superior rechts

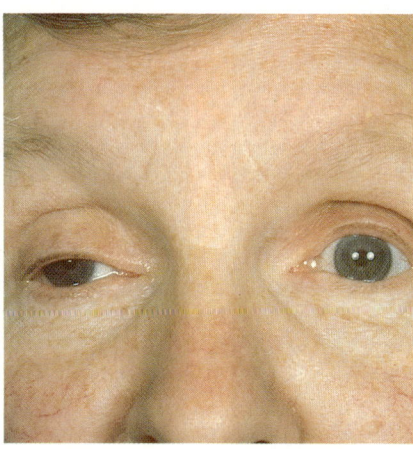

Abb. 12.83 Pupillenaussparung bei einer Lähmung des rechten N. oculomotorius bei Diabetes mellitus

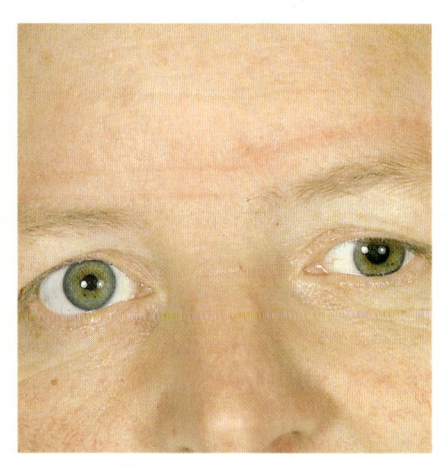

Abb. 12.84 Lähmung des III. Hirnnervs links. Die Pupille ist dilatiert

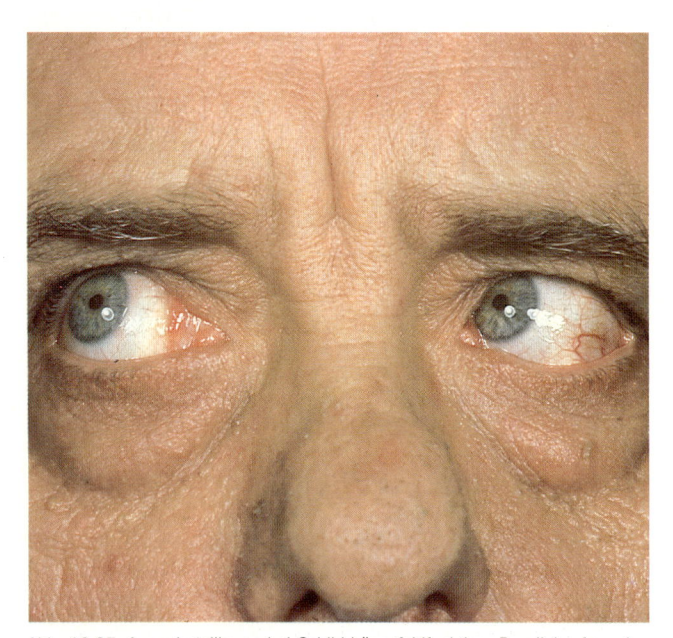

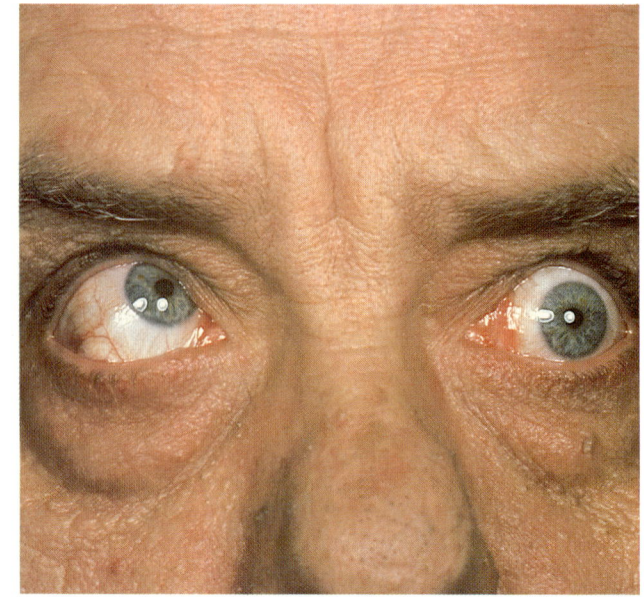

Abb. 12.85 Augenbeteiligung bei Schilddrüsenfehlfunktion. Das linke Auge kann nicht nach links oben blicken

Boden einer Erkrankung des Labyrinths hat horizontale und rotierende Komponenten und wird durch Fixierung mit den Augen unterdrückt. Die langsame Phase ist zur Seite der Läsion gerichtet. Ein Nystagmus, der infolge von Erkrankungen der zentralen vestibulären Reflexbahn entsteht, ist variabler und kann sowohl rotierend, horizontal, vertikal als auch eine Mischung verschiedener Formen sein. Dieser Nystagmus wird durch Blickfixation nicht beeinflußt.

Ein Nystagmus, der durch Veränderungen der Kopfhaltung ausgelöst wird, beruht meist auf Erkrankungen des Labyrinths. Bei gutartigem Lageschwindel klagt der Patient über Schwindel, der durch eine besondere Kopfhaltung (z. B. Lagerung auf eine bestimmte Seite) ausgelöst wird. Die Kopflagerung führt zu einem Nystagmus mit horizontalen und rotatorischen Komponenten, der verzögert auftritt und schnell erschöpfbar ist. Setzt sich der Patient wieder auf, tritt der Nystagmus meist erneut auf. Der Lagenystagmus bei Erkrankung des zentralen Vestibulärapparates ist weniger erschöpfbar und richtungsvariabler.

Ein blickinduzierter Nystagmus wird oft durch Medikamente ausgelöst, tritt aber auch bei Erkrankungen des Zerebellums oder des Hirnstammes auf. Ein vertikaler Nystagmus deutet entweder auf eine Erkrankung des Stammhirns oder des Zerebellums hin. Ein vertikaler oder schräger Nystagmus, der beim Blick nach unten und außen entsteht, tritt meist bei Schädigungen des Foramen magnum (z. B. Fehlbildung nach Chiari) auf. Beim Konvergenz-Retraktions-Nystagmus, der typisch für ein hinteres Mittelhirnsyndrom ist, führen nach oben gerichtete Sakkaden zur Einwärtsbewegung der Augen. Die Bewegung kann am besten sichtbar gemacht werden, wenn der Patient auf die abwärts rotierende optokinetische Trommel blickt (Abb. 12.86).

Ein endständiger Nystagmus ist physiologisch. Er tritt bei extrem seitwärts gerichtetem Blick auf, ist variabel und betrifft meist ein Auge stärker als das andere.

Nervus trigeminus (V. Hirnnerv)

Aufbau und Funktion

Der motorische Hirnnervenkern liegt am Dach des 4. Ventrikels und erhält von beiden Hemisphären Afferenzen, wobei solche der kontralateralen Hemisphäre überwiegen. Anfänglich verläuft die motorische Wurzel von den anderen Nervenfasern getrennt unter dem Ganglion Gasseri bevor sie sich dem R. mandibularis des Nervs anlagert und mit diesem durch das Foramen ovale austritt. Die wichtigsten Muskeln, die vom N. trigeminus innerviert werden, sind die Mm. pterygoideus medialis und lateralis, der M. temporalis und der M. masseter. Kleinere Muskeln, die vom N. trigeminus innerviert werden, sind der M. tensor tympani und der M. tensor palatini. Der Kiefer wird durch Kontraktion des M. temporalis und des M. masseter geschlossen und durch die Mm. pterygoidei geöffnet und seitwärts bewegt.

Der N. trigeminus hat 3 sensible Kerne: den Nucleus principalis, den Nucleus mesencephalicus und den Nucleus spinalis (Abb. 12.87). Taktile Stimuli werden im Nucleus principalis umgeschaltet. Die von dort ausgehenden, aszendierenden Nervenfasern enden größtenteils gekreuzt im Thalamus. Der Nucleus spinalis reicht kranial bis zum Nucleus principalis, kaudal bis C2, wo er im Hinterhorn liegt, und setzt sich in der Substantia gelatinosa fort. Eine kraniokaudale Anordnung der Nervenfasern aus konzentrischen Segmenten des Gesichtes und des Kopfes wurde vorgeschlagen, da sie sich am Muster der Sensibilitätsverluste im Gesicht orientierte, die manchmal bei Schädigungen des Tractus spinalis zu beobachten sind (Abb. 12.88). In nächster Umgebung des Kerns vom Tractus spinalis enden Fasern des VII, IX. und X. Hirnnervs, von denen Hautäste zum Ohr beigesteuert werden. Der Kern enthält Fasern, die hauptsächlich für Schmerz- und Temperaturempfinden verantwortlich sind. Die Nervenfasern verlau-

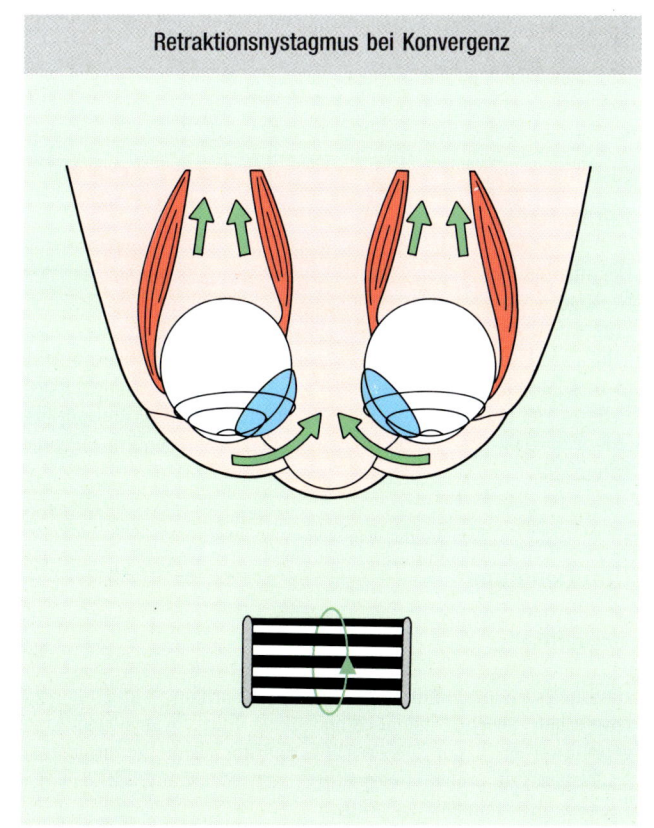

Abb. 12.86 Retraktionsnystagmus bei Konvergenz

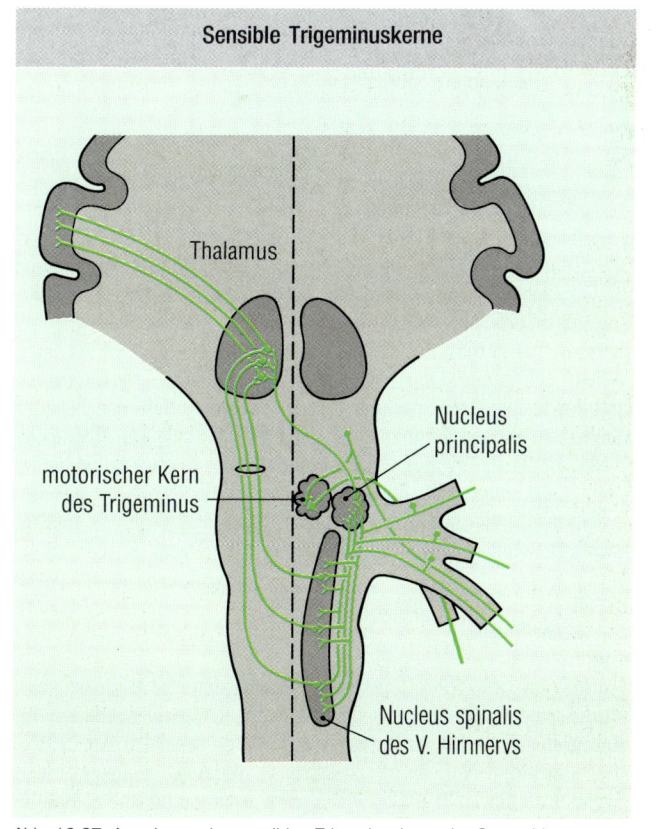

Abb. 12.87 Anordnung der sensiblen Trigeminuskerne im Stammhirn

Nervensystem

Schädigung des Tractus spinalis

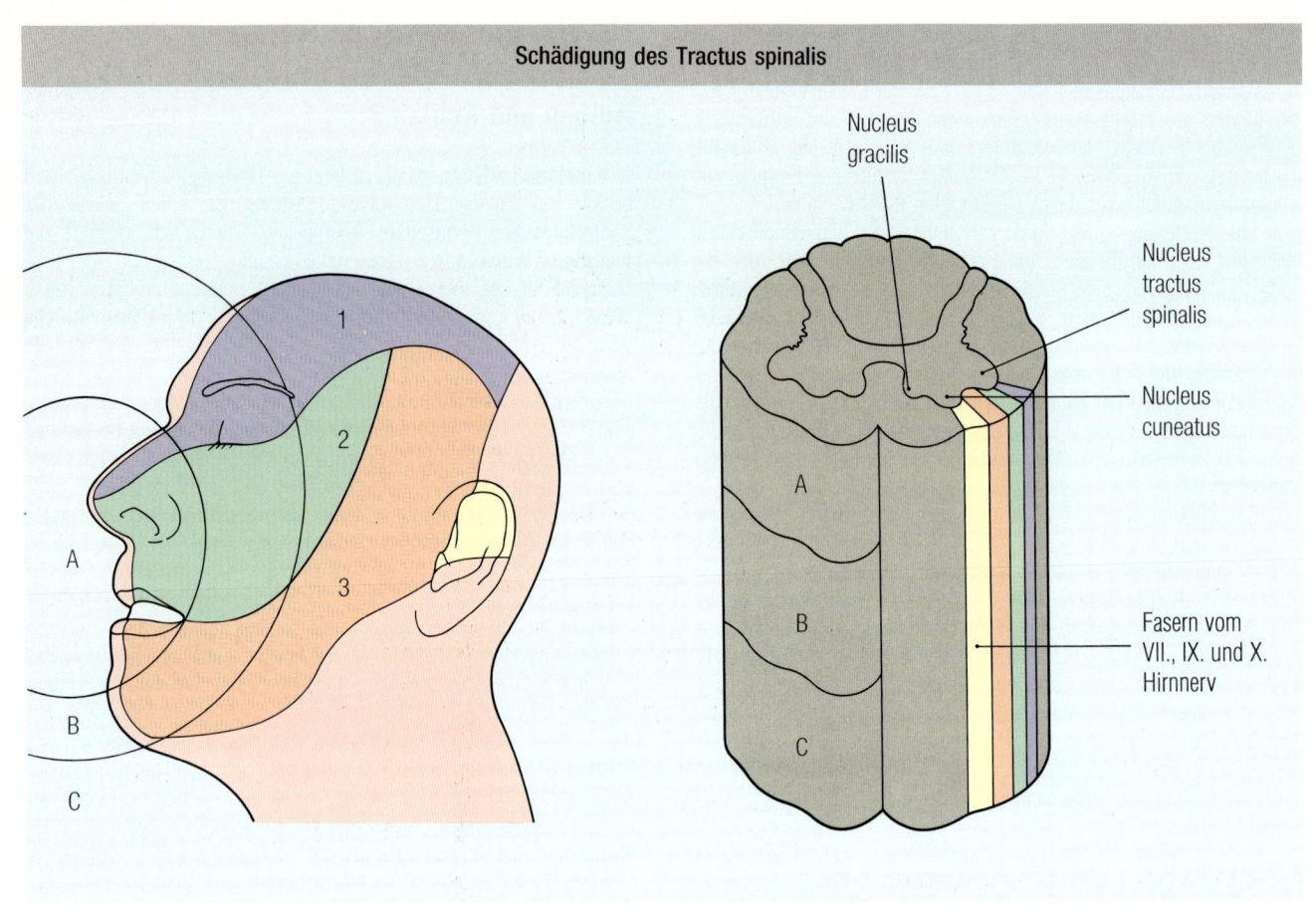

Abb. 12.**88** Vermutliche Anordnung konzentrischer Segmente der Hautinnervation des Gesichtes im Tractus spinalis

fen gekreuzt zum Thalamus. Der Nucleus mesencephalicus erhält propriozeptive Fasern aus der Kaumuskulatur. Kollaterale der afferenten Fasern bilden mit Zellen des motorischen Kerns Synapsen.

Die sensible Wurzel begleitet die motorische Wurzel durch die pontine Zisterne bevor sie im Ganglion Gasseri mündet, das temporal in einer Aussparung des Os petrosum liegt (Abb. 12.**89**). Von hier verläuft der Augenast durch die Fissura orbitalis superior in die Orbita und der R. maxillaris bzw. der R. mandibularis verläßt den Schädel durch das Foramen rotundum bzw. das Foramen ovale. Die Anteile der 3 Äste an der Innervation des Gesichtes und der Kopfhaut sind in der Abb. 12.**90** dargestellt. Zusätzlich innerviert der N. trigeminus die Schleimhäute von Mund, Nase, einigen Sinus und Teile des Meatus acusticus externus sowie den größten Teil der Dura.

Masseterreflex

Der afferente Ast dieses Reflexes wird durch zahlreiche Afferenzen aus Muskelspindeln des M. masseter und des M. temporalis gebildet, die zum größeren Teil im motorischen Ast als im sensiblen Ast des N. trigeminus zum Nucleus mesencephalicus verlaufen. Kollaterale der Axone der unipolaren mesenzephalischen Neurone bilden im motorischen Kern Synapsen, wodurch ein monosynaptischer Reflexbogen entsteht, dessen Efferenzen in der motorischen Wurzel verlaufen.

Kornealreflex

Der afferente Schenkel des Kornealreflexes liegt im R. opthalmicus des N. trigeminus. Der efferente Schenkel verläuft im VII. Hirnnerv. Stimulation der Kornea löst sowohl eine ipsilaterale als auch eine kontralaterale Blickantwort aus, wobei die kontralaterale Blickantwort ca. 5ms langsamer als die ipsilaterale ist. Die zentrale Leitungszeit des Reflexes von ca. 40ms weist ihn als polysynaptisch aus. Reizung der Sklera anstelle der Kornea löst einen Reflex mit deutlich längerer Latenz aus.

Untersuchung

Sensibilität

Die Untersuchungstechniken zur Sensibilitätsprüfung wurden bereits besprochen. Die Sensibilität kann gut an Stirn, Wange und Kinn geprüft werden. In der Regel reicht es aus, nur leichte Berührung und Nadelstiche zu prüfen. Gelegentlich kann es erforderlich sein die Temperaturempfindung zu prüfen.

Der Patient hält die Augen geschlossen. Die zu untersuchenden Gebiete des Gesichtes werden mit einem Wattebausch (Abb. 12.**91**)

Hirnnerven

Verlauf des N. trigeminus

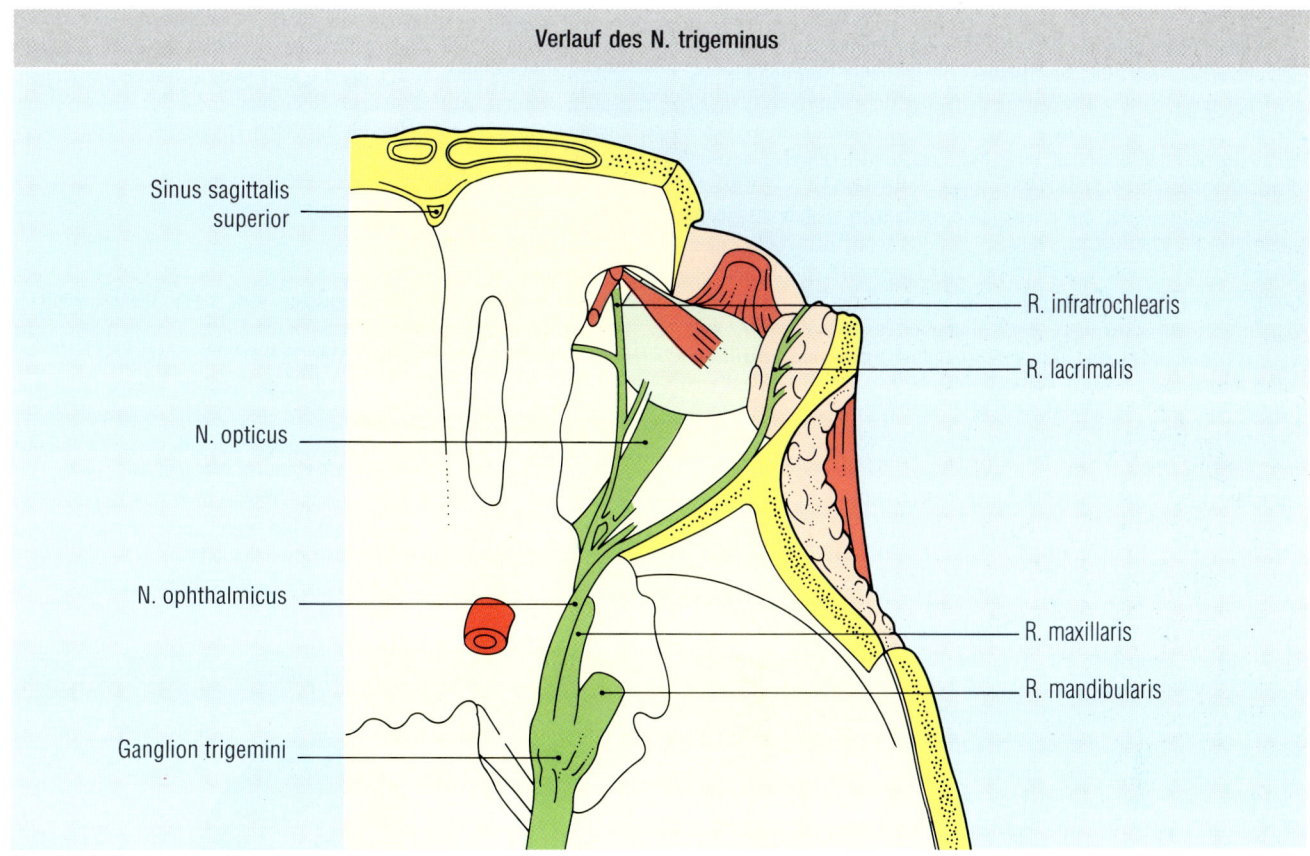

- Sinus sagittalis superior
- N. opticus
- N. ophthalmicus
- Ganglion trigemini
- R. infratrochlearis
- R. lacrimalis
- R. maxillaris
- R. mandibularis

Abb. 12.89 Der periphere Verlauf des N. trigeminus

Innervationsgebiete des N. trigeminus

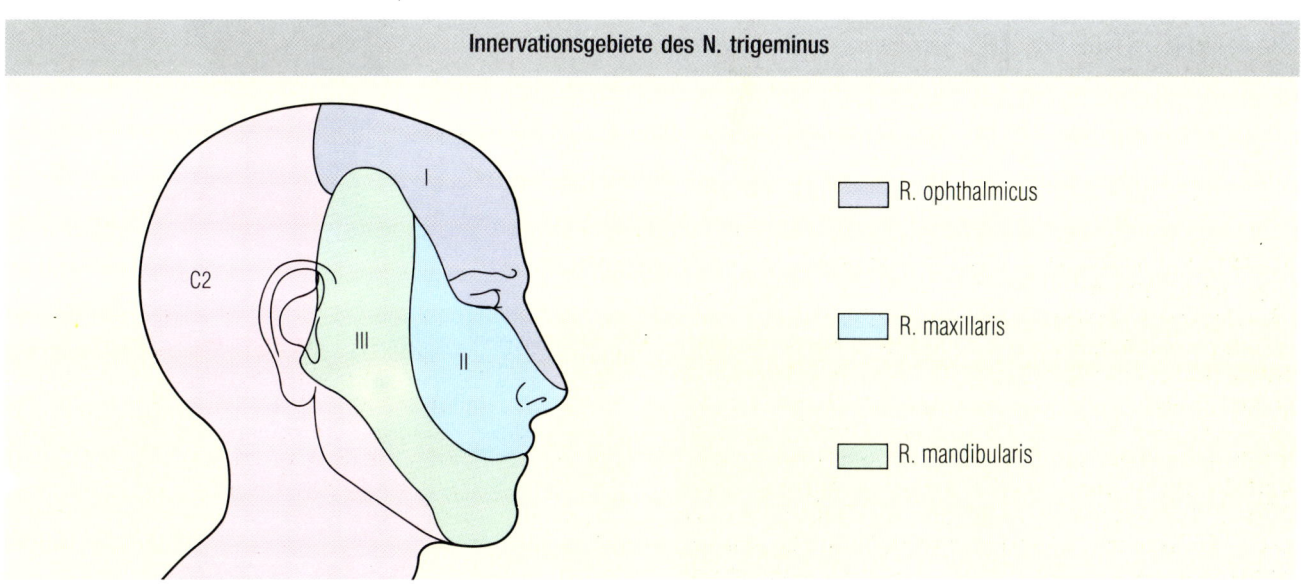

- R. ophthalmicus
- R. maxillaris
- R. mandibularis

Abb. 12.90 Innervationsgebiete der 3 Anteile des N. trigeminus

betastet. Nach jedem Kontakt wird auf die Antwort des Patienten gewartet, zu der er nicht gedrängt werden darf. Der Wattebausch sollte nicht über die Haut gezogen werden. Ein teilweiser Verlust der Sensibilität ist häufiger als ein vollständiger, weshalb der Patient das Empfinden bei Berührung mit dem Wattebausch an verschiedenen Stellen miteinander vergleichen muß. Danach wird mit Gebieten der kontralateralen Gesichtshälfte verglichen. Als nächstes wird an denselben Stellen das Wahrnehmen der Nadelstiche geprüft. Zusätzlich kann das Empfinden des Patienten an verschiedenen Stellen miteinander verglichen werden, wenn die Nadel über die Kopfhaut entlang des Scheitels von vorne nach hinten bewegt wird. Ist der Sensibilitätsverlust auf das Versorgungsgebiet des N. trigeminus beschränkt, werden die Reize ab Schädelmitte normal empfunden. Bei dieser Untersuchung ist zu beachten, daß der Übergang des Versorgungsgebietes des R. mandibularis in das des Segmentes C2 nicht der Kante des Unterkiefers entspricht (Abb. 12.90). Da es schwierig ist, den Stimulus immer gleich stark anzubieten, sollte geringen Unterschieden der Wahrnehmung keine übertriebene Bedeu-

Nervensystem

tung beigemessen werden, solange sie nicht reproduzierbar sind.

Tumorinfiltration in den Nerven oder seine Ganglien löst Schmerzen aus und führt zu Ausfällen. Bei alleiniger Neuropathie des N. trigeminus ist die motorische Komponente nicht betroffen, es besteht aber ein zunehmender Verlust der Sensibilität im Gesicht. Wenn der Sensibilitätsverlust ausgeprägt ist, können Gewebsnekrosen durch unvermeidliche Selbstverletzungen auftreten (Abb. 12.**92**).

Schädigungen der zentralen sensiblen Bahnen können zu einem selektiven Funktionsverlust führen. Bei Rückenmarksschädigungen oberhalb von C2 können die Schmerz- und Temperaturempfindung im Gesicht selektiv verloren gehen. Die Verteilung ist manchmal ringförmig und überquert Dermatomgrenzen (Abb. 12.**88**). Ein Verlust der Schmerz- und Temperaturempfindung im Gesicht tritt bei Infarkten im Gebiet der A. cerebelli inferior posterior ipsilateral zur Schädigung auf. Ein selektiver Ausfall der Wahrnehmung leichten Druckes entsteht bei Schädigungen der Pons, die auf den Nucleus principalis beschränkt sind. Ein halbseitiger Sensibilitätsverlust des Gesichtes kann nach einem Thalamusinfarkt auftreten.

Kornealreflex

Der Kornealreflex wird durch leichtes Berühren der Kornea mit einem Wattebausch ausgelöst. Der Vorgang muß dem Patienten vorher sorgfältig erklärt werden. Der untere Teil der Kornea kann geprüft werden, ohne das Lid nach unten drücken zu müssen, wenn der Patient leicht nach oben blickt. Um den oberen Teil der Kornea stimulieren zu können, sollte das Oberlid angehoben werden. Die Reaktion des Patienten wird bestimmt und die ipsilaterale und kontralaterale Blinzelreaktion geprüft. Die Empfindlichkeit der Kornea schwankt stark. Patienten, die Kontaktlinsen tragen, müssen diese vor der Prüfung entfernen. Aber auch dann ist deren Reaktion wahrscheinlich träge, aber beidseits gleich. Wenn der Reflex stark vermindert ist, kann der Wattebausch gegen die Kornea gehalten werden, ohne daß eine Reaktion ausgelöst wird (Abb. 12.**93**). Die Prüfung des Kornealreflexes bei bewußtlosen Patienten muß sehr vorsichtig durchgeführt werden, da mehrfache Berührung der Kornea diese leicht schädigen kann. Der Kornealreflex wird bei einer ipsilateralen Lähmung des N. facialis abgeschwächt sein oder fehlen, wodurch der M. orbicularis oculi gelähmt ist. Die kontralaterale Reaktion bleibt dann aber erhalten.

Ein Verlust des Kornealreflexes ist manchmal das erste oder zumindest ein frühes Zeichen für eine Nervenkompression. Deshalb sollte dieser bei allen Patienten, die über Gesichtsschmerzen klagen, geprüft werden. Ein einseitiger Reflexausfall ist bei gleichzeitiger Taubheit ein wertvoller Hinweis auf einen Tumor des Kleinhirnbrückenwinkels.

Motorik

Vor der Prüfung der Kaumuskulatur wird nach Muskelatrophien gesucht. Eine Atrophie des M. temporalis führt zu einer Aushöhlung über dem Os zygomaticum (Abb. 12.**94**). Eine Atrophie des M. masseter ist schwieriger zu sehen. Beide Muskeln können aber gut getastet werden, wenn der Patient die Zähne zusammenbeißt (Abb. 12.**95**). Die Kraft der Mm. pterygoidei, des M. masseter und des M. temporalis können geprüft werden, indem versucht wird, gegen den Widerstand des Patienten den Unterkiefer zu öffnen oder zu schließen. Dazu soll der Patient den Unterkiefer zuerst ohne, danach gegen Widerstand öffnen. Bei einer einseitigen Schädigung des N. trigeminus weicht der Unterkiefer zur gelähmten Seite ab (Abb. 12.**96**).

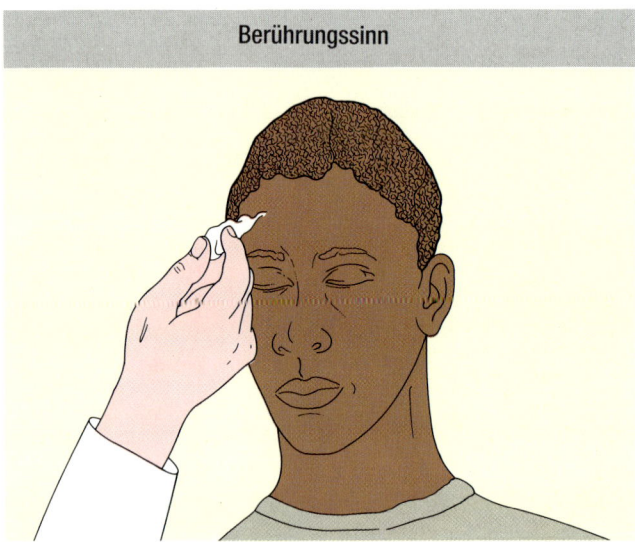

Abb. 12.**91** Prüfung des Berührungssinnes

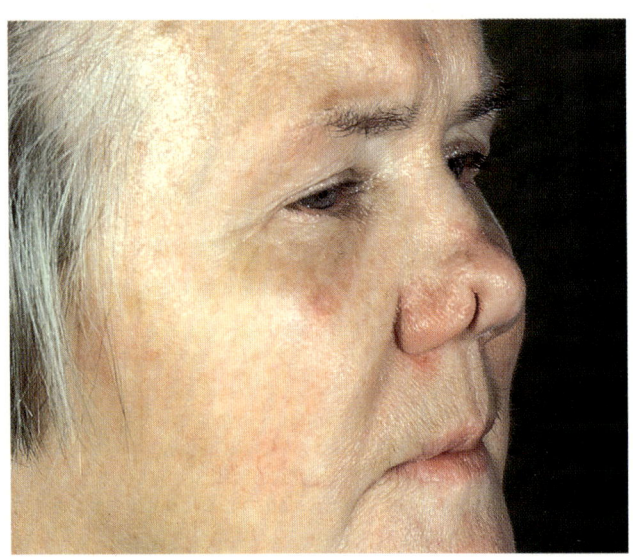

Abb. 12.**92** Gewebsnekrose bei Verlust der Nasensekretion

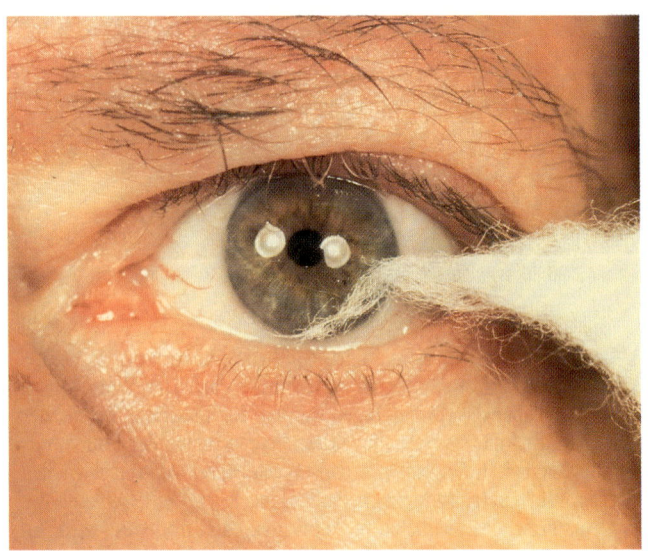

Abb. 12.**93** Gestörter Kornealreflex links

Masseterreflex

Zur Prüfung des Masseterreflexes öffnet der Patient den Mund leicht. Der Untersucher legt seinen Zeigefinger auf die Kinnspitze und beklopft diesen mit dem Reflexhammer (Abb. 12.97). Als Antwort darauf kontrahieren sich die Mm. pterygoidei, was aber auch bei Gesunden starken Schwankungen unterliegt (von nicht fühlbar bis überraschend stark).

Nervus facialis (VII. Hirnnerv)

Aufbau und Funktion

Die Fasern des VII. Hirnnervs umschlingen das untere Ende des Abduzenskerns, bevor sie aus der Pons in nächster Nähe zum N. acusticus austreten. Nach Überquerung des Kleinhirnbrückenwinkels tritt der VII. Hirnnerv zusammen mit dem N. acusticus, der A. auditoria interna und der V. auditoria interna in den hinteren

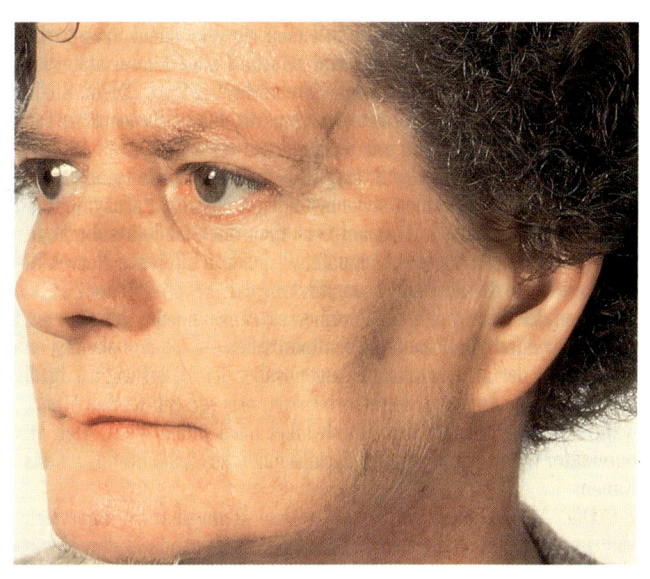

Abb. 12.**94** Atrophie des M. temporalis mit eingefallener Schläfe

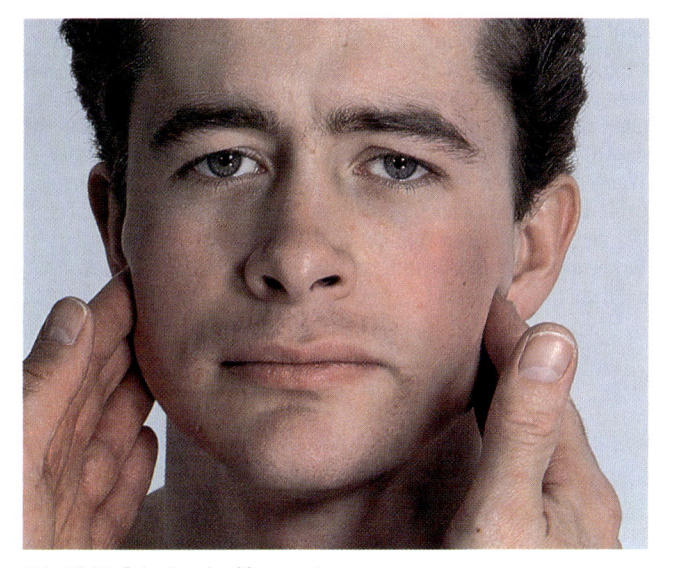

Abb. 12.**95** Palpation des M. masseter

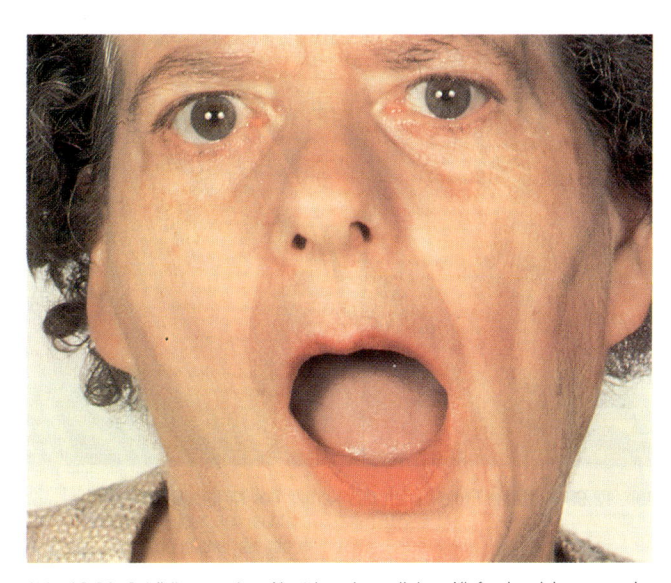

Abb. 12.**96** Schädigung des N. trigeminus links. Kieferabweichung nach links

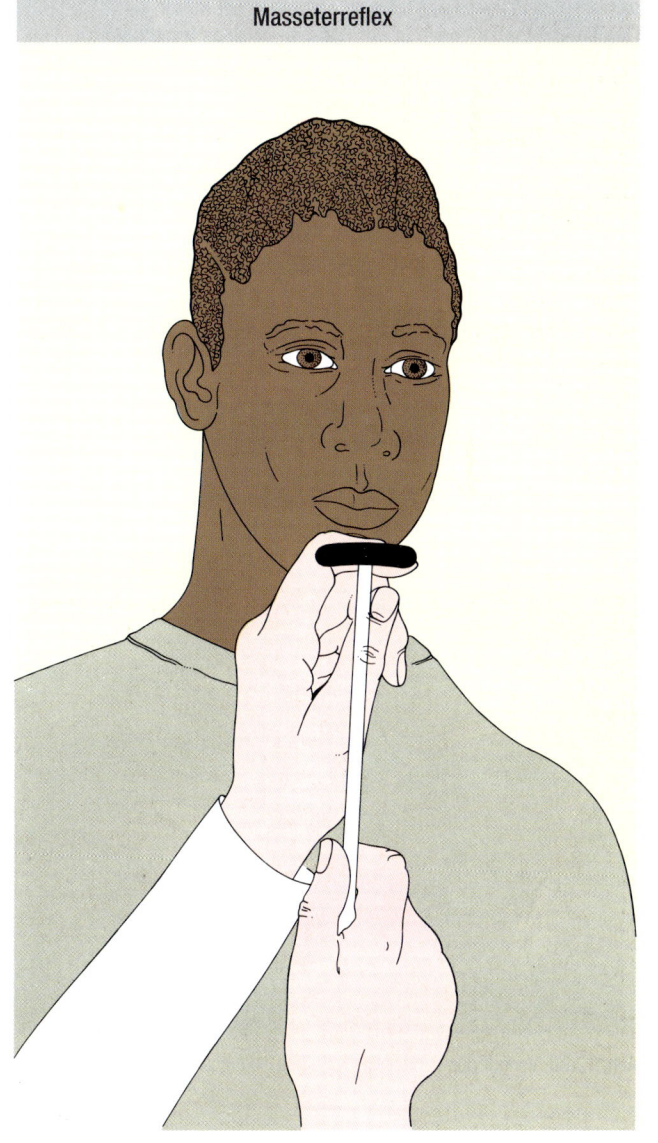

Abb. 12.**97** Prüfung des Masseterreflexes

Nervensystem

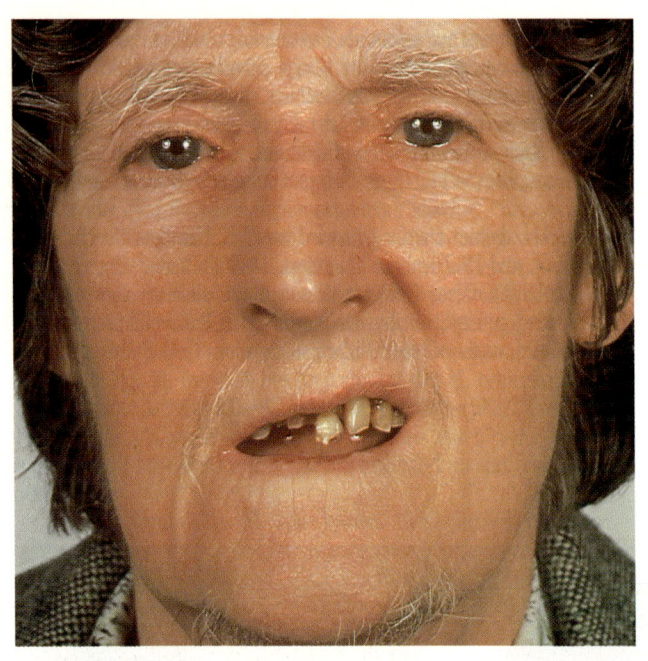

Abb. 12.**104** Lähmung des oberen Motoneurons des N. facialis. Die Patientin versucht die Zähne zu zeigen

Abb. 12.**105** Ursachen für eine Lähmung des unteren Motoneurons

Ursachen für eine Lähmung des unteren Motoneurons des Gesichts
Bell-Lähmung
Ramsay-Hunt-Syndrom
Trauma
Karzinom der Parotis
Sarkoidose
Multiple Sklerose

Zentrale und periphere Fazialisparese

Bei zentraler Fazialisparese sind die absteigenden Fasern, die vom kontralateralen motorischen Kortex zum ipsilateralen Kern des N. facialis verlaufen, unterbrochen. Es besteht eine minimale Asymmetrie beider Stirnhälften beim Stirnrunzeln, aber eine deutliche Asymmetrie des unteren Gesichts (Abb. 12.**104**).

Bei einer peripheren Fazialisparese sind alle Gesichtsmuskeln gleich stark betroffen, obwohl die Läsion so distal liegt, daß sie einzelne Äste des Nervs betrifft (Abb. 12.**105**). Die Lokalisation der Läsion kann aus der Anwesenheit oder dem Fehlen bestimmter Symptome geschlossen werden. Liegt die Schädigung in Höhe oder unterhalb des Foramen stylomastoideum besteht keine Störung von Geschmack, Gehör oder Tränenfluß. Eine Schädigung des Nervs unmittelbar proximal der Abzweigung der Chorda tympani bewirkt einen Geschmacksverlust der vorderen ⅔ der Zunge. Eine noch proximaler gelegene Schädigung, die den N. stapedius einbezieht, führt zur Hyperakusis. Die Tränenbildung geht verloren, wenn der Nerv in Höhe oder proximal des Ganglion Gasseri geschädigt ist.

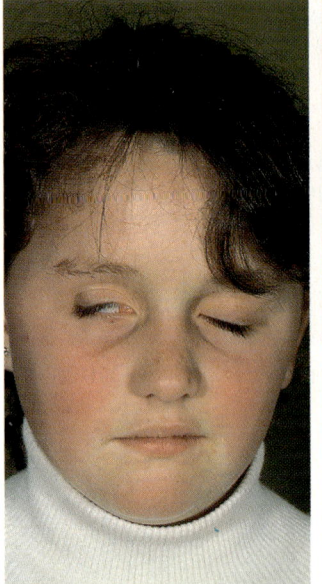

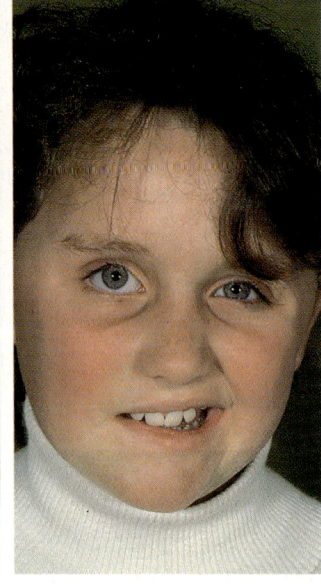

Abb. 12.**106** Eine rechtsseitige Bell-Lähmung bei einem 11jährigen Mädchen

Lähmung der Gesichtsmuskulatur durch Schädigung des unteren Motoneurons

Haben Sie einen Geschmacksverlust an der Zungenspitze bemerkt?

Haben Sie bemerkt, daß Lärm im Ohr derselben Seite übertrieben laut erscheint?

Tränt das Auge der betroffenen Seite nicht?

Bell-Lähmung

Die Bell-Lähmung ist eine idiopathische Lähmung des N. facialis. Wenn daraus eine nennenswerte Lähmung der Gesichtsmuskulatur entsteht, gehen die Stirnfurchen, der Augenschluß und die Anhebung der Mundwinkel verloren (Abb. 12.**106**). Nach Denervation können neu sprossende Nervenfasern Muskeln innervieren, die eigentlich nicht zu ihrem Innervationsgebiet gehören (aberrante Reinnervation). In solchen Fällen kann Blinzeln zu einer synkinetischen Muskelkontraktion des unteren Gesichts führen (Abb. 12.**107**). Eine aberrante Innervation der Tränendrüsen durch Nervenfasern, die ursprünglich nur der Speicheldrüseninnervation dienten, kann zur Tränenbildung führen, wenn ein Speisestimulus angeboten wird (Krokodilstränen).

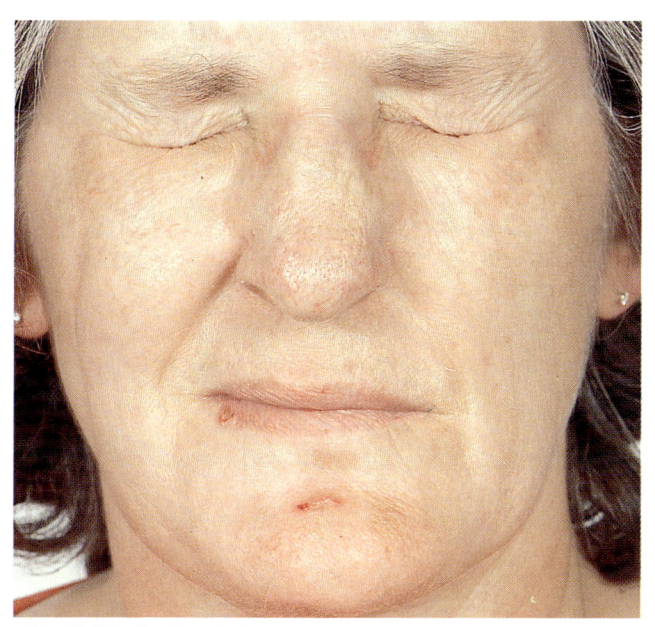

Abb. 12.**107** Aberrierende Reinnervation. Der rechte Mundwinkel hebt sich während des Augenschlusses. Vorausgegangen war eine Bell-Lähmung

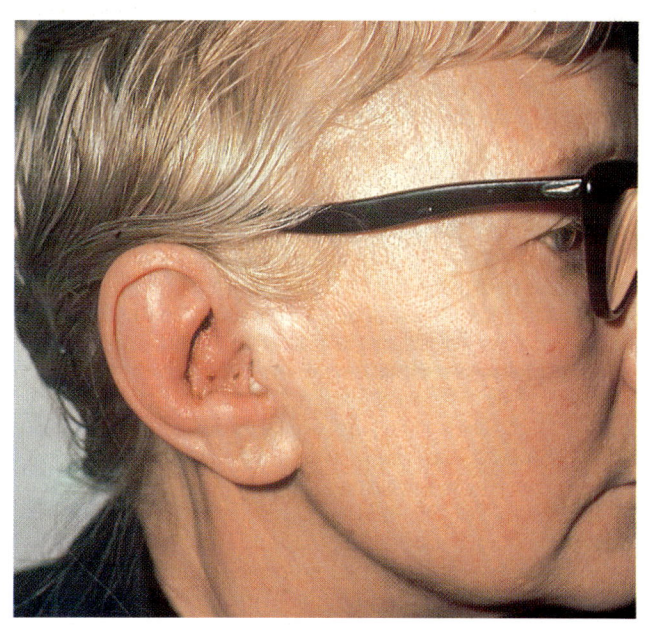

Abb. 12.**108** Bläschenförmige Effloreszenzen beim Ramsay-Hunt-Syndrom

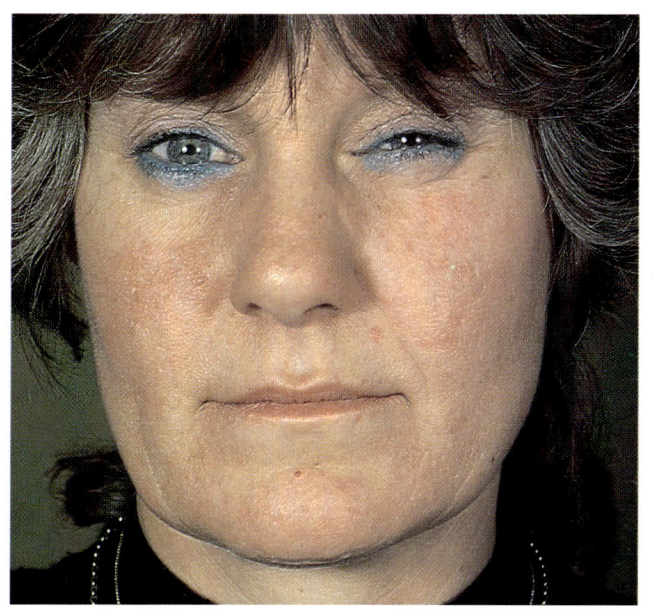

Abb. 12.**109** Spasmus der linken Gesichtshälfte. Die linke Fissura palpebrae ist während der Kontraktion verengt

Ramsay-Hunt-Syndrom

Das Ramsay-Hunt-Syndrom entwickelt sich nach einer Herpesinfektion des Ganglion geniculate. Bläschenbildung kann an verschiedenen Stellen einschließlich der Ohrmuschel auftreten (Abb. 12.**108**).

Störungen der Gesichtsbewegung

Faszikulationen der Gesichtsmuskulatur sind auf Patienten mit Erkrankungen der Motoneurone begrenzt. Eine Gesichtsmyokymie ist eine kaum sichtbare Bewegungsstörung, bei der eine feine, mehr oder weniger kontinuierliche Flimmerkontraktion der Muskeln, die von einzelnen oder allen Ästen des N. facialis innerviert werden, auftreten kann. Multiple Sklerose ist dafür die häufigste Ursache. Bei halbseitigen Gesichtsspasmen tritt in zufälliger Verteilung eine unwillkürliche Kontraktion eines Gesichtsmuskels, anfangs oft nur des M. orbicularis oculi, auf (Abb. 12.**109**). Eventuell kann eine leichte Fazialisschwäche entstehen. Ein Blepharospasmus führt zu einem zwanghaften Wiederholungsblinzeln, das der Kontrolle des Patienten entzogen ist. Diese Störung wird zusammen mit anderen fokalen Dystonien später beschrieben. Ticks stellen sich wiederholende, stereotypische Bewegungen, besonders willkürlicher Art dar. Orofaziale Dyskinesien sind unwillkürliche, semirepetitive Kontraktionen der Muskeln in der Umgebung des Mundes, die meist von abnormen Bewegungen der Zunge begleitet werden. Sie können spontan oder sekundär bei Therapie mit Phenothiazin auftreten. Ein Geschmacksverlust (Ageusie) kann bei einer Fazialisparese auftreten. Er tritt selten isoliert auf. Die häufigste Ursache ist eine ausgedehnte Kopfverletzung. Eine Geschmacksstörung kann auch Folge eines Medikamentes (z. B. Captopril) sein.

Nervus acusticus (VIII. Hirnnerv)

Aufbau und Funktion

Der VIII. Hirnnerv besteht aus einem vestibulären und einem kochleären Anteil, die sich im inneren Gehörgang vereinigen. Danach kreuzt der Nerv den Subarochnoidalraum und gelangt am Übergang der Pons in die Medulla oblongata lateral des N. facialis in das Stammhirn. Dort projiziert der N. acusticus hauptsächlich zum kontralateralen Colliculus inferior, von dem Nervenfasern zum Corpus geniculatum mediale und danach mit der Hörstrahlung zur Hörrinde im oberen Temporallappen (Heschl-Gyrus) verlaufen. Die Fasern des N. vestibularis enden in 4 verschiedenen Kernen. Eine Projektion vom Nucleus vestibularis lateralis bildet den Tractus vestibulospinalis, der hauptsächlich ipsilateral zu den zervikalen und lumbalen Motoneuronen deszendiert. Der Nucleus vestibularis medialis hat Verbindungen zum kontralateralen Kern des N. abducens und zum Zerebellum. Diese

Nervensystem

Bahnen sind für die Blickhaltung und für die Kontrolle der langsamen Folgebewegungen der Augen wichtig.

Die durch Geräusche ausgelöste Vibration des Trommelfelles wird durch die Gehörknöchelchenkette (Malleus, Incus, Stapes) im Mittelohr (Abb. 12.110) weitergeleitet. Deren Bewegungen werden vom M. tensor tympani und vom M. stapedius beeinflußt. Die Basis des Stapes heftet am ovalen Fenster und überträgt über dieses die Schwingungen auf die Perilymphe, die das knöcherne Labyrinth (Kochlea, Vestibulum, Bogengänge) ausfüllt. Im knöchernen Labyrinth liegt das häutige Labyrinth, das sich aus Ductus cochlearis, Sacculus, Utrikulus und den 3 halbkreisförmigen Bogengängen zusammensetzt und Endolymphe enthält. Jeder der Bogengänge umhüllt einen Ductus semicircularis und steht nahezu senkrecht auf den jeweils anderen beiden. Die Kanäle öffnen sich in das Vestibulum, in dem sich Sacculus und Utrikulus befinden. Spezialisierte Rezeptorgebiete (Maculae) liegen im Sacculus und im Utrikulus. An einem Ende jedes Bogenganges ist ein Rezeptororgan (Crista ampullaris).

Im unteren Teil des knöchernen Labyrinths liegt der Canalis osseus der Kochlea. Ein knöcherner Sporn, die Lamina spiralis, ragt in den Kanal und teilt ihn dadurch in 2 Korridore: die Scala vestibuli und die Scala tympani (Abb. 12.111). Im Ductus cochlearis ruht das Cortische Spiralorgan, das von der Pars cochlearis des N. acusticus innerviert wird, auf der Basilarmembran. Die vestibuläre Komponente innerviert die spezialisierten Rezeptorgebiete des Utrikulus und der Bogengänge. Der Sacculus und hintere Teil der Bogengänge werden von Fasern des R. cochlearis innerviert (Abb. 12.112).

Schallwellen, die über die Perilymphe übertragen werden, erreichen das Cortische Organ über die Gehörknöchelchenkette und Schwingungen des runden Fensters oder durch Knochenleitung. Hochfrequente Töne stimulieren die Basis, niederfrequente Töne die Spitze der Kochlea maximal. Aktivitäten von Teilen der Hörbahn im Stammhirn spiegeln sich als Aufeinanderfolge negativer Potentiale wider, die vom Mastoid oder vom Schädel abgeleitet werden können, nachdem ein Clickstimulus gesetzt wurde. 7 Potentiale treten innerhalb der ersten 10ms nach dem Stimulus auf. Von diesen wird angenommen, daß sie spezielle anatomische Lokalisationen repräsentieren (Abb. 12.113). Nervenendigungen in den Cristae und Maculae werden von Bewegungen der Endolymphe entweder durch Stimulation der Haarfortsätze der Crista oder durch Bewegungen kleiner verkalkter Teilchen (Otolyten), die auf einer Membran der Makula von Utrikulus und Sacculus liegen, erregt. Die Haltung des Kopfes wird von Rezeptoren des Utrikulus und Sacculus gesteuert. Durch Neigung des Kopfes werden die Otolyten bewegt und dadurch die Haarzellen verbogen, was zu einem Aktionspotential des N. vestibularis führt. Über Flußmuster der Endolymphe in den Bogengängen können Drehbewegungen des Kopfes entdeckt werden.

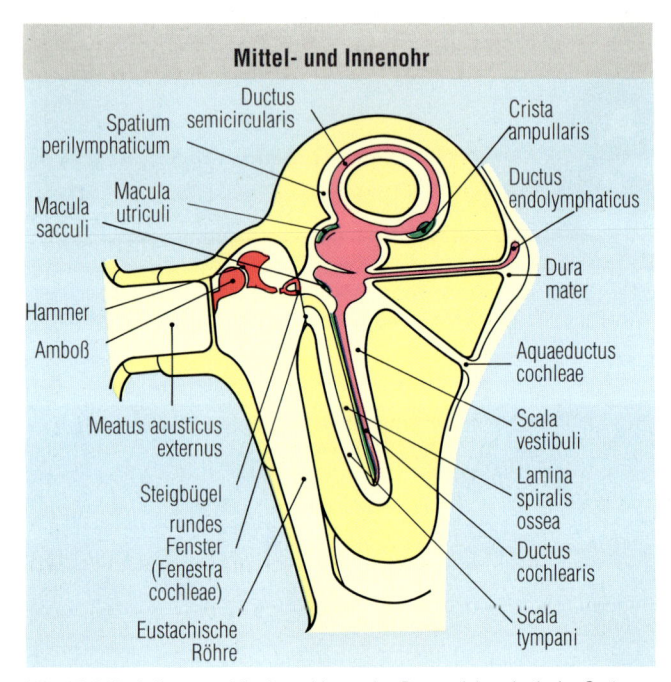

Abb. 12.110 Aufbau von Mittel- und Innenohr. Das endolymphatische System ist farbig

Abb. 12.111 Anordnung der vestibulären und kochleären Teile des N. acusticus

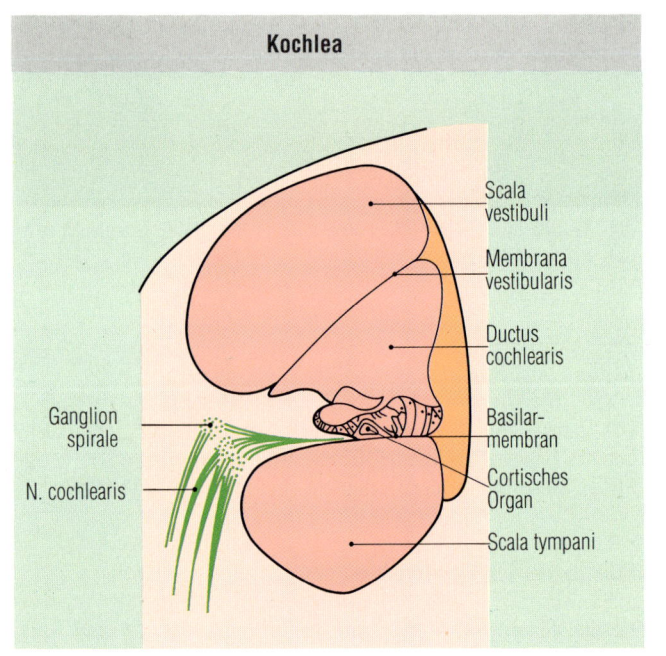

Abb. 12.112 Kochlea

Alles in allem liefert das Vestibulärsystem Informationen über die Lage und die Bewegung des Kopfes, die mit optischen und propriozeptiven Informationen aus Rezeptoren der Nackenmuskulatur zusammenspielt.

Untersuchung

Hörkraft

Jedes Ohr wird getrennt getestet. Der Patient verschließt das gerade nicht untersuchte Ohr, indem er auf den Tragus drückt. Die Hörempfindlichkeit kann durch die Fähigkeit geprüft werden, Flüstersprache zu verstehen, was normalerweise in wenigstens 80 cm Abstand möglich ist, das Ticken einer Uhr zu hören, was normalerweise in 75 cm Abstand möglich ist, oder den Klang schnippender Finger zu hören.

Weitere Tests sind erforderlich, um festzulegen, ob ein Hörverlust auf einer Schädigung der Kochlea oder des N. cochlearis (perzeptive oder Nerventaubheit) oder des Leitungssystems zur Kochlea (konduktive Taubheit) beruht.

Test nach Rinne

Eine Stimmgabel mit einer Frequenz von 512Hz wird erst auf den Processus mastoideus, danach in die Nähe der Ohrmuschel gehalten (Abb. 12.**114a, b**). Der Patient gibt an, wann ihm der Schall lauter erscheint. Normalerweise wird Schall über die Luftleitung besser wahrgenommen als über die Knochenleitung (Rinne positiv). Bei perzeptiver Taubheit bleibt dieser Unterschied bestehen, bei Leitungstaubheit ist er umgekehrt (Abb. 12.**114c, d**).

Test nach Weber

Die Stimmgabel mit einer Frequenz von 512Hz wird auf den Scheitel oder die Stirn gehalten und der Patient muß angeben, ob der Ton beidseits gleich laut, oder ob er auf einer Seite lauter erscheint. Normalerweise wird der Klang in beiden Ohren gleich wahrgenommen. Bei perzeptiver Taubheit wird er aber im gesunden Ohr, bei konduktiver Taubheit im betroffenen Ohr besser gehört (Abb. 12.**115**).

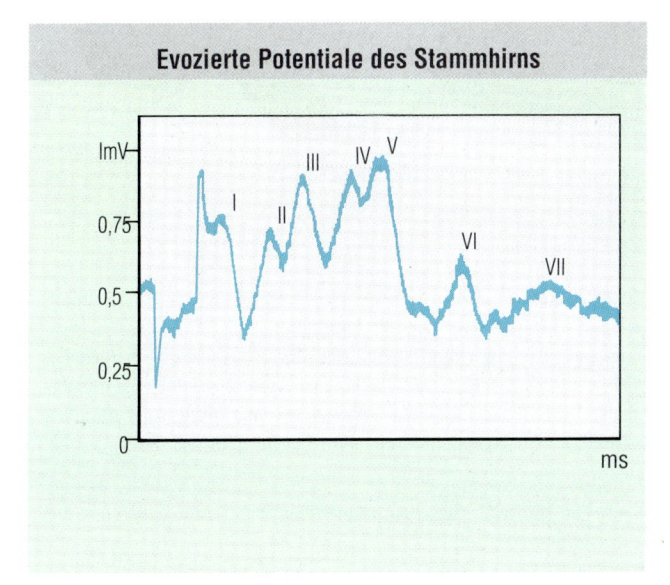

Abb. 12.**113** Normale akustisch evozierte Potentiale über dem Stammhirn

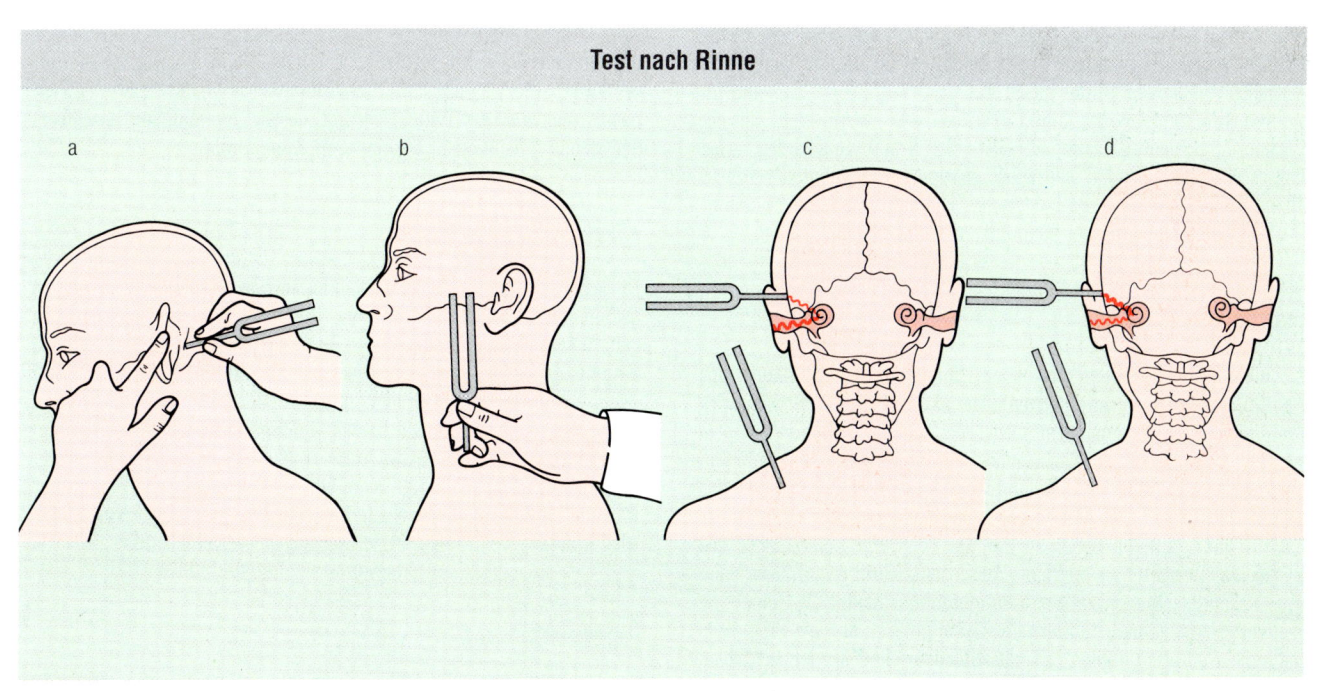

Abb. 12.**114** Test nach Rinne. Vergleich der (**a**) Knochenleitung und (**b**) Luftleitung, (**c**) perzeptive Taubheit, (**d**) Leitungstaubheit

Nervensystem

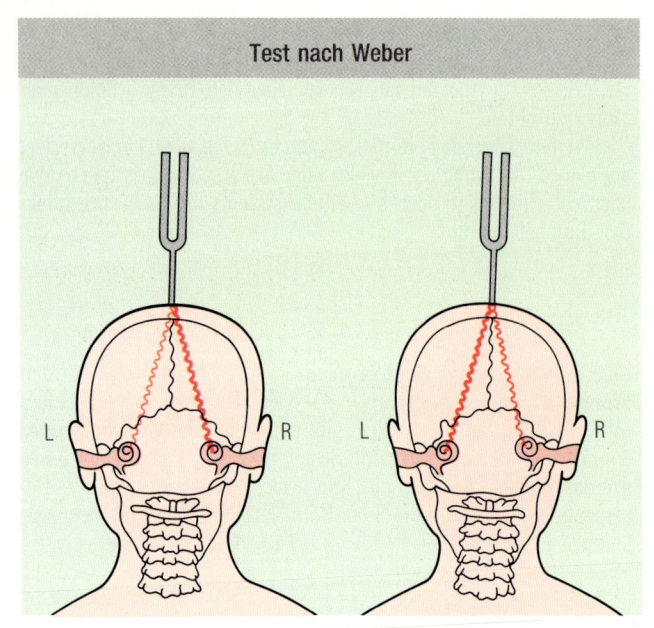

Abb. 12.115 Test nach Weber. Linksseitige perzeptive Taubheit (links) und linksseitige Leitungstaubheit (rechts)

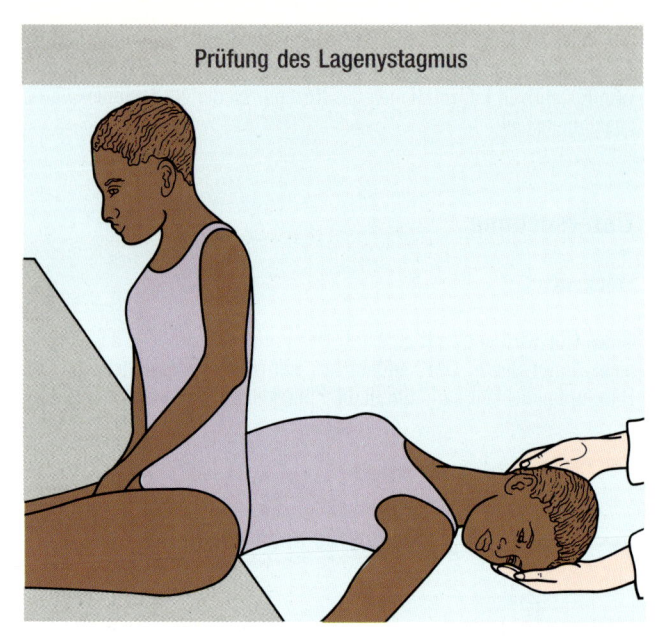

Abb. 12.116 Prüfung eines Lagenystagmus

Weitere Verfahren der Hörprüfung

Eine genaue Bestimmung des Hörvermögens erfordert besondere Techniken. Die Reintonaudiometrie erlaubt es, Frequenzen zwischen 250 und 8000 Hz entweder über das Ohr oder über den Processus mastoideus anzubieten. Eine perzeptive Taubheit betrifft hauptsächlich die höheren Frequenzen. Mit der Sprachaudiometrie wird die Hörschwelle für Wörter unterschiedlicher Lautstärke bestimmt. Führt eine Schädigung des N. cochlearis zu einer neuronalen Taubheit, wird die Spracherkennung zuerst mit zunehmender Lautstärke besser, später dagegen schlechter. Bei Leitungstaubheit bleibt die Unterscheidung von Tönen erhalten, wenn der angebotene Ton ausreichend laut ist. Recruitment wird mit unterschiedlichen Lautstärken geprüft, indem verschiedene Geräusche mit ansteigender Lautstärke jedem Ohr getrennt angeboten werden. Das Recruitment ist intakt, wenn laute Geräusche in beiden Ohren gleich gut, leise Geräusche dagegen im tauben Ohr weniger gut gehört werden. Das Recruitment ist ein Merkmal kochleärer Taubheit. Mit der Tonabschwächung wird festgestellt, wie stark und wie schnell ein dauernd angebotener Ton zu verschwinden scheint. Pathologische Befunde sind bei nervaler Taubheit deutlicher als bei konduktiver Taubheit festzustellen.

Vestibuläre Funktion

Es gibt keine direkten Methoden, im Bett die Funktion des Vestibulärsystems zu untersuchen. Eine akute periphere Störung des Vestibulärsystemes kann vermutet werden, wenn bestimmte Symptome gleichzeitig bestehen. Dazu gehört ein einseitiger schlagender/rotierender Nystagmus, dessen langsame Komponente zur Seite des betroffenen Ohres gerichtet ist. Bei geschlossenen Augen neigt der Patient dazu, auf die Seite, zu der die langsame Komponente des Nystagmus gerichtet ist, zu fallen. Außerdem deutet er auf diese Seite eines ruhenden Objektes. Für den Patienten scheint sich die Umgebung in Richtung der schnellen Phase des Nystagmus zu drehen. Sind diese Befunde weniger deutlich, ist die Störung eher in der zentralen vestibulären Bahn zu suchen. Klagt ein Patient über einen lageabhängigen Schwindel, sollte die Wirkung einer Lagerung geprüft werden. Dazu wird der Patient auf die Kante der Untersuchungsliege gesetzt. Danach wird sein Kopf und sein Oberkörper nach unten gedrückt, bis der Kopf ca. 30 Grad unter der Horizontalen liegt. Danach wird der Kopf von einer Seite zur anderen gedreht (Abb. 12.116). Vor der Untersuchung muß gewährleistet sein, daß das Körpergewicht des Patienten gehalten werden kann, falls es fallen sollte. Tritt ein Nystagmus auf, wird darauf geachtet,

- ob er sofort beginnt,
- ob ein Intervall zwischen Lageveränderung und Auftreten des Nystagmus besteht,
- ob er bestehen bleibt,
- ob er schwächer wird,
- ob er wieder auftritt, wenn der Patient wieder aufgesetzt wird.

Der Patient sollte vor dieser Untersuchung darauf hingewiesen werden, daß ein Schwindelgefühl entstehen kann. Wichtig ist es, daß der Patient die Augen während des Manövers offen läßt. Fällt der Test positiv aus, wird der Patient gefragt, ob die empfundenen Beschwerden denen entsprechen, die ihn zum Arzt führen.

Kalorische Testung

Die kalorische Testung wird verwendet, um die vestibuläre Funktion zu prüfen. Der Patient liegt mit ca. 30 Grad über der Horizontalen gehaltenem Kopf auf dem Rücken. In dieser Position liegt der seitliche Bogengang in der Vertikalebene. Ungefähr 250 ml Wasser mit einer Temperatur von 7 °C über bzw. unter der Körpertemperatur werden innerhalb von 40 Sekunden in den Gehörgang instilliert. Bei kaltem Wasser besteht die normale Antwort aus einem zweitgradig schlagenden Nystagmus vom gereizten Ohr weg. Die Zeit vom Beginn der Reizung bis zum Ende des Nystagmus wird bestimmt. Der Nystagmus wird stärker, wenn keine Fixierung der Augen möglich ist.

Kanalparese

Bei einer Erkrankung des Labyrinthes können Reaktionen auf heißes oder kaltes Wasser in einem Ohr vermindert sein oder ganz fehlen (Kanalparese, Abb. 12.117).

Ergebnisse der kalorischen Testung

normal

30° — rechts / links
44° — rechts / links

Kanalparese links

30°
44°

Richtungsbevorzugung nach rechts

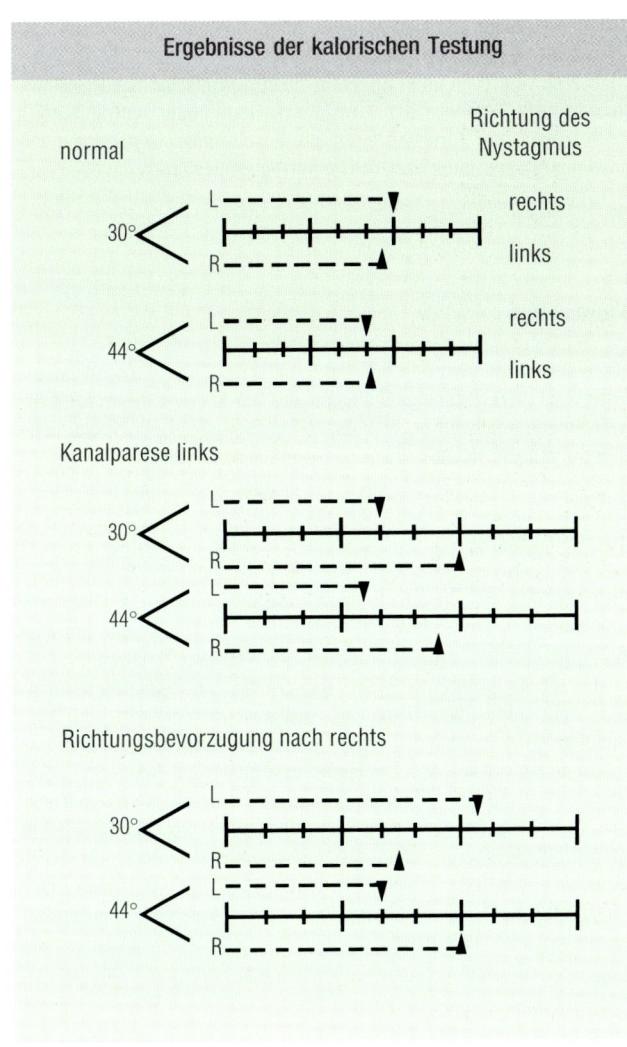

30°
44°

Abb. 12.117 Ergebnisse der kalorischen Testung

Bevorzugung einer Richtung

Von einer Bevorzugung einer Richtung wird gesprochen, wenn die Dauer des Nystagmus in eine Richtung unabhängig von der Art des Stimulus diejenige des Nystagmus in die andere Richtung überwiegt. Dieses Symptom tritt bei Schädigungen des Temporallappens oder des Hirnstammes auf.

Klinische Relevanz

Taubheit

Eine Leitungsschwerhörigkeit entsteht meist durch Ablagerung abgeschilferter Zellen oder von Zerumen im Gehörgang, Verlust der Beweglichkeit der Gehörknöchelchenkette (Otosklerose) oder durch Erkrankungen des Mittelohres. Eine nervale Taubheit tritt bei Schädigungen des Endorganes (z. B. Morbus Ménière) oder als Folge einer Schädigung des N. acusticus (z. B. Verschluß der A. auditoria interna) auf. Schädigungen des Zentralnervensystems verursachen selten Taubheit, da die zentralen Hörwege auf mehreren Ebenen beidseits projizieren.

Schwindel

Beschreibt der Patient Schwindel bzw. hat er das Gefühl, daß sich sein Körper oder seine Umgebung (Vertigo) dreht?

Ist der Schwindel von einer Gangunsicherheit begleitet?

Wird der Schwindel nur durch bestimmte Bewegungen oder Kopfhaltungen ausgelöst?

Tinnitus

Patienten mit Tinnitus klagen über Geräusche in einem oder in beiden Ohren. Diese können ständig oder intermittierend auftreten und können verschiedene Tonhöhen haben. Dieses Symptom tritt bei kochleären Erkrankungen oder bei Schädigungen bzw. Kompressionen des N. acusticus auf. Einige Patienten, bei denen z. B. eine intrakraniale a.v. Fistel besteht, können den Blutfluß hören und beschreiben diesen als pulsförmiges Ohrgeräusch. Bei diesen Patienten ist meist ein Strömungsgeräusch über dem Schädel auskultierbar.

Vertigo

Unter Vertigo wird eine Drehempfindung entweder der Person selbst oder deren Umgebung verstanden. Patienten klagen selten über einen Dauerschwindel, wenngleich viele ein dauerndes Schwindelgefühl angeben, das ein viel weniger klar umschriebenes Symptom darstellt und durch diagnostische Maßnahmen nicht faßbar ist. Vertigo entsteht meist bei Schädigung entweder des labyrinthären Systems (peripherer Vertigo) oder der zentralen Bahnen des N. vestibularis (zentraler Vertigo).

Epidemische Labyrinthitis und akute Vestibularisneuritis

Diese Diagnosen bleiben Patienten vorbehalten, bei denen anamnestisch ein akuter Vertigo bestand, der häufig mit Ataxie, Übelkeit und Erbrechen verbunden war. Dabei läßt man sich von der Vorstellung leiten, daß eine plötzliche Zerstörung labyrinthärer Strukturen oder des N. vestibularis aufgetreten ist.

Gutartiger Lageschwindel

Bei gutartigem Lageschwindel handelt es sich um eine spezifischere, periphere vestibuläre Dysfunktion. Die Patienten klagen über Schwindelanfälle, die typischerweise dadurch ausgelöst werden, daß sie sich auf eine bestimmte Seite legen. Prüfungen des Lagenystagmus fallen positiv aus. Die Störung wird oftmals durch ein Schädeltrauma ausgelöst, entsteht aber auch häufig spontan und verschwindet innerhalb weniger Wochen, kann aber über Jahre immer wieder auftreten. Patienten mit peripheren vestibulären Schädigungen sind ataktisch solange der Schwindel besteht, nicht aber im freien Intervall.

Nervensystem

Morbus Ménière

Der Morbus Ménière wird als Folge einer Dehnung des Endolymphraumes betrachtet. Es treten paroxysmale Schwindelanfälle zusammen mit einem dauernden einseitigen Tinnitus und einer fortschreitenden nervalen Taubheit auf.

Zentraler Vertigo

Ein zentraler Vertigo besteht meist länger als ein peripherer Vertigo. Falls der zentrale Vertigo lageabhängig ist, treten die Symptome seltener als beim benignen Lageschwindel verzögert auf und ermüden nach Lageveränderungen auch nicht so schnell. Als häufige Ursachen für eine zentrale vestibuläre Störung kommen zerebrovaskuläre Erkrankungen und multiple Sklerose in Betracht. Meist bestehen gleichzeitig weitere deutliche Symptome einer Stammhirnerkrankung.

Nervus glossopharyngeus (IX. Hirnnerv)

Aufbau und Funktion

IX., X. und XI. Hirnnerv entspringen aus einem gemeinsamen motorischen Kern, dem Nucleus ambiguus und innervieren die quergestreiften Muskeln des Pharynx, Larynx und des kranialen Ösophagus (Abb. 12.118). Jeder Nucleus abiguus erhält kortikobulbäre Afferenzen aus beiden Großhirnhemisphären. Der N. glossopharyngeus tritt am oberen Teil der Medulla aus dieser aus und verläuft zwischen N. facialis und N. vagus, die oberhalb bzw. unterhalb des N. glossopharyngeus verlaufen. Der N. glossopharyngeus tritt zusammen mit dem N. vagus und dem N. accessorius durch das Foramen jugulare aus dem Schädel. Seine viszeralen Efferenzen und Afferenzen können nur schwer untersucht werden. Somatische Afferenzen versorgen unter anderem die Fossa tonsillaris und Teile des Pharynx. Die Prüfung der Geschmacksempfindung wurde bereits beschrieben. Die Barorezeptoren im Karotissinus werden vom N. glossopharyngeus innerviert, die im Aortenbogen werden dagegen vom N. vagus innerviert.

Würgereflex

Der Würgereflex wird durch Reizung der Fossa tonsillaris ausgelöst. Dabei wird das Gaumensegel angehoben. Die Afferenz dieses Reflexes verläuft vermutlich nur bei Schmerzreizen im N. glossopharyngeus. Die Efferenz zum M. levator palatini verläuft im N. vagus.

Untersuchung

Weder die motorische noch die sensible Komponente des IX. Hirnnervs kann geprüft werden. Das sensibel innervierte Hautgebiet am Ohr überlappt mit der Innervation durch den VII. und X. Hirnnerv.

Da die Auslösung des Würgereflexes für den Patienten unangenehm ist, sollte dieser nur bei dringendem Verdacht auf eine Schädigung der kaudalen Hirnnerven nach entsprechender vorheriger Erklärung geprüft werden. Der Reflex wird ausgelöst, indem ein Spatel zuerst tief in die eine, dann in die andere Fossa tonsillaris gedrückt wird (Abb. 12.119). Neben der Kontrolle, ob sich das Gaumensegel in der Mittellinie bewegt, sollte der Patient befragt werden, ob er die Berührung beidseits gleichartig empfunden hat. Bei einseitiger Schädigung des N. glossopharyngeus ist der Würgereflex ipsilateral vermindert oder fehlt ganz.

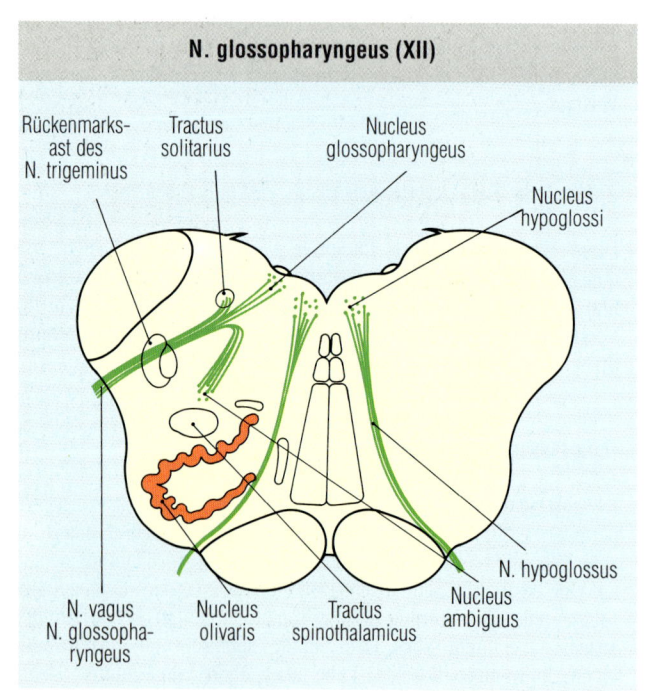

Abb. 12.118 Nachbarschaft der zentralen Anteile des N. glossopharyngeus

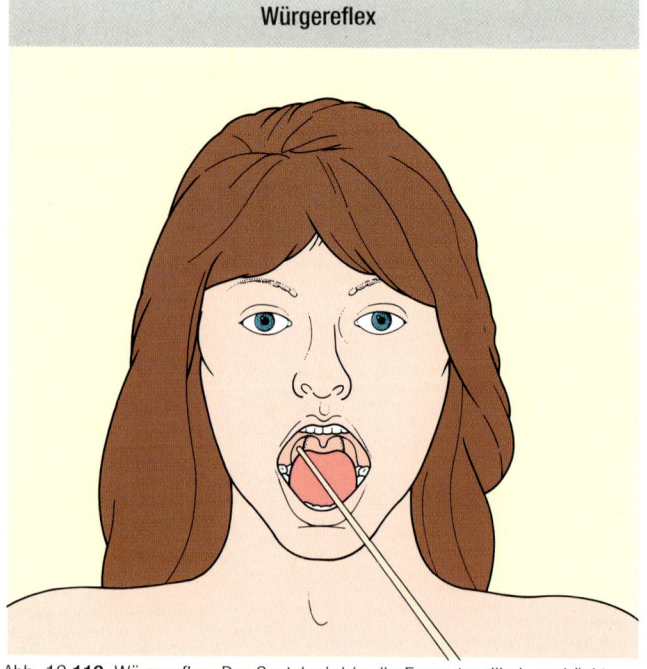

Abb. 12.119 Würgereflex. Der Spatel wird in die Fossa tonsillaris gedrückt

Klinische Relevanz

Isolierte Schädigungen des IX. Hirnnervs sind nahezu unbekannt. Prozesse im Gebiet des Foramen jugulare (meist Nasopharynxkarzinome) schädigen den IX., X. und XI. Hirnnerv gleichzeitig. Bei der Chiari-Anomalität kommt es zu einer Dehnung des IX. Hirnnervs, wodurch auf einer oder auf beiden Seiten der Würgereflex fehlen kann. Eine Neuralgie des N. glossopharyngeus entsteht meist durch Dehnung des Nervs durch einen Tumor oder durch eine Gefäßanomalie. Schmerzparoxysmen der Zunge, des weichen Gaumens oder der Tonsillen werden in solchen Fällen durch Schlucken, Kauen oder Herausstrecken der Zunge ausgelöst. Sind Nervenfasern beteiligt, die den Karotissinus innervieren, können Synkopen zusammen mit den Schmerzparoxysmen oder unabhängig davon beim Schlucken auftreten.

Nervus vagus (X. Hirnnerv)

Aufbau und Funktion

Die Nervenfasern des N. vagus verlassen die Medulla unmittelbar unterhalb des N. glossopharyngeus. Beide Nerven verlaufen zusammen mit dem N. accessorius durch das Formane jugulare. Die Anteile des N. vagus entsprechen denen des N. glossopharyngeus. Spezielle Efferenzen innervieren die quergestreifte Muskulatur des Pharynx, Larynx und kranialen Ösophagus. Der zurücklaufende Larynxast des N. vagus innerviert alle inneren Muskeln des Larynx mit Ausnahme des M. cricothyreoideus, der vom äußeren Ast des N. vagus innerviert wird.

Im Herz enden die Nervenfasern des rechten N. vagus großteils in der Umgebung des Sinusknotens. Die Nervenfasern des linken N. vagus enden vorwiegend in der Umgebung des AV-Knotens. Fasern des N. vagus enden im Aortenbogen und sind dort am Barorezeptorreflex beteiligt.

Untersuchung

Im Bett beschränkt sich die Untersuchung auf die Prüfung der Spontan- und Reflexbewegungen der Uvula sowie der hinteren Pharynxwand. Eine einseitige Schädigung des N. vagus führt zu einer ipsilateralen Parese des weichen Gaumens. In Ruhe steht der betroffene Gaumen etwas tiefer als der andere und bei Phonation bzw. beim Würgen weicht der betroffene Gaumen zur gesunden Seite hin ab (Abb. 12.**120**). Eine gleichzeitige Abweichung der hinteren Pharynxwand von der Mittellinie spricht eher für eine Schädigung des N. glossopharyngeus als für eine Schädigung des N. vagus. Geringe Abweichungen der Uvula sollten nicht beachtet werden, besonders wenn sie nicht reproduzierbar sind.

Die indirekte Laryngoskopie gehört nicht zur routinemäßigen klinischen Untersuchung. Es ist aber sinnvoll, die Befunde zusammenzufassen, die mit dieser Technik bei ein- und beidseitigen Schädigungen des N. vagus erhoben werden können. Bei einseitiger Schädigung des N. vagus besteht eine ipsilaterale Stimmbandlähmung. Eine anfängliche Heiserkeit läßt meist nach. Wenn der N. recurrens geschädigt ist, sind die Abduktoren früher gelähmt als die Adduktoren (Abb. 12.**121**), so daß sich das betroffene Stimmband der Mittellinie nähert. Bei weitergehender Schädigung steht das Stimmband in einer Stellung zwischen Abduktion und Adduktion. Beidseitiger Ausfall des N. vagus führt zu einer schweren Gaumenlähmung mit nasaler Regurgitation und Aphonie. Besteht eine beidseitige Lähmung des N. laryngeus recurrens mit relativ geringer Adduktion, liegen beide Stimmbänder nahe der Mittellinie und engen die Luftröhre stark ein, so daß ein Stridor entsteht. Ein einseitiger Verlust der parasympathischen Komponente des N. vagus kann klinisch nicht entdeckt werden. Ein beidseitiger Verlust kann zu einer kurzdauernden Tachykardie führen.

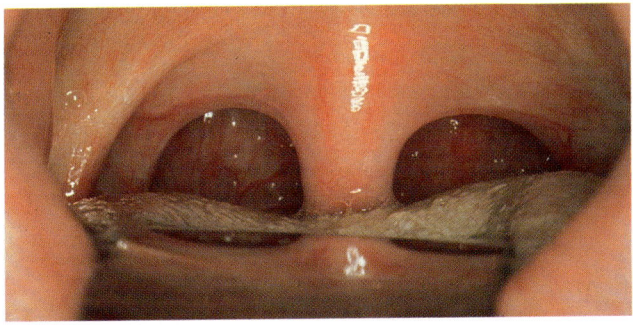

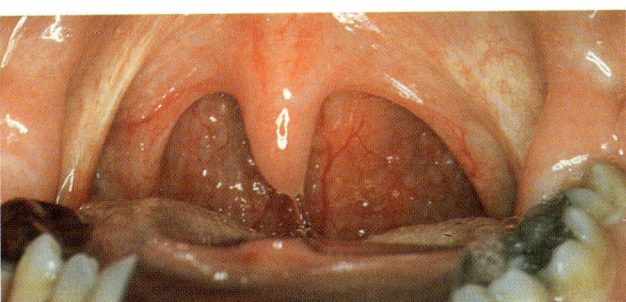

Abb. 12.**120** Lähmung des linken N. vagus. Das Gaumensegel weicht bei der Phonation nach rechts ab (unten)

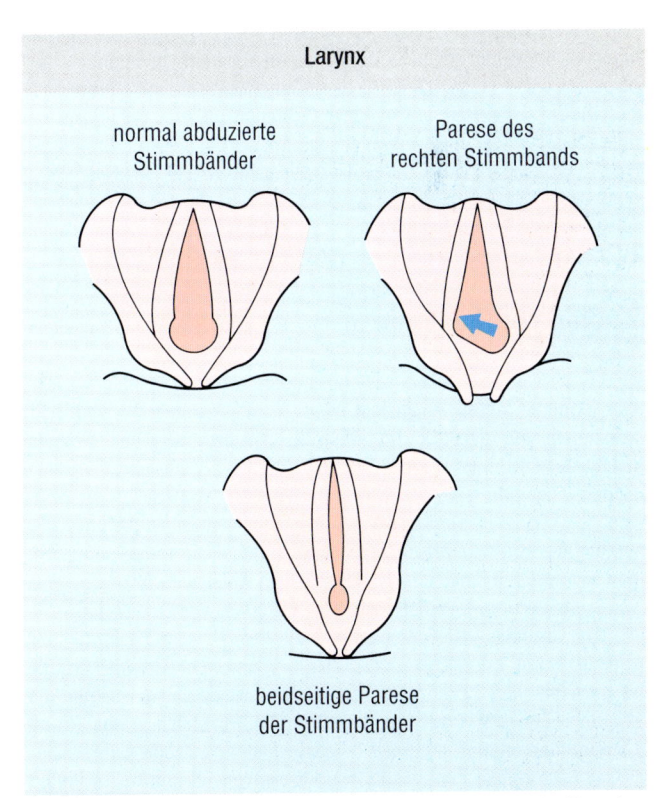

Abb. 12.**121** Ansicht des Larynx bei der indirekten Laryngoskopie. Normalerweise sind die Stimmbänder voneinander getrennt (oben links), Parese des rechten Stimmbandes (oben rechts), beidseitige Stimmbandparese (unten)

Nervensystem

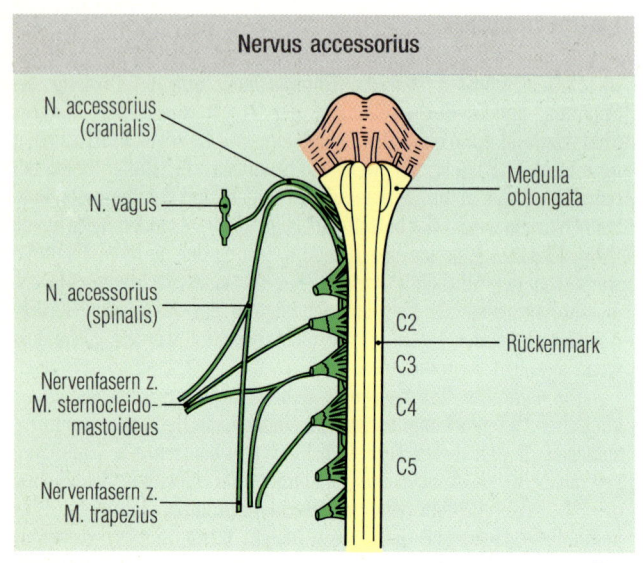

Abb. 12.**122** Verteilung der Komponenten des N. accessorius

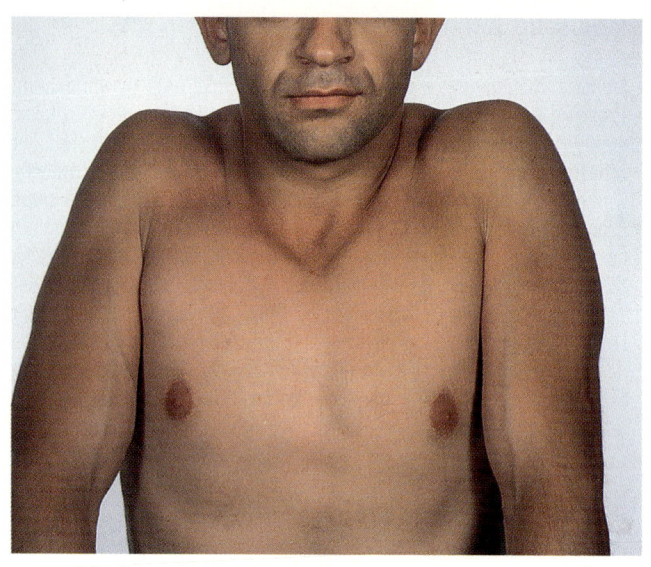

Abb. 12.**123** Überprüfung des M. trapezius. Die Schultern werden zuerst ohne, dann gegen einen Widerstand gehoben

Klinische Relevanz

Einseitige Störungen der kortikobulbären Afferenzen zum Nucleus ambiguus bleiben meist ohne Auswirkung. Durch beidseitige supranukleäre Schädigungen, die bei zerebrovaskulären Erkrankungen auftreten, können Symptome entstehen, die später besprochen werden. Schädigungen der Vaguskerne kommen bei der Poliomyelitis und bei Infarkten der seitlichen Medulla vor. Der Hauptast des N. vagus ist nur selten alleine betroffen. Häufiger sind Schädigungen, vor allem des linken N. recurrens, da dieser einen längeren intrathorakalen Verlauf hat. Ursachen dafür können Aortenaneurysma, Schilddrüsenoperation und Malignome im Mediastinum sein. Isolierte Lähmungen des N. laryngeus können oft ätiologisch nicht geklärt werden.

Nervus accessorius (XI. Hirnnerv)

Aufbau und Funktion

Der N. accessorius enthält sowohl kraniale als auch spinale Anteile. Der kraniale Anteil entspringt vom Nucleus ambiguus und tritt zusammen mit dem IX. und dem X. Hirnnerv aus der Medulla (Abb. 12.**122**). Der spinale Anteil wird von mehreren Wurzeln gebildet, die vom seitlichen Halsmark bis zum Segment C5 entspringen. Die Wurzeln vereinigen sich zu einem einzelnen Strang, der entlang des Rückenmarkes nach kranial führt, das Foramen magnum passiert und sich danach mit dem kranialen Anteil zum N. accessorius vereinigt, der den Schädel durch das Foramen jugulare verläßt.

Der kraniale Anteil vereinigt sich mit dem N. vagus, während der spinale Anteil Efferenzen der 2. bis 4. Wurzel der Halswirbelsäule erhält (Abb. 12.**122**) bevor er den M. sternocleidomastoideus und die oberen Teile des M. trapezius innerviert. Die Nervenfasern von C2 und C3 verlaufen zum M. sternocleidomastoideus und haben wahrscheinlich propriozeptive Funktionen. Die Fasern von C3 und C4 verlaufen zum unteren Teil des M. trapezius und sind rein motorisch.

Der Nucleus accessorius spinalis erhält Afferenzen aus beiden Hirnhemisphären. Die Nervenfasern, die an der Innervation des M.

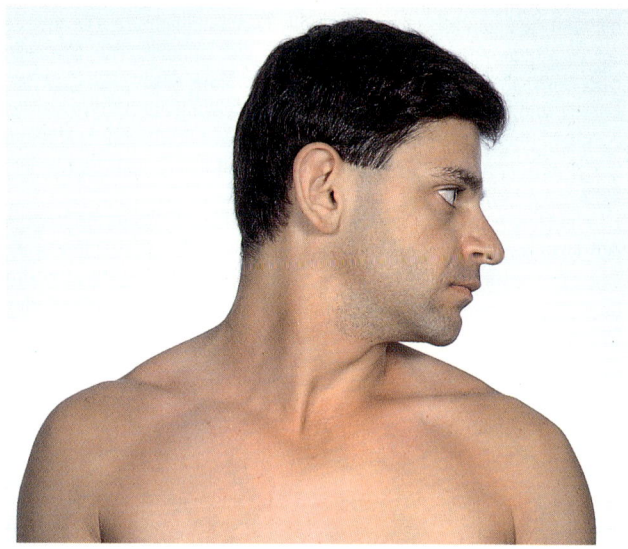

Abb. 12.**124** Überprüfung der Kopfdrehung

sternocleidomastoideus beteiligt sind, unterliegen möglicherweise einer doppelten Kreuzung innerhalb des Stammhirnes.

Untersuchung

Es gibt keine Möglichkeit, die kraniale Komponente des N. accessorius zu prüfen. Die spinale Komponente kann dagegen geprüft werden, indem der M. sternocleidomastoideus und der M. trapezius untersucht werden. Die Kraft des M. trapezius wird geprüft, indem der Patient die Schulter zuerst ohne, dann gegen Widerstand anhebt (Abb. 12.**123**). Die Kraft des M. sternocleidomastoideus kann geprüft werden, indem der Patient den Kopf gegen Widerstand zur Seite dreht (Abb. 12.**124**).

Hirnnerven

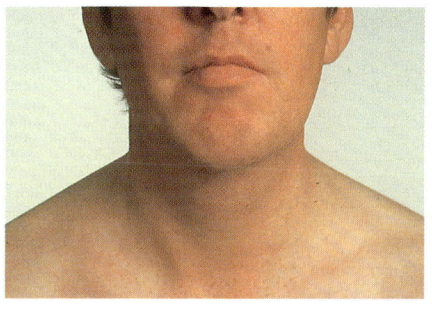

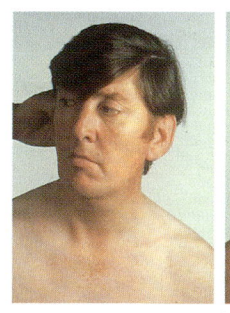

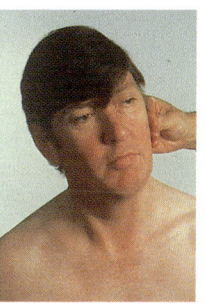

Abb. 12.**125** Schädigung des linken N. accessorius. Der linke M. sternocleidomastoideus ist weniger deutlich sichtbar (links) und tritt während der Kopfdrehung (rechts) nicht vor

Abb. 12.**126** Torticollis spasticus in Verbindung mit einer Kontraktion des linken M. sternocleidomastoideus

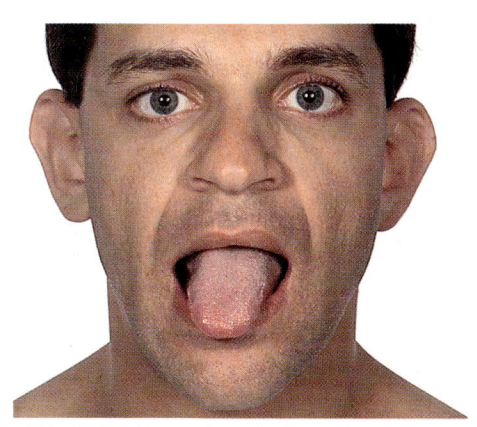

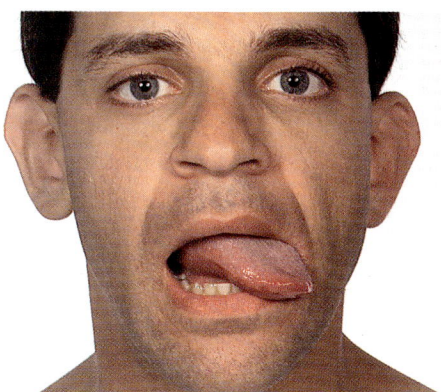

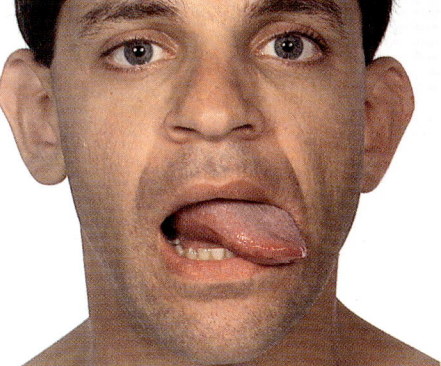

Abb. 12.**127** Untersuchung der Zunge. Herausstrecken (links) und Seitwärtsbewegung (rechts)

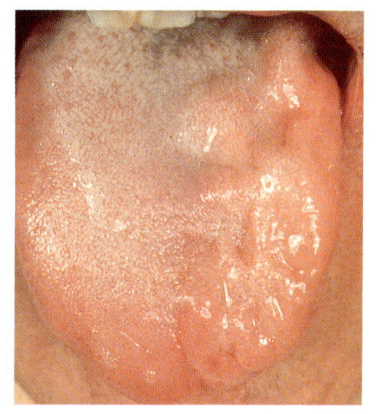

Abb. 12.**128** Schädigung des linken N. hypoglossus

Klinische Relevanz

Isolierte Schädigungen des XI. Hirnnervs sind selten. Tumoren im Bereich des Foramen jugulare führen meist zu kombinierten Lähmungen des IX., X. und XI. Hirnnervs (Abb. 12.**125**). Bei Halbseitenlähmung ist der ipsilaterale M. trapezius und der kontralaterale M. sternocleidomastoideus beteiligt. Verlangsamtes Achselzucken kann ein frühes Zeichen für eine Beteiligung des M. trapezius sein. Der Kopf kann wegen der Beteiligung des M. sternocleidomastoideus nicht zur kontralateralen Seite gedreht werden. Es besteht aber keine komplette Parese. Torticollis spasticus bezeichnet eine lokalisierte Dystonie, die besonders den M. sternocleidomastoideus befällt. Er ist durch wiederholte Drehbewegungen des Kopfes und des Halses gekennzeichnet, die bei längerem Bestehen zu einer Hypertrophie der beteiligten Muskeln führen (Abb. 12.**126**).

Untersuchung

Zuerst wird die im Mund liegende Zunge inspiziert. Bei vielen Patienten zittert die Zunge, was oft schwer von Faszikulationen oder echten unwillkürlichen Bewegungen zu unterscheiden ist. Faszikulationen beinhalten Flimmerbewegungen der Zungenoberfläche. Unwillkürliche Bewegungen können als grobschlägiger Tremor (Morbus Parkinson), als komplexe, unvorhersehbare Bewegungen (Morbus Huntington) oder als orofaziale Dyskinesie auftreten. Die Zunge wird hinsichtlich spontaner Kontraktionen und Masse inspiziert. Eine atrophische Zunge ist dünner und stärker gefältet. Zur weiteren Untersuchung streckt der Patient die Zunge heraus. Geringe Abweichungen von der Mittellinie können dabei auch bei gesunden Personen auftreten. Abschließend bewegt der Patient die Zunge schnell von einer Seite zur anderen und es wird die Kraft der Zunge bestimmt, indem der Patient die Zunge gegen die Wange preßt (Abb. 12.**127**). Die Schnelligkeit der Zungenbewegungen ist bei extrapyramidalen Erkrankungen (z. B. Morbus Parkinson) vermindert.

Nervus hypoglossus (XII. Hirnnerv)

Aufbau und Funktion

Der N. hypoglossus liegt dicht hinter der Mittellinie am Boden des 4. Ventrikels und erhält supranukleäre Afferenzen aus beiden Hirnhemisphären, vorwiegend aber aus der kontralateralen. Der N. hypoglossus verläßt den Schädel durch den vorderen Canalis condylaris und innerviert alle inneren Muskeln der Zunge und die äußere Schlundmuskulatur mit Ausnahme des M. palatoglossus.

Einseitige und beidseitige Schädigungen der unteren Motoneurone

Bei einer einseitigen Schädigung des N. hypoglossus besteht eine lokalisierte Atrophie, Faszikulation und Abweichung der Zunge zur gelähmten Seite (Abb. 12.**128**). Eine derartige Schädigung kann isoliert oder als Folge eines Malignoms der Schädelbasis auftreten. Eine beidseitige Schädigung der unteren Motoneuronen der Zunge ist meist Ausdruck einer Bulbärparalyse, bei der die anderen motorischen Kerne des unteren Hirnstamms beteiligt sind, wodurch Dysphagie, Dysarthrie, Zungenatrophie und Zungenparese auftreten.

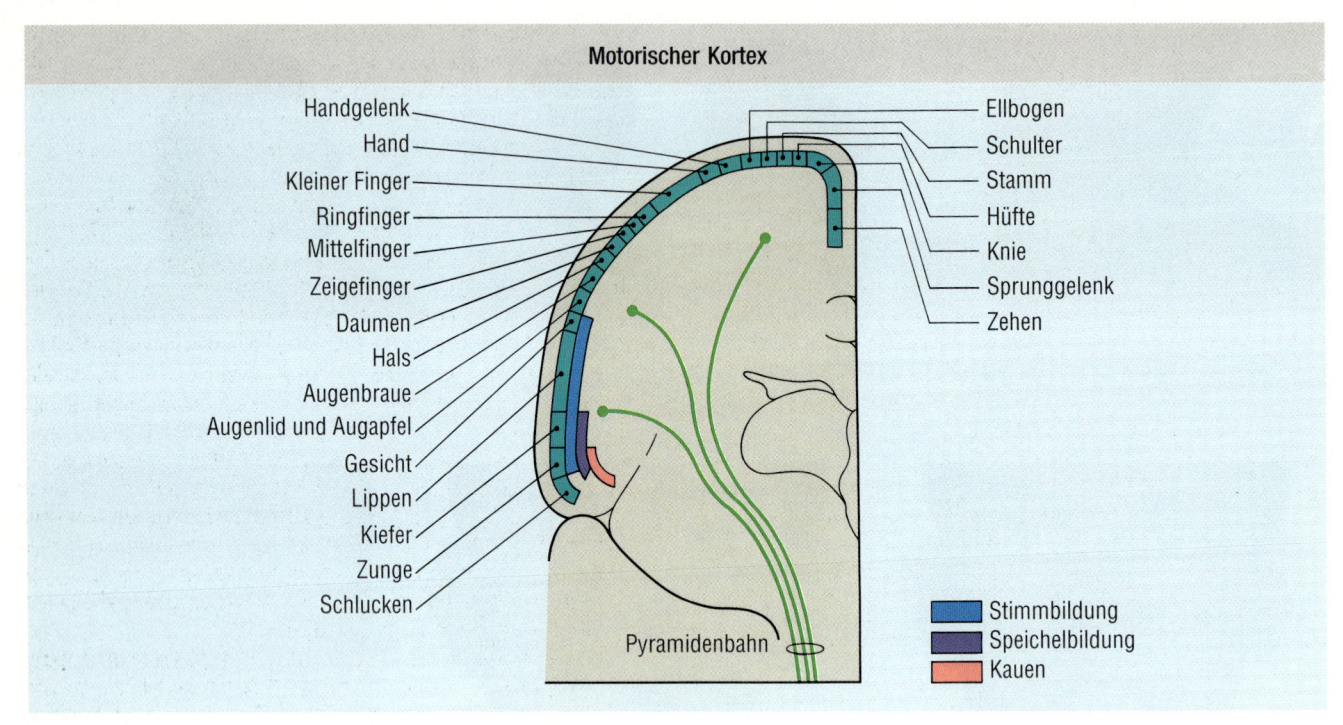

Abb. 12.129 Aufbau des motorischen Kortex

Abb. 12.130 Lage der Gebiete, aus denen kortikospinale Neurone entspringen

Einseitige Schädigung der oberen Motoneurone

Eine einseitige Schädigung des oberen Motoneurons hat nur geringe Auswirkungen auf die Funktionen der Zunge, die etwas zur Seite der Hemiparese geschoben sein kann.

Beidseitige Schädigungen der oberen Motoneurone

Beidseitige Schädigungen der pyramidalen Projektionen zu den Kernen im Stammhirn treten meist infolge von zerebrovaskulären Erkrankungen auf und führen zur Pseudobulbärparalyse. Es kommt zur Dysphonie, Dysarthrie und emotionalen Labilität. Die Zunge wird steif und unbeweglich und es besteht eine Schwäche beim Heben des Gaumensegels mit einem ausgeprägten Würge- und Masseterreflex.

Motorisches System

Aufbau und Funktion

Die wesentlichen supraspinalen Einflüsse auf die motorische Aktivität kommen vom sensomotorischen Kortex (Pyramidensystem), den Basalganglien, vielen vom Stammhirn absteigenden Bahnen und dem Zerebellum. Das obere Motoneuron bestimmt den Weg der motorischen Efferenz zwischen Kortex und Vorderhornzelle. Das untere Neuron besteht aus der Vorderhornzelle und ihrem motorischen Axon.

Pyramidenbahn

Der motorische Kortex liegt im Gyrus praecentralis vor der Fissura Rolandii (Area 4). Die Bewegungen der kontralateralen Halbseite des Körpers sind umgekehrt abgebildet. Ein großes Gebiet steuert Bewegungen der Hand, des Daumens und der Finger, während ein wesentlich kleineres Gebiet auf der Innenseite der Hemisphäre das Bein steuert (Abb. 12.129). Kortikospinale Neurone entspringen im prämotorischen Assoziationsgebiet (Area 6), im motorischen Gebiet (Area 4), im sensorischen Gebiet und in Teilen des sensorischen Assoziationskortex. Der auf der Innenseite der Hemisphäre liegende Teil der Area 6 wird als supplementäres motorisches Gebiet bezeichnet (Abb. 12.130). Sowohl motorischer als auch sensorischer Kortex sind

Motorisches System

Pyramidenbahn

Höhe des motorischen Kerns des V. Hirnnervs

Höhe des motorischen Kerns des VII. Hirnnervs

Höhe des Nucleus ambiguus

Höhe der Pyramidenbahnkreuzung

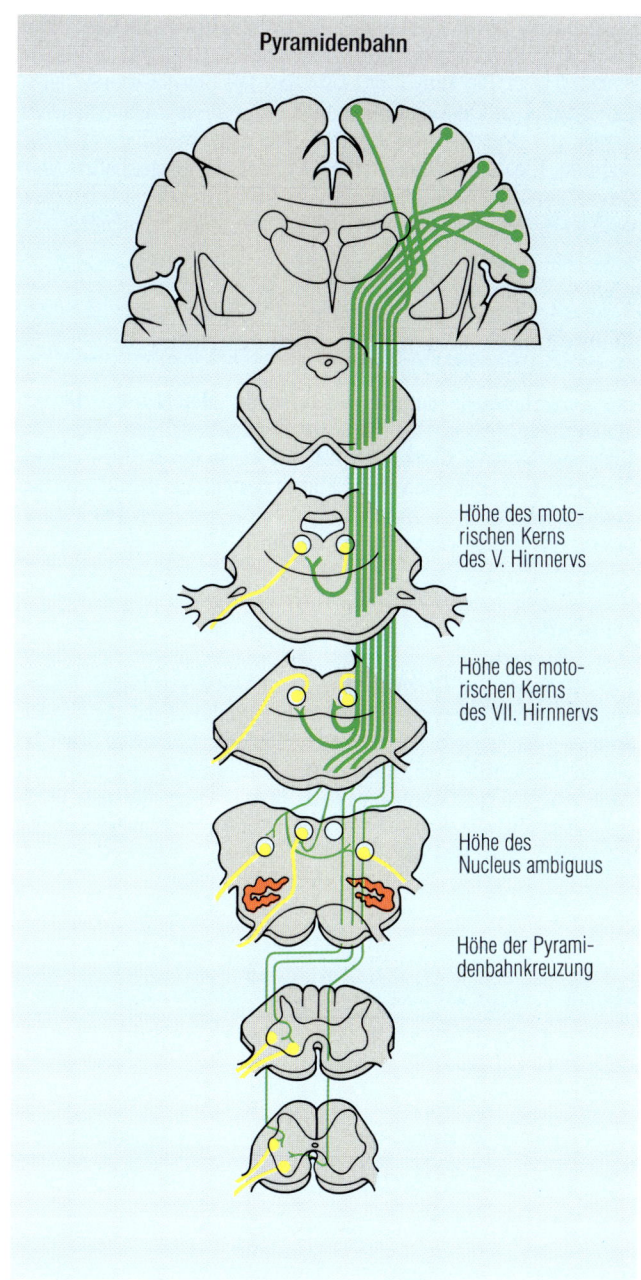

Abb. 12.**131** Verlauf der Pyramidenbahn

in radial und horizontal verlaufende Schichten aufgeteilt. Die Afferenzen zu den radialen Säulen der kortikospinalen Neurone kommen von den Körperteilen, die von diesem Gebiet auch motorisch innerviert werden. Ungefähr ²/₃ aller Neurone in den Säulen des motorischen Kortex sind efferent. Afferenzen kommen aus dem Zerebellum, dem Tractus spinothalamicus und den Lemnisci.

Vom motorischen Kortex gehen ca. 1 Mio. Axone aus und verlaufen als Pyramidenbahn zur Medulla. Weniger als die Hälfte der Neurone, deren Nervenfasern in der Pyramidenbahn verlaufen, liegen im präzentralen primären und supplementären motorischen Gebiet. Die meisten kommen aus dem postzentralen Kortex. Die vom Kortex ausgehenden Nervenfasern verlaufen in der Corona radiata und durch die Capsula interna bevor sie das Mittelhirn und die Pons auf ihrem Weg zur Medulla durchqueren (Abb. 12.**131**). Ungefähr 75% der Fasern erreichen die Medulla und verlaufen zum Rückenmark, wo sie den Tractus corticospinalis lateralis und den Tractus corticospinalis ventralis bilden. Ungefähr ³/₄ dieser Fasern kreuzen. Einige Nervenfasern der Pyramidenbahn enden direkt an Vorderhornzellen, die meisten bilden aber Synapsen mit Interneuronen der grauen Substanz des Rückenmarks, die ihrerseits die Vorderhornzellen innervieren.

Die Hauptaufgabe des motorischen Kortex besteht in der Steuerung gelernter feinabgestimmter Bewegungen von Hand und Finger. Die kortikospinalen Neurone innervieren die Vorderhornzellen, deren Efferenz für eine bestimmte Bewegung erforderlich ist, unabhängig davon, ob diese Zellen in unterschiedlichen Segmenten des Rückenmarkes liegen. Als Konsequenz daraus werden einige Muskeln durch kortikale Gebiete innerviert, die mehrere mm voneinander entfernt sind. Die meisten Muskeln werden aber durch wenige Efferenzen, die in einem eng umschriebenen kortikalen Gebiet repräsentiert sind, innerviert. Verschiedene Arten von Neuronen des sensomotorischen Kortex sind für den Beginn, die Aufrechterhaltung und die Beendigung von Bewegungen verantwortlich. Verschiedene Abschnitte der Area 4 projizieren zu bestimmten kortikospinalen Neuronen und antworten auf propriozeptive Afferenzen und afferente Hautäste, wodurch Bewegungen entsprechend der Körperhaltung und taktiler Reize modifiziert werden können.

Weniger als 25% der kortikospinalen Neurone leiten die Impulse mit Geschwindigkeiten über 25 m/s. Die Mehrzahl besteht aus kleinen, langsam leitenden Fasern, die der Feinabstimmung der Kraft dienen, indem sie frühzeitig bei Bewegungen aktiviert werden. Die dickeren, schneller leitenden Neurone werden später aktiviert, wenn umfangreichere Bewegungen erforderlich werden. Die Entladungsfrequenz der Neurone steht in Beziehung zur Kraft, die ausgeübt werden soll, und zur Geschwindigkeit ihrer Veränderung.

Durch Aktivitäten des kortikospinalen Systems werden die Extremitäten aus den ihnen von der Schwerkraft aufgezwungenen Stellungen bewegt. In den Armen führt dies zu einer Hemmung der Beuger und einer Aktivierung der Strecker, in den Beinen ist es umgekehrt.

Extrapyramidalsystem

Die Basalganglien liegen an der Basis von Vorder- und Mittelhirn. Sie bestehen aus dem Nucleus accumbens, dem Putamen, dem Globus pallidus, dem Nucleus caudatus, der Substantia nigra und dem Nucleus subthalamicus. Wichtige Afferenzen der Basalganglien kommen aus dem Kortex, dem Thalamus und der Formatio reticularis. Wichtige Efferenzen führen vom Globus pallidus zum Thalamus und zur Pons, von der Substantia nigra zum Thalamus, zum Colliculus superior und zur Formatio reticularis. Schließlich bestehen zahlreiche Verbindungen zwischen den verschiedenen Teilen dieses Systems. Die pigmentierten Strukturen der Basalganglien sind Teile dopaminerger Systeme, die von der Pars compacta der Substantia nigra zum Striatum (Nucleus caudatus, Putamen) und vom ventralen Tegmentum zum Nucleus accumbens und zum Vorderhirn verlaufen.

Die Basalganglien modulieren die Muskelaktionen. Neurone des Striatums entladen sich nach Neuronen des Kortex, von denen sie ihre Afferenzen erhalten. Efferente Neurone im Globus pallidus und in der Substantia nigra bilden noch später Aktionspotentiale. Die Basalganglien integrieren die einzelnen Komponenten gelernter Bewegungen und sind zur Kontrolle schwer erlernbarer Bewegungen wichtig. Schädigungen des Globus pallidus verlängern die Dauer der Bewegung der kontralateralen Extremitäten. Wenn Efferenzen des Globus pallidus durch Schädigung des Nucleus subthalamicus enthemmt werden, führen sie zu unwillkürlichen Bewegungen der kontralateralen Extremitäten.

Absteigende Bahnen vom Stammhirn

Tractus vestibulospinalis

Der Tractus vestibulospinalis entspringt vom Nucleus vestibularis lateralis und steigt ungekreuzt ab, wobei die wesentlichen Nervenfasern zum Halsmark gehen.

Tractus reticulospinalis

Hemmende und bahnende retikulospinale Nervenfasern verlaufen vom Gebiet des Mittelhirns und der Pons nach kaudal (Abb. 12.**132**). Es gibt 4 hemmende Bahnen, von denen 2 monoaminerg sind. Eine dorsale retikulospinale Bahn verläuft von der pontomedullären Formatio reticularis zur Columna dorsolateralis des Rückenmarks. Die letztlich hemmende Bahn entspringt in der Medulla und verläuft ventral des Tractus corticospinalis lateralis nach kaudal. Die bahnenden retikulospinalen Nervenfasern verlaufen von der Pons in der Columna anterior des Rückenmarkes nahe des Sulcus ventralis nach kaudal.

Die Einleitung von Bewegungen steht großteils unter der Kontrolle des Tractus reticulospinalis und des Tractus vestibulospinalis. Die beiden monoaminergen hemmenden retikulospinalen Bahnen modulieren die Wirkungen von Afferenzen des Beugereflexes. Der Tractus reticulospinalis dorsalis hemmt aktiv segmentale Afferenzen der Beugereflexe und polysynaptische Bahnen der Ib-Fasern. Dadurch wird ein koordinierter Gang möglich. Der Tractus reticulospinalis ventralis hemmt die monosynaptischen Reflexbogen, insbesonders die der Strecker, was zur Entlastung von Kernen des Rückenmarks im Hinblick auf die Antischwerkraftwirkung führt. Wird diese Bahn unterbrochen, wird die Extremität hypoton und die Reflexe sind gesteigert. Die Antischwerkraftreflexe des Stehens werden durch den Tractus reticulospinalis gebahnt. Wird diese Bahn stimuliert werden die tonische Beugung der Arme und Streckung der Beine verstärkt. Die vestibulospinale Bahn hat ähnliche Eigenschaften. Vom Zerebellum laufen viele Afferenzen zum Nucleus vestibularis lateralis, weshalb es dessen absteigende Bahnen wesentlich beeinflußt.

Rückenmark und untere Motoneurone

Die Vorderhornzelle enthält α-, β- und γ-Motoneurone. Die α-Motoneurone haben einen großen Durchmesser und leiten die Erregung mit einer Geschwindigkeit von ca. 45 m/s im Bein und ca. 55 m/s im Arm. Eine motorische Einheit besteht aus der motorischen Vorderhornzelle, ihrem Axon und den 10 bis mehreren 100 Muskelfasern, die von diesem innerviert werden.

Dehnreflex

Die Afferenzen des Dehnreflexbogens sind Ia-Nervenfasern, die die Muskelspindeln innervieren. Die Nervenfaser bildet mit der Vorderhornzelle eine Synapse, über die das α-Motoneuron zum Skelettmuskel aktiviert wird, in dem die Muskelspindel liegt. Die Muskelspindel selbst wird von γ-Nervenfasern innerviert. Ib-Afferenzen, die vom Golgi-Sehnenapparat ausgehen, wirken über Interneurone hemmend auf den Dehnreflex (Abb. 12.**133**).

Absteigende Bahnen

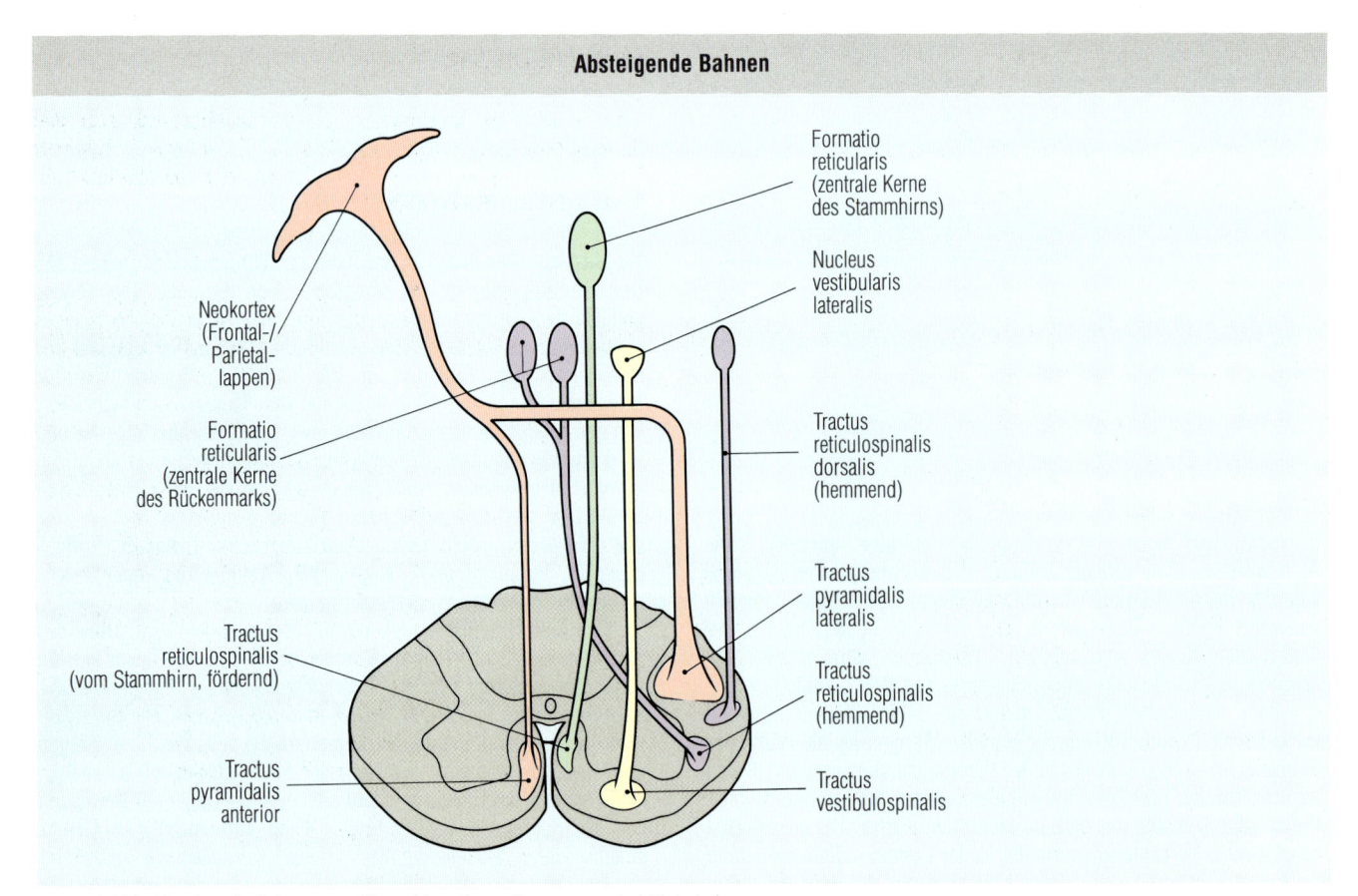

Abb. 12.**132** Absteigende Bahnen vom Stammhirn, die an Bewegungen beteiligt sind

Motorisches System

Weitere Reflexe

Afferenzen für den Beugereflex, die aus dünnen Nervenfasern bestehen, werden durch Schmerzreize der Haut und tiefer gelegener Strukturen aktiviert. Sie erreichen die Motoneurone auf polysynaptischen Bahnen über Interneurone, die innerhalb des Rückenmarkes liegen. Diese polysynaptischen Bahnen innervieren in Bezug auf das Bein jene Segmente, die zu einer Beugung und damit Entfernung vom Schmerzreiz führen. Durch Verbindungen zur kontralateralen Seite wird dort der Tonus der Strecker erhöht, womit der Stand auf einem Bein möglich wird.

Muskeln

Die Fasern des Skelettmuskels bestehen aus Myofibrillen, die von einer Sarkolemmembran umgeben werden. Es gibt mindestens 2 Arten von Muskelfasern, die verschiedene histochemische Eigenschaften haben. Die Typ-I-Fasern kontrahieren sich langsam, die Typ-II-Fasern kontrahieren sich schnell.

Reflexe und Muskeltonus

Der Dehnreflex hat phasische und tonische Komponenten. Die Sehnenreflexe sind phasisch. Tonische Streckreflexe führen zu einer Beibehaltung der Muskelkontraktion, die sowohl dynamische (geschwindigkeitsabhängige) und statische (längenabhängige) Komponenten hat. Patienten, die bei der Untersuchung die Muskeln nur wenig entspannen, aktivieren tonische Dehnreflexe, die eine Bewegung der Extremität erschweren. Die tonischen Reflexe dienen wahrscheinlich zur Dämpfung häufiger motorischer Antworten, die auftreten würden, wenn den phasischen Reflexen nichts entgegengesetzt wird.

Spastik

Spastik tritt auf, wenn das obere Motoneuron geschädigt ist, obwohl sie eher durch eine Zerstörung der ventralen retikulären Bahnen als durch Störungen in der Pyramidenbahn hervorgerufen wird. Tatsächlich führt eine selektive Schädigung der Pyramidenbahn eher zu einer Hypotonie als zu einer Spastik. Bei der Spastik hängt die Zunahme des Muskeltonus von der Kontraktionsgeschwindigkeit des Muskels ab, was wahrscheinlich auf der Empfindlichkeit der primären Spindelendigungen für dynamische Änderungen beruht. Bei einer kritischen Geschwindigkeit der Bewegung nimmt der Muskeltonus plötzlich zu und es tritt ein Widerstand auf. Wenn die Pyramidenbahn geschädigt ist werden die Beine gestreckt, da der Tonus der gegen die Schwerkraft wirkenden Muskeln erhöht ist. Werden die Beine bis zu einem bestimmten Punkt gebeugt, verschwindet die Hypertonie plötzlich, da die längenabhängige Hemmung des Quadrizepssehnenreflexes einsetzt: Taschenmesserphänomen. Dieses Phänomen ist an den Armen weniger deutlich. Es ist bei Rückenmarkschädigungen besonders stark ausgeprägt. Die Hemmung der Beinstrecker bei einem kritischen Maß der Streckung folgt aus der Unterbrechung der hemmenden Effekte des dorsalen retikulospinalen Systems auf die Afferenzen des Beugereflexes. Wie wahrscheinlich ein Beugespasmus auftritt, hängt vom Grad des Verlustes der Beugehemmung ab.

Rigor

Rigor, der bei Morbus Parkinson oder anderen extrapyramidalen Störungen auftritt, muß grundsätzlich von einer Spastik unterschieden werden. Die Tonussteigerung ist beim Rigor gleichmäßiger auf Beuger und Strecker verteilt und hängt nicht von der Geschwindigkeit der Bewegung ab. Außerdem gibt es kein Taschenmesserphänomen. In einigen Fällen schwankt der Rigor, wodurch das Zahnradphänomen entsteht. Die Häufigkeit dieses Phänomens hängt stärker mit der Häufigkeit der Bewegung als mit dem Ruhetremor des Parkinson-Patienten zusammen.

Untersuchung

Eine detailliertere Beschreibung der Extremitätenmuskulatur und ihrer Untersuchung erfolgte bereits in Kap. 11. Der folgende Abschnitt legt den Schwerpunkt auf das Verteilungsmuster von Muskelschwächen und deren diagnostische Bedeutung.

Dehnungsreflexbogen

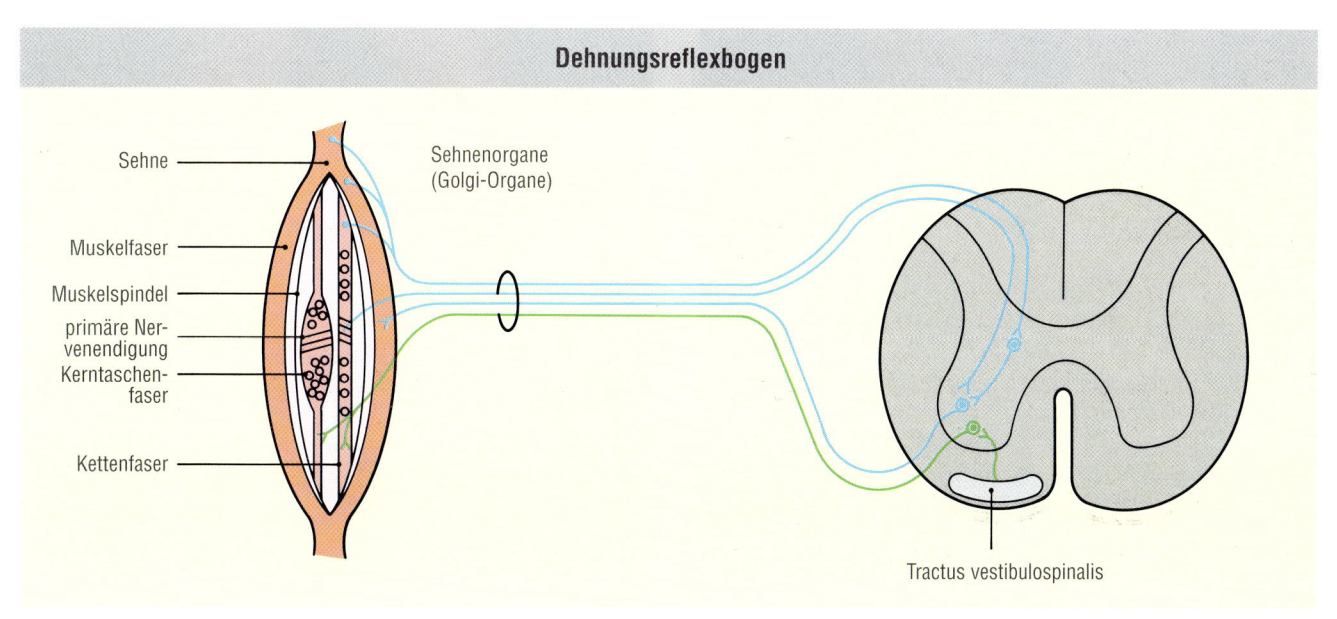

Sehne
Muskelfaser
Muskelspindel
primäre Nervenendigung
Kerntaschenfaser
Kettenfaser
Sehnenorgane (Golgi-Organe)
Tractus vestibulospinalis

Abb. 12.133 Dehnungsreflexbogen

Nervensystem

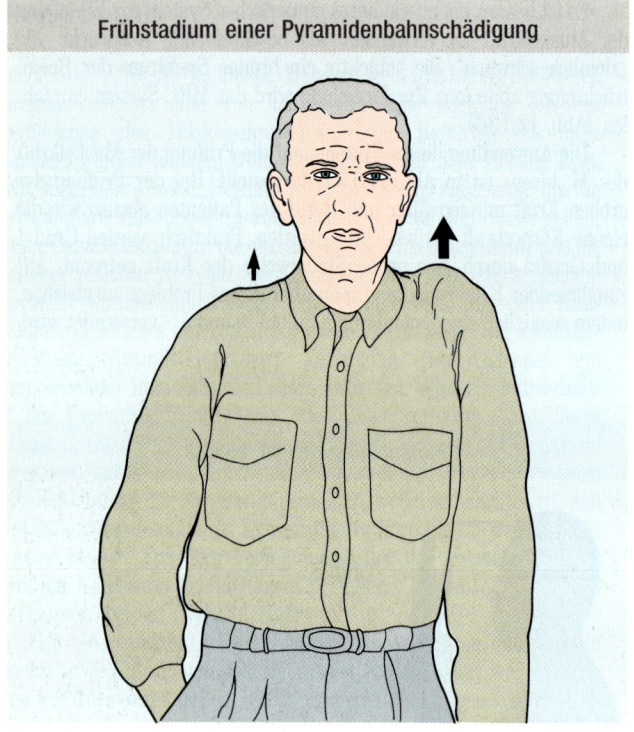

Abb. 12.138 Verzögerte Schulterhebung rechts bei einem Patienten im Frühstadium einer Pyramidenbahnschädigung

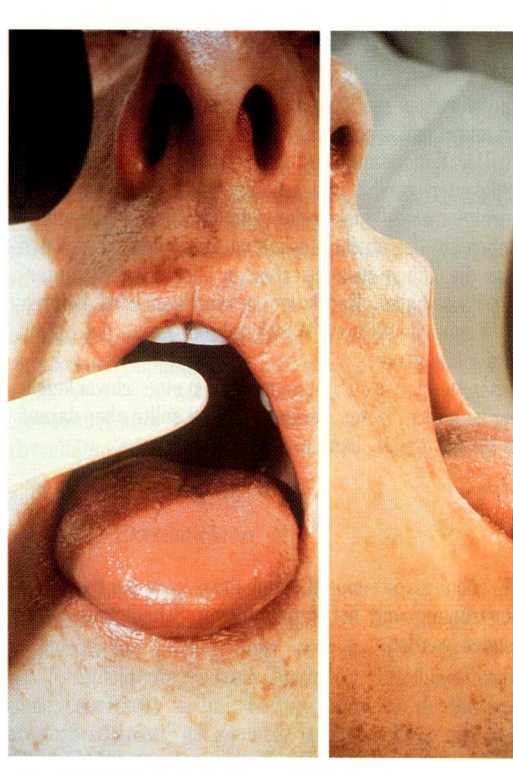

Abb. 12.139 Myotonie der Zunge bei Perkussion

Die Technik, mit der einzelne Muskeln geprüft werden ist in Kap. 4 angegeben. Durch die Untersuchung einer begrenzten Anzahl von Muskeln können viele neurologische Störungen erkannt werden. Zur Prüfung der Armmuskulatur hebt der Patient zuerst die Schultern. Bei frühen Pyramidenbahnschädigungen oberhalb des Segments C2 (aber auch bei einseitigem Morbus Parkinson) bleibt die ipsilaterale Schulter hinter der kontralateralen Schulter zurück (Abb. 12.138). Anschließend werden der M. deltoideus, der M. biceps, der M. triceps und danach der erste M. interosseus dorsalis und der M. abductor pollicis brevis geprüft. Die grobe Kraft jedes Muskels wird entsprechend der MRC-Skala bestimmt. Die Arme werden nacheinander, nicht gleichzeitig, untersucht. An den Beinen werden die Hüftbeugung und die Hüftstreckung, die Kniebeugung und die Kniestreckung und die Dorsalflexion und Plantarflexion der Füße geprüft.

Muskelschwäche

Ist die Schwäche auf eine Extremität oder auf eine Seite des Körpers beschränkt?

Ist die Schwäche statisch, fortschreitend oder im Ausmaß wechselnd?

Ist die Schwäche von einem Gefühl der Steifigkeit begleitet oder ist die betroffene Extremität schlaff?

Muskelschwäche

Streng genommen bedeuten Parese und Plegie eine inkomplette und eine komplette Lähmung. In der Praxis werden beide Ausdrücke allerdings synonym gebraucht. Als Monoplegie wird eine Lähmung bezeichnet, die nur eine einzelne Extremität betrifft, als Hemiplegie eine Lähmung, die eine Körperhälfte (mit oder ohne Beteiligung des Gesichtes) betrifft, als Paraplegie eine Lähmung, die beide Beine betrifft, und als Tetraplegie oder Quadriplegie eine Lähmung, die alle 4 Extremitäten betrifft.

Wechselt das Ausmaß der Muskelschwäche während der Untersuchung, wird geprüft, ob die Muskeln ermüdbar sind. Dafür eignet sich ideal die Abduktion des Armes in der Schulter. Dazu wird versucht, die 90 Grad abduzierten Arme gegen den Widerstand des Patienten nach unten zu drücken. Nachdem der Patient diese Haltung einige Minuten lang beibehalten hat, wird es erneut versucht. An den Beinen kann die Hüftbeugung ähnlich geprüft werden. Eine wechselnde Muskelkraft kann häufig auch bei nicht organisch bedingter Schwäche bestehen.

Bei der Myotonie ist die Erschlaffung der Skelettmuskulatur nach vorheriger Kontraktion gestört. Zur Prüfung auf Myotonie schließt der Patient kräftig die Faust und öffnet sie danach wieder. Bei Myotonie können die Finger erst mit deutlicher Verzögerung vollständig gestreckt werden. Meist bilden sich im Muskel auffällige Grübchen, wenn er beklopft wird. Um dies zu prüfen, wird mit dem Reflexhammer auf den Thenar geklopft. Bei Myotonie bleibt die Kontraktion der Muskeln mehrere Sekunden lang bestehen. Analog kann dieses Symptom der Myotonie an der Zunge ausgelöst werden (Abb. 12.139).

Muskeleigenreflexe

Bei dieser Untersuchung steht der Arzt auf der rechten Seite des Patienten, dadurch sind Linkshänder benachteiligt. Es ist jedoch

Motorisches System

besser, sich anzugewöhnen den Reflexhammer in der rechten Hand zu halten als die Untersuchung des Patienten von links durchzuführen. Manchmal versuchen Patienten, die Reflexantwort zu unterstützen. Dies kann aber meist vom echten Reflex unterschieden werden.

Durch die Untersuchung der Muskeleigenreflexe werden der Reflexbogen und die supraspinalen Einflüsse auf diesen geprüft. Jeder Reflex wird entsprechend seiner Ausprägung eingeteilt (Abb. 12.140).

Grad	Definition
0	Fehlen
±	Auslösbar mit Verstärkung
+	Auslösbar
++	Deutlich auslösbar
+++	Gesteigerter Reflex

Abb. 12.140 Einteilung der Reflexe

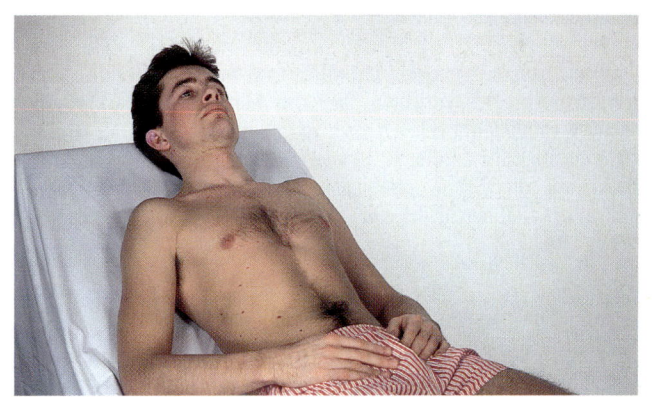

Abb. 12.141 Haltung der Arme zur Prüfung des Bizepssehnen- und des Supinatorreflexes

Reflexe sind auch bei gesunden Personen stark unterschiedlich. Einige Patienten haben sehr lebhafte Reflexe, die allerdings nicht von einem Klonus begleitet werden. Andere haben sehr schwache Reflexe, die oft an der Achillessehne am besten erhalten sind. Genau das Gegenteil wäre bei einer Neuropathie zu erwarten, die ebenfalls zur Hyporeflexie führt.

Reflexe der oberen Extremität

Am Arm werden routinemäßig Bizeps-, Trizeps- und Supinatorreflex (die am Reflex beteiligten Rückenmarkswurzeln sind in Klammer angegeben) geprüft. Bizeps- und Supinatorreflex werden getestet, wenn der Patient in der Körperlage der Abb. 12.141 ist.

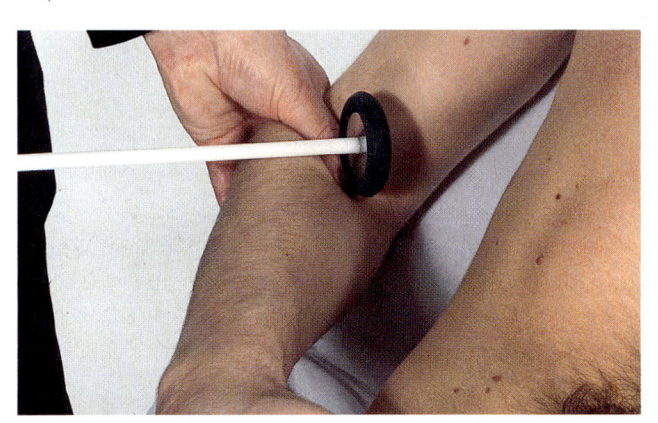

Abb. 12.142 Untersuchung des rechten Bizepssehnenreflexes

Bizepssehnenreflex (C5/C6)

Zur Prüfung dieses Reflexes muß der ganze Arm unbekleidet sein. Der Untersucher legt seinen linken Daumen oder Zeigefinger auf die Bizepssehne des Patienten und schlägt mit dem Reflexhammer, im wesentlichen unter Ausnutzung dessen Eigengewichtes auf die Sehne (der Reflexhammer wird in einer Pendelbewegung durch Streckung und anschließender Beugung des Handgelenkes bewegt). Der Reflexhammer sollte am Stielende gehalten werden (Abb. 12.142). Die Reflexantwort besteht aus einer Kontraktion des M. biceps. Tritt keine Antwort auf, soll der Patient die Zähne zusammenbeißen oder die Faust der kontralateralen Hand ballen, bevor der Reflex ausgelöst werden soll (Jendrassik-Manöver). Zur Prüfung des Bizepssehnenreflexes am linken Arm beugt sich der Untersucher über den Patienten und markiert die Lage der Sehne mit dem Daumen. Man ist besonders als Linkshänder versucht, um die Untersuchungsliege herumzugehen und die Untersuchung von der anderen Seite aus durchzuführen, sollte dies aber keinesfalls tun.

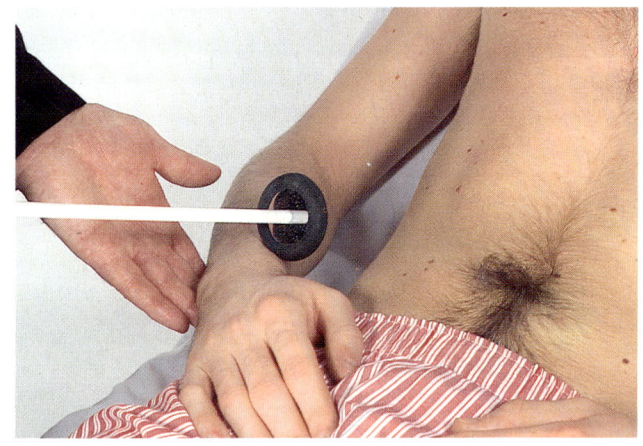

Abb. 12.143 Untersuchung des rechten Supinatorreflexes

Supinatorreflex (C5/C6)

Zur Untersuchung wird der Arm halbproniert gehalten und mit dem Reflexhammer auf den radialen Rand des Unterarmes, ca. 5 cm oberhalb des Handgelenkes geschlagen (Abb. 12.143). Es ist nicht erforderlich einen Finger zwischen Reflexhammer und Sehne zu legen. Als Antwort kontrahieren sich der M. brachioradialis und der M. biceps. Bei der Prüfung der Sehnenreflexe des M. biceps und des M. supinator werden auch die Finger beobachtet. Bei einer starken Reflexantwort werden diese gebeugt. In manchen Fällen werden die Finger gebeugt, auch wenn die direkte Reflexantwort ausbleibt (Inversion). Dieser Befund tritt meist bei Spondylose der Halswirbelsäule auf und deutet auf eine Störung des Reflexbogens in Höhe des Segmentes C5/C6 in Verbindung mit verstärkten Reflexen der tiefer liegenden Segmente infolge einer begleitenden Schädigung der Pyramidenbahn, hin.

Nervensystem

Trizepssehnenreflex (C6/C7)

Um den Trizepssehnenreflex zu prüfen, wird zuerst der rechte, dann der linke Arm des Patienten über den Körper gelegt, wobei die Ellbogen ca. 90 Grad gebeugt sind, so daß die Sehne des M. triceps leicht zugänglich ist (Abb. 12.**144**). Es wird mit dem Reflexhammer direkt auf die Sehne geschlagen. Bei normaler Reflexantwort kontrahiert sich der M. triceps.

Fingerreflex (C8)

Ein Fingerreflex ist meist nur bei pathologisch gesteigerten Reflexen vorhanden. Zur Untersuchung wird der Arm des Patienten proniert und es wird mit den Fingern der linken Hand ein leichter Druck auf die gebeugten Finger des Patienten ausgeübt. Anschließend wird mit dem Reflexhammer auf die Rückseite der eigenen Finger geschlagen. Bei einer positiven Reflexantwort beugen sich die Fingerspitzen des Patienten kurz (Abb. 12.**145**).

Reflexe der unteren Extremität

Patellarsehnenreflex (L2, L3, L4)

Um den Patellarsehnenreflex zu prüfen, werden die Knie des Patienten vom linken Arm des Untersuchers unterstützt und 60 Grad gebeugt gehalten (Abb. 12.**146**). Wenn der Patient ausreichend entspannt ist, fallen die Beine auf die Liege zurück, sobald die Unterstützung weggenommen wird. Zuerst wird auf die Sehne der rechten Patella, danach auf die der linken geschlagen. Ist die Reflexantwort eines oder beider Beine besonders lebhaft, wird geprüft, ob ein Klonus im Knie auslösbar ist, indem der Daumen und Zeigefinger bei gestrecktem Knie auf die Patellaoberkante gelegt wird (Abb. 12.**147**). Danach wird diese abrupt, aber nicht zu stark, nach unten gedrückt und in dieser Lage gehalten. Kontrahiert sich der M. quadriceps daraufhin mehrfach (Klonus), ist ein starker Hinweis auf eine Schädigung der Pyramidenbahn gegeben.

Achillessehnenreflex (S1)

Zur Untersuchung des Achillessehnenreflexes ist die Lagerung sehr wichtig. Das Bein des Patienten wird in der Hüfte abduziert und nach außen rotiert und im Knie sowie Sprunggelenk gebeugt. Ist die Hüftabduktion eingeschränkt, wird das eine Bein auf das andere gelegt, um die Achillessehne leicht erreichen zu können (Abb. 12.**148**). Wenn der Reflex sehr lebhaft ist, wird geprüft, ob ein Klonus auslösbar ist. Dazu bleibt das Bein in derselben Lage, der Fuß wird im Sprunggelenk kräftig dorsal flektiert und in dieser Lage gehalten (Abb. 12.**149**). Ein symmetrisch auftretender Klonus von 3 bis 4 Schlägen kann bei gesunden Personen geduldet werden, ein asymmetrisch auftretender oder länger andauernder Klonus ist pathologisch.

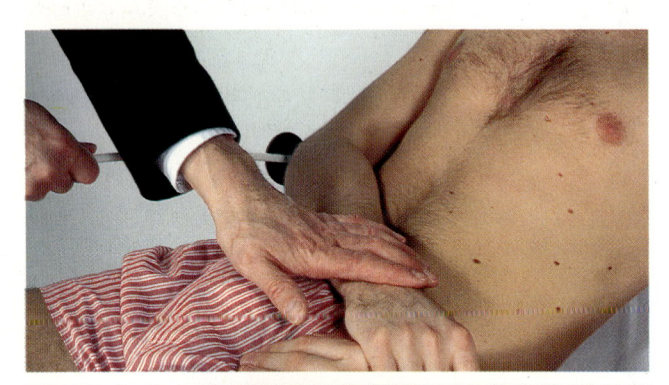

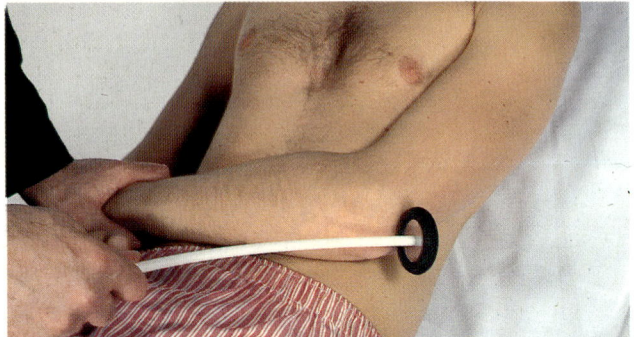

Abb. 12.**144** Untersuchung des Trizepssehnenreflexes rechts bzw. links

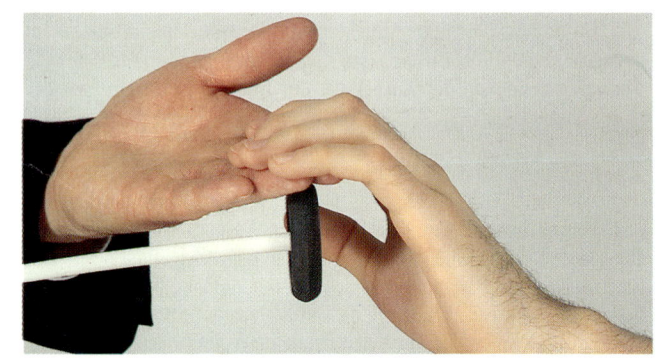

Abb. 12.**145** Auslösung des Fingerreflexes

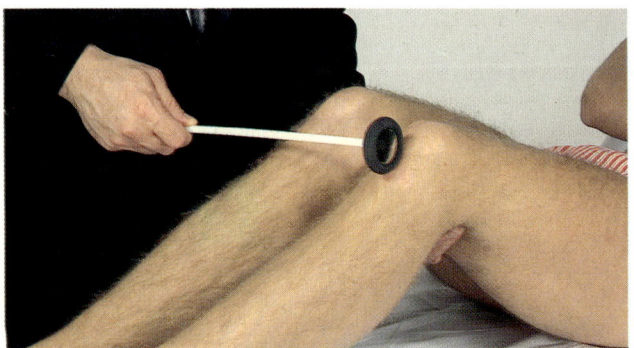

Abb. 12.**146** Auslösung des Patellarsehnenreflexes

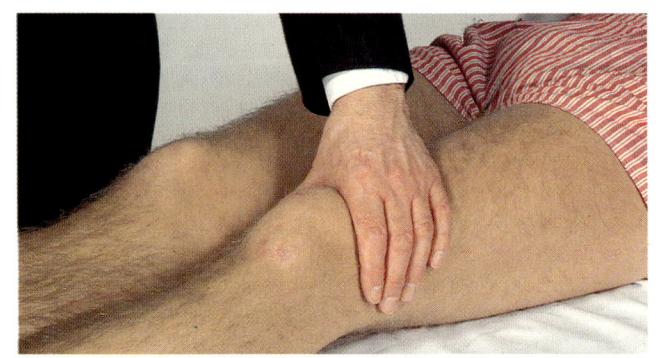

Abb. 12.**147** Klonusprüfung am Knie

Motorisches System

Weitere Reflexe

Bauchdeckenreflexe

Die Bauchdeckenreflexe unterscheiden sich deutlich von den Muskeleigenreflexen. Sie nehmen mit zunehmendem Alter ab und sind bei adipösen Patienten und bei Frauen, die ein Kind geboren haben, schwer auszulösen. Es handelt sich um Hautreflexe, deren Latenz auf eine Bahnung durch den spinalen Reflexbogen hindeutet. Zur Prüfung der Bauchhautreflexe muß der Patient entspannt und flach liegen. Mit dem Ende eines Stäbchens oder einer Nadel wird über die 4 Segmente des Abdomens gestrichen (Abb. 12.**150**). Normalerweise kommt es in jedem Segment zu einer reflektorischen Kontraktion. Um die Befunde zu dokumentieren, werden die 4 Segmente durch ein Kreuz dargestellt und in jedem die Reflexantwort anhand von 0, +/- oder + angegeben.

Cremasterreflex

Der Cremasterreflex wird ausgelöst, indem die Oberschenkelinnenseite beklopft wird. Der Reflex wird durch die Segmente L1 und L2 vermittelt und führt zu einer Anhebung des ipsilateralen Hodens.

Plantarreflex

Der Plantarreflex wird ausgelöst, indem mit kräftigem Druck (Zahnstocher) über die Außenkante der Fußsohle von der Ferse zur Basis des kleinen Zehs, und danach gegebenenfalls über die Grundphalangen der Zehen gestrichen wird (Abb. 12.**151**). Dabei wird das Metatarsophalangealgelenk der Großzehe beobachtet. Beim gesunden Erwachsenen erfolgt eine Plantarflexion der Zehe. Besteht eine Pyramidenbahnschädigung, wird die Zehe dorsalflektiert. Dieselbe Dorsalflexion tritt bei Gesunden auf, wenn ein spitzer Reiz auf die große Zehe ausgeübt wird und bei Kindern, wenn dieser Reiz auf ein größeres Gebiet um die Großzehe ausgeübt wird. Der Reflex wird als Teil eines Schutzreflexes betrachtet, bei dem durch Beugung die Extremität von einem schädigenden Reiz zurückgezogen wird. Mit der Entwicklung des aufrechten Ganges wurde dieser Reflex durch absteigende Bahnen, zu denen die Pyramidenbahn gehört, gehemmt. Übrig blieb der Reflex nur für den Fall, daß der Reiz direkt auf die große Zehe ausgeübt wird. Schädigungen der absteigenden Bahnen, besonders der kortikospinalen Bahn, enthemmen diesen Reflex und ermöglichen dessen Auftreten als pathologische Reaktion. Bei bestimmten Rückenmarksschädigungen, bei denen dieser Schonreflex völlig enthemmt ist, führt bereits eine kleine Reizung des Fußes oder anderer Bereiche des Beines zur Beugung in Hüfte, Knie, Sprunggelenk und Zehe. Es ist sinnlos, den Fußsohlenreflex zu prüfen, wenn die Großzehe unbeweglich ist oder wenn die Innervation der Haut des Segmentes S1 schwer geschädigt ist. Weitere Bewegungen der Zehen begleiten die beschriebene Beugung und Streckung. Es sind andere Arten beschrieben, diesen Reflex auszulösen, aber keine bringt nützliche Informationen für die Interpretation der Reflexantwort. Die Befunde werden als Pfeile dokumentiert: Beugung (Pfeil nach unten), Streckung (Pfeil nach oben) und fraglich (Pfeil nach oben und nach unten).

Analreflex

Der Analreflex wird geprüft, indem mit einer Nadel in die Haut des Analrandes gestochen wird. Bei gesunden Personen kommt es zu einer sofortigen Kontraktion des Analsphinkters. Dessen Tonus kann geprüft werden, indem ein Finger in den Anus eingeführt wird, den der Patient kräftig mit dem Sphinkter umschließen muß.

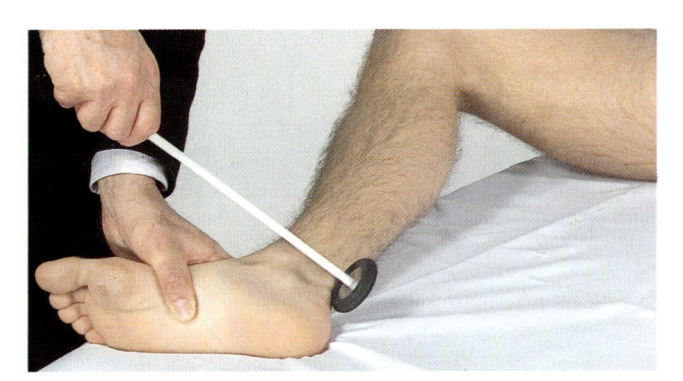

Abb. 12.**148** Auslösung des Achillessehnenreflexes

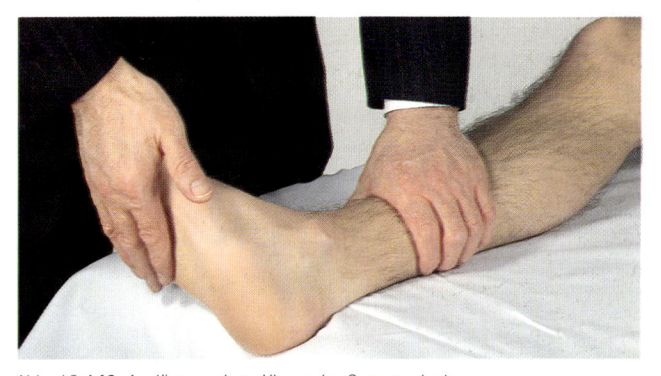

Abb. 12.**149** Auslösung eines Klonus im Sprunggelenk

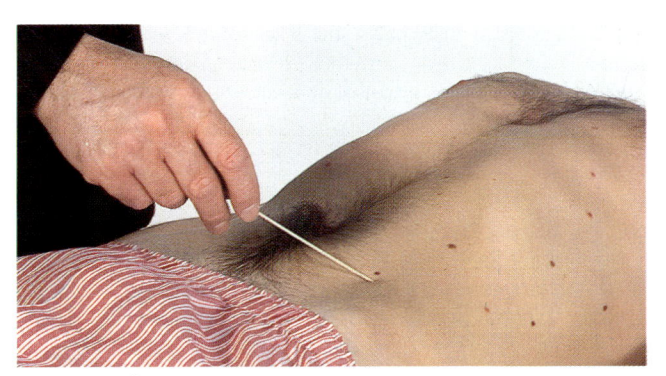

Abb. 12.**150** Überprüfung der Bauchdeckenreflexe

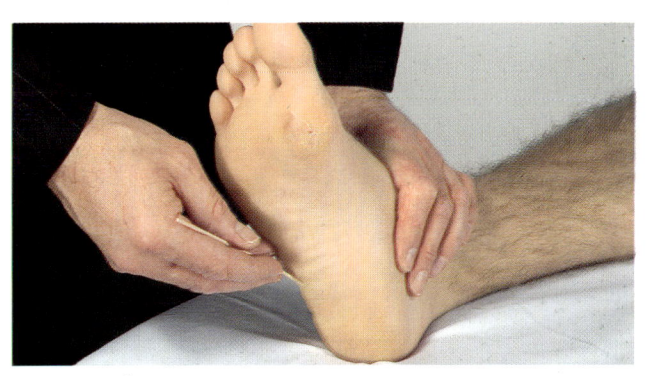

Abb. 12.**151** Überprüfung des Babinski-Reflexes

Extrapyramidalsystem

Die Untersuchung des Tonus wurde bereits diskutiert. Die Interpretation abnormer Bewegungen einschließlich Tremor wird später besprochen.

Bradykinesie

Eine Bradykinesie tritt besonders häufig beim Morbus Parkinson auf. Die Störung kann, zumindest am Anfang, auf eine Extremität beschränkt bleiben oder alle Extremitäten betreffen. Typischerweise werden Bewegungen verzögert begonnen, verlangsamt ausgeführt und nur grob reguliert. Zur Prüfung, ob eine Bradykinesie der Arme besteht, beklopft der Patient mehrfach seinen Handrücken so kräftig, daß es hörbar ist. Bei Patienten mit Morbus Parkinson läßt diese Bewegung und die Lautstärke des Klopfens nach und ist wechselnd. Nach einiger Zeit reibt der Patient nur noch seinen Handrücken. Parkinson-Patienten bewegen die Hand mit verringerter Amplitude oder beenden die Bewegung ganz. Um eine Bradykinesie der unteren Extremitäten zu prüfen, soll der Patient die Hand des Untersuchers wiederholt mit einem Fuß beklopfen. Vielen Personen fällt es schwer, dabei einen Rhythmus aufrechtzuerhalten, aber bei Patienten mit Morbus Parkinson wird die Bewegung nachlassen. Es gibt viele Möglichkeiten ohne formale Untersuchung auf Bradykinesie zu prüfen. Dazu kann der Patient beim Anziehen oder bei der Verwendung von Messer und Gabel beobachtet werden. Außerdem können Größe und Lesbarkeit von Handgeschriebenem des Patienten geprüft werden. Wichtige Informationen können erhalten werden, wenn beobachtet wird, wie leicht der Patient vom Sitzen aufstehen kann und wie lange er braucht, um eine bestimmte Strecke zurückzulegen.

Unwillkürliche Bewegungen

Um eine Bewegungsstörung korrekt zu beschreiben, müssen die Kennzeichen der Bewegung detailliert angegeben werden. Dabei muß angegeben werden, ob sie in Ruhe, bei völliger Entlastung der Extremität, bei bestimmten Stellungen der Extremität oder bei der Ausführung gelernter Bewegungen auftritt. Ferner muß festgehalten werden, wie häufig und in welchen Muskeln die Bewegung auftritt, ob sie hauptsächlich proximal oder distal vorkommt und ob die Bewegungen nur kurz anhalten oder ausreichend lange anhalten, um eine abnorme Stellung der Extremität zu bewirken.

Tremor

Besteht der Tremor hauptsächlich in Ruhe oder zu Beginn einer Zielbewegung?

Besteht der Tremor, wenn Sie Ihre Hände ausstrecken oder gebrauchen?

Wird der Tremor durch Alkoholkonsum geringer?

Besteht bei einem anderen Familienmitglied ebenfalls ein Tremor?

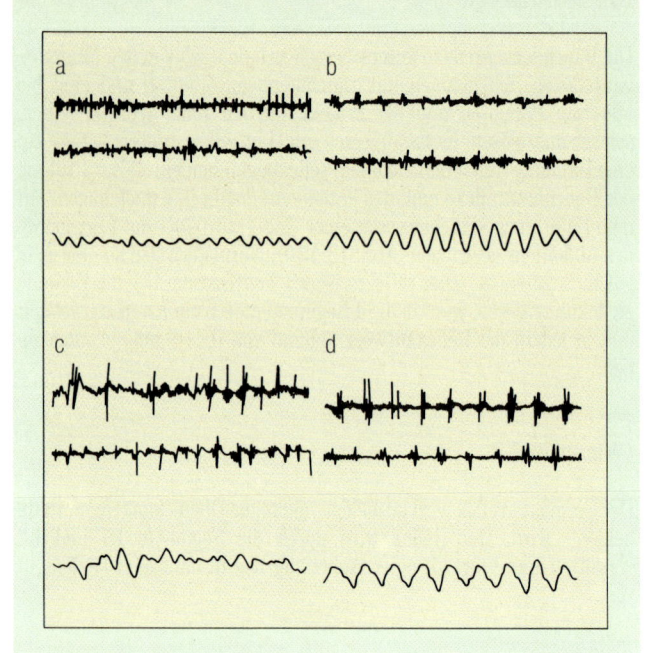

Tremor

a Physiologischer Tremor
b Essentieller Tremor (EMG-Ausbrüche in Flexoren und Extensoren sind synchronisiert)
c Tremor durch Denervirung
d Morbus Parkinson (EMG-Ausbrüche in Flexoren und Extensoren variieren)

Abb. 12.152 EMG-Aufzeichnungen der Extensoren (oben) und der Flexoren (in der Mitte) im Handgelenk mit Tremoraufzeichnung der Hand (unten)

Tremor

Unter Tremor wird eine rhythmische Bewegung verstanden, die je nach Gelenk in der Regel auf eine einzige Ebene beschränkt ist (Abb. 12.152). Ein physiologischer Tremor ist ein Normalbefund, der nur durch ein EMG entdeckt wird. Ein verstärkter physiologischer Tremor entsteht durch Aufregung, Verwendung von Sympathikomimetika und bei Thyreotoxikose und hat bei jüngeren Personen eine Frequenz von ca. 9 Hz. Stimulation der β_2-adrenergen Muskelrezeptoren verstärkt den physiologischen Tremor.

Essentieller (familiärer) Tremor tritt nicht in Ruhe auf. Neben den Armen können Kopf, Nacken und Stimme betroffen sein. Er benötigt keinen ungestörten Reflexbogen und scheint durch zentrale Mechanismen aufrechterhalten zu werden. Die Amplitude des Tremors nimmt gegen Ende einer gelernten Bewegung zu. Die Zunahme bleibt aber geringer als bei Erkrankungen des Zerebellums. Die gleichen Faktoren, die einen physiologischen Tremor verstärken, können einen essentiellen Tremor verstärken. Oftmals wird er durch Alkohol gemildert.

Bei Morbus Parkinson treten verschiedene Tremorarten auf. Typisch ist der Ruhetremor mit einer Frequenz von 4 bis 5 Hz. Das EMG zeigt abwechselnde Kontraktionen der antagonistischen Muskelgruppen. Typische Bewegungen sind Beugung/Streckung des Handgelenkes und der Finger, Pronation/Supination des Unterarms und komplexe Kombinationen daraus. Ein ähnlicher Tremor kann Kopf, Hals und Beine betreffen. Typischerweise wird er durch gelernte

Athetose

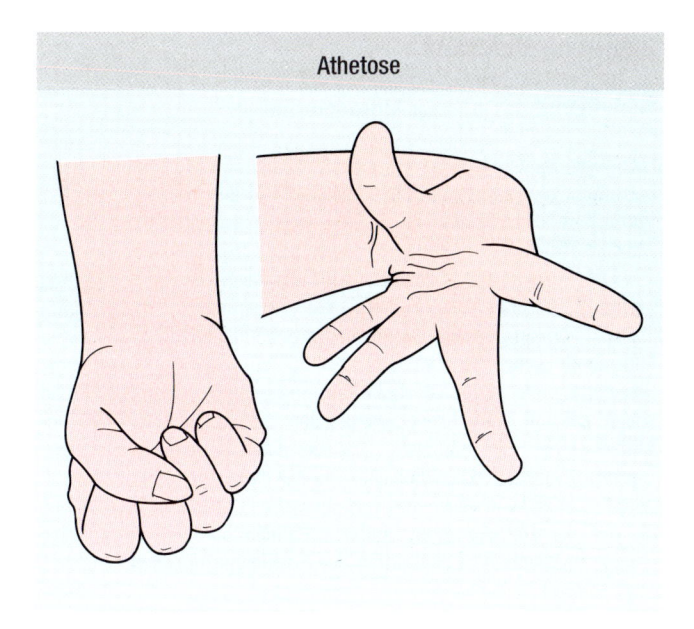

Abb. 12.**153** Athetotische Handhaltungen

Aktivitäten einige Sekunden lang gehemmt. Wird der Ruhetremor während Aktivitäten kurz unterbrochen, kann die Diagnose eines Morbus Parkinson mit großer Sicherheit gestellt werden. Neben dem Ruhetremor haben viele Patienten mit Morbus Parkinson einen Bewegungstremor, der die Kennzeichen eines verstärkten physiologischen Tremors hat.

Myoklonus

Ein Myoklonus wird durch schnelle, wiederholte Muskelzuckungen gekennzeichnet. Die Bewegung ähnelt der Schreckreaktion. Die Bewegungen betreffen alle Muskeln oder beschränken sich auf einen Körperteil. Manchmal treten sie nur auf, wenn die Extremität willkürlich bewegt wird. Eine Form des fokalen Myoklonus betrifft im wesentlichen den Gaumen. Nach einer Schädigung des Stammhirns, meistens bedingt durch eine zerebrovaskuläre Erkrankung, entsteht ein Myoklonus des Gaumens, des Larynx und im Gesicht. Andere Gebiete können betroffen sein. Die Kontraktionsfrequenz beträgt 2 bis 3 Hz. Dem Patient kann auffallen, daß er beim Sprechen oder Singen keine gleichmäßige Stimmlage beibehalten kann. Werden rhythmische Kontraktionen der Gesichtsmuskulatur entdeckt, sollte der Gaumen ebenfalls hinsichtlich Myokloni geprüft werden, die zu rhythmischen Oszillationen führen, deren Frequenz und Amplitude sich kaum ändert.

Ursachen eines generalisierten Myoklonus können eine subakute sklerosierende Panenzephalitis und der Morbus Jakob-Creutzfeldt sein. Familiär auftretender, generalisierter Myoklonus kommt als Einzelsymptom oder bei Epilepsie vor. Ein segmentaler Myoklonus kann bei Erkrankung des Rückenmarkes auftreten.

Chorea

Patienten mit Chorea erscheinen zappelig und führen kurze, zufällig auftretende Bewegungen aus, die nicht so schockartig ablaufen wie beim Myoklonus. Typisch sind Hochziehen der Augenbrauen, Schürzen der Lippen, Heben der Schulter und zufällige Fingerbewegungen. Es können sowohl proximale als auch distale Muskeln der Extremitäten betroffen sein. Da die Bewegungen kurz dauern, treten keine langdauernden Haltungsveränderungen auf. Zur Untersuchung ergreift der Patient die Hand des Untersuchers und es wird geprüft, ob sich der Händedruck parallel zu den Fluktuationen der Chorea verändert. Die Muskeleigenreflexe können durch Überlagerung des phasischen Reflexes mit einer späten, andauernden Kontraktion verlängert sein. Die choreoformen Bewegungen werden durch gelernte Bewegungen verstärkt. Nur selten tritt bei rheumatischem Fieber eine Chorea auf (Chorea Sydenham). Die Chorea stellt das herausragende Merkmal des Morbus Huntington dar. Auch bei der Therapie mit Dopa, bei der Einnahme oraler Kontrazeptiva, bei Thyreotoxikose oder bei systemischem Lupus erythematodes kann eine Chorea auftreten.

Athetose

Athetotische Bewegungen sind langsamer als Bewegungen bei Chorea und werden bei willkürlichen Bewegungen deutlich. Besonders betroffen sind die distalen Teile der Extremitäten. So schwankt z. B. die Haltung der Hand zwischen Überstreckung der Finger und des Daumens mit gleichzeitiger Pronation des Unterarms und Beugung der Finger mit gleichzeitiger Supination (Abb. 12.**153**). Manchmal überlagern diese Bewegungen länger aufrechterhaltene Stellungen. An der Hand wird dabei die Beugung im Handgelenk mit einer Streckung der Finger und am Fuß die Beugung der Zehen mit einer Einwärtsdrehung des oberen Sprunggelenkes kombiniert. Mit dem Fortschreiten der Erkrankung dominieren die abnormen Dauerhaltungen. Die Prüfung des Fußsohlenreflexes ist schwierig, wenn der Fuß von der Athetose betroffen ist. Eine Reizung der Fußsohle führt in solchen Fällen unabhängig von einer Schädigung der Pyramidenbahn zu einer Streckung der Zehen. Bei einer Choreoathetose treten choreoforme und athetotische Bewegungen nebeneinander auf.

Hemiballismus

Bei Hemiballismus treten stark schwingende Bewegungen des kontralateralen Armes und Beines auf, wobei Drehungen vorherrschen. Die Bewegungen haben in der Schulter und in der Hüfte ihre maximale Amplitude. Die betroffenen Extremitäten sind relativ schlaff. Die Krankheit entsteht meist nach vaskulären Schädigungen des kontralateralen Nucleus subthalamicus. Sobald die Schädigung das gleichseitige Globus pallidus einbezieht, hören die Bewegungen auf.

Dystonie

Bei der Dystonie ergeben sich die abnormen Körperhaltungen infolge von Kontraktionen antagonistischer Muskelgruppen. Sie wird durch Willkürmotorik verstärkt. Die Dystonie kann generalisiert oder auf ein bestimmtes Gebiet lokalisiert sein. Eine Torsionsdystonie (Dystonia musculorum deformans) ist eine familiäre generalisierte Dystonie der Achsen- oder der Extremitätenmuskulatur. Bei Erwachsenen wird die Dystonie oft durch Medikamente ausgelöst. Beispiele fokaler Dystonien sind Blepharospasmus, Torticollis spasticus und Schreibkrampf. Die Bewegungen werden unwillkürlich kontrolliert, weshalb sie nicht unterdrückt werden können. Sie hören wie alle anderen unwillkürlichen Bewegungen außer dem Hemiballismus und dem Gaumenmyoklonus im Schlaf auf. Bei bestimmten, langdauernden extrapyramidalen Schädigungen nimmt der Körper entweder als ganzes eine Beugehaltung (generalisierte Flexionsdystonie) oder eine Haltung ein, bei der eine Beugung der Arme mit einer Streckung der Beine (hemiplegische Dystonie) verbunden ist.

Nervensystem

Tics

Als Tics werden sich wiederholende Bewegungen bezeichnet, die zumindest vorübergehend willkürlich zu sein scheinen. Sie sind bei jüngeren Menschen besonders häufig. Typische Beispiele sind Kopfnicken und Muskelzuckungen. Die Bewegung ist leicht nachzuahmen. Bei der Untersuchung finden sich häufig keine pathologischen Befunde.

Dyskinesie

Kurze unwillkürliche Bewegungen perioral und im Gesicht sind bei älteren Patienten sehr häufig (orofaziale Dyskinesie). Ähnliche Bewegungen können durch eine langdauernde Therapie mit Phenothiazinen oder mit L-Dopa ausgelöst werden. Während die Dyskinesien im Rahmen der Phenothiazintherapie meist dosisunabhängig weiterbestehen bleiben ist ihr Auftreten bei L-Dopa dosiabhängig.

Myokymie

Eine auf das Augenlid beschränkte Myokymie tritt bei gesunden Personen häufig auf und erscheint als feines Zwinkern. Wenn dieser Erscheinung pathologische Bedeutung zukommt, ist diese feine Bewegung auf andere Teile der Gesichtsmuskulatur ausgedehnt. Die Bewegungen können leicht übersehen werden. Bei der Untersuchung kann eine beständige hochfrequente Bewegung gesehen werden. Bei starker Ausprägung dieser Bewegungen kann sich das Auge schließen und sich der Mund verziehen (Abb. 12.154). Als Ursachen kommen multiple Sklerose und ein Tumor des Stammhirns in Frage.

Asterixis

Bei einigen metabolischen Störungen, insbesondere bei Leber- und bei Niereninsuffizienz, ist die Lagekontrolle der Extremitäten gestört. Wenn der Patient die Arme ausstreckt und die Finger in einer Ebene zu halten versucht, sinken die Finger und Hände langsam nach unten. Diese Bewegung wird dann plötzlich durch einen ausgleichenden Ruck nach oben korrigiert.

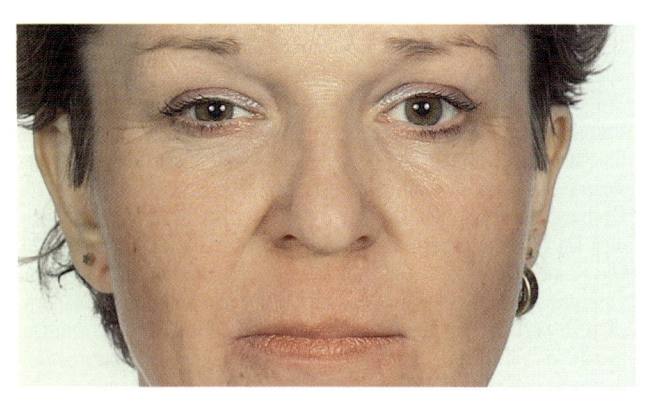

Abb. 12.154 Gesichtsmyokymie

Klinische Relevanz

Schädigung des oberen Motoneurons

Das obere Motoneuron ist von jeder Schädigung der Pyramidenbahn betroffen, die sich zwischen dem motorischen Kortex und der Vorderhornzelle abspielt. Dabei auftretende typische Befunde zeigt die Abb. 12.155.

Die Verteilung der Schwäche wird von der Stelle der Schädigung beeinflußt, ist aber meist in den Armstreckern und den Beinbeugern am stärksten ausgeprägt. Bei kortikalen Schädigungen (z. B. die Hand betreffend) geht die Funktion eher global verloren. Betrifft die Schädigung die Bahn oberhalb des Stammhirnes, bestehen meist einige Zeichen von Hirnnervenausfällen neben der Schwäche der Extremitäten. Die häufigste Ursache einer Hemiplegie ist eine zerebrovaskuläre Erkrankung. Anhand der dabei auftretenden Verteilung der Muskelschwäche und verschiedener begleitender Symptome, die auf der Unterbrechung anderer Bahnen beruhen, ist oft eine genaue anatomische Lokalisation der Schädigung möglich.

Schädigung des unteren Motoneurons

Die charakteristischen Befunde einer Schädigung der unteren Motoneurone infolge einer Unterbrechung der Bahn zwischen der motorischen Vorderhornzelle und den neuromuskulären Übergängen ist in der Abb. 12.156 dargestellt.

Die Schwäche betrifft alle Muskeln einer motorischen Einheit. Eine Muskelatrophie entsteht innerhalb von Wochen nach Schädigung des Neurons bzw. des Axons. Faszikulationen sind besonders stark, wenn die motorischen Vorderhornzellen oder Hirnnervenkerne geschädigt werden. Fibrillation ist ein Zeichen für Denervation, kann aber nur durch gezielte Untersuchung des Muskels mit einer Nadelelektrode

Merkmale einer Schädigung des oberen Motoneurons
Muskelschwäche
Gesteigerte Muskeleigenreflexe
Fehlende Bauchhautreflexe
Babinski positiv
Spastik

Abb. 12.155 Merkmale einer Schädigung des oberen Motoneurons

Merkmale einer Schädigung des unteren Motoneurons
Muskelschwäche
Fehlende Muskeleigenreflexe
Faszikulation
Muskelschwund
Hypotonie

Abb. 12.156 Merkmale einer Schädigung des unteren Motoneurons

bestätigt werden. Ist die Läsion im Vorderhorn lokalisiert (z. B. Erkrankungen des Motoneurons), treten keine sensiblen Ausfälle auf. Wenn die kombinierte Nervenwurzel oder der periphere Nerv geschädigt ist, treten neben motorischen fast immer sensible Ausfälle auf.

Für Schädigungen der Nervenwurzel sind meist degenerative Erkrankungen des Rückenmarkes verantwortlich. Schädigungen eines einzelnen peripheren Nervens sind meist Folge einer pathologischen Abwinkelung, Dehnung oder Kompression. Eine diffuse Schädigung der peripheren Nerven (wobei das Verteilungsmuster wechseln kann) wird als periphere Neuropathie bezeichnet. Meistens sind sowohl sensible als auch motorische Anteile der Nerven betroffen, was zu Schwäche, Verlust der distalen Sensibilität und Reflexabschwächung führt.

Myasthenia gravis

Bei der Myasthenia gravis wird der neuromuskuläre Übergang durch Anlagerung von Antikörpern an den Acetylcholinrezeptor der postsynaptischen Membran unterbrochen. Die ermüdungsbedingte Schwäche kann jeden Skelettmuskel betreffen. Diplopie und Ptosis sind besonders häufige Symptome (Abb. 12.157). Eine Muskelatrophie tritt spät auf, ihr Verteilungsmuster ist unterschiedlich. Die Sehnenreflexe sind erhalten.

Extrapyramidale Schädigungen

Die häufigste Schädigung des extrapyramidalen Systems ist der Morbus Parkinson, der durch Tremor, Rigor und Bradykinesie gekennzeichnet ist. Die anatomische Verteilung der einzelnen Symptome muß nicht immer deckungsgleich sein. Manchmal scheinen Patienten mit einseitigem Morbus Parkinson Hemiplegiker zu sein. Haltungsprobleme sind häufig. Hals und Oberkörper sind gebeugt. Beim Laufen ist das Mitschwingen der Arme auf einer oder auf beiden Seiten vermindert und der Patient kann sich nur umdrehen, indem er mehr Schritte als üblich macht. Augenbewegungen sind verlangsamt und die Konvergenzreaktion sowie der Blick nach oben sind eingeschränkt. Einige Patienten haben eine begleitende Demenz. Ein gleichartiges klinisches (und pathologisches) Muster kann bei Degeneration der intermediolateralen Säule des Rückenmarkes entstehen, die zu ausgeprägtem autonomen Versagen führt. Beim Shy-Drager-Syndrom besteht ein etwas anderer degenerativer Prozeß (obwohl auch extrapyramidale Symptome auftreten), der die Pyramidenbahn, zerebelläre und autonome Bahnen betrifft. Bei vielen Patienten werden Rigor und Bradykinesie durch Medikamente ausgelöst, die auf die Dopaminfreisetzung oder die Dopaminrezeptoren wirken. Am häufigsten sind dafür Phenothiazine verantwortlich. Ein anderer diffuser Prozeß, der die extrapyramidalen Bahnen, die supranukleären und die nukleären Blickbahnen schädigt, ist das Steele-Richardson-Olcszewski-Syndrom (progressive supranukleäre Lähmung).

Zerebellum

Aufbau und Funktion

Das Zerebellum besteht aus 2 Hemisphären und dem dazwischenliegenden Vermis. Zwischen Vermis und jeder Hemisphäre liegt der Paravermis (Zona intermedia). Von oben nach unten wird der Kortex des Zerebellums in vorderen, hinteren und flokkulonodulären Lappen unterteilt (Abb. 12.158). Phylogenetisch besteht das Zerebellum aus 3 Komponenten: Archi-, Paläo- und Neozerebellum. Das Archizerebellum (im wesentlichen der Lobus flocculonodularis) erhält die wesentlichen Afferenzen vom Nucleus vestibularis. Das Paläozerebellum (hauptsächlich der Vermis) erhält Afferenzen vom Rückenmark, während das Neozerebellum (hauptsächlich Hemisphären) mit dem Kortex des Großhirns und der Pons verbunden ist (Abb. 12.159). Die Afferenzen und Efferenzen des Neozerebellums verlaufen durch den Pedunculus cerebellaris superior, medius und inferior.

Der Nucleus dendatus liegt in der weißen Substanz jeder Kleinhirnhemisphäre lateral. Der Nucleus fastigius liegt unterhalb des Vermis medial. Lateral von diesem liegt der Nucleus interpositus.

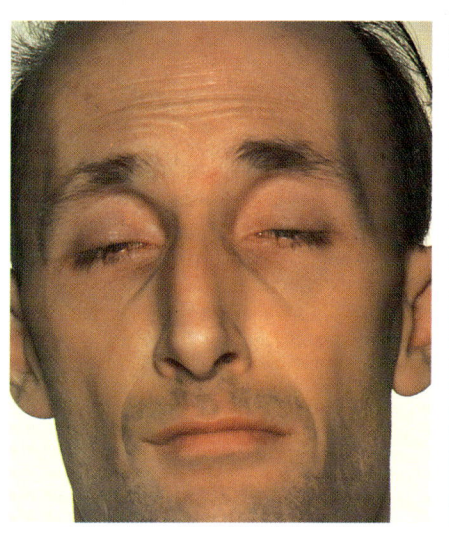

Abb. 12.157 Myasthenia gravis

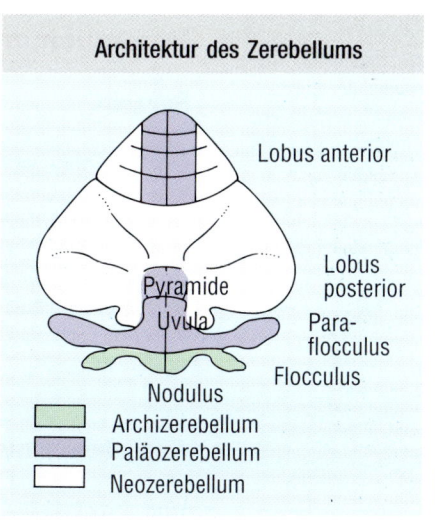

Abb. 12.158 Architektur des Zerebellums

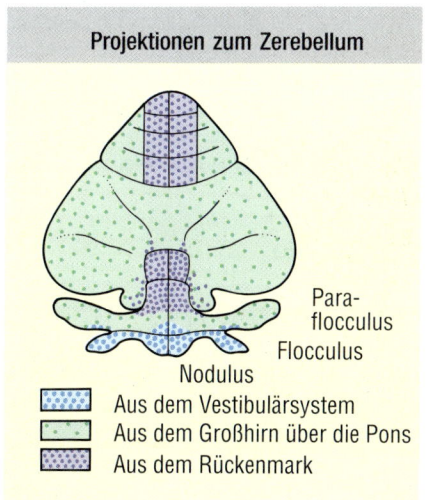

Abb. 12.159 Projektionen zum Zerebellum aus dem Vestibulärsystem, dem Rückenmark und dem Großhirn über die Pons

Nervensystem

Blutversorgung des Stammhirns

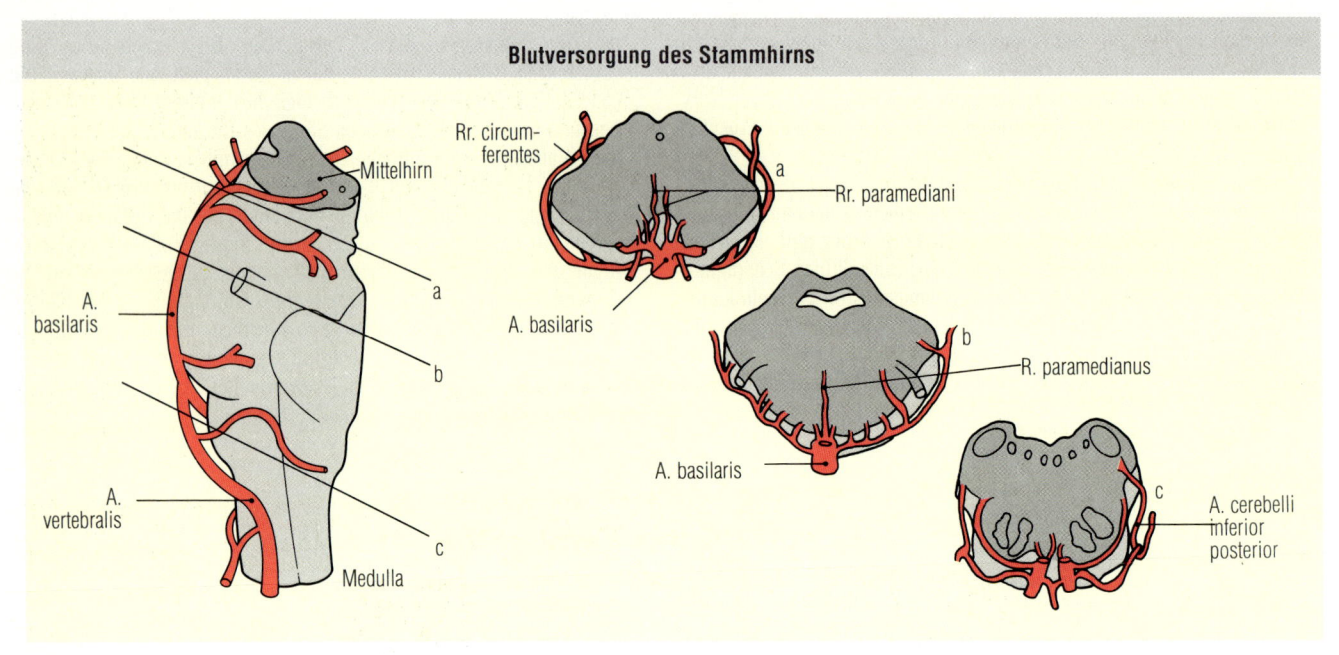

Abb. 12.**160** Blutversorgung des Stammhirns

Die Kleinhirnrinde wird von 3 Gefäßen versorgt. Die Oberseite wird von den Aa. cerebellari superiores, die Unterseite von den Aa. cerebelli anteriores inferiores unter Beteiligung der Aa. cerebelli posteriores inferiores mit Blut versorgt. Die erstgenannten Gefäßpaare entspringen von der A. basilaris, das letztgenannte entspringt von den Aa. vertebrales. Das Stammhirn wird neben arteriellen Ästen, die direkt aus der A. basilaris entspringen, von Ästen der A. circumflexa und in Höhe der Medulla von der A. cerebelli posterior inferior mit Blut versorgt (Abb. 12.**160**).

Neurone des Nucleus dendatus entladen sich vor einer Aktivierung der Muskeln, sogar vor einer relevanten Aktivität des motorischen Kortex. Der Nucleus interpositus ist während der Bewegungskontrolle und bei deren Beendigung aktiv. Beide Kerne sind an der Lagekontrolle beteiligt, wobei die Aktivität des Nucleus interpositus in engerer Beziehung zur Kraft und zur Geschwindigkeit der Muskelkontraktion zu stehen scheint. Entladungen der vom Nucleus fastigius ausgehenden Neurone hängen teilweise mit der Geschwindigkeit und teilweise mit der Kraft der Muskelkontraktion zusammen.

Das Zerebellum beeinflußt den Muskeltonus, indem es die Aktivierung der Muskelspindeln moduliert. Schädigungen des Zerebellums beeinflussen die frühe Phase des Dehnreflexes nicht, vermindern aber dessen späte Phase. Efferenzen des Flocculus hemmen über den Nucleus fastigius den vestibulookulären Reflex.

Symptome

Symptome bei Schädigung des Zerebellums sind:

- Dysarthrie,
- fehlende Koordination der Extremitäten,
- Gangataxie.

Dysarthrie

Bei Dysarthrie bestehen Störungen der Aussprache bei erhaltenem Sprachinhalt.

Koordinationsverlust der Extremitäten

Eine einseitige Schädigung des Zerebellums führt zu einer ipsilateralen Ataxie. Ist die dominante Extremität betroffen, können Störungen des Schreibens entstehen. Manchmal werden ataktische Extremitäten als schwach, nicht als koordinationsgestört eingestuft.

Gangataxie

Wenn nur eine Hemisphäre des Kleinhirns geschädigt ist, weicht der Patient beim Gehen zu einer Seite ab. Sind dagegen Teile des Kleinhirns nahe der Mittellinie geschädigt, steht eine Unsicherheit beim Gehen im Vordergrund.

Untersuchung

Sprache

Eine Dysarthrie kann bereits bei der Anamneseerhebung auffallen, wobei Akzente berücksichtigt werden müssen. Es ist nicht erforderlich, daß der Patient vorgegebene Sätze nachspricht. Eine kurze Unterhaltung genügt, um eine Dysarthrie zu erkennen. Bei zerebellärer Dysarthrie sind Sprachvolumen und Sprachflüssigkeit gestört, so daß der Sprachrhythmus verloren geht. Es kommt zu Pausen, gefolgt von schnellem Sprechen. Bei schwerer Schädigung wird die Sprache stakkatoartig.

Augenbewegungen

Wird eine zerebelläre Schädigung vermutet, muß auf Nystagmus oder Störungen der sakkadischen oder der Folgebewegungen der Augen geachtet werden (Abb. 12.**161**). Die entsprechenden Untersuchungstechniken wurden bereits besprochen. Bei Schädigungen des Archize-

Augenzeichen bei Erkrankungen des Zerebellums	
Lokalisation	Symptom
Flocculus	Abnorme, langsame Folgebewegung Blickevozierter Nystagmus
Flocculus/Nodulus	Nach unten schlagender Nystagmus
Nucleus fastigius/Vermis	Okuläre Dysmetrie
Laterale Zone	Okuläre Dysmetrie, blickevozierter Nystagmus

Abb. 12.**161** Augenzeichen bei Erkrankungen des Zerebellums

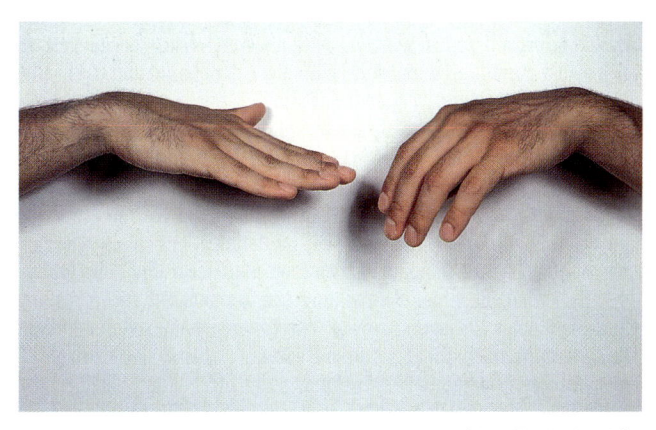

Abb. 12.**162** Hypotonie der linken Hand bei einer linksseitigen Zerebellarschädigung

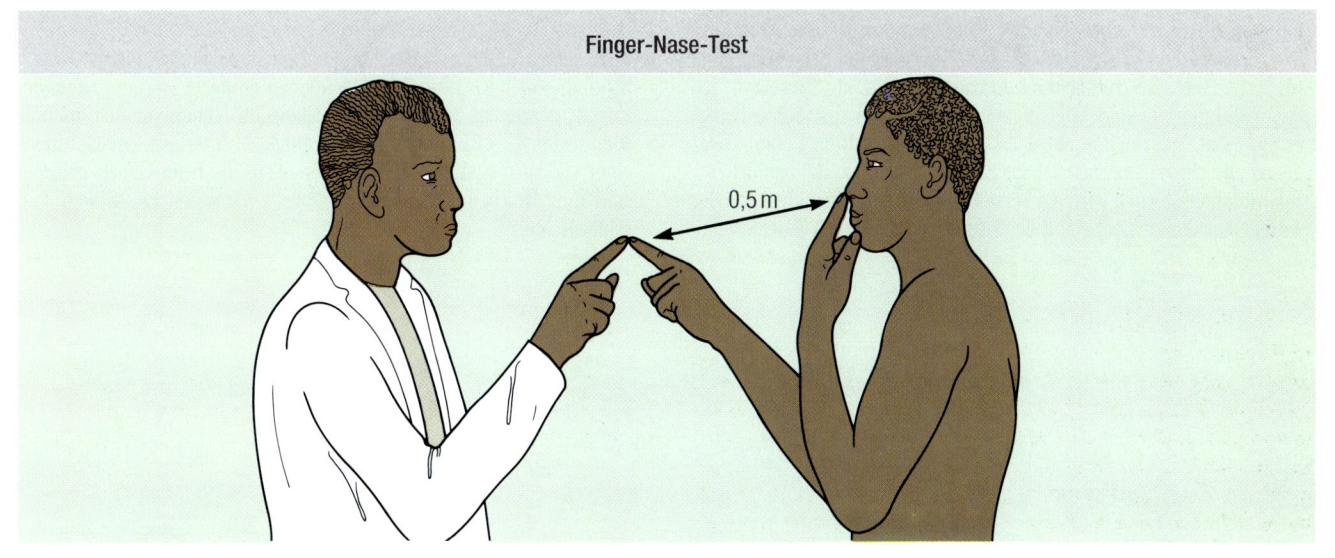

Abb. 12.**163** Finger-Nase-Test

rebellums, besonders des Flocculus, treten ein blickinduzierter Nystagmus und eine Störung der langsamen Folgebewegung der Augen auf, die durch sakkadische Bewegungen unterbrochen wird. Ein nach unten gerichteter Nystagmus kann durch Schädigung des Flocculus auftreten. Eine Schädigung von Vermis und Nucleus fastigius führt zu einer okulären Dysmetrie, bei der während der sakkadischen Bewegung die Augen über das Ziel hinausschießen oder es nicht erreichen (Hypermetrie und Hypometrie). Dieses Symptom wird deutlicher, wenn der Patient schnell abwechselnd 2 Objekte, die voneinander ca. 30 Grad entfernt sind, fixiert. Eine okuläre Dysmetrie kann auch bei Schädigung der Kleinhirnhemisphären auftreten. Es ist aber unbekannt, ob eine Schädigung, die auf diese Lokalisation beschränkt ist, einen Nystagmus verursacht.

Untersuchung der Extremitäten

Der verminderte Muskeltonus der Extremitäten bei zerebellären Schädigungen ist schwer zu entdecken. Bei einseitiger Schädigung soll der Patient die Arme entsprechend der Abb. 12.**162** halten. Wenn der Muskeltonus im Arm vermindert ist, sinkt die Hand unter die Horizontale ab. Bei einer schweren Schädigung des Kleinhirns können die ausgestreckten Hände oszillieren. Wahrscheinlicher besteht jedoch ein Intentionstremor. Um dies zu prüfen, soll der Patient zuerst seine Nase und dann den Finger des Untersuchers, der ca. 50 cm vor ihn gehalten wird, berühren (Abb. 12.**163**). Bei zerebellärer Ataxie tritt ein Tremor auf, der mit Annäherung an das Ziel zunimmt. Wenn der Befund nicht eindeutig ist, bewegt der Untersucher seinen Finger in beliebige Richtungen, während der Patient versucht diesem mit seinem Finger zu folgen. Eine leichte Ataxie kann dadurch verdeutlicht werden.

Gelegentlich kann bei Schädigungen der zerebellären Bahnen ein schwerer, schwingender Tremor als Folge einer Unterbrechung der kortikozerebellären Verbindung in Höhe des Nucleus ruber (rubraler Tremor) auftreten. Im Rahmen der Untersuchung auf Intensionstremor wird darauf geachtet, ob die Finger des Patienten das Ziel genau treffen. Sie können hinter das Objekt (Hypermetrie) oder vor dieses (Hypometrie) greifen oder völlig unkontrolliert gegen es stoßen.

Als nächster Schritt werden wechselnde Bewegungen der Arme geprüft. Der Patient hält eine Hand mit geschlossenen Fingern ruhig in der Horizontalebene. Danach soll der Patient den Handrücken und die Handfläche dieser Hand mit den Fingern der anderen Hand beklopfen, wobei der Unterarm proniert und supiniert wird. Um die Befunde

Nervensystem

richtig interpretieren zu können, sollte der Arzt vorher diesen Test an sich selbst durchführen und dabei einmal die dominante und einmal die nichtdominante Hand verwenden. Patienten mit zerebellärer Ataxie sind unbeholfen und es wechselt sowohl die Geschwindigkeit als auch die Amplitude der Bewegung (Dysdiadochokinese). Bei diesem Test sollte auf die Lautstärke des Klatschens geachtet werden, wenn eine Hand auf die andere schlägt. Normalerweise ist es leicht, in etwa eine gleiche Lautstärke beizubehalten. Die Lautstärke der Schläge wechselt bei zerebellären Schädigungen zwischen ganz leise und sehr laut.

Patienten mit einer Erkrankung des Zerebellums fallen Anfang und Ende einer Bewegung schwer. Zur Untersuchung soll der Patient seine Arme schnell anheben, diese Bewegung aber in der Horizontalebene sofort stoppen. Bei Erkrankungen des Zerebellums oszilliert der betroffene Arm um den beabsichtigten Stop, da die Dämpfung der Bewegung fehlt. Die Muskeleigenreflexe können überraschend bei Schädigungen des Zerebellums erhalten bleiben (aufgehängter Reflex).

Um die Koordination der Beine zu prüfen, streicht der Patient mit der Ferse in einer geraden Linie entlang des kontralateralen Schienbeines nach unten: der Hacken-Knie-Schienbein-Test (Abb. 12.**164**). Bei zerebellärer Ataxie schwankt die Ferse um den beabsichtigten Weg. Sobald die Ferse das Ende des Schienbeines erreicht hat, soll der Patient das Bein beugen und die Ferse erneut genau unterhalb des Knies auf das Schienbein setzen. Bei zerebellärer Koordinationsstörung wird die Ferse entweder zu früh aufgesetzt oder schlägt auf das Schienbein. Zuletzt soll der Patient mit jedem seiner Füße mehrmals die Hand des Untersuchers beklopfen. Die Durchführung dieses Tests kann auch bei Gesunden sehr wechselnd sein und kann mit dem nichtdominanten Bein schlechter als mit dem dominanten verlaufen.

Gang

Solange keine relevante Schädigung der in der Mittellinie liegenden Strukturen des Kleinhirns bestehen, treten keine Instabilitäten des Oberkörpers beim Sitzen auf. Beim Stehen können Oszillationen des Körpers, noch bevor mit dem Gehen begonnen wird, auftreten. Der Patient geht breitbeinig und dreht sich vorsichtig. Versucht er, sich schnell zu drehen, treten Schwierigkeiten mit der Lagekontrolle auf. Unterstützungen des Patienten und Sicherheitsmaßnahmen, die ein Fallen des Patienten verhindern, müssen bei allen diesen Tests bereitstehen. Wenn eine Kleinhirnhemisphäre geschädigt ist, kommt es beim Gehen zu einer Abweichung auf die geschädigte Seite. Leichtere Störungen der Kleinhirnfunktion können entdeckt werden, wenn der Patient geradeaus geht, wobei er einen Fuß genau vor den anderen setzt (Abb. 12.**165**). Auch diese Fähigkeit unterliegt bei Gesunden einer enormen Spannweite. Alle Personen, die beim Gehen unsicher sind (aus welchem Grund auch immer), schneiden bei diesem Test schlecht ab.

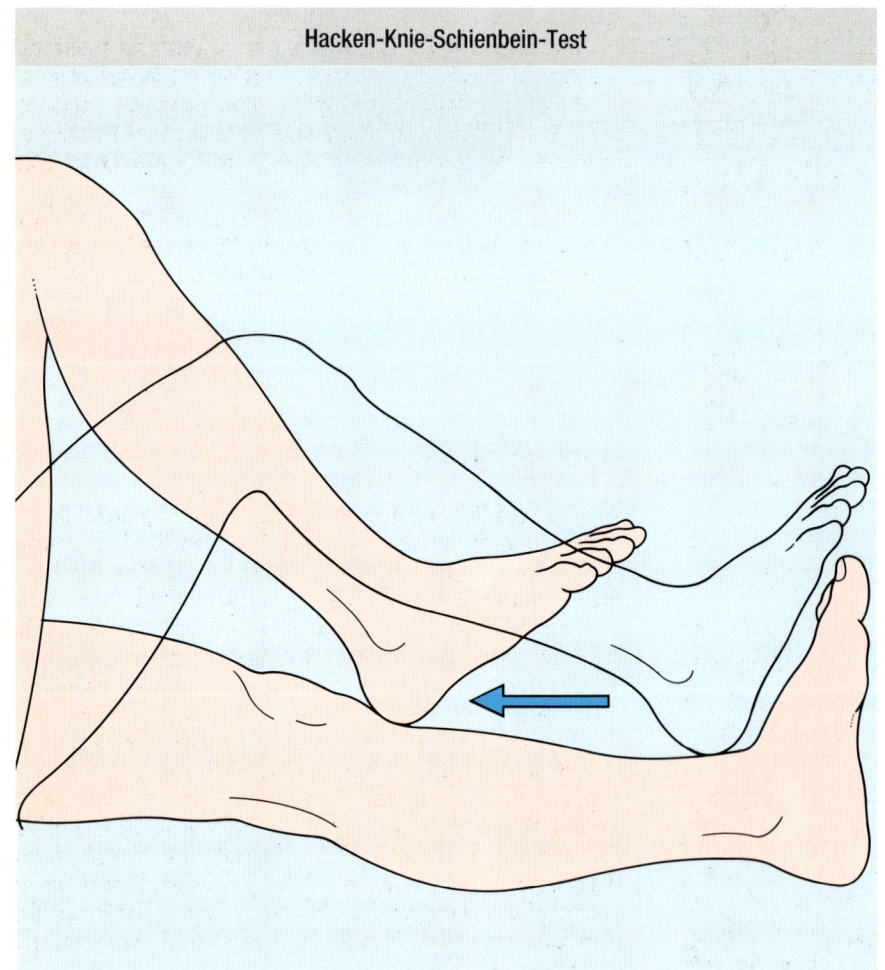

Abb. 12.**164** Durchführung des Hacken-Knie-Schienbein-Tests mit dem rechten Bein

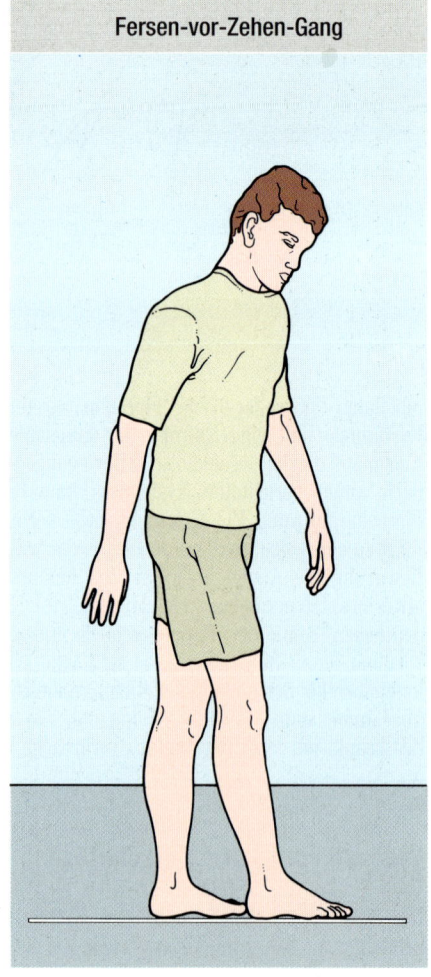

Abb. 12.**165** Fersen-vor-Zehen-Gang

Klinische Relevanz

Schädigung der Kleinhirnhemisphäre

Am häufigsten werden die Kleinhirnhemisphären durch Infarkte (Abb. 12.**166**), Hämorrhagien und Tumoren geschädigt. Bei Erwachsenen entstehen Kleinhirntumoren meist durch Metastasen. Typische Symptome sind ipsilaterale Ataxie, Gangabweichung zur betroffenen Seite und okuläre Dysmetrie.

Schädigungen des Kleinhirns in der Mittellinie

Bei Schädigungen des Vermis oder des Paravermis steht die Ataxie im Vordergrund. Manchmal sind dafür Tumoren verantwortlich, meist entsteht das Symptom durch eine selektive Atrophie infolge von z. B. Alkoholismus. Bei familiären zerebellären Atrophien entsteht meist eine diffuse Atrophie, die im CT leicht festzustellen ist (Abb. 12.**167**).

Zerebelläre Symptome treten sehr häufig bei Patienten mit multipler Sklerose auf. Die Triade aus Tremor, Dysarthrie und Nystagmus (Charcotsche Trias) kann als isoliertes klinisches Syndrom nur selten gefunden werden. Öfter wird es von anderen Symptomen der Erkrankung begleitet.

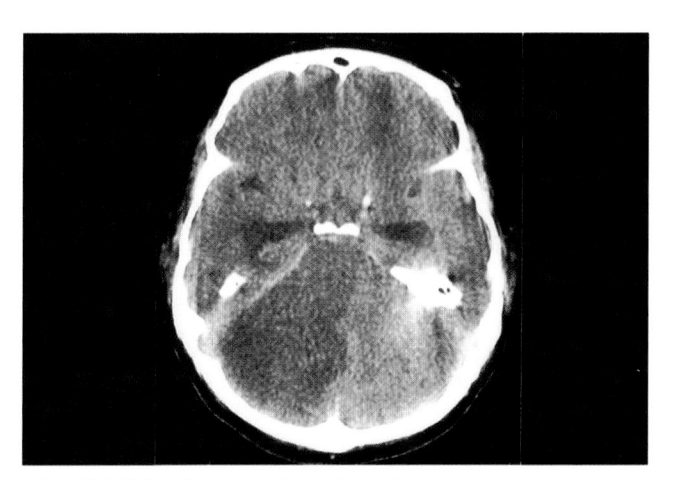

Abb. 12.**166** Im CT Infarkt im linken Zerebellum

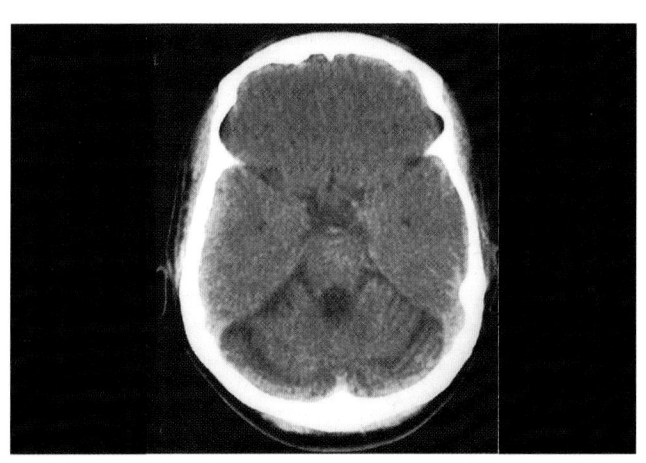

Abb. 12.**167** Im CT diffuse zerebelläre Atrophie

Sensorisches System

Aufbau und Funktion

Sensible Nervenendigungen

Die Mehrzahl der sensiblen Nervenendigungen liegen in der Epidermis. Sie liegen im Gesicht, an den Händen und Füßen dichter als am Stamm. Die einzelnen Rezeptoren in der Haut reagieren nicht auf spezifische Reize sondern sind nur für bestimmte Reize besonders empfindlich. Zu den Rezeptoren der Haut gehören die auf Hautverformungen (Mechanorezeptoren), die auf Temperaturänderungen (Thermorezeptoren) und die auf Schmerz (Nozirezeptoren) reagierenden Rezeptoren. Information über Stellung der Extremitäten im Raum (Propriozeption) liefern die Endorgane in den Muskeln, die Muskelspindeln und die Golgi-Sehnenorgane. Die Nervenfasern, die von diesen unterschiedlichen Rezeptoren ausgehen, sind entweder myelinhaltig oder nicht.

Mechanorezeptoren reagieren auf Änderungen der Hautoberfläche (schnelle Anpassung) oder bleiben aktiv, so lange die Hautveränderung besteht. Mechanorezeptoren werden meist von myelinhaltigen Nervenfasern innerviert.

Die Thermorezeptoren der Haut werden durch geringe Änderungen der Temperatur aktiviert. Sie werden von gering myelinhaltigen oder nichtmyelinhaltigen (C-) Fasern innerviert. Die Leitungsgeschwindigkeit der erstgenannten beträgt ca. 15 m/s, die der letztgenannten ca. 1 m/s. Die Fasern des Temperatursinns verlaufen im Tractus spinothalamicus in enger Nachbarschaft zu den Schmerzfasern.

Nozirezeptoren der Haut werden fast spezifisch durch potentiell schädigende thermische oder mechanische Reize auf die Haut aktiviert.

Leichte Hautberührungen werden hauptsächlich von den Pacinischen Körperchen und den Rezeptoren der Haarfollikel wahrgenommen. Die Information wird hauptsächlich durch große myelinhaltige Fasern vermittelt.

Pacini-Körperchen nehmen Vibrationsreize aus der Haut wahr. Die zentrale Bahn verläuft in den dorsalen Säulen des Rückenmarks, teilweise aber auch im Tractus spinothalamicus.

Nervenwurzeln

In Höhe jedes Rückenmarksegmentes befinden sich paarige Nervenwurzeln. Die Hinterwurzel (rein sensibel) und die Vorderwurzel (vorwiegend motorisch) vereinigen sich zum gemischten Spinalnerv, der 2 Äste bildet: den primären R. posterior und den primären R. anterior. Der Plexus brachialis und der Plexus lumbosacralis, die für die Innervation der oberen bzw. der unteren Extremitäten verantwortlich sind, entstehen aus den primären Rr. anteriores der entsprechenden Segmente. Im Stamm entspricht die Anordnung der Vorder- und Hinterwurzeln der ventralen und dorsalen Muskulatur und der darüberliegenden Haut (Abb. 12.**168**). Die Hautgebiete, die von Ästen der Hinterwurzeln versorgt werden, werden Dermatome genannt. Die Anordnung der Dermatome ist am Stamm einfach und an den Extremitäten kompliziert (Abb. 12.**169**). Die Verteilung der Hautinnervation durch die einzelnen peripheren Nerven ist in Abb. 12.**170** zusammengefaßt. Eine nennenswerte Überlappung der Innervation besteht sowohl für benachbarte Dermatome als auch für periphere Nerven.

Nervensystem

Hintersäule

Alle sensiblen Fasern bilden ihre erste Synapse im Ganglion der Hinterwurzel. Ein Teil der Nervenfasern verläuft direkt in die Hintersäulen, wobei ca. 25% den Nucleus gracilis und den Nucleus cuneatus erreichen. Weitere Nervenfasern der Hintersäule entspringen von Zellen des ipsilateralen Hinterhorns. Propriozeptive Fasern verlaufen meist über die gesamte Länge im Fasciculus cuneatus, aber jene des Fasciculus gracilis verlassen diesen in den oberen Lumbalsegmenten, und bilden mit der Clark-Säule Synapsen, bevor sie in den Tractus spinocerebellaris dorsalis münden. Oberhalb dieser Ebene besteht der Fasciculus gracilis aus Nervenfasern, die ausschließlich der Hautsensibilität dienen. Anfänglich werden Nervenfasern aus distalen Segmenten nach medial verschoben, da laufend weitere Nervenfasern in die Hintersäule münden, aber in Höhe des Halses sind die Nervenfasern in den Säulen eher entsprechend ihres anatomischen als ihres segmentalen Ursprungs angeordnet. In den Kernen sind die Beine medial und die Arme lateral abgebildet. Unmittelbar über dem Nucleus gracilis liegt der Nucleus Z, der vermutlich propriozeptive Informationen vom ipsilateralen Bein erhält. Neurone 2. Ordnung aus dem Nucleus gracilis, dem Nucleus cuneatus und dem Nucleus Z kreuzen und bilden den Lemniscus medialis, der wiederum zum Nucleus ventroposterior des Thalamus projiziert.

Tractus spinothalamicus

Eine andere Gruppe von Nervenfasern endet im Hinterhorn des Rückenmarkes. Die meisten dieser Axone des Tractus spinothalamicus entspringen aus der Schicht V (Abb. 12.**171**). Die Nervenfasern verlaufen dann ventral des Canalis spinalis bevor sie im antrolateralen Quadranten aufsteigen. Hier kommen die Fasern aus den Sakralsegmenten lateral und oberflächlich zu liegen, da sie von Fasern der höheren Segmente verschoben werden. Es gibt keinen Hinweis darauf, daß im Tractus spinothalamicus ventrale und dorsale Anteile getrennt sind.

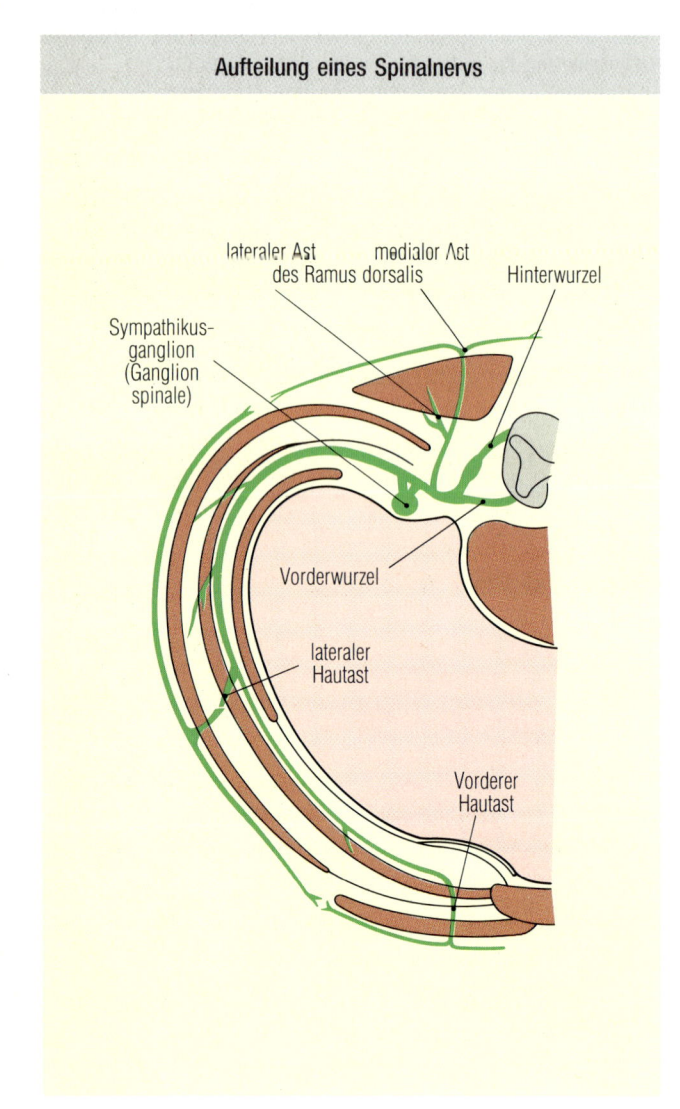

Abb. 12.**168** Aufteilung eines Spinalnervs

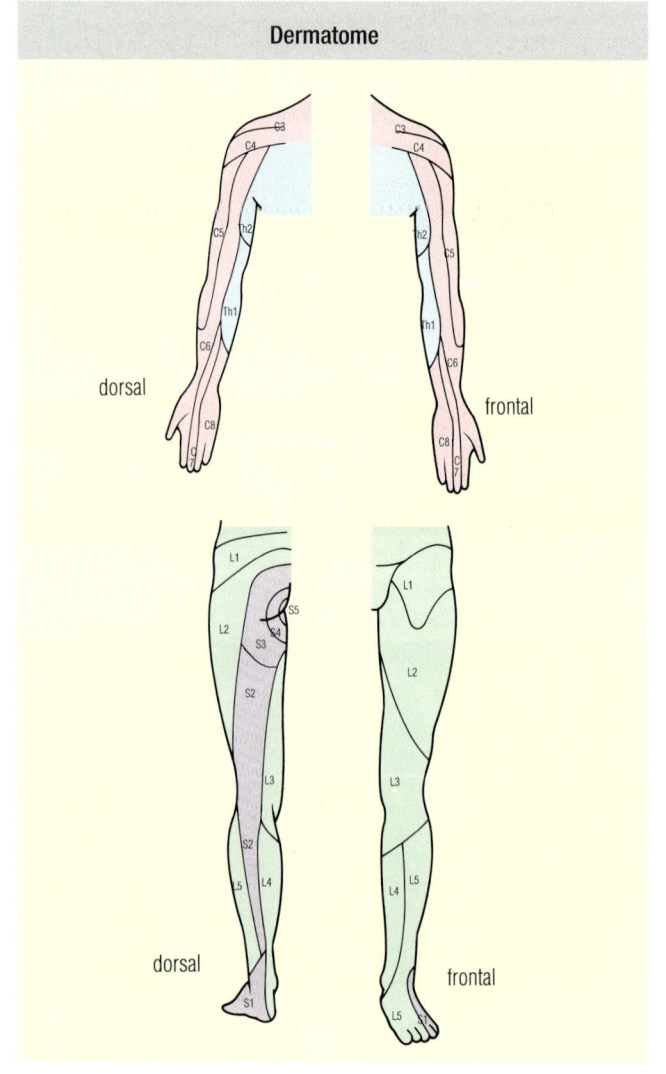

Abb. 12.**169** Dermatome der oberen und unteren Extremitäten

Sensorisches System

Tractus spinocervicalis

Die dritte aufsteigende Bahn beginnt mit Zellen der Schicht IV und V des Hinterhorns. Die Nervenfasern verlaufen ipsilateral im Tractus spinocervicalis zum Nucleus cervicalis lateralis, der lateral des Hinterhornes des oberen Halssegments des Rückenmarkes liegt (Abb. 12.171). Von hier kreuzen die Nervenfasern und vereinigen sich zum Lemniscus medialis. Der Tractus spinocervicalis enthält Axone,

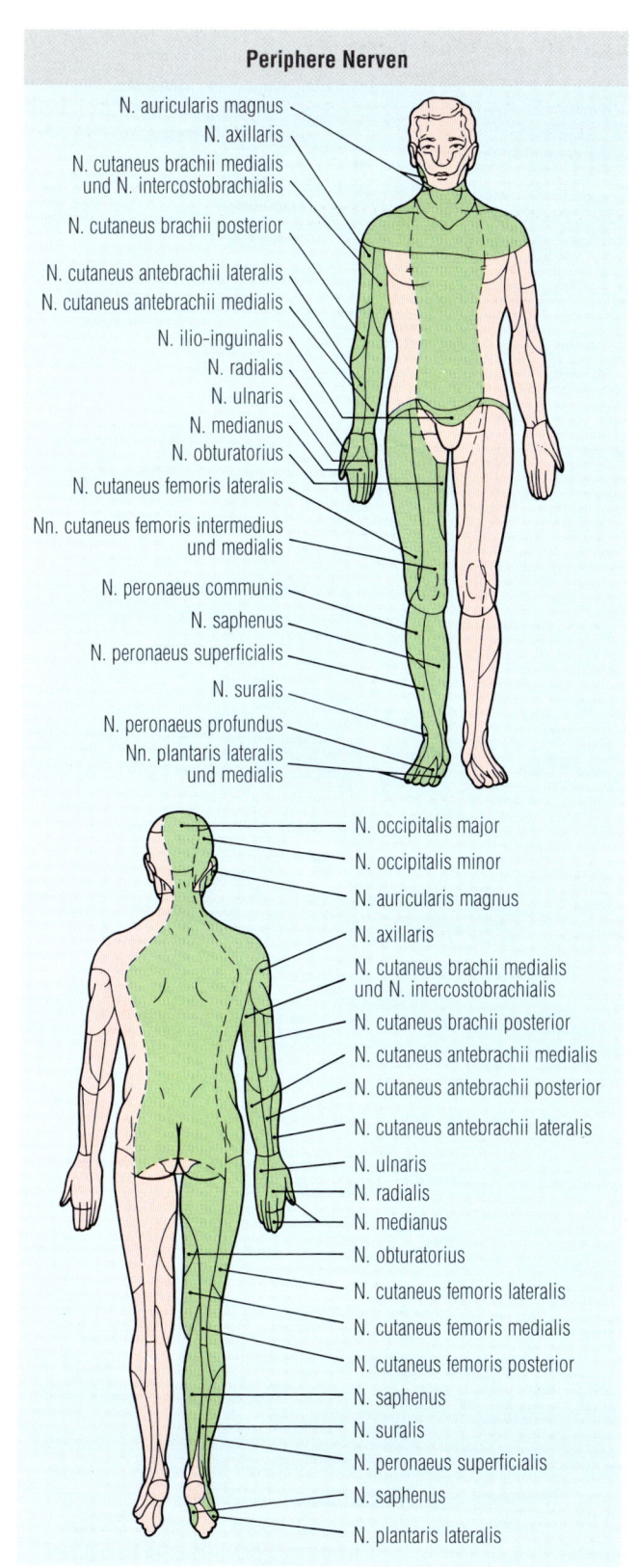

Abb. 12.170 Sensible Hautinnervation

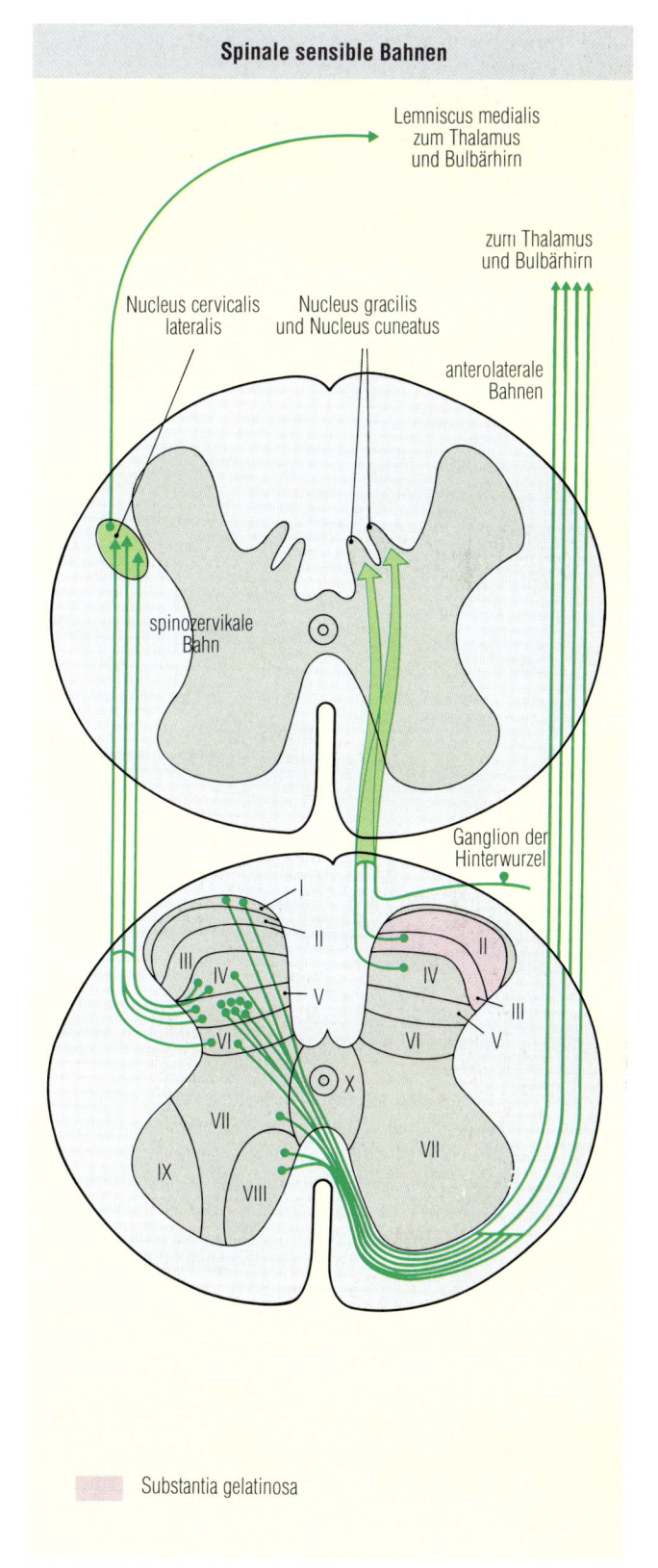

Abb. 12.171 Sensible Bahnen im Rückenmark

12.79

Nervensystem

Aufsteigende Bahnen

CD	Columna dorsalis
FDL	Fasciculus dorsolateralis
TSCP	Tractus spinocerebellaris posterior
TSC	Tractus spinocervicalis
TST	Tractus spinothalamicus
TVL	Tractus ventrolateralis
NC	Nucleus cuneatus
HH	Hinterhorn
CS	Clark-Säule
G	Nucleus gracilis
NCL	Nucleus cervicalis lateralis
Z	Nucleus Z

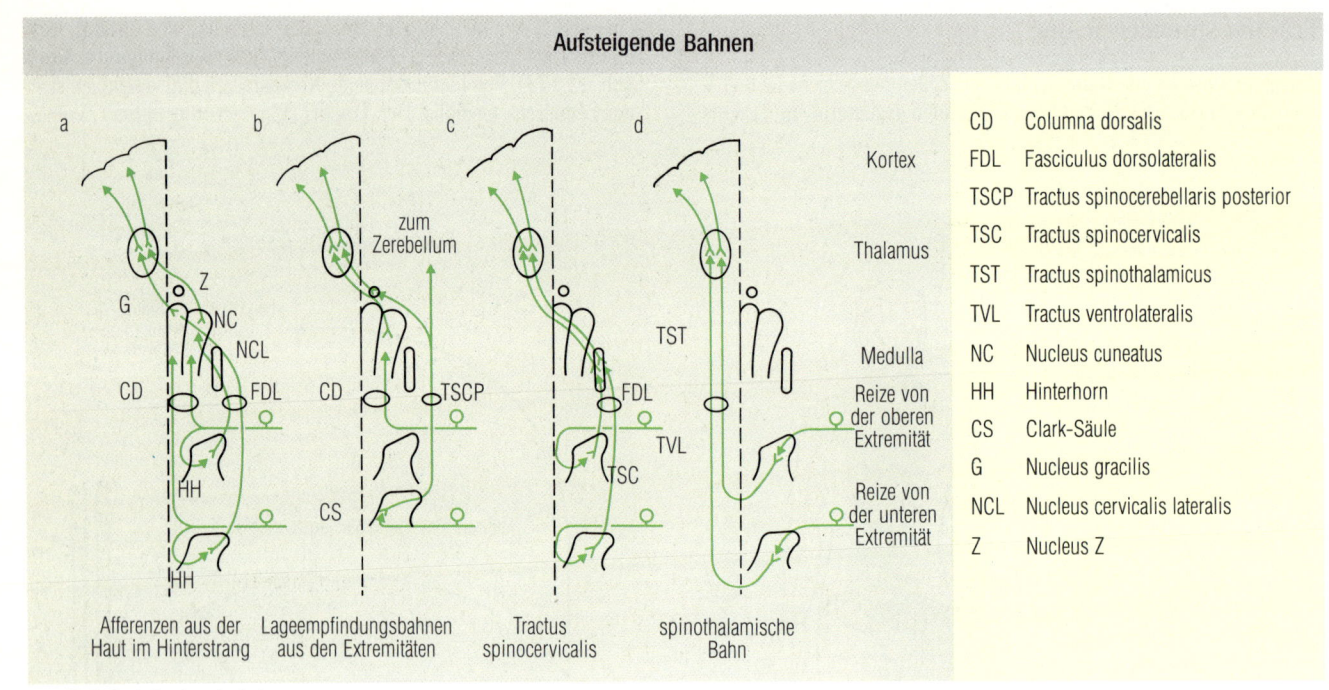

a Afferenzen aus der Haut im Hinterstrang
b Lageempfindungsbahnen aus den Extremitäten
c Tractus spinocervicalis
d spinothalamische Bahn

Abb. 12.172 Aufsteigende Bahnen

die auf leichten Druck, aber auch solche, die auf schädigende thermische oder mechanische Reize reagieren. In der Abb. 12.172 sind die aufsteigenden Bahnen zusammengefaßt.

Thalamus

Der mediale Teil des Nucleus ventroposterior des Thalamus erhält Afferenzen aus dem Gesicht, den seitlichen Anteilen des Lemniscus medialis und dem Tractus spinothalamicus. Diese Aufteilung stellt allerdings eine Vereinfachung dar.

Kortex

Die Gebiete des Kortex sind mit der Verarbeitung der aufsteigenden sensiblen Information betraut und beinhalten das primäre somatische Areal (SI), das sekundäre somatische Areal (SII) und den benachbarten Kortex (Abb. 12.173). Die meisten Afferenzen zu SI entspringen vom Nucleus ventroposterior des Thalamus. Die Repräsentation entspricht der des motorischen Kortex (Abb. 12.174). Die Zellen des vorderen Teiles des sensiblen Kortex antworten auf Hautstimulationen und die des hinteren Teiles auf Stimulation der tiefen Gewebe einschließlich der Gelenke. Die Typ-I- Muskelafferenzen projizieren im wesentlichen zum vorderen Teil von SI. Die Zellen von SII erhalten Projektionen von beiden Seiten des Körpers. Im hinteren Teil sind Zellen, die auf schädigende Reize auf die Extremitäten reagieren.

Schmerzwahrnehmung

Entsprechend der Theorie der „Gate-control"-Schmerzwahrnehmung hemmt die Aktivität bestimmter Zellen der Substantia gelatinosa (Lamina II und III) die Leitung von Impulsen des zentralen

Sensible Projektionsfelder des Kortex

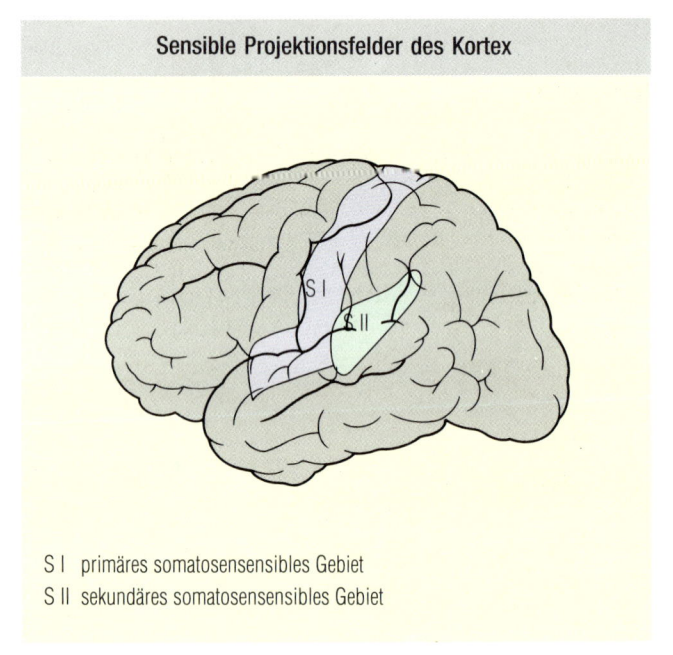

S I primäres somatosensibles Gebiet
S II sekundäres somatosensibles Gebiet

Abb. 12.173 Sensible Projektionsfelder des Kortex

Schmerzweges. Diese hemmenden Zellen werden durch Impulse der peripheren Afferenzen über dicke Nervenfasern aktiviert und durch Impulse der peripheren Afferenzen über dünne myelinhaltige und nichtmyelinhaltige Nervenfasern gehemmt.

Viszeraler Schmerz wird von sympathischen oder parasympathischen Fasern übertragen. Impulse, die in freien Nervenendigungen des Darmes entstehen, gelangen über die Nn. splanchnici zur Hinterwurzel. Ihre zentralen Verbindungen ähneln denen der spinothalamischen Nervenfasern. Manchmal werden viszerale Schmerzen so empfunden, als ob sie an der Körperoberfläche an Stellen entstanden wären, die dieselbe segmentale Innervation haben (projizierter Schmerz).

Sensorisches System

Berührungsempfindung

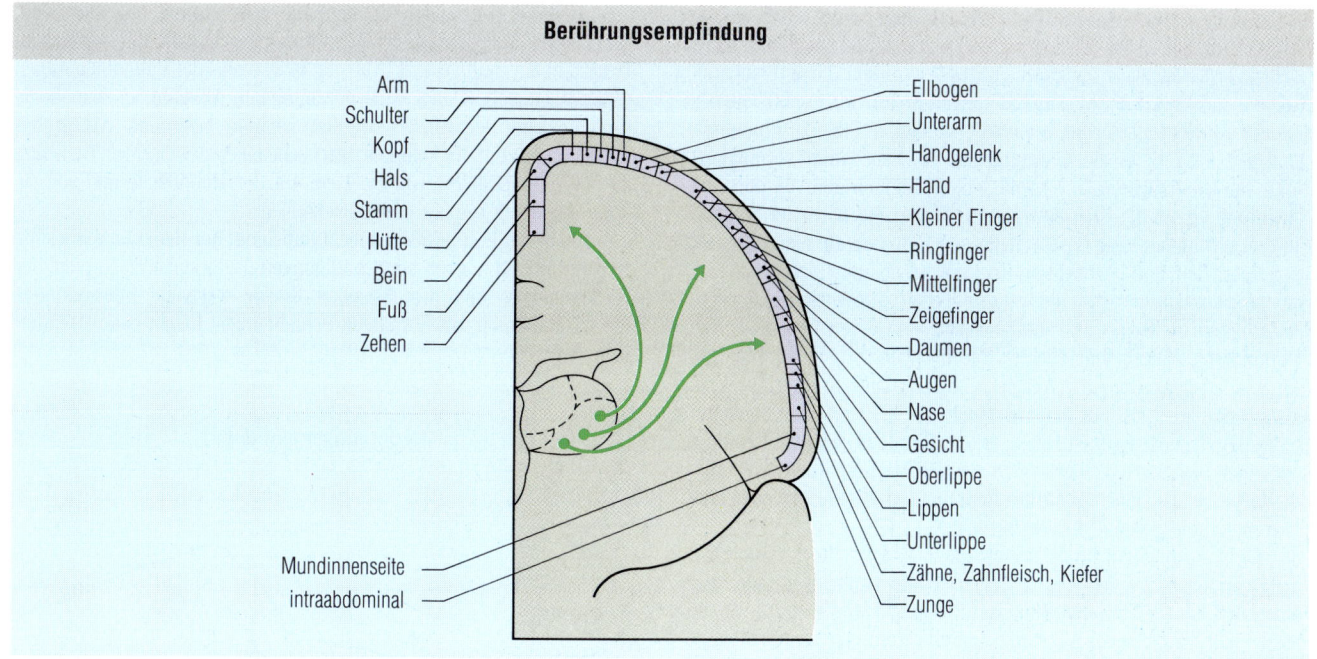

Arm – Schulter – Kopf – Hals – Stamm – Hüfte – Bein – Fuß – Zehen

Ellbogen – Unterarm – Handgelenk – Hand – Kleiner Finger – Ringfinger – Mittelfinger – Zeigefinger – Daumen – Augen – Nase – Gesicht – Oberlippe – Lippen – Unterlippe – Zähne, Zahnfleisch, Kiefer – Zunge

Mundinnenseite
intraabdominal

Abb. 12.174 Projektion von Berührungsempfindung in der linken Hemisphäre

Symptome

Symptome bei Sensibilitätsstörungen sind Schmerz, Parästhesie und Taubheit. Häufig unterscheiden sich Interpretation und Verwendung dieser Bezeichnungen zwischen Patient und Arzt (Patienten sprechen von Prickeln oder Stechen, nicht von Parästhesie). Es muß geklärt werden, was der Patient meint. Viele Patienten verwenden den Begriff Taubheit, um auszudrücken, daß sie eine Extremität nicht benutzen können, und meinen nicht eine Störung der Sensibilität.

Sensibilitätsstörungen

Entspricht eine vom Patienten angegebene Taubheit einem Verlust der Hautsensibilität?

Entspricht die Verteilung der Gefühllosigkeit oder der Mißempfindung der Innervation des peripheren Nervs oder der Nervenwurzel?

Greift die angegebene Sensibilitätsstörung auf das Abdomen oder den Thorax über?

Schmerz

Nur selten führt die besondere Qualität des Schmerzes auf die wahrscheinliche Ursache. Eine Verletzung des peripheren Nervs kann von Zeichen einer Nervenschädigung, einem dauernden, quälenden schmerzhaften Empfinden, das als Kausalgie bekannt ist, begleitet sein. Schmerzen, die durch Schädigung eines peripheren Nervs entstehen, sind meist entsprechend des Innervationsgebietes des betroffenen Nervs lokalisiert. Bei Schädigungen der Nervenwurzel folgt der Schmerz nicht den Dermatomen sondern der Verteilung der Muskeln (Myotome) oder anderer tiefer Strukturen (Sklerotome), die von dieser Wurzel innerviert werden. Eine besondere Art des Schmerzes kann nach Schädigungen des Tractus spinothalamicus oder des Thalamus selbst entstehen (thalamischer Schmerz). Dieser anhaltende Schmerz ist sehr unangenehm, wird als brennend empfunden und durch schmerzhafte Reize oder Berührung verstärkt.

Parästhesie und Taubheit

Patienten fällt es oft schwer die Art der Sensibilitätsstörung zu beschreiben. Sie neigen dazu, auf eine frühere Erfahrung zurückzugreifen, um ihre Beschreibung zu illustrieren (z. B. Wiedereinsetzen der Sensibilität nach einer Lokalanästhesie). Nur wenige Patienten sind in der Lage, die Symptome genau zu beschreiben. Darüber hinaus können die begrenzten Gebiete mit Sensibilitätsstörungen durch Schädigungen von Nerv oder Nervenwurzel, die durch die Überlappung benachbarter Nerven oder Dermatome entstehen, eine Erfassung der beteiligten anatomischen Strukturen erschweren.

Untersuchung

Die Untersuchung der Sensibilität ist schwierig. Es gibt nur wenige objektive Kriterien, so daß die Beurteilung großteils von den

Nervensystem

subjektiven Antworten des Patienten abhängt. Nur selten ist es erforderlich, alle Arten der Sensibilität zu prüfen und auch dann ist es nicht erforderlich, diese am ganzen Körper zu prüfen. Die untersuchten Gebiete und die Art der Sensibilität, die untersucht wird, sollte von der Art der Sensibilitätsstörung beeinflußt werden, auf die die Anamnese hinweist. Ist z. B. in einem Hautgebiet die Sensibilität vermindert, sollte die Untersuchung in diesem Gebiet beginnen und von dort aus fortschreiten, um die Übergangszone zur Haut mit normaler Sensibilität zu bestimmen. Zur Beschreibung der Reaktion auf einen Reiz ist es besser, Reiz und beobachtete Reaktion zu dokumentieren, als sich auf einen möglicherweise mißverständlichen Ausdruck festzulegen. Anästhesie bzw. Hypästhesie beziehen sich auf Gebiete fehlender bzw. verminderter Empfindung leichter Berührungen. Schmerzempfindungen werden entsprechend in Analgesie bzw. Hypalgesie unterteilt. Eine überstarke Reaktion auf einen Schmerzreiz bei normaler Schmerzschwelle (Hyperalgesie) ist selten. Öfter fällt die gesteigerte Reaktion mit einer veränderten Schwelle zusammen (Hyperpathie). Hyperästhesie bezeichnet eine verstärkte Reaktion auf Berührung oder eine Wahrnehmung von leichter Berührung.

Die Sensibilitätsprüfung mittels einer Nadel sollte bei Kleinkindern vermieden werden – eine Angstreaktion kann bei Anblick der Nadel den Rest der Untersuchung verhindern. Wichtig ist es, die Suche nach einer Zone bestehender Sensibilitätsstörungen nicht zu lange auszudehnen, da Arzt und Patient dabei ermüden. Manchmal empfiehlt es sich die Sensibilitätsprüfung anläßlich einer anderen Untersuchung zu vervollständigen, wenn zunehmend widersprüchliche Ergebnisse erhalten werden.

Leichte Berührung

Zur Prüfung der Empfindung leichter Berührung wird ein Wattebausch verwendet. (Abb. 12.175) Unterschiedliche Größen des Wattebausches oder die Art des Kontaktes verändern die Reizstärke. Eine Bürste kann als Alternative verwendet werden, es ist aber damit schwieriger, die Reizintensität abzustufen. Bei dieser Untersuchung muß berücksichtigt werden, daß verschiedene Gebiete der Haut auch verschieden empfindlich sind. Die distalen Abschnitte der Extremitäten sind empfindlicher als die proximalen und die behaarte Haut ist empfindlicher als die unbehaarte Haut. Der Wattebausch sollte nicht über die Hautoberfläche gezogen, sondern auf den zu prüfenden Punkt aufgesetzt werden. Bei der Untersuchung hält der Patient die Augen geschlossen und gibt an, wenn er den Kontakt spürt.

Klagt der Patient über eine einseitige Veränderung der Empfindlichkeit, werden korrespondierende Teile beider Körperseiten untersucht. Patienten mit kortikalen Schädigungen neigen zu fehlerhaften Antworten bei Reizungen der Haut, was sogar auf eine nichtorganische Erkrankung hinweisen kann. Deutet die Anamnese auf eine Schädigung der Hirnrinde hin und scheint die Hautsensibilität intakt, sollte die Wirkung gleichseitiger Stimulation entsprechender Körperteile geprüft werden. Bei Schädigungen im Parietallappen ist die Körperhälfte, die vom geschädigten Rindenabschnitt versorgt wird, nicht in der Lage, einen Stimulus wahrzunehmen, wenn eine gleichzeitige Stimulierung der nichtgeschädigten Seite auftritt, selbst wenn ein Stimulus, der einzeln angeboten wird, wahrgenommen wird (sensible Suppression oder Extinktion). Bei halbseitigem Sensibilitätsverlust tritt die Veränderung der normalen Wahrnehmung genau in der Mittellinie auf.

2-Punkte-Diskrimination

Die 2-Punkte-Diskrimination wird mit 2 Nadeln geprüft, die speziell für diesen Zweck entwickelt wurden. Sie tragen Einteilungen in cm, die den Abstand der beiden Spitzen, die eher stumpf als spitz sind, voneinander angeben. Die Spitzen werden gleich stark, mit schwachem Druck auf die Haut gesetzt (Abb. 12.176) wobei der Patient die Augen geschlossen hält. Dabei wird der minimale Abstand, in dem beide Punkte sicher identifiziert werden können, bestimmt. Als grober Anhaltspunkt gilt, daß junge Erwachsene einen Abstand von ca. 3 mm an den Fingerspitzen, von ca. 1 cm auf der Handfläche und von ca. 3 cm auf der Fußsohle erkennen können.

Die Befunde entsprechen nicht unbedingt der Reaktion auf leichte Berührung und können bei Schädigungen der peripheren Nerven, des Rückenmarkes und des sensiblen Kortex wertvolle Informationen liefern. Patienten mit kortikalen Schädigungen haben eine veränderliche Schwelle.

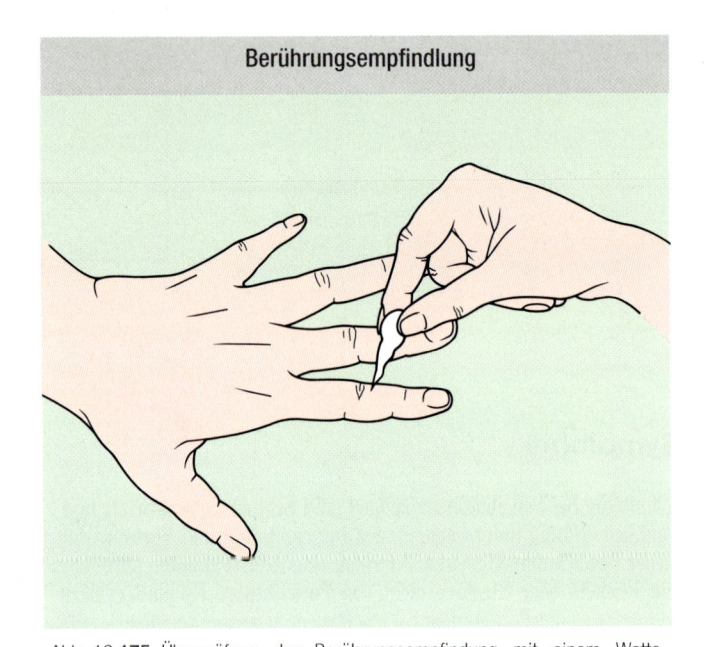

Abb. 12.175 Überprüfung der Berührungsempfindung mit einem Wattebausch

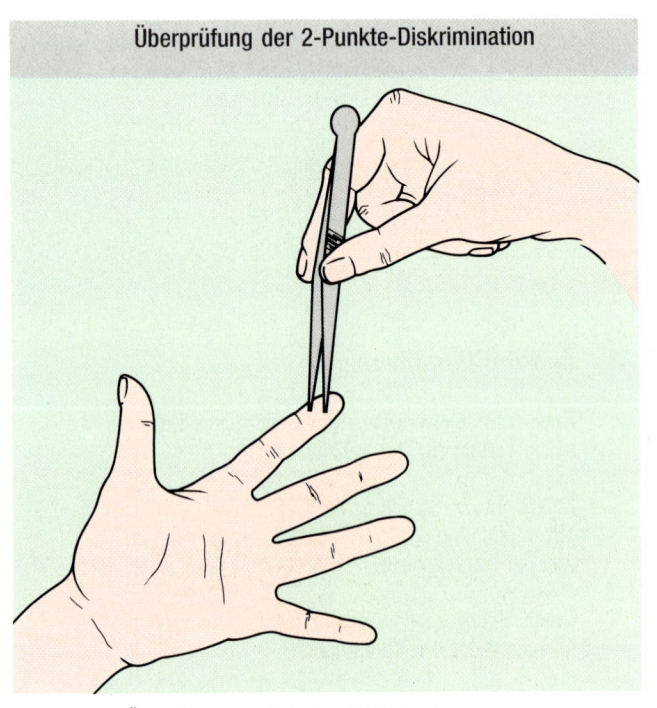

Abb. 12.176 Überprüfung der 2-Punkte-Diskrimination

Sensorisches System

Propriozeption

Zur Prüfung des Lagesinnes muß der Patient die Augen geschlossen halten. Zuerst wird die Fähigkeit des Patienten geprüft, passive Bewegungen der Gelenke wahrzunehmen. Nur selten tritt ein Verlust des Lagesinnes im proximalen Gelenk auf. Häufiger ist die Störung auf die Phalangen beschränkt. Während der Untersuchung muß vermieden werden, daß der Druck auf den Finger dem Patienten die Richtung der Bewegung erkennen läßt. Um das terminale Interphalangealgelenk des Zeigefingers zu prüfen, wird dieser beidseits mit Daumen und Zeigefinger der rechten Hand umfaßt, wobei die linke Hand die proximalen Gelenke des Fingers stabilisiert (Abb. 12.**177**). Anfänger glauben nicht, wie empfindlich die Bewegungswahrnehmung ist. Die wahrgenommene Bewegung kann für das unbewaffnete Auge kaum sichtbar sein. Stimmt die angegebene Lage des Fingers nicht, wird die Untersuchung weiter proximal fortgesetzt, bis die Bewegungen exakt wahrgenommen werden. Die Befunde werden als „Lagesinn – intakte Wahrnehmung im distalen Interphalangealgelenk bei 10 Grad" (oder zutreffender Winkel) aufgezeichnet. Bei der Interpretation der Befunde muß berücksichtigt werden, daß der Lagesinn mit dem Alter etwas abnimmt.

Zusätzlich zur passiven Bewegung kann die aktive Lageempfindung geprüft werden, indem der Patient bei geschlossenen Augen einen Finger der einen Hand mit dem Zeigefinger der anderen Hand berührt. Alternativ wird die Extremität mit normaler Sensibilität in eine bestimmte Lage gebracht, die der Patient mit der Extremität, deren Sensibilität gestört ist, nachahmen soll. Zum Abschluß hält der Patient die Arme bei geschlossenen Augen ausgestreckt. Bei schwerer Schädigung des peripheren Lagesinnes bewegen sich die Finger auffällig in regelmäßiger, sinnloser Weise, als ob sie ihre Umgebung abtasten würden (Pseudoathetose, Abb. 12.**178**).

Um die Güte des Lagesinnes in der unteren Extremität zu prüfen, stellt sich der Patient mit geschlossenen Augen und nebeneinander gestellten Füßen hin. Bei Verlust des Lagesinnes verliert der Patient sofort die Balance (positiver Romberg-Test, Abb. 12.**179**).

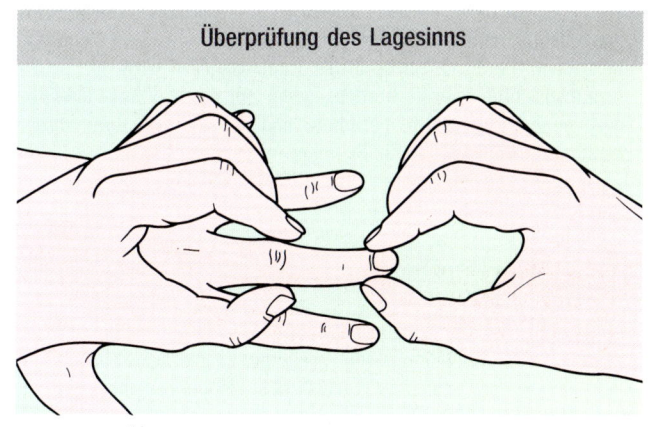

Abb. 12.**177** Überprüfung des Lagesinns

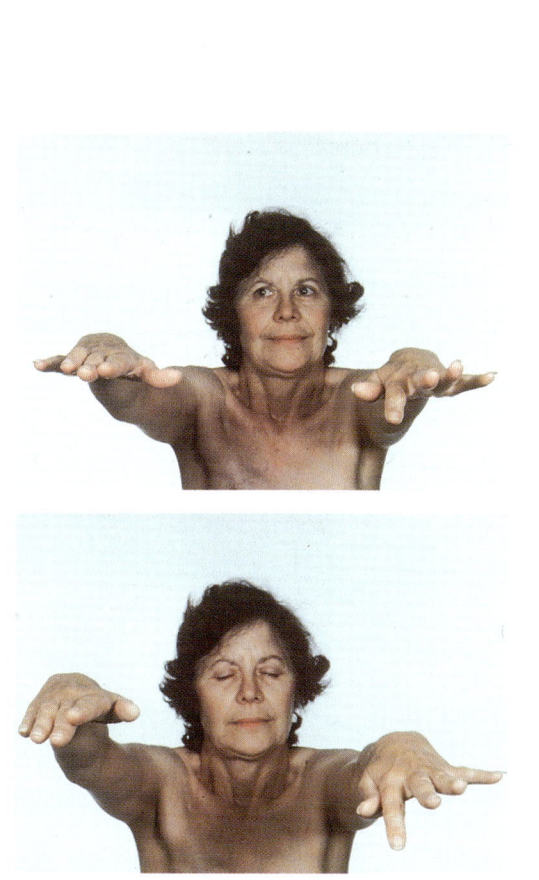

Abb. 12.**178** Pseudoathetotische Haltung

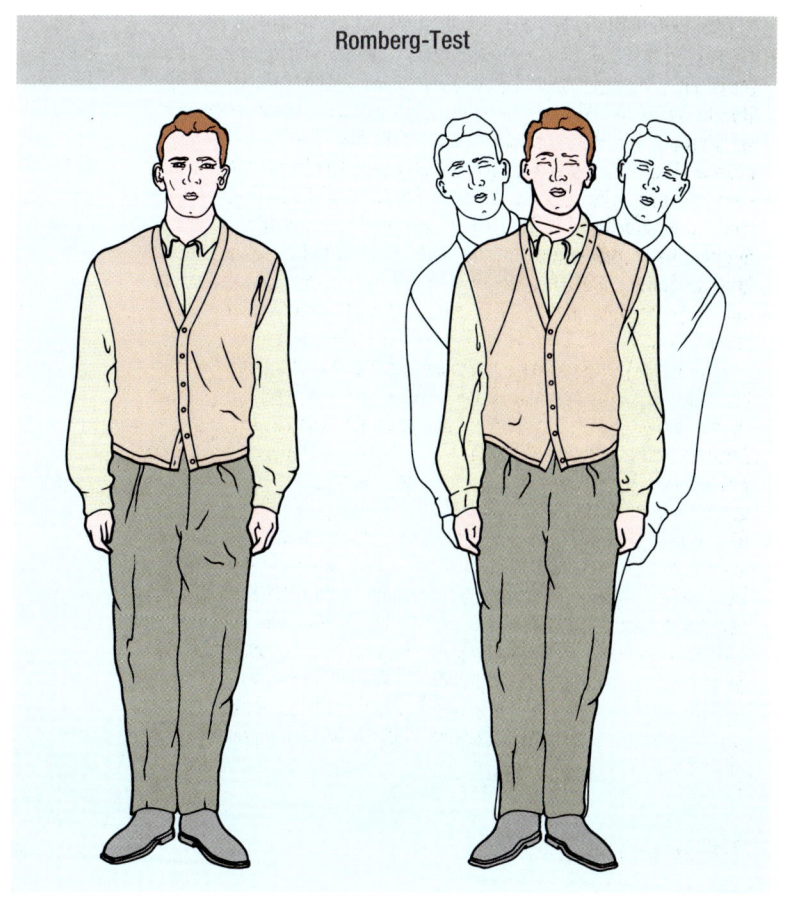

Abb. 12.**179** Positiver Romberg-Test. Die bei geöffneten Augen zufriedenstellende Stabilität geht sofort verloren, wenn die Augen geschlossen werden

Vibrationsempfinden

Die Prüfung des Vibrationsempfindens ist bei den meisten Patienten nur von begrenztem Wert. Nicht selten ist die Sensibilität der Zehen bei älteren Menschen vermindert oder fehlt ganz.

Die Vibrationsempfindung wird mit einer 128-Hz-Stimmgabel geprüft. Die Stimmgabel muß keineswegs dem Knochen dicht anliegen. Um den Vibrationssinn im Finger zu prüfen, wird die schwingende Basis der Stimmgabel auf die Fingerbeere oder auf den Knöchel des distalen Interphalangealgelenkes gesetzt (Abb. 12.**180**). Am Fuß wird mit der Unterseite der großen Zehe oder der Dorsalseite des Interphalangealgelenkes begonnen. Fehlt an diesen Stellen das Vibrationsempfinden, wird es weiter proximal geprüft. An der oberen Extremität kann man sukzessiv ein Metakarpophalangealgelenk, das Handgelenk und den Ellbogen, an der unteren Extremität das Sprunggelenk, das Knie und die Spina iliaca anterior superior sowie, falls erforderlich, die Rippengrenze verwenden. Der Brustkorb wirkt als Resonanzkörper und der Verlust des Vibrationsempfindens am Stamm kann besser abgeschätzt werden, wenn die Stimmgabel auf eine Hautfalte gehalten wird, die von der darunter liegenden Rippe abgehoben wurde. In der Praxis ist dieses Vorgehen selten erforderlich. Eine semiquantitative Testung wird erreicht, indem gewartet wird, bis die Vibration nicht mehr wahrgenommen wird. Danach wird die Stimmgabel auf die kontralaterale Extremität gelegt.

Schmerzempfinden

Die Schmerzempfindung wird am besten mit einer spitzen Nadel geprüft (Abb. 12.**181**). Kanülen sind dafür nicht geeignet, da sie so scharf sind, daß sie die Haut verletzen und besonders bei älteren Menschen zu Blutungen führen. Deshalb wird besser eine Stecknadel verwendet. Diese dringt, obwohl sie spitz ist, nicht durch die Epidermis, solange keine übertriebene Kraft ausgeübt wird. Die üblichen Vorsichtsmaßnahmen beim Umgang mit spitzen Gegenständen sollten auch hier gewahrt bleiben und die Nadel sollte sofort nach der Untersuchung entsorgt werden.

Bei der Untersuchung soll die Schmerzempfindung, nicht die Wahrnehmung der Berührung geprüft werden. Der Patient schließt seine Augen und gibt entweder an, ob die Berührung schmerzhaft ist, oder die spitze und die stumpfe Seite der Nadel werden in zufälliger Reihenfolge benutzt, und der Patient gibt an, wann welche Seite der Nadel auftrifft. Es wird eine Serie von 3 oder 4 Berührungen (z. B. des rechten Daumens) durchgeführt, bevor eine vergleichbare Stelle auf der linken Seite geprüft wird. Gewöhnlich erkennt der Patient genau den Reizort. Es gibt aber Erkrankungen, bei denen ein mehr diffuser Schmerz vom Ort der Berührung ausgeht. Bei der Untersuchung muß beachtet werden, daß bestimmte Gewebe (z. B. Kallusgewebe) weniger schmerzempfindlich sind. Die Schmerzempfindung in der Tiefe kann geprüft werden, indem Druck auf tiefer gelegene Strukturen ausgeübt wird (z. B. Stiche in die Achillessehne). Da dies vom Patienten als unangenehm empfunden wird, kann dessen Reaktion diejenige übertreffen, die durch Stiche in die Haut ausgelöst wird.

Kitzeln kann geprüft werden, indem mit einem Finger über die Haut gefahren wird. Die periphere und die zentrale Bahn dieser Empfindung folgen jener für Schmerz.

Temperaturempfinden

Die Prüfung der Temperaturempfindung ist zeitaufwendig und die Befunde sind oft schwierig zu interpretieren. Es gibt jedoch bestimmte Zustände, wo ein selektiver Verlust des Temperatursinns auftritt, weshalb dessen Überprüfung wichtig bleibt.

Eine verminderte oder gesteigerte Reaktion auf einen Temperaturreiz kann innerhalb eines ziemlich engen Temperaturbereiches vorkommen. Zur Prüfung des Temperatursinnes reicht es meist aus, 2 Metallröhren zu verwenden, wobei eine Wasser mit Eiswürfeln, die andere heißes Wasser enthält. Vor der Prüfung am Patienten sollten die Röhren vom Untersucher an die eigene Haut gehalten werden. Der Patient soll an korrespondierenden Stellen beider Körperhälften heiß und kalt voneinander unterscheiden. Bei längerdauernder Untersuchung müssen die Röhren neu bestückt werden.

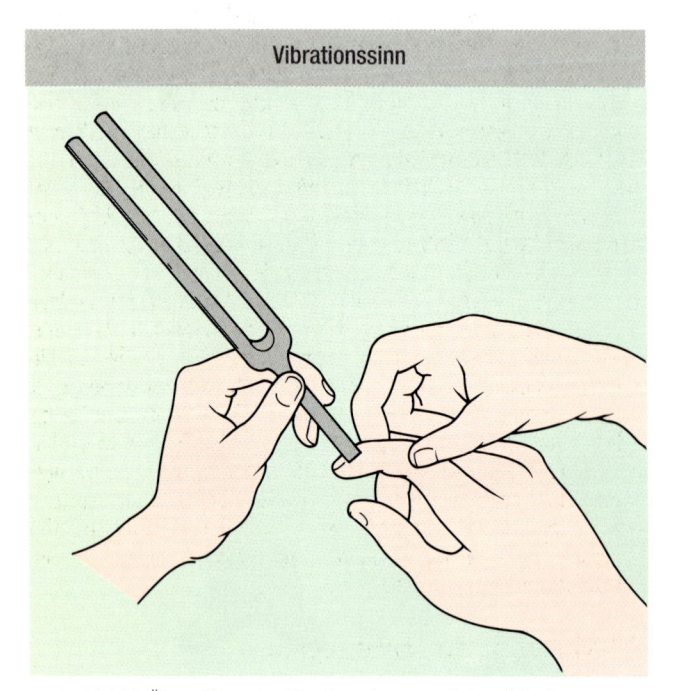

Abb. 12.**180** Überprüfung des Vibrationssinnes am linken Zeigefinger

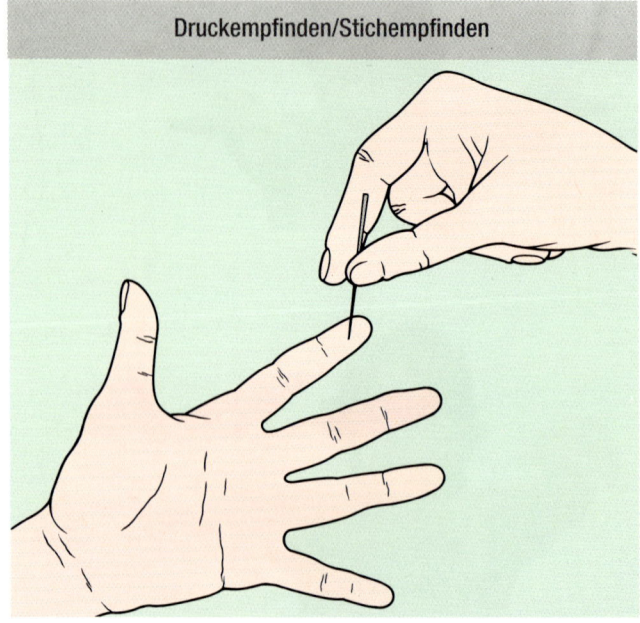

Abb. 12.**181** Überprüfung des Druck-/Stichempfindens

Sensorisches System

Gebiete mit Analgesie und fehlendem Berührungssinn

Abb. 12.**182** Gebiete der Analgesie und des Verlustes des Berührungssinnes bei isolierter Schädigung des N. medianus und des N. ulnaris (links) und kombinierten Schädigungen (rechts)

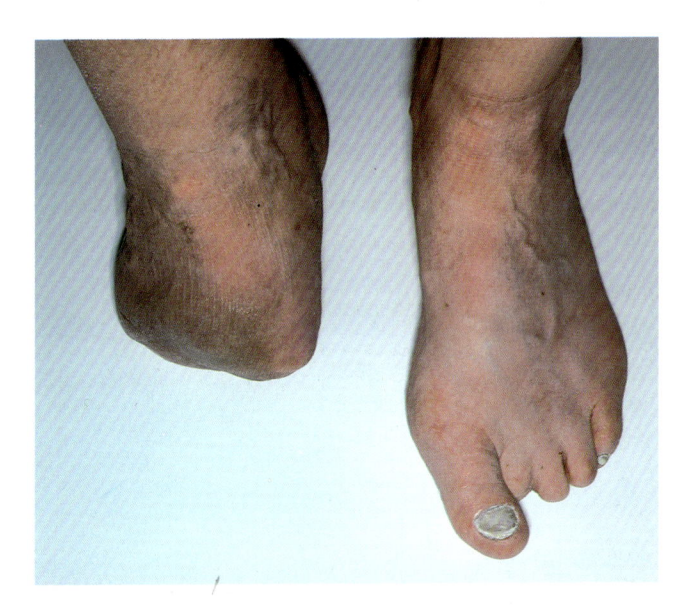

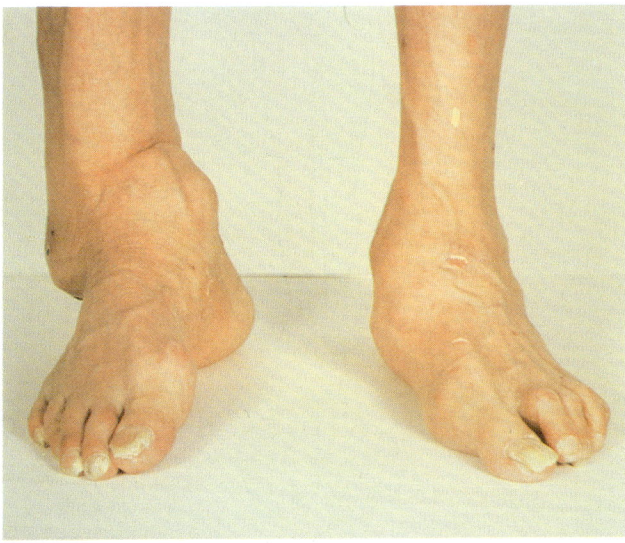

Abb. 12.**183** Amputation des rechten Vorfußes und einiger Zehen des linken Fußes bei einem Patienten mit sensibler Neuropathie (oben). Charcot-Gelenk. Rechtes oberes Sprunggelenk (unten)

Fühlen von Gewicht, Form, Größe und Beschaffenheit

Einige Arten der Sensibilität geben besonders wertvolle Hinweise auf eine Schädigung der Großhirnfunktion. Um die Wahrnehmung von Gewichten zu prüfen, wird ein Gegenstand auf die Handfläche des Patienten gelegt. Der Patient darf die Hand nach oben und nach unten bewegen, so daß er sowohl den vom Gegenstand ausgeübten Druck als auch dessen Widerstand gegen eine Bewegung entgegen der Schwerkraft prüfen kann. Ergänzend wird das Gewicht desselben Gegenstandes mit der anderen Hand geprüft oder in beide Hände werden unterschiedlich schwere Gegenstände gelegt, deren Gewicht miteinander verglichen werden muß.

In gleicher Weise ist das Erkennen von Formen von der Großhirnfunktion abhängig. Um dieses zu prüfen, werden dem Patienten Gegenstände des täglichen Lebens, wie z. B. Münzen verschiedenen Wertes, vorgelegt. Der Patient soll die Form der Münze beschreiben und zusätzlich angeben (wozu ergänzend andere Formen der Sensibilität erforderlich sind), ob sie gerändelt ist. Bei einer Lähmung der Hand hat der Patient große Schwierigkeiten mit diesem Test. Es sollte aber möglich sein, den Finger des Patienten über Oberfläche und Kante der Münze zu führen, damit er diese betasten kann. Unabhängig davon, ob der Patient die Münze richtig erkennt, liefert die Art, mit der er die Münze handhabt, wertvolle Informationen über Motorik und Sensibilität der Finger. Ein weiteres Problem besteht bei Patienten mit Aphasie oder Agnosie. Diese können die Münze auch bei ungestörter Sensibilität nicht beschreiben bzw. nicht erkennen. Münzen können auch verwendet werden, um die Größenerkennung zu prüfen. Um zu prüfen, ob der Patient in der Lage ist die Beschaffenheit von Gegenständen zu erkennen, werden ihm Gegenstände aus unterschiedlichen Materialien angeboten (Samt, Wolle, Leinen usw.).

Klinische Relevanz

Nerven- und Wurzelschädigungen

Schon aus der Anamnese läßt sich häufig erschließen, ob der Patient eine periphere Neuropathie oder eine Sensibilitätsstörung infolge einer Schädigung der Nervenwurzel hat. Bei der Interpretation von Symptomen muß berücksichtigt werden, daß sich die Innervationsgebiete benachbarter Nerven und Dermatome überlappen (Abb. 12.**170**), und daß die typischen Innervationsgebiete auf der Haut teilweise starke Variationen aufweisen. So innerviert z. B. der N. medianus häufiger 3 bzw. 4 Finger als 3 ½, wie in den Lehrbüchern angegeben (Abb. 12.**182**). In einem Nerv oder in einer Nervenwurzel sind alle Arten der Sensibilität gleich stark geschädigt. Es besteht aber meist eine Übergangszone, in der die Wahrnehmung leichter Berührungen stärker geschädigt ist als die Schmerz- bzw. Temperaturempfindung. Bei einer sensiblen peripheren Neuropathie ist die periphere Sensibilität gestört, normalisiert sich aber zunehmend nach proximal. Betrifft die Neuropathie die dicken Nervenfasern, sind häufig Schmerz- und Temperaturempfinden intakt. Eine seltene Neuropathie der dünnen Nervenfasern beeinträchtigt vorwiegend das Schmerz- und Temperaturempfinden. Wenn die Schmerzfasern der Haut und der Gelenke geschädigt sind, entstehen schmerzlose Hautulzera, die manchmal zur Amputation führen, und schwere Störungen der Gelenkfunktion (Abb. 12.**183a, b**).

Schädigungen des Rückenmarkes

Bei einer Querschnittssymptomatik (z. B. Myelitis) ist die Sensibilität ungefähr in Höhe der Rückenmarksschädigung gestört. In diesem

Segment besteht oft eine schmale Zone, in der eine ausreichend starke Reizung der Haut Schmerz auslösen kann (Abb. 12.**184**). Bei einseitiger Rückenmarksschädigung (Brown-Sequard-Syndrom, Abb. 12.**185**) gehen auf der kontralateralen Seite Schmerz- und Temperaturempfindung und auf der ipsilateralen Seite Muskelkraft sowie Vibrations- und Lagesinn bis knapp unterhalb des geschädigten Segmentes verloren. Ursächlich können Traumata und multiple Sklerose sein.

Daneben können auch mehr umschriebene Schädigungen des Rückenmarkes auftreten. Wenn die Schädigung auf die Umgebung des Zentralkanales beschränkt ist, werden die kreuzenden spinothalamischen Nervenfasern geschädigt, andere sensible Bahnen bleiben ausgespart. Die Folge ist ein selektiver, beidseitiger Verlust der Schmerz- und Temperaturempfindung der betroffenen Segmente (Abb. 12.**186**). Als Ursachen kommen eine Syringomyelie und Tumoren des Rückenmarkes in Frage. Wenn die Schädigung nur die Hinterstränge des Rückenmarkes betrifft, werden Vibrations- und Lagesinn sowie die 2-Punkte-Diskrimination beeinträchtigt. Wenn die Schädigung des Rückenmarkes in Höhe der Halswirbelsäule besteht, kann der Patient entlang des Rückgrates eine Art elektrischen Schock empfinden, wenn er den Nacken beugt (Lhermitte-Zeichen). Wenn die Schädigung in dieser Höhe nur die Hintersäulen einbezieht, wird vor allem der Lagesinn der Arme beeinträchtigt.

Eine von außen einwirkende Kompression des Rückenmarkes schädigt in der Regel die tiefer liegenden Nervenfasern des Tractus spinothalamicus, die aus Segmenten direkt unterhalb der Kompression kommen, nicht. Im Gegensatz dazu werden von Tumoren, die von der Mitte des Rückenmarkes ausgehen, meist die außen liegenden Nervenfasern der Sakralsegmente nicht geschädigt.

Schädigungen von Stammhirn und Thalamus

Schädigungen des lateralen Rückenmarkes betreffen hauptsächlich die kontralaterale Schmerz- und Temperaturempfindung, während Schädigungen der Rückenmarksmitte die von den Hintersträngen vermittelte Sensibilität unterbrechen. Weiter kranial auftretende Krankheitsprozesse betreffen meist alle Empfindungsqualitäten der kontralateralen Körperhälfte und bedingen einen Sensibilitätsverlust der ipsilateralen Gesichtshälfte, wenn entsprechende Teile der Kerne des N. trigeminus geschädigt sind. Schädigungen des Thalamus betreffen die Sensibilität auf der kontralateralen Seite des Körpers. In einigen Fällen entsteht ein Spontanschmerz. Durch bestimmte Hautreize kann daneben ein Brennen ausgelöst werden (Thalamus-Syndrom). Die Ursache ist meist vaskulär (Abb. 12.**187**).

Schädigungen der Hirnrinde

Im Kortex erfolgen die feineren Aspekte der Sensibilitätsverarbeitung, wodurch Größe, Form, Gewicht und Beschaffenheit eines Gegenstandes bestimmt werden können. Ein Verlust dieser Fähigkeiten wird Astereognosie genannt. Der Kortex ermöglicht sowohl die genaue Lokalisation der Berührung als auch die Unterscheidung einzelner von mehrfachen Reizen. Es besteht ein enger Zusammenhang mit der Wahrnehmung der Gelenkstellung. Sensible Suppression ist ein besonderes Kennzeichen kortikaler Schädigungen. Bei Schädigungen des nichtdominanten Parietallappens kann der „Neglect" der kontra-

Abb. 12.**184** Rückenmarksquerschnitt in Höhe Th5. Es besteht ein vollständiger Verlust der Empfindung unterhalb dieser Ebene mit einer Zone verminderter Empfindung direkt darüber

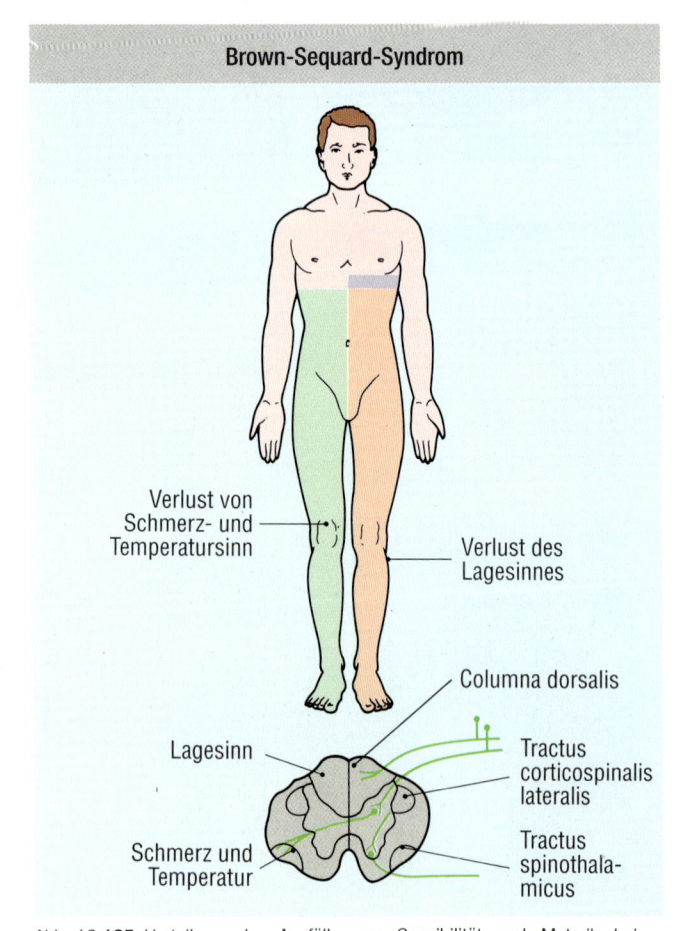

Abb. 12.**185** Verteilung der Ausfälle von Sensibilität und Motorik beim Brown-Sequard-Syndrom

Sensorisches System

lateralen Extremität so ausgeprägt sein, daß der Patient deren Existenz abstreitet und versucht, sie so zu entfernen, als ob sie zu einer anderen Person gehören würde.

Nicht organisch bedingter Sensibilitätsverlust

Bei der häufigsten Form eines nicht organisch bedingten Sensibilitätsverlustes ist die Sensibilität der Haut gegenüber allen Sinnesqualitäten ohne Einbeziehung der Propriozeption gestört. Typischerweise

Schädigung des zentralen Rückenmarks

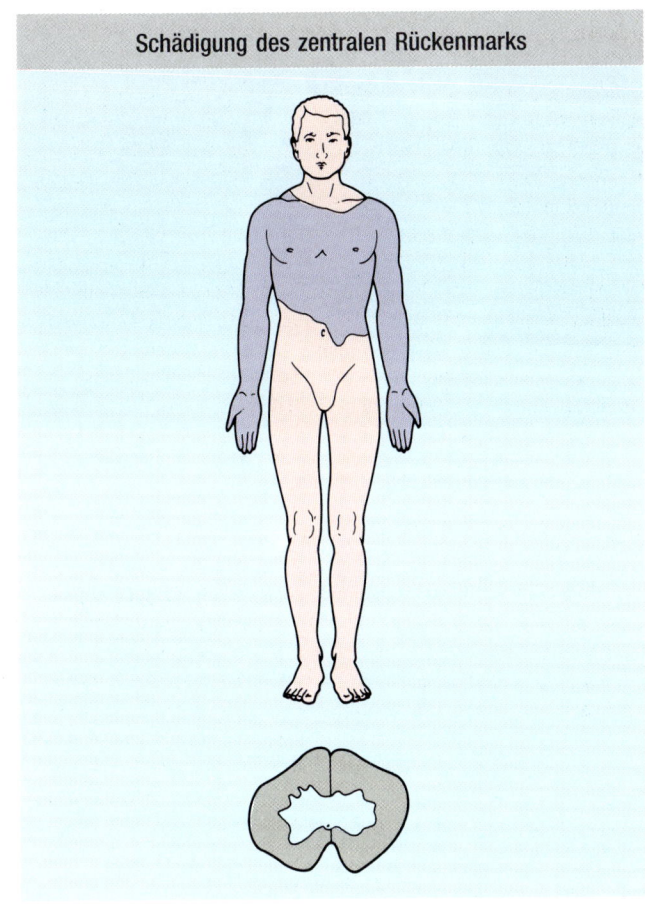

Abb. 12.186 „Umhangförmiger" selektiver Verlust von Schmerz- und Temperatursinn infolge Schädigung des zentralen Rückenmarkes ausgehend von C3 bis Th10

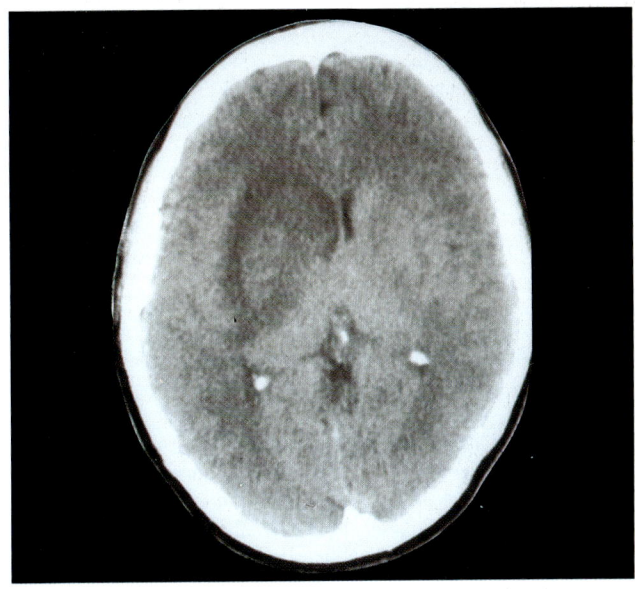

Abb. 12.187 Im CT Infarkt des Striatums, der sich in den Thalamus ausdehnt

Nichtorganische Sensibilitätsstörungen

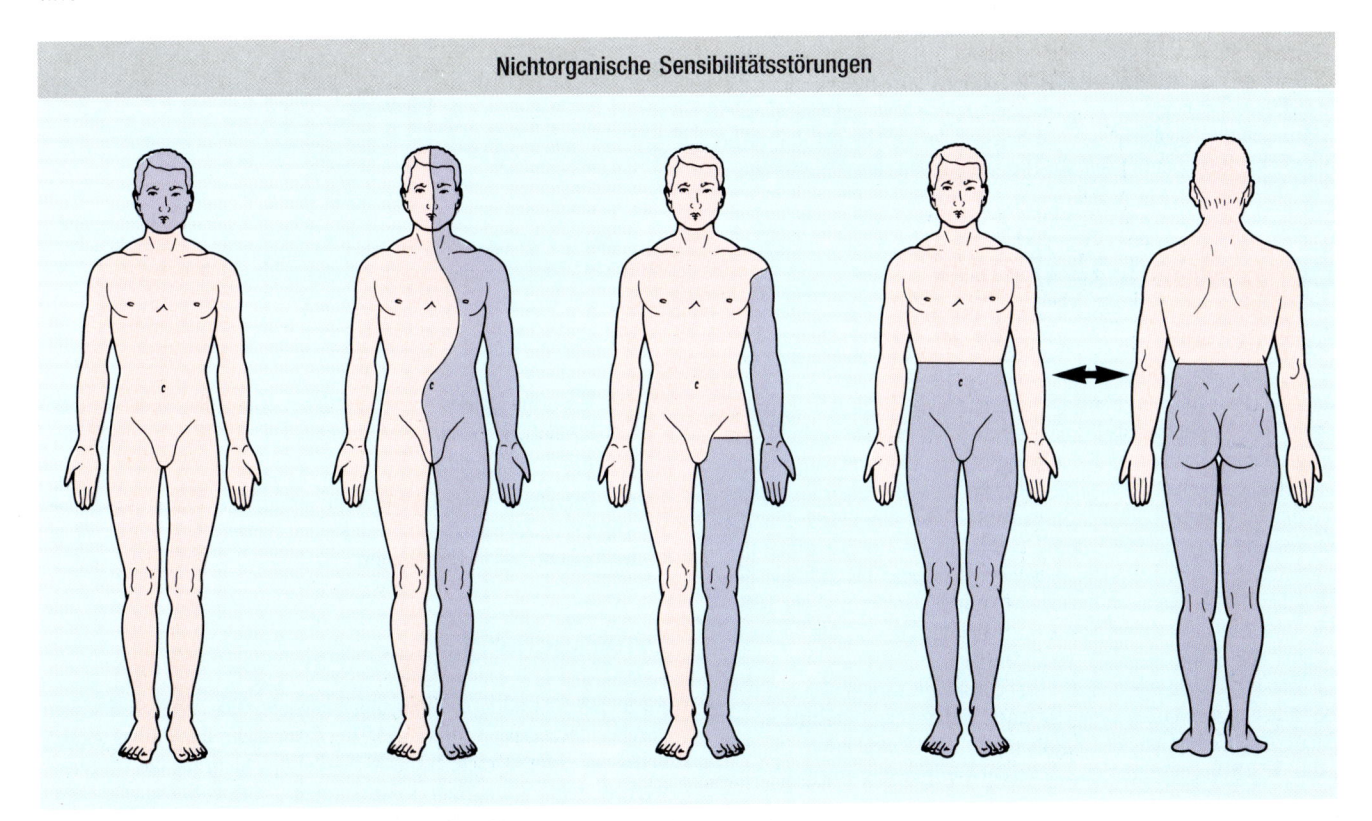

Abb. 12.188 Muster nichtorganischer Sensibilitätsstörungen

Aufsteigendes aktivierendes retikuläres System

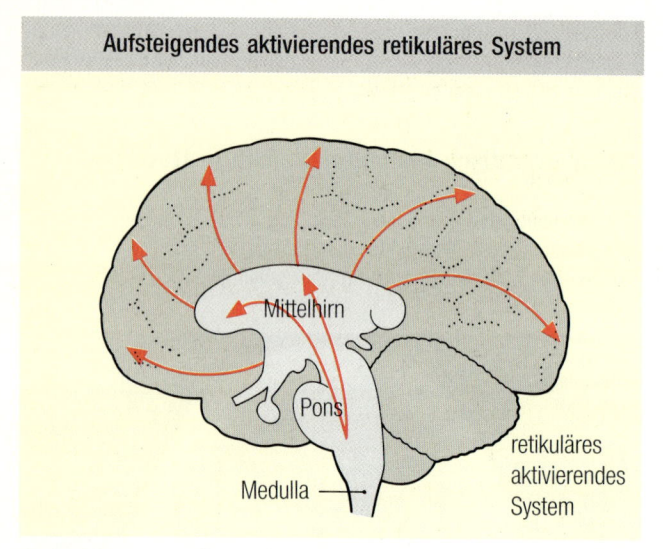

Abb. 12.**189** Verbindungen des aufsteigenden aktivierenden retikulären Systems

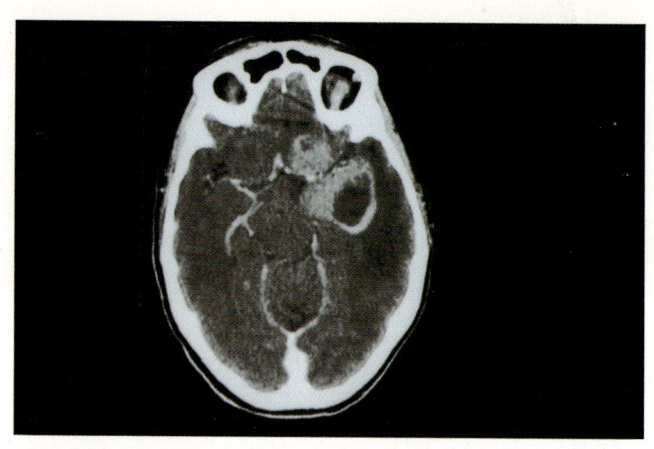

Abb. 12.**190** Im CT Einklemmung einer Raumforderung im Temporallappen rechts mit Verdrängung des oberen Stammhirnes

Klinische Untersuchung eines bewußtlosen Patienten

1. Schädelverletzung
2. Foetor alcoholicus
3. Spider naevi
4. Einstichstellen
5. Hepatomegalie
6. Hypotonie
7. Blutung aus dem Ohr

Abb. 12.**191** Klinische Untersuchung eines bewußtlosen Patienten

ist eine einzelne Extremität betroffen. Manchmal kann die Schädigung auch eine Seite oder die untere Hälfte des Körpers betreffen (Abb. 12.**188**).

Viele Patienten mit nicht organisch bedingtem Sensibilitätsverlust empfinden diesen als streng auf eine Extremität beschränkt, weshalb die Sensibilität oberhalb der Schulter oder der Leiste normal ist. Typischerweise erfolgt dieser Übergang abrupt und der Patient reagiert auf schmerzhafte Reize. Nur selten gibt der Patient an, auf der nichterkrankten Seite einen Reiz zu verspüren, den er auf der erkrankten Seite nicht wahrnimmt. Manchmal gewinnt ein vorher gefühlloses Bein auf der Oberschenkelvorderseite die Sensibilität zurück, sobald der Patient sich auf den Bauch legt. Die Segmentbeziehungen können bei nicht organisch bedingten Sensibilitätsausfällen wechseln, im Extremfall sogar während der Untersuchung. Ein halbseitiger Sensibilitätsverlust ist in solchen Fällen fast nie durch die Mittellinie begrenzt, sondern überschreitet diese bzw. endet vor dieser. Nichtorganisch bedingte Sensibilitätsausfälle im Gesicht betreffen meist nur dieses und enden am Haaransatz oder am Unterkiefer.

Der bewußtlose Patient

Symptome

Auf eine Hemisphäre begrenzte Schädigungen des Gehirns beeinträchtigen die Bewußtseinslage nur selten. Ein Koma entsteht bei ausgedehnter, beidseitiger Schädigung der Hemisphären, ausgedehnter Schädigung einer Hemisphäre oder bei umschriebenen Prozessen, die auf bestimmte Teile des Stammhirnes beschränkt sind. Für die Entstehung eines Komas 2. und 3. Grades ist die Unversehrtheit des aufsteigenden, aktivierenden, retikulären Systems, das sich von der Medulla zum Thalamus erstreckt, eine kritische Größe (Abb. 12.**189**). Die Unterbrechung dieses Systems kranial der Pons ist für Veränderungen der Bewußtseinslage verantwortlich.

Massenschädigungen einer Hirnhemisphäre wirken sich auf den Bewußtseinszustand aus, wenn sie durch Verlagerung von Hirngewebe durch das Tentorium zur Kompression des Stammhirnes führen (Abb. 12.**190**). Dabei werden 2 Arten der Verdrängung unterschieden:

- zentrale Form: langsame Ausdehnung durch medial gelegene Massen,
- unkale Form: Massen in der mittleren Hirngrube, besonders im Temporallappen, verdrängen mediale Teile des Uncus unter das Tentorium.

Folgen derartiger Verdrängung sind ipsilaterale Kompression des III. Hirnnervs, Zerrung des kontralateralen Pedunculus und Blutungen in den paramedianen Hirnstamm.

Untersuchung

Auch am bewußtlosen Patienten können viele Untersuchungen durchgeführt werden (Abb. 12.**191**). Zuvor sollte der Patient einige Zeit beobachtet werden. Seine Körperhaltung kann für die Diagnose wertvoll sein. Seine Haut sollte sorgfältig auf Verletzungszeichen, Petechien oder offensichtliche Hinweise eines Drogenabusus untersucht werden.

Der bewußtlose Patient

	Schwere eines Komas
1	Wach
2	Somnolent, Reaktion auf verbale Stimuli
3	Bewußtlos – keine Antwort auf Ansprache, aber Fluchtreaktion auf Schmerz
4	Bewußtlos – Dekortikationsstellung auf Schmerz (Beugung der Arme und Streckung der Beine)
5	Bewußtlos – Zerebrationsstellung auf Schmerz (Überstreckung der Arme und der Beine)
5	Bewußtlos – keine Schmerzreaktion

Abb. 12.**192** Schwere eines Komas

	Patientenantwort	Score	08.00	10.00	12.00
Augenöffnung	spontan	4			
	auf Ansprache	3			
	auf Schmerz	2			
	keine	1			
Beste verbale Äußerung	orientiert	5			
	verwirrt	4			
	unangemessen	3			
	unverständlich	2			
	keine	1			
Beste motorische Reaktion	folgend	6			
	lokalisierend	5			
	wegziehen	4			
	beugen	3			
	strecken	2			
	keine	1			

Abb. 12.**193** Glasgow-Komaskala

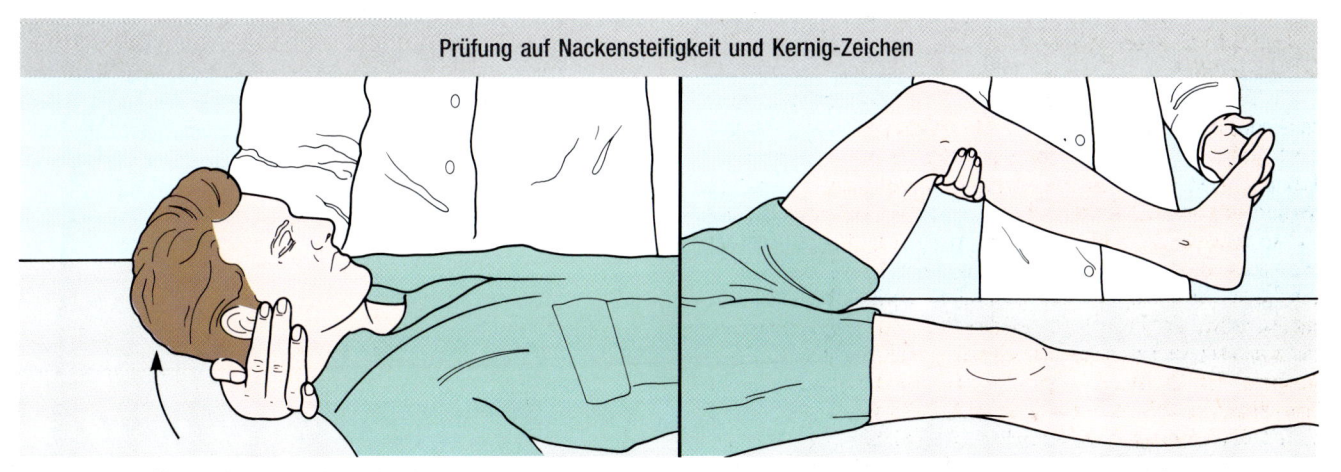

Abb. 12.**194** Prüfung auf Nackensteifigkeit (links) und Kernig-Zeichen (rechts)

Skelettsystem

Die Röhrenknochen werden palpiert, um zu prüfen, ob eine Fraktur besteht. Eine umschriebene Schwellung der Kopfhaut deutet auf ein Trauma, Blutungen aus dem äußeren Gehörgang auf eine Schädelbasisfraktur hin.

Kardiovaskuläres System

Bei der Routineuntersuchung des Herz-Kreislauf-Systems wird insbesondere auf eine Hypo- oder Hypertonie, auf Pulsunregelmäßigkeiten und auf Herzgeräusche oder auffällige Herztöne geachtet.

Atemwege

Atemfrequenz und Atemmuster werden bestimmt. Manchmal gibt ein Fötor (z. B. Alkohol) einen Hinweis auf die Diagnose. Allerdings kann auch ein betrunkener Patient ein Koma anderer Genese haben (z. B. Kopfverletzung).

Gastrointestinalsystem

Das Abdomen wird palpiert. Dabei wird geprüft, ob eine Hepatomegalie besteht, die auf eine primäre Lebererkrankung, die z. B. Ursache einer gastrointestinalen Blutung aus Ösophagusvarizen sein könnte, hindeutet, oder ob Symptome einer Lebererkrankung (z. B. Spider naevi) gefunden werden.

Bewußtseinslage

Bezeichnungen wie Stupor oder Koma sollten nicht zur Beschreibung der Bewußtseinslage eines Patienten verwendet werden. Besser ist es, wenn die Reaktionen des Patienten dokumentiert werden (Abb. 12.**192**). Der Bewußtseinsgrad kann anhand der Glasgow-Komaskala eingestuft werden (Abb. 12.**193**).

Meningismus

Zur Prüfung auf Meningismus wird der Kopf gebeugt, bis das Kinn die Brust berührt. Dabei wird darauf geachtet, ob ein pathologischer

Nervensystem

Widerstand gegen diese Bewegung besteht oder ob der Patient eine Reaktion zeigt (Abb. 12.**194**). Nackensteifigkeit deutet auf eine meningeale Reizung hin. Beim Test nach Kernig wird ein Bein mit gebeugtem Knie in der Hüfte gebeugt und anschließend im Knie gestreckt. Der Patient kann auf die Streckung im Knie reagieren oder die Muskeln der Oberschenkelhinterseite werden reflektorisch angespannt. Mit zunehmender Tiefe des Komas verschwinden diese meningealen Zeichen.

Pupillen

Die Pupillen werden auf Symmetrie, Durchmesser und Lichtreaktion hin geprüft (Abb. 12.**195**). Eine Schädigung des Tractus opticus kann häufig dadurch bestätigt werden, daß der direkte Lichtreflex der Pupille auf der ipsilateralen Seite fehlt. Eine Schädigung des prätektalen Gebietes unterdrückt die Lichtreaktion der Pupillen, die dann bei Lichteinfall mittelweit fixiert bleiben. Der ziliospinale Reflex bleibt erhalten, wodurch eine Pupillenerweiterung ausgelöst wird. Er wird über sympathische Nervenfasern vermittelt und durch Zwicken der Haut der ipsilateralen Halsseite ausgelöst. Schädigungen des N. oculomotorius führen meist zu einer leicht unregelmäßig geformten, reaktionslosen Pupille. Periphere Unterbrechung des III. Hirnnervs führt zu einer typischen Augenhaltung und zu einer fixiert erweiterten Pupille.

Beim metabolischen Koma bleiben die Pupillen reagibel und symmetrisch, obwohl sie relativ eng sein können. Nur bei einem ausgeprägten Koma werden die Pupillen starr. Bestimmte Medikamente können die Pupillenweite bzw. die Reaktionsfähigkeit der Pupillen beeinflussen. Atropin erweitert die Pupillen ebenso wie Überdosierungen von Amphetaminen oder trizyklischen Antidepressiva. Morphinderivate führen in höherer Dosierung zu stecknadelkopfgroßen Pupillen, die allerdings reagibel bleiben.

Augenbewegungen

Zuerst sollte auf spontane Augenbewegungen geachtet werden. Bei vielen bewußtlosen Patienten wandern die Augen von einer Seite zur anderen. Die Bewegungen sind gewöhnlich konjugiert, können aber gelegentlich entkoppeln. Ansonsten sollten die Augen mittelständig bleiben. Jede Abweichung eines oder beider Augen deutet auf eine Schädigung der Funktion der Augenmuskeln hin, sofern kein bereits vorher bestehender Strabismus vorliegt.

Zur Prüfung der Augenbewegungen werden die Oberlider leicht angehoben. Der Kopf wird stark zur Seite gedreht und danach nach oben und unten bewegt (Puppenkopfphänomen). Wenn die reflexartigen Augenbewegungen erhalten bleiben, bleiben die Augen während der Bewegung des Kopfes nach vorne gerichtet. Einen starken Stimulus für die reflektorische Augenbewegung stellt die kalorische Stimulation dar. Der äußere Gehörgang wird dazu von Cerumen befreit und das Trommelfell auf Schädigungen geprüft. Der Patient wird so gelagert, daß sein Kopf ca. 30 Grad über der Horizontalen liegt. Dann wird mit einem weichen Gummikatheter eiskaltes Wasser in den äußeren Gehörgang gefüllt. Ein Gesamtvolumen von ca. 50 ml ist ausreichend. Das Wasser darf nicht unter Druck injiziert werden. Sind die Stammhirnreflexe erhalten, werden sich die Augen tonisch zur Seite des gereizten Ohres bewegen. Es ist meist überflüssig reflektorische Vertikalbewegungen der Augen zu prüfen. Dazu müßten beide Ohren gleichzeitig mit kaltem (Blick nach unten) oder warmem Wasser (Blick nach oben) gereizt werden. Nystagmus tritt bei komatösen Patienten selten, Vertikalbewegungen der Augen treten häufig auf. Meist handelt es sich um eine schnelle konjugierte Abwärts- oder Aufwärtsbewegung mit anschließender langsamer Rückkehr in die Mittellage (Augenhüpfen und umgekehrtes Augenhüpfen).

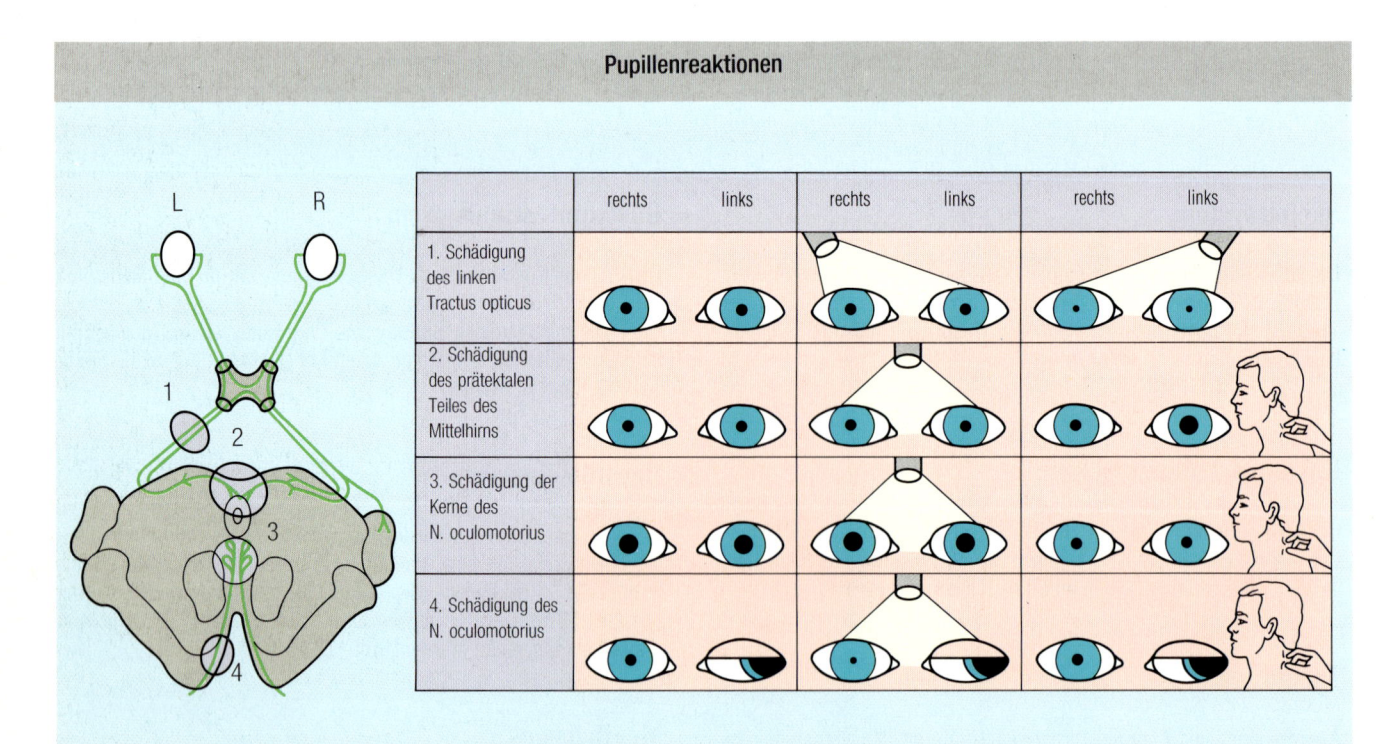

Abb. 12.**195** Reaktionen der Pupillen bei Schädigungen des linken Tractus opticus, des prätektalen Teiles des Mittelhirns, der Kerne des N. oculomotorius und des linken N. oculomotorius. Ziliospinale Antworten sind rechts dargestellt

Dauerhafte Abweichungen der Augen in der Horizontalen deuten auf eine Stirnhirn- oder Stammhirnschädigung hin. Bei einer Schädigung des Stirnhirnes blicken die Augen von der hemiplegischen Seite weg. Bei einer Stammhirnläsion unterhalb der Kreuzung der supranukleären Bahn für den horizontalen Blick weichen die Augen zur kontralateralen Seite ab und blicken daher auf die Seite der Hemiparese. In Frühstadien einer Hirneinklemmung unter das Tentorium ist der Patient nicht in der Lage nach oben zu blicken.

Motorik

Die Motorik der Extremitäten kann geprüft werden, indem die Körperhaltung des Patienten beobachtet und seine Reaktion auf Schmerzreize geprüft wird. Solche Schmerzreize wären z. B. ein Druck auf das Sternum, das Nagelbett eines Fingers oder die Achillessehne. Die Prüfung muß stets beidseits erfolgen. Bleibt die Reaktion auf den Reiz auf einer Seite aus, ist wahrscheinlich die Pyramidenbahn dieser Seite unterbrochen. Bei einer angemessenen Reaktion auf den Reiz wird die Extremität vom Reiz weggezogen. Die beiden häufigsten pathologischen Reaktionen sind die Körperstellungen der Dekortikation und der Dezerebration (Abb. 12.196). Bei der Dekortikation sind die Arme gebeugt und adduziert und die Beine gestreckt und plantarflektiert. Diese Stellung ist typisch für akute vaskuläre Ereignisse in einer Hemisphäre oder in der Capsula interna. Beim Dezerebrationsrigor sind die Arme gestreckt, adduziert und hypoproniert und die Beine maximal gestreckt. Dieses Muster tritt bei Schädigungen im Gebiet der Pons auf, die das untere Stammhirn von absteigenden Bahnen trennt, kann aber auch bei einigen Formen eines metabolischen Koma auftreten.

Abnorme Körperhaltungen

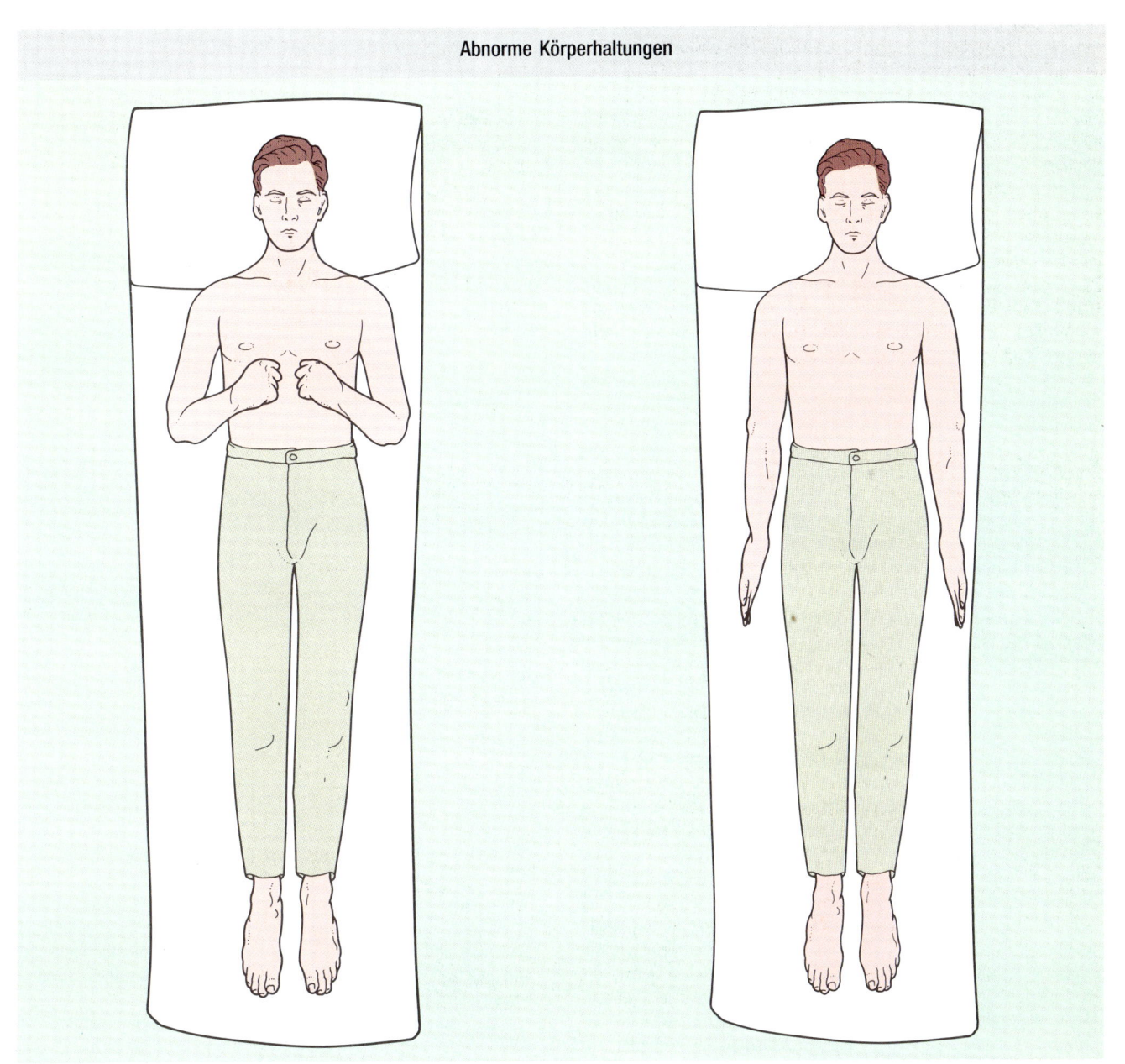

Abb. 12.**196** Abnorme Körperhaltungen bei Dekortikation (links) und Dezerebration (rechts)

Atemfunktion

Abnorme Atemmuster können beim bewußtlosen Patienten eine Lokalisation der Schädigung, die für das Koma verantwortlich ist, ermöglichen (Abb. 12.**197**).

Bei der Cheyne-Stokes-Atmung wird die Atemfrequenz bis zur Apnoe vermindert und dann wieder gesteigert. Dieses Atemmuster wird häufig beim metabolischen Koma beobachtet, kann aber auch bei beidseitigen Schädigungen in der Tiefe der Großhirnhemisphären auftreten. Bei einer zentralen, neurogenen Hyperventilation ist die Atemfrequenz dauernd gesteigert und die Atemzüge sind tief. Sie wird durch Schädigungen zwischen dem unteren Mittelhirn und der unteren Pons hervorgerufen. Bei apneustischem Atmen entstehen bei der Inspiration kurze Phasen der Apnoe. Die häufigste Ursache für diese Störung der Atmung ist eine Infarzierung der Pons. Eine ataktische Atmung ist im Zeitverlauf und in der Tiefe gestört und wird durch Störungen des Atemzentrums in der Medulla ausgelöst.

Klinische Relevanz

Es bestehen deutliche Unterschiede zwischen den neurologischen Befunden bei Patienten mit metabolischem Koma und solchen mit morphologischen Schädigungen der Hirnhemisphären oder des Stammhirnes.

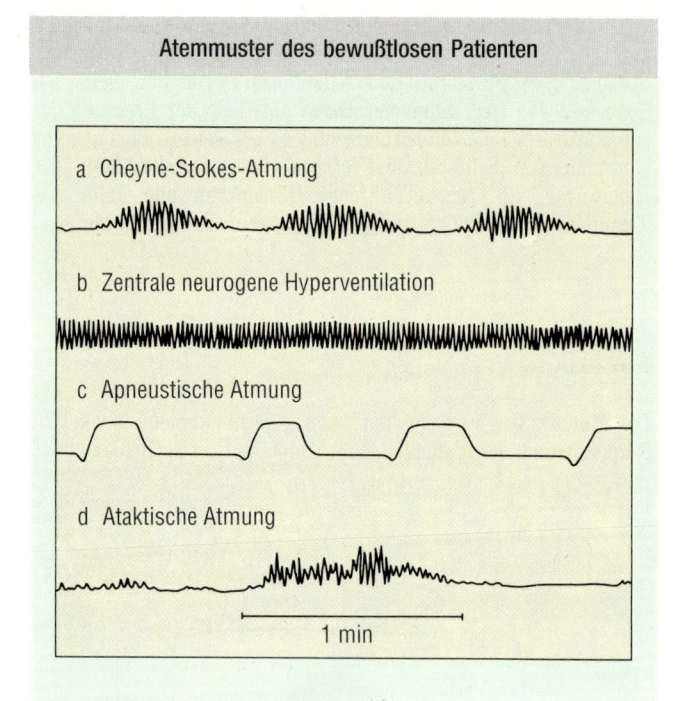

Abb. 12.**197** Atemmuster und anatomische Korrelate

Metabolisches Koma

Patienten mit metabolischem Koma durchlaufen meist Phasen mit zunehmend verminderter Bewußtseinsklarheit und werden nicht ansprechbar, apathisch und desorientiert. Die Pupillen bleiben bis zu den Spätstadien des metabolischen Komas reagibel. Die Augen bleiben mittelständig, aber Reflexbewegungen (auch durch kalorische Stimulation) können verloren gehen. Abgesehen von seltenen Fällen, die eine konjugierte Abweichung der Augen nach unten haben, bleiben die Augenachsen parallel und mittelständig. Die Motorik kann beim metabolischen Koma ebenso wie beim Koma infolge anatomischer Hirnerkrankungen gestört sein. Es treten sowohl generalisierte als auch fokale motorische Krampfanfälle auf. Daneben können auch die typischen Stellungen einer Dekortikation oder einer Dezerebration entstehen und einige Patienten (z. B. bei Hypoglykämie) haben eine Hemiplegie, die sich bessert, wenn die metabolische Störung ausgeglichen wird. Myoklonien können bei Urämie und bei Hyperkapnie auftreten. Asterixis oder Flapping-Tremor finden sich beim bewußtlosen Patienten nicht, können aber bei Somnolenz infolge eines metabolischen Komas nachgewiesen werden (besonders bei Leberinsuffizienz). Wenn solche Patienten die Hände mit gestrecktem Handgelenk und gestreckten Fingern ausstrecken, klappen die Finger plötzlich nach unten und kehren langsam zur Ausgangslage zurück (Abb. 12.**198**). Fast alle metabolischen Störungen können ab eines gewissen Schweregrades die Bewußtseinslage mindern. Zusätzlich zu den Kennzeichen, die allen Formen eines Komas gemeinsam sind, führen bestimmte Krankheitsprozesse zu Veränderungen, die zwar nicht beweisend sind, aber doch Hinweise auf ihre Ursache bieten. Eine lokalisierte Störung der Motorik tritt besonders häufig bei Hypoglykämie auf, wird aber auch bei Patienten im hepatischen Koma beobachtet. Bei der Wernicke-Enzephalopathie bestehen neben der veränderten Bewußtseinslage Nystagmus und Ataxie. Ein Papillenödem und stark gefüllte Venen der Retina werden bei einer kleinen Anzahl von ateminsuffizienten Patienten gefunden. Bei medikamentös ausgelöstem Koma bleiben die Pupillen meist bis in Spätstadien reagibel, obwohl das Puppenkopfphänomen und die kalorische Reaktion auf Kälte verloren gehen können.

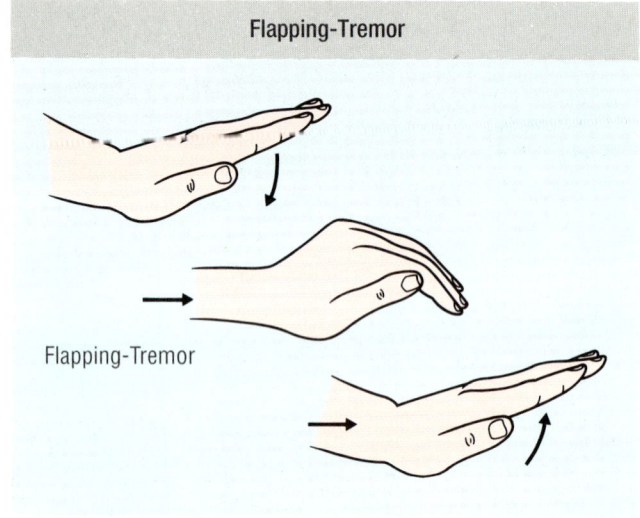

Abb. 12.**198** Flapping-Tremor

Morphologische Ursachen eines Komas

Wenn supratentoriell gelegene Schädigungen zum Koma führen, erlaubt das Muster der Symptomentstehung eine Unterscheidung von zentralen und unkalen Hirneinklemmungen. Das Muster kann sich entsprechend der Geschwindigkeit, mit der die Größe eines supratentoriellen Prozesses zunimmt, ändern.

Bei der zentralen Einklemmung verschwindet parallel zur veränderten Bewußtseinslage der reflektorische Blick nach oben. Die Pupillen bleiben reagibel. Da eine Hemisphärenschädigung vorliegt, besteht meist eine kontralaterale Hemiplegie. In den ipsilateralen Extremitäten kann der Muskeltonus diffus erhöht sein und am

Der bewußtlose Patient

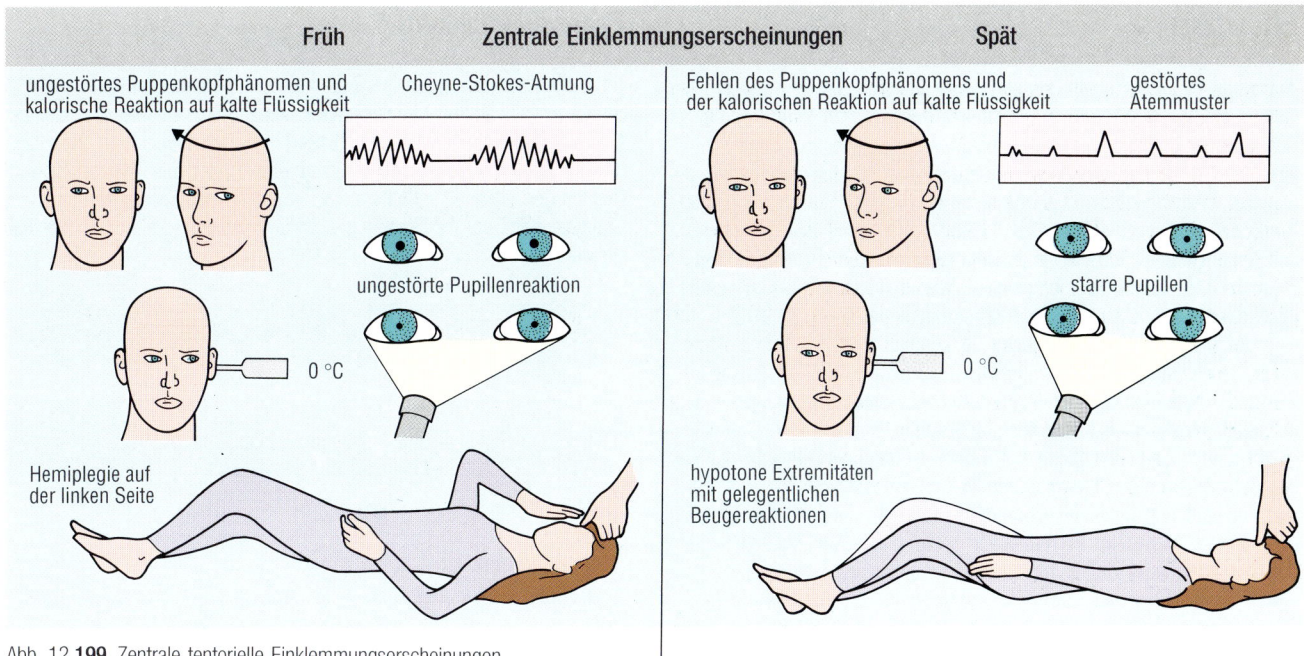

Abb. 12.199 Zentrale tentorielle Einklemmungserscheinungen

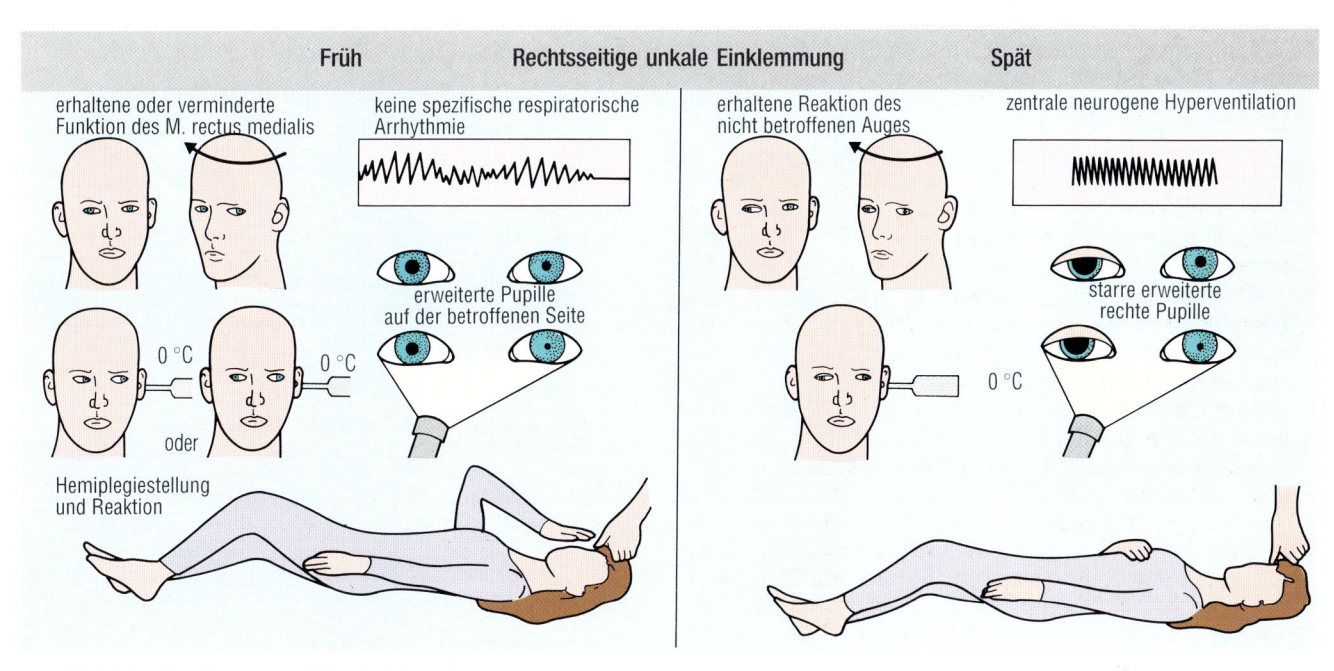

Abb. 12.200 Rechtsseitige unkale Einklemmung

wahrscheinlichsten besteht eine Cheyne-Stokes-Atmung (Abb. 12.199). Weitere Symptome treten auf, wenn der Einklemmungsprozeß fortschreitet. Die horizontalen Augenbewegungen sind auch durch kalorische Stimulation zunehmend schwieriger auslösbar. Die Pupillenreaktion auf Licht geht verloren, die Pupillen bleiben aber mittelweit. Die Körperhaltung der nicht betroffenen Seite geht von der typischen Stellung bei Dekortikation über zu der bei Dezerebration und am häufigsten entsteht eine zentrale neurogene Hyperventilation.

Eine unkale Einklemmung führt zumindest anfangs zu einem anderen Bild. Die Pupille des ipsilateralen Auges ist zuerst erweitert, danach entwickelt sich eine Ophthalmoplegie. Anfänglich bleibt die kontralaterale Pupille reagibel und das Auge reagiert auf Reize. Im Laufe der Zeit gehen die Reflexbewegungen verloren. Die ipsilateralen Extremitäten können sehr früh eine hemiplegische Haltung entwickeln,
da der kontralaterale Pedunculus cerebralis gegen das Tentorium gedrückt wird (Abb. 12.200). Später entsteht eine beidseitige Dezerebrationshaltung. Die zentrale neurogene Hyperventilation stellt das wahrscheinlichste Atemmuster dar.

Die Endstadien beider Einklemmungssyndrome sind ähnlich. Das Atemmuster wird gestört und es treten Zeichen der kardiovaskulären Instabilität auf. Im Endstadium ist eine deutliche Pupillenerweiterung offensichtlich.

Supratentoriell gelegene Massen führen zum Koma. Sie sind meist vaskulär, seltener neoplastisch entstanden. Ursachen können epidurale, subdurale und primär intrazerebrale Blutungen sein. Das Spektrum pathologischer Stammhirnprozesse, die zum Koma führen können, ist umfangreicher und beinhaltet Infarkte, Tumoren und Blutungen.

Hirntod

Am Ende vieler struktureller und metabolischer Schädigungen des Gehirns steht ein Zustand, bei dem die Herz-Kreislauf-Funktion eines tief komatösen Patienten erhalten bleibt, solange er beatmet wird. Die Erfahrung zeigt, daß bei diesen Patienten keine Aussicht auf Erholung besteht, wenn nachgewiesen werden kann, daß das Stammhirn seine Funktion eingestellt hat (Abb. 12.201). Kriterien des Hirntodes wurden entwickelt, um diesen Zustand fassen zu können, und um jene Patienten zu erkennen, bei denen weitere lebensunterstützende Maßnahmen keine Aussicht auf Erholung bieten (Abb. 12.202).

Um diese Kriterien anwenden zu können, darf das Koma nicht Folge eines metabolischen oder medikamenten-/drogeninduzierten Zustandes sein, der prinzipiell reversibel sein könnte. Meist wird eine 2. Untersuchung nach wenigstens 24 Stunden durchgeführt. Dadurch wird es möglich, die Diagnose durch einen weiteren Arzt bestätigen zu lassen, und reversible Faktoren ausschließen zu können. Die Reaktionen bei der Prüfung der Stammhirnfunktion sind in der Regel unterdrückt, wenn eine Hypothermie besteht. Die Körpertemperatur des Patienten muß daher vor Durchführung dieser Untersuchungen höher als 35°C sein. Es muß bewiesen sein, daß die Ateminsuffizienz des Patienten nicht auf einer neuromuskulären Blockade beruht. Ein peripherer Nerv kann stimuliert werden, um zu bestätigen, daß die neuromuskuläre Leitung intakt ist. Zuletzt muß eine Ursache für das Koma gefunden werden. Diese wird bei den meisten neurologischen Störungen durch die Anamnese oder durch ein CT klar. Komata zu erkennen, die durch Medikamente, Drogen oder metabolische Störungen ausgelöst wurden, dauert meist länger.

Fehlermöglichkeiten

Um Fehler zu vermeiden, wird die Untersuchung nach mindestens 24 Stunden von einem anderen Arzt wiederholt. Bestimmte spinale Reflexe bleiben auch nach dem Hirntod bestehen. Dabei handelt es sich um die Dehnungsreflexe, die Plantarreflexe oder das Wegziehen und Beugen der Arme oder Beine nach Beugen des Kopfes. In den meisten Ländern wird ein isoelektrisches EEG zur Diagnose des Hirntodes gefordert.

Kriterien des Hirntodes

1. Pupillenreaktion

Mit einem hellen Licht (kein Ophthalmoskop) wird gezeigt, daß die Pupillen nicht reagieren.

2. Kornealreflex

Mit einem Wattebausch wird die Kornea gereizt, es sollte keine Antwort erfolgen. Man sollte daran denken, daß ein wiederholtes Testen die Kornea schädigen kann.

3. Vestibulookulärer Reflex

Das Trommelfell wird inspiziert, um sicher zu stellen, daß es intakt ist und nicht durch Zeruminalpfropfe verschlossen ist. Ein weicher Gummikatheter wird in den äußeren Gehörgang eingelegt und es wird langsam ca. 50 ml eiskaltes Wasser instilliert. Der Test wird im anderen Ohr wiederholt. Es soll keine Abweichung der Augen auftreten.

4. Motorische Antworten der Hirnnerven

Diese wird leicht geprüft, indem ein schmerzhafter Reiz auf die Glabella ausgeübt wird. Der Patient reagiert nicht.

5. Würgereflex oder Trachealreflex

Entweder wird der Gaumen gereizt oder ein Absaugkatheter wird in die Trachea eingelegt. Der Patient zeigt keine Reaktion.

6. Respiratorische Reaktion auf Hyperkapnie

Zuerst wird eine Kombination aus 25% Sauerstoff und 5% CO_2 über den Respirator angeboten bis der pCO_2 über 40 mmHg (6 kPa) steigt. Danach wird der Respirator abschaltet, aber 100% Sauerstoff durch einen Trachealkatheter mit ungefähr 6 l/mm angeboten. Man achte auf eine Atemantwort, wenn der pCO_2 50 mmHg überschreitet (6,7 kPa).

Stammhirnreflexe

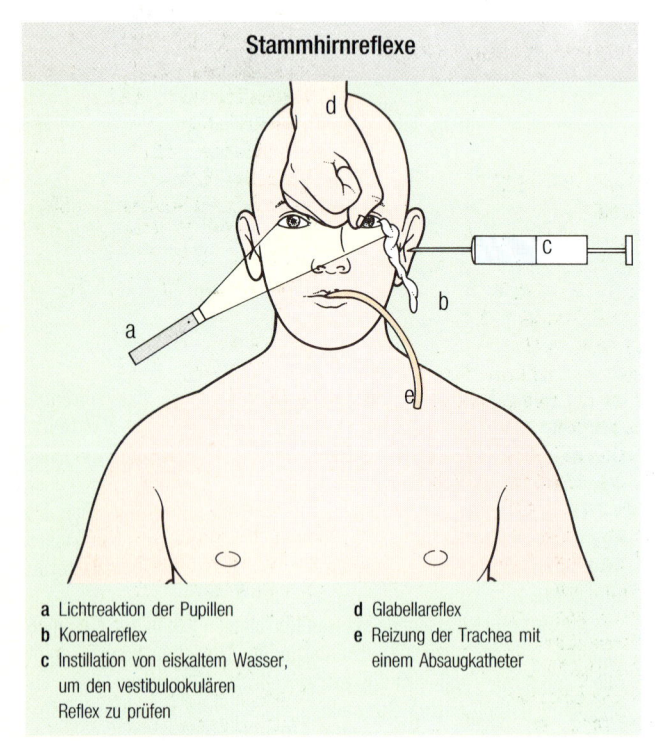

a Lichtreaktion der Pupillen
b Kornealreflex
c Instillation von eiskaltem Wasser, um den vestibulookulären Reflex zu prüfen
d Glabellareflex
e Reizung der Trachea mit einem Absaugkatheter

Abb. 12.201 Prüfung der Stammhirnreflexe

Abb. 12.202 Kriterien zur Diagnose des Hirntodes

Sachverzeichnis

A

Abdomen 8.1
– Auskultation 8.34
– Inspektion 8.21
– Palpation 8.23
– Perkussion 8.33
– Reflexe 12.69
– Untersuchung 8.19
– – Gynäkologie 9.21
– – Herzerkrankung 7.40
– – markante Punkte 8.19
Abdominalschmerzen 2.8, 3.15, 3.19, 8.12
Abstrich s. Vaginalabstrich
Abszeß 7
Acanthosis nigricans 4.27
Achalasie 8.9
Achillessehnenreflex 12.68
Acne vulgaris 4.1, 4.8
ACTH 3.17, 3.20
Adenohypophyse 3.20
ADH 3.20
Adnexe 9.15
– Erkrankung 9.29
– Palpation 9.30
– Untersuchung 9.29
Adrenocorticotropes Hormon (ACTH) 3.17, 3.20
Aerophagie 8.14
Ageusie 12.51
Agnosie
– akustische 12.8, 12.51
– visuelle 12.12
Agoraphobie 12.14
Agraphie 12.11
AIDS 5.5
Akromegalie 3.21
Albinismus 3.6, 4.6
Aldosteron 3.17
Alexie 12.11
Alkoholabusus 12.13
– Anamnese 2.6
Alopezie 4.4
Alveole 6.5
Alveolitis 4.27, 6.17
Amenorrhö 9.17
Amnesie 12.9
Amyotrophie, neurogene 11.23
Analgesie 12.85
Anamnese 1.2, 2.1
– Alkohol 2.6
– Auslandsreise 2.6
– Beruf 2.5
– Drogen 2.5
– Familie 1.2, 12.13
– gynäkologische 9.17
– Medikamente 2.5, 12.13
– psychische 2.2
– psychosexuelle 9.20
– Rauchen 2.6

– soziale 2.6
– Vorerkrankungen 2.6, 12.13
Analreflex 12.69
Anasarka 3.29
Androgene 3.17
Aneurysma dissecans 7.21
Angina
– abdominalis 8.14
– pectoris 7.20, 7.44, 8.9
Angiotensin 3.17
Angst 12.12
Anorexie 8.10
Anosmie 12.15
Anotie 5.11
Anstandsdame 2.10, 3.3, 9.7, 10.6
Antidiuretisches Hormon (= ADH) 3.20, 8.8
Anton-Syndrom 12.29
Anurie 8.18
Anus 8.36
Aorta
– Koarktation 3.5
– Palpation 8.24, 8.32
Aortenklappe 7.5
Aortenklappeninsuffizienz 7.38
Aortenstenose 7.37
Aphasie 12.4
– anomische 12.11
– globale 12.11
– transkortikale 12.10
Apnoe 5.8
Appendizitis 8.14
Apraxie 12.8
– Gang 11.45
Argyll-Robertson-Phänomen 12.37
Argyrie 3.27
Armspanne 3.5
Armumfang 3.25
Arrhythmie 7.9, 7.22
Arterie 7.17
– Erkrankung 7.45
– Geräusche 7.17, 8.35
– Verschluß 7.45
Arthritis
– Fuß 11.41
– Hand 11.28
– Knie 11.36
– rheumatische 11.21
– Sprunggelenk 11.41
Arthropathia psoriatica 4.15
Arthrose
– Fuß 11.40
– Hand 11.26
– Hüfte 11.35
– Knie 11.36
– Knötchen 11.28
– Sprunggelenk 11.40
Arzneimittelexanthem 4.9
Astereognosie 12.86

Asterixis 12.72
Asthma 6.10
Aszites 3.31, 8.32
– Perkussion 9.20
Ataxie 11.44, 12.74
Atelektase 6.33
Atemnot 6.10
Atemwege
– Anamnese 6.17
– Aufbau 6.1
– Auskultation 6.14
– Untersuchung 6.23
Atemwegsobstruktion 5.7
Athetose 12.71
Atmung 5.2, 6.5
Atemmuster 6.24, 12.92
Atrophie 4.7
Audiometrie 5.21
Aufklärung 1.7
Augenbewegungen 12.30
– konjugierte 12.33
Augenlid 12.33
– Lidspalte 3.11
Augenmuskeln 12.34
Augenspiegel 12.20
Ausfluß 9.18, 10.5
Auskultation
– Strömungsgeräusch 8.34
Auskultationslücke 7.28
Auslandsreise 2.6
Austin-Flint-Geräusch 7.39
Austreibungsgeräusch 7.37
Auswurf 2.7
Autoimmunerkrankung 3.35, 4.6

B

Bänder 11.6
Baker-Zyste 11.37
Balanitis 10.5
Balanoposthitis 11.20
Bandscheibenvorfall 11.20
Barany-Test 12.37
Bartholini-Drüsen 9.22
Basaliom 4.22
Bauchdeckenreflexe 12.69
Bauchschmerzen s. Abdominalschmerzen
Bauchwand 8.20
Bauchspeicheldrüse 3.8, 8.6
Beau-Linien 4.26
Becken 9.13
– Ligamente 9.15
Beckentumor
– Perkussion 9.20
Beinvenenthrombose 3.31, 7.46
Belastungs-EKG 7.44
Bellsche Lähmung 12.50
Berührungssinn 12.46, 12.82
– Astereognosis 12.86
Berufsanamnese 2.5

Beschwerdenliste 1.3, 2.4
Bewegung
– unwillkürlich 12.70
– willkürlich 12.60
Bewußtlosigkeit 2.9, 12.88
– Augenbewegungen 12.88
Bildung 1.6, 2.5
Bilirubin 8.6
Bizepssehnenreflex 12.67
Blähung 8.14
Blässe 3.26
Blase 4.6
– Kontrolle 2.9
– Perkussion 8.33
Blepharospasmus 12.51
Blickparese 12.38
Blinzelreflex 12.44
Blue bloater 3.26, 6.25
Blutdruckmessung 7.27
Blutgase 6.9
Bluthochdruck 7.28
Blutung
– gastrointestinal 8.16
– postkoital 9.19
– rektal 8.15
– vaginal 9.18
Borborygmus 8.34
Bornholmsche Krankheit 6.14
Bouchard-Knötchen 11.28
Bradykardie 7.10
Bradykinesie 12.70
Bragard-Test 11.18
Broca-Aphasie 12.10
Brodmann-Areale 12.1
Bronchialatmen 6.28
Bronchialkarzinom 4.27
Bronchien 6.1
Bronchiektasie 4.27
Bronchitis 6.32
Brown-Sequard-Syndrom 12.86
Bruch 8.9, 8.22, 8.36, 10.7
Brustkorb 6.23
Brustschmerz 2.7, 6.14, 7.20, 9.2
Brustwarze 9.10
Brustwirbelsäule 11.17
Bursa 11.7

C

Café-au-lait-Fleck 4.6, 4.22
Candida albicans 4.9, 4.19
Candidainfektion 4.27
Carey-Coombs-Geräusch 7.49
Cerebrum 12.1
Cervix uteri 9.27
– Abstrich 9.27
– Untersuchung 9.24
Chadwick-Zeichen 9.27
Charcot-Trias 3.32

Sachverzeichnis

Chemosis 3.13
Cheyne-Stokes-Atmung 6.24, 12.92
Chiari-Mißbildung 157
Chiasma opticum 12.26
Chloasma 4.6
Cholezystitis 8.29
Cholestase 3.28, 4.4
– chronische 3.28
Cholesteatom 5.19
Chorea 12.71
Chromosomenaberration 2.6, 3.4
Chvostek-Zeichen 3.16
Claudicatio intermittens 7.22
Clearance, muköziliare 6.5
Cloquet-Drüse 8.36
Colitis ulcerosa 3.3, 4.27
Compoundnävus 4.21
Condylomata
– acuminata 4.17, 9.73
– lata 9.24
Conn-Syndrom 3.18
Cor pulmonale 6.21
Corticotropin releasing hormone (CRH) 3.18
Cortison 3.17
Courvoisier-Zeichen 8.28
Cremasterreflex 12.69
CRH 3.18
Cullen-Zeichen 8.22
Cushing-Syndrom 3.18, 4.27
Cutis laxa 4.1

D

Darmgeräusche 8.34
Datenschutz 1.1
Daumen 11.5
Defibrillation 7.12
Dehnungsreflex 12.62
Dehydratation 3.26
Déja vu 12.13
Denken, abstraktes 12.3
Demenz 2.10, 12.9
Depersonalisation 12.13
Depression 2.10, 12.12
Derealisation 12.13
Dermatitis
– exfoliativa 4.9, 4.24
– herpetiformis 4.21
– seborrhoische 4.13
Dermatom 4.6
Dermatomyositis 4.27
Dermatophyten 4.20
Dermis 4.1
Desquamation 4.9
Diabetes
– insipidus 3.22, 8.8
– mellitus 4.4, 4.27, 12.25
Diagnostik 1.6
Diarrhö 3.19
Diplopie 2.10, 3.13, 12.33
Dislokation
– Hüftgelenk 11.34
– Schulter 11.21
Disorientierung 12.11

Dissoziationskurve
– Kohlendioxid 6.9
– Sauerstoff 6.8
Dopamin 3.21
Doppelbilder 2.10
Down-Syndrom 3.3
Drogen 2.5
Druck
– Empfindung 12.84
– hydrostatischer 3.28
– onkotischer 3.28
– osmotischer 3.28
Drüsen 4.2, 5.2
Ductus arteriosus Botalli 7.15
Dünndarm 8.2
Durchfall 8.15
Dysarthrie 12.7, 12.74
Dysdiadochokinese 12.76
Dyskalkulie 12.9
Dyskinesie 12.72
Dyslexie 12.11
Dysmenorrhö 2.9
Dysmetrie 12.75
Dysosmie 12.15
Dyspareunie 9.20
Dyspepsie 8.11
Dysphagie 2.8, 5.4, 8.9
Dysphasie 12.7
Dysphonie 12.7
Dyspnoe 6.9
– Anamnese 2.7
Dysprosodie 12.7
Dystonie 12.71
Dystrophia myotonica 11.44
Dysurie 8.18

E

Echolalie 12.10
EEG 7.8
Effloreszenz 4.3, 4.6
– Erosion 4.7
– Schuppenbildung 4.7, 4.18
Eineinhalb-Syndrom 12.41
Einklemmung, tentoriell 12.93
Eisenmangelanämie 3.27, 4.26
Eisenüberladung 3.27
Eisenmenger-Syndrom 7.16
Ekchymose 4.6
EKG 7.6
Ektopie 7.10, 9.27
Ektropion 9.27
Ekzem 4.11
– atopisches 4.12
Elektroenzephalogramm (= EEG) 7.8
Elektrokardiogramm (= EKG) 7.6
Elektrolythaushalt 3.25
Ellbogen 11.3
Ellbogengelenk 11.3
Emphysem 6.32
Empyem 4.27
Enzephalopathie, hepatische 8.17, 8.29
Endokarditis 4.27, 7.47
Endokrinopathie 3.7
Endometriose 9.20

Entzündung
– Ödem 3.29
Epidermis 4.1
Epididymis 10.4
– Untersuchung 10.9
Epididymitis 10.12
Epilepsie 3.5, 3.16
Epiphora 5.10
Epistaxis 5.9
Epithelkörperchen 3.14
Erbrechen 2.8, 3.19, 5.11, 8.10
Erbkrankheit 2.6, 3.4
Ergometrie 7.44
Ernährung 3.23
Erysipel 4.16
Erythema
– multiforme 4.9
– nodosum 4.9, 6.22
Erythem 4.6
– toxisch 4.9
Erythrodermie 4.9
Erythropoietin 3.26
Euphorie 12.12
Eustachische Röhre 5.4
Exanthem 4.3
– photosensibel 4.11
Exkoriation 4.7
Exophthalmus 3.12
Extrapyramidalsystem 12.61
Extrasystolen 7.11
Extremitäten
– Kleinhirnerkrankung 12.74
– Motorik 2.10
– – Reaktionen 12.91
– Sensibilität 2.10
– Verkürzung 11.33

F

Fallot-Tetralogie 7.16
Familienanamnese 2.6
Farbensehen 12.18
Farmerlunge 6.17
Faßthorax 6.23
Faszikulation 11.11, 12.64
Fazialisparese 5.12
Femoralisscheide 8.35
Femoralhernie 8.36
Fernreisen 2.6, 4.3
Fertilität 10.3
Fibrillation 7.12
Fieber 3.30, 3.32
– Bläschen 4.18
– akut rheumatisch 7.48
Filzlaus 4.20
Finger-Nase-Test 12.75
Fingerdeformität 11.10
Fingergelenk 11.5
Fingerreflex 12.68
Fissur 4.7
Flapping-Tremor 12.92
Flatulenz 2.8
Fleck 4.6
Fledermausohren 5.11
Fetalkreislauf 7.14
Follikelstimulierendes Hormon (FSH) 3.20
Follikelzelle 3.9, 9.4

Fransworth-Munsell-Test 12.17
FSH 3.20
Fundus 12.20
Funduskopie 12.17, 12.21
Furunkel 4.16
Fußdeformitäten 11.40
Fußpilz 4.19

G

Galaktorrhö 3.22, 9.7
Gallenblase 8.6
– Palpation 8.29
Gallenkolik 8.14
Gallensteine 8.28
Gallenwege 8.17
Galopprhythmus 7.34
Gang
– Untersuchung 12.76
Gangataxie 12.74
– Kleinhirnschädigung 11.44, 12.74
Gangrän 7.45
Gasaustausch 6.7
Gastroösophagealer Übergang 8.2
– Reflux 8.9
Gedächtnis 12.4, 12.10
– Anamnese 2.9
– Störungen 12.4
– Verlust 12.4
Gefäßsystem 7.17
– Erkrankung 7.45
– Pulse 7.5, 7.17
Gefühllosigkeit 2.9, 12.44, 12.50, 12.77
Gegenhalten s. Tonuserhöhung
Gelbsucht 3.28, 4.6, 8.18
Gelenk 11.1
– Aufbau 11.1
– Bewegung 11.13
– Blockierung 11.10
– Deformität 11.11
– Hautveränderungen 11.11
– Palpation 11.12, 11.28, 11.36
– Reibegeräusch 11.10
– Schmerzen 11.11
– Untersuchung 11.11
– Verrenkung 11.11
Genitalien 9.11, 9.22, 10.1, 10.5
Genu
– valgum 11.35
– varum 11.35
Gerstmann-Syndrom 12.11
Gerstenkorn 4.16
Geruch 5.9
Geschlechtskrankheiten 10.5
Geschmack 12.48
– Prüfung 12.49
– Störungen 12.51
Gesetz 1.1
Gesichtsfeld 12.18
– Ausfall 12.9
– Prüfung 12.19
– Störungen 12.19
Gesichtsmuskulatur 12.48
Gesichtsschmerz 5.11

Sachverzeichnis

Gesichtssensibilität 2.10
Gewicht 2.8, 3.11, 3.14, 8.11
GH 3.20
Gicht 11.11, 11.40
Giemen 6.14, 6.30
Gingivitis 5.9
Glabellareflex 12.9
Glans penis 10.3
Glasgow-Komaskala 12.89
Glatzenbildung 4.4
Glaukom 12.25
Gleichgewichtssinn 2.10
Glenohumeralgelenk 11.22
Globusgefühl 5.6
Globus hystericus 5.6
Glossitis 3.25
Glucocorticoide 3.17
Glutenunverträglichkeit 4.21
Gonadotropin releasing hormone (= GRH) 3.20
Gowers-Manöver 11.43
Granuloma inguinale 9.24
Graefe-Zeichen 3.12
Greifreflex 12.9
Grey-Turner-Zeichen 8.22
GRH 3.20
Großhirn 12.1
Großhirnrinde
– Aufbau 12.1
– Erkrankungen 12.86
– Sensibilität 12.77
Gummata 4.16
Gutachten 1.1
Gynäkologie
– Erkrankungen 9.19
– – Schmerzen 9.19
Gynäkomastie 9.8, 10.7

H

Haare 4.2
– Anamnese 4.4
– Aufbau 4.2
– Erkrankungen 4.4
– Funktion 4.2
– Infektionen 4.20
Haarausfall 3.14, 4.4
Hacken-Knie-Schienbein-Test 12.76
Hämatemesis 8.11
Hämochromatose 3.27, 4.6
Hämoglobin 3.24, 3.26
Hämoptyse 6.13
– Anamnese 2.8
Hämosiderose 4.6
Händigkeit 2.9
– Sprache 12.3
Halbseitenlähmung 11.45
Halitose 5.8
Hallpike-Manöver 12.36
Halluzination 12.13
Hallux valgus 11.40
Hals
– Knoten 5.8
– Untersuchung 5.21
Halsrippe 11.31
Halswirbelsäule 11.16
Hammerzehe 11.40

Hand
– Schwäche 11.30
Handdruck 3.1
Handgelenk 11.4, 11.25
Handmuskulatur 11.29
Harnblase
– Erkrankung 8.18
– Miktionskontrolle 2.8
– Überlaufblase 8.33
Harndrang 2.8
Harninkontinenz 2.8, 8.19
Hausstauballergie 6.11
Haut 4.1
– Allergie 4.3
– Anamnese 2.10, 4.3
– Aufbau 4.1
– Ausschlag s. Exanthem
– Funktion 4.1
– Lungenkrankheit 6.25
– Mal 4.6
– Systemkrankheit 4.26
– Untersuchung 4.5
Hautanhangsgebilde s. Nägel/Haare
Hautbläschen 4.21
Hautfalte 3.25
Hautfarbe 3.26, 4.5
– abnormal 4.6
Hautkrankheiten
– Symptome 4.3
Hauttumoren 4.29
Hautturgor 3.26
Haversscher Kanal 11.1
Heberdensche Knötchen 11.28
Hegar-Zeichen 9.28
Heiserkeit 3.14, 5.6
Hemianopie 12.20
Hemiballismus 12.71
Hemiplegie 11.45
Hepatitis 8.17
Hepatomegalie 7.40
Hepatozyten 8.6
Herpes
– genitalis 4.18, 9.23
– labialis 4.18
– simplex 4.18, 9.23
– zoster 4.6, 4.18
Herz
– Anamnese 7.22
– Arrhythmie 7.9
– – Flimmern 7.12
– Auskultation 7.23
– Hypertrophie 7.48
Herzgeräusch 7.35
Herzinfarkt s. Myokardinfarkt
Herzinsuffizienz 7.41
– Ödeme 3.28
Herzkammer 7.3
Herzklappe 7.4
– Geräusche 7.35
– künstliche 7.35
– Vegetation 7.48
Herzklopfen 2.7, 3.11
Herzkrankheit
– koronare 7.44
– Hände 7.23
Herzkranzgefäße 7.13
– Blutversorgung 7.13

– Reizleitung 7.6
Herzspitzenstoß 7.31
Herztamponade 7.50
Herztöne 7.5, 7.33
Hiatushernie 8.9
Hippus 12.38
Hinterstrangsäule 12.78
Hirnarterien 12.2
Hirnnerven
– Anamnese 2.10
– Symptome 2.10
Hirntod 12.94
Hirsutismus 4.5
Hoden 3.8, 10.3
– Hochstand s. Maldescensus testis
– Lymphsystem 10.13
– Schmerzen 10.5
Hodentorsion 10.13
Holmes-Adie-Syndrom 12.37
Holosystolikum 7.36
Homann-Zeichen 3.31
Homosexualität 10.5
Hordeolum 4.16
Hormon
– Androgene 3.17
– Aldosteron 3.17
– Darm 8.4
– Hypophyse 3.17
– Ovulation 9.3
– Pubertät 9.2, 10.1
Horner-Syndrom 6.23, 11.31, 12.36
Hüftgelenk 11.4, 11.32
– Verrenkung 11.34
Hüftschmerzen 11.34
Hühnerauge 11.40
Hühnerbrust 6.24
Husten 5.8, 6.4
– Anamnese 2.7
Hustenreflex 6.4
Hyalinkörperchen 12.24
Hydratation 3.26
Hydrozele 10.11
Hydrosalpinx 9.30
Hypalbuminämie 3.24, 3.28, 4.26
– Ödeme 3.28
Hyperalgesie 12.82
Hypercholesterinämie 3.7
Hyperkalzämie 3.16
Hyperkapnie 6.21
Hyperlipidämie 4.27, 7.44
– Hautmanifestation 4.27
Hyperosmie 12.15
Hyperparathyreoidismus 3.14
Hyperpigmentierung
– s. Morbus Addison
– s. Cholestase
Hyperprolaktinämie 3.22
Hyperthyreose 3.11, 4.26, 4.27, 5.8
– Hautmanifestation 4.27
– s. Onycholyse
Hypertonie 7.28
– arterielle 7.28
– pulmonale 7.47

Hyperventilation 6.12
Hyperventilationssyndrom 2.9, 6.12
Hypogonadismus 10.7
Hypomanie 12.14
Hypomelanose 4.6
Hypoparathyreoidismus 3.16
Hypophyse 3.8
Hypophyseninsuffizienz 3.3, 3.22, 4.6
Hypophysenvorderlappen 3.20
Hyposmie 12.15
Hypospadie 10.8
Hypothalamus 3.8, 3.20
Hypothermie 3.32
Hypothyreose 3.3, 3.13, 5.8
Hypotonie
– orthostatische 3.19
Hypoxie 6.12
Hysterie
– Gang 11.45
– Persönlichkeit 12.14

I

Ichthyosis 4.27
Ikterus 3.27, 4.5, 8.18
Illusion 12.13
Impetigo 4.16
Impotenz 10.6
Infektion
– bakteriell 3.35
– s. Endokarditis
– Verseuchung 4.20
– viral 3.35
Inguinalhernie 3.22, 8.35
Inkontinenz 8.18
Intelligenz 12.5
Iridozyklitis 6.23
Ishihara-Test 12.18

J

Jamais vu 12.13
Jendrassik-Manöver 12.67
Jod 3.9
Jugularvenendruck 7.29
Jugularvenenpuls 6.21, 7.29
Junktionsnävus 4.21, 4.22

K

Kandidose s. Candidainfektion
Kaposi-Sarkom 4.24
Kardiomyopathie 7.26, 7.48
Kardioversion 7.12
Karotinämie 3.27, 4.6
Karotispuls 7.24
Karpaltunnelsyndrom 3.14, 11.30
Karzinom 4.22, 4.27, 5.8
Katarakt 3.16, 3.17
Kauen 8.1
Kaumuskulatur
– Untersuchung 12.46
Kausalgie 12.81
Kehlkopf s. Larynx
Keloid 4.7
Keratose 4.6
Kleidung 12.4

13.3

Sachverzeichnis

Kleinhirn 12.73
- ataktischer Gang 11.44
- Schädigungen 12.77
- – Augenbewegungen 12.74
Kleinwuchs 3.24
Klimakterium 9.4
Knie
- Arthrose 11.36
- Deformität 11.10
- Schmerz 11.36
Kniegelenk 11.6, 11.35
- Erguß 11.35
- Kreuzband 11.37
- Ligamente 11.6, 11.37
Knochen
- Aufbau 11.1
- Funktion 11.1
- Schmerzen 11.9
- Untersuchung 11.11
Knötchen 4.6
- akutes rheumatisches Fieber s. Fieber
- Arthrose 11.26
Knorpel
- elastische 11.1
- fibröse 11.1
- hyaline 11.1
Knoten
- Mamma 9.7
- Hals 5.8
- Larynx 5.6
Kochlea 12.52
Köbner-Phänomen 4.16
Körperbehaarung 9.1, 10.1
Körpergewicht
- Betimmung 12.85
- Veränderungen 2.8
Körperhaltung 12.91
Körpersprache 3.1
Kohlendioxidretention 6.21
Koilonychie 4.26
Kolon 8.5
- Palpation 8.24
Kollateralband 11.37
Koma 3.15, 12.89
- s. Glasgow-Komaskala
- metabolisches 12.92
Komedonen 4.8
Konjunktivalödem 3.13
Konstruktionsfähigkeit 12.6
Kontaktdermatitis 4.12
Konvergenzreaktion 12.29
Koordinationsverlust 2.10
Kopf
- Drehung 12.58
- Schmerz 2.9
Kornealreflex 12.44
Koronarangiographie 7.44
Koronararteriosklerose 7. 44
Koronarthrombose 7.44
Korotkoff-Geräusch 7.28
Kortex 12.1
Krämpfe 11.11
Krankengeschichte 1.1
- Dokumentation 1.1
- Führung 1.1, 1.8
- problemorientierte 1.1, 1.5
Krätze 4.20
Kratzspuren 4.7

Krepitation 11.37
Kryptorchismus 10.10
Kupffersche Zellen 3.32
Kurzatmigkeit 2.8
Kurzzeitgedächtnis 12.4
Kussmaul-Atmung 6.24
Kyphose 6.24, 11.16

L

Labyrinth 5.4
Labyrinthitis 12.55
Lackzunge 3.24
Lageschwindel 12.55
Lagesinn 12.83
Langzeitgedächtnis 12.5
Laryngitis 5.6
Laryngopharynx 5.2
Laryngoskopie 5.13, 12.57
Larynx 5.2
- Aufbau 5.1
- Funktion 5.1
- Untersuchung 5.12
- Lähmung 12.58
- Wundsein 5.6
Lateralsklerose, amyotrophe 11.24
Läuse 4.20
Leber 8.5
- Auskultation 8.35
- Erkrankung 8.16
- – Ödeme 3.28
- – Symptome 8.28
- – – Ikterus 8.28
- Palpation 8.25
- Perkussion 8.26
- Vergrößerung 8.27
- Zirrhose 4.27
Leimohr 5.19
Leistenbruch 3.35, 8.35
Leistenhernie 3.35, 8.36
Lendenwirbelsäule 11.17
Leitungsaphasie 12.10
Leukämie 3.35
Leukonychie 4.26
Leukoplakie 4.22
Leydig-Zwischenzellen 10.3
LH 3.20
Lhermitte-Zeichen 12.86
Lichenifizierung 4.7
Lichen planus 4.15
Lichtreflex 12.29
Lidretraktion 3.11
Liquor cerebrospinalis 12.3
Löffelnägel 4.26
Lordose 11.16
- kompensatorische 11.32
Loslaßschmerz 8.13
Lunge
- Funktion 6.5
- – Atmung 6.5
- Gasaustausch 6.7
- Histologie 6.4
- Pneumonie 6.31
Lungenembolie 7.47
Lungenfibrose 6.34
Lungeninfarkt 7.47
Lungenlappen 6.2
Lungenödem 7.42

Lungenvolumen 6.6
- dynamisches 6.7
- statisches 6.6
Lupus
- erythematodes 4.11
- pernio 6.23
Luteinisierendes Hormon (= LH) 3.20
Lymphabfluß 3.33
Lymphadenopathie 3.35, 6.21
- Atemwege 6.21
- Axilla 3.35
- Hoden 3.35
- Leiste 3.35
Lymphangitis 3.35
Lymphknoten 3.32, 5.8, 10.1
- Anatomie 3.34
- Palpation 9.10
- Topographie 3.34
- Untersuchung 3.35
Lymphknotenvergrößerung 5.8
Lymphödem 3.30
Lymphogranuloma venerum 10.13
Lymphom 3.35, 4.4
Lymphsystem 3.32

M

Mackenrodt-Ligament 9.15
McMurray-Test 11.37
Magen 8.2
Magenausgangsstenose 8.35
Makroglossie 3.21
Maldescensus testis 10.10
Maldigestion 8.11
Malignom
- Hautbeteiligung 4.27
- malignes 4.23
Mallory-Weiß-Läsion 8.11
Malnutrition 3.23
Mamma
- Entwicklung 9.1
- Erkrankung 9.6
- Lymphbahn 9.11
- Lymphknoten 9.11
- Palpation 9.8
- Schmerz 9.7
- Untersuchung 9.7
Mammaabszeß s. Mastitis
Mamille
- Ausfluß 9.7
- Palpation 9.10
Mangelernährung s. Malnutrition
Manie 12.14
Marfan-Syndrom 3.5
Masern 4.18
Masseterreflex 12.44
Mastitis 9.11
McBurney-Punkt 8.14
McMurray-Test 11.37
Mediastinum 6.4, 6.26
Medikamentenallergie 4.9
Medikamentenanamnese 2.5
Melaena 8.16
Melanin 4.23
Melanom 4.23
Melasma 4.6
Menarche 9.17

Meningismus 12.89
Meniskus 11.37
Menopause 9.4
Menorrhagie 2.9
Menstruation 2.9, 4.5, 9.3, 9.17
Menstruationsstörungen 3.22
Menstruationszyklus 9.3, 9.17
Meralgia paraesthetica 11.39
Metastase 3.35
Mikrotie 5.11
Miktionshäufigkeit s. Nykturie
Miktionskontrolle 2.8
Miktionsschmerz 2.8, 8.19
Hausstaubmilbe 6.11
Milz 3.32, 8.7
- Auskultation 8.35
- Palpation 8.29
- Perkussion 8.30
- Vergrößerung 8.29
Mineralocorticoide 3.17
Mitralklappe 7.5
Mitralklappenstenose 7.35
Mittelhirnsyndrom
- dorsales 12.39
- s. Parinaud-Syndrom
Mittelschmerz 9.20
Molluscum contagiosum 4.17
Morbus
- Addison 3.19, 4.6
- Alzheimer 12.9
- Basedow 3.12
- Behçet 10.8
- Bourneville-Pringle 3.5
- Crohn 3.3, 4.27
- Cushing 3.18
- Gaucher 3.35
- Hodgkin 3.31
- Ménière 5.8, 12.56
- Mondor 9.7
- Niemann-Pick 3.35
- Paget 9.8
- Parkinson 11.44
- Recklinghausen 3.6, 4.22
Motorisches System 12.60
Motoneuron
- oberes 12.72
- erstes 12.72
- unteres 11.3, 12.72
- zweites 11.3, 12.72
Mund 5.1, 8.1
- Aufbau 5.1, 8.1
- Funktion 5.1, 8.1
- Untersuchung 5.12
Mundgeruch 5.8
Mundwinkelrhagaden 3.25
Murphy-Zeichen 8.29
McMurray-Test 11.37
Muskeln
- Anamnese 2.10
- Aussehen 12.64
- Funktion 11.2
- Kraftprobe 11.29
- Krämpfe 3.16, 11.11
- Palpation 11.15
- Spontankontraktion 11.15
- Untersuchung 11.15
Muskelatrophie 3.18
Muskelaufbau 11.2
Muskeldystrophie 11.44

Muskeleigenreflexe 3.11, 12.66
Muskelerkrankung 11.42
Muskelhypertrophie 11.15
Muskelhypotonie 7.29
Muskelkraft 12.65
Muskelmasse 11.15
Muskelschmerz 11.10
Muskelschwäche 11.11, 11.42, 12.66
Muskelschwund 11.11
Muskelsteifigkeit 11.10
Muskeltonus 12.63
Muskelzucken 11.11, 12.64
Muttermund 9.26
Myasthenia gravis 12.73
Mykose 4.19
Myokard 7.3
Myokardinfarkt 7.44
Myokardischämie 7.20
Myokarditis 7.48
Myoklonus 12.72
Myotonie 3.2, 11.42, 12.66
Myxödem 3.15, 4.27

N

Nabothsche Zyste 9.27
Nävus 4.21
– dermal 4.22
Nägel 4.1, 4.3
– Aufbau 4.3
– Erkrankung 4.24
– – Symptome 4.5
– Funktion 4.3
– Infektion 4.20
– s. Onycholyse
Nagelmykose 4.20
Narben 8.23
Narbenbruch 8.22
Narbenhernie 8.22
Nase 5.2
– Endoskopie 5.17
– Untersuchung 5.14
– – Spekulum 5.14
Nasenbluten s. Epistaxis
Nasennebenhöhlen 5.2
Nasopharynx 5.2
Nausea 8.11
Nebenhoden 10.4
– Palpation 10.9
Nebenniere 3.8, 3.17
Nebenschilddrüse 3.8
Necrobiosis lipoidica 4.27
Nekrose 4.7
Nelson-Syndrom 3.27, 4.6
Nerv, myelinhaltiger 12.24
Nervensystem
– Anamnese 2.9
– Erkrankungen 12.85
Nervenwurzeln 12.7
Nervosität 3.11
Nervus
– abducens (VI. Hirnnerv) 12.29
– – Lähmung 12.40
– accessorius (XI. Hirnnerv) 12.58
– acusticus (VIII. Hirnnerv) 5.10, 12.55

– facialis (VII. Hirnnerv) 5.12, 12.47
– – Lähmung 12.50
– femoralis 11.18
– glossopharyngeus (IX. Hirnnerv) 12.56
– hypoglossus (XII. Hirnnerv) 11.35
– ischiadicus 11.35
– – Lähmung 11.35
– laryngeus 12.58
– – Lähmung 11.35
– oculomotorius (III. Hirnnerv) 12.29
– – Lähmung 12.42
– olfactorius (I. Hirnnerv) 12.15
– opticus (II. Hirnnerv) 12.15
– peronaeus 11.41
– – Lähmung 11.35
– trigeminus (V. Hirnnerv) 12.43
– trochlearis (IV. Hirnnerv) 12.29
– – Lähmung 12.41
– ulnaris 11.31
– – Lähmung 11.31
– vagus (X. Hirnnerv) 12.57
– vestibulocochlearis 5.4
Neuritis
– akute vestibuläre 12.55
Neurofibromatose 3.6, 4.22
– Café-au-lait-Flecken 4.22
Neurohypophyse 3.20
Neuropathie
– Nervus femoralis 11.38
– Wurzelschädigung 12.85
New York Heart Association (NYHA) 7.20
Niere 8.8, 8.18
– Herzkrankheit 7.40
– Klopfschmerzhaftigkeit 8.31
– Palpation 8.31, 8.32
– Schmerz 8.19
Nierenerkrankung 8.18
Nierenkolik 8.19
Nierenarterienstenose 8.35
Niereninsuffizienz 3.3, 4.4
Nierenstein 3.15
Nikolsky-Zeichen 4.21
Nomogramm 3.23
Nußknackerösophagus 8.10
NYHA s. New York Heart Association
Nykturie 2.8, 3.15, 8.18
Nystagmus 4.6, 12.32
– optokinetischer 12.32, 12.36

O

O-Bein 11.35
Obstipation 3.19, 3.25, 8.14
Odynophagie 5.6, 8.10
Ödem 3.28, 7.40
– Anasarka 3.29
– angioneurotisches 4.9
– venöse Insuffizienz 3.30
Odynophagie 8.10
Ösophagus 8.1
Ösophaguskarzinom 8.9

Ösophagussphinkter 8.2
Ohr 5.1
– Hämatom 5.11
– Schmerzen 5.9
– Untersuchung 5.18
– Verletzungen 5.11
Ohrgeräusche s. Tinnitus
Oligomenorrhö 9.18
Oligurie 8.18
Onycholyse 3.14, 4.15, 4.24
Operationsnarben 8.23
Ophthalmoplegie 3.13, 12.40
Ophthalmoskop 12.20
Optikusatrophie 12.21
Orbita 5.10
Orchitis 10.12
Orientierung 12.4
– geographische 12.6
– – Prüfung 12.6
– s. Rechts-links-Orientierung
– Störung 12.10
Oropharynx 5.2
Orthopnoe 2.7, 6.12, 7.20
Osteoarthropathie 4.26, 6.20
– hypertrophe 6.19
Osteomyelitis 11.12
Osteoporose 3.24
Otalgie 5.9
Otitis externa 4.13
Otorrhö 5.10
Otosklerose 5.8
Otoskopie 5.18
Ovarien 3.8, 9.15
– Erkrankungen 9.29
– Untersuchung 9.29
Ovarialtumoren 9.29
Ovarialzysten 9.21, 9.29
Ovulation 9.3
– Mittelschmerz 9.20
Ovulationszyklus 9.3
– Hormonkonzentrationen 9.3
Oxytocin 3.20

P

Palpation
– Abdomen 8.23
– Adnexe 9.30
– Aorta 8.24
– Gallenblase 8.29
– Gelenk 11.12, 11.28, 11.36
– Hoden 10.9
– Kolon 8.24
– Leber 8.25
– Lymphknoten 9.10
– Mamma 9.8
– Mamille 9.10
– Milz 8.29
– Muskel 11.25
– Nebenhoden 10.9
– Niere 8.32
– Präkordium 7.31
– Uterus 9.28
– Vulva 9.23
Palpitation 7.22
Pankreaserkrankung 3.8, 8.6, 8.17
Pansystolikum 7.36
Papillenödem 6.23, 12.22, 12.92

Parästhesie 12.81
Paraphimose 10.8
Paraphrasie 12.7
Parathormon 3.14
Parasiten 4.20
Paraumbilikalhernie 8.22
Parese 5.12, 11.39, 12.40
Parinaud-Syndrom 12.39
Parkinson-Gang 11.44
Paronychie 4.3, 4.26
Parotis 5.2
Patellarsehnenreflex 12.68
Patientenschulung 1.6
Pediculosis capitis 4.20
Pel-Ebstein-Fieber 3.31
Pellagra 3.24
Pemphigoid, bullöses 4.20
Pemphigus 4.9, 4.21
Penis 10.3
– Ulzerationen 10.8
Perikarderguß 7.49
Perikarditis 7.21, 7.49
Periostitis 3.14
Peritonitis 8.24
Persönlichkeitsprofil 12.13
Petechien 4.6
Peutz-Jegher-Syndrom 3.6
Peyersche Plaques 3.32
Pfortaderhochdruck 3.28, 8.16
– Ödeme 3.28
– Venensystem 8.16, 8.22
Pharynx 5.2
Phimose 10.8
Phobie 12.14
Pigmentierung 3.27, 4.1
Pigmentnävus 4.22
Pilzinfektion 4.19, 5.5
Pink puffer 6.25
Pityriasis
– rosea 4.15
– versicolor 4.6, 4.19
Plantarreflex 12.69
Plaque 4.6
Plattenepithelkarzinom 4.2, 4.22
Plattfuß 11.40
Plethora 3.26
Pleuraerguß 3.30, 6.32
Pleuraschmerz 6.14, 7.20
Pleurareiben 6.30
Plummer-Nägel 4.26
Pneumonie 6.31
Pneumokoniose 6.17
Pneumothorax 6.32
Polycythaemia rubra vera 3.27
Polydipsie 3.16
Polymyositis 11.42
Polyurie 8.18
Porphyria cutanea tarda 4.11
Pompholyx 4.13
Postkoitalblutung 9.19
Präkordium 7.31
– Palpation 7.31
Präputium 10.8
Priapismus 10.9
Primitivreflexe 12.9
Prolaktin 3.20
Propriozeption 12.83
Proptosis 3.13, 5.10
Prostata 8.38, 10.4

Sachverzeichnis

Prüfung, kalorische 12.54
Puritus 4.4, 8.17
– vulvae 9.19
Pseudoathetose 12.83
Pseudo-Cushing-Syndrom 3.19
Psoriasis 4.6, 4.14, 4.24, 11.28
Psychosexualanamnese 1.1, 2.1
Pubertät 5.2, 9.1, 10.1
Pulmonalklappe 7.5
Pulse 7.5, 7.17, 7.84
– periphere 7.24
Pulskurve 7.6, 7.18
Pulsus paradoxus 6.21, 7.50
2-Punkt-Trennung 12.82
Pupille
– Bewußtlosigkeit 12.90
– Erkrankung 12.36
– Lichtreaktion 12.33
– – Reflexbogen 12.29
– Medikamente 12.90
– Untersuchung 12.33
Pupillenreaktion, tonische 12.37
Pupillenreflex 12.90
Pupillotonie 12.37
Puppenkopfphänomen 12.33
Purpura 4.6
Pustel 4.6
Pylorusstenose 8.35
Pyoderma gangraenosum 4.27
Pyosalpinx 9.30
Pyramidenbahn 12.60
Pyramidensystem 12.60

Q

Querschnitt 12.86
de Quervain-Tendosynovitis 11.12

R

Rachen 5.1
Radikulopathie 11.23
Ramsay-Hunt-Syndrom 12.51
Rasselgeräusche 6.30
Rauchen
– Anamnese 2.6, 6.15
– passives 6.16
Rechenfähigkeit 12.6
Rechts-links-Orientierung 12.8
Reentrytachykardie 7.10
Reflex
– okulozephaler 12.35, 12.90
– palmomentaler 12.9
– primitiver 12.9
Regurgitation 2.8
Reiter-Syndrom 10.5
Reizleitung 7.6
Rektum 8.36
Rektozele 9.16
Renin 3.17
Retinopathie 12.24
Rheumaknötchen 11.24
Rheumatisches Fieber 7.49
Rhinitis 5.9
Rhinorrhö 5.9
Rhinoskopie 5.14
Riedelscher Lappen 8.26

Rigidität 12.63
Rigor 3.31, 12.63
Rinne-Test 5.20, 12.53
Röntgen 6.15
Romberg-Test 12.83
Rosazea 4.1, 4.8
Rotatorenmanschette 11.3, 11.21
Rückenmarkserkrankungen 11.31
Rückenschmerzen 11.19

S

Sakkade 12.30
– horizontale 12.30
– vertikale 12.30
Sakroiliakalgelenk 11.18
Salpingitis 9.20
Sarkoidose 3.35, 4.27
Sauerstoffbindungskurve 6.8
Saugreflex 12.9
Schamhaar 9.3, 10.1, 10.2
Schanker 4.16
Schaufensterkrankheit 7.22, 7.45
Schienbeinmuskulatur 11.8
Schildbrust 3.5
Schilddrüse 3.8
Schizophrenie 12.14
Schlaf 6.15
Schleimbeutel 11.7
Schlucken 2.10
Schmerz
– sensibler 12.80
– retrosternaler 7.20
Schmerzprojektion 11.9, 12.80
Schnarchen 5.7, 6.15
Schüttelfrost 3.31
Schulung 1.7
Schwangerschaft 8.22, 9.20
– Abdomen 9.22
– – Haut 8.22
– Anamnese 9.21
– ektop 8.22, 9.20
– Hautfarbe 4.6
– Mamma 9.6
– s. Sodbrennen
– s. Striae
Schwellung 2.7, 10.12, 11.10
Schwerhörigkeit 2.10, 5.10, 12.55
Schwindel 2.9, 5.10, 12.55
Schwitzen 3.11
Seborrhö 4.13
Sehnenscheidenentzündung 11.22
Sehschärfe 12.17
Sehstrahlung 12.28
Selbstmord 2.10
Sensibilität
– Extremitäten 2.10
– Prüfung 12.82
– 2-Punkt-Trennung 12.82
Sertoli-Zellen 10.3
Sexualität 2.9
Shunt, intrakardialer 7.13
Shy-Drager-Syndrom 12.73
Silbervergiftung 3.27

Sinus
– ethmoidalis 5.2
– frontalis 5.2
– maxillaris 5.2
– paranasale 5.2
– präaurikuläre 5.18
– sphenoidalis 5.2
Skabies 4.20
Skelett
– Anamnese 2.10
Sklera 3.28
Sklerodermie 4.27
Skoliose 6.24, 11.16
Skotom 12.19
Skrotum 10.4
– Erkrankungen 10.10
– Untersuchung 10.9
– zystische Schwellung 10.10
Skrotalhernie 10.7
Skrotalödem 10.12
Snellen-Karte 12.17
Sodbrennen 8.9
Somatostatin 3.20
Soor 4.19
Sozialanamnese 2.5, 6.16
Spastik 11.44, 12.63
Speicheldrüse 5.2
Speiseröhre 8.2
Spencescher Schwanz 9.5
Spermatogenese 10.3
Sphygmomanometer 7.27
Spider naevus 8.29
Spitzfuß 11.40
Splenomegalie 7.40, 8.29, 8.31
Splitterhämorrhagie 4.24, 7.23
Spondylitis ankylosans 11.20
Sprache
– Anamnese 2.9
– Heiserkeit 3.14, 5.6
– Störungen 12.3
Sprechzimmer 3.3
Sprichwörter 12.6
Sprunggelenk 11.7, 11.39
Sputum 6.11
Stammbaum 2.7
Stammhirn 12.74
Stammhirnreflexe 12.94
Starling-Kräfte 3.28
Steatorrhö 8.7
Steele-Richardson-Olsczewski-Syndrom 12.73
Steppergang 11.44
Stethoskop 7.32
Steven-Johnson-Syndrom 4.11
Stimmband 12.97
– Lähmung 12.7
Stimmfremitus 6.27
Stimmgabel 5.19, 12.84
Stimmung 12.4
Stomatitis 3.25
Strabismus 12.35
Streß 2.5
Striae 4.27, 8.22
Stridor 6.15, 6.30
Strömungsgeräusch 8.34
Struma 3.10, 3.12
Stuhlgang 2.8, 3.11, 3.19
Sublingualdrüsen 5.2
Subluxation 11.11

Submandibulardrüsen 5.2
Suizid 2.10
Supinatorreflex 12.67
Symptom 1.2, 2.5
Syndrom, angeborenes 2.6, 3.4
Synovialgelenk 11.1
Syphilis 4.16, 9.24, 10.8
– Sekundärstadium 9.24
– Tertiärstadium 4.17
Systemkrankheit 4.26
Systolikum 7.35

T

Tachykardie 3.11, 7.10
– s. Reentrytachykardie
Tachypnoe 6.12
Talgdrüse 4.1
Tanner-Stadien 9.1, 10.1
Taubheit 2.10, 5.10, 12.55
Taubheitsgefühl 2.10, 12.81
Teleangiektasie 4.6
Temperaturmessung 3.31
Temperatursinn 12.84
Temporomandibulargelenk 5.21, 11.15
Tendosynovitis
– Musculus biceps 11.22
Tenesmen 8.15
Terminologie 2.11
Testung
– kalorische 12.54
– – vestibuläre Funktion 12.54
Testosteron 10.2
Thalamus 12.80
– Erkrankungen 12.86
– Schmerz 12.81
Thenar 11.30
Therapie 1.7
Thermometer 3.31
Thomas-Test 11.33
Thorakoplastik 6.24
Thorax
– Dehnbarkeit 6.27
– Druckschmerzhaftigkeit 6.14
– Herzerkrankung 7.40
– Perkussion 6.27
– Schmerz 6.14, 7.20
– – Anamnese 2.7
– – s. Angina pectoris
– – retrosternaler 7.20, 7.44, 8.9
– Thoraxröntgen 6.15
– Untersuchung 6.23
Thrombophlebitis 7.46
Thyroxin 3.8
Thymus 3.32
Tic 12.72
Tietze-Syndrom 6.14
Tinea
– corporis 4.19
– pedis 4.19
– versicolor 4.6, 4.19
Tinel-Zeichen 11.30
Tinnitus 5.10, 12.55
Tonuserhöhung 12.65
Tonsille 5.2, 5.7
Toxoplasmose 3.35
Trachea 6.1, 6.25

Tractus
- opticus   12.27
- reticulospinalis   12.62
- spinalis   12.44
- spinocervicalis   12.79
- spinothalamicus   12.78
- vestibulospinalis   12.62
Traubscher Raum   8.31
Tremor   3.11, 12.70
- Asterixis   12.72
- s. Flapping-Tremor
Trendelenburg-Test   11.32
Thyreotropin releasing hormone (= TRH)   3.9
TRH   3.9
Tricepssehnenreflex   12.68
Trichomonas vaginalis   9.19
Trichterbrust   6.23
Trikuspidalklappe   7.5
Triggerfinger   11.28
Trijodthyronin (T3)   3.9
Tetrajodthyronin (T4)   3.9
Trommelfell   5.4, 5.18
Trommelschlegelfinger   4.26, 6.18
Trousseau-Zeichen   3.16
Thyreoideastimulierendes Hormon (= TSH)   3.9
TSH   3.9
Tuben   9.15
Tuberkulose   6.15, 11.21
- Anamnese   6.17
Tuberöse Sklerose   3.4
Tüpfelnägel   4.24
Tumoren   4.6
Turner-Syndrom   3.3
Tyrosin   3.9

U

Übelkeit   3.15, 5.11, 8.10
Überwachung   1.6
Überweisung   2.1
Ulzeration   4.7, 4.27
- genitale   10.5

Unfruchtbarkeit   4.5, 10.6
Unterarm   11.3
Unterernährung   3.23
Unterkühlung   3.31
Untersuchung   1.3, 3.1
- psychiatrische   12.12
Untersuchungszimmer   3.3
Urethraausfluß   10.5
Urethritis   10.5
Urin   3.15
Urtikaria   4.9
Uterus   9.13
- Untersuchung   9.28
Uterusblutung   9.18
Uteruserkrankung   9.28
Uterusprolaps   9.25

V

Vagina   9.13
- Ausfluß   9.18
- Untersuchung   9.24
- - Spekulum   9.24
Vaginalabstrich   9.28
Vaginalblutung   9.18
Vaginismus   9.20
Vaginitis   9.19
Valsalva-Manöver   7.40
Varikosis   4.13, 7.46
Varikozele   10.11
Vaskulitis   7.48
Vasopressin   3.20, 8.8
Vegetation   7.48
Vene
- Anatomie   7.19
Venenerkrankung   7.46
Venenthrombose s. Beinvenenthrombose
Venöse Insuffizienz   3.30, 7.46
Ventrikel   7.3
Ventrikelseptumdefekt   7.15
Verdauungsstörung   8.11
Verdauungstrakt
- Anamnese   2.8
- Aufbau   8.1

- Blutung   8.16
- Funktion   8.1
Verdauungserkrankungen   8.9
Verschlußikterus   8.17
Verschlußkrankheit
- periphere arterielle   7.45
Vertigo   2.9, 5.11, 12.55
Vertraulichkeit   1.8
Vesikozele   9.16
Vesikuläratmen   6.28
Vestibularisprüfung   12.54
Vibrationsempfindung   12.84
Virchowsche Drüse   3.37
Viszeralschmerz   8.13
Vitamine   3.25
Vitiligo   3.19, 4.6
Vorhof   7.4
Vorhofflimmern   7.12
Vorhofseptumdefekt   7.6, 7.14
Vulva   9.12
- Inspektion   9.23
- Palpation   9.23
- Ulzeration   9.24
Vulvaerkrankung   9.23

W

Waardenburg-Syndrom   3.7
Wachstumshormon (= GH)   3.20
Wadenmuskulatur   11.8
Wahnvorstellung   12.13
Wahrnehmung   12.13
Warzen   4.17
- genitale   9.23
- perianale   9.24
Wasserhaushalt   3.25, 4.7
Watschelgang   11.44
Weber-Test   5.20, 12.53
Wernicke
- Aphasie   12.10
- Enzephalopathie   12.92
Wickham-Streifen   4.16
Winde   8.14
Wirbelsäule   11.3

- Tumoren   11.21
Wissen   12.5
Würgreflex   12.56
Wurzelreizung   11.23
Wurzelschädigung   11.20, 11.26, 11.38

X

Xanthelasma   3.8, 4.27, 7.44
Xanthom   3.7, 4.27, 7.44
X-Bein   11.35
X-Chromosom, fragiles   3.4

Z

Zahnschmerz   5.11
Zahnradphänomen   12.63
Zellulitis   4.7
Zerebellum   12.73
- Erkrankung   12.74
- Sprache   12.74
Zervikalsyndrom   11.23
Zervizitis   9.27
Zervix
- Erosion   9.27
Zöliakie   4.21
Zunge   3.21, 3.24, 5.1, 12.59
- Aufbau   5.2
- Funktion   5.2
- Untersuchung   5.13
Zwang   12.12
Zwerchfell   6.5
Zyanose   3.27, 6.20
- periphere   6.21
- zentrale   6.21
Zyklus   9.3, 9.17
Zyste, thyreoglossale   3.8
Zystitis   8.19
Zystozele   9.24

L 94/1431